WIESEL 骨科手术学
关节重建外科

Operative Techniques in Joint Reconstruction Surgery
2nd Edition

WIESEL 骨科手术学
Operative Techniques Surgery, 2nd Edition
总主编·Sam W. Wiesel ｜ 总主译·张长青 ｜ 总主审·曾炳芳

WIESEL 骨科手术学·足踝外科
主编·Mark E. Easley
主译·施忠民 ｜ 梅国华 ｜ 顾文奇

WIESEL 骨科手术学·小儿骨科
主编·John M. Flynn ｜ Wudbhav N. Sankar
主译·张长青 ｜ 陈博昌

WIESEL 骨科手术学·创伤外科
主编·Paul Tornetta III
主译·李晓林 ｜ 孙玉强 ｜ 罗从风

WIESEL 骨科手术学·肩肘外科
主编·Gerald R. Williams Jr. ｜ Matthew L. Ramsey ｜ Brent B. Wiesel
主译·张长青 ｜ 张伟 ｜ 陈云丰

WIESEL 骨科手术学·运动医学
主编·Mark D. Miller
主译·赵金忠

WIESEL 骨科手术学·关节重建外科
主编·Javad Parvizi ｜ Richard H. Rothman
主译·张先龙 ｜ 盛加根 ｜ 沈灏

WIESEL 骨科手术学·手腕肘外科
主编·Thomas R. Hunt III
副主编·Brian D. Adams
主译·柴益民

WIESEL 骨科手术学·脊柱外科
主编·John M. Rhee ｜ Scott D. Boden
主译·张长青 ｜ 徐建广

WIESEL 骨科手术学·骨肿瘤外科
主编·Martin M. Malawer ｜ James C. Wittig ｜ Jacob Bickels
主译·董扬

总主编
Sam W. Wiesel

总主译 张长青 | 总主审 曾炳芳

WIESEL 骨科手术学
关节重建外科

Operative Techniques in Joint Reconstruction Surgery
—— 2nd Edition ——

主 编
Javad Parvizi | Richard H. Rothman

主 译
张先龙 | 盛加根 | 沈灏

上海科学技术出版社

Wolters Kluwer

图书在版编目（CIP）数据

WIESEL骨科手术学. 关节重建外科 /（美）山姆·威塞尔（Sam W. Wiesel）总主编；张长青总主译. -- 上海：上海科学技术出版社，2022.1
书名原文：Operative Techniques in Joint Reconstruction Surgery, 2nd edition
ISBN 978-7-5478-5532-4

Ⅰ. ①W… Ⅱ. ①山… ②张… Ⅲ. ①关节疾病—外科手术 Ⅳ. ①R68

中国版本图书馆CIP数据核字(2021)第216696号

This is a translation of Operative Techniques in Joint Reconstruction Surgery, 2nd Edition by Javad Parvizi, Richard H.Rothman; Sam W. Wiesel, editor-in-chief.
Wolters Kluwer Health did not participate in the translation of this title and therefore it does not take any responsibility for the inaccuracy or errors of this translation.
Published by arrangement with Wolters Kluwer Health Inc., USA.

本书提供了药物的适应证、不良反应以及剂量用法的准确资料，但这些信息可能会发生变化，故强烈建议读者查阅书中所提药物的制造商提供的产品说明书。本书力求提供准确的信息以及已被广泛接受的技术和方法。但是，作者、编辑和出版者不保证书中的信息完全没有任何错误；对于因使用本书中的资料而造成的直接或间接的损害也不负有任何责任。

上海市版权局著作权合同登记号　图字：09-2017-461号

WIESEL骨科手术学·关节重建外科
总主编　Sam W. Wiesel
主　编　Javad Parvizi　Richard H. Rothman
总主译　张长青
总主审　曾炳芳
主　译　张先龙　盛加根　沈灏

上海世纪出版（集团）有限公司　出版、发行
上海科学技术出版社
（上海市闵行区号景路159弄A座9F-10F）
邮政编码201101　www.sstp.cn
浙江新华印刷技术有限公司印刷
开本889×1194　1/16　印张32.5
字数1000千字
2022年1月第1版　2022年1月第1次印刷
ISBN 978-7-5478-5532-4/R·2412
定价：328.00元

本书如有缺页、错装或坏损等严重质量问题，请向工厂联系调换

内容提要

美国著名出版公司 Lippincott Williams & Wilkins 2011 年推出骨科手术学巨著 *Operative Techniques in Orthopaedic Surgery*，上海科学技术出版社于 2013 年引进并出版其中文版，此番再次引进第二版。第二版在保持原有学科框架的基础上，对临床骨科各亚学科的各项手术技术进行了更新和补充，正文内容扩充了 3500 多面、800 多万字，细分为足踝外科、小儿骨科、创伤外科、肩肘外科、运动医学、关节重建外科、手腕肘外科、脊柱外科、骨肿瘤外科 9 个分册。同时，第二版传承了第一版诸多先进的编写理念，以大量的手术实例图片配合简明、精练的文字，一步步（step-by-step）向读者阐明怎样做手术（how-to-do），版式新颖，图文并茂；在手术原则和技术细节方面言简意赅，没有长篇赘述，而是使用项目符号引领，方便读者阅读和查找；每项手术操作结束后都有高度概括的"要点与失误防范"，系作者多年临床经验的高度浓缩，也是本书的精华所在。本套书内容全面、系统，实用性强，适合各级临床骨科医生及研究生阅读使用。

本套书包括 9 个分册：

足踝外科·手术技术涵盖足踝部创伤、骨病、矫形和运动损伤，从常见疾病手术到复杂重建手术的指征、手术相关解剖、手术切口选择、手术技巧及术后处理等，全方位阐释相关手术技术的要点和诀窍，并按手术步骤提供高清图示。

小儿骨科·论述儿童创伤、先天性和发育性肢体畸形疾患的诊断与治疗，详细阐述了临床适用的各种手术操作程序、手术技术要点、使用的材料、常见手术陷阱及相关并发症等。

创伤外科·详细阐述四肢与骨盆创伤及并发症与后遗症的手术方式，包括骨折的内固定与外固定术、关节融合术、关节置换术、跟腱修补技术、骨折畸形愈合的矫正、骨筋膜室综合征切开术等。

肩肘外科·论述肩肘关节创伤、运动损伤及关节相关疾患的诊断与治疗，详细阐述临床适用的各种手术操作程序、手术技术要点、使用的材料、常见手术陷阱及相关并发症等。

运动医学·全面介绍肩、肘、髋、膝等关节运动损伤的解剖基础、发病机制、诊断与治疗，重点论述关节镜在治疗肩、肘、髋、膝等关节运动损伤中的临床应用。

关节重建外科·论述常见髋关节和膝关节疾病的发病机制、诊断与鉴别诊断、相关应用解剖，常用保髋、保膝手术的适应证及手术技术，髋、膝关节置换术的手术原则与技术细节，术后常见并发症的处理，以及复杂髋、膝关节翻修手术中常用的重建技术。

手腕肘外科·论述手、腕、肘部疾病的手术方式，包括骨折脱位、关节不稳定、肌腱神经血管损伤病变、关节炎、感染、挛缩、热损伤、软组织缺损、肿瘤及先天性疾病等。

脊柱外科·以颈椎和胸腰椎各种术式为主线，论述脊柱退变、创伤、畸形、肿瘤及小儿脊柱相关疾患的诊断与治疗，详细阐述了临床适用的各种手术操作程序、手术技术要点、使用的材料、常见手术陷阱及相关并发症等。

骨肿瘤外科·论述了所有肢体、骨盆和肩胛带肿瘤，以及腹部和躯干部位骨与软组织肿瘤的流行病学、临床症状、影像学特征、病理学、治疗方案、手术方法和注意事项等。

献 词

谨以此书献给我伟大的导师和朋友，Richard Rothman博士，他是智慧、幽默和奉献的象征。我由衷地对他给予的指导表示感谢。

——JP

译者名单

总主译
张长青

总主审
曾炳芳

执行秘书
陈 醇

关节重建外科·译者名单

主 译
张先龙　盛加根　沈 灏

参译人员
（以姓氏笔画为序）

毛 昕	王俏杰	王 琦	冯 勇	朱振中	杜大江	沈 灏
张先龙	陈云苏	罗鹏波	金东旭	姜晨轶	姚 晨	高悠水
陶诗聪	黄轶刚	盛加根	彭晓春	程 涛	谢宗平	

学术秘书
杨 闯

编者名单

主编

Javad Parvizi, MD
James Edwards Professor of Orthopaedic
Surgery
Sidney Kimmel School of Medicine
Rothman Institute at Thomas Jefferson
University
Philadelphia, Pennsylvania

Richard H. Rothman, MD
Founder, Rothman Institute
The James Edwards Professor of the
Department of Orthopaedic Surgery
Jefferson Medical College, Thomas Jefferson
University
Philadelphia, Pennsylvania

With select chapters from:
Sports Medicine edited by
Mark D. Miller, MD

Pelvis and Lower Extremity Trauma edited by
Paul Tornetta III, MD

Shoulder and Elbow edited by
Gerald R. Williams, Jr., MD
Matthew L. Ramsey, MD
Brent B. Wiesel, MD

Pediatrics edited by
John M. Flynn, MD
Wudbhav N. Sankar, MD

总主编

Sam W. Wiesel, MD
Chairman and Professor
Department of Orthopaedic Surgery
Georgetown University Medical School
Washington, DC

编著者

Farshad Adib, MD
Assistant Professor
Department of Orthopaedics
University of Maryland School of
Medicine
Baltimore, Maryland

Yasushi Akamatsu, MD
Assistant Professor
Department of Orthopaedic Surgery
Yokohama City University School of
Medicine
Yokohama, Japan

Pouya Alijanipour, MD
Postdoctoral Research Fellow
Rothman Institute
Thomas Jefferson University Hospital
Philadelphia, Pennsylvania

Derek F. Amanatullah, MD, PhD
Lower Extremity Reconstruction Fellow
Department of Orthopedic Surgery
Mayo Clinic
Rochester, Minnesota

Matthew S. Austin, MD
Associate Professor
Department of Orthopaedic Surgery
Rothman Institute
Thomas Jefferson University Hospital
Philadelphia, Pennsylvania

B. Sonny Bal, MD, JD, MBA
Professor
Department of Orthopaedic Surgery
University of Missouri
Columbia, Missouri

Christopher P. Beauchamp, MD
Associate Professor
Department of Orthopedics
Mayo Clinic
Phoenix, Arizona

Michael J. Beebe, MD
Surgeon
Department of Orthopaedics
University of Utah Hospitals and Clinics
Salt Lake City, Utah

Hari P. Bezwada, MD
Adult Reconstruction
Princeton Orthopaedic Associates
Princeton, New Jersey

Patrick M. Birmingham, MD
Clinical Professor
University of Chicago
Orthopaedic Surgery and Sports Medicine
NorthShore University HealthSystem
Chicago, Illinois

Diana Bitar, MD
Orthopaedic Surgeon
Research Fellow
Rothman Institute
Thomas Jefferson University Hospital
Philadelphia, Pennsylvania

Scot Brown, MD
Rothman Institute
Philadelphia, Pennsylvania

Brian D. Busconi, MD
Associate Professor
Department of Orthopaedic Surgery
University of Massachusetts Medical School
Chief of Division of Sports Medicine
UMass Memorial Medical Center
Worcester, Massachusetts

J.W. Thomas Byrd, MD
Nashville Sports Medicine Foundation
Nashville, Tennessee

Rajit Chakravarty, MD
Chief Resident
Department of Orthopaedic Surgery
Drexel University College of Medicine
Philadelphia, Pennsylvania

Anikar Chhabra, MD, MS
The Orthopedic Clinic Association, PC
Lead Orthopedic Consultant
Arizona State University
TOCA/BGS Sports Medicine Fellowship Director
Phoenix, Arizona

Young Soo Chun, MD, PhD
Associate Professor
Department of Orthopaedic Surgery
Center for Joint Diseases and Rheumatism
Kyung Hee University Hospital at Gangdong
Seoul, Republic of Korea

Gregory Deirmengian, MD
Assistant Professor
Department of Orthopaedic Surgery
Rothman Institute
Philadelphia, Pennsylvania

Craig J. Della Valle, MD
Professor of Orthopedic Surgery
Adult Reconstructive Surgery of the Hip and Knee
Rush University Medical Center
Chicago, Illinois

Derek J. Donegan, MD
Assistant Professor of Orthopaedic Surgery
Hospital of the University of Pennsylvania
Philadelphia, Pennsylvania

Michael Dunbar, MD, FRCSC, PhD
Professor of Surgery
Professor of Biomedical Engineering
Professor of Community Health and Epidemiology
Director of Orthopaedic Research
Dalhousie University
Halifax, Nova Scotia, Canada

Kostas Economopoulos, MD
Attending Orthopaedic Surgeon
The Orthopedic Clinic Association
Phoenix, Arizona

Thomas C. Emmer, MD
Resident
Marshall University Medical Center
Huntington, West Virginia

Jill Erickson, PA-C
Physician Assistant
Department of Orthopaedics
University of Utah
Salt Lake City, Utah

Robert P. Good, MD
Clinical Associate Professor
Orthopaedic Surgery
Thomas Jefferson University
Philadelphia, Pennsylvania

Mark A. Hartzband, MD
Hartzband Center for Hip and Knee Replacement
Paramus, New Jersey

Philipp Henle, MD
Co-Chair Knee Surgery and Sports

Traumatology
Sonnenhof Orthopaedic Hospital
Berne, Switzerland

Matthew S. Hepinstall, MD
Department of Orthopaedic Surgery
North Shore/LIJ Lenox Hill Hospital
New York, New York

MaCalus V. Hogan, MD
Assistant Professor
Division of Foot and Ankle Surgery
Assistant Residency Program Director
Department of Orthopaedic Surgery
University of Pittsburgh Medical Center
Pittsburgh, Pennsylvania

Colin R. Howie, MBChB, FRCS (Edin), FRCS(Glasg), FRCS(Orth)
Consultant Orthopaedic Surgeon
Royal Infirmary of Edinburgh
Honorary Senior Lecturer
University of Edinburgh
Edinburgh, Scotland

William Hozack, MD
Professor of Orthopaedics
Department of Orthopaedic Surgery
Rothman Institute
Thomas Jefferson University Hospital
Philadelphia, Pennsylvania

Adeel Husain, MD
Fellow, Adult Reconstruction
Department of Orthopaedic Surgery
University of Pennsylvania
Philadelphia, Pennsylvania

Julio J. Jauregui, MD
Orthopaedic Research Fellow
Rubin Institute for Advanced Orthopedics
Baltimore, Maryland

Lisa A. Kafchinski, MD
Resident
Department of Orthopaedic Surgery
University of Utah
Salt Lake City, Utah

Michael Kalisvaart, MD
Fellow
Orthopaedic Sports Medicine
Stanford University
Redwood City, California

Patrick Kane, MD
Rothman Institute
Thomas Jefferson University Hospital
Philadelphia, Pennsylvania

Bhaveen H. Kapadia, MD
Rubin Institute for Advanced Orthopedics
Center for Joint Preservation and Replacement
Sinai Hospital of Baltimore
Baltimore, Maryland

Bryan T. Kelly, MD
Codirector
Center for Hip Preservation
Hospital for Special Surgery
New York, New York

Kang-Il Kim, MD, PhD
Professor and Chairman
Department of Orthopaedic Surgery
Center for Joint Diseases and Rheumatism
Kyung Hee University Hospital at Gangdong
Seoul, Republic of Korea

Winston Y. Kim, MBChB, MSc, FRCS(Orth)
Consultant Orthopaedic Surgeon
Spire Manchester Hospital
Manchester, England

Young-Jo Kim, MD
Associate Professor of Orthopaedic Surgery
Department of Orthopaedic Surgery
Harvard Medical School
Boston Children's Hospital
Boston, Massachusetts

Scott King, DO
Orthopedic and Spine Specialists
York, Pennsylvania

Brian A. Klatt, MD
Assistant Professor of Orthopaedic Surgery
Division of Joint Reconstruction
University of Pittsburgh Medical Center
Pittsburgh, Pennsylvania

Gregg R. Klein, MD
Vice Chairman
Department of Orthopaedic Surgery
Hackensack University Medical Center
Hackensack, New Jersey

Ken Kumagai, MD, PhD
Lecturer
Department of Orthopaedic Surgery
Yokohama City University
Yokohama, Japan

Christopher M. Larson, MD
Physician
Minnesota Orthopedic Sports Medicine Institute at Twin Cities Orthopedics
Edina, Minnesota

Claudio Diaz Ledezma, MD
Clinical Fellow in Adult Reconstruction
Rothman Institute
Thomas Jefferson University Hospital
Philadelphia, Pennsylvania
Clinica Las Condes
Santiago, Chile

Gwo-Chin Lee, MD
Assistant Professor of Orthopaedic Surgery
Presbyterian Medical Center of Philadelphia
Philadelphia, Pennsylvania

Eric A. Levicoff, MD
Assistant Professor of Orthopaedic Surgery
Jefferson Medical College of Thomas Jefferson University
Philadelphia, Pennsylvania

Frank A. Liporace, MD
Associate Professor
Department of Orthopaedic Surgery
NYU Langone Medical Center
New York, New York

Jess H. Lonner, MD
Attending Orthopaedic Surgeon
Rothman Institute
Associate Professor
Department of Orthopaedic Surgery
Thomas Jefferson University
Philadelphia, Pennsylvania

Bassam A. Masri, MD, FRCSC
Professor and Chairman
Department of Orthopaedics
University of British Columbia
Vancouver, British Columbia, Canada

Travis H. Matheney, MD
Assistant Professor
Department of Orthopaedic Surgery
Harvard Medical School
Staff Physician
Department of Orthopedic Surgery
Boston Children's Hospital
Boston, Massachusetts

Paul B. McKenna, MB, BCh, MSc, FRCS(Tr & Orth)
Adult Reconstruction Clinical Fellow
Rothman Institute
Philadelphia, Pennsylvania

Sean McMillan, DO
Chief of Orthopedics
Director of Orthopedics Sports
Medicine and Arthroscopy
Department of Orthopedics
Lourdes Medical Associates and Lourdes Medical Center
Burlington, New Jersey

R. Michael Meneghini, MD
Associate Professor of Orthopaedic Surgery
Adult Reconstruction Fellowship Director
Indiana University School of Medicine
Indianapolis, Indiana

Michael B. Millis, MD
Professor of Orthopaedic Surgery
Harvard Medical School
Boston Children's Hospital
Boston, Massachusetts

Peter N. Misur, MBChB, FRACS
Department of Reconstructive Orthopaedics
Vancouver General Hospital
Vancouver, British Columbia, Canada

Michael A. Mont, MD
Director, Center for Joint Preservation and Replacement
Rubin Institute for Advanced Orthopedics
Sinai Hospital of Baltimore
Associate Professor of Orthopaedics
The Johns Hopkins University School of Medicine
Baltimore, Maryland

Aaron Nauth, MD, MSc
Assistant Professor
Division of Orthopaedic Surgery
University of Toronto
Toronto, Ontario, Canada

Danyal H. Nawabi, MD, FRCS(Orth)
Attending Orthopaedic Surgeon
Sports Medicine and Shoulder Service
Hospital for Special Surgery
New York, New York

Charles L. Nelson, MD
Chief
Adult Reconstruction Section
University of Pennsylvania Health System
Associate Professor of Orthopaedic Surgery
Hospital of the University of Pennsylvania
Philadelphia, Pennsylvania

Ali Oliashirazi, MD
Professor and Chairman
Department of Orthopaedic Surgery
Chief, Division of Total Joint Replacement
Joan C. Edwards School of Medicine
Marshall University
Huntington, West Virginia

Alvin Ong, MD
Rothman Institute
Assistant Professor of Orthopaedic Surgery
Thomas Jefferson University Hospital
Philadelphia, Pennsylvania
Director of Orthopaedic Surgery
Atlanticare Regional Medical Center
Hammonton, New Jersey

Fabio Orozco, MD
Assistant Professor
Orthopaedic Surgeon Specialist in Hip and Knee Replacement
Department of Orthopedics
Rothman Institute
Thomas Jefferson University Hospital
Philadelphia, Pennsylvania

Patrick O'Toole, MD, FRCS (Tr & Orth)
Hip and Knee Arthroplasty Fellow
Rothman Institute
Philadelphia, Pennsylvania

Mark W. Pagnano, MD
Professor of Orthopaedic Surgery
Chairman
Department of Orthopedics
Mayo Clinic
Rochester, Minnesota

Javad Parvizi, MD
James Edwards Professor of Orthopaedic Surgery
Sidney Kimmel School of Medicine
Rothman Institute at Thomas Jefferson University
Philadelphia, Pennsylvania

Christopher L. Peters, MD
Professor
Department of Orthopaedic Surgery
University of Utah
Salt Lake City, Utah

Danielle Y. Ponzio, MD
Department of Orthopaedic Surgery
Rothman Institute
Thomas Jefferson University Hospital
Philadelphia, Pennsylvania

Robert J. Ponzio, DO
Ponzio Orthopedic
Sewell, New Jersey

Vishnu Prasad, MBBS, FRCS(Glasg), FRCS(Tr & Ortho)
Clinical Fellow
Department of Orthopaedics
QEII Health Sciences Centre Foundation
Dalhousie University
Halifax, Nova Scotia, Canada

Luis Pulido, MD
Clinical Fellow
Adult Reconstruction
Mayo Clinic
Rochester, Minnesota

James J. Purtill, MD
Associate Professor
Vice Chairman
Department of Orthopaedic Surgery
Rothman Institute
Thomas Jefferson University Hospital
Philadelphia, Pennsylvania

R. Lor Randall, MD, FACS
The L.B. and Olive S. Young Endowed Chair for Cancer Research
Director
Sarcoma Services
Chief
SARC Lab
Professor of Orthopaedics
University of Utah, Huntsman Cancer Institute
Salt Lake City, Utah

José A. Rodriguez, MD
Director
Center for Joint Preservation and Reconstruction
Lenox Hill Hospital
New York, New York

Craig M. Roberto, DO
Orthopaedic Sports Medicine Fellow
University of Massachusetts
Boston, Massachusetts

Marc Safran, MD
Professor
Department of Orthopaedic Surgery
Stanford University
Redwood City, California

Tomoyuki Saito, MD, PhD
Professor and Chairman
Department of Orthopaedic Surgery
Yokohama City University School of Medicine
Yokohama, Japan

Jonathan Salava, MD
Chief, Revision Joint Arthroplasty Service
Chief, Hip Arthroplasty Service
Assistant Professor of Orthopedic Surgery
Department of Orthopedic Surgery
Joan C. Edwards School of Medicine
Marshall University
Huntington, West Virginia

John P. Salvo, MD
Clinical Associate Professor
Orthopaedic Surgery
Rothman Institute
Thomas Jefferson University Hospital
Philadelphia, Pennsylvania

Wudbhav N. Sankar, MD
Assistant Professor of Orthopaedic Surgery
Director
Young Adult Hip Preservation Program
The Children's Hospital of Philadelphia

Assistant Professor of Orthopaedic Surgery
Perelman School of Medicine at the University of Pennsylvania
Philadelphia, Pennsylvania

Emil H. Schemitsch, MD, FRCSC
Professor of Surgery
Term Chairman in Fracture Care
St. Michael's Hospital
University of Toronto
Toronto, Ontario, Canada

Chloe E.H. Scott, MD, BSc, MSc, MRCS
Senior Registrar
Orthopaedic Surgery
Royal Infirmary of Edinburgh
Edinburgh, Scotland

Peter F. Sharkey, MD
Professor
Department of Orthopaedic Surgery
Rothman Institute
Riddle Hospital
Media, Pennsylvania

Klaus A. Siebenrock, MD
University of Bern, Inselspital
Department of Orthopaedic Surgery
Bern, Switzerland

Rafael J. Sierra, MD
Professor
Department of Orthopedic Surgery
Mayo Clinic
Rochester, Minnesota

Eric B. Smith, MD
Assistant Professor of Orthopaedic Surgery
Rothman Institute
Thomas Jefferson University Hospital
Philadelphia, Pennsylvania

Matthew D. Smith, MBChB, MRCS (Edin)
Specialist Registrar
Aberdeen Royal Infirmary

Aberdeen, Scotland

Mark J. Spangehl, MD, FRCSC
Associate Professor of Orthopaedics
Mayo Clinic College of Medicine
Phoenix, Arizona

Matthew A. Stanich, MD
Valley Anesthesiology and Pain
Consultants
Phoenix, Arizona

**Iain Stevenson, MBChB, FRCS
(Tr & Orth)**
Consultant Surgeon
Department of Orthopaedics and Trauma
Surgery
Aberdeen Royal Infirmary
Aberdeen, Scotland

Moritz Tannast, MD
University of Bern, Inselspital
Department of Orthopaedic Surgery
Bern, Switzerland

Emmanuel Thienpont, MD, MBA
University Hospital Saint Luc
Brussels, Belgium

**A. John Timperley, FRCS,
DPhil(Oxon)**
Princess Elizabeth Orthopaedic Centre
Exeter, United Kingdom

**Frazer A. Wade, MBChB,
FRCS(Edin), FRCS(Tr & Orth)**
Consultant Orthopaedic Surgeon
Royal Infirmary of Edinburgh
Edinburgh, Scotland

Bas Weerts, MD
Arthroplasty Fellow
QEII Health Sciences Centre Foundation
Halifax, Nova Scotia, Canada

Matthew J. Wilson
Consultant Orthopaedic Surgeon
Exeter Hip Unit
Princess Elizabeth Orthopaedic Centre
Exeter, United Kingdom

Daniel P. Woods, MD
Orthopedic Sports Medicine Fellow
Rothman Institute
Thomas Jefferson University Hospital
Philadelphia, Pennsylvania

中文版前言

《WIESEL 骨科手术学》是一部比肩世界骨科学巨著《坎贝尔骨科学》的扛鼎之作，在国内外都有巨大的影响力。2010年前后，上海科学技术出版社引进《WIESEL 骨科手术学》英文版第一版，我组织我科有经验的专家和骨干医生，开始了该书的翻译工作。2013年该书中文版在大陆地区出版和发行，受到国内广大骨科医生的欢迎，已成为骨科医生最重要的手术学参考工具书之一。我自己也将该书作为案头书，遇到有困惑的手术，就翻开看一看，我感觉该书的实用性与其他骨科学术著作相比有明显优势。

近十年是中国骨科学发展最迅猛的时期，一大批年轻骨科医生在实践中成长，技术水平有非常大的提高，一些亚专业技术也逐渐发展至国际领先水平。然而也必须看到，我国骨科的临床水平还存在着巨大的不平衡，各级医院临床医生的技术能力还有较大差距，所以在学习国际先进技术的同时，加强临床规范，依然任重道远。

正如 Sam W. Wiesel 教授所言，每位手术者计划开展一项手术时，都需思考三个主要问题：为何要做该手术？何时是最佳手术时机？采用哪些手术技巧比较合适？作为一位从事骨科专业学术研究和临床工作三十多年的老医生，我依然在临床一线耕耘，能够充分理解学无止境的道理，每次手术对我来说都是一次学习之旅。面对患者，我们必须认真思考：需要手术治疗吗？采用哪些手术方法或技巧更合适呢？

在当前，如何把握手术指征、减少非必要手术，是我们需要直面和解决的问题。同时，不断提升手术的精确性，提高手术的技巧，让手术更加完美，这也是骨科医生追求的目标。

希望该套书中文版的出版，能助力提高中国骨科医生技术水平。也希望中国骨科医生研发新技术，为骨科事业的发展提供中国的解决方案。

张长青
2021年8月

英文版前言（第二版）

修订 Operative Techniques in Orthopaedic Surgery 的宗旨一如既往：希望能够紧密结合临床，深度呈现"如何做好"骨科手术的步骤与各项细节。

尽管外科医生知道"为什么"和"何时"做手术，但本书中每个手术章节的前面，都对此有提纲挈领的阐述。

第二版九个分册的内容和图表都经仔细审阅并更新过。每个分册主编添加了一些手术章节，且内容更加侧重于手术操作，更便于获取和检索。

每位分册主编和章节编者都是其所在学术领域的知名专家，他们不惜耗费大量的时间和精力编写本书。我为能和这些了不起的专家共事而备受鼓舞，并为能参与这项有意义的工作而感到荣幸之至。

我还要感谢 Wolters Kluwer 出版公司的所有员工。Dave Murphy 对初版和新版都提出了很多中肯的建议，让我获益匪浅。我同时还要感谢 Bob Hurley，他是本书第一版的大力推动者，对本书再版依然给予了大力支持。

最后，特别感谢 Brian Brown，本套书新任的文字编辑，非常有幸能和他共事，本书的出版离不开他出色的工作。

Sam W. Wiesel，MD
2015年2月2日

英文版前言（第一版）

每位手术者在计划进行手术时，都必然要思考三个主要的问题：为何要做这个手术（目的），根据疾病的进程何时最适合手术（时机），以及要采用哪些手术技术（技巧）。本书以一种细致和分步讲述的风格，详细介绍了绝大多数骨科手术的具体技巧。至于手术的目的和时机，在每一种手术的开篇部分以提要的形式进行简述。当然，所有手术者都应充分理解有关手术目的和时机的基本原则，并针对具体的病例选择恰当的手术。本书的重点是回顾和阐明所要开展的手术的具体步骤。

《WIESEL 骨科手术学》有别于其他学术专著的特点在于让人一目了然，每种手术既以系统的统一格式进行描述，又充分体现每位作者的原创性和特色。一旦开卷，读者可以尽览各种手术的各个重要步骤。

本书共分为九个部分：运动医学，骨盆与下肢创伤，成人重建外科，小儿骨科，骨肿瘤外科，手、腕和前臂，肩肘外科，足踝外科，以及脊柱外科。每个部分均由本专业学科领域享有盛誉且临床经验丰富的专家负责编纂。他们力邀学界精英参与每一章的编写并负责最终的审校，为此耗费了巨大心力。我一直为身处如此完美和才华横溢的团队中而备受鼓舞，并为能参与如此有益的工作而深感荣幸。

最后，我想感谢为本书的出版作出卓越贡献的每个人。特别感谢 Dovetail Content Solutions 公司的 Grace Caputo 以及 Lippincott Williams & Wilkins 公司的 Dave Murphy 和 Eileen Wolfberg，感谢他们在本书成书过程中的无私参与和帮助指导。最后要感谢 Lippincott Williams & Wilkins 公司的 Bob Hurley，他富有效率的工作使本书原稿定稿后得以在第一时间出版发行。

Sam W. Wiesel，MD
2010 年 1 月 1 日

目 录

第1篇 髋关节保留 HIP PRESERVATION

第1章　弹响髋　1
Snapping Hip/Lateral Hip

第2章　运动疝和内收肌损伤　11
Athletic Pubalgia and Adductor Injuries

第3章　髋关节镜：基本技术　17
Hip Arthroscopy: The Basics

第4章　髋关节周围间隙的关节镜手术　29
Periarticular Arthroscopy

第5章　髋关节镜　40
Hip Arthroscopy

第6章　股髋撞击症的关节镜治疗　50
Scope for Femoroacetabular Impingement

第7章　股骨近端截骨　61
Proximal Femoral Osteotomy

第8章　股骨近端外翻截骨　69
Valgus Osteotomy of Proximal Femur

第9章　屈曲型转子间截骨治疗严重股骨头骨骺滑脱　76
Flexion Intertrochanteric Osteotomy for Severe Slipped Capital Femoral Epiphysis

第10章　改良Dunn手术治疗股骨头骨骺滑脱　81
Modified Dunn Procedure for Slipped Capital Femoral Epiphysis

第11章　Bernese髋臼周围截骨　90
Bernese Periacetabular Osteotomy

第12章　骨盆截骨术　100
Pelvic Osteotomy

- 第13章　髋关节外科脱位术　*115*
  Surgical Dislocation of the Hip
- 第14章　髋关节外科脱位（股髋撞击综合征）　*123*
  Surgical Hip Dislocation (Femoroacetabular Impingement)
- 第15章　使用前方小切口治疗前侧股髋撞击　*132*
  Treatment of Anterior Femoroacetabular Impingement through the Mini-Open Anterior Approach

第2篇　髋关节重建 HIP RECONSTRUCTION

- 第16章　全髋关节置换术基础：术前患者评估　*151*
  Basics of Total Hip Arthroplasty: The Preoperative Patient Evaluation
- 第17章　全髋关节置换术的承重面选择　*154*
  Bearing Surface Options for Total Hip Arthroplasty
- 第18章　全髋关节置换术并发症的预防　*164*
  Prevention of Complications in Total Hip Arthroplasty
- 第19章　骨水泥型全髋关节置换术　*177*
  Cemented Total Hip Arthroplasty
- 第20章　非骨水泥型全髋关节置换术　*190*
  Uncemented Total Hip Arthroplasty
- 第21章　伴有严重畸形的全髋关节置换术　*200*
  Total Hip Arthroplasty in Severe Deformity
- 第22章　髋关节表面置换术　*217*
  Hip Resurfacing
- 第23章　恶性病变全髋关节置换术　*236*
  Total Hip Arthroplasty for Malignant Lesions
- 第24章　假体固定良好的全髋关节翻修术　*247*
  Revision Total Hip Arthroplasty with Well-Fixed Components
- 第25章　全髋关节假体周围/远端骨折的固定　*258*
  Fixation of Periprosthetic Fractures About/Below Total Hip Arthroplasty
- 第26章　伴有股骨骨缺损的全髋关节置换翻修术：打压植骨　*270*
  Revision Total Hip Arthroplasty with Femoral Bone Loss: Impaction Allografting
- 第27章　合并股骨骨缺损的全髋关节翻修术：带凹槽股骨柄　*282*
  Revision Total Hip Arthroplasty with Femoral Bone Loss: Fluted Stems
- 第28章　合并股骨骨缺损的全髋关节翻修术：股骨近端假体置换　*290*
  Revision Total Hip Arthroplasty with Femoral Bone Loss: Proximal Femoral Replacement

第29章　合并髋臼骨缺损的全髋关节翻修术：异体骨打压植骨　*300*
Revision Total Hip Arthroplasty with Acetabular Bone Loss: Impaction Allografting

第30章　合并髋臼骨缺损的全髋关节翻修术：防内陷髋臼加强杯　*306*
Revision Total Hip Arthroplasty with Acetabular Bone Loss: Antiprotrusio Cage

第31章　全髋关节翻修术：骨盆不连续　*313*
Revision Total Hip Arthroplasty: Pelvic Discontinuity

第32章　半髋关节置换　*321*
Hemiarthroplasty of the Hip

第33章　关节切除成形术和间隔植入术　*341*
Resection Arthroplasty and Spacer Insertion

第34章　髋关节假体再植入手术　*352*
Hip Reimplantation Surgery

第3篇　膝关节重建 KNEE RECONSTRUCTION

第35章　胫骨高位截骨　*359*
Upper Tibial Osteotomy (High Tibial Osteotomy)

第36章　膝关节单髁置换　*370*
Unicondylar Knee Arthroplasty

第37章　骨水泥型全膝关节置换术　*383*
Cemented Total Knee Arthroplasty

第38章　全膝关节置换术后股骨假体周围骨折的固定　*401*
Fixation of Periprosthetic Fractures Above Total Knee Arthroplasty

第39章　合并股骨骨缺损的全膝关节翻修术：金属垫块　*412*
Revision Total Knee Arthroplasty with Femoral Bone Loss: Metal Augments

第40章　伴有胫骨骨缺损的全膝关节翻修术：金属垫块　*421*
Revision Total Knee Arthroplasty with Tibial Bone Loss: Metal Augments

第41章　伴股骨骨缺损的全膝关节翻修术：股骨远端置换　*429*
Revision Total Knee Arthroplasty with Femoral Bone Loss: Distal Femoral Replacement

第42章　伴胫骨骨缺损的全膝关节翻修术：植骨　*436*
Revision Total Knee Arthroplasty with Tibial Bone Loss: Bone Grafting

第43章　假体固定牢固的全膝关节翻修术　*444*
Revision Total Knee Arthroplasty with Removal of Well-fixed Components

第44章　全膝关节置换翻修术延伸显露：胫骨结节截骨　*451*
Revision Total Knee Arthroplasty with Extensile Exposure: Tibial Tubercle Osteotomy

第45章　全膝关节置换翻修术延伸显露：V-Y股四头肌成形　*457*
Revision Arthroplasty with Extensile Exposure V-Y Quadricepsplasty

第46章　全膝关节翻修术中伸膝装置的重建　*461*
Revision Total Knee Arthroplasty with Extensor Mechanism Reconstruction

第47章　全膝关节翻修术治疗膝关节僵直　*467*
Revision Total Knee Arthroplasty to Correct Stiffness

第48章　膝关节融合术　*477*
Knee Arthrodesis

关节重建外科体格检查表　*489*
Exam Table for Joint Reconstruction Surgery

索　引　*497*
Index

第 1 章 弹响髋
Snapping Hip/Lateral Hip

J.W. Thomas Byrd, MaCalus V. Hogan, Brian D. Busconi, Sean McMillan, Craig M. Roberto, and Scott King

定义

- 弹响髋是 Allen 和其合著者命名的通俗术语[1]。
  - 弹响髋可以分为三种类型：
    - 内侧型（髂腰肌腱）
    - 外侧型（髂胫束）
    - 关节内型，这类弹响髋一般是由一系列不同的关节内病变引起（如游离体、盂唇破裂等）
  - 现如今，关于髋部关节内病变的描述与诊断的精确性大大提高，因此这类病变不再被当成弹响髋的一部分。

解剖

- 髂腰肌复合结构：是强力的屈髋肌群，由腰大肌和髂肌组成（图1A）。
  - 腰大肌起于胸12至腰5的横突以及椎体和椎间盘的侧面，髂肌起于髂窝上2/3、骶骨翼和骶髂前韧带。
  - 肌腱的形成是从腰大肌近端到腹股沟韧带处开始，然后发生旋转使其前表面延伸至内侧而后表面延伸至外侧。
  - 肌腱附着于小转子，并与其表面广泛相连。
  - 该肌腱与来自于髂肌的一根副肌腱汇集，并在形成髂腰肌腱止点之前融合在一起。部分髂肌纤维仍分离，直接附着于骨面。
  - 在矢状面，髂腰肌在出骨盆处以40°~45°向其止点方向越过耻骨隆起。
- 髂胫束与相关肌肉协同可屈曲、外展、内旋髋部（图1B）：阔筋膜覆盖了整个髋关节区域，包住3块浅肌，即阔筋膜张肌、缝匠肌和臀大肌。
- 阔筋膜张肌和臀大肌汇合形成髂胫束。
  - 也有部分臀大肌在臀肌粗隆处附着于股骨近端。
  - Henry[12]考虑到该纤维肌鞘覆盖髋关节的模式与三角肌覆盖肩部非常相似，遂将它描述为"骨盆三角肌"。

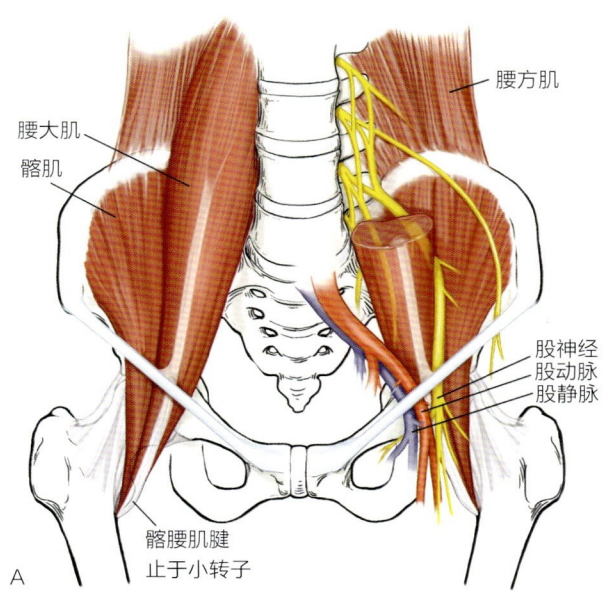
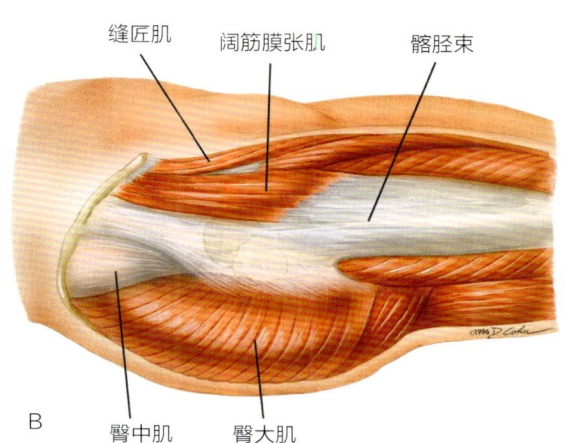

图1 A. 图右侧显示髂腰肌近端部分已被切除，显示腰丛位于其后方。远端可见构成股三角外侧壁的股神经血管结构位于髂腰肌上方。图左侧显示髂腰肌腱先由腰大肌形成，在止于小转子之前与髂肌共同构成。B. 髋关节浅层肌肉（A图版权：J. W. Thomas Byrd, MD; B图版权：Delilah Cohn）。

表1 内侧型弹响髋综合征手术治疗的效果（开放及内镜手术）

第一作者,年[ref]	髋数量	手术技术	随访时间（月）	疼痛	弹响复发
Taylor,1995[19]	17	开放松解	17	0	5
Jacobson,1990[16]	20	开放Z字成形	20	2(再次手术)	6
Dobbs,2002[7]	11	开放Z字成形	48	0	1
Gruen,2002[11]	11	开放Z字成形	36	0	0
Byrd,2005[4]	9	内镜下股骨小转子松解	20	0	0
Ilizaliturri,2005[15]	7	内镜下股骨小转子松解	21	0	0
Wettstei,2006[21]	9	经关节囊内镜下松解（保留髂肌）	3（技术报道）	0	0
Flanum,2007[10]	6	内镜下股骨小转子松解	12	0	0
Contreras,2010[6]	7	内镜下松解,中央室切开（髋关节牵引）	24	0	0

- 关节内病变
- 骨盆不稳（如骶髂关节或耻骨联合）
- 骨软骨瘤

非手术治疗

- 治疗通常包括明确诊断，并让患者相信弹响不会造成伤害或不良预后。
- 除了关节柔韧性和稳定性练习之外，口服抗炎药物对治疗可能也有帮助。
- 对于难治性病例：
  - 在一段时间内调整活动方式对减轻症状可能是必需的。
  - 为了使患者症状得到暂时缓解以增加其他治疗方法的疗效，可审慎使用皮质类固醇药物进行注射治疗。

手术治疗

髂腰肌腱

- 通常来说，各种对髂腰肌的腱性部分进行松解的开放手术治疗效果普遍良好[1,7,11,19]。
- 最近，有报道称成功的内镜下松解比开放手术效果更好（表1）
- 研究发现，几乎有一半内侧弹响髋综合征的患者伴有关节内病变[4,10,15]。
- 开放手术中，未能检查髋关节内情况、发现相关病变，可能是导致手术效果不佳的重要因素。

髂胫束

- 治疗髂胫束弹响有多种方法。
- 一种复杂的手术操作是"Z字成形延长术"，其手术效果报道不一[2,17,18]。
- 一些技术采用了更简单的方法，在髂胫束越过大转子处做一个松解切口。结果显示大多数病例都能有效消除弹响[5,22]。这使肌腱结构的破坏最小化，减少了手术并发症，并有利于术后康复。
- 内镜技术已经获得很好的发展，并可达到同样的治疗目标（表2）。

表2 外侧型弹响髋综合征手术治疗的效果（开放及内镜手术）

第一作者,年[ref]	髋数量	手术技术	随访时间（月）	疼痛	弹响复发
Fery,1998[9]	35	开放横断切开及瓣反转缝合	7	21	10
Faraj,2001[8]	11	开放Z字成形	12	3	0
Provencher,2004[18]	9	开放Z字成形	22	1	0
White,2004[22]	17	开放垂直切开及多个横行切断	32.5	0	2(再次手术)
Ilizaliturri,2006[14]	11	菱形切除	25	1	1(非手术治疗后缓解)

- 有起自胁腹部或骶髂部的不适,可能是由于腰大肌和髂肌受到刺激所致。
  - 体格检查时嘱患者仰卧位,髋关节屈曲>90°并外展、外旋,检查者将其髋关节摆至伸展内旋位,过程中注意倾听有无弹响出现。
  - 有时,这是一个患者主动演示比检查者被动引发更好的动态过程。虽然通常症状很明显,但却难以捕捉,可能更多的只是患者的主观感觉,而不是检查者的客观发现。
  - 如果在患者关节前方施压可以阻止肌腱弹响,有助于明确诊断。

髂胫束

- 和髂腰肌腱发病一样,患者可能会描述发病隐匿,而且由特定的重复动作或急性外伤引发。
  - 髂腰肌腱引发的弹响通常可明显闻及,而髂胫束引发的弹响动作是可以明显观测到的。
  - 临床表现主要分为两种:
    - 第一种是"髋关节脱位型",患者主要表示其可感觉到髋关节脱位,而无伴随的疼痛。这种情况主要出现于患者两腿直立时向患侧倾斜或者旋转髋关节。
      - 这被称为"假性半脱位",因为视觉呈现可能提示为髋关节半脱位,但影像学检查一致证明髋关节仍然在位。
    - 第二种是"真"外侧弹响髋,主要表现为在屈伸髋关节时大转子区域出现弹响。
  - 患者几乎一直有弹响或半脱位的感觉。这些症状位于髋外侧,并且患者在站立位时通常能够演示出来。
  - 与髂腰肌弹响一样,这通常是一个动态过程,患者本人演示比被动检查更好。可以在患者侧卧位并被动伸屈髋时发现弹响。
  - 可以在大转子上触及弹响,如果加压能够阻止其发生,则可以确认弹响的起因。
  - Ober试验可用来评估伴或不伴有症状的、弹响的髂胫束的紧张度。

影像学和其他诊断性检查

- 髂腰肌腱弹响的诊断主要基于病史和体检,而其他的一些检查手段对于辅助诊断帮助有限。
- 然而,X线片仍然是评估髋关节疾患的基本工具。
- X线片包括骨盆前后位、髋部前后位及侧位片。虽然这些影像结果通常都是正常的,但是有些病例会出现股骨-髋臼撞击征的表现。
- 髂腰肌滑囊造影和X线透视检查有助于诊断,但不能排除诊断(图3)。
- 髂腰肌超声是一种动态的、非侵入性检查,它不仅可以发现髋部的弹响现象,还能够发现相关的肌腱及滑囊病变。
  - 检查者的技术水平、设备因素、临床经验及在检查髋部运动时发现弹响的能力,会影响超声检查的可行性及其结果的可信程度。
- 考虑到有髋关节弹响症状的患者中几乎有一半会存在关节内病变[4,10,15],可以使用磁共振关节造影术检查关节内病变以及与髂腰肌腱或关节囊有关的病变。
- 影像技术引导下关节内注射利多卡因或可的松对于区分关节内外病变有重要作用。

鉴别诊断

- 髂胫束弹响
- 髋关节不稳
- 髂腰肌腱弹响

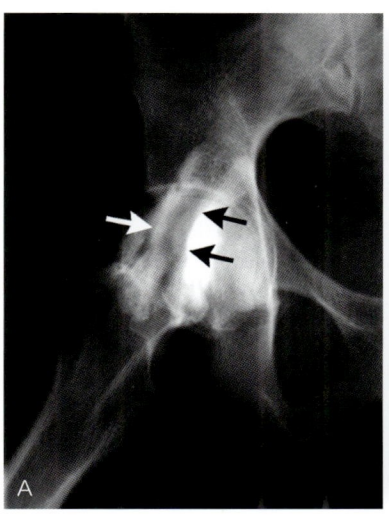 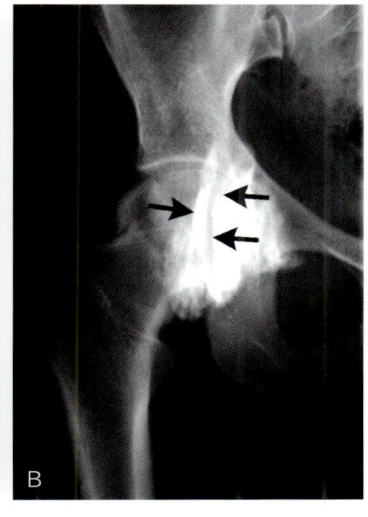

图3 髂腰肌滑囊造影术显示髂腰肌腱的轮廓。A. 屈曲时髂腰肌腱位于股骨头外侧。B. 背伸时髂腰肌腱向内侧移动(版权:J. W. Thomas Byrd, MD)。

表1 内侧型弹响髋综合征手术治疗的效果（开放及内镜手术）

第一作者, 年[ref]	髋数量	手术技术	随访时间（月）	疼痛	弹响复发
Taylor, 1995[19]	17	开放松解	17	0	5
Jacobson, 1990[16]	20	开放Z字成形	20	2（再次手术）	6
Dobbs, 2002[7]	11	开放Z字成形	48	0	1
Gruen, 2002[11]	11	开放Z字成形	36	0	0
Byrd, 2005[4]	9	内镜下股骨小转子松解	20	0	0
Ilizaliturri, 2005[15]	7	内镜下股骨小转子松解	21	0	0
Wettstei, 2006[21]	9	经关节囊内镜下松解（保留髂肌）	3（技术报道）	0	0
Flanum, 2007[10]	6	内镜下股骨小转子松解	12	0	0
Contreras, 2010[6]	7	内镜下松解，中央室切开（髋关节牵引）	24	0	0

- 关节内病变
- 骨盆不稳（如骶髂关节或耻骨联合）
- 骨软骨瘤

非手术治疗

- 治疗通常包括明确诊断，并让患者相信弹响不会造成伤害或不良预后。
- 除了关节柔韧性和稳定性练习之外，口服抗炎药物对治疗可能也有帮助。
- 对于难治性病例：
  - 在一段时间内调整活动方式对减轻症状可能是必需的。
  - 为了使患者症状得到暂时缓解以增加其他治疗方法的疗效，可审慎使用皮质类固醇药物进行注射治疗。

手术治疗

髂腰肌腱

- 通常来说，各种对髂腰肌的腱性部分进行松解的开放手术治疗效果普遍良好[1,7,11,19]。
- 最近，有报道称成功的内镜下松解比开放手术效果更好（表1）
- 研究发现，几乎有一半内侧弹响髋综合征的患者伴有关节内病变[4,10,15]。
- 开放手术中，未能检查髋关节内情况、发现相关病变，可能是导致手术效果不佳的重要因素。

髂胫束

- 治疗髂胫束弹响有多种方法。
- 一种复杂的手术操作是"Z字成形延长术"，其手术效果报道不一[2,17,18]。
- 一些技术采用了更简单的方法，在髂胫束越过大转子处做一个松解切口。结果显示大多数病例都能有效消除弹响[5,22]。这使肌腱结构的破坏最小化，减少了手术并发症，并有利于术后康复。
- 内镜技术已经获得很好的发展，并可达到同样的治疗目标（表2）。

表2 外侧型弹响髋综合征手术治疗的效果（开放及内镜手术）

第一作者, 年[ref]	髋数量	手术技术	随访时间（月）	疼痛	弹响复发
Fery, 1998[9]	35	开放横断切开及瓣反转缝合	7	21	10
Faraj, 2001[8]	11	开放Z字成形	12	3	0
Provencher, 2004[18]	9	开放Z字成形	22	1	0
White, 2004[22]	17	开放垂直切开及多个横行切断	32.5	0	2（再次手术）
Ilzaliturri, 2006[14]	11	菱形切除	25	1	1（非手术治疗后缓解）

术前计划

- 髂腰肌腱和髂胫束弹响的临床评估相对简单。
- 然而,必须进行仔细的评估以确认患者的症状是否来源于弹响。除此之外,还要评估其他相关情况,尤其是伴随的关节内病变。
- 仔细评估患者的治疗目的、对疾病的认知和康复的目标可能是最重要的。
- 切记弹响髋经常会出现在无症状个体当中,这也非常重要。
- 只有在患者经过各种保守治疗无效并对术后康复依从性良好的情况下,才考虑进行手术治疗。

体位

- 髂腰肌腱
  - 髂腰肌腱的镜下松解术与常规关节镜检查一起进行。
  - 关节镜检查可在仰卧位或侧卧位进行。这两种体位各有优点。
- 髂胫束
  - 开放手术采用侧卧位,也是内镜术式的首选体位(图4)。

手术入路

- 髂腰肌腱
  - 多数镜下手术报道是从髂腰肌滑囊内小转子止点部位开始松解肌腱的[3,15]。
  - 这种镜下手术方法与Taylor和Clarke报道的开放手术方法极其相似[19];是偶见的、与全髋关节置换术有关的髂腰肌腱弹响患者的首选入路。
  - 另一项从髋关节的外周间室处理髂腰肌腱的镜下技术似乎也可以达到类似的松解效果[15]。这种方法与Allen等[1]报道的开放手术方法相类似。理论上,它可能具有减少并发症的优点。
  - 近期报道称内镜下于中央间室行松解术可取得很好的效果[6]。该操作应在牵引下使用70°关节镜进行。
- 髂胫束
  - 各种开放手术均采用常见的位于大转子上的外侧纵向切口入路。
  - 镜下的方法以外侧入路为基础,从皮下经髂胫束表面到达腱性部分。

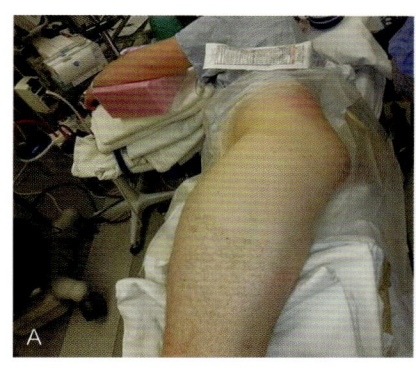 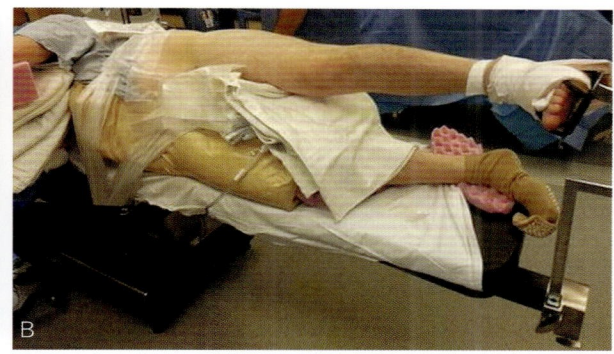

图4 A. 侧卧位情形。B. 经靠垫辅助侧卧于标准骨折手术台上。腋窝卷和衬垫压力点。保护对侧下肢的腓神经。髋略微外展、屈曲和外旋。放松阴囊,会阴部适当填充(版权:Brian Busconi, MD)。

内镜下髂腰肌腱松解

小转子(髂腰肌滑囊)

- 在完成了常规的关节内及周围间室的关节镜手术后,移除牵引,并将患腿重新摆至20°屈曲、完全外旋位。
- 轻度的屈曲可以部分松弛肌腱并保持一定的张力。
- 外旋体位则使得小转子更向前侧方移动,有利于从外侧进入(技术图1A)。
- 在透视引导下,在标准的前外侧髋部通路远端于小转子水平建立所需通路(技术图1B)。
  - 这样可显露髂腰肌滑囊(人体内最大的滑囊)内的肌腱。
- 在远端再建立一条朝向小转子的通路(技术图1C)。
- 关节镜及手术器具可在这两条通路之间交换放置以获得更好的视野及操作空间(技术图1D)。
- 清除滑囊内的黏连以提供更佳的髂腰肌腱视野。
- 于髂腰肌腱小转子附着处的近端将其切断(技术图1E)。
  - 使用有弹性的射频装置进行切除会更加方便。
- 为了安全起见,肌腱内侧部应充分暴露,然后从内至外松解肌腱。肌纤维应分离1~2 cm。
- 注意保留髂肌肌性部分的附着点。

周围间室

- 在完成关节内间室的关节镜检查后,移除牵引,将髋部屈曲45°,在周围间室内建立标准通路(技术图2)。

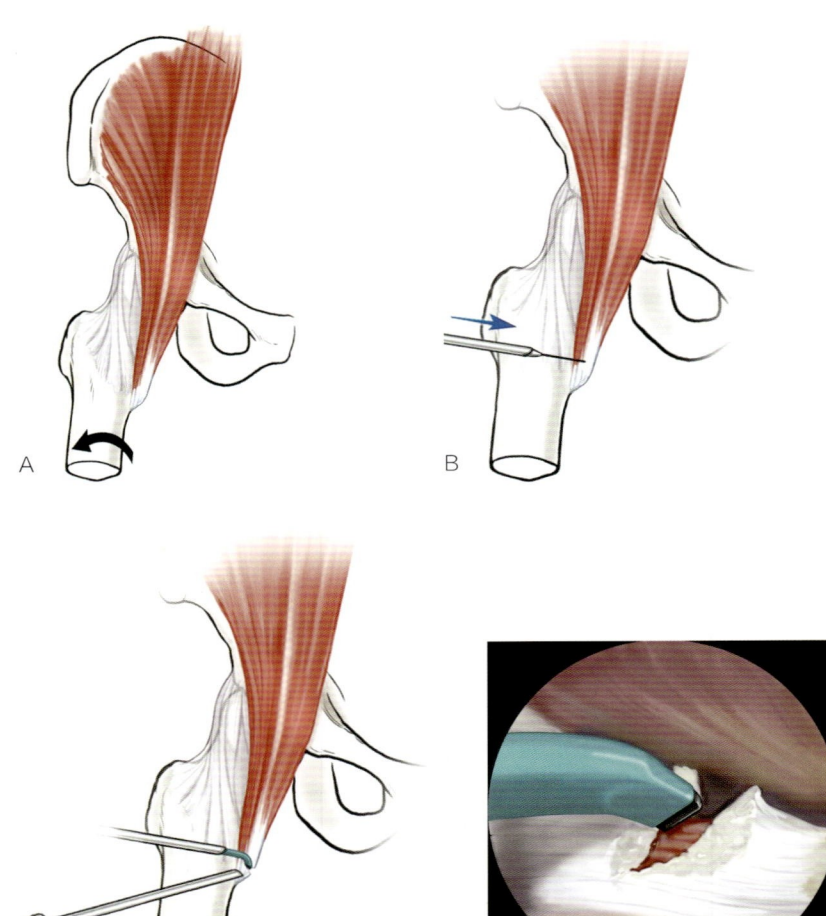

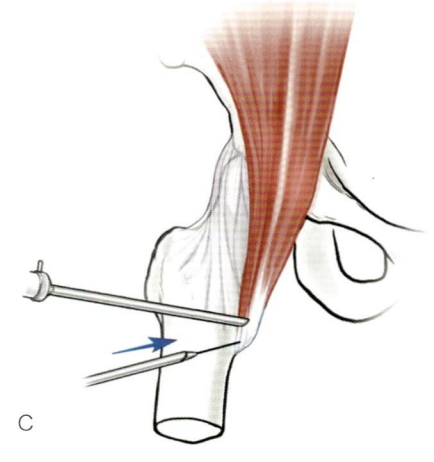

技术图1　从小转子松解右侧髂腰肌腱。A. 髋关节屈曲大约20°，外旋。B. 小转子水平建立第一个通路。C. 关节镜视野下在远端建立辅助通路。D. 关节镜和其近端的弹性射频探头已经更换位置到更远端的通路内。E. 关节镜下显示髂腰肌腱部松解（版权：J.W.Thomas Byrd, MD）。

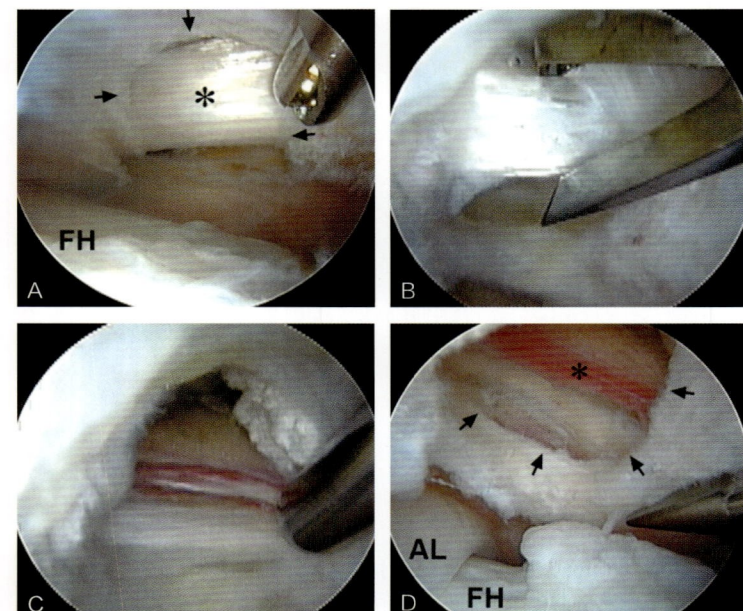

技术图2　右髋关节周围间室的关节镜检查。A. 通过薄的内侧囊膜开窗（箭头），显露股骨头（FH）前方的髂腰肌腱（星号）。B. 腱性部分用篮钳松解。C. 残留的纤维用电动刨削头清理。D. 通过囊膜窗口（箭头），肌腱完全松解，保留肌肉纤维（星号）；膜囊窗口、髋臼上唇（AL）和股骨头（FH）之间的关系（版权：J. W. Thomas Byrd, MD）。

- 于盂唇及轮匝带间行前侧髋关节囊切开术,在关节囊和与髂腰肌滑囊之间建立连接。
- 于该水平处确认髂腰肌腱,通过热装置、手动咬刀和电动刨削刀松解肌腱,并且要注意不能损伤髂腰肌腱上髂肌的完整性。
- 肌肉组织是股神经血管结构的最外侧部分,其将肌腱与股神经隔离。

中央间室
- 使用70°关节镜在牵引下进行操作。
- 通过直接的前侧通路,在关节盂2~3点钟方向处,于关节唇前端与股骨头前端之间行前侧关节囊切开术。
- 通过关节囊切开术显露髂腰肌腱,并在该水平将其松解,注意要保留髂肌纤维。

髂胫束肌腱形成术

开放手术
- 于大转子上正中处行一外侧纵向直切口(技术图3)。
  - 切口的长度取决于手术所需的暴露程度。
  - 小切口更加美观,并且可以根据需要选择性地分离皮下组织以满足手术需要,但是注意不能影响到手术所需视野。
  - 一些学者描述过松解该肌腱的不同方法。这些方法均由一种相似的方法演变而来。这些方法大多是在髂胫束最厚的部位,于大转子后侧至中部行一道8~10 cm的纵向切口。
- 于肌腱表面行2条平行的或交错的1~1.5 cm的横向切口以完成松解。
- 该部位相对血供较少,但是也要注意保证局部止血,并逐层缝合皮下组织以防止血肿生成。

内镜技术
- 当患者选择侧卧位时,应仔细铺巾以保证肢体可被动自由活动,从而可以在术中检查关节弹响现象。
- 术中不需要牵引。
- 该手术需使用两个通路:一个位于大转子尖端的近侧,而另一个则位于大转子远端。弹响位置位于两个通路之间(技术图4A)。
- 可使用40~50 ml生理盐水浸润髂胫束下区域。
- 在皮下使用标准的关节镜管道,并在近端通路的指引下建立远端关节镜通路,之后使用钝闭孔器在髂胫束上建立一操作空间。
- 之后,借助关节镜的视野建立近端通路,将皮下组织与肌腱表面分离。操作过程中要注意止血(技术图4B~D)。
- 从远端通路水平开始,使用刨削头/射频探头在肌腱内反向切开一个4~5cm的纵行切口。

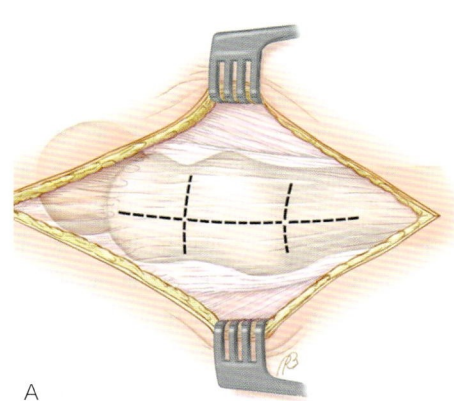

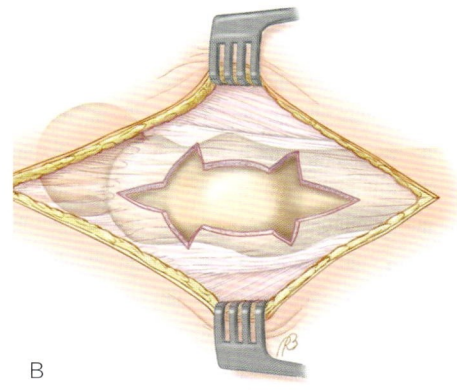

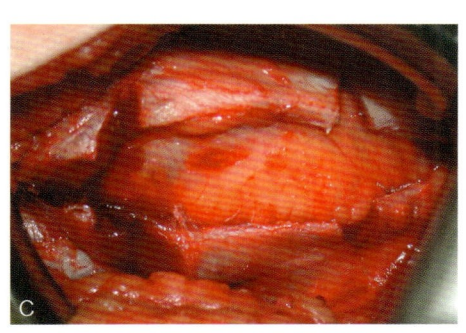

技术图3 笔者的首选方法包括一个位于大转子中点后方的8~10 cm的纵向切口,和两个平行的1~1.5 cm的横向切口。如此可以松解髂胫束,消除弹响,并且不需要缝合从而不延长康复时间。A. 切口类型。B. 经切口松解。C. 术中情形(版权:J. W. Thomas Byrd, MD)。

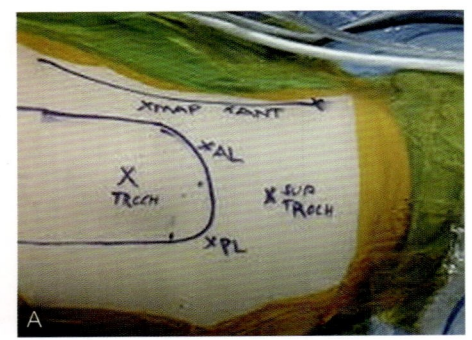

技术图4　A. 内镜下髂胫束成形术通道位置标记。troch 和 sup troch 分别代表远端和近端转子通道。B～D 为内镜下髂胫束肌腱成形术，见于右髋。B. 纵向切口切开后，一个垂直切口形成前肢，C. 切除边缘形成一个三角形，有助于观察其深部结构；D. 另一个垂直切口形成后肢，切除边缘形成完整的髂胫束肌腱成形术的菱形切口（A 图版权：Sean McMillan, DO; D 图经允许引自 Ilizaliturri VM Jr, Martinez-Escalante FA, Chaidez PA, et al. Endoscopic iliotibial band release for external snapping hip syndrome. Arthroscopy 2006;22:505-510）。

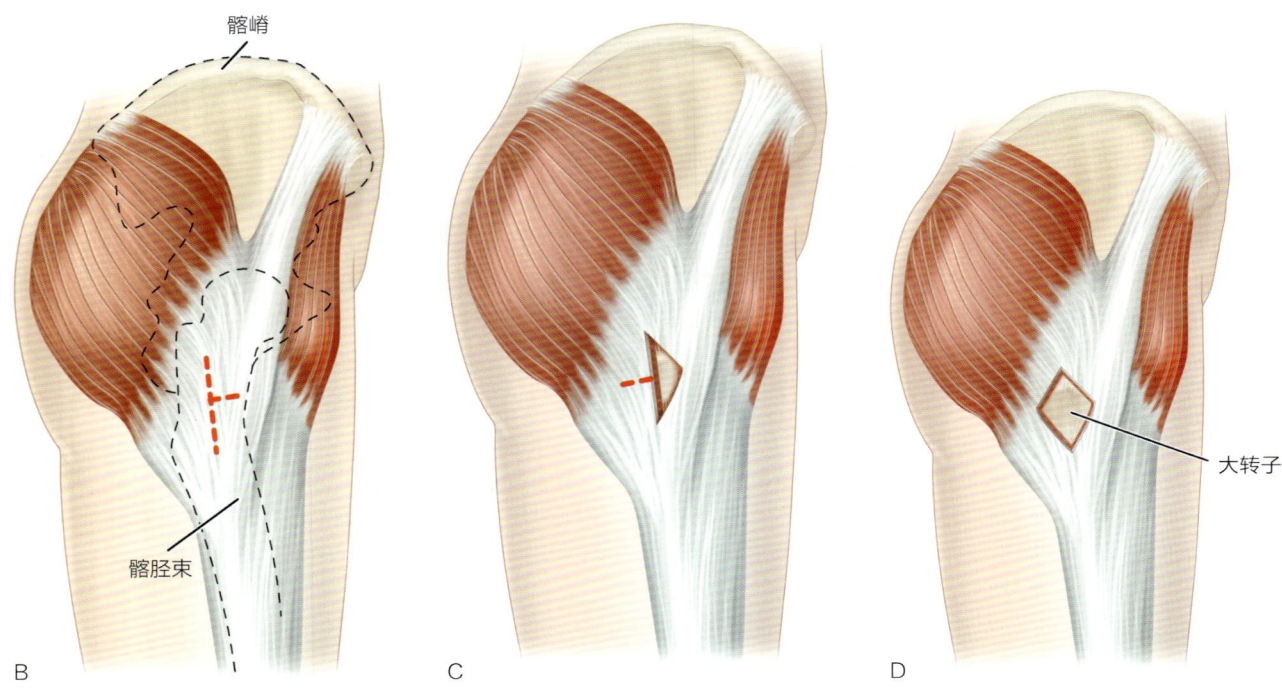

- 之后，于该水平纵行切口的中点切开一2cm的前侧横向切口，切除形成的肌腱瓣，最终形成一长的钝角三角形。
  - 这一操作可以提供更好的手术视野，以确定髂胫束与覆盖于其下的大转子之间的关系。
- 最后，于后方切开一个与上述前侧横向切口对称的切口，移除肌腱瓣，形成一菱形的创面。
  - 这种松解是最重要的，操作一直持续到弹响消失。
- 大转子囊可通过该创面切除，并通过其检查外展肌是否有撕裂。
- 加压包扎，尽量减少血肿生成。

要点与失误防范

视野	• 对于任何内镜技术，良好的手术视野都是必不可少的。视野不佳会导致操作不当。使用高流量流体管理系统、保持收缩压<100 mmHg、补液中加入稀释的肾上腺素以及合理地使用电凝，有利于建立良好的手术视野
髂腰肌腱损害	• 无论开放手术还是关节镜下手术，手术损害髂腰肌腱都有引起异位骨化的危险。对于这种情况，应使用药物预防，谨慎应对
未能完全松解肌腱	• 髂腰肌和髂肌形成髂腰肌腱。肌腱有时会一直保持分叉直到止于小转子。如果肌腱看起来非常小，无论从周围间室（图5 A~G）或髂腰肌滑囊（图5 H, I）处理肌腱，均需寻找肌腱的分离部分。未能完全松解肌腱纤维可能导致无法完全消除弹响 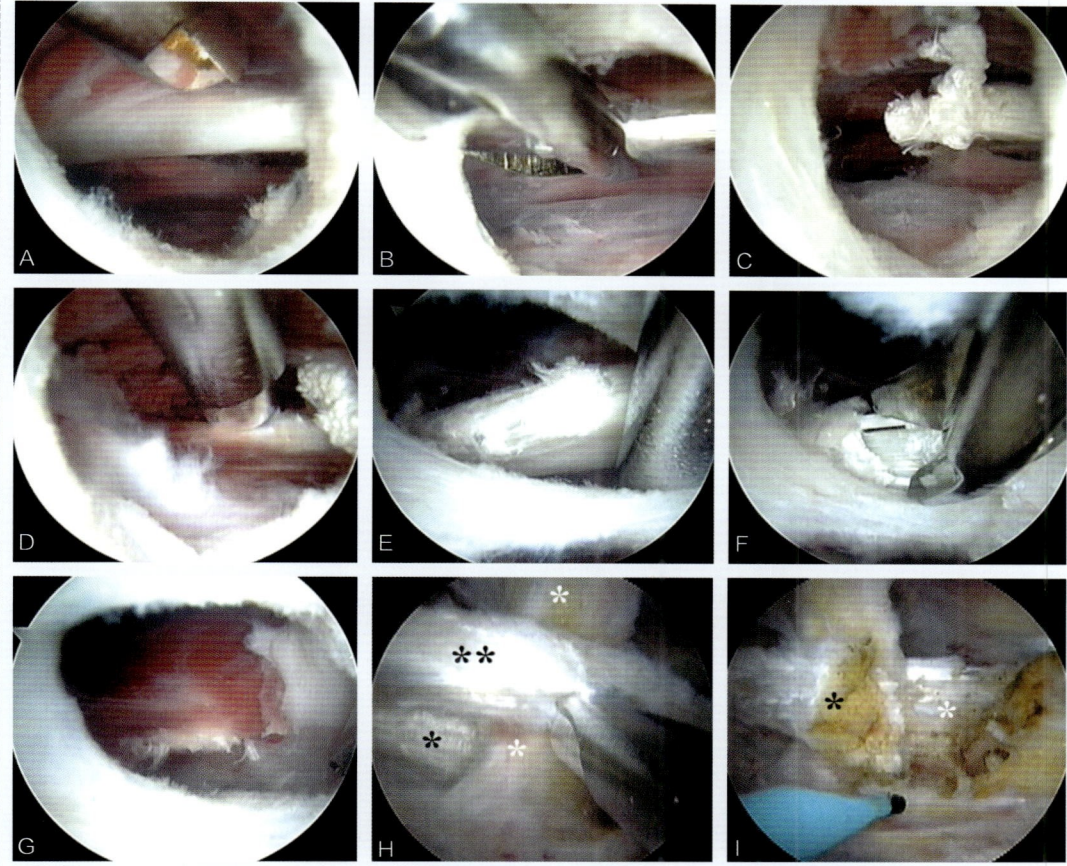 图5　A~G. 从右髋外周间室显露髂腰肌腱。A. 最初从囊膜窗口发现、确认的肌腱，但异常小。B. 用篮钳松解肌腱。C. 残留的断端。D. 用刨削头切除。E. 进一步解剖显露髂腰肌腱的更大部分。F. 同样也被松解。G. 记录分叉肌腱都被完全松解。H, I. 于髂腰肌滑囊内观察右髋髂腰肌腱在小转子上的附着点。H. 被垂直的血管（2个白星号）分隔的内侧（黑星号）和外侧（双黑星号）髂腰肌分叉肌腱。I. 用弹性射频探头松解的外侧束（黑星号），显露随后被松解的内侧束（白星号）（版权：J. W. Thomas Byrd, MD）。
肌腱成形不足	• 髂胫束肌腱成形不足可导致症状缓解不彻底，但是过度松解会导致外展功能减弱，且几乎无法挽回
正确诊断	• 经正确诊断后，手术治疗髂腰肌腱和髂胫束弹响、消除症状的结果具有较高的可预测性和准确性 • 然而，对手术效果的主观反映高度依赖于患者的期望和动机，这在评估中也同样极为重要

术后护理

- 术后患者即可完全负重,但是要使用拐杖大约2周,直到步态恢复正常。
- 只要症状允许,患者可进行轻微的关节活动度、闭链运动及稳定性练习。
- 如果进行髂腰肌腱松解,应在最开始的6周内避免进行过度的髋部屈曲强化练习;如进行髂胫束松解,则应避免过度的拉伸。
- 患者应至少在3个月内避免参与过度的活动。

结果

- 一些有关内镜下髂腰肌腱松解术的研究认为,弹响可否被有效消除及患者的满意度具有高度可预测性[3,13]。
- 通过小转子行关节镜下髂腰肌腱松解术可能会出现异位骨化[13]。
- 上述发现与开放手术下行髂腰肌腱松解术会出现异位骨化的报道一致[18]。
- 对于髂胫束弹响,由于肌腱松解术可以维持外展肌系统的结构完整性,所以无论是开放手术还是镜下手术,都能以较小的损伤消除弹响[5,9,20]。

并发症

- 目前还没有关于内镜下髂腰肌腱松解术并发症的相关报道。
- 由于可能会出现异位骨化,Ilizaliturri推荐使用药物预防[13]。
- 损伤周围组织与结构(如股神经肌肉血管束等)引起的潜在并发症。
- 目前尚无关于髂胫束弹响的小范围肌腱松解术的并发症报道。只要术中操作仔细,即可避免肌腱松解不足或过度。肌腱松解不足可能会导致症状未能被完全消除,而松解过度可能会导致无法挽回的外展肌系统受损。

(罗鹏波 译,杜大江 审校)

参考文献

[1] Allen WC, Cope R. Coxa saltans: the snapping hip revisited. J Am Acad Orthop Surg 1995;3:303-308.

[2] Brignall CG, Stainsby GD. The snapping hip, treatment by Z-plasty. J Bone Joint Surg Br 1991;73B:253-254.

[3] Byrd JWT. Evaluation and management of the snapping iliopsoas tendon. Instr Course Lect 2006;55:347-355.

[4] Byrd JWT. Evaluation and management of the snapping iliopsoas tendon. Tech Orthop 2005;20:45-51.

[5] Byrd JWT. Snapping hip. Oper Tech Sports Med 2005:13:46-54.

[6] Contreras ME, Dani WS, Endges WK, et al. Arthroscopic treatment of the snapping iliopsoas tendon through the central compartment of the hip. A pilot study. J Bone Joint Surg Br 2010;92:777-780.

[7] Dobbs MB, Gordon JE, Luhmann SJ, et al. Surgical correction of the snapping iliopsoas tendon in adolescents. J Bone Joint Surg Am 2002;84A:420-424.

[8] Faraj AA, Moulton A, Sirivastava VM. Snapping iliotibial band. Report of ten cases and review of the literature. Acta Orthop Belg 2001;67:19-23.

[9] Fery A, Sommelet J. The snapping hip. Late results of 24 cases. Int Orthop 1988;12:277-282.

[10] Flanum ME, Keene JS, Blankenbaker DG, et al. Arthroscopic treatment of the painful "internal" snapping hip: results of a new endoscopic technique and imaging protocol. Am J Sports Med 2007:35:770-779.

[11] Gruen GS, Scioscia TN, Lowenstein JE. The surgical treatment of internal snapping hip. Am J Sports Med 2002;30:607-613.

[12] Henry AK. Extensile Exposure, ed 2. New York: Churchill Livingstone, 1973.

[13] Ilizaliturri VM, Camacho-Galindo J. Endoscopic release of the iliopsoas tendon and iliotibial band. Oper Tech Sports Med 2011; 19:114-124.

[14] Ilizaliturri VM Jr, Martinez-Escalante FA, Chaidez PA, et al. Endoscopic iliotibial band release for external snapping hip syndrome. Arthroscopy 2006;22:505-510.

[15] Ilizaliturri VM Jr, Villalobos FE Jr, Chaidez PA, et al. Internal snapping hip syndrome: treatment by endoscopic release of the iliopsoas tendon. Arthroscopy 2005;21:1375-1380.

[16] Jacobson T, Allen WC. Surgical correction of the snapping iliopsoas tendon. Am J Sports Med 1990; 18:470-474.

[17] Kim DH, Baechler MF, Berkowitz MJ, et al. Coxa saltans externa treated with Z-plasty of the iliotibial tract in a military population. Mil Med 2002;167:172-173.

[18] Provencher MT, Hofmeister EP, Muldoon MP. The surgical treatment of external coxa saltans (the snapping hip) by Z-plasty of the iliotibial band. Am J Sports Med 2004;32:470-476.

[19] Taylor GR, Clarke NMP. Surgical release of the "snapping iliopsoas tendon." J Bone Joint Surg Br 1995;77B:881-883.

[20] Velasco AD, Allan DB, Wroblewski BM. Psoas tenotomy and heterotopic ossification after Charnley low-friction arthroplasty. Clin Orthop Relat Res 1993;291:93-95.

[21] Wettstein M, Jung J, Dienst M. Arthroscopic psoas tenotomy. Arthroscopy 2006;22:907.e1-e4.

[22] White RA, Hughes MS, Burd T, et al. A new operative approach in the correction of external coxa saltans: the snapping hip. Am J Sports Med 2004;32:1504-1508.

第2章 运动疝和内收肌损伤
Athletic Pubalgia and Adductor Injuries

Kostas Economopoulos and Anikar Chhabra

定义

- 虽然运动疝这个名称被媒体广为传播,但描述运动员的慢性腹股沟区疼痛这一损伤表现,运动性耻骨疼痛可能是一个更合适的术语。
  - 由于腹股沟解剖复杂,而且可能同时存在两种以上的损伤,腹股沟疼痛的病因诊断非常困难。
  - 必须首先排除腹内病变、泌尿系统异常、涉及腰骶部的疼痛及髋关节疾病。
- 内收肌拉伤是引起运动员腹股沟疼痛最常见的原因。
  - 内收肌常在偏心收缩时导致拉伤,经常发生在肌-腱连接处,但也可能发生在肌腱本身或骨止点处。
  - 腹股沟区域内部及周边的其他肌肉也可能会拉伤,包括股直肌、缝匠肌、腹肌以及联合腱。
- 运动疝是由腹股沟底部的撕裂引起的腹股沟慢性疼痛疾患,临床上并没有明显的疝形成[7,11]。
  - 它是大多数检查者通常无法发现的一种隐匿性损伤。随着检查经验的增加,检查者就可以触摸到异常的腹股沟底部并觉察到浅环内异常的压痛点。
  - 相反,斜疝、直疝在腹股沟管内存在容易触及的或穿过腹壁前肌肉组织的缺损。
  - 典型的症状可以持续数月,且保守治疗无法缓解疼痛。
- 耻骨炎以耻骨联合处疼痛及关节破坏为特征,多见于长跑运动员和足球运动员。
  - 它很难与内收肌拉伤区分,而且这两种情况可能会同时发生。
- 少数情况下,骨的反复循环荷载会导致应力性骨折。
  - 骨盆应力性骨折最常见于耻骨支。这种骨折多见于长跑运动员。

解剖

- 腹股沟区内部及周边的解剖很复杂(图1),全面了解该区域解剖对于诊断各种腹股沟损伤至关重要。
- 就运动性耻骨痛而言,骨盆是由两个关节组成:一个为髋关节,又被广泛称为"球窝关节";另一个为鲜为人知的耻骨关节。
  - 耻骨关节是一个包括耻骨及其两侧所有软组织附着

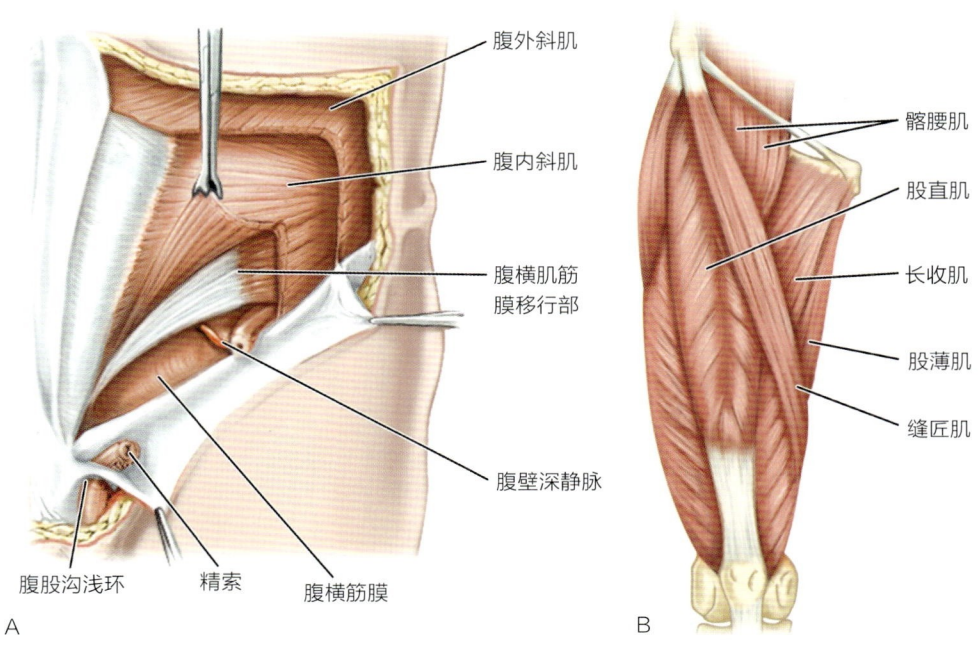

图1 腹部(A)及腹股沟区(B)肌肉结构解剖。

物构成的、具有复杂旋转功能的关节(图2)。
- 耻骨联合是耻骨关节的中心部位,同时也是许多肌肉、肌腱的附着点。耻骨联合能够稳定前部骨盆的位置。
- 附着在耻骨联合上的腹部肌肉由腹内斜肌、腹外斜肌、腹横肌和腹直肌组成。附着在骨盆上的大腿内收肌包括耻骨肌、股薄肌、长收肌、短收肌和大收肌。
- 腹股沟后壁主要是由腹横筋膜构成,同时还有由腹内斜肌和腹横肌腱膜组成的联合腱一起参与构成[7]。
- 联合腱止于耻骨结节,沿着髂耻线走行。

发病机制

- 腹直肌和长收肌是维持骨盆前侧稳定的最强壮、最重要的肌肉。
  - 这些肌群在骨盆屈、伸、旋转时,通过相向的、相互拮抗的力作用于骨盆(图3)。
  - 运动员参加需要旋转、剪切力的体育活动时,骨盆会受到极大的扭转力。这些扭转、剪切需要腹部肌肉和骨盆周围肌肉的参与,产生巨大的力作用于骨盆以及肌腱附着点处。
- 过度的髋部过伸和躯干旋转运动会导致肌腱附着点磨损以及撕裂,最终导致这些结构的部分或全部撕裂。当一块肌肉力量减弱或其肌腱损伤时会导致骨盆受力不平衡,使骨盆前倾或后倾。

自然病程

- 大多数急性内收肌拉伤予以恰当的保守治疗可以在2~6周内恢复。但是,如若没有得到恰当的康复,内收肌损伤可能会进展为慢性拉伤或肌腱病。

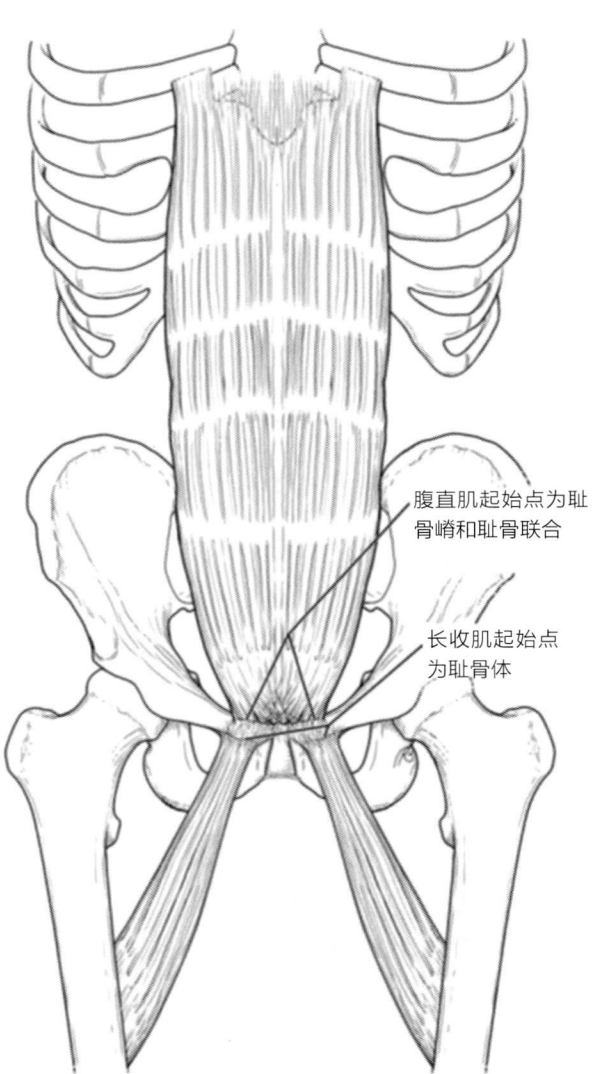

1. 腹直肌
2. 长收肌
3. 短收肌
4. 大收肌
5. 股薄肌
6. 闭孔外肌
7. 耻骨肌
8. 股方肌
9. 肛提肌
10. 闭孔内肌
11. 半膜肌
12. 股二头肌

图2 耻骨关节。耻骨关节由骨盆的前部骨性结构和耻骨的所有软组织附件组成。此示意图显示了许多附着在骨盆前部的结构以及施加在耻骨关节上的力(经允许引自 Meyers WC, Greenleaf R, Saad A. Anatomic basis for evaluation of abdominal and groin pain in athletes. Oper Tech Sports Med 2005;13:55–61)。

图3 腹直肌和内收肌附着点。维持骨盆稳定最重要的肌肉是腹直肌和内收肌。这些结构在耻骨前部有一个共同的附着点,并向相反的方向拉动骨盆(经允许引自 Meyers WC, Greenleaf R, Saad A. Anatomic basis for evaluation of abdominal and groin pain in athletes. Oper Tech Sports Med 2007; 15:165–177)。

- 运动疝的恢复因人而异。尽管很多运动员在休息和保守治疗下可以缓解，但是在重新回到比赛后常出现复发。少部分患者可以通过非手术治疗缓解，但是大多数确诊为运动疝的患者最终都需要通过手术治疗修复[7,13]。运动疝的重要表现为患者在不运动时缓解，运动后疼痛加剧。
- 耻骨炎是自限性疾病，但可能平均需要9个月才能痊愈[5]。

病史和体格检查

- 病史是评估运动疝的最重要部分。
- 要询问患者症状持续时间、诱发事件、缓解和加重因素以及疼痛发作的时间。
- 必须进行全面的髋关节检查以排除关节内来源的髋部疼痛，如髋臼上唇撕裂和股髋撞击（FAI）。
    - 髋关节的屈曲、内收、内旋可用来发现前部FAI，FABER检查（髋关节屈曲、外展以及外旋）用来检查后侧撞击征。
    - 髋关节内旋受限常见于cam型的FAI患者。内旋<25°被认为是异常。
    - 屈髋抗阻试验：测试髂腰肌力量，并且可能会发现该肌肉的劳损或撕裂。
- 腹股沟检查
    - 触诊腹直肌的止点以及内收肌的起点，可发现这些肌腱的局部撕裂、炎症或损伤。
    - 联合腱止点触诊：让患者做捏鼻鼓气动作，触诊会使其压痛加剧，并可以感到局部膨胀。
    - 直腿抬高试验：若患者有脊神经根性下腰痛，该试验可以再次诱发原有的疼痛。
    - 腹股沟内收抗阻试验：有助于诊断内收肌拉伤或撕裂。
    - 耻骨联合触诊：可有耻骨炎的特有体征。
    - Ober试验：患者无法将外展的大腿完全放下至检查床上。这是髂胫束挛缩的特异性体征。

影像学和其他诊断性检查

- 结合患侧髋关节的正位、侧位、Dunn位X线片用以评估是否有股骨髋臼撞击征。
- X线片有助于排除骨折或撕脱[4]。
    - 应力性骨折在X线片上通常并不明显。
- MRI可以确认肌肉拉伤或撕裂，以及肌腱部分或完全撕裂（图4A）。
    - MRI已经用于运动疝的检查，尽管结果不是很准确[4]。
    - MRI也可用于评价可能存在的髋关节盂唇损伤。
- 动态超声在某些病例中可以用来检查后壁缺陷，不过这项检查高度依赖于操作者的技术水平[17]。
- 疝造影术是一种在腹膜内注射造影剂，然后进行X线透视或X线摄片的检查手段，可以用来确诊运动疝，但其敏感度低，并且造成穿孔的风险高达5%[2]。
- 耻骨炎有典型的放射学表现，包括骨吸收、耻骨联合间隙增宽、关节面的不规则外形或关节周围硬化（图4B）。
    - 骨扫描中可以发现耻骨炎患者的耻骨联合区域有放射性浓聚；然而不是所有有症状的患者都能发现异常[12]。
    - MRI在诊断耻骨炎方面变得越来越有用。其表现包括骨髓水肿或耻骨联合软骨盘突出[16]。

鉴别诊断

- 腹股沟撕裂或拉伤
- 髋部盂唇撕裂

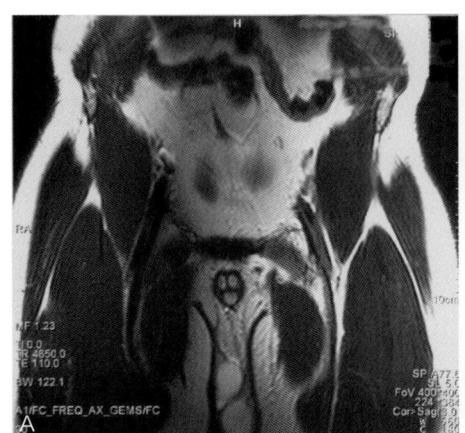 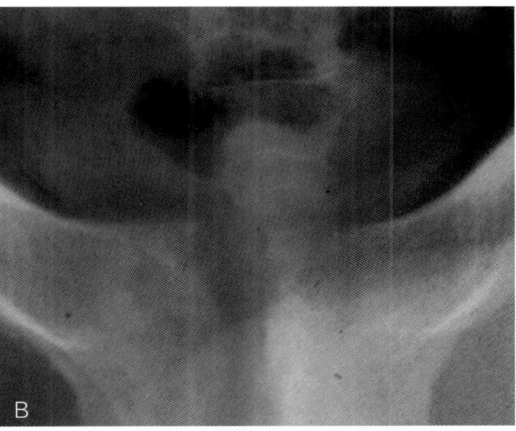

图4 A. MRI显示曲棍球运动员的内收肌撕裂。在靠近耻骨的内收肌腱起点处信号增强。B. 耻骨炎的典型影像学改变。可发现骨吸收、耻骨联合间隙增宽，以及关节面的不规则外形。

- Cam 型或 Pincer 型 FAI
- 耻骨骨炎
- 骨盆应力性骨折
- 斜疝和直疝
- 髋关节缺血性坏死
- 髋关节骨性关节炎
- 腹肌撕裂
- 腰椎神经根病变
- 神经卡压
- 肿瘤
- 泌尿生殖系统疾患
- 炎性肠道疾病
- 子宫内膜异位症
- 盆腔炎

非手术治疗

- 对于下腹部的撕裂或腹股沟的损伤，治疗包括活动矫正、抗炎及物理治疗。
  - 核心强化训练的目标是腹部、腰椎及臀部。
  - 伸展训练主要集中于髋关节的旋转肌群、内收肌群及肌腱。
  - 治疗的目的是纠正髋部及骨盆肌肉的不稳定[18]。
  - 4～6 周后，运动员在可耐受的情况下可逐渐恢复体育专项运动。
  - 内收肌应力损伤的治疗包括休息、冰敷、压迫及抬高患肢。
  - 下一阶段的目标是尽量恢复运动范围及防止肌肉萎缩。一旦患者能够忍受，便开始着重恢复患者的肌肉力量、柔韧性及耐受力[8]。
- 对于运动性耻骨疼痛的非手术治疗包括物理治疗、抗炎药物的使用，及在局部疼痛部位注射皮质类固醇激素[1,9]。
- 耻骨炎是自限性疾病；治疗的重点是髋关节活动范围训练，同时还要进行内收肌牵拉及增强肌力训练。
  - 耻骨炎的局部封闭治疗存在争议，不过对运动员患者这样的特殊群体而言可能是有帮助的[10,16]。
- 骨盆应力性骨折的治疗很简单，包括休息 4～6 周，避免刺激该区域的活动。

手术治疗

- 若非手术治疗失败且排除了其他诊断，则应进行外科探查和修复。
- 手术修复一般有三类，包括带网的盆底修复、不带网的盆底一期修复和腹腔镜网修复。
- 目前对哪一种手术方式较好并无共识。
- 由于腹部肌肉的局部僵硬及网片可能带来运动受限，有些学者不建议在运动员中使用网片修复的手术方法[15]。
- 对于运动性耻骨疼痛同时伴有内收肌损伤，笔者首选的治疗方法是通过手术修复腹股沟管下壁的损伤，并通过治疗和康复来恢复内收肌的功能。

术前准备

- 术前准备包括明确患者确实存在需要手术修复的损伤。这需要一份完整的病史和熟悉该损伤病理生理的检查者完成的体格检查报告。
- 术前的 MRI 可用于协助制订手术计划。通过检查腹直肌止点能够明确是需要进行腹直肌修复还是简单的收紧肌肉止点。

体位

- 患者采取仰卧位，并暴露损伤一侧的腹股沟。

麻醉

- 术中使用全身麻醉。
- 预防性镇痛对于减轻手术后疼痛及顺畅的麻醉操作很重要。此外，无菌下行局部麻醉，能够减少感染的风险。
- 建议 0.25% 布比卡因加肾上腺素和碳酸氢钠。

微创修复技术

切口、分离和术野评估

- 切口是沿着腹股沟韧带设计，位于韧带内上方 1 cm 处。5～6 cm 长度就已足够。
- 向下分离至腹外斜肌，结扎静脉。过多的电凝会增加皮下感染的风险。
- 切开腹外斜肌进入腹股沟管浅环，松解内外侧筋膜。
- 分离出精索，予以保护。
- 手指触诊腹股沟后壁，评估其后壁的强度。
- 通常在后壁可以发现一个局限性的薄弱点，周围组织牢靠且较为完整（技术图 1A）。

修复

- 腹横肌筋膜撕裂，并从缺损区域一直撕裂至内环深部（技术图 1B）。

- 仅在薄弱部分打开腹横肌筋膜，正常组织并不需要打开。
- 需要对股神经生殖支进行评估。
  - 若神经未受损，它会从受伤区域中缩回。
  - 如果神经被卡压，则进行神经松解。
  - 切除严重受损及纤维化的神经组织。
- 从内侧向腹股沟深环连续使用 2-0 Prolene 缝线进行缝合，在髂胫束外侧塑造游离的筋膜唇（技术图1C）。
- 随后将缝合线翻转，并朝向耻骨（技术图1D）。
  - 然后将游离唇缝合并向后与腹股沟韧带缝合。
- 第二道缝线用于稳定或修复腹直肌，如果出现撕裂，则需重新进行一期修复直至修复至耻骨。如果腹直肌附着处减弱但并未撕裂，则第二道缝线通过将腹直肌外侧边缘缝合到腹横筋膜上来使腹直肌侧向化（技术图1E）。
  - 如果腹直肌没有撕裂，则第二道缝线用于腹直肌侧向化。这道缝线能够抵消由于腹直肌向上及向内收缩所引起的耻骨张力增加。
- 注射马卡因，使用可吸收缝线缝合腹外斜肌、瘢痕筋膜及皮肤。

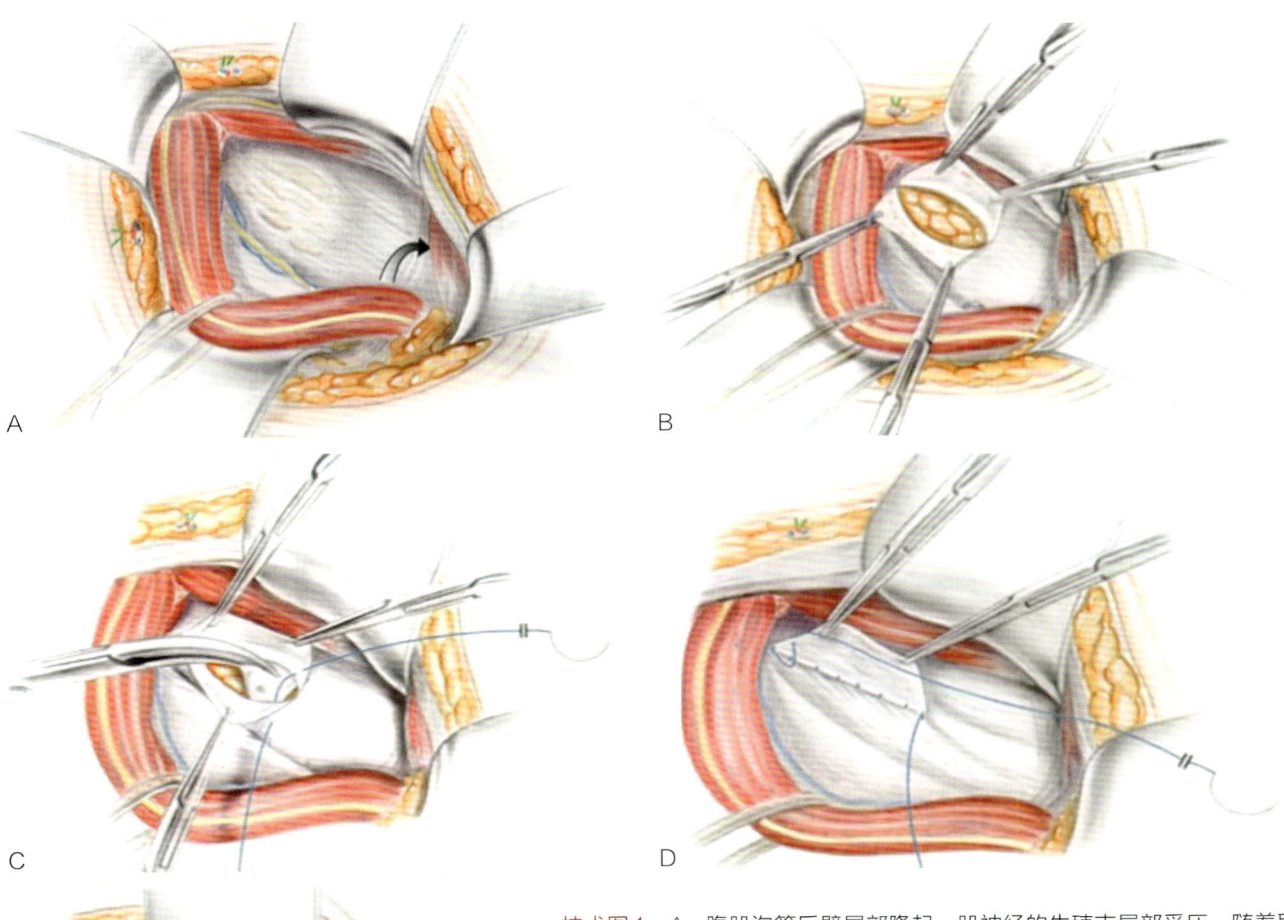

技术图1 A. 腹股沟管后壁局部隆起，股神经的生殖支局部受压。随着耻骨张力的增加腹直肌向上内侧移位。B. 只需打开缺损部位，必要时切除股神经的生殖支。C. 从内侧向腹股沟深部连续缝合（缝合线Ⅰ），形成游离唇。通常使用2-0 Prolene缝线。D. 然后将缝合线Ⅰ向耻骨方向翻转，将游离缘包裹在缝合线中，并与腹股沟韧带进行缝合。E. 第二根2-0 Prolene缝线（缝合线Ⅱ）用于修复腹直肌附着处的撕裂，若附着处没有撕裂，则将腹直肌侧向化。2-0 Prolene缝线贯穿腹直肌附着处并来回缝合腹横筋膜，使得腹直肌侧向化（经允许引自 Economopoulos KJ, Milewski MD, Hanks JB, et al. Sports hernia treatment: modified Bassini versus minimal repair. Sports Health 2013;5:463–469）。

要点与失误防范

- 只有当患者具有明确的损伤机制,病史详细且体格检查明确诊断后方可进行手术治疗
- 评估股神经生殖支相当重要。对于受伤的神经应当进行减压或切除受损部位,以减少腹股沟的疼痛
- 排除髋关节的病变,如FAI或股骨髋臼撞击综合征,或者盂唇撕裂等
- 为了获得良好的结果,腹直肌修复或使用第二道缝线使其侧向化是必要的

术后处理

- 康复训练的目标是通过逐渐增量的肌力抗阻训练,获得一个完全正常的活动范围和灵活性。
- 运动员在手术后最高可举起20 kg。
- 术后第二天可以开始无阻力骑行。
- 跑步运动员在2周内可以开始跑步,而高尔夫球手在1周内可以开始打高尔夫球。
- 接触型运动员应该能够在3～4周内重返赛场。

结果

- 选择适当的适应证及手术方法可以使高强度运动员的运动疝修补术成功率高达97%～100%,而手术成功的标准是重获原有运动强度水平并且不伴有疼痛[6,14]。
- 使用微创修复技术,96.1%的患者能够在4周后恢复训练。恢复训练的中位数为7天,在一部分专业运动员中,83.7%的患者在1个月的随访中恢复了不受限的体育活动[15]。
- 笔者的研究发现,接受微创修复技术的患者恢复运动时间的中位数为5.6周,与改良的Bassini修复组(恢复中位数为25.8周)相比恢复明显更快[3]。

并发症

- 复发
- 术后早期大腿疼痛
- 感染
- 血肿
- 持续性疼痛

(罗鹏波 译,杜大江 审校)

参考文献

[1] Ashby EC. Chronic obscure groin pain is commonly caused by enthesopathy: "tennis elbow" of the groin. Br J Surg 1994;81(11): 1632-1634.

[2] Calder F, Evans R, Neilson D, et al. Value of herniography in the management of occult hernia and chronic groin pain in adults. Br J Surg 2000;87(6):824-825.

[3] Economopoulos KJ, Milewski MD, Hanks JB, et al. Sports hernia treatment: modified Bassini versus minimal repair. Sports Health 2013;5(5):463-469.

[4] Ekberg O, Sjoberg S, Westlin N. Sports-related groin pain: evaluation with MR imaging. Eur Radiol 1996;6(1):52-55.

[5] Fricker PA, Taunton JE, Ammann W. Osteitis pubis in athletes. Infection, inflammation or injury? Sports Med 1991;12(4):266-279.

[6] Genitsaris M, Goulimaris I, Sikas N. Laparoscopic repair of groin pain in athletes. Am J Sports Med 2004;32(5):1238-1242.

[7] Hackney RG. The sports hernia: a cause of chronic groin pain. Br J Sports Med 1993;27(1):58-62.

[8] Holmich P. Adductor related groin pain in athletes. Sports Med Arthroscopy Rev 1997;5:285-291.

[9] Holmich P, Uhrskou P, Ulnits L, et al. Effectiveness of active physical training as treatment for long-standing adductor-related groin pain in athletes: randomised trial. Lancet 1999;353(9151):439-443.

[10] Holt MA, Keene JS, Graf BK, et al. Treatment of osteitis pubis in athletes. Results of corticosteroid injections. Am J Sports Med 1995;23(5):601-606.

[11] Joesting DR. Diagnosis and treatment of sportsman's hernia. Curr Sports Med Rep 2002;1(2):121-124.

[12] Karlsson J, Jerre R. The use of radiography, magnetic resonance, and ultrasound in the diagnosis of hip, pelvis, and groin injuries. Sports Med Arthroscopy Rev 1997;5268-5273.

[13] LeBlanc KE, LeBlanc KA. Groin pain in athletes. Hernia 2003; 7(2):68-71.

[14] Meyers WC, Foley DP, Garrett WE, et al. Management of severe lower abdominal or inguinal pain in high-performance athletes. PAIN(Performing Athletes with Abdominal or Inguinal Neuromuscular Pain Study Group). Am J Sports Med 2000;28 (1):2-8.

[15] Muschaweck U, Berger L. Minimal repair technique of sportsmen's groin: an innovative open-suture repair to treat chronic inguinal pain. Hernia 2010;14(1):27-33.

[16] O'Connell MJ, Powell T, McCaffrey NM, et al. Symphyseal cleft injection in the diagnosis and treatment of osteitis pubis in athletes. AJR Am J Roentgenol 2002;179(4):955-959.

[17] Orchard JW, Read JW, Neophyton J, et al. Groin pain associated with ultrasound finding of inguinal canal posterior wall deficiency in Australian Rules footballers. Br J Sports Med 1998;32(2):134-139.

[18] Taylor DC. Abdominal musculature abnormalities as a cause of groin pain in athletes. Inguinal hernias and pubalgia. Am J Sports Med 1991;19:239-242.

第 3 章 髋关节镜：基本技术
Hip Arthroscopy: The Basics

Marc Safran, Michael Kalisvaart, and Matthew A. Stanich

定义

- 由于对病变认识的提高、研究的进展、影像技术的进步，以及髋关节镜作为诊断及治疗手段的更广泛应用，已发现越来越多的疼痛其实是由髋关节所致。
- 1930年，Burman首次在尸体上进行髋关节镜检查，但直到1980年后，髋关节镜才常规应用于诊断及简单的治疗，如游离体的摘除、滑膜活检、盂唇的部分切除等。
- 随着器械的进步，髋关节镜的手术指征不断扩展，因为骨科医生可以在较低的医源性损伤风险下进行更多的操作。而且，影像学技术的进步也能做到无创诊断，相关的研究加深了对髋部病理的认识及对这一技术更多的兴趣。
- 髋关节镜可以用于中央间室（股骨头和髋臼之间的间隙）及周围间室（股骨颈周围），这也进一步扩展了它的指征和成功率，使这一技术容易推广。

解剖

- 髋关节是一个多轴运动的球窝型滑膜关节，由股骨头（球）与髋臼（窝）构成髋关节。
- 关节软骨覆盖了股骨头和髋臼，但不包括髋臼窝。
  - 相对于膝关节，股骨头和髋臼的软骨比较薄（图1A）。
- 髋臼盂唇是一个附着于髋臼边缘的三角形纤维软骨，与髋臼软骨相连续，髋臼最下方处则是由臼横韧带附着于髋臼边缘。
- 关节囊由外侧的纤维层和内侧的滑膜构成，它将髋关节封闭，直接附着于髋臼的骨性边缘。
- 关节囊的纤维层由髂股、耻股和坐骨韧带构成，把股骨头固定在髋臼中（图1B、C）。
- 圆韧带位于关节囊外，连接于髋臼的中央和股骨头凹之间（图1A）。
- 髋关节的主要供血动脉包括旋股内侧和旋股外侧动脉，发出多个支持带动脉分支供应股骨头和股骨颈（图1D）。
- 供应股骨头的动脉还穿过圆韧带给股骨头供血。
- 由于血管只穿透关节囊的最外层，盂唇愈合的能力比较差。
- 髋关节周围的相关神经血管结构包括股外侧皮神经、股神经、臀上神经、坐骨神经和旋股外侧动脉的升支。
- L2和L3神经根后支发出的股外侧皮神经，支配大腿外侧皮肤的感觉。它沿骨盆从髂前上棘的下内侧下行，在髂前下棘的远端分出3个以上分支。
- 股神经和股动静脉紧贴一起走行，于髂前下棘和耻骨联合的中点，从腹股沟韧带下方穿过，神经位于外侧、静脉位于内侧，在髋关节的水平位置最为表浅。
  - 股神经距前侧通道约3.2 cm，略远于到关节囊水平的距离。
- L4、L5和S1神经根后支分出的臀上神经，经过闭孔内肌和梨状肌的后外侧，然后到臀中小肌间位于髋关节的近端约4 cm。
- 从L4到S3神经根发出的坐骨神经，经过梨状肌的前下方和外旋短肌的后侧，支配腘绳肌群和小腿、足踝部。
  - 坐骨神经距离髋关节镜的后侧通道2.9 cm，但是在关节囊水平最接近。
  - 在建立后侧通道时内旋或屈髋会使坐骨神经更靠近关节镜。
- 旋股外侧动脉从股动脉分出来后，与旋股内侧动脉一起围绕股骨颈形成血管环，发出多个分支供应股骨头血供（图1D）。
- 旋股外侧动脉位于关节镜前侧通道内侧约3.7 cm，在关节镜进入关节囊处更接近。

发病机制

- 关节内游离体可能是骨性的或非骨性的，可能由髋部外伤导致，或者与一些疾病如骨关节炎软骨剥脱、滑膜软骨瘤病有关。

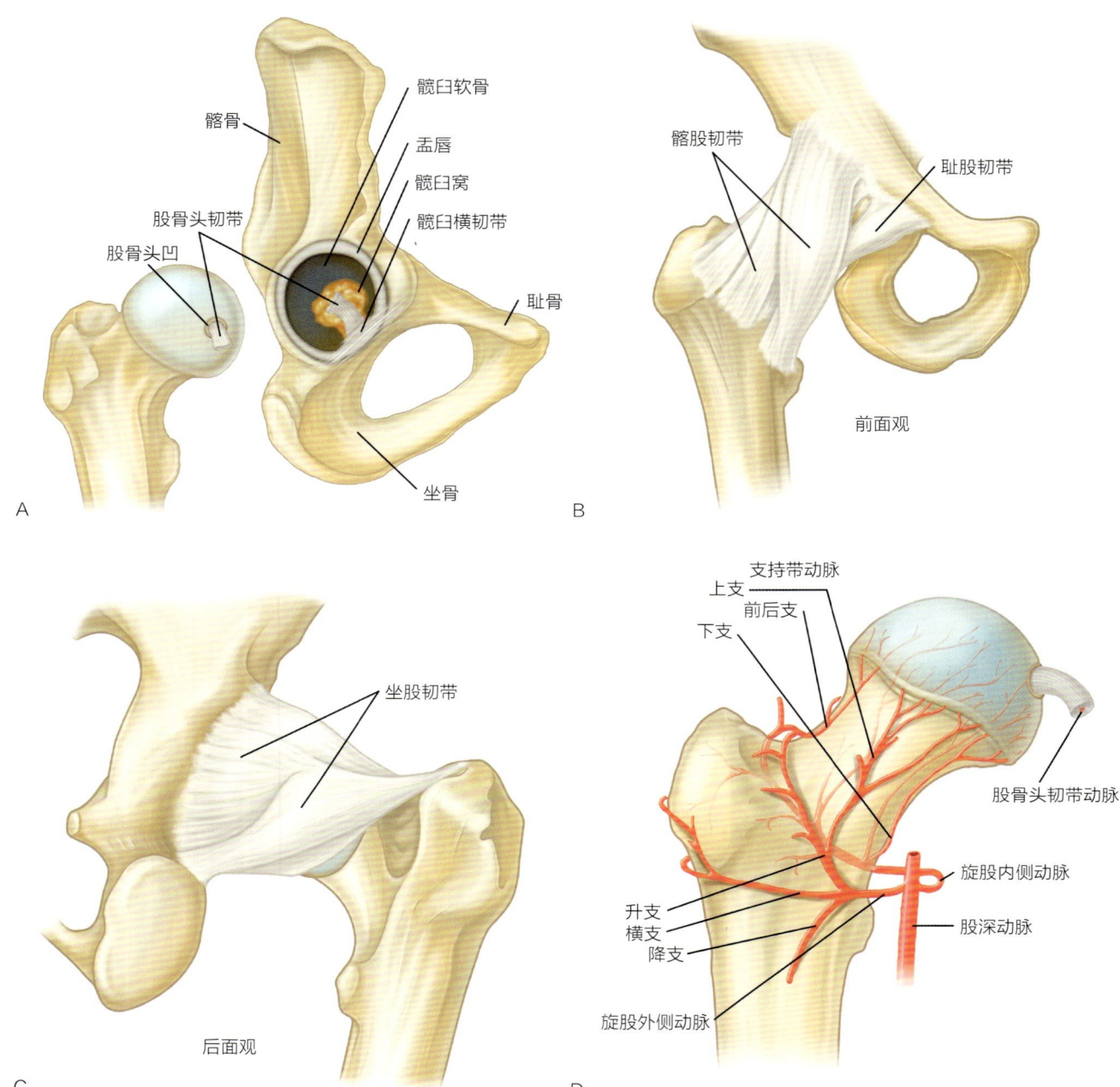

图1 髋关节解剖。A. 髋关节骨性结构与关节面。注意中央凹和圆韧带,也要注意盂唇不沿着髋臼下端继续,髋臼下端缺乏关节软骨。B、C. 韧带解剖。前侧的髂股韧带和耻股韧带以及后侧的坐股韧带。D. 血管解剖。注意旋股内侧和旋股外侧动脉。

- 盂唇撕裂多见于髋关节过伸或外旋,更多是与髋臼发育不良有关。
- 软骨损伤可能是关节脱位或半脱位所致,或髋关节直接的撞击,超过一半的病例会合并盂唇损伤。
- 股骨髋臼撞击征是盂唇撕裂和软骨损伤的主要原因。
  - 这主要见于股骨头-颈处的凹陷消失(凸轮畸形)、髋臼覆盖过度(即骨赘形成、反倾、骨盆截骨矫正过度、股骨头内陷或关节内陷),或两者都有。
  - 股骨头-颈部分异常撞击髋臼和盂唇,导致盂唇撕裂、软骨剥脱、滑膜炎及最后发展为关节炎。
- 圆韧带的病变可以表现为肥大、部分或完全撕裂,可以由创伤或退行性骨关节病(DJD)所致。
  - 圆韧带肥大或撕裂导致的疼痛是由于增厚或撕裂的边缘卡压于关节面之间所致。
- 退行性骨关节病(DJD)可伴有关节内游离体、盂唇撕裂、软骨损伤、圆韧带的改变和滑膜炎等。

- 股骨头缺血性坏死主要是原发性的，但也可以由激素使用、饮酒、骨折、潜水等引起。
- 滑膜病变如色素沉着绒毛结节性滑膜炎、滑膜软骨瘤病、骨软骨瘤病也可以导致髋部疼痛和关节损害。
- 不管是创伤性还是非创伤性的髋关节不稳定，都可以导致盂唇撕裂和软骨损伤。
  - 髋关节不稳可能是创伤性（如髋臼后壁骨折）因素所致，或非创伤性因素（如髋臼发育不良、关节囊或韧带的问题、关节过度松弛或反复的外旋）产生的微小损伤所致。
  - 病理表现为髋关节脱位、半脱位或微不稳定。

自然病程

- 髋关节疾病的大部分自然病程目前还缺乏研究，多数的自然病程描述都是推测性的。
- 去除游离体可缓解机械症状，减少关节软骨的损伤。
- 切除撕裂的盂唇和损伤的软骨可能导致退行性关节炎。
- 未经治疗的股骨髋臼撞击征也可能导致退行性关节炎。
- 目前推测，盂唇修复或手术治疗股骨髋臼撞击征或许可以降低退行性骨关节病（DJD）发生的风险或减缓关节退变的速度，然而还未经证实。

病史和体格检查

- 病史应包括疼痛的部位和性质的描述、症状的时间和原因、牵涉痛。
- 有关节内病变的患者可能有扭转或旋转活动的困难，长时间屈髋（如久坐）后不适，从屈曲位伸直时（如坐位站起时）疼痛或卡住，在斜坡上行走较平地上更困难等症状。
- 关节内病变可以引起腹股沟区疼痛并向膝关节放射、机械症状（如弹响、交锁等）或活动范围受限等症状。
  - 对于髋部疼痛持续>4周的患者，要查清楚关节内病变的具体原因。
- 体检的方法总结在后面。
  - 查体时需遵循系统的检查方法，包括视、触、动、量及一些特殊手法。
- 关节内病变一般不会有压痛，尽管长时间的关节病变会导致肌肉或滑囊代偿性的压痛。
- 要检查整个下肢的活动和神经血管的情况。
- 一定要注意排除其他原因导致的髋部疼痛。
  - 脊柱病变引起的疼痛常位于腰骶部和臀部，可能向下肢放射。
  - 骶骨和骶髂关节损伤可以通过增宽的间隙或前侧的横向挤压试验来诊断。
  - 腹部损伤可以通过观察和触摸腹部的肿块或筋膜疝诊断，收缩腹直肌或腹斜肌有助于判断。
  - 腹直肌或腹斜肌收缩时疼痛说明是腹部肌肉损伤。
  - 疝囊造影可用于排除疝气。
    - 比较难诊断的是运动疝（发生在腹股沟区的），这不是真的疝。
  - 泌尿生殖道
    - 骨盆区域的损伤如耻骨联合与骨盆内的问题，可通过间隙变化、前侧的横向挤压或分离实验来诊断
- 髋关节的特殊检查手法包括：
  - McCarthy试验：用于鉴别关节内病变如盂唇撕裂或外侧边缘撞击。
  - Stinchfied和Fulcrum试验：用以诊断关节内结构异常，尤其是髋臼前缘。
  - Scour试验：与关节微不稳定、骨盆前倾和髋臼前倾、关节过度松弛、髂股韧带过紧有关。
  - Thomas试验：用以检测关节屈曲挛缩。将髋关节伸直为0°（与躯干共线）时腰部无活动为正常。若在不旋转骨盆或抬起腰部的情况下无法伸直髋关节，则考虑有髋关节屈曲挛缩。
  - Ober试验：用以评估髂胫束紧张度。在膝关节屈曲的状态下将髋关节被动伸展、外展、内收，若膝关节上端仍保持外展状态则为阳性。若髋关节以及膝关节在髋关节自然旋转时可以内收，膝关节内收可越过水平线，则说明髋关节外展肌不紧张；若髋关节不可越过线，则说明髋关节外展肌紧张。
  - Ely试验：若屈曲膝关节时，同侧髋关节也会屈曲，说明股直肌紧张。
  - Trendelenburg试验：可提示髋关节外展肌肌力下降并可提示盂唇损伤引起的神经保护行为。如抬起下肢时同侧骨盆（髂嵴或髂后上棘）抬起则为正常。若骨盆比对侧位置低或比初始位置低，则考虑Trendelenburg试验为阳性，提示站立与地面侧的髋关节外展肌肌力下降。若骨盆维持水平位则提示外展肌肌力轻度下降。
  - Patrick试验（FABER试验）：提示骶髂关节异常或髂腰肌痉挛。膝关节屈曲，使用向下的力作用于膝关节后骨盆后疼痛，提示疼痛可能来自于骶髂关节。
  - 盂唇压力试验：当髋关节旋转时患者感受到腹股沟区疼痛或在固定位置疼痛则为阳性。提示盂唇损伤。
  - 梨状肌试验：该试验可导致患者出现髋关节外侧或臀

部疼痛,符合梨状肌导致的疼痛。
- 撞击试验:腹股沟区疼痛则为撞击试验阳性,符合髋关节内疼痛而并不仅仅是股骨髋臼撞击征。
- 髋关节伸展和外旋试验:提示髋关节微不稳定,患者会感觉到髋关节前侧区域的不适。

影像学和其他诊断性检查

- 常规对所有主诉髋关节痛的患者拍摄骨盆正位、侧位(Dunn位)平片,以评估骨性结构的变化以及观察可能出现疼痛的部位如耻骨联合、骶骨、骶髂关节、髂骨和坐骨。
  - 平片可帮助排除退行性关节炎、骨坏死、关节内游离体、应力性骨折或其他病理改变,并帮助评估髋臼发育不良以及股骨颈畸形(肿块或凸轮病变)以及股骨髋臼撞击征(图2A、B)。
- 骨扫描或放射性核素成像在检测骨折、关节炎、肿瘤、感染和血管异常方面很敏感,但特异性低,解剖分辨率低。
- 磁共振成像(MRI)可用于检测股骨颈应力性骨折,并确定髋关节疼痛的来源,如骨坏死、色素沉着绒毛结节性滑膜炎、滑膜软骨瘤、骨软骨瘤和其他关节内病变。
  - MRI关节造影可帮助诊断盂唇损伤以及关节软骨缺损。
  - MRI结合关节腔局部注射含钆麻醉剂可以评价疼痛是否来源于关节内的病理改变。
  - 最近的研究表明,在年轻、活跃的人群中,无症状盂唇撕裂的发生率非常高。
- 计算机断层扫描(CT)、磁共振成像(MRI)和放射性同位素成像可帮助诊断盂唇撕裂、髋关节不稳定、髂腰肌肌腱炎、炎性关节炎、早期缺血性坏死、隐匿性骨折、腰肌脓肿、肿瘤、上腰椎神经根病变或血管异常。
  - CT扫描可用于检查股骨颈和髋臼的前倾和后倾,显示髋臼和股骨头及颈部的大小和形状,阐明骨性结构,确定髋关节脱位后的复位,并排除关节内游离体。
  - CT扫描可评估髂前下棘的形态,有助于棘下撞击的诊断。
- 超声检查是一种无辐射的评估关节腔积液与软组织肿胀的方法。
- 髂腰肌滑囊造影可用于诊断髂腰肌滑囊炎与髋关节内弹响。
  - 髂腰肌滑囊炎以及髋关节内弹响可使用实时动态超声进行评估。

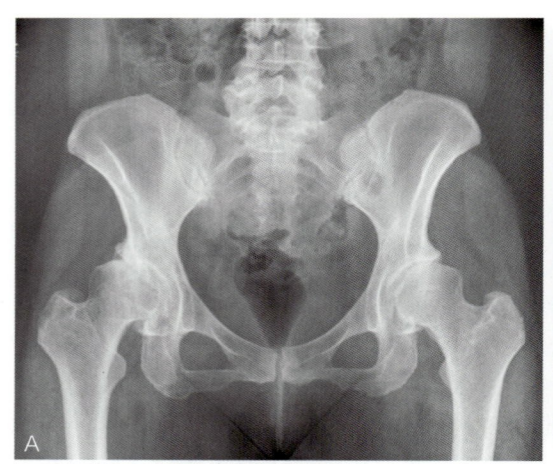
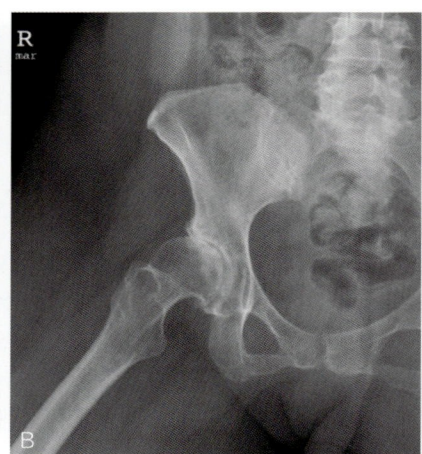
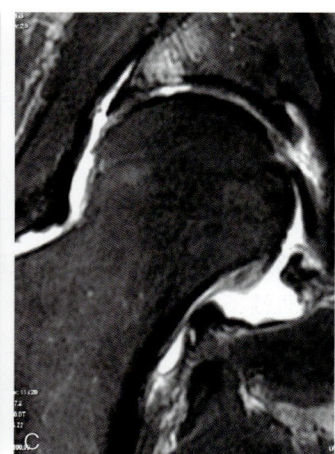
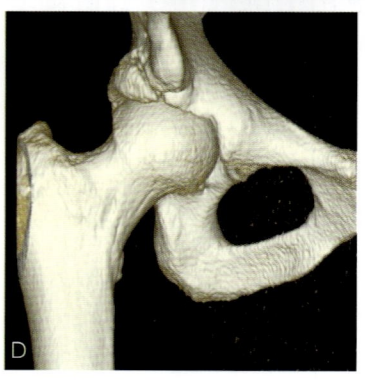

图2 A. 髋关节发育不良伴退行性髋关节炎患者的骨盆正位片。B. 同一患者的髋关节侧位片。C. 股骨髋臼撞击患者的髋关节MRI。注意软骨下水肿和软骨损伤。D. 一名32岁的运动员凸轮撞击及髋臼上应力骨折不愈合。

○ 三维CT用以评估导致髋关节撞击征的骨性异常，包括髋臼骨赘以及股骨颈损伤(图2D)。

鉴别诊断

- 盂唇撕裂
- 软骨剥脱和软骨退变
- 发育不良
- 股骨髋臼撞击征
- 滑膜炎
- 滑膜软骨瘤
- 滑膜骨软骨瘤
- 关节内游离体
- 圆韧带撕裂
- 圆韧带肥大
- 化脓性髋关节炎
- 髋关节炎
- 髋关节脱位、半脱位或微不稳定
- 棘下撞击(髂前下棘撞击)
- 股骨头缺血性坏死
- 骶髂关节病变，包括强直性脊柱炎
- 转子滑囊炎
- 运动疝
- 股骨、骨盆、髋臼骨折或应力性骨折
- 肌肉、肌腱拉伤
- 梨状肌综合征
- 骨化性肌炎
- 神经刺激
- 腘绳肌综合征
- 髂胫束综合征
- 髂腰肌腱病变(如断裂和肌腱炎)
- 肌腱炎
- 肌腱损伤(髂腰肌、梨状肌、股直肌、腘绳肌或内收肌)
- 良性肿瘤(如骨样骨瘤、骨软骨瘤)
- 隐匿疝
- 腰椎(机械性疼痛和椎间盘突出)
- 腹部疾病
- 耻骨炎

非手术治疗

- 保守治疗包括休息、行动辅助、非甾体抗炎药以及理疗。
- 大多数髋关节疾患最初应予以保守治疗的措施如适当休息、非甾体抗炎药、康复治疗。有时，可能需要减少负重并使用行动辅助装置。
- 然而，一些关节内疾患不能通过非手术治疗来解决或治愈，包括盂唇撕裂、关节内游离体、关节软骨损伤和股骨髋臼撞击征。

手术治疗

- 正确的患者选择对于满意的手术疗效至关重要。
- 关节镜对于近期有症状的髋关节内的疾病，尤其是对于有机械性症状而关节内病理学改变较小的患者疗效较好。
- 若患者髋关节疼痛持续且无法缓解，查体时疼痛加重，且对保守治疗无效的患者应考虑采用髋关节镜手术。
- 若关节内局部封闭治疗可缓解疼痛说明手术疗效较好。
- 髋关节镜的手术指征包括关节内游离体、异物、盂唇撕裂、软骨损伤、滑膜疾病、股骨髋臼撞击征、伴有机械性症状的轻微关节退行性变、股骨头坏死、剥脱性软骨炎、圆韧带撕裂、髋关节内弹响综合征、骨赘撞击、粘连性关节囊炎、髂腰肌腱松解、髂腰肌滑囊炎、大转子滑囊切除术、髂胫束切除术、结晶性髋关节病、髋关节不稳定、棘下撞击、化脓性髋关节炎、骨样骨瘤、骨软骨瘤以及其他难以解决的髋关节疼痛。
- 关节镜手术前应评估髋关节活动范围以确定是否存在挛缩。
- 髋关节镜可延缓因退行性骨关节病(DJD)而进行髋关节置换的时间。
- 髋关节镜的禁忌证包括全身疾病、开放性伤口、软组织紊乱、骨质疏松(即不能承受牵引力)、股骨头非进展性缺血性坏死、关节纤维化或关节囊挛缩、髋关节强直。
- 严重肥胖是一个相对禁忌证，若有加长的器械也可对该类患者手术。
- 盂唇切除的手术适合关节内局部封闭可缓解疼痛、物理治疗或非甾体抗炎药无效、由于诊断延误而错过时间或症状持续4周以上的患者。
- 对于以机械性症状为主而无畸形的轻、中度退行性骨关节病(DJD)的年轻患者，应考虑行髋关节镜手术。
- 微骨折可用于Ⅳ级软骨损伤，周围关节面健康且软骨下骨完整的患者。
- 化脓性关节炎的治疗包括引流、灌洗、清创和术后抗生素，且需要早期诊断。
  ○ 髋关节置换术后关节内感染需要及时行髋关节镜清创，稳定固定的假体，选择敏感且患者易耐受的抗生素[7]。

术前准备

- 术前应完善体格检查、平片以及其他影像学检查。

- 三维CT可用来进一步评估骨性结构的异常（图2D）。
- 关节镜通常在全身麻醉下进行。
- 若使用硬膜外麻醉，应选用合适的运动神经阻滞来减小肌肉张力。
- 常规的器械包括记号笔；11号刀片手术刀；6 in（15.24 cm）17号腰穿针；60 ml带延长管的生理盐水注射器；一个镍钛诺合金导线；4.5、5.0、5.5 mm带管状和实心封闭器的套管；一个交换棒；一个单独的液体流入调节器和一个改进的探针。
- 可通过悬挂或泵灌注冲洗液体。
- 髋关节镜需使用更长、更牢固的特殊的器械。器械包括刨刀、磨头、抓钳、探针、刮匙以及游离体抓持器。

体位
- 患者在牵引床上呈仰卧位或侧卧位以便于牵引髋关节。
  - 侧卧位有利于使脂肪组织远离手术区域。
- 手术侧髋关节应保持旋转中立位、外展10°~25°、屈伸中立位（图3A）。
- 在牵引及建立通道过程中若屈髋会增加损伤坐骨神经的风险。
- 非手术侧髋关节也应保持外展并略微牵引，以保持患者体位并便于在双腿间放置朝向手术侧髋关节的C臂机。
- 在手术侧大腿内侧的耻骨支和坐骨结节处放置一个厚垫的会阴柱以保护会阴结构（图3B）。
- 应注意牵引方向略向外侧，使牵引与股骨颈方向平行，以减少对阴部神经损伤的风险，并利于关节的牵引。
- 术者、助手以及手术助理护士站在手术侧，面向置于患者非手术侧的关节镜监视器（图3C、D）。
- 透视监视器放置在手术台的底部。

手术方法
- 仰卧位和侧卧位下建立通道和手术方法是相同的。

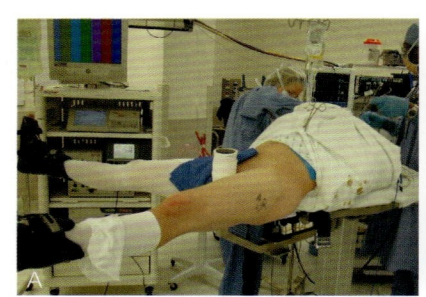
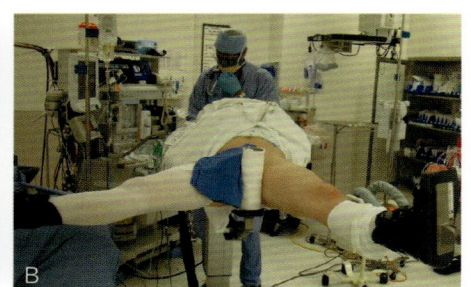
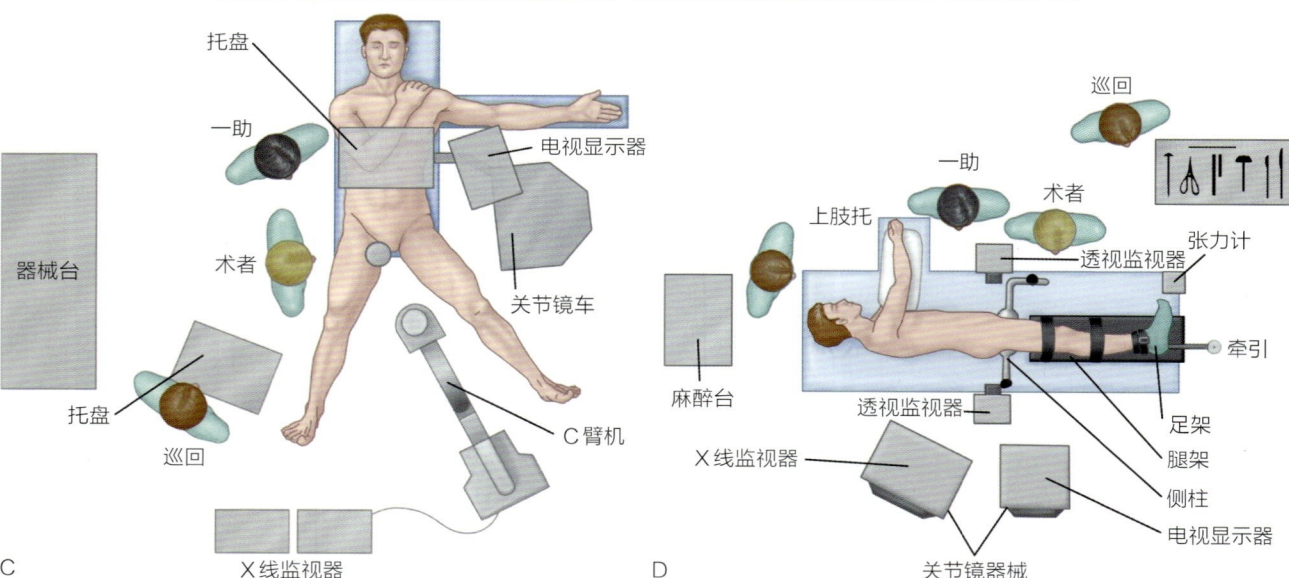

图3 A. 髋关节镜手术室设置。患者仰卧在手术台上，非手术侧下肢外展约60°，髋部以屈伸中立位、旋转中立位和15°外展方式进行手术。B. 除了股骨头远端牵引外，会阴柱支撑良好可使手术侧髋关节外移。C、D. 髋关节镜下仰卧位和侧位的示意图。关节镜监视器在患者非手术侧。透视监视器在桌子的底部；在仰卧髋关节镜检查中，显示器置于患者两腿之间或对侧。对于外侧位髋关节镜检查，透视监视器在患者与术者的对面，而透视机在骨科医生旁边。

- 髋关节镜检查通常通过三个通道进行：前外侧、前侧和后外侧入路。
- 短的滑槽可以容纳 4.5 mm、5.0 mm、5.5 mm 套管的使用。
  - 虽然 5.0 mm 套管适于关节镜的初次进入，但 4.5 mm 套管可允许液体流入、关节镜以及其他器械的互换，5.5 mm 套管允许较大的工具（如刨削刀）的进入。
- 30°关节镜可提供髋臼中央区域、股骨头和髋臼窝上部的最佳视角。
  - 70°关节镜可提供关节周围、盂唇以及髋臼下窝的最佳角度。
- 射频装置可用于烧蚀组织，提高刨刀的可操作性。
- 加长的凹凸弧形刨刀可用于去除股骨头周围的组织。
- 应避免使用为其他关节镜手术设计的易碎的加长器械，因为这些器械更容易断裂。

髋关节牵引

- 患者使用氯己定（Hibiclens）或聚维酮碘（Betadine）消毒。
- 牵引髋关节 7～10 mm。
- 可使用张力计检测牵引力大小（一般为 25～50 lb，11.33～22.67 kg）。
- 应监测牵引时间。将时间限制在 2 小时以内，以防止如阴部神经压迫或其他神经损伤等并发症的发生。
- 在透视引导下将腰穿针插入髋关节囊前外侧部分，以平衡该间隙和环境中的压力（技术图 1A、B）。
- 通过空气或生理盐水平衡关节腔内的压力（技术图 1C）。
- 应注意避免腰穿针损伤盂唇或关节面。

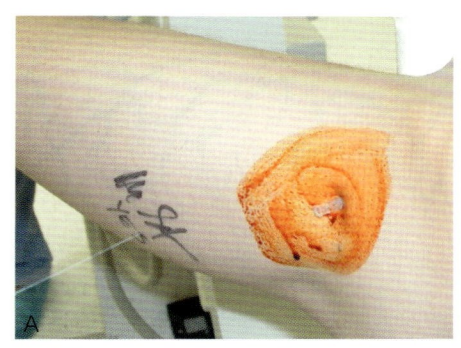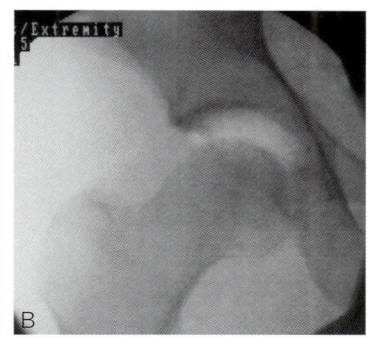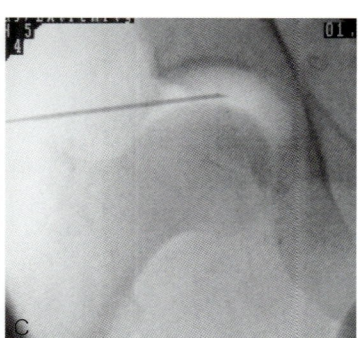

技术图 1　A. 平衡关节内压力与周围的压力。在透视引导下插入腰穿针以减轻关节内负压的吸盘效应，从而在开始髋关节镜检查前确保足够的牵引。B、C. 髋关节镜检查初期的透视图像。B. 在插入腰穿针之前，牵引髋关节。C. 插入腰穿针并取下套管针后，就可以进行关节空气造影。关节外侧可见空气，且在不增加牵引力的情况下增加关节牵张量。

建立通道

- 通过使用 6 in（15.24 cm）17 号的腰穿针穿透皮肤，并将针定位到相应的关节空间来建立通道。
- 取出腰穿针的套管，将镍钛诺合金导线（施乐辉）顺着针插入髋关节间隙内（技术图 2A、B）。
- 移出腰穿针。
- 在入口做一皮肤切口以放入 5.0 mm 的扩孔器。
- 将长套管鞘及套管针顺着导线插入关节间隙中（技术图 2C、D）。
- 套管闭孔器应远离股骨头以避免损伤关节。
- 应注意避免反复移除插入套管以减少对软骨的损伤。
- 有时需要用关节镜刀松解关节囊。
- 股骨头的负重区域可以在关节镜下通过三个中心部分通道的 70°和 30°镜头或术中内外旋转髋关节看到。
- 髋臼窝和圆韧带一般在三个通道中都可以看到，在使用 30°的镜头时最容易看到。

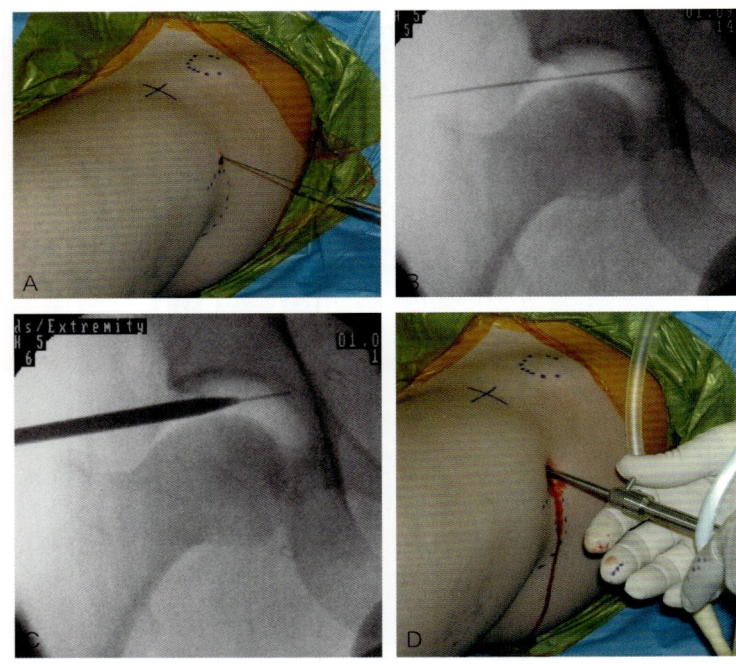

技术图2　A. 前外侧通道中的导线。腰穿针已被换成导丝，导丝又被用来引导套管针和套管鞘。B. 腰穿针取出后导线在牵引的髋关节中的透视影像。C. 套管针及套管鞘在导线上的透视图。D. 关节镜置于前外侧通道。

前外侧通道

- 首先创建前外侧通道，因为它是最安全的，是离股骨和坐骨的神经血管结构最远、损伤风险最小的。
- 此通道穿过臀中肌，直接位于大转子前缘的上方，进入大转子前缘的侧囊（技术图3）。
- 在创建前外侧通道时，需在冠状面插入腰穿针，使其与地面平行。（见技术图2A）
- 在套管进入关节内间隙后，应注意避免损伤盂唇或关节面软骨。
- 此通道可观察到大多数髋臼软骨、盂唇以及中心部分的股骨头承重区域，以及边缘部分如股骨头的非承重区、股骨颈前部、关节囊前侧折叠及轮匝带和前侧盂唇下的滑膜组织。
- 臀上神经是离该通道最近的神经血管结构，位于通道后4.4 cm。

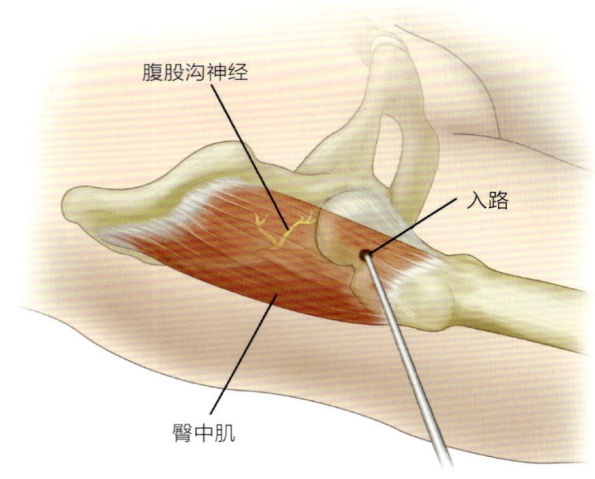

技术图3　前外侧通道从大转子的上侧面穿过臀中肌。

前侧通道

- 大多数学者认为在建立前外侧通道后建立前侧通道，但有些人认为应首先建立前侧通道。
- 在前外侧通道关节镜直视，透视辅助下建立通道有助于减小对盂唇和关节软骨的损伤。
- 现已有几种不同的前侧通路。
- 一种常见的前侧通道的进入是在髂前上棘远处画线与大转子上缘横线的交汇处（技术图4A）。
- 此通道穿过缝匠肌和股直肌，在朝向头侧45°和向内侧30°方向进入髋关节前囊（技术图4B、C）。

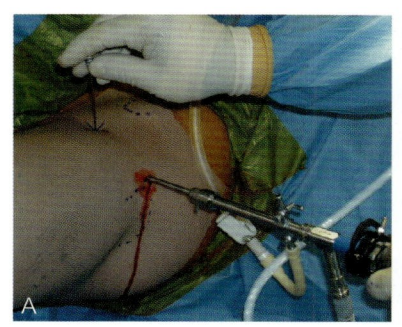
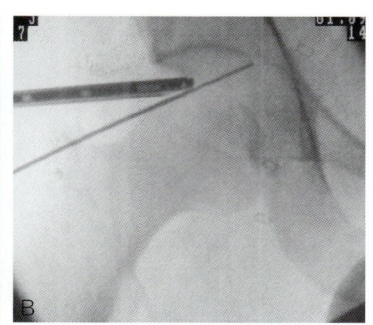
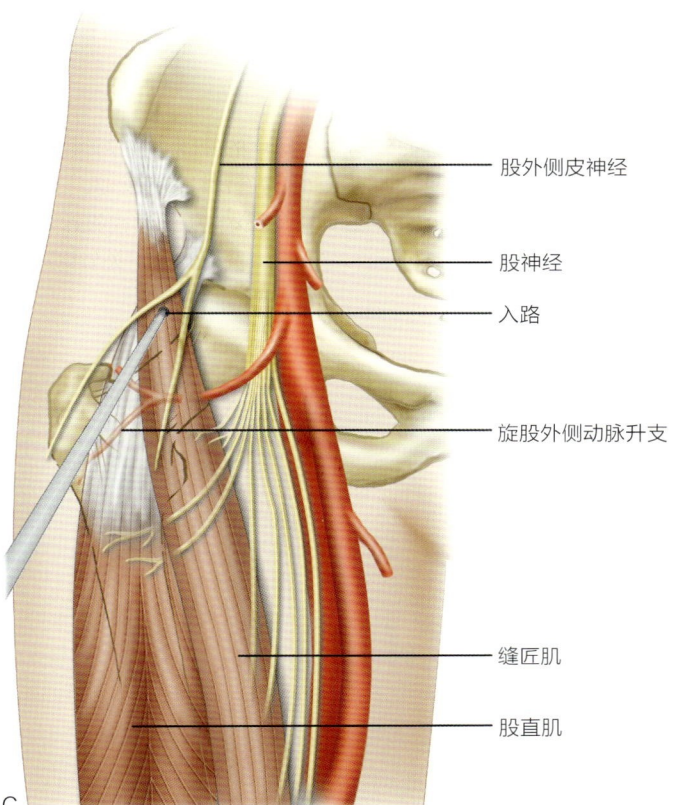
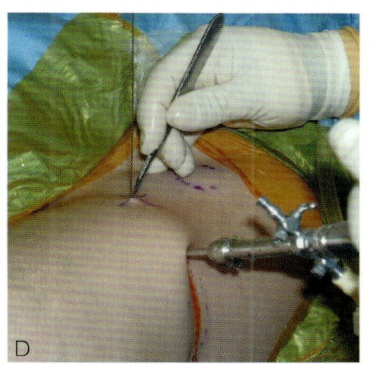

- 股外侧皮神经
- 股神经
- 入路
- 旋股外侧动脉升支
- 缝匠肌
- 股直肌

技术图 4 前侧通道通常是在关节镜下建立的第二个通道，在关节前外侧通道的 70°关节镜和透视引导下建立。A. 以大转子的上侧面与从髂前上棘向下画的一条线的交界处为起点插入腰穿针。B. 关节镜位于前外侧通道及腰穿针从前侧通道插入的透视影像。C. 图示通道位于靠近股外侧皮神经分支，穿透缝匠肌和股直肌的位置。D. 在建立前侧通道时，注意仅切开皮肤，以减少股外侧皮神经损伤的风险。

- 套管封闭器在进入关节间隙后，应远离关节面并朝向髋臼盂唇的下方。
- 通过此通道可以看到股骨颈前部、关节前部、关节囊上侧折叠、圆韧带和外侧盂唇。
- 通过柔和操作，避免在入口处切口过深，避免使用强力的工具，并在前外侧通道使用 70°关节镜辅助来尽量避免对股外侧皮神经的损伤。（技术图 4D）

- 股神经在通道内侧 3.2 cm 处，并与前侧通道相切。
- 旋股外侧动脉上行支在通道下 3.7 cm 处，但终末支在关节囊水平可距离通道仅数毫米。
- 最近，前侧通道更倾向于在前述前侧通道的远端（约 7 cm）和稍外侧（1～3 cm）处建立。
  - 这个位置可更容易处理髋臼前缘下的钳夹撞击，并更有利于盂唇修复的钻孔和锚定。

后外侧通道

- 在建立前侧通道后建立后外侧通道(技术图5A)。
- 此通道位于大转子后方,与前外侧通道在同一水平。
- 关节镜以及透视辅助该通道的建立。
- 该通道穿过臀中肌和臀小肌,朝向大转子后缘的上方,并于其后缘进入关节囊侧面(技术图5B)。
- 通道位于梨状肌的前上方。
- 通过此通道可以观察到股骨头的后侧面、后侧盂唇、关节囊后侧和坐骨肌韧带的下缘(技术图5C)。
- 坐骨神经位于后外侧通道后2.9 cm的关节囊水平。
  - 应注意保持下肢在旋转和伸展的中立位,并水平插入腰穿针,以避免损伤坐骨神经。

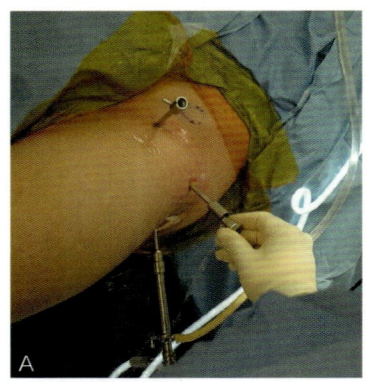
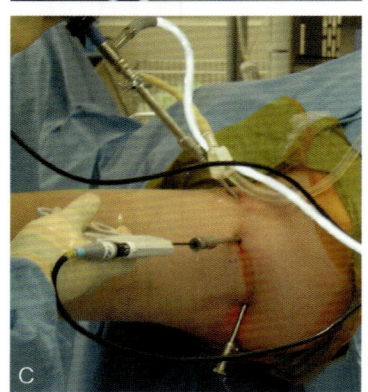
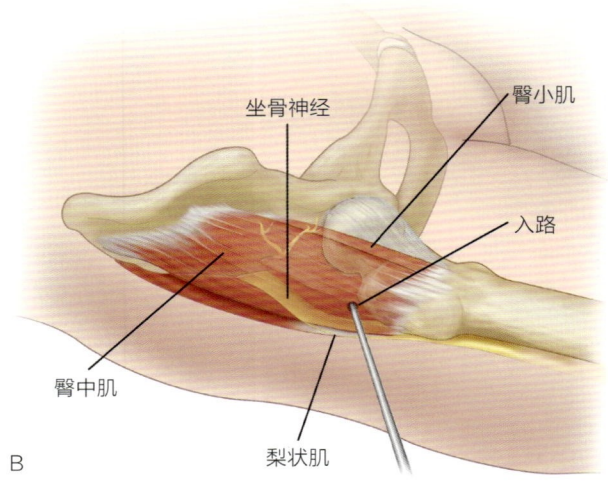

技术图5 后外侧通道。后外侧通道一般是最后一个中心通道,尽管其也可以在前侧通道前建立。A. 后外侧通道建立方法及与其他通道的关系。B. 后外侧通道穿过臀中肌和臀小肌。注意它与臀上神经的关系。C. 髋关节镜三个通道的视图。所有通道均使用30°和70°的镜头以对髋关节中心区域进行完整的髋关节镜检查。

远端前外侧通道

- 为了进入髋关节外周的股骨颈区域,在松开牵引后需使用两个通道。
- 髋关节外周区域的髋关节镜可在放松前侧关节囊的屈髋位或屈伸中立位下进行。
- 前外侧通道是其中的一个通道。
- 远端前外侧通道位于前外侧通道外3~5 cm处,在股骨近端和股骨颈外侧的正前方(技术图6)。
- 通过透视辅助建立通道。
- 此通道穿过了臀中肌和股外侧肌的上部。
- 从髋关节外周区域旁插入腰穿针,将导线顺着腰穿针轻轻推入关节内侧囊,此举有助于确认该区域为髋关节外周区域。
- 切开皮肤,顺着导线插入套管针和套管鞘。
- 将导线和套管鞘换为关节镜或其他器械。
- 关节镜和透视可共同用来辅助进行髋关节外周区域的手术。

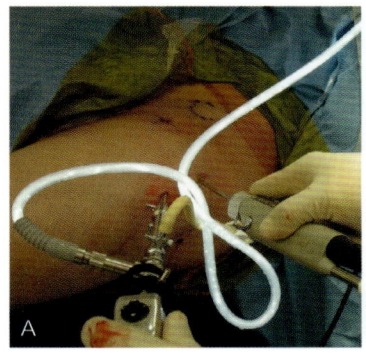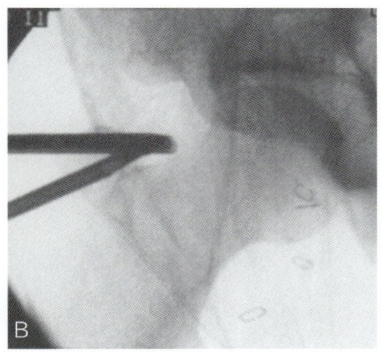

技术图6 远端前外侧通道。此通道便于对髋关节周围区域进行检查。通道位于前外侧通道远端2.5～5 cm处。A. 该示例中髋关节处于屈伸中立位,这使得对凸轮型股骨髋臼撞击更容易行骨成形术,该过程中使用透视辅助。B. 另一种方法是,髋关节可以屈曲以放松前囊,使其更容易进入关节。

要点与失误防范

患者筛选	• 应仔细对患者进行病史问询、体格检查以及进行适当的影像学检查 • 应仔细辨别需要手术的关节内问题以及仅需要保守治疗的关节外问题 • 患者应该对手术结局有明确的预期
髋关节牵引	• 应尽力牵引髋关节以保证安全地放置器械,一般牵引8～10 mm • 将牵引时间限制在2小时以内,如果需要超过这个时间,需要暂停牵引 • 过小的牵引可能会导致损坏关节表面软骨 • 过大的牵引可能会导致神经损伤或会阴、膝关节、足、踝的损伤
患者体位	• 选择恰当的牵引方向以使用最小的力进行牵引 • 会阴柱应放置足够的衬垫,并置于手术侧髋关节内侧面
通道建立	• 恰当地建立前外侧通道是建立其他通道的关键 • 注意避免在插入腰穿针以及套管针时损伤盂唇和关节表面软骨 • 在第二个通道灌注液体以促进液体的流动 • 在每个通道中均使用30°和70°的镜头 • 使用专门的髋关节镜器械和金属套管,以减少器械断裂的风险,并便于手术的开展 • 避免多次插入套管,以减少液体渗出和盂唇、软骨和神经血管结构受损的风险 • 将收缩压保持在100 mmHg以下,并使用射频设备以减少出血

术后处理

- 松开牵引。
- 在关节腔内注射长效局部麻醉药物。
- 缝合通道,在伤口处敷上无菌敷贴。
- 关节镜检查是门诊手术,患者通常在1～3小时后离开复苏室。
- 如果关节镜检查不涉及股骨颈骨重建术、盂唇修复或关节表面微骨折,则允许患者立即行走,但应使用拐杖辅助3～7天或直到步态正常。
- 术后康复应考虑软组织愈合、控制肿胀和疼痛、关节早期活动、限制负重、早期开始肌肉活动和神经肌肉控制训练、下肢肌力的训练以及本体感觉的训练、心血管功能训练和专项运动训练。
- 肿胀和疼痛通过冰敷和非阿司匹林、非甾体抗炎药控制。
- 术后第1天或第2天取下敷料,并用绷带包扎伤口。
- 手术数天后拆线。
- 对盂唇前上部分进行盂唇修复和关节囊缝合术的患者应遵循特殊的髋关节活动和负重指南。
- 进行骨成形术的患者在术后最初的几周中应限制有股骨颈骨折风险的活动。
- 进行微骨折术的患者应坚持8周的拐杖负重保护。

结果

- 记录功能以及假体生存时间（如有的话）。
- 关节内游离体是髋关节镜的最直接的适应证，与开放手术相比，其并发症少，恢复快[4]。
- 盂唇清理已在68%～82%的病例中获得成功，在单纯性盂唇撕裂中疗效较好，在已有关节炎的患者中预后较差[2,5,12]。
- 当病灶是孤立的，且没有相关的髋臼骨折或髋臼及股骨头明显骨软骨缺损时，圆韧带清理或盂唇清理的效果较好。
- 对于退行性髋关节病的患者使用髋关节镜手术的疗效不确切。34%～60%退行性髋关节病的患者在关节镜下清理后症状有所改善[6,13]。
- 一项研究报道，86%的软骨损伤患者经微骨折治疗后，2年的随访中显示出良好的疗效[1]。
- 关节镜下滑膜切除术是一种姑息性治疗，成功与否取决于关节软骨的完整性。
- 髋关节退变程度越低，股骨髋臼撞击征的疗效越好。
- 对于股骨头缺血性坏死的治疗是有争议的——当关节表面没有被破坏或治疗机械性症状时效果更好。
- O'Leary[10]报道，40%的患者在30个月随访时症状有改善。
- 在描述髋关节不同治疗的具体技术的章节中提供了更多的治疗细节。

并发症

- 牵引相关神经麻痹
- 阴部、股外侧皮神经、股神经和坐骨神经的直接损伤
- 医源性盂唇和软骨损伤
- 液体外渗
- 阴道撕裂
- 阴囊、阴唇、会阴、足部压迫性坏死
- 阴唇和会阴血肿
- 膝关节韧带损伤
- 脚踝骨折
- 股骨头缺血性坏死
- 股骨颈骨折
- 器械断裂
- 通道血肿出血

（谢宗平　译，杜大江　审校）

参考文献

[1] Byrd JWT, Jones KS. Microfracture for grade IV chondral lesions of the hip. Arthroscopy 2004;20:89.

[2] Byrd JWT, Jones KS. Prospective analysis of hip arthroscopy with 2-year follow-up. Arthroscopy 2000;16:578-587.

[3] Carreira D, Bush-Joseph CA. Hip arthroscopy. Orthopedics 2006; 29:517-523.

[4] Epstein H. Posterior fracture-dislocations of the hip: comparison of open and closed methods of treatment in certain types. J Bone Joint Surg Am 1961;43A:1079-1098.

[5] Farjo LA, Glick JM, Sampson TG. Hip arthroscopy for acetabular labrum tears. Arthroscopy 1999;15:132-137.

[6] Farjo LA, Glick JM, Sampson TG. Hip arthroscopy for degenerative joint disease. Arthroscopy 1998;14:435.

[7] Hyman JL, Salvati EA, Laurencin CT, et al. The arthroscopic drainage, irrigation, and débridement of late, acute total hip arthroplasty infections: average 6-year follow-up. J Arthroplasty 1999;14:903-910.

[8] Kelly BT, Williams RJ III, Philippon MJ. Hip arthroscopy: current indications, treatment options, and management issues. Am J Sports Med 2003;31(6):1020-1037.

[9] McCarthy JC, Noble PC, Schuck MR, et al. The role of labral lesions to development of early degenerative hip disease. Clin Orthop Relat Res 2001;393:25-37.

[10] O'Leary JA, Berend K, Vail TP. The relationship between diagnosis and outcome in arthroscopy of the hip. Arthroscopy 2001;17:181-188.

[11] Safran MR. Evaluation of the hip: history, physical examination, and imaging. Oper Tech Sports Med 2005;13:2-12.

[12] Santori N, Villar RN. Acetabular labral tears: results of arthroscopic partial limbectomy. Arthroscopy 2000;16:11-15.

[13] Villar RN. Arthroscopic debridement of the hip: a minimally invasive approach to osteoarthritis. J Bone Joint Surg Br 1991; 73B:170-171.

第4章 髋关节周围间隙的关节镜手术
Periarticular Arthroscopy

Danyal H. Nawabi and Bryan T. Kelly

定义

- 髋关节周围疼痛主要来源于以下部位的异常：
  - 转子周间隙（转子滑囊炎、髋关节外弹响以及外展肌撕裂）
  - 髂腰肌-肌肉肌腱复合结构（髋关节内弹响）
  - 腹直肌/耻骨联合/内收肌腱（运动疝）
  - 腘绳肌腱近端（撕脱性骨折或肌腱撕裂）
  - 坐骨神经、髂腹股沟神经、闭孔神经和股外侧皮神经（压迫综合征，LFCNs）
- 关节周围内镜手术能够处理上述所有区域的病理改变。
- 弹响髋、运动疝以及近端腘绳肌腱损伤已在本书其他章节谈到。本章主要阐述使用关节镜手术治疗关节周围的外展肌撕裂。

解剖

- 转子周间隙位于大转子与髂胫束之间，其前侧由阔筋膜张肌构成，臀大肌肌腱于股外侧肌下方止于股骨部分构成下壁，臀中肌、臀小肌肌腱构成上壁。
- 髋关节大转子与肱骨大结节类似，具有反映臀肌附着的骨性轮廓。

- 大转子具有四面[7]：前侧面、外侧面、后上面、后侧面（图1）。
- 臀中肌是一个巨大的扇形肌肉，其起点为髂骨的外侧面，由前、中、后三束大小相等的节段构成，每一节段由臀上神经独立的神经分支支配。臀中肌止于大转子的两个面，前束以及大部分中束肌纤维止于外侧面，后束肌纤维止于大转子的后上面[16]（图2）。
- 臀中肌的前、中束在大转子外侧面止点成矩形，面积约为440 mm^2[16]。止于大转子后上面的后束部分较前、中束更为粗壮，其为圆形，面积较小，约200 mm^2[16]。
- 臀中肌肌纤维的走行与步态周期有关。其前、中束为纵向走行，协助髋关节进行外展。在对侧肢体的摆动阶段，前束参与骨盆的外旋。臀中肌后束走行更加水平，其主要在足跟落地时维持髋关节稳定[8]。
- 臀小肌也起自髂骨外侧面，位于髂前下棘和髂后下棘之间[1]。
- 臀小肌远端的两个头分别止于两个止点。关节囊头由增厚的筋膜构成，其止于髋关节囊的上部，髂股韧带大转子的前方[1]。长头止于大转子前侧面前缘的内侧。在大转子上臀小肌腱与臀中肌腱止点由大转子"秃斑"分界（图3）。

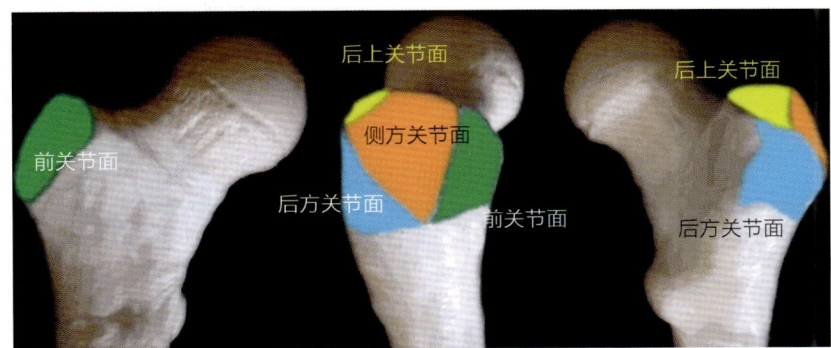

图1 从左到右：大转子的前、外、后侧观，显示前侧面、外侧面、后侧面、后上侧面（经允许引自 Dwek J, Pfirrmann C, Stanley A, et al. MR imaging of the hip abductors: normal anatomy and commonly encountered pathology at the greater trochanter. Magn Reson Imaging Clin N Am 2005;13[4]: 691–704, with permission from Elsevier）。

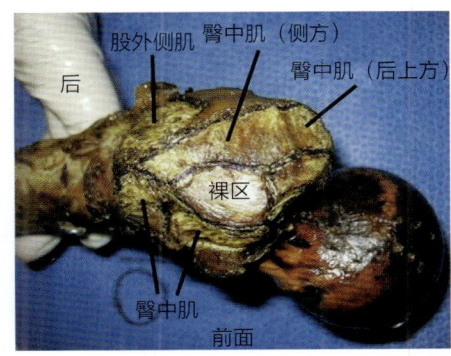

图2 大体标本显示臀中肌在外侧面和后上侧面的止点区。"秃斑"位于臀中肌和臀小肌在前侧面的止点之间（经允许引自 Robertson WJ, Gardner MJ, Barker JU, et al. Anatomy and dimensions of the gluteus medius tendon insertion. Arthroscopy 2008;24[2]: 130–136, with permission from Elsevier）。

- 臀中肌与臀小肌的作用与肩关节中的肩袖类似[3,10]。臀中肌止于大转子的外侧面以及后上面,其力矩与冈上肌和冈下肌类似[3]。臀小肌止于大转子前侧面,根据股骨和骨盆位置的不同可产生不同的力矩,可影响髋关节的屈髋、外展、内旋;臀小肌通过这些力矩相互平衡维持股骨头在髋臼中的稳定性[1]。臀小肌在髋关节的很多功能位中都可以产生强大的内旋力矩,其作用与肩胛下肌类似(图4)。
- 在修复臀中肌的撕裂过程中应对其止点的解剖结构有充分的了解,以避免对肌腱附着点实际面积大小有过度的判断。应避免将锚钉错误地固定在大转子"秃斑"处,否则会使"秃斑"与臀中肌腱的解剖学止点融合[17]。

发病机制

- 发现臀中肌及臀小肌肌腱撕裂的诊断最早是在20世纪90年代后期,其与肩关节的肩袖损伤类似,最终导致退行性改变[3,10,16]。
- 臀中肌撕裂可以是间质撕裂、部分撕裂或全层撕裂,其中全层撕裂的撕裂面积较大[16]。
- 臀中肌的撕裂较臀小肌更常见,其常发生于肌腱的前部附着于大转子外侧面的部分。

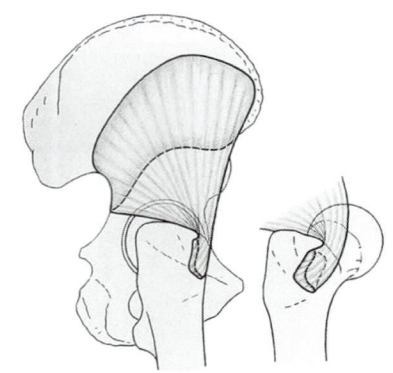

图4 臀小肌示意图,显示肌肉中多种纤维走行,其起于髂骨并止于大转子囊前部以及前侧面(经允许引自 Beck M, Sledge JB, Gautier E, et al. The anatomy and function of the gluteus minimus muscle. J Bone Surg Br 2000;82[3]: 358–363)。

- 由于撕裂部分下表面的退变,间质撕裂或部分撕裂可逐渐发展为全层撕裂。
- 臀中肌撕裂最早在开放性髂胫束松解治疗顽固性大转子滑囊炎[10]、全髋关节置换术[9]以及股骨颈骨折[3]的治疗中发现。
- Kagan 等[10]在对大转子滑囊炎的患者进行髂胫束松解时发现,在7名患者存在臀中肌部分性撕裂的现象。这些患者的臀中肌撕裂可在磁共振成像中发现,但体格检查无明显发现。使用不可吸收线修复撕裂的臀中肌后,所有患者均在45个月中期随访时得到疼痛的缓解。
- 在一个纳入176名患者的队列研究中,Howell等[9]发现在因骨关节炎而进行全髋关节置换的患者中,20%伴随有外展肌的退行性变,其中大多数为女性患者。
- 在一项纳入了50名股骨颈骨折患者手术治疗的前瞻性研究中,Bunkel等[3]发现其中22%的患者存在髋关节旋转袖撕裂。其典型的表现为臀中肌、臀小肌腱附着处的环形缺损。撕裂处的边缘卷曲,并常伴随有游离液体流入转子囊,且大转子表面出现骨化增生[3]。
- 创伤可导致髋关节外展肌腱病的发生,但是并不常见。

自然病程

- 外展肌腱病和撕裂是髋关节外侧顽固性疼痛的常见原因。
- 对于保守治疗失败的大转子疼痛综合征(GTPS)患者,应高度怀疑外展肌撕裂。

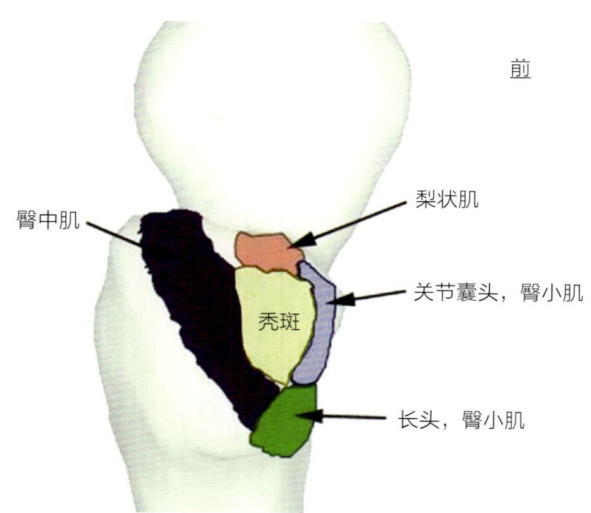

图3 计算机形成的图2中大体标本的模式图,显示了右侧近端股骨的上外侧观。图中显示了臀中肌腱、臀小肌两个头、梨状肌的附着点。大转子"秃斑"位于臀中肌止于外侧面的前部和臀小肌在前侧面的止点的后部之间(经允许引自 Robertson WJ, Gardner MJ, Barker JU, et al. Anatomy and dimensions of the gluteus medius tendon insertion. Arthroscopy 2008;24[2]:130–136, with permission from Elsevier)。

- 作为一种退行性疾病，患者常描述这种髋部外侧疼痛起病隐匿，且令人感觉虚弱。
- 退化性外展肌撕裂状态是一个连续的病理过程，外展肌的部分撕裂如果不治疗，最终会发展成全层的撕裂，与肩袖损伤的发生类似。
- 女性肌腱撕裂的概率是男性的4倍，且这一比例随年龄的增长而上升[18]。据估计25%的中年妇女会出现臀中肌腱撕裂。女性发病率的增加可能部分与女性骨盆变宽有关[9]。
- 外展肌的全层撕裂可能引起严重的髋关节外侧疼痛和严重的跛行，保守治疗失败后未治疗的患者预后较差。

病史和体格检查

病史
- 起病隐匿，表现为髋关节外侧的顽固性疼痛。
- 行走、爬楼梯、患侧卧位或抵抗髋关节外展可能会加剧疼痛。
- 伴有轻至中度跛行。
- 按照转子滑囊炎的诊断进行保守治疗，症状几乎没有改善。

体格检查
- 可观察到患者伴有跛行、减痛步态或明显的Trendelenburg步态。
- 如果怀疑患者为Trendelenburg步态，嘱患者进行单腿站立30秒以上观察Trendelenburg征。阳性表现为患侧骨盆支撑力明显下降，提示外展肌无力。Trendelenburg征是检测外展肌损伤最敏感（敏感性为73%）、最特异（特异性为77%）的体格检查指标，其观察者信度为0.68[2]。
- 接下来应嘱患者在检查床上平卧，检查髋关节活动度。外展肌撕裂通常可保留一定的活动范围，但必须注意引起疼痛的部位，尤其是排除导致髋关节疼痛的关节内原因。
- 外展外旋试验对于怀疑大转子疼痛综合征（GTPS）的患者非常实用。将髋关节屈曲45°，外展、外旋可刺激大转子后侧面上的炎症软组织，激发患者的疼痛。这种检查手法将大转子后侧面靠近坐骨和髋臼后壁，挤压其中间的软组织部分。
- 行抗外旋试验时应使患者呈仰卧位，屈髋90°，外旋30°，并嘱患者抵抗阻力将髋关节内旋，若该动作导致髋关节外侧疼痛则为阳性。该试验检测外展肌腱病的敏感性为88%，特异性为97%[12]。
- 接下来的检查应嘱患者呈侧卧位。
- 在大转子处深触诊可能诱发髋关节外侧疼痛。
- 外展肌力减弱提示外展肌腱病或撕裂。外展肌力的检查需保持髋关节自然屈曲或伸直，用一只手稳定骨盆，并嘱患者主动对抗阻力外展髋关节。行此检查时可使膝关节屈曲、伸直，以分别放松、紧张髂胫束。
- Ober试验同样可用来评估髋关节外展肌的紧张度或是否存在挛缩。

影像学和其他诊断性检查
- 对所有主诉为髋关节疼痛的患者拍摄X线骨盆正位及Dunn位片（髋关节屈曲90°，外展20°，射线垂直于髋关节）进行评估。
- 非髋关节炎的外展肌撕裂患者的X线片一般无明显异常，有时可在大转子外展肌止点处见到钙化灶。
- 根据临床具体情况可进行高质量的MRI检查，用于辅助诊断外展肌撕裂。
- 利用冠状位反转恢复和轴向质子密度序列，非对比MRI和钆对比磁共振关节造影（MRA），均可评价髋关节情况。
- 伴有大转子滑囊炎的可疑臀中肌腱撕裂患者可通过MRI确诊[11]。MRI对于诊断臀中肌、臀小肌腱撕裂有高特异性和高敏感性（图5A~C）。
- MRI可鉴别部分和全层外展肌撕裂，并可鉴别钙化性肌腱炎和肌肉内脂肪萎缩。
- MRI还可以用来评估手术修复外展肌腱撕裂后的康复情况（图6A~C）。
- 超声可用于评估臀中肌和臀小肌腱病变，并提供有关疾病严重程度和撕裂大小的信息。

鉴别诊断
- 大转子滑囊炎
- 外展肌腱钙化性肌腱炎
- 大转子骨折
- 髋关节发育不良
- 髋关节外弹响（继发于髂胫束增厚）
- 髋关节内弹响（继发于髂腰肌腱病变）
- 梨状肌综合征（坐骨神经受压）
- 腰椎神经根病
- 骶髂关节疼痛

非手术治疗
- 非手术治疗可缓解患者疼痛，改善生活质量。
- 保守治疗包括患者的教育，告知患者疾病的诊断、自然病程等情况，并告知患者所有的治疗手段。对于初诊为外展肌撕裂的患者，优先考虑进行非手术治疗。

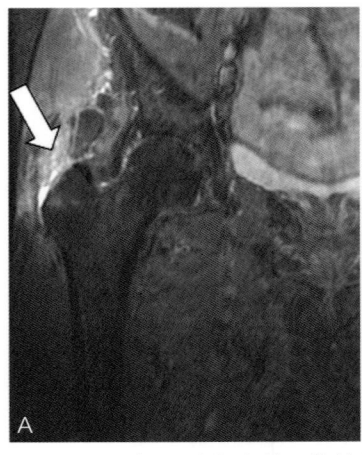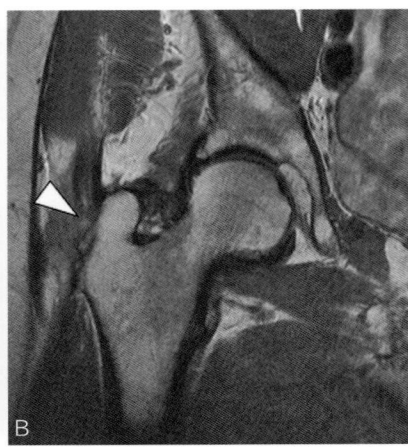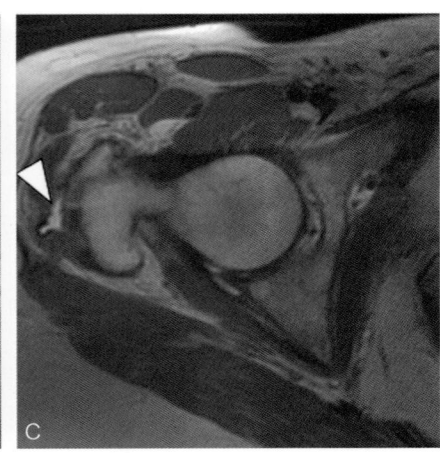

图5　A. 一名55岁妇女的冠状位反转恢复序列图像显示外展肌沿大转子止点处软组织水肿（白箭头）。B. 正常对照以及轴向快速自旋回波（FSE）图像（C）显示，臀中肌前外侧纤维球（白箭头）在其位于大转子外侧止点处出现高级别的部分撕裂（版权：Alissa Burge, MD）。

- 非手术治疗方法包括休息、冰敷、抗炎药物，以及训练运动范围、力量、步态等的物理治疗手段。
- 如果在保守治疗后上述症状仍持续存在，笔者考虑对MRI确诊为外展肌撕裂的患者进行超声引导下局部封闭注射麻醉剂和富血小板血浆。对于外展肌止点正常的患有大转子疼痛综合征的患者，考虑对其局部注射皮质醇激素。

手术治疗

- 对于保守治疗后仍有髋关节外侧疼痛、无力的患者考虑使用手术治疗的方式。
- 外展肌修复可行开放手术或在关节镜下进行。
- 笔者建议对MRI上显示外展肌腱从大转子上完全撕裂且伴有退缩的患者进行开放手术修复。笔者认为对于该类患者进行开放手术可以达到更持久的修复效果。随着技术的进步，在内镜下修复较大范围的撕裂可能是可行的。
- 内镜下修复外展肌腱损伤重复性高，在短时间内可以实现疼痛的缓解、功能的恢复。
- 进入大转子周间隙后，镜下对中心和周围部位的病理学改变进行常规评估与治疗。
- 除了手术技术，熟悉外展肌在大转子止点上的解剖结构，有助于在内镜下找到损伤的部位，并进一步进行修复。

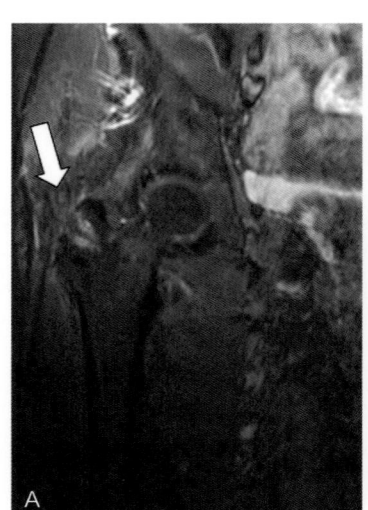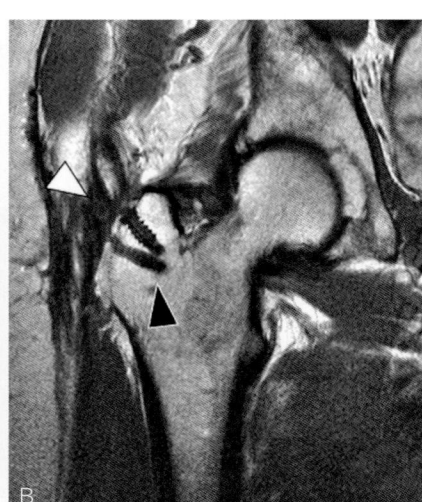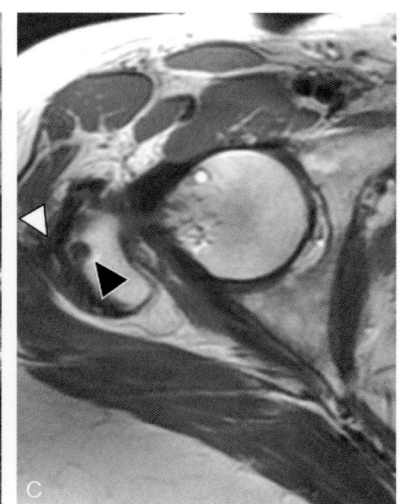

图6　A. 图5中患者外展肌损伤修复后的图像显示大转子处软组织水肿消退（白箭头）。B. 冠状位和轴位快速自旋回波图像（C）显示大转子外侧面的铆钉（黑箭头）以及术前臀中肌前外侧止点的撕裂部分恢复（白箭头）（版权：Alissa Burge, MD）。

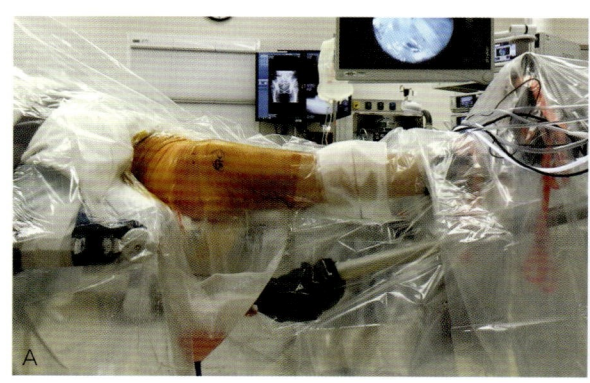
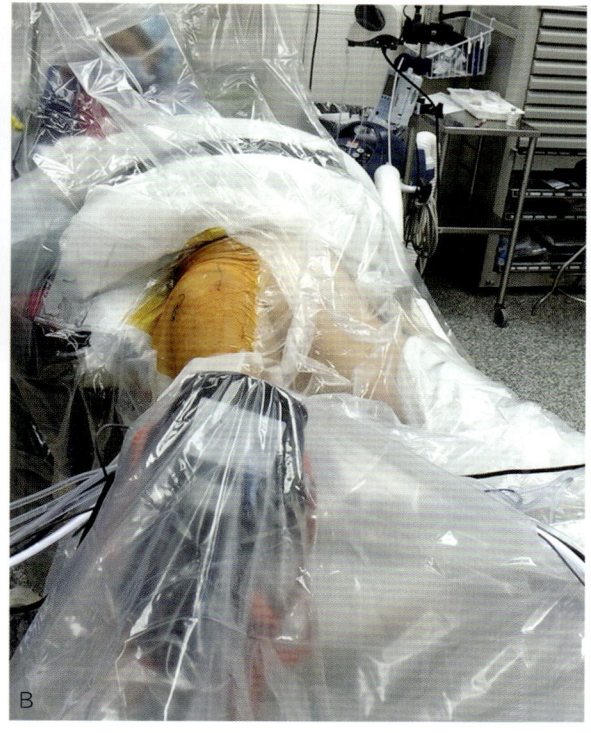

图7 A. 患者置于标准手术台上，下肢固定在特殊支架上的侧面观。手术侧下肢屈曲0°～20°，内旋10°～15°，外展20°以放松髂胫束，以便进入转子周间隙。B. 从床尾向近端看患者体位。

术前准备

- 术前准备包括对患者进行详细的问诊及体格检查，确认症状来源于髋关节外侧部分。
- 根据临床表现以及影像学检查确认所有可以在关节镜下处理的中央或周围部分的病理学改变。
- 准备患者近期骨盆平片以排除进行性关节间隙变窄，因为其是关节镜的禁忌证。
- 准备近期行MRI平扫确认患者的外展肌撕裂修复适合在关节镜下进行。

体位

- 与常规关节镜检查相同，患者应该安置在标准手术室的床上，并有专门的下肢支架。
- 手术不需要牵引，因此移除会阴柱。
- 双足用厚靴子保护。
- 非手术髋关节置于轻度外展，正常伸直，膝关节完全伸展的体位。
- 术侧下肢屈曲0°～20°，内旋10°～15°，外展20°以放松髂胫束，以助于进入大转子与髂胫束间的间隙中（图7A、B）。

手术方法

- 前通道和中前通道（MA）均可用于进入大转子周间隙（图8）。
- 前侧通道均从髂前上棘（ASIS）外侧进入，以避免损伤股外侧皮神经（LFCN），通道从阔筋膜张肌和缝匠肌的肌间隙间穿过。
- 笔者常规通过中前通道进入大转子周间隙中，此通道位于标准前通道的旁外侧2 cm左右。

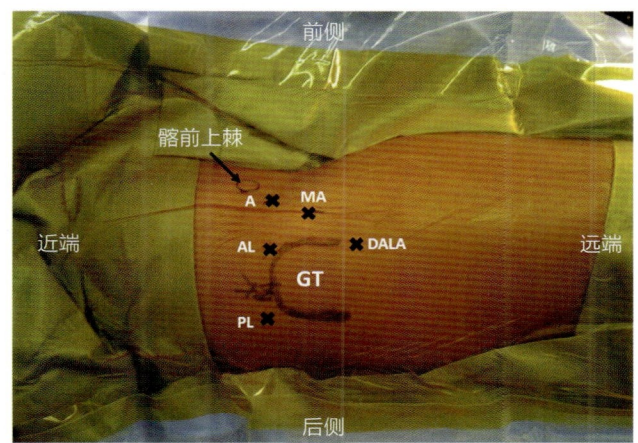

图8 准备并覆盖好的手术侧腿，并且标出了进入转子周空间的标准入口。A：前侧；AL：前外侧；ASIS：髂前上棘；DALA：前外侧远端通道；GT：大转子；MA：中前通道；PL：后外侧通道（版权：Bryan T. Kelly, MD）。

- 中前通道相对于标准前通道有两个优点：
  - 由于其相对标准前通道，位置在髂前下棘的更外侧，可进一步减少损伤股外侧皮神经的可能[16]。
  - 中前通道位于大转子的正外侧，因此在臀中肌腹的远端和股外侧肌的近端，可避免修复过程中对外展肌群的损伤。
- 透视检查可用来辅助确认中前通道在大转子外侧顶点股外侧肌止点边缘（图9）。此方法可以避免近端的臀中肌和远端的股外侧肌损伤。
- 一般三个通道足够完成镜下外展肌修复［中前通道、前外侧通道以及前外侧远端通道（DALA）］。后外侧通道也常常用到（图8）。

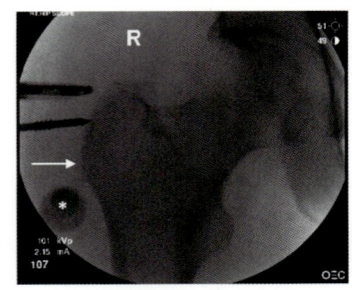

图9　右侧髋关节的透视影像。一个金属帽（星号）被用于外部触诊大转子的外侧耀斑（箭头）。在前后方向使用套管针的初始入针点必须指向这个外侧突起，以避免无意中损伤近端臀中肌纤维和远端股外侧肌纤维。透视检查也可以用来确定缝线铆钉的进入方向垂直于大转子外侧面（版权：Bryan T. Kelly, MD）。

建立第一个观察通道

- 在透视引导下确定了中前通道的位置后，将钝性塑料套管从前后方向插入转子周间隙中。
- 将套管在转子囊和髂胫束间来回清扫，以清除其间粘连。其方式与进入肩峰下空间时的操作类似。
- 在找到合适的平面后，使用50 mmHg的液压将腔内空间膨胀，采用70°的镜头并与套管锁住。
- 光源和镜头的方向朝向远端，镜头与患肢平行（技术图1）。

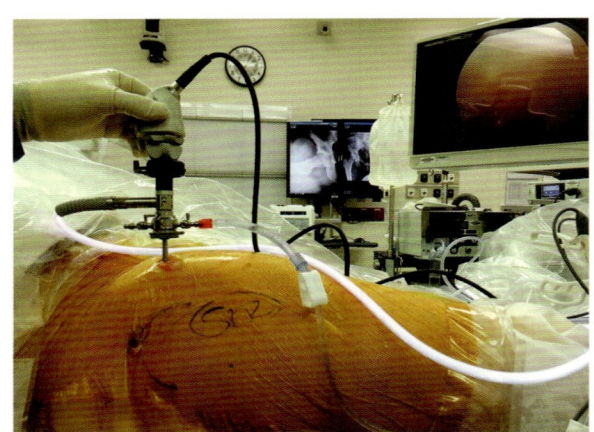

技术图1　进入转子周间隙后，镜头平行于手术侧下肢，光源面向远端。

切除滑囊与建立视野

- 使用常规的Seldinger法通过前外侧远端通道（DALA）进入转子周间隙（图8），此通道与前外侧通道平行，位于前外侧通道远端4~5 cm处。
- 将刨刀通过上述通道插入转子周间隙，清除转子滑囊（技术图2）。
- 囊壁的切除应由远端臀大肌股骨止点开始向近端进行。此举可更容易看到髂胫束以及大转子，即转子周间隙的内外侧界限。
- 接下来可打通标准前外侧通道，便于对近端进行操作以及获取远端视野。

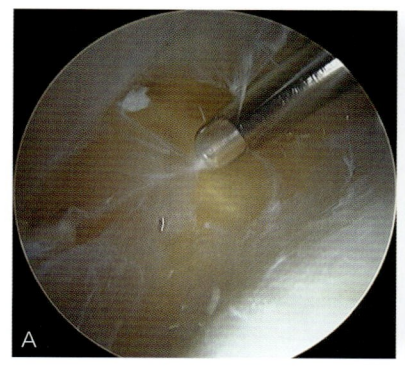 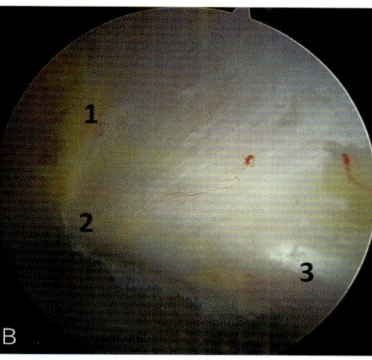

技术图2　A. 初始以70°通过中前通道进入转子周间隙的镜下观，光源朝向远端。完全的转子囊切开可获得更好的视野，图中正使用刨刀进行操作。B. 转子滑囊清理后，可通过臀中肌（1）大转子外侧面（2）以及股外侧肌（3）定位。

在转子周间隙定位

- 镜下第一个定位的结构为臀大肌在股骨上的止点，其位于股外侧肌正下方（技术图3A）。
- 此位置易于找到，且是一个安全区域。坐骨神经位于臀大肌止点后3～4 cm处，因此应避免探查该肌腱下方的区域。
- 光源接下来应朝向股骨的外侧，可见股外侧肌的纵行肌纤维及近端的股骨嵴。向前上方调整光源可在股骨嵴的内侧见到臀中肌的肌腹及其止点（技术图3B）。

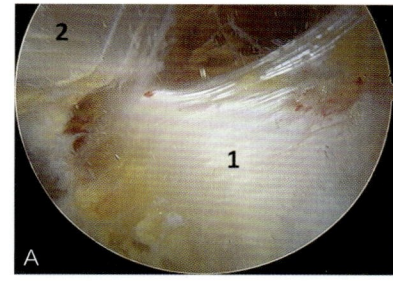 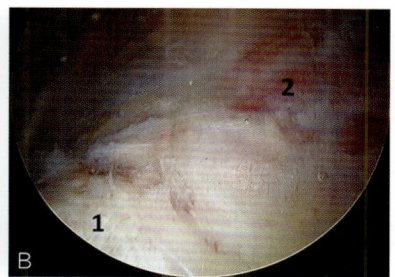

技术图3　A. 以70°进入中前通道，最清晰的标志物是臀大肌腱的股骨远侧止点（1）。该肌腱为关节周围内镜检查建立了一个安全区域，有助于确认坐骨神经在手术过程中没有损伤风险。注意臀大肌肌腱的起点在股外侧肌纵行纤维的后方（2）。B. 可见股外侧肌的纵行纤维（1）并在靠近股骨嵴处有臀中肌的肌腹及其止点（2）。

评估外展肌止点

- 评估大转子外侧面上的臀中肌及其止点时，应仔细探查整条肌腱。
- 观察臀中肌及其肌腱的最佳位置是在关节镜的前外侧通路的近端，该位置可见到整个外展肌。旋转光源以观察到前上方视野。
- 其他工具可通过中前通道（MA）以及前外侧远通道（DALA）进入。
- 臀小肌常被臀中肌覆盖，一般难以看到。可用交换棒轻柔地牵拉开臀中肌，来观察臀小肌在大转子前侧面上的止点（技术图4）。
- 一般来讲，臀中肌退变或撕裂的位置是其大转子外侧面的止点处。
- 肌腱的表面下层撕裂也可能发生，若肌腱止点处明显薄弱，也应对其撕裂进行修复。

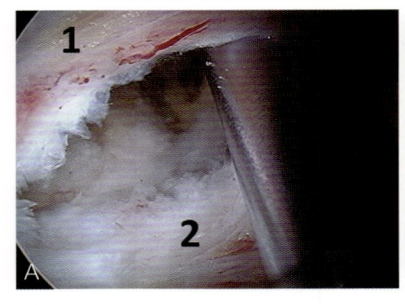 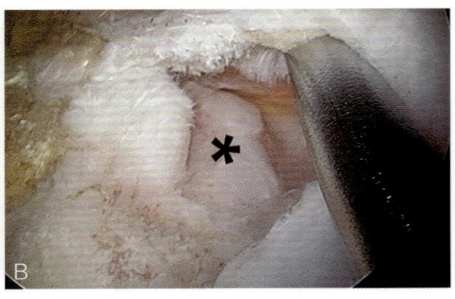

技术图4　A. 在臀中肌前侧边缘处（1），臀中肌和臀小肌（2）之间的平面可见下层肌腱。B. 拨开撕裂的臀中肌可见其肌腱与大转子外侧面的止点（星号）（版权：Bryan T. Kelly, MD）。

准备内镜下外展肌修复

- 若发现了臀中肌撕裂，与肩袖损伤的修复类似，应评估其收缩能力及可修复性。
- 使用探针或抓钳将撕裂的部分恢复至解剖学止点，用以评估组织及肌腱的活力。
- 使用刨刀清理撕裂肌腱的边缘坏死变性组织直至边缘为健康、有活力的组织。
- 使用磨头打磨大转子外侧面，为促进损伤的修复提供一个出血的松质骨床（技术图5C）。

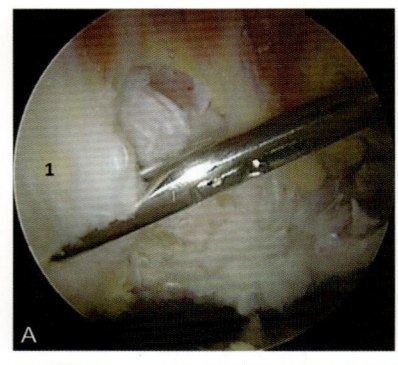 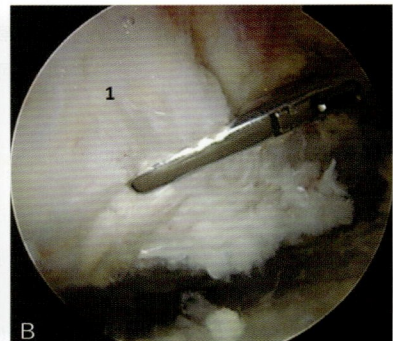 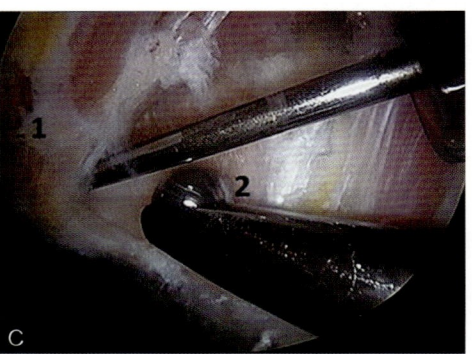

技术图5　A. 使用抓钳评估臀中肌腱游离缘（1）的活力。B. 该情况下，撕裂部分若可回纳到解剖学位置，说明组织情况良好。C. 臀中肌腱的前缘（1）被牵拉，使用锉刀修整大转子外侧面（2），并提供一个出血的松质骨床以便组织修复（版权：Bryan T. Kelly, MD）。

内镜下修复髋关节旋转袖

- 由于大转子处骨质坚硬，修复时常使用金属或PEEK锚钉进行。金属锚钉的位置可通过透视确认。
- 一般来说两个锚钉足以修复臀中肌腱撕裂。应在两个锚钉间留有适当的距离以保证锚钉间有足够的骨组织。
- 在放置锚钉前应先在镜下直视和透视指引下放置腰穿针，再经皮将锚钉放置在肌腱止点处，并在透视下确认锚钉的位置（技术图6A）。
- 在锚钉固定后，使用穿线器将缝线依次穿过肌腱游离缘（技术图6B、C）。在前外侧远端通路使用穿针器将肌腱边缘接住，并在中前通道完成缝合。
- 缝合均应在髋关节套管中完成，以避免损伤周围软组织。
- 在缝线缝合完成后，在镜下使用推结器锁定绳结，使臀中肌及臀小肌止点回归解剖学位置（技术图6D）。相对于单纯缝合，笔者更倾向于使用垂直褥式缝合。
- 应仔细评估肌腱修复情况，以确保肌腱的解剖结构复位以及缝合的安全性。

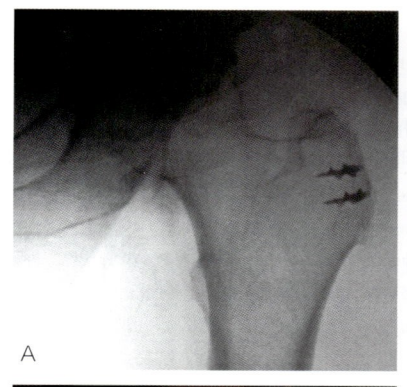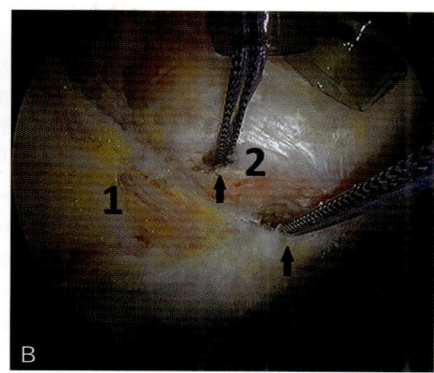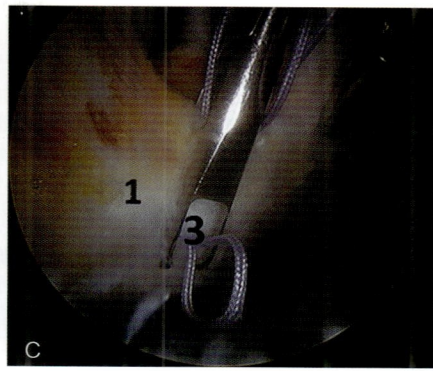
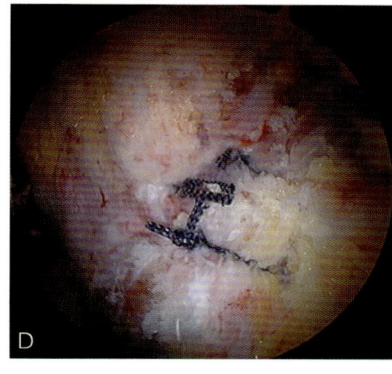

技术图6　A. 植入锚钉后使用透视确定锚钉植入到大转子上。B. 两个锚钉固定在臀中肌（1）撕裂边缘的远端，其间适当地间隔以跨过大转子外侧面（2）的足印区。C. 然后使用穿线器（3）将缝线依次穿过游离肌腱边缘。D. 拉紧所有缝线完成外展肌撕裂的修复。最后检查并确认肌腱止点回归解剖学位置，并确认修复的安全性（A、C、D图版权：Bryan T. Kelly, MD）。

部分外展肌腱撕裂的手术处理

- MRI上提示的肌腱深层部分撕裂很难在镜下观察到。
- 这种撕裂与肩关节面肩袖撕裂类似，其向下延伸可能会变成全层撕裂。
- 相比与肩袖撕裂，大转子周间隙较窄，不足以观察到部分撕裂的臀中肌。
- 在臀中肌和臀小肌间的臀中肌前缘构建一个平面可更好地观察撕裂部分。
- 若是高程度损伤，其有可能发展为全层撕裂，应使用前述方法对撕裂部分进行修补。
- 经肌腱修复也是可行的，其技术已有文献报道[6]。
  - 在大转子外侧面臀中肌止点处将臀中肌腱纵行切开。
  - 通过切口可以观察到肌腱的下层撕裂。
  - 内镜插入切口，详细观察下层撕裂。
  - 使用刨刀修剪去除病理组织，使用锉刀打磨大转子外侧面。
  - 在透视引导下将锚钉穿过肌腱切口放置。
  - 使用穿线器将线头的一端穿过肌腱的前后部分。
  - 将所有缝线绑牢，将肌腱固定在大转子外侧面的同时逐侧修复肌腱撕裂部分。

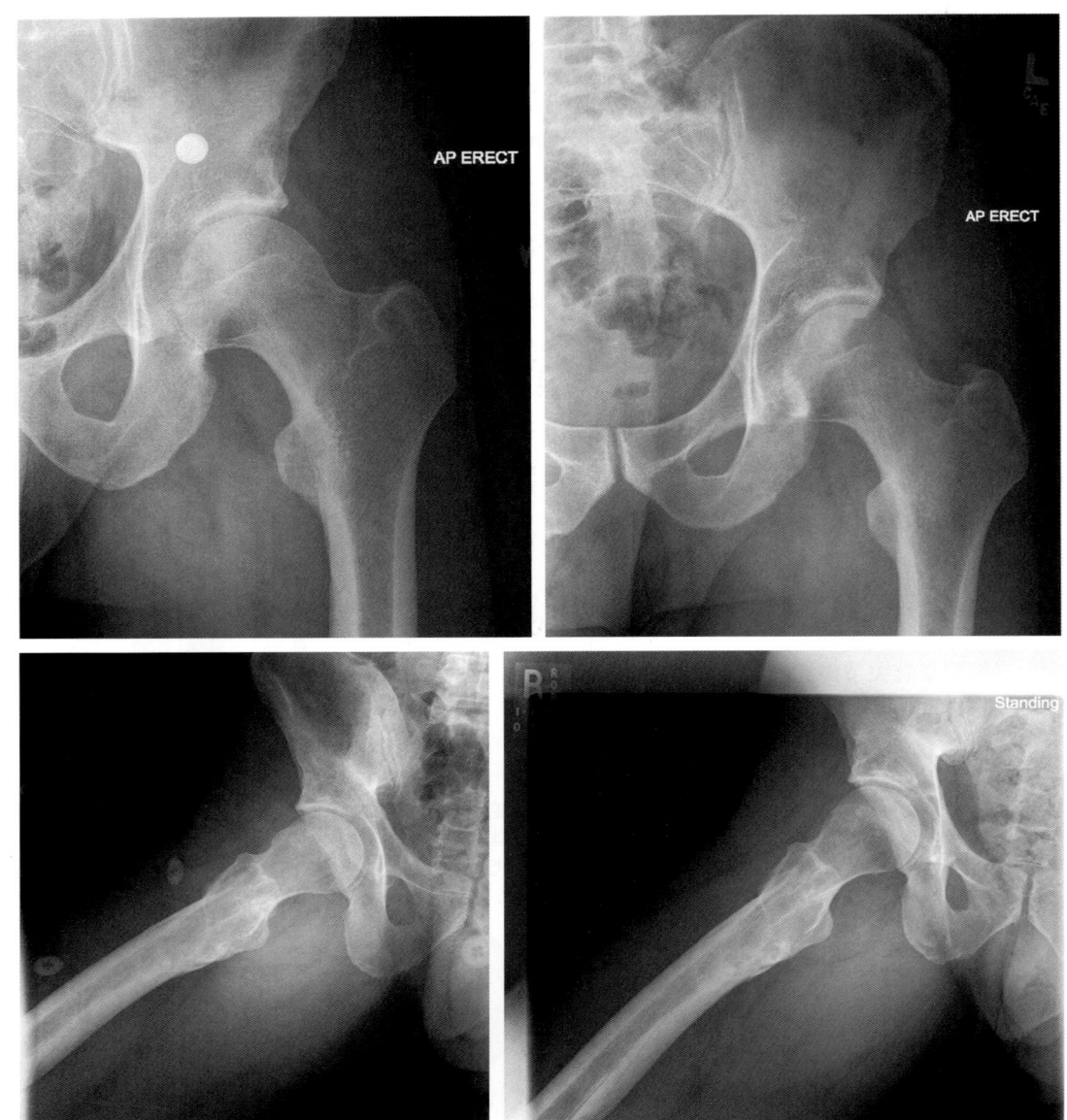

图4　混合型FAI术前髋关节站立正、侧位X线片。髋臼成形及股骨成形术后正侧位片。

- 如果未经治疗，FAI可能导致关节退行性疾病的早期进展。

自然病程

- 盂唇撕裂
  - 如果未经治疗，盂唇撕裂可导致髋关节持续疼痛和功能障碍，还会损伤邻近的关节软骨。
- FAI
  - 大多数学者认为如果FAI未经治疗会导致关节炎。
  - 如果在关节软骨发生不可逆损伤之前得到及时治疗，有保留髋关节的可能。
- 游离体
  - 如果不治疗，游离体可能导致关节软骨损伤以及持续的关节疼痛和功能障碍。
- 弹响髋
  - 一般来说弹响髋不会损伤髋关节，但如果不治疗，可能导致持续疼痛及功能障碍。
  - 髋关节内弹响可撞击前方盂唇，导致该区域盂唇撕裂。

病史和体格检查

- 必须进行全面、重点的体格检查。
- 步态观察，肌力检测，骨性隆起和肌腱触诊，运动范围检测以及诱发疼痛和症状的激发试验。
- 评价运动范围及稳定性时应尽可能先从无症状一侧开始。

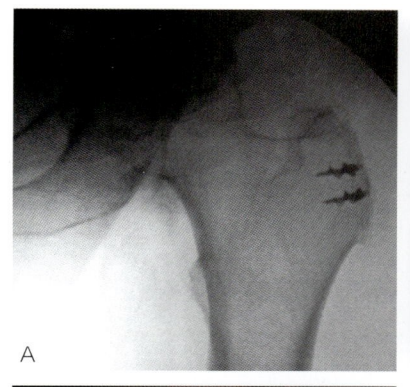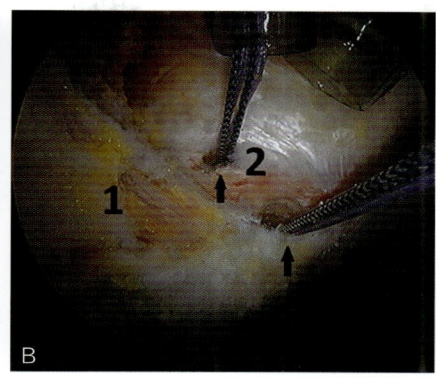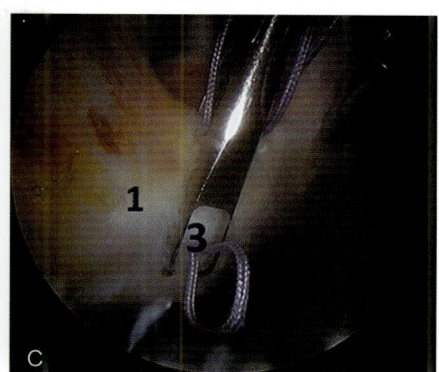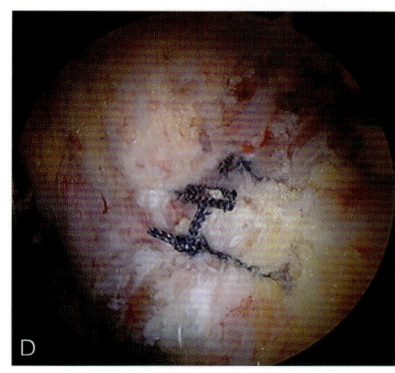

技术图6　A. 植入锚钉后使用透视确定锚钉植入到大转子上。B. 两个锚钉固定在臀中肌（1）撕裂边缘的远端，其间适当地间隔以跨过大转子外侧面（2）的足印区。C. 然后使用穿线器（3）将缝线依次穿过游离肌腱边缘。D. 拉紧所有缝线完成外展肌撕裂的修复。最后检查并确认肌腱止点回归解剖学位置，并确认修复的安全性（A、C、D图版权：Bryan T. Kelly，MD）。

部分外展肌腱撕裂的手术处理

- MRI上提示的肌腱深层部分撕裂很难在镜下观察到。
- 这种撕裂与肩关节面肩袖撕裂类似，其向下延伸可能会变成全层撕裂。
- 相比与肩袖撕裂，大转子周间隙较窄，不足以观察到部分撕裂的臀中肌。
- 在臀中肌和臀小肌间的臀中肌前缘构建一个平面可更好地观察撕裂部分。
- 若是高程度损伤，其有可能发展为全层撕裂，应使用前述方法对撕裂部分进行修补。
- 经肌腱修复也是可行的，其技术已有文献报道[6]。
  - 在大转子外侧面臀中肌止点处将臀中肌腱纵行切开。
  - 通过切口可以观察到肌腱的下层撕裂。
  - 内镜插入切口，详细观察下层撕裂。
  - 使用刨刀修剪去除病理组织，使用锉刀打磨大转子外侧面。
  - 在透视引导下将锚钉穿过肌腱切口放置。
  - 使用穿线器将线头的一端穿过肌腱的前后部分。
  - 将所有缝线绑牢，将肌腱固定在大转子外侧面的同时逐侧修复肌腱撕裂部分。

要点与失误防范

优点
- 通过钝性分离的方法进入中前通道,可将损伤股外侧皮神经(LFCN)的风险降到最小
- 通过透视确认进入中前通道的始点位于大转子外侧顶点旁,可避免损伤臀中肌
- 在手术过程中应时刻关注液压,避免液体溢出进入大腿,导致周围软组织的损伤
- 套管应至少90 mm长,避免在修复缝合外展肌时有软组织嵌入
- 在术后前4周持续进行被动活动以尽量减少术后粘连的发生

缺陷
- 范围大而不可逆的外展肌撕裂可能导致内镜修复后效果不佳或失败,此种情况更适合开放手术修复
- 当患者年龄较大时,应考虑预防深静脉血栓(DVT)的发生
- 外展肌修复术后早期失败的患者可通过康复训练逐渐缓解

术后处理

- 在术后前6周内,在挂拐的状态下患侧下肢可负重20 lb(约9 kg)的重量。
- 外展支具锁定在髋关节外展10°的位置。
- 术后前6周即开始每天进行持续被动运动4小时,每天固定骑自行车20分钟,以防止粘连。
- 术后前6周不进行主动外展和内旋或被动内收和外旋,以保持修复的完整性。
- 术后前6周,在疼痛忍受范围内进行髋关节屈曲90°并被动外展。
- 术后前6周髋关节被动屈曲>90°是允许的。
- 术后10~14天拆线,此后可对瘢痕处进行按摩。
- 术后2周后可对髋关节内收肌、伸肌和外旋肌进行等距强化训练。
- 术后6周开始进行主动肌肉力量训练,从髋关节半屈等长和股四头肌力量训练开始。
- 术后6~8周开始可挂拐在忍受的范围内逐渐增加负重。
- 术后8周开始逐步进行髋部被动内、外旋转的运动训练。
- 10周后,在耐受范围内,逐渐增强下肢和主要肌肉的力量训练。
- 在术后3~6个月,患者疼痛应消失,股四头肌和腘绳肌的峰力矩强度应在对侧肢体15%以内,且stepdown试验应表现正常。

结果

- 内镜下臀中肌修复的结果资料仅限于短期随访的小样本病例。
- Voos等[18]报道了10名患者(平均年龄50岁)关节镜下臀中肌全层损伤的修复病例,其平均随访时间为25个月。在最后一次随访时所有患者的疼痛完全缓解,平均Harris髋关节评分为94分,髋关节结果评分为93分。
- Domb等[15]报道了平均年龄为58岁的15名患者的病例,平均随访时间为28个月。其中有6例臀中肌部分撕裂和9例部分撕裂。14名患者对手术治疗的满意度为非常满意,四种不同的髋关节评分中均至少提高了30分。
- McCormick等[14]报道了平均年龄为66岁的10名患者的病例,平均随访时间为23个月。所有患者均在关节镜下进行臀中肌全层损伤的修复。所有患者都有较好的结果指标,肌力也得到恢复。作者还提到了年轻患者的术后结果更好。

并发症

- 相对于髋关节腔内的关节镜手术,关节旁内镜手术的并发症发生率更低。
- 尚未有文献报道有并发症的发生[14,18]。
- 潜在的股外侧皮神经损伤以及大量液体渗入大腿的风险确实存在,但是发生率尚不明确。

(谢宗平 译,杜大江 审校)

参考文献

[1] Beck M, Sledge JB, Gautier E, et al. The anatomy and function of the gluteus minimus muscle. J Bone Joint Surg Br 2000;82(3):358-363.

[2] Bird PA, Oakley SP, Shnier R, et al. Prospective evaluation of magnetic resonance imaging and physical examination findings in patients with greater trochanteric pain syndrome. Arthritis Rheum 2001;44(9):2138-2145.

[3] Bunker TD, Esler CN, Leach WJ. Rotator-cuff tear of the hip. J Bone Joint Surg Br 1997;79(4):618-620.

[4] Connell DA, Bass C, Sykes CA, et al. Sonographic evaluation of gluteus medius and minimus tendinopathy. Eur Radiol 2003;13(6):1339-1347.

[5] Domb BG, Botser I, Giordano BD. Outcomes of endoscopic gluteus medius repair with minimum 2-year follow-up. Am J

Sports Med 2013;41(5):988-997.
[6] Domb BG, Nasser RM, Botser IB. Partial-thickness tears of the gluteus medius: rationale and technique for trans-tendinous endoscopic repair. Arthroscopy 2010;26(12):1697-1705.
[7] Dwek J, Pfirrmann C, Stanley A, et al. MR imaging of the hip abductors: normal anatomy and commonly encountered pathology at the greater trochanter. Magn Reson Imaging Clin N Am 2005;13(4):691-704.
[8] Gottschalk F, Kourosh S, Leveau B. The functional anatomy of tensor fasciae latae and gluteus medius and minimus. J Anat 1989;166:179-189.
[9] Howell GE, Biggs RE, Bourne RB. Prevalence of abductor mechanism tears of the hips in patients with osteoarthritis. J Arthoplasty 2001;16(1):121-123.
[10] Kagan A II. Rotator cuff tears of the hip. Clin Orthop Relat Res 1999;(368):135-140.
[11] Lequesne M, Djian P, Vuillemin V, et al. Prospective study of refractory greater trochanter pain syndrome. MRI findings of gluteal tendon tears seen at surgery. Clinical and MRI results of tendon repair. Joint Bone Spine 2008;75(4):458-464.
[12] Lequesne M, Mathieu P, Vuillemin-Bodaghi V, et al. Gluteal tendinopathy in refractory greater trochanter pain syndrome: diagnostic value of two clinical tests. Arthritis Rheum 2008;59(2):241-246.
[13] Lonner JH, Van Kleunen JP. Spontaneous rupture of the gluteus medius and minimus tendons. Am J Orthop 2002;31(10):579-581.
[14] McCormick F, Alpaugh K, Nwachukwu BU, et al. Endoscopic repair of full-thickness abductor tendon tears: surgical technique and outcome at minimum of 1-year follow-up. Arthroscopy 2013;29(12):1941-1947.
[15] Ozcakar L, Erol O, Kaymak B, et al. An underdiagnosed hip pathology: a propos of two cases with gluteus medius tendon tears. Clin Rheumatol 2004;23(5):464-466.
[16] Robertson WJ, Gardner MJ, Barker JU, et al. Anatomy and dimensions of the gluteus medius tendon insertion. Arthroscopy 2008;24(2):130-136.
[17] Voos JE, Rudzki JR, Shindle MK, et al. Arthroscopic anatomy and surgical techniques for peritrochanteric space disorders in the hip. Arthroscopy 2007;23(11):1246.e1-e5.
[18] Voos JE, Shindle MK, Pruett A, et al. Endoscopic repair of gluteus medius tendon tears of the hip. Am J Sports Med 2009;37(4):743-747.

第 5 章 髋关节镜
Hip Arthroscopy

John P. Salvo and Daniel P. Woods

定义

- 髋关节镜是一种微创技术,可用于治疗运动员及关节炎前期人群的各种髋关节疼痛。
- 该技术从20世纪90年代中期开始迅速发展,目前可以通过髋关节镜有效、可靠地治疗多种髋关节疼痛。
- 尚不明确髋关节镜技术疗效是否优于传统开放手术[2]。
- 与膝、肩关节镜相比,髋关节镜学习曲线非常漫长。

解剖

- 髋关节是股骨头(球)与骨盆的髋臼(窝)相关节的限制性球窝关节(图1)。
- 盂唇是与髋臼相连的纤维软骨垫,可加深髋臼,为髋关节提供额外的稳定性,同时还可在股骨头周围形成"负吸-密封"效应,为关节软骨和滑液提供封闭环境[6](图2)。

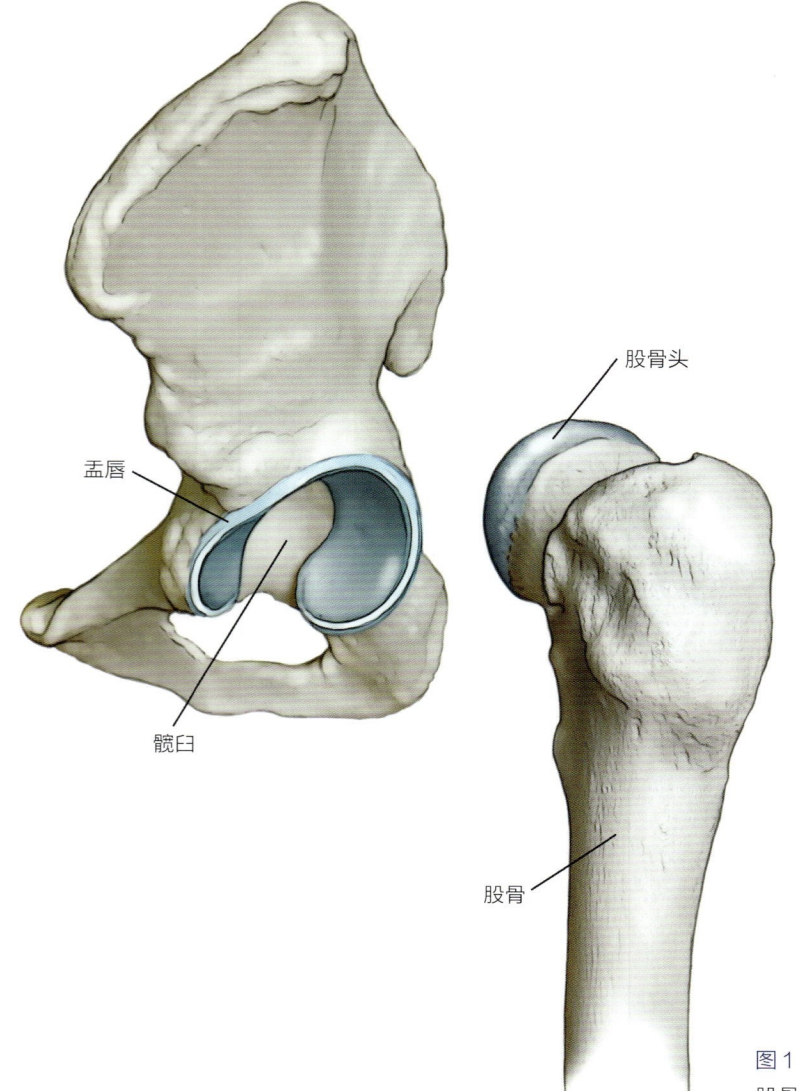

图1 图示髋关节骨与软组织解剖,包括股骨头、髋臼、关节软骨和盂唇。

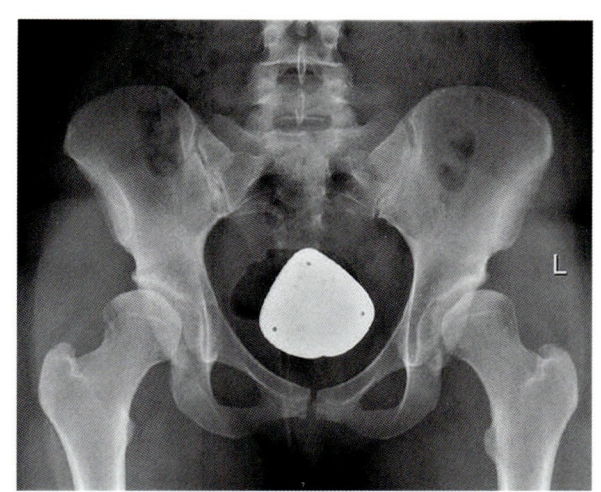

图5 髋部X线显示髋臼发育不良，中心外侧角较小，股骨头前方覆盖不足。

影像学和其他诊断性检查

- 负重X线片（骨盆正位，蛙式侧位，65°斜位以及45° Dunn位）[10]。
- 高分辨磁共振。直接磁共振造影时可同时注射利多卡因以明确疼痛是否来源于髋关节。
- CT扫描可为诊断FAI提供细节支持，了解关节形态（发育不良或后倾），并为FAI减压提供详尽的术前计划[10]。

鉴别诊断

- 盂唇撕裂
- FAI
- 游离体
- 滑膜炎
- 弹响髋
- 关节软骨疾患
- 关节炎

非手术治疗

- 非手术疗法通常是对运动员及关节炎前期人群髋关节疼痛治疗的第一步。
- 非手术疗法主要包括改变活动；物理治疗以恢复力量、活动及平衡；应用非甾体抗炎药及其他药物。
- 治疗的成功取决于髋部疼痛的原因、患者运动水平（大学校队或职业运动员，或仅周末运动者）以及年龄。

手术治疗

- 绝大多数接受髋关节镜手术治疗的患者同时伴有盂唇撕裂和FAI。
- 手术治疗的目的是修复盂唇，处理关节软骨损伤，并恢复髋关节正常生物力学特性（FAI减压）[11]。

术前计划

- 负重X线片（骨盆正位，蛙式侧位，65°斜位以及45° Dunn位）[10]。
- 确定疼痛来源于髋关节而非牵涉痛（腰椎或骶髂关节）或肌肉病变（核心肌群损伤或运动疝）。
- 需考虑到其他疾患如发育不良、结缔组织疾病或肌筋膜疼痛综合征。
- 确认所有需要的设备和人员（如放射技师）齐备。

体位

- 髋关节镜手术需要牵引以及各个方向的关节透视。
- 患者仰卧位或侧卧位，可使用骨折手术床或专用牵引床将髋关节牵开（图6）。
- 充填良好的会阴柱最好横放，使牵引时力量朝向股骨颈。

入路

- 标准通道（图7）
  - 前外侧
  - 前侧
  - 中前侧
  - 后外侧
- 辅助通道
  - 改良前侧
  - 远端中前侧
  - 远端外侧
  - 近端外侧

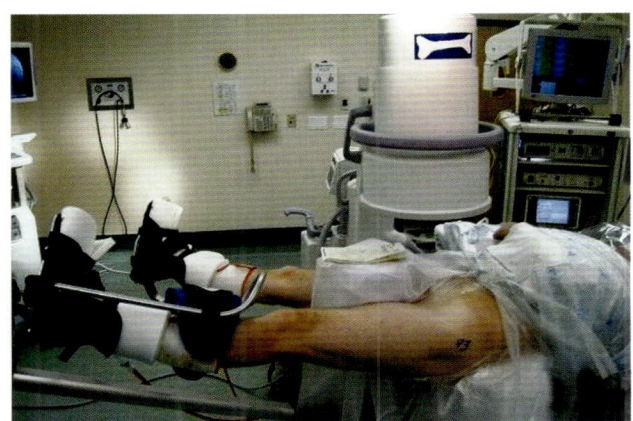

图6 患者平卧于髋关节牵引床。注意C臂机要能够完全透视到。

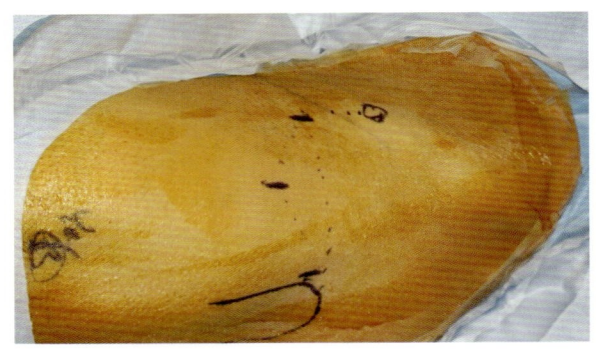

图7 通道。左髋前外侧、前侧、中前及后外侧通道。

体位

- 可以完成髋关节周围各个方向的透视(图6)。
- 透视确认牵开是否足够(技术图1)。
- 如果不能获得足够的牵开,可用一枚穿刺针在无菌条件下穿入髋关节以释放关节内负压,从而顺利牵开关节。

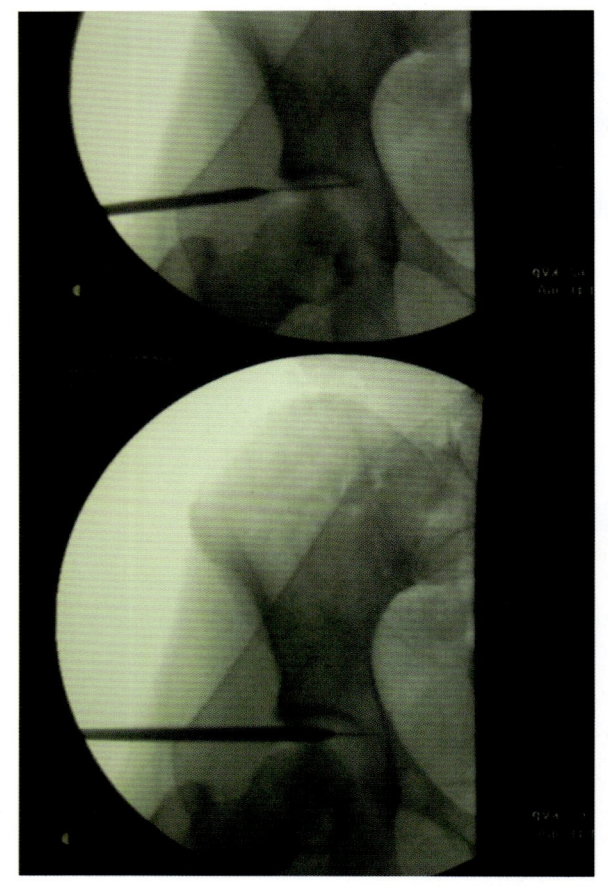

技术图1 右髋关节透视图像。图示右髋关节牵引充气后。用有弹性的钛镍合金导针及金属套管建立通道。

通道

- 前外侧(图7)
  ○ 第一个通道,在透视引导下建立。
  ○ 穿刺针在大转子间近端1~2 cm,前缘1~2 cm进入,角度的大小应能顺利进入髋关节而不损伤软骨[3,5]。
    – 移除穿刺针针芯,释放关节内负压,可在同样的牵引力下增加牵开效果。
    – 有些术者在置入导丝之前先沿穿刺针向关节内注射20~40 ml无菌生理盐水。
  ○ 穿刺针置入关节内后,穿入可弯曲导丝用于建立通道。
  ○ 用稳定的力轻轻置入套管,注意不要将针弯曲或折断。
    – 建立该通道时要使用X线透视。

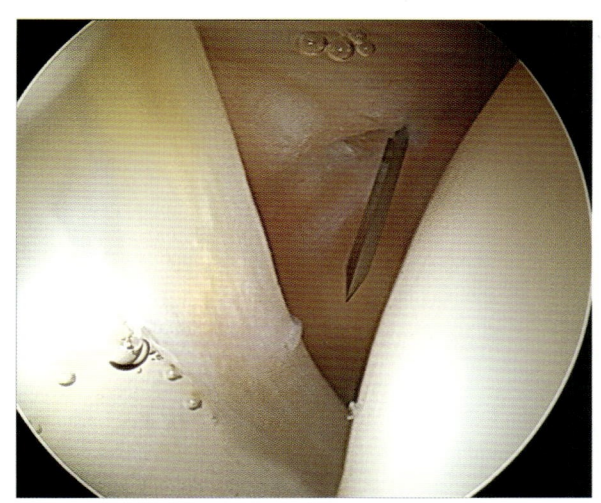

技术图2 用香蕉刀或beaver钩刀在通道之间将关节囊切开。要注意刀刃不要造成医源性软骨损伤。

- 前侧
  - 位于髂前上棘向远端矢状线与大转子顶点线的交点[3,5]。
  - 从前外侧通道看到三角后再置入。
  - 改良前侧通道应用更为广泛,该通道在标准前侧通道以外2 cm以上。
- 建立前侧通道并做适当的关节囊切开(见下一步)后,从前侧通道显露最初的前外侧通道,并完成关节囊切开。
- 关节囊切开
  - 进入关节腔后,用香蕉刀或beaver钩刀在关节镜监视下切开关节囊(技术图2,视频1)。
  - 必须行关节囊切开,以使髋关节内的器械有足够的活动度。
  - 关节囊横行切开通常需要将前外侧与前中或改良前侧入口相连。
    - 如果想在手术结束时缝合横行切开的关节囊,要尽可能保留近端组织瓣。
  - 关节囊T形切开可用于处理外周间室大的凸轮型损伤。
    - 手术结束时必须修补T形切开的关节囊。
- 中前侧
  - 前外侧和前侧入口之间以远,大约呈45°角。
  - 用于置入锚钉或进入外周间室。
  - 如果要做关节囊T形切开也可用该通道。
- 辅助通道
  - 见前文对建立通道的描述。
  - 建立辅助通道的步骤是一样的。

诊断性关节镜

- 全面的髋关节诊断性关节镜顺序和常规关节镜一样(探查结构的顺序不重要,重要的是所用的方法要一致)。
- 对中央间室做诊断性关节镜时需在松开牵引前完成修补,然后进入外周间室。
- 牵引下探查所有中央间室的结构,然后松开牵引探查外周间室(列表不完全):
  - 中央间室(技术图3A)
    - 盂唇、髋臼关节软骨、圆韧带、股骨头关节软骨、游离体
  - 外周间室(技术图3B)
    - 内侧滑膜襞、内侧股骨颈、中央股骨颈、外侧股骨颈、外侧滑膜襞、外侧沟和内侧沟
- 其他区域列在下面,但本章不做详细描述:
  - 转子周围间隙
  - 臀下间隙
  - 髂腰肌腱

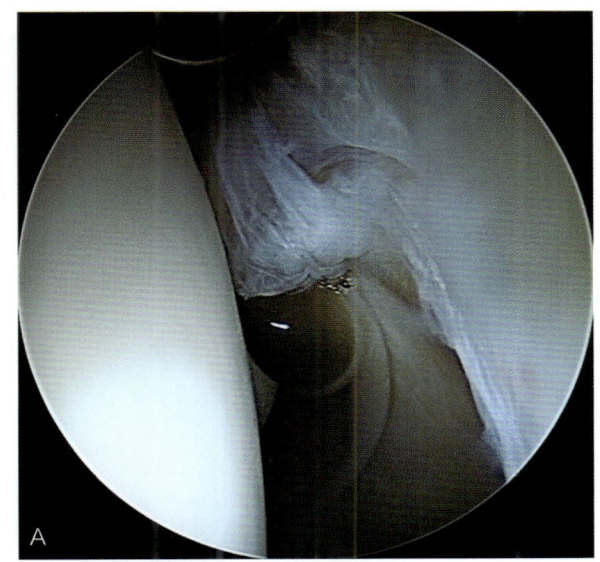

技术图3 A. 中央间室。撕裂的盂唇、股骨头、髋臼关节软骨剥脱。

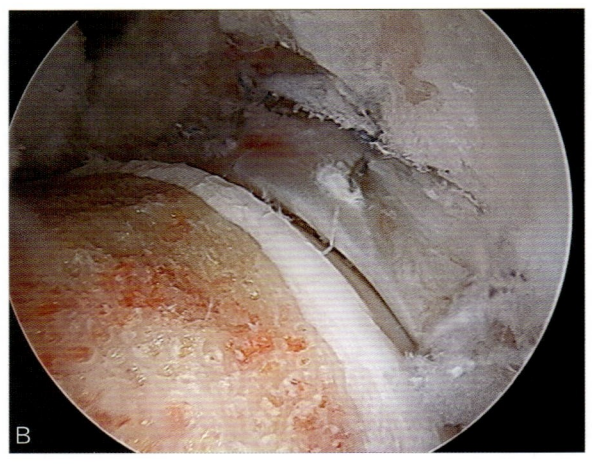

技术图3（续） B. 经前外侧入口显示盂唇修补及股骨成形后。

盂唇修补或清理（视频2）

- 笔者推荐通过修补盂唇以重建其负吸-密封功能（技术图4A）。
- 如果需要盂唇清理，要联合使用刨刀和射频以去除病变组织，并尽可能多地保留健康、稳定的组织。
- 去除游离体，必要时行软骨成形和微骨折术。

- 修补
  - 采用缝线锚钉或无结锚钉（根据术者个人喜好）。
  - 修补的目的是将盂唇修补至髋臼关节边缘，以恢复盂唇解剖结构以及负吸-密封功能（技术图4A）。
  - 如果可能的话（取决于盂唇质量和大小）应做垂直褥式或基底部缝合，因为这样能够更好地恢复盂唇的解剖特点[8]（技术图4B）。

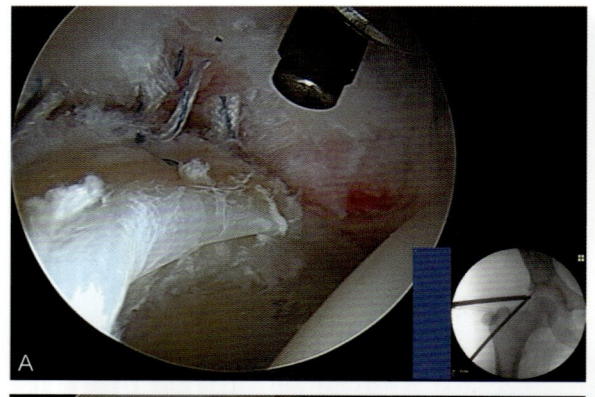

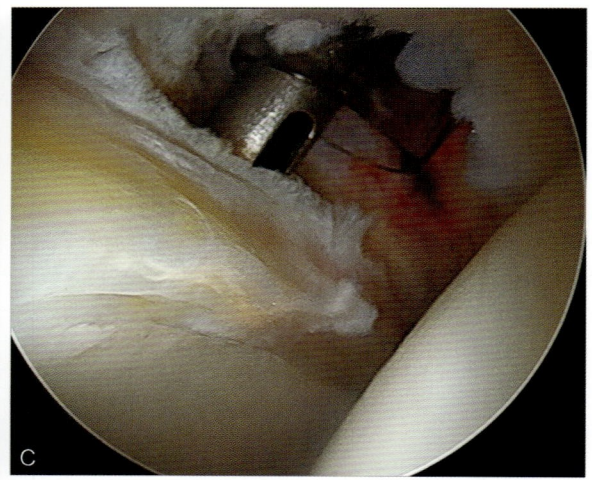

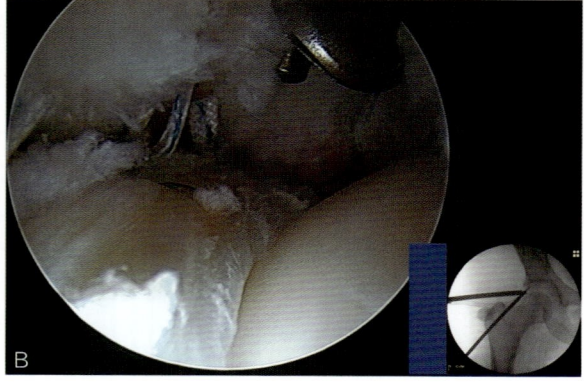

技术图4　A. 从前外侧入口观察修复的盂唇。牵引松开后，盂唇的负吸-密封功能已恢复。B. 盂唇修复时采用垂直褥式缝合修复盂唇-软骨交界处。垂直褥式缝合可避免减弱盂唇的封闭功能。C. 从中前入口向髋臼缘放入钻头导向器。注意不要使盂唇外翻，也不要穿透软骨下骨板。

- 将盂唇自髋臼掀起,尽可能保留盂唇-软骨交界处。
- 必要时做髋臼成形/臼缘修整,去除髋臼缘骨皮质,为盂唇修补提供健康的界面。
- 经中前通道以与髋臼缘呈30°~45°角置入锚钉(技术图4C)。
- 从前外侧通道观察,由前侧(内侧)向前外侧置入锚钉。
- 将缝线的一侧经盂唇下方在盂唇-软骨交界处穿过,再经盂唇回抽,从而完成垂直褥式缝合。
  - 也可以在盂唇周围穿一次缝线,形成"环扎样"缝合。
- 穿线→回抽→打结,然后处理下一枚锚钉,依次重复。
- 保持线结远离关节面(技术图4B,视频3)。

髋臼成形/髋臼缘修整

- 牵引下修复盂唇时通常先做这一步。
- 髋臼成形时也可以不做盂唇剥离或修复。
- 髋臼成形的位置和深度要依据术前计划。
- 圆形磨钻(侧方修整)或平头磨钻(末端或侧方修整)(技术图5)。
  - 关节镜下联合使用起子、磨钻、刨刀和射频,清除髋臼缘周围覆盖的骨膜。
  - 利用透视引导髋臼修整(良好的髋关节正位片对于准确的修整至关重要)。
- 小的软骨缺损可直接修整至损伤软骨边缘。
- 髋臼成形时注意保留盂唇。
- 臼缘切除时要切忌切除过多,以免造成医源性不稳。

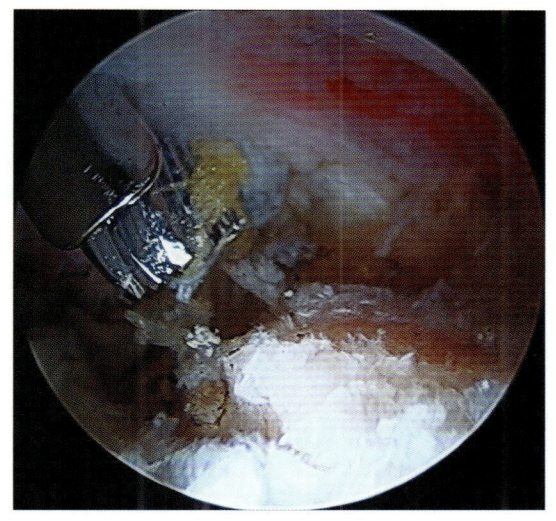

技术图5 经前外侧入口观察,用平头磨钻进行髋臼成形。股骨头位于左侧,磨钻在髋臼缘。

股骨成形

- 完善术前计划,明确股骨成形时需切除的骨量和位置(视频4)。
- 中央间室手术完成后放松牵引,进入外周间室。
- 通过切开关节囊进入外周间室。
- 屈髋45°,轻度外展,放松关节囊,以便进入外周间室及头-颈交界处[4]。
- 下肢内旋能更好地显露外侧。
- 首先在关节镜下对凸轮畸形进行评估、定位并确认能否处理(技术图6A)。
- 用球形磨钻先从近端沿关节边缘轻轻磨锉(常与生长板一致,但并非总是如此)(技术图6B)。
- 成形时从前侧向前外侧再向外侧,从近端向远端,先在近端磨出一个模板,然后向远端沿股骨颈轻轻磨锉[4]。
- 根据需要切除的区域,在前外侧、中前和前侧通道之间切换显露和工作通道。
- 股骨成形结束时需进行动力性评估:将髋关节置于撞击体位以确认骨性接触是否已消除。
- 如果畸形过大或位于远端和外侧,可能需要将关节囊T形切开。
  - 股骨成形结束后用侧侧缝合关闭T形切开的关节囊(视频5)。

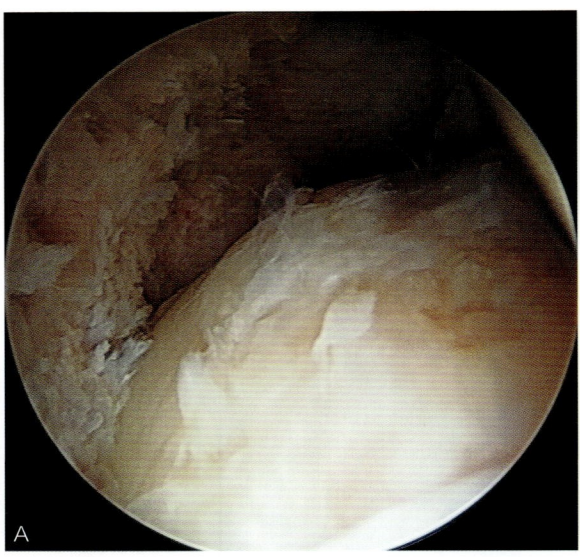 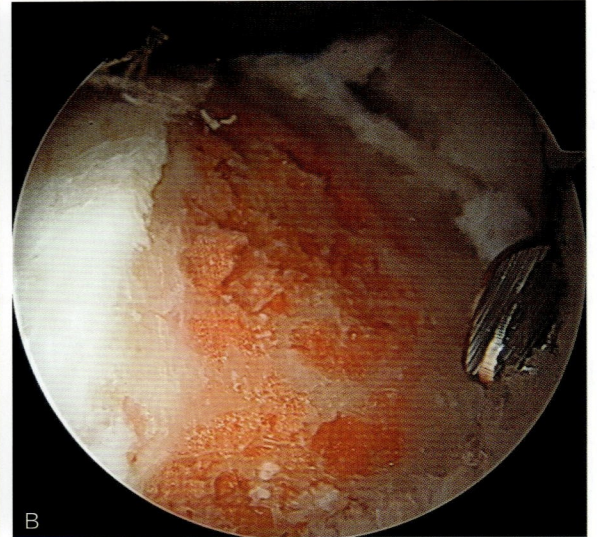

技术图6　A. 股骨成形前经前外侧通道观察凸轮型损伤。B. 经前外侧入口显示股骨成形后，凸轮型损伤已去除。

游离体

- 髋关节内的游离体位于中央间室及外周间室。
- 从中央间室去除所有游离体通常需要使用后外侧通道[9]。
- 彻底检查外周间室，去除所有游离体。

微骨折

- 通常用于髋臼软骨缺损。
- 在微骨折区域用刮匙和刨刀修出稳定的软骨边缘，并去除软骨钙化层。
- 备好各种角度的微骨折器。
  - 但要特别当心操作角度以避免损伤髋臼。

髂腰肌弹响（髋关节内弹响）

- 髂腰肌腱可在股骨头或髂耻线表面形成弹响，并导致疼痛。
- 可在中央间室内关节水平经关节囊松解肌腱，也可在小转子处进行囊外松解。
- 松解时可使用射频或钩刀。

要点与失误防范

手术铺巾前先确认关节能否牵开，然后再松开前缘；铺巾后开始手术时再牵开。这样可以将牵引时间缩减到最低	中央间室操作完成后松开牵引，通过切开的关节囊观察盂唇修补状况
经前外侧入口置入第一根导针后，在X线透视下取出再插入，以确认没有穿过盂唇	屈髋、轻度外展位，通过切开关节囊观察外周间室，确认股骨成形能否完全处理凸轮型损伤
需要时要果断使用X线透视，特别是在学习曲线的早期，直到熟练了通道和器械置入	如果不能完全显露凸轮畸形，可在中前入口将关节囊T形切开。手术结束时必须进行侧侧缝合
置入锚钉时在不穿透软骨下骨的情况下尽可能靠近髋臼边缘，以避免盂唇外翻。钻孔时与髋臼成30°～45°角	股骨成形完成后要经前侧和前外侧通道在关节镜下进行动力性评估，明确凸轮切除是否解决了骨性撞击
要充分显露白缘以便正确地将锚钉置于髋臼边缘	所有锚钉通过中前通道置入，然后采用垂直褥式缝合盂唇

术后处理

- 门诊手术,出院时需佩戴腋杖及髋关节支具。
- 术后第一周到10天在家里进行持续被动运动。
- 行盂唇清理患者,无论是否存在FAI,均需使用腋杖1~2周。
- 盂唇修复患者,用腋杖保护性负重2~4周。
- 术后1周开始理疗。
- 整个康复期进行正规的理疗和家庭康复。

结果

- 多项研究显示髋关节镜治疗FAI可获得优良的疗效。
- 一项系统综述显示,12项研究中有10项髋关节镜治疗患者优良率在75%以上。
- 手术成功的关键因素之一是手术时关节炎所处的分期。

并发症

- 文献中报道的并发症发生率较低。
- 医源性
  - 套管或器械导致的软骨损伤
  - 锚钉置入位置错误导致的损伤
  - 医源性不稳(髋臼切除过多或关节囊缺损或两者同时存在)
- 神经源性
  - 体位:阴部神经
  - 牵引:坐骨神经
  - 入口:股外侧皮神经
  - 区域疼痛综合征
- 手术
  - 医源性损伤
  - 固定失败
  - 修复盂唇内移
- 术后
  - 深静脉血栓形成
  - 骨折:股骨颈磨除过多
- 其他
  - 股骨头坏死
  - 关节僵硬

(黄轶刚 译,杜大江 审校)

参考文献

[1] Alwattar BJ, Bharam S. Hip arthroscopy portals. Op Tech Sports Med 2011:19(2):74-80.

[2] Botser IB, Smith TW, Naser R, et al. Open surgical dislocation vs. arthroscopy for femoroacetabular impingement: a comparison of clinical outcomes. Arthroscopy 2011;27:270-278.

[3] Byrd JW. Hip arthroscopy: applications and technique. J Am Acad Orthop Surg 2006:14(7):433-444.

[4] Byrd JW, Jones KS. Arthroscopic femoroplasty in the management of cam- type femoroacetabular impingement. Clin Ortho Relat Res 2009;3:739-746.

[5] Byrd JW, Pappas JN, Pedley MJ. Hip arthroscopy: an anatomic study of portal placement and relationship to the extra- articular structures. Arthroscopy 1995;12:603-612.

[6] Fergunson SJ, Bryant JT, Ganz R, et al. The acetabular labrum seal: a poroelastic finite element model. Clin Biomech 2000;15:463-468.

[7] Ito K, Leunig M, Keller I, et al. Impingement-induced damage of the acetabular labrum: a possible initiator of hip arthrosis. Eighth Annual Meeting, European Orthopaedic Research Society, 1998:55.

[8] Kelly BT, Weiland DE, Schenker ML, et al. Arthroscopic labral repair in the hip: Surgical technique and review of the literature. Arthroscopy 2005;21:1496-1504.

[9] Krebs VE. The role of hip arthroscopy in the treatment of synovial disorders and loose bodies. Clin Ortho Relat Res 2003;406:48-59.

[10] Nepple JJ, Prather H, Trousdale RT, et al. Diagnostic imaging of femoroacetabular impingement. J Am Acad Orthop Surg 2013;21:S16-S19.

[11] Parvizi J, Leunig M, Ganz R. Femoroacetabular impingement. J Am Acad Orthop Surg 2007;15:561-570.

[12] Sanchez-Sotolo J, Trousdale RT, Berry DJ, et al. Surgical treatment of developmental dysplasia of the hip in adults: I. Nonarthroplasty options. J Am Acad Orthop Surg 2002;10:321-333.

第6章 股髋撞击症的关节镜治疗
Scope for Femoroacetabular Impingement

Christopher M. Larson and Patrick M. Birmingham

定义

- 股髋撞击症（FAI）是股骨近端与髋臼缘异常接触的结果。
- 畸形出现在股骨端或髋臼端，但更多见双侧同时发生。
- 异常接触可以导致髋臼软骨和（或）盂唇的损伤，如果不加以治疗，会引起髋关节疼痛并使受累髋关节逐渐发生弥漫性骨性关节炎[1,7,9]。

解剖

- 生理活动范围内（ROM），正常股骨近端和髋臼并不发生关节接触。
- 然而对 ROM 的需求取决于所进行的活动，久坐的人所需活动范围较小，某些运动如跳舞、芭蕾及曲棍球守门员则需要极度的活动范围。
- 正常的髋臼前倾 12°~16.5°。
- 正常髋臼以形似眼眉状的臼顶负重区覆盖股骨头，其深度应不引起撞击（过度覆盖）及不稳（发育不良或覆盖不足）。
- 股骨近端有球形的头-颈结构，使关节在生理活动范围内不产生撞击。
- 正常的股骨颈干角是 120°~135°，股骨颈的前倾角一般是 12°~15°。
- 髋臼盂唇的功能是对股骨头形成一个液体负压封闭[8]。
- 了解并重视支持带血管的位置至关重要，它已被证实进入股骨颈的前侧和后外侧部分并提供股骨头的大部分血供。
- 关节囊是髋关节重要的稳定结构，应当予以保留和修复以维持软组织稳定性，特别是存在发育不良、关节过度活动以及结缔组织疾病时[3]。

发病机制

- FAI 主要有两种发病机制：钳夹型与凸轮型撞击[1,7,9]。
- 钳夹型撞击是异常的髋臼缘与正常的股骨头-颈交界处发生接触的结果（图 1A）。
  - 典型的钳夹型撞击是髋臼过深，前方局部过度覆盖（髋臼后倾），或者比较少见的后方过度覆盖导致的结果。
  - 这导致髋臼盂唇挫伤及退变性撕裂，最终导致盂唇骨化与后方髋臼软骨对冲性损伤。

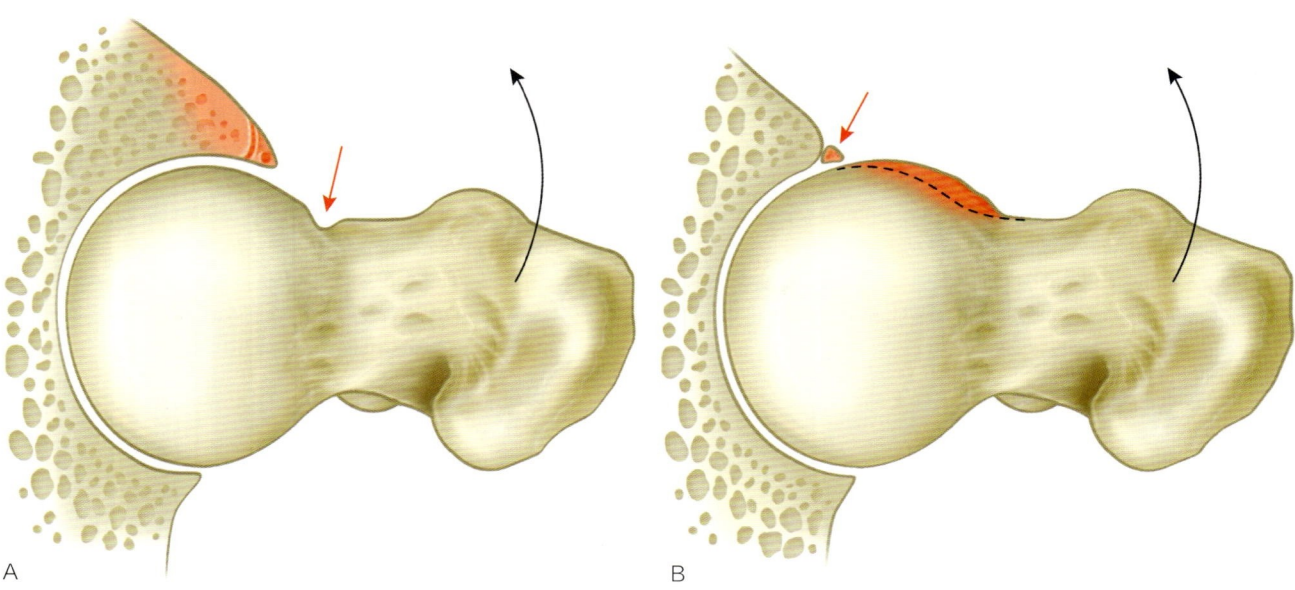

图1 A. 钳夹型撞击是异常的髋臼缘与正常的股骨头-颈交界处发生接触导致的。B. 凸轮型撞击是异常的股骨头-颈连接部和正常的髋臼发生接触导致的。

- 髋臼整体的过度覆盖多见于女性,而髋臼后倾更多见于男性。
- 凸轮型撞击是异常的股骨头-颈连接部和正常的髋臼盂唇发生接触的结果(图1B)。
  - 异常的股骨头-颈连接部通常继发于非球形的前外侧头-颈连接,但也可能继发于股骨头骨骺滑脱、股骨后倾、髋内翻、复位不佳的股骨颈骨折,以及较为少见的后侧股骨头-颈部畸形。
  - 凸轮型撞击会引起前上方髋臼的剪切应力,有时候会导致髋臼软骨分层和盂唇剥脱或撕裂。
  - 虽然报道称凸轮型撞击在年轻男性运动员中更多见,钳夹型撞击则更多见于中年女性,但是大部分股髋撞击症患者会同时发生凸轮型和钳夹型撞击。
- 近年来,对关节外来源的撞击有所认识。
  - 髂前下棘撞击症作为一种髋臼来源的撞击已被逐渐认识。
  - 髂前下棘为股直肌直头的起点,撞击可继发于以往的撕脱性损伤、骨盆截骨术或由发育所致的髋臼后倾[12,18,26]。
  - 坐骨股骨撞击症是一种少见的股骨近端撞击,发生于小转子和坐骨结节之间。
  - 股方肌位于该间隙内,当间隙减小时会受到压迫。
  - 小转子和坐骨结节之间的正常距离是20 mm。坐骨股骨撞击症患者该距离可减少到13 mm左右。
  - 此外,女性由于坐骨结节较为宽大,发生风险更高。

自然病程

- 由于还没有在症状出现之前对这类患者进行前瞻性纵向研究,因此未经治疗的FAI发展为骨性关节炎的可能性尚未可知。
- 超过600例采用髋关节外科脱位治疗FAI患者的临床经验显示:这种疾病与进行性髋臼软骨退变、盂唇撕裂以及进行性骨关节炎紧密相关[1-3]。
- 目前已经普遍接受的观点认为许多FAI患者会发生进行性软骨和盂唇损伤,最终导致终末期骨性关节炎。
- 一项流行病学调查结果显示髋臼过深和枪柄样畸形的发生率分为15%~19%与5%~19%,这类人群发展为骨关节炎的相对危险比为2.2~2.4[11]。
- 股髋撞击症特别是凸轮型在男性运动员的发生率可高达90%[14,19]。

病史和体格检查

- 患者多为中青年人(20~40多岁),以腹股沟疼痛、体力活动后加重为主诉。
- 久坐、从椅子上站起、穿鞋袜、进出小汽车、盘腿坐时症状常加重。
- 笔者发现患者的兄弟姐妹、父母亲、祖父母也可能会有髋关节疼痛或骨性关节炎病史,而且患者对侧髋关节还可能有较轻或类似的症状。
- 患者通常会有数月至数年的疼痛,误诊为慢性下腰部疾病、髋部屈肌扭伤以及运动疝,并且常常在进行其他手术治疗后疼痛却未见缓解。
- 体格检查应当包括以下几项检查:
  - 髋关节活动度评估:整体运动范围受限提示有晚期骨性关节炎。
  - 前侧撞击试验:腹股沟疼痛表明髋臼前外侧缘病变。
  - 后侧撞击试验:腹股沟疼痛或后外侧疼痛提示髋臼后外侧缘病变。
  - 伸髋/外展与屈髋/外展提示外侧病变。
  - FABER试验:FABER是指屈曲、外展、外旋髋关节。如果膝关节外侧到检查床之间的距离变大就提示有股髋撞击症。
  - 髂前下棘撞击可出现直腿抬高时疼痛,屈髋受限,髂前下棘常有压痛且可诱发屈髋导致的不适。
  - 坐骨股骨撞击时,伸髋、内收及外旋时可诱发症状。

影像学和其他诊断性检查

- X线片检查应当包括骨盆正位片、骨盆蛙位片,45°改良Dunn侧位或穿桌侧位片,假斜位片。
- 骨盆正位X线片尾骨至耻骨联合的距离应为0~2 cm,并且尾骨中心正对耻骨联合,以便准确评价髋臼前后倾。
- 在骨盆正位片上可测量如下参数(图2A):
  - 外侧中心边缘角(LCEA):正常为25°~40°,可用于区分髋臼过深或髋臼发育不良。
  - 交叉征:表明存在髋臼后倾,可为髋臼前缘局部过度覆盖或髋臼后上方覆盖不足。
  - 后壁征:表明存在髋臼后方覆盖不全(髋臼后倾)。
  - 髂前下棘延伸至形似眼眉状的白顶负重区以下及皮质硬化性改变:提示有髂前下棘撞击。
- 股骨头-颈偏心距减小与非球形形态:提示存在凸轮型撞击。
  - 股骨颈干角减小表明髋内翻,可能会造成撞击。
- 骨盆蛙位片、45°改良Dunn侧位和(或)伴有15°内旋的穿桌侧位片可用于以下评估:
  - α角:正常情况下<50°~55°(前外侧隆起/非球形股骨头-颈连接部,图2B)。
  - 股骨头-颈偏心距和偏心距比率:正常股骨头-颈偏心

距>8～11 mm,正常股骨头-颈偏心距比率>0.15。
- 股骨头-颈部囊性变及硬化。
- 假斜位片用来评价:
  - 前侧中心边缘角:提示髋臼前方覆盖过度或不全。
  - 髂前下棘向前方和远端过度延伸:正常髂前下棘远端位于髋臼缘的近侧。
  - 前、后侧关节间隙。
- MRI关节造影有利于评价以下指标:
  - 盂唇和软骨病变、髋臼前后倾以及股骨头-颈交界处畸形,这些都可以在轴位像特别是辐射状扫描图像中得到最好的显示(图2C)。
  - 股骨颈前后倾:股骨颈后倾/向后扭转可导致撞击的发生,而过度前倾/向前扭转可导致关节不稳;测量时还需要进行远端股骨髁的扫描。
  - 股骨头-颈连接部的滑膜疝凹和撞击性囊肿偶尔也提示存在FAI。
  - 麻醉剂与含钆的造影剂一起注射到髋关节内,在注射后的最初数小时内即予以手法刺激,若疼痛暂时得到缓解则可以明确疼痛来源于髋关节。如果注射的液体量大,有时会由于关节囊膨胀而导致疼痛加重。因此,诊断性注射时可仅使用少量的麻醉剂(<5 ml)。
  - 股骨小转子和坐骨结节之间的正常距离是20 mm。坐骨股骨撞击症患者该距离可减小至13 mm左右。
- 三维CT扫描也很有价值,适用于所有或部分选择性的患者。
  - 可精确反映撞击区域。
  - 在轻度FAI、怀疑非常见部位FAI(如后侧股骨头-颈隆起)或者需要翻修的情况下,这项检查可常规进行,以便更好地评价需优先切除的骨质。
  - CT扫描也可以用于评估股骨(需要同时进行远端股骨髁的扫描)和髋臼的前后倾角/扭转角。

鉴别诊断

- 运动疝
- 腰椎疾患
- 妇科或泌尿外科疾病
- 腹腔内疾病
- 髋部屈肌疾患或髂腰肌弹响
- 髂胫束病变或弹响
- 其他关节外肌腱病变
- 外展肌/臀中肌/臀小肌病变
- 骨盆应力性骨折
- 发育中骨骼的骨突炎或骨突损伤
- 与FAI无关的关节内病变
- 髋关节外撞击
- 神经源性疾患

非手术治疗

- FAI的非手术治疗包括改变活动,避免引发疼痛的活动,如深度屈髋、激烈的屈髋负重训练,以及其他会加重症状的体育运动;消炎镇痛药,部分患者可进行关节内注射。
- 早期关节内病变进展时常没有症状,值得关注的是,如果不进行手术治疗,可能会发生严重的盂唇软骨损伤并最终导致骨关节炎,尤其是存在大的凸轮畸形时。
- 对于髋关节已经退变并出现关节间隙狭窄的患者,在行全髋关节置换术之前最好先进行非手术治疗,包括调整活动方式、躯干力量训练,有时也可向关节内注射皮质类固醇药物或透明质酸。

手术治疗

- 体格检查和影像学检查符合FAI表现。

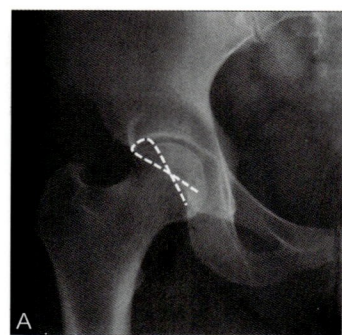
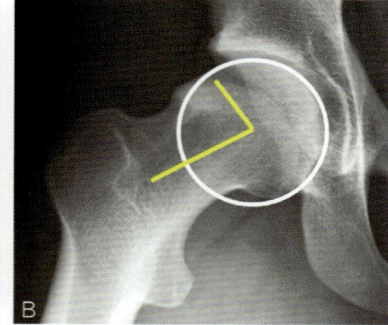
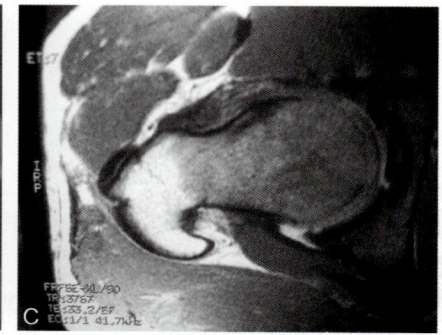

图2　A. 交叉征(白虚线)表明存在髋臼后倾。B. 凸轮型撞击时α角增大。C. MRI轴位片显示股骨头-颈交界处前外侧隆起。

- 尽管调整活动方式，但疼痛仍然存在。
- 不能或不愿意调整活动方式以缓解疼痛的患者。
- 退行性改变非常轻微甚至没有。
- FAI关节镜手术与开放手术的比较（表1）。
- 没有严格指征表明究竟选择关节镜还是切开手术，这通常取决于医生通过各种方法矫正畸形的能力。
- 后方为主的股骨畸形，关节外转子-骨盆撞击，以及FAI合并发育不良伴有明显关节不稳表现时，最好采用开放手术。

表1　关节镜与切开手术治疗股骨髋臼撞击症指南

钳夹型撞击
外侧中心边缘角
通常矫正到30°～35°
>25°，关节镜下髋臼缘成形
20°～25°，避免髋臼缘外侧成形
16°～20°，可考虑行骨盆截骨术
前侧中心边缘角
<20°，避免髋臼缘前侧成形
中度到重度的髋臼后倾应考虑行骨盆截骨术
16°～20°，可考虑行骨盆截骨术
凸轮型撞击
如果股骨颈部需要切除的范围>30%才能恢复到正常的α角，应考虑同时行股骨截骨术（如严重的枪柄样畸形或者股骨头骨骺滑脱）
如果有明显的股骨颈后倾或者髋内翻，在股骨头-颈部成形后撞击依然存在，应考虑同时或者分期行截骨术
股骨头-颈部后侧撞击的治疗具有挑战性，这取决于术者的经验，通常采用髋关节外科脱位会更容易处理
高位股骨大转子、过度的股骨颈前倾（后侧撞击）或者股骨颈后倾（前侧撞击）会导致关节外的转子骨盆撞击症，通常采用髋关节外科脱位来治疗

- 与开放手术相比，关节镜手术可能使部分高水平运动员更早地恢复运动[29]。

术前计划

- 首先，要行X线透视，应放平骨盆，使术前骨盆正位影像位于中心，能够显示髋臼前后壁的关系。随后用六个特殊投射全面评价股骨头-颈结合部。三个投射在伸髋位（外旋位，中立位，内旋位）拍摄，以评价头-颈交界处外侧和内侧；三个投射在屈髋30°～40°（中立位，30°外旋位，50°外旋位）拍摄，以评价股骨头-颈交界处前、后部。
- 通过屈髋外旋并外展，以及伸髋并内外旋及内收进行动态X线透视评估，有时可以显示髋臼在股骨近端上的撞击，并引起关节的真空效应如同股骨近端从髋臼被撬出一样。

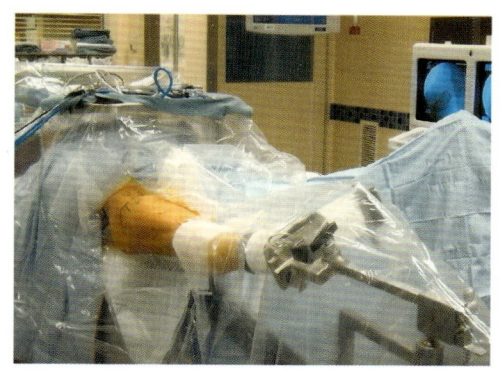

图3　手术侧肢体位于外展中立位、轻度屈髋及内旋。非手术侧外展位，轻度牵引，厚实的会阴柱保护会阴区域。

体位

- FAI关节镜手术治疗标准的手术体位有：仰卧位或侧卧位。
- 笔者比较喜欢用仰卧位，轻度屈髋，外展中立及内旋（图3）。

入路

- 采用标准的大转子前外侧通道和前侧或前正中通道就可以进行大部分手术，偶尔也会使用大转子后外侧或远侧辅助通道（图4）。

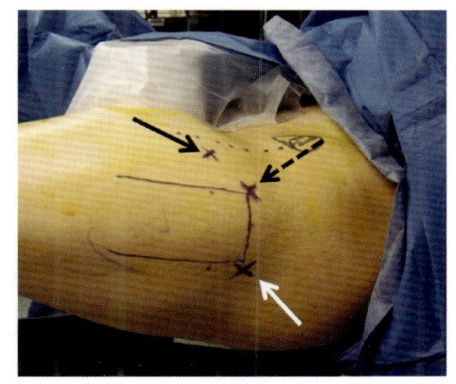

图4　关节镜治疗FAI的标准通道，包括前外侧通道（黑虚线箭头）、前正中通道（黑箭头）及偶尔使用的后外侧通道（白箭头）。

诊断性关节镜

- 首先评价髋关节内结构,包括髋臼盂唇、髋臼、股骨头软骨、卵圆窝、圆韧带;髋臼横韧带;关节囊(技术图1A、B)。
- 对外周间室评价包括股骨头-颈交界处以及股骨颈直至关节囊反折处/外周关节囊附着部,盂唇,轮匝带及内外侧滑膜襞(技术图1C)。
- 病理表现有助于明确病理机制,前上方软骨分层常提示凸轮型撞击(技术图1D),盂唇瘀斑、撕裂及髋臼后方软骨线样磨损提示钳夹型撞击。髂前下棘区域局灶性盂唇和关节囊挫伤表明存在髂前下棘撞击。重要的是要了解通常存在多种病理机制,因此可同时出现多种病理表现。此外,在髋臼发育不良时也可见到同样的表现(技术图1E)。

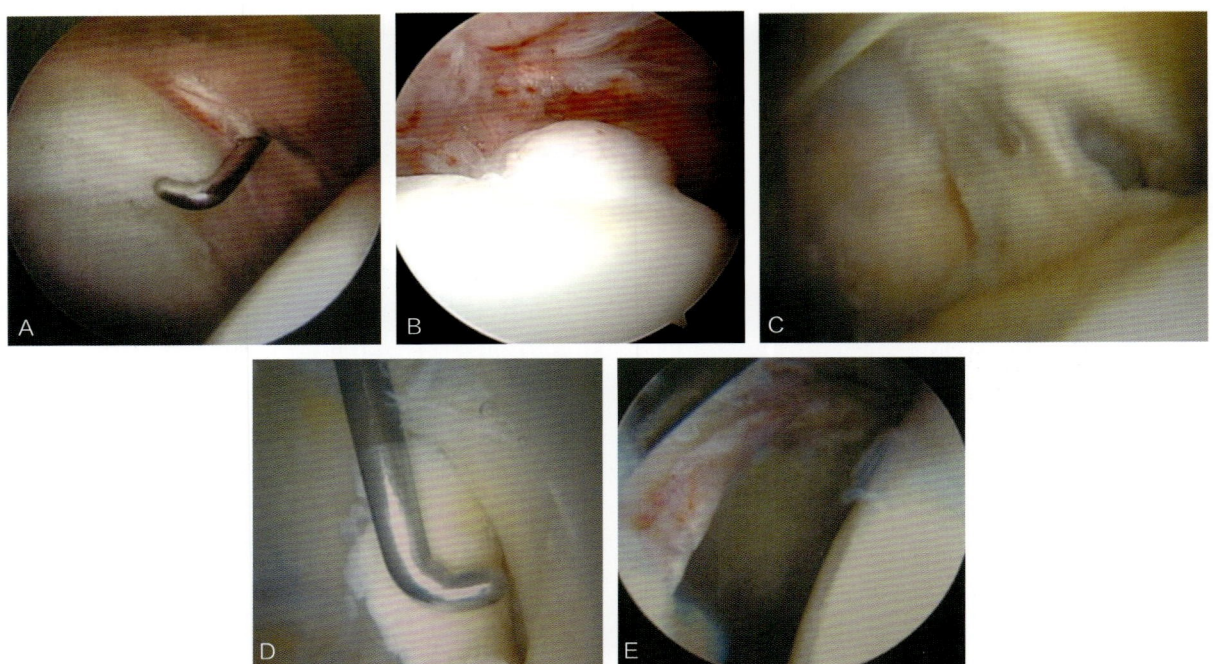

技术图1 A. 从前外侧通道显示前外侧盂唇,髋臼(左)及股骨头(右)。B. 显示卵圆窝(上),圆韧带(中),股骨头内侧(下)。C. 从前侧通道显示外周间室,包括轮匝带(上),股骨颈和内侧滑膜襞(中),股骨头-颈交界处(下)。D. 髋臼前上方软骨分层表明凸轮型撞击。E. 广泛盂唇瘀斑表明钳夹型撞击。

钳夹型撞击

- 存在钳夹型撞击时,盂唇可见瘀斑(技术图2A)、盂唇内囊肿,退变性撕裂及钙化;可看到其深面的髋臼缘凸起/髋臼缘骨折。
- 应尽可能保留盂唇以保持其潜在的密封功能。
- 如果盂唇存在不可修复的撕裂,应仔细或选择性清理盂唇;但盂唇边缘通常都是完整的,可以进行修复或固定。
- 如果盂唇可以进行修复或固定,笔者通常切除髋臼过度覆盖区域但不剥离盂唇(技术图2B、C),仅在治疗较为严重的局部或整体过度覆盖时才会剥离盂唇。
- 将关节囊从髋臼缘掀开,盂唇仍然附着于髋臼缘软骨的边缘。
- 也可以用钩刀和刨刀自外周缘至关节软骨侧将盂唇仔细地从髋臼缘剥离。
- 在尽可能剥离盂唇的同时要注意不要向关节软骨侧切得过深,否则会导致髋臼关节软骨剥脱。
- 对局灶性过度覆盖的臼缘修整通常从前侧通道至12点位置。臼缘的修整范围变化较大,应根据术前影像及与钳夹型撞击相符合的术中所见决定。

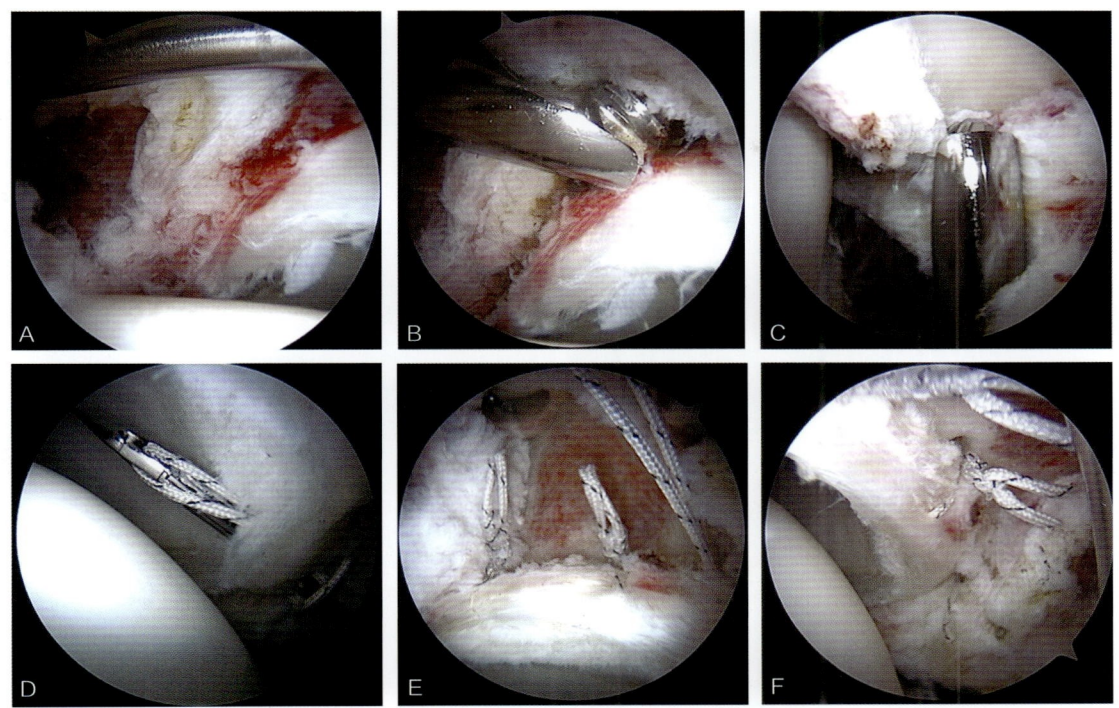

技术图2 A. 左髋外周盂唇瘀斑，表明为钳夹型FAI。B. 从中前通道用磨钻修整髋臼缘。C. 从前外侧通道放入磨钻，在不剥离盂唇的情况下完成该例髋臼缘修整。D. 以褥式缝合置入锚钉，将缝线的一端从盂唇-软骨交界处（图）置入，然后自盂唇基底部抽出。E. 从前外侧通道显示髋臼缘修整及3枚锚钉修复后。F. 从前正中通道显示盂唇修复后的最终状态。

- 笔者对髋臼缘的切除更加慎重，特别是存在髋臼后倾时。笔者切除髋臼缘时尽量使外侧中心边缘角不小于30°～35°范围，通常保留股骨头前方覆盖为35%～40%，后方为40%～50%。再次申明，髋臼切除的范围是非常多变的，应取决于术前影像、术中病变及动力学评价。
- 如果髋臼缘修整后仍有区域存在4度软骨软化，应对裸露骨质行微骨折术。
- 缝合锚钉（通常2～4个）置于髋臼关节边缘外1～2 mm置入，注意不要打到关节内及穿透髋臼前壁。如果固定整个盂唇或需行盂唇重建时，最多可用到5～8个锚钉。缝线先从盂唇基底部穿过，然后穿过盂唇或从盂唇表面抽出，用标准的打结技术将盂唇固定于髋臼缘（技术图2D～F）。
- 笔者通常采用基底部褥式缝合，这样可以更好地恢复盂唇的密封功能。如果盂唇较小/发育不全，可进行简单的环扎缝合以避免盂唇进一步损伤。
- 注意将线结打在盂唇关节囊侧，以避免突出的线结在负重或全范围活动时损伤股骨头关节软骨。

髋臼小骨/髂前下棘及坐骨股骨撞击

- 有时髋臼小骨或臼缘骨折与局灶性前侧/后外侧过度覆盖有关，通常与髋臼相连，位于盂唇外周或后方。
- 显露髋臼小骨，用磨钻在纤维软骨于真正髋臼附着处之外将其去除，视情况决定是否清理或固定盂唇，通常能够保留盂唇。如果髋关节有发育不良，稳定骨块可不予处理，或关节镜辅助下部分切除后用空心螺钉固定[20]。如果存在髂前下棘撞击，前方臼缘切除范围要向近端扩大以显露并减压隆起的髂前下棘。
- 有时可以通过内侧关节囊额外开窗以便于向更近端切除。这样对于较大的髂前下棘畸形可以做更广泛的切除，并能够用于在手术结束时缝合关节囊。
- 严重的坐骨股骨撞击症患者，可通过开放或关节镜手术磨锉小转子以扩大坐骨股骨间的距离，或将腘绳肌自坐骨结节上剥离后行坐骨外侧减压。

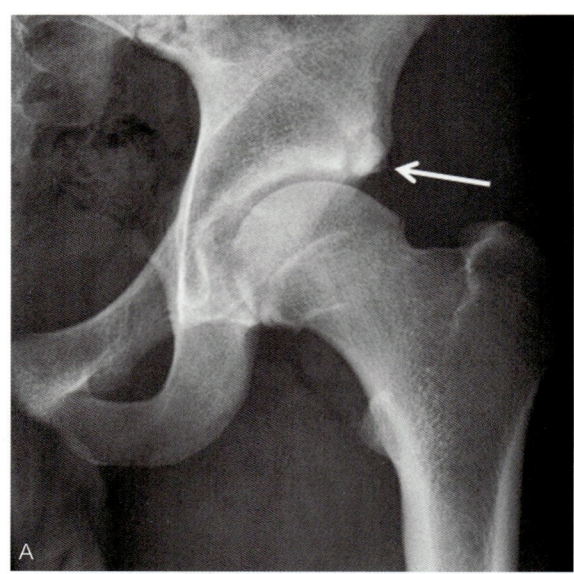
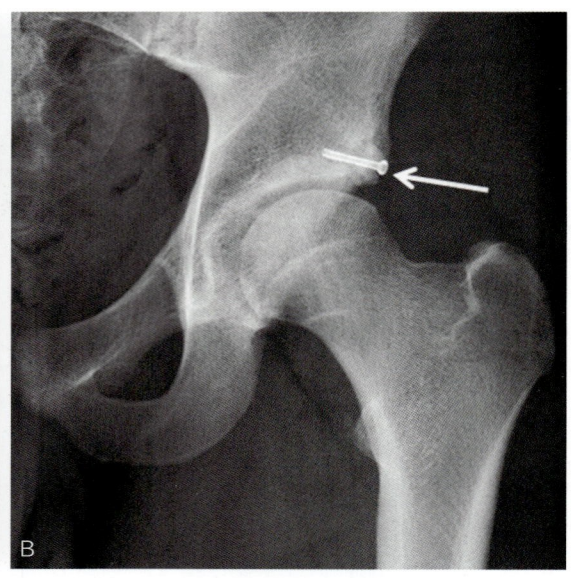

技术图3 尽管大多数臼缘骨折或髋臼小骨可以切除,如果有助于髋关节稳定性(A,箭头),也可不处理稳定骨块,或将关节镜辅助下空心螺钉内固定(B,箭头)作为FAI手术治疗的一部分。减压点取决于坐骨股骨撞击程度和位置。

凸轮型撞击

- 显露股骨头-颈交界处可用大范围的关节囊切开、关节囊切除或小的关节囊窗。
- 笔者喜欢采用从前侧通道到前外侧通道做广泛的关节囊切开,并延伸至后外侧通道处(技术图4A)。
- 笔者发现采用该技术及细致的关节囊显露,可将股骨侧从内测滑膜襞至外侧滑膜襞进行减压,超过血管近端的滑膜襞,远端至大转子或关节囊反折部水平。此外,手术结束前要将切开的关节囊部分或完全修复,必要时可折叠缝合。
- 还可以采用T形关节囊切开以显露凸轮畸形处,但笔者发现一般不需要。这样会进一步损伤关节囊,需要在股骨颈成形完成后进行修补。
- 中央间室操作完成后,松开牵引,将髋关节屈、伸、外展及内收并伴随不同度数的内、外旋,可显露外周股骨头-颈交界处及凸轮畸形。
- 正常头-颈交界处接近球形(技术图4B),而凸轮畸形头-颈交界处为蛋形、扁平或凸起(技术图4C)。
- 凸轮畸形通常被外观貌似正常、但存在不同程度象牙化的关节软骨覆盖,严重的病例头-颈交界处退行性改变更为明显,可伴有裂纹及骨内囊肿。
- 需要辨认内外侧滑膜襞(技术图4D)。
- 动力性评价凸轮型撞击及撞击区域。
- 用5.5 mm磨钻修整前外侧隆起部位,以增加偏心距,恢复头-颈交界处的球形,消除运动时的撞击(技术图4E)。
- 股骨成形将凸面修成凹面时,应尽可能在更大的活动范围内保留盂唇密封功能。
- 近期有尸体研究建议股骨颈磨除深度不应超过股骨颈

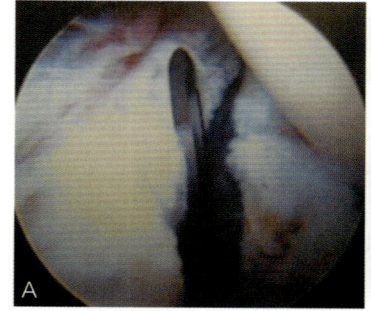
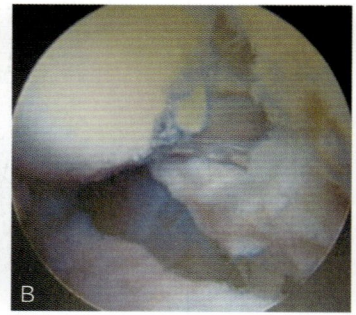
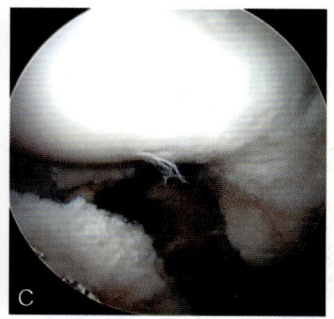

技术图4 A. 广泛关节囊切开显露外周股骨头-颈交界处,可见盂唇(左)和股骨头(右)。B. 关节镜下显示右髋正常、球形的股骨头-颈交界处。C. 凸轮型撞击,可见右髋头-颈交界处为非球形、蛋形。

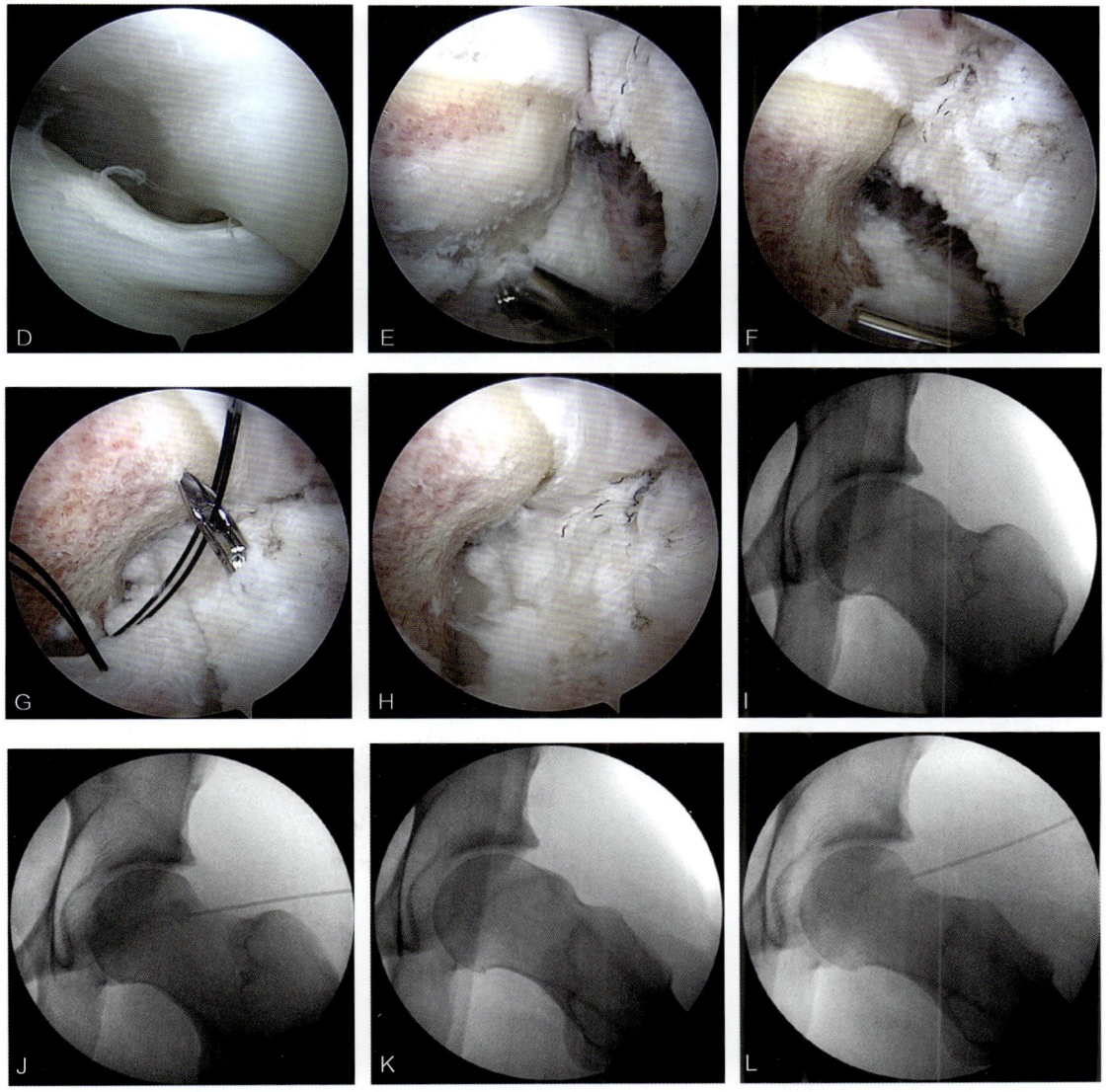

技术图4（续） D. 关节镜下显示左髋外侧滑膜襞（支持带血管的位置）。E. 用磨钻对左髋头-颈交界处切除和成形。F. 左髋股骨成形结束后股骨头-颈恢复正常的球形。G. 左髋股骨成形及髋臼缘修整后用穿线圈缝合切开的关节囊。H. 关节囊缝合4针，手术结束。I~L. 术前及术后正侧位透视确认凸轮畸形减压是否充分。

- 厚度的30%，以最大限度降低术后骨折的风险。
- 前方头-颈交界处成形最好在不同角度的屈髋位上，外侧和内侧头-颈交界处成形最好在适当的牵引下伸髋内旋。
- 伸髋及屈髋下透视以确认内外侧（前后位）和前侧（侧位）切除范围。
- 确保后外侧及前内侧磨除范围位于内、外侧滑膜襞的近端，以避免损伤支持带血管。
- 典型的凸轮型撞击在股骨头-颈交界处沿股骨颈延伸，靠近股骨头关节软骨边缘，超出内、外侧支持带血管区域。

- 关节镜下进行动态评价，包括屈髋内旋（前侧股骨）、伸髋外展及屈髋外展位（外侧股骨），以最终确认股骨颈成形是否足够。
- 用缝合过线器穿过一侧关节囊，将套索经另一侧关节囊拉出，用2~6根可吸收线以该方法缝合关节囊（技术图4F~H）。
- 如果关节囊过度松弛、翻修手术时关节囊质量不佳或结缔组织疾病如Ehlers-Danlos综合征时，可合并使用可吸收线与不可吸收线缝合关节囊。
- 用标准的关节镜打结技术在关节囊外盲法打结。
- 髋关节浸润麻醉，常规关闭切口。

要点与失误防范

指征	• 病史、查体和影像学检查应与股髋撞击症及髋关节相关疼痛一致 • 关节内麻醉注射可用于确认疼痛是否来自髋关节
显露	• 要尽可能多地保留盂唇，避免医源性髋臼关节软骨损伤 • 关节囊切开要足够，以充分显露股骨头-颈交界处，注意保留关节囊组织以方便修复 • 凸轮型撞击髋关节屈伸位置变换可完全显露股骨头-颈交界处凸起

钳夹型撞击	• 髋臼后倾常伴有正常的前方髋臼覆盖，这种情况下无需修整
	  ○ 如果需要修整，通常将髋臼边缘磨除3～5 mm，更多的磨除取决于术前影像及关节镜所见，注意不要造成髋臼覆盖不足
	  ○ 此外，通过更靠远端的通道置入锚钉角度更好，在靠近髋臼软骨边缘时不容易穿入关节内

凸轮型撞击	• 股骨成形要充分(通常5～10 mm)但不能过度，要在镜下反复活动关节进行动态评价，并进行正、侧位影像透视 • 要将股骨凸面修成凹面，从而在髋关节更大范围的活动中保留盂唇密封功能 • 修整前方时最好在屈髋位，外侧和后外侧修整时最好在适当牵引下伸髋内旋
并发症	• 复杂的FAI患者关节镜手术耗时较长，切换牵引和屈髋或松开牵引有助于防止由牵引导致的神经麻痹 • 仔细冲洗所有骨屑，并在术后应用非甾体抗炎药有助于降低异位骨化的发生

术后处理

- 术前及术后摄片确认股骨颈成形及髋臼缘修整是否充分(图5)。
- 术后对活动的限制尚无一致意见，取决于具体的手术过程。
- 笔者建议进行以下活动限制：
  - 股骨近端成形患者使用腋杖保护性负重2～4周，具体取决于骨的质量，2.5～3个月内不要做剧烈活动或跑步。
  - 髋臼缘修整时如果盂唇做了清理，不需要特别制动。
  - 髋臼盂唇修复固定后，2周内足趾触地部分负重，避免肢体外旋。
  - 术后2～4周应避免被动伸髋及外旋关节，保护修复的关节囊。
  - 微骨折术后应足趾触地部分负重4～8周，具体取决于损伤面积。
  - 没有证据支持或反对髋关节支具、防旋靴或连续被动运动机的作用。
- 手术当天或术后第1天开始被动环形运动、静止自行车或连续被动运动机活动。
- 前2个月主要恢复关节的运动范围，步态以及骨盆力线，可进行轻微的核心肌群训练。
- 2个月之后可进行强度更高的核心肌群训练，争取在功能改善的基础上于3～6个月完全恢复体育运动。
- 还要进行更深入的研究，以针对上述不同的手术方式制订最佳康复方案。

结果

- 股髋撞击症早中期结果及系统回顾显示大多数患者疼痛及功能均有改善，且改善程度与手术时骨关节炎程度直接相关[1,2,4,6,7,22-24,27]。
  - 68%～96%患者术后疼痛改善，与采用开放还是关节镜手术无关[2,4,6,22,24]。
  - 一项回顾性研究中，对45名职业及奥林匹克水平的运动员FAI采用关节镜治疗，所有患者症状改善，恢复运动[29]。
  - 另一组研究对320例FAI患者采用关节镜治疗，90%患者撞击症状消失，且对手术疗效满意[10]。
- 一组连续病例研究表明，盂唇修复或再固定疗效优于盂唇清理或切除[7,17]。
  - Larson和Giveans[16]对100例经关节镜治疗的FAI患者进行平均3.5年的前瞻性随访研究，发现盂唇保留患者疗效(Harris髋关节评分、SF-12、疼痛视觉模拟评分)优于盂唇切除患者，且具有统计学差异，两者优良率分别为92%和68%。
  - Krych等[15]在一项随机研究中发现，女性患者术后32个月随访时，盂唇修补组髋关节疗效、日常活动及运动分量表评分明显优于盂唇切除组。
- 缺乏设计完善、长期或随机研究证实手术治疗FAI能否改变骨关节炎的进展。要对开放和关节镜手术对比进行更长时间的随访，才能够更好地明确FAI患者的最佳指征以及手术方式。

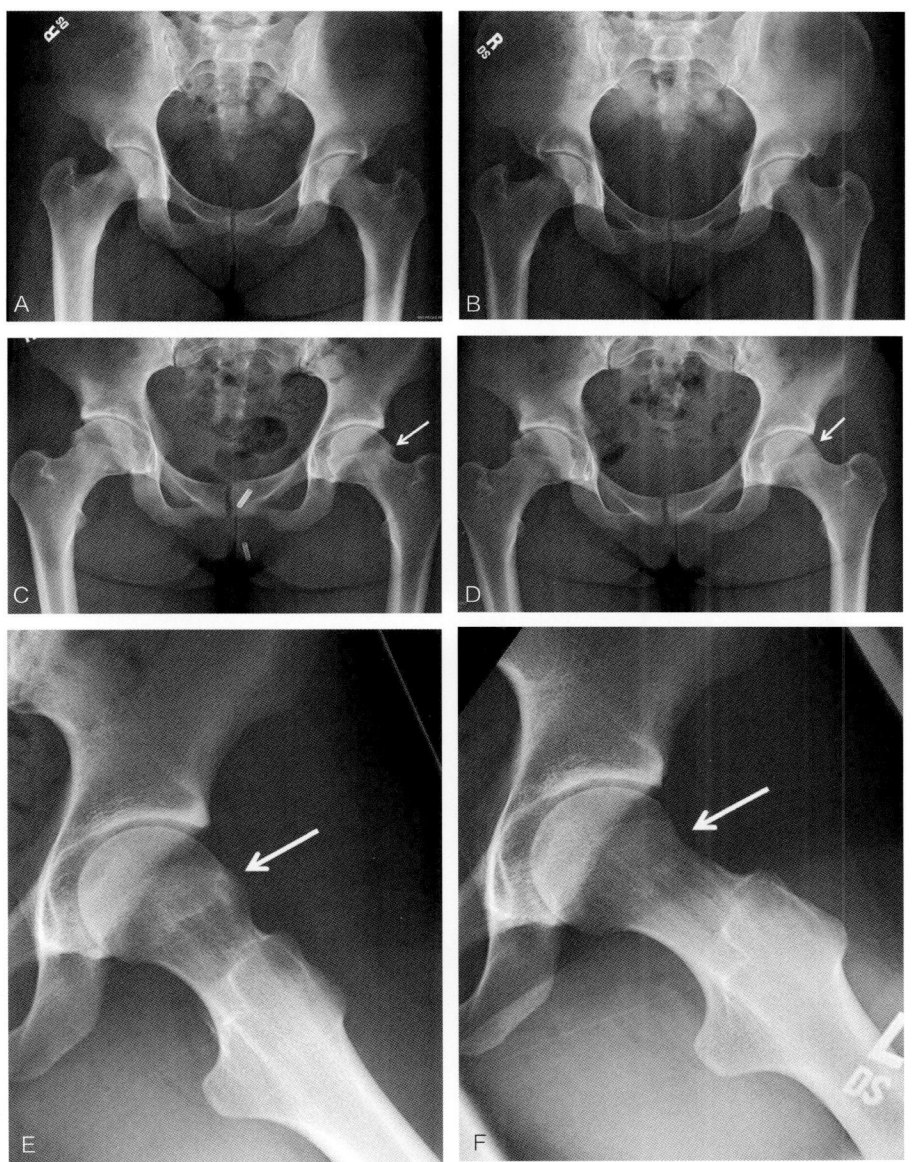

图5 A. 术前骨盆正位片显示左侧髋臼反倾伴有髂前下棘过低。B. 髋臼缘修整、盂唇修复及髂前下棘减压术后骨盆正位片。C. 术前骨盆正位片可见凸轮畸形（箭头）。D. 凸轮减压术后骨盆正位片（箭头）。E. 术前侧位片可见凸轮畸形（箭头）。F. 凸轮减压术后髋关节侧位片（箭头）。

并发症

- 股外侧皮神经麻痹（常见，大多数能恢复）
- 异位骨化形成
  - 建议应用非甾体抗炎药3周。
- 医源性髋臼和股骨头软骨损伤
  - 术中仔细操作会将其损伤减小到最低。
- 少见的术后股骨颈骨折
  - 骨质疏松/骨质磨除过多/早期过度负重。
- 坐骨神经或阴部神经麻痹的可能
  - 尽可能减少牵引的力度和时间。
- 股骨头坏死的可能
  - 尚无股骨成形后坏死的报道。
- 少见的并发症：深静脉血栓/肺栓塞
  - 通常有危险因素。
- 少见的并发症：液体外渗
  - 应避免长时间应用高压冲洗系统。

（黄轶刚 译，冯勇 审校）

参考文献

[1] Beck M, Leunig M, Parvizi J, et al. Anterior femoroacetabular impingement: part II. Midterm results of surgical treatment. Clin Orthop Relat Res 2004;418:67-73.

[2] Bedi A, Chen N, Robertson W, et al. The management of labral tears and femoroacetabular impingement of the hip in the young, active patient. Arthroscopy 2008;24(10):1135-1145.

[3] Bedi A, Galano G, Walsh, C, et al. Capsular management during hip arthroscopy: from femoroacetabular impingement to instability. Arthroscopy 2011;27(12):1720-1731.

[4] Botser IB, Smith TW Jr, Nasser R, et al. Open surgical dislocation versus arthroscopy for femoroacetabular impingement: A comparison of clinical outcomes. Arthroscopy 2011;27(2):270-278.

[5] Buller LT, Rosneck J, Monaco FM, et al. Relationship between proximal femoral and acetabular alignment in normal hip joints using 3-dimensional computed tomography. Am J Sports Med 2012;40(2):367-375.

[6] Clohisy JC, St John LC, Schutz AL. Surgical treatment of femoroacetabular impingement: a systematic review of the literature. Clin Orthop Relat Res 2010;468(2): 555-564.

[7] Espinosa N, Rothenfluh DA, Beck M, et al. Treatment of femoroacetabular impingement: preliminary results of labral refixation. J Bone Joint Surg Am 2006;88(5): 925-935.

[8] Ferguson SJ, Bryant JT, Ganz R, et al. An in vitro investigation of the acetabular labral seal in hip joint mechanics. J Biomech 2003; 36(2):171-178.

[9] Ganz R, Parvizi J, Beck M, et al. Femoroacetabular impingement: a cause for osteoarthritis of the hip. Clin Orthop Relat Res 2003; (417):112-120.

[10] Glick JM, Sampson TG, Gordon RB, et al. Hip arthroscopy by the lateral approach. Arthroscopy 1987;3(1):4-12.

[11] Gosvig KK, Jacobsen S, Sonne-Holm S, et al. Prevalence of malformations of the hip joint and their relationship to sex, groin pain, and risk of osteoarthritis: a population-based survey. J Bone Joint Surg Am 2010;92(5):1162-1169.

[12] Hapa O, Bedi A, Gursan O, et al. Anatomic footprint of the direct head of the rectus femoris origin: cadaveric study and clinical series of hips after arthroscopic anterior inferior iliac spine/subspine decompression. Arthroscopy 2013;29(12):1932-1940.

[13] Johnson KA. Impingement of the lesser trochanter on the ischial ramus after total hip arthroplasty. Report of three cases. J Bone Joint Surg Am 1977;59(2):268-269.

[14] Kapron AL, Anderson AE, Aoki SK, et al. Radiographic prevalence of femoroacetabular impingement in collegiate football players: AAOS Exhibit Selection. J Bone Joint Surg Am 2011;93(19):e111(1-10).

[15] Krych AJ, Thompson M, Knutson Z, et al. Arthroscopic labral repair versus selective labral debridement in female patients with femoroacetabular impingement: a prospective randomized study. Arthroscopy 2013;29(1):46-53.

[16] Larson CM, Giveans MR. Arthroscopic debridement versus refixation of the acetabular labrum associated with femoroacetabular impingement. Arthroscopy 2009;25(4):369-376.

[17] Larson CM, Giveans MR, Stone RM. Arthroscopic debridement versus refixation of the acetabular labrum associated with femoroacetabular impingement: mean 3.5-year follow-up. Am J Sports Med 2012;40(5):1015-1021.

[18] Larson CM, Kelly BT, Stone RM. Making a case for anterior inferior iliac spine/subspine hip impingement: three representative case reports and proposed concept. Arthroscopy 2011;27(12): 1732-1737.

[19] Larson CM, Sikka RS, Sardelli MC, et al. Increasing alpha angle is predictive of athletic related "hip" and "groin" pain in collegiate NFL prospect. Arthroscopy 2013;29(3):405-410.

[20] Larson CM, Stone RM. The rarely encountered rim fracture that contributes to both femoroacetabular impingement and hip stability: a report of two cases of arthroscopic partial excision and internal fixation. Arthroscopy 2011;27(7):1018-1022.

[21] Mardones RM, Gonzalez C, Chen Q, et al. Surgical treatment of femoroacetabular impingement: evaluation of the effect of the size of the resection. Surgical technique. J Bone Joint Surg Am 2006;88(suppl 1) (pt 1):84-91.

[22] Matsuda DK, Carlisle JC, Arthurs SC, et al. Comparative systematic review of the open dislocation, mini-open, and arthroscopic surgeries for femoroacetabular impingement. Arthroscopy 2011; 27(2):252-269.

[23] Murphy S, Tannast M, Kim YJ, et al. Debridement of the adult hip for femoroacetabular impingement: indications and preliminary clinical results. Clin Orthop Relat Res 2004;(429):178-181.

[24] Ng VY, Arora N, Best TM, et al. Efficacy of surgery for femoroacetabular impingement: a systematic review. Am J Sports Med 2010;38(11):2337-2345.

[25] Notzli HP, Wyss TF, Stoecklin CH, et al. The contour of the femoral head-neck junction as a predictor for the risk of anterior impingement. J Bone Joint Surg Br 2002;84(4):556-560.

[26] Pan H, Kawanabe K, Akiyama H, et al. Operative treatment of hip impingement caused by hypertrophy of the anterior inferior iliac spine. J Bone Joint Surg Br 2008;90(5):677-679.

[27] Peters CL, Erickson JA. Treatment of femoro-acetabular impingement with surgical dislocation and debridement in young adults. J Bone Joint Surg Am 2006;88(8):1735-1741.

[28] Philippon MJ, Maxwell RB, Johnston TL, et al. Clinical presentation of femoroacetabular impingement. Knee Surg Sports Traumatol Arthrosc 2007;15(8):1041-1047.

[29] Philippon MJ, Schenker ML. Arthroscopy for the treatment of femoroacetabular impingement in the athlete. Clin Sports Med 2006;25(2):299-308, ix.

[30] Torriani M, Souto SC, Thomas BJ, et al. Ischiofemoral impingement syndrome: an entity with hip pain and abnormalities of the quadratus femoris muscle. AJR Am J Roentgenol 2009;193(1): 186-190.

第7章 股骨近端截骨
Proximal Femoral Osteotomy

Claudio Diaz Ledezma, Philipp Henle, Moritz Tannast, and Klaus A. Siebenrock

定义

- 转子间内翻截骨包括股骨近端旋转纠正以改善股骨头的覆盖以及髋关节的匹配度。这一手术可作为重建或挽救性手术。转子间内翻截骨在治疗以下情况时可能获益：
  - 发育性髋关节发育不良。虽然通常与骨盆截骨联合使用，但也有报道单独使用。
  - 股骨头坏死。这种截骨可以将局限性的坏死灶移出负重区。
  - 髋外翻，尤其是股骨头小凹位于负承重区。
  - 外侧完整的轻度股骨头骨骺发育不良。
  - 创伤后髋关节不匹配。
  - 股骨头剥脱性骨软骨炎。
- 手术取得成功的关键在于改善或保持髋关节足够的匹配度。
- 这一技术也可以用于纠正股骨近端在冠状面和矢状面的畸形，同时改善旋转对线。

解剖

- 髋关节为骨盆和股骨头之间的多轴杵臼关节。良好的匹配是维持髋关节正常负荷传导及良好功能的关键。
- 髋臼盂唇增加股骨头覆盖并参与正常的负荷传导。算上盂唇，超过一半的股骨头被髋臼覆盖。
- 股骨头表面除小凹外均有关节软骨覆盖。
- 髋臼中央及下方的髋臼窝不参与负荷传导。
- 股骨头的主要血运来自于旋股内侧动脉。在保髋手术时必须加以保护。

发病机制

- 多种病理改变，包括先天性和获得性的髋关节疾病，会影响髋关节的匹配度。
- 髋关节匹配异常会造成关节软骨高接触应力，使患者容易发生终末期骨关节炎。

自然病程

- 如果关节负荷持续地超过了关节软骨的生理极限，退行性改变则不可避免地会发生。如果不进行治疗，会导致进行性骨关节炎。

病史和体格检查

- 应收集完整的病史。腹股沟疼痛是髋关节相关疾病最重要的症状。应当询问疼痛、僵硬和功能障碍的严重程度和持续时间。创伤病史，儿童期髋关节疾病以及肾上腺皮质激素使用史必须作为相关病史进行询问。
- 髋关节的一般检查应总是包括主动和被动活动度检查、步态分析以及双下肢长度比较。
- 特殊的体格检查方法包括如下。
  - 前方撞击试验：如果被动活动引起腹股沟疼痛即为阳性，与髋臼前壁发生股骨髋臼撞击综合征或者髋臼盂唇撕裂相关。
  - 恐惧试验：如果患者主诉关节将要发生脱位的感觉即为阳性，提示股骨头覆盖不足。

影像学和其他诊断性检查

- 包括完整骨盆的前后位(AP)X线片可以评判股骨头或股骨颈的病理情况。患者置于髋关节内旋15°以抵消股骨前倾角。
  - 其他有用的投射角度有：①轴位；②假斜位作为髋臼的真实侧位；③髋臼切线方向至前上内侧缘的斜位(图1)。
- 髋关节极度外展时的骨盆正位片对确定理想的矫正角度可能有帮助。
  - 它模拟了术后股骨头的位置以及预期的关节匹配度。
- 骨盆MRI和CT是可选的检查。它们可以对并发的盂唇或软骨损伤，或并发的股骨头坏死的范围和分期提供进一步的信息。
- 术后骨盆正位片以及髋关节穿床侧位片有助于评估手术矫正(图2)。

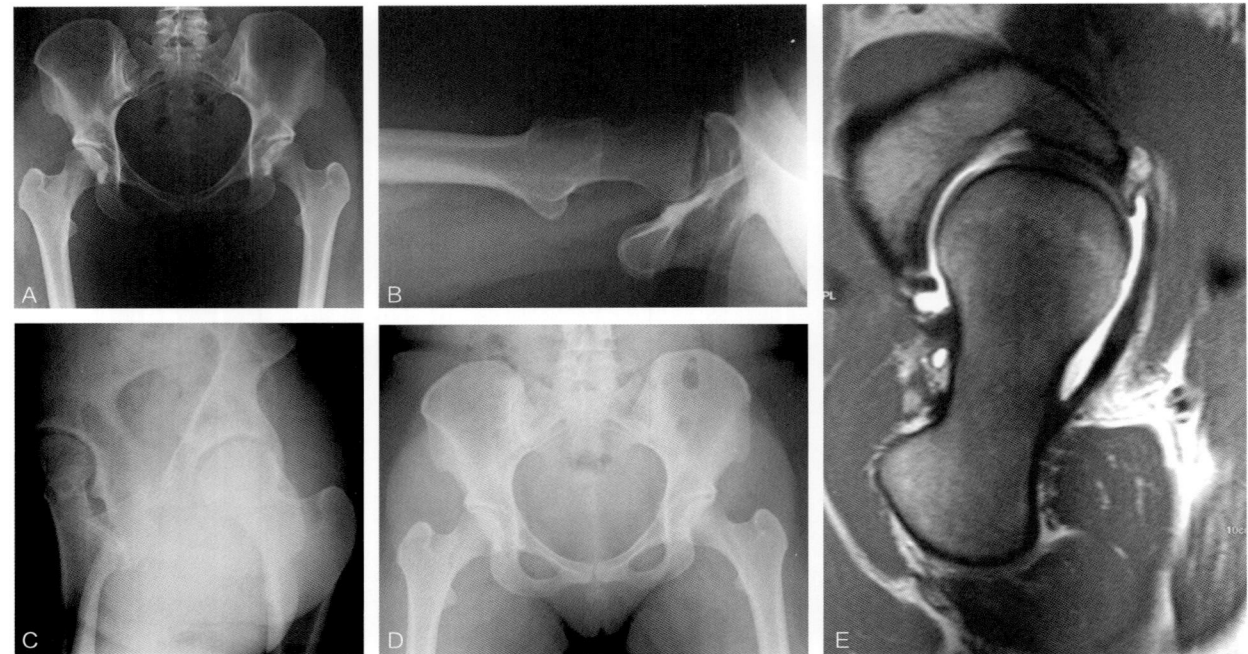

图1　轻度髋关节发育不良患者术前影像。A. 标准骨盆正位片。B. 轴位片。C. 假斜位片。D. 髋关节最大外展位的骨盆X线片可确定矫正角度并模拟预期的股骨头位置和覆盖。E. 髋关节磁共振成像（MRI）可以提供更多关于关节软骨、盂唇的信息，以及可能合并的股骨头坏死。

手术治疗

术前计划
- 必须进行术前绘图，用以确定截骨平面和具体位置，以及与内植物的方向和进钉点相关的术中参考点。
- 由于术前绘图是手术的关键步骤之一，因此将在技术章节中详细描述。

体位
- 采取对侧卧位，能够毫无阻碍地到达手术区域并且自由活动患肢（图3）。然而一些医生喜欢仰卧位。
- 强烈推荐进行术中透视。因此，必须使用透X线手术床，在消毒铺巾前必须检查C臂机和影像增强器的位置。

入路
- 标准手术操作采用外侧入路，L形剥离股外侧肌，因此增加外展肌群内侧的间隙。
- 经臀肌入路也是可选的入路，能更好地显露前方关节囊。如果计划进行大转子截骨则不推荐采用该入路。

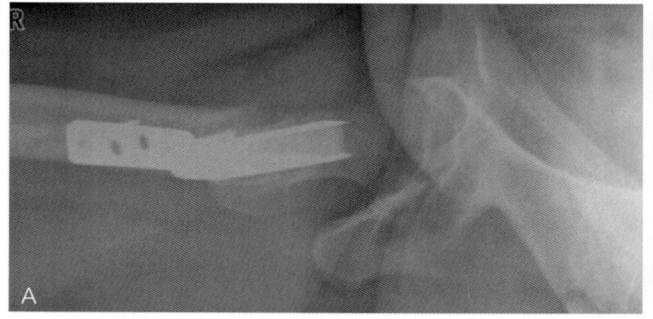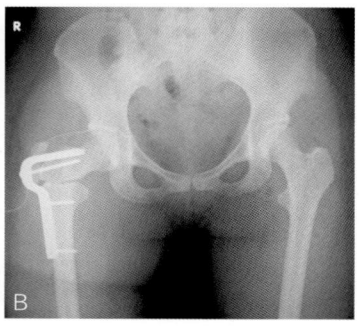

图2　A、B. 右髋关节内翻截骨矫形术后X线片。该患者联合进行大转子远侧移位。

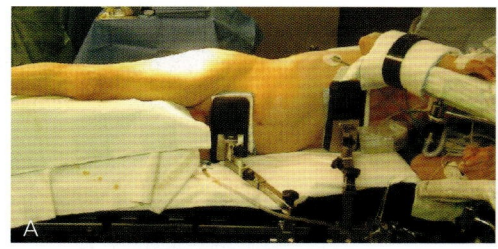
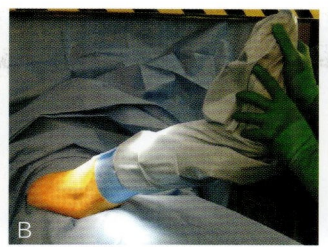
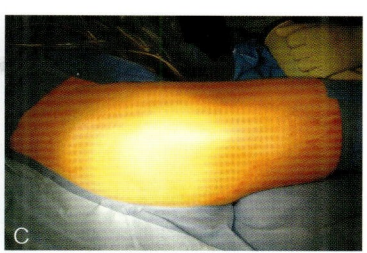

图3 A. 患者侧卧位，用手臂支架和体位架固定身体。两腿间放置泡沫枕。B. 患肢单独用无菌袋包裹，允许髋关节自由活动。C. 以大转子为中心消毒铺巾后的手术野。

术前绘图

- 根据 X 线片在绘图纸上描出股骨和骨盆的轮廓。或者，一些软件允许直接在数字图像上进行术前计划。在将计划实施到实际手术时，应当将图像的放大率考虑进去。这会影响测量的距离，并不影响角度。
- 绘图应关注以下几点（技术图 1）：
  ○ 标注无名结节，作为术中可及的最外侧参考点。
  ○ 画出与股骨轴线垂直的截骨线。截骨平面通过对准小转子的近侧端确定。
  ○ 测量截骨平面与无名结节的距离。
  ○ 在致密骨小梁内确定角钢板刃板的进钉点。
  ○ 由此确定刃板的位置以及相对于截骨平面的预期矫正角度。
  ○ 大致确定刃板植入位置和外侧皮质交点，标记出刃板的开口点。测量它和无名结节的距离以便术中参照执行。
- 对于那些转子间矫正角度＞25°的病例，建议联合进行转子截骨。
  ○ 转子截骨块的厚度至少需要 10 mm，楔形截骨块的角度应当与截骨矫形的角度相等，以确保转子截骨块能精确对合。

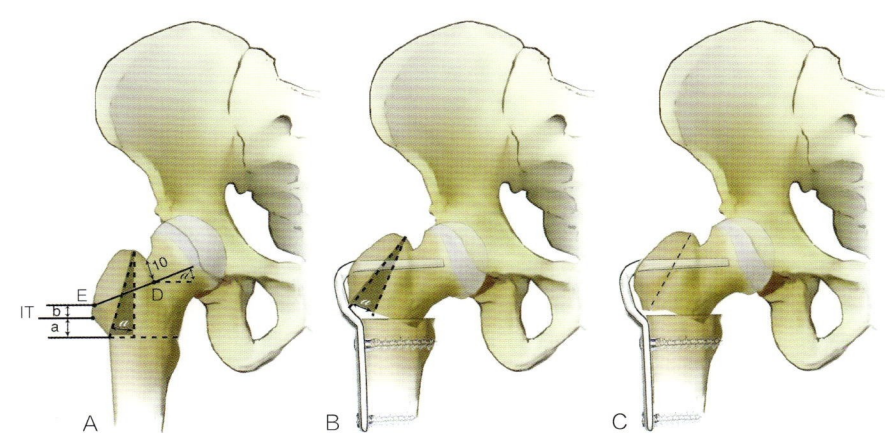

技术图1 A. 参照无名结节（IT）、骨小梁致密点（D）和角钢板刃板位置及需要矫正的角度（a）确定截骨平面，然后可以确定刃板进钉点（E）。灰色区域表示可选择的转子截骨，仅当矫正角度超过25°时才推荐使用。B. 没有进行转子截骨，转子间内翻截骨后钢板的最终位置。C. 联合转子截骨后钢板的最终位置。

手术入路

- 手术入路以辨识和标记大转子作为解剖标志开始。
- 以大转子为中心,做长 20~30 cm 的纵行皮肤切口,起自大转子尖头侧 3~4 cm(技术图 2)。
- 纵行分开皮下组织、阔筋膜、转子滑囊,显露臀中肌的止点和股外侧肌起点。
  - 为帮助显露,可外展大腿以放松阔筋膜。
- 如果切口太偏前,可能会切断阔筋膜张肌。如果切口太偏后,臀大肌近端可能被错误地切开。
- 在股外侧肌起点做 L 形切断,增加外展肌群内侧的间隙。
  - 用刀片和宽骨膜剥离器从后侧边缘剥离肌肉,直到完全显露整个股骨外侧面。

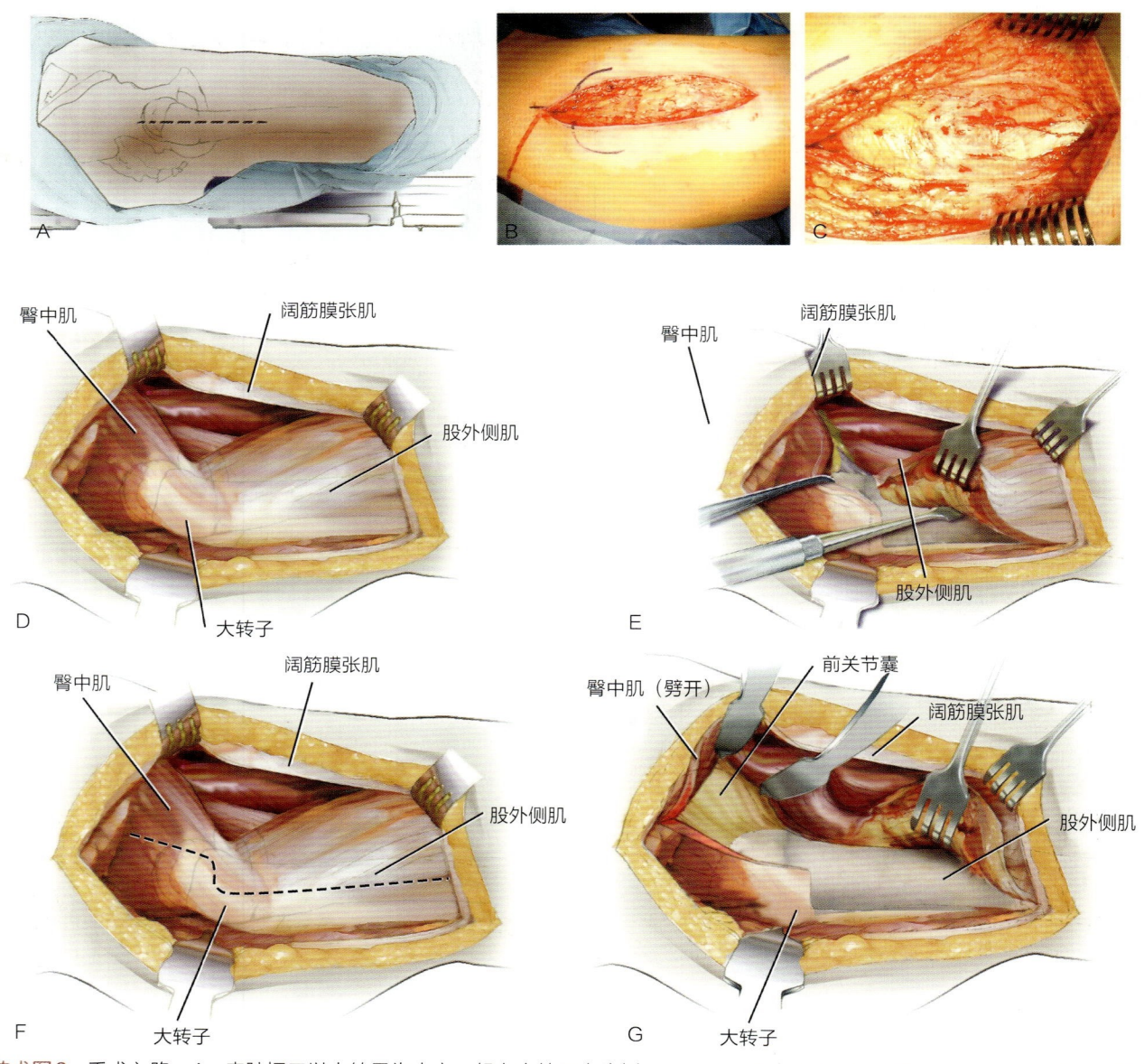

技术图 2 手术入路。A. 皮肤切口以大转子为中心,起自大转子尖头侧 3~4 cm,远端沿股骨轴线延长 20~30 cm。B. 手术切口术中观。大转子作为解剖标志画出。C. 沿股骨轴线切开筋膜。D. 牵开阔筋膜后,显露大转子。E. L 形剥离股外侧肌起点。F. 经臀肌入路作为备选入路。G. 该入路能更好地显露前关节囊。

- 向前牵开剥离的肌肉,以显露股骨外侧,直至第1穿支动脉处,该动脉常位于无名结节远端8~10 cm,将其结扎。
- 经臀肌入路可作为备选方案。
  - 采用这一入路,剥离臀中肌前侧部分和臀小肌前侧止点,远端延续至股外侧肌。
  - 在两块肌肉之间做向后方向的阶梯状切断,保持两块臀肌与股外侧肌之间的连续性。
  - 在劈开臀中肌时注意保护支配阔筋膜张肌的神经分支,它从臀中肌止点头侧3~5 cm处穿过。

刃板通道建立

- 沿股骨颈方向切开前关节囊,直至髋臼盂唇,并对其进行保护(技术图3)。
  - 该入路不影响股骨头的血供。
- 为帮助关节囊切开以及股骨头和股骨颈的显露,最多可以插入3把8 mm Hohmann拉钩。在髋关节轻度屈曲状态下将拉钩置于紧贴盂唇近端的髋臼边缘。
- 此时,外旋下肢,可以直视股骨颈前倾角,以及部分关节软骨。
- 按照术前绘图,参照无名结节确定刃板的开口水平,开15 mm×5 mm的皮质骨窗。
  - 该骨窗几乎完全位于大转子外侧面前后平分线的前方。
  - 建议使用手术刀片或骨刀预先做骨窗的标记。
- 此时,术前绘图确定的刃板方向,可以使用四角定位板进行测量,并在大转子骨窗头侧插入1枚克氏针作为标记。
- 沿股骨颈方向置入另外1枚克氏针,插至股骨头,标示股骨颈的前倾角。
  - 不能在太接近于股外侧肌的起点进行测量,因为股骨直径在远端2~3 cm处明显减小。
- 根据2枚克氏针确定的方向在骨窗中插入U形基座骨凿。
  - 建议当骨凿在骨窗中获得一定的把持力后再进一步将其凿入。
  - 从各个方向检查骨凿的位置,必要时进行调整。
  - 持续控制骨凿进入股骨头-颈方向的全部三个方向对线的情况下,置入基座骨凿直至到达理想的深度(通常为50~60 mm)。
- 进行截骨前,稍微后退骨凿,以便随后取出。

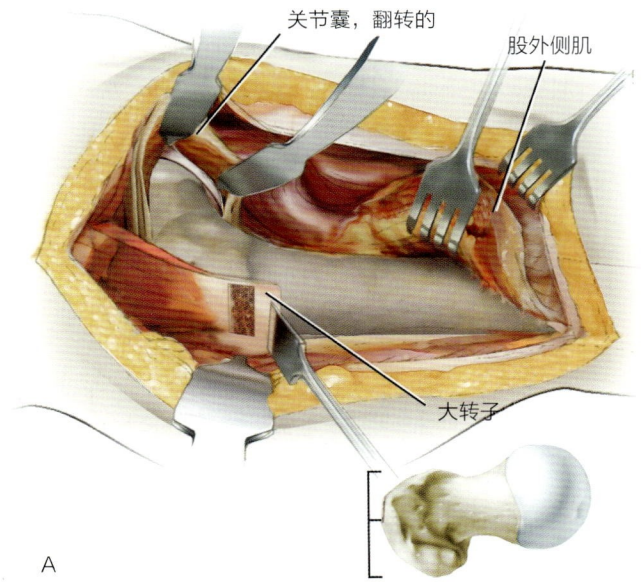
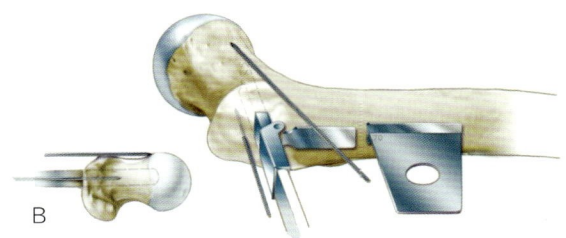

技术图3 角钢板刃通道的建立。A. 沿股骨颈切开前侧关节囊。辨识股骨颈前倾角后于刃板开口处开一皮质骨窗。B. 打入2枚克氏针显示预计的刃板方向,沿该方向在皮质骨窗中插入基座骨凿。

截骨

- 根据术前绘图,参照无名结节确定截骨平面。
  - 精确的绘图可以避免术中触摸小转子确定截骨平面。
- 在股骨前后方向置入2枚克氏针,1枚位于截骨部位的近端,另1枚位于远端,以便之后重新进行旋转对线(技术图4)。
- 持续冲洗的情况下,垂直于股骨长轴进行截骨。
  - 周围的软组织,尤其是后方,必须用钝头拉钩进行保护。
  - 旋股内侧动脉在小转子近端15 mm处靠近骨面,容易损伤。
- 联合进行转子截骨时,可能切断来自髂内动脉的动脉吻合支,可能会导致股骨头坏死。
  - 因此建议先截断前方皮质,再完成后方截骨。
- 插入宽骨凿(20 mm)撑开截骨间隙。
  - 将骨凿与患者下肢作为杠杆沿相反方向撬动骨块。
- 必须避免操作插入股骨颈的基座骨凿,因为可能导致其松动。

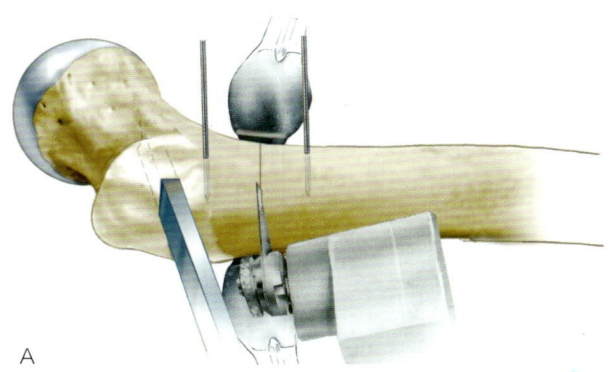 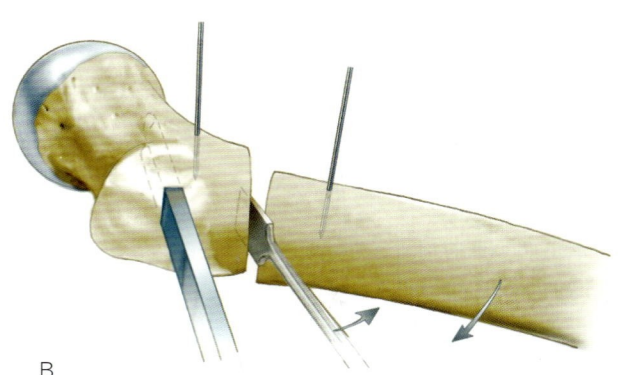

技术图4　截骨。A. 在计划的截骨线远、近端平行置入2枚克氏针控制旋转,充分保护周围软组织的情况下进行截骨。B. 插入宽骨凿撑开截骨间隙。将骨凿和患者下肢作为杠杆沿相反方向撬动骨块。

刃板置入

- 在取出基座骨凿之前,角钢板必须已经安装到插入器上准备就绪,刃板和插入器必须对线一致。
- 起始的2~3 cm,刃板可以手动推进(技术图5)。
  - 只要刃板顺着通道,应很容易推进。
  - 如果插入刃板需要非常大的力量,应取出钢板,重新插入基座骨凿,检查方向,然后重新插入钢板。

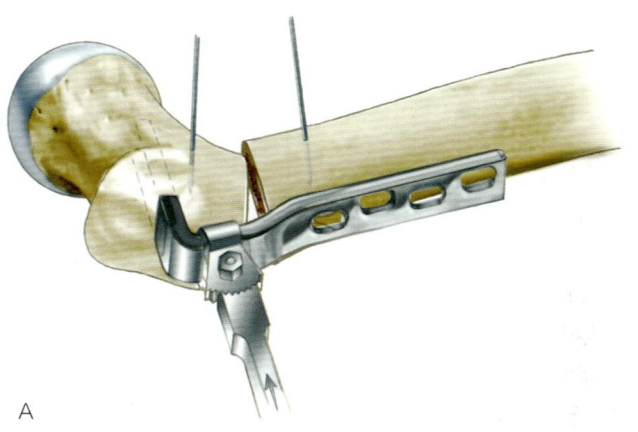 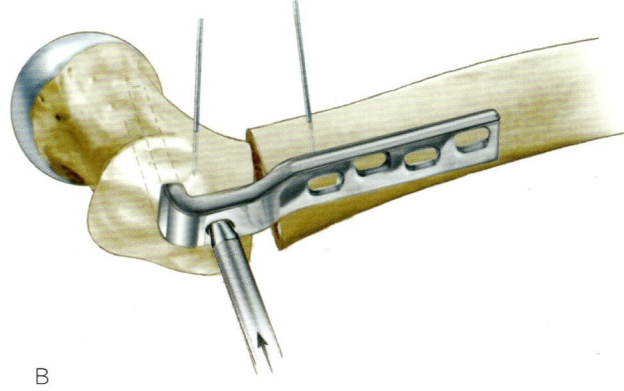

技术图5　A. 将刃板插入由基座骨凿建立的通道内。B. 最后的10 mm需要使用打击器推进刃板。

- 只有在确认了刃板的方向后才允许用锤子敲击。否则,刃板可能进入错误方向或甚至穿透股骨颈。
- 在刃板插入过程中,应避免钢板与软组织或股骨干接触,因为这可能改变刃板的方向。
  - 避免此类接触的最好方法是将大腿置于内收位,直到刃板插入3/4。
- 当钢板的偏心处与骨面的距离到达1 cm时,移除插入器,使用打击器将刃板进一步打入,直到与骨面完全接触。
- 如果同时进行了转子截骨,需通过预先开好的骨窗,翻开转子骨块,将其套在刃板上,一起推入股骨颈。
  - 为了避免发生劈裂,必须注意保护转子骨块。

矫形与钢板安装

- 活动下肢可以帮助调整钢板与股骨干外侧皮质之间的距离,使其达到预期的位置。旋转对线的矫正,可参照先前插入的2枚克氏针。
- 放置钢板就位后,用复位钳(Verbrugge钳)固定钢板与骨面(技术图6)。
- 固定远端骨块的方法有3种:
  - 骨块间不加压。
  - 通过滑动孔进行骨块间加压。
  - 通过钢板加压器进行骨块间加压。
- 加压力量的大小由所需的稳定性和术者的习惯决定。
- 使用钢板加压器时,加压要慎重,因为过度的加压会使矫正丢失,尤其是在骨质疏松的病例中。
- 如果不做转子截骨,推荐采用滑动孔加压。
- 如果需要进一步增加稳定性,可通过偏心处的孔于近端骨块处打入1枚螺钉。
- 在拧紧螺钉时,必须仔细观察骨块的旋转对线。
  - 当钢板仅有后缘与骨面接触时,可能会出现外旋畸形。
- 在拧紧第1枚螺钉且未松开复位钳时检查稳定性。
  - 全范围活动髋关节,髋关节屈曲需达到90°。
- 如果证实固定稳定,则继续打入第2枚螺钉。
- 如果骨质良好,2枚双皮质骨螺钉就已足够。
- 在联合进行转子截骨的病例中,可将截除的楔形骨块填入两主要骨块之间的外侧间隙中。
  - 为了降低外翻畸形复发的风险,推荐使用钢板加压器。

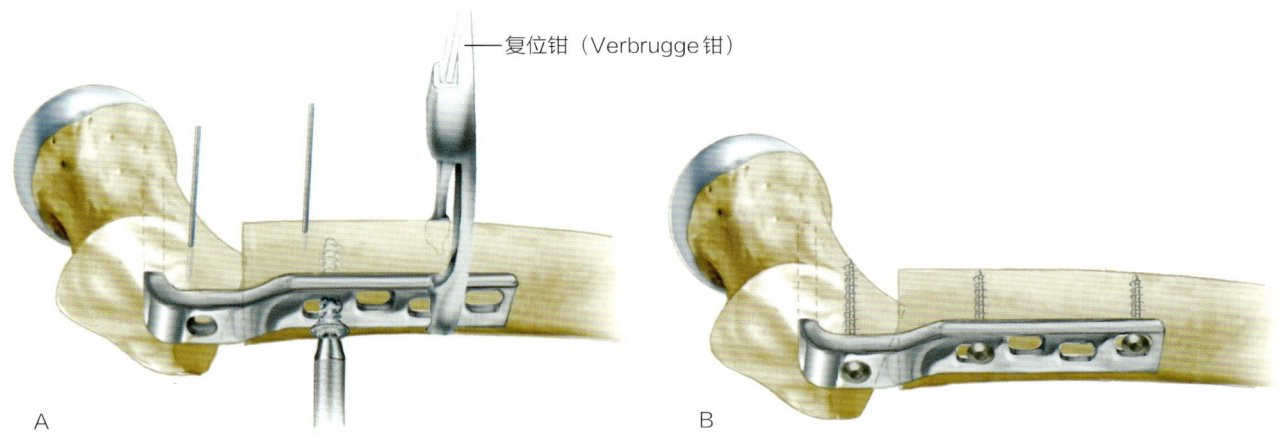

技术图6 矫形与钢板安装。A. 达成预期的矫正角度且钢板与股骨外侧完全接触后,用复位钳固定钢板,通过钢板打入第1枚螺钉。B. 如果骨质良好,远端2枚螺钉就已足够。如果骨质不佳,可在钢板偏心处向近端骨块打入另1枚螺钉以增加稳定性。

要点与失误防范

禁忌证	• 严重的骨质疏松 • 严重的骨性关节炎伴边缘骨赘形成 • 髋关节强直或严重的活动范围丢失 • 炎症性关节炎
矫正不满意或超出预期的双下肢不等长	• 细致的术前计划是必需的 • 术中透视检查矫正的角度和下肢长度的改变 • 如果矫正角度与术前计划有偏差,应重新安放基座骨凿
刃板放置不稳定或切出	• 避免刃板松动的最好办法是一次性准确置入基座骨凿和刃板 • 特殊情况下,可以考虑使用骨水泥来增强刃板的固定强度
刃板长度错误	• 如果刃板太短,近端骨块的稳定性降低,可能会导致股骨头、颈倾斜 • 如果刃板太长,可能穿透股骨头 • 如果术中或术后摄片显示所使用的刃板长度不合适,则必须更换内固定
损伤股骨头血供	• 必须术中透视确认刃板的正确放置 • 如果刃板的位置太偏后,可能损伤旋股内侧动脉深支 • 后侧软组织的大量出血不能盲目使用电凝,而应当在直视下止血。应考虑使用血管夹

术后处理

- 下肢置于轻度屈髋屈膝的支具上。
- 术后1~2天离床活动,8周内部分负重(15 kg)。
- 由于患肢非负重活动时要求患髋保持屈曲位,会增加截骨处的应力。因此,应避免非负重活动。
- 物理治疗需使用手杖进行步态训练。
- 持续3周给予吲哚美辛(75 mg,每日1次),以预防异位骨化。
- 术后6周进行影像学随访。
- 术后6周可以开始进行外展肌群的力量训练。
- 术后1年进行最后一次影像学随访。
- 仅在出现症状如软组织激惹或转子滑囊炎,并且术后已>1年的情况下才考虑取出内固定。

结果

- 文献报道,通过转子间内翻截骨治疗髋关节发育不良,21~26年长期随访结果优良率为63%~87%[1]。
- 转子间截骨治疗股骨头坏死,65%~90%可有较好的预后,疗效取决于影像学分期。
- 采用转子间截骨治疗剥脱性骨软骨炎的数据有限。

并发症

- 矫形不满意
- 刃板位置错误
- 旋转畸形
- 股骨头坏死
- 延迟愈合或不愈合
- 异位骨化
- 股神经或坐骨神经损伤

(姜晨轶 译,冯勇 审校)

参考文献

[1] Santore RF, Kantor SR. Intertrochanteric femoral osteotomies for developmental and posttraumatic conditions. Instr Course Lect 2005;54:157-167.

[2] Siebenrock KA, Ekkernkamp A, Ganz R. The corrective intertrochanteric adduction osteotomy without removal of a wedge. Oper Orthop Traumatol 2000;8:1-13.

[3] Turgeon TR, Phillips W, Kantor SR, et al. The role of acetabular and femoral osteotomies in reconstructive surgery of the hip: 2005 and beyond. Clin Orthop Relat Res 2005;441:188-199.

第8章 股骨近端外翻截骨
Valgus Osteotomy of Proximal Femur

Wudbhav N. Sankar

定义

- 股骨近端外翻截骨在很多情况下均可使用，包括先天性或后天性髋内翻，骨折不愈合，股骨头缺血性坏死（AVN）或Legg-Calvé-Perthes病（LCPD）。
- 髋内翻是一种股骨近端的畸形，股骨颈干角<110°[11]。病因可以是先天性的也可以是发育性的。
- 一部分股骨颈骨折不愈合是由垂直方向骨折造成的。外翻截骨可以改善骨折部位的机械负荷并帮助骨折愈合。
- 股骨头缺血性坏死最常影响股骨头前上方，内后侧部分完好。在个别病例中，外翻屈曲截骨可将股骨头较好的部位旋转到负重区。
- 对于Perthes病（LCPD），外翻截骨是一种补救手术，针对那些最初目标为控制进展，但由于外展交锁无法继续控制的髋关节。在这种情形下，外翻截骨可以松解交锁，改善关节匹配度。

解剖

- 外翻截骨在股骨近端建立内侧尖角。
- 截骨时，股骨头内侧旋向关节中心，相应的股骨头外侧部分转离关节中心。
- 在截骨部位增加屈曲或伸展类似地将股骨头后方（屈曲）或前方（伸展）部分旋转进入关节。
- 外翻截骨随矫形量增加患者髋关节外展效率，同时等量地降低内收效率。
- 外翻截骨增加肢体长度，因而可以用于肢体轻度短缩的病例（如Perthes病）。
- 外翻截骨将大转子移向远端，增加外展力量。

发病机制

- 外翻截骨治疗的畸形发病机制因病而异。
- 发育性髋内翻的确切发病机制不明，但理论假说指出畸形是由于股骨颈内侧原发骨化缺陷造成骺板更趋垂直。在负重状态下，生理性的剪切应力使股骨颈内侧营养障碍的骨质疲劳，造成进展性的髋内翻[7]。
- 股骨头缺血性坏死是一系列影响股骨头血供的疾病所导致的最终结果。它们包括深海潜水造成的空气栓塞，使用酒精、糖皮质激素，血红蛋白病，化疗，Perthes病以及髋关节的外伤[1]。
- Perthes病的外展交锁可以是由骨骺碎裂并挤到外侧导致，可以造成髋关节增大和（或）外侧骨脊。因此，变形的股骨头外侧可能在试图外展时撞击髋臼。持续外展形成外侧交锁，将股骨头内下方拉出髋臼外[8]。

自然病程

- Weinstein等[11]发现判断髋内翻预后最可靠的指标是Hilgenreiner骨骺角（HEA），即Hilgenreiner线和股骨近端骺板平行线的夹角（图1）。
  - HEA>60°的患者一定会进展，HEA在45°~60°的患者预后不确切，必须对内翻畸形的进展或出现的新症状进行随访。
- 典型的股骨头缺血性坏死会发生进展性塌陷、疼痛和髋关节僵硬，通常需要进行全髋关节置换[1]。
- 成年后，Perthes病患者和未缓解的外展交锁患者通常分类为Stulberg IV期（扁平股骨头，髋臼与其相适应）或V期（扁平股骨头，圆形髋臼）。这两种类型与早发性骨性关节炎有关[10]。

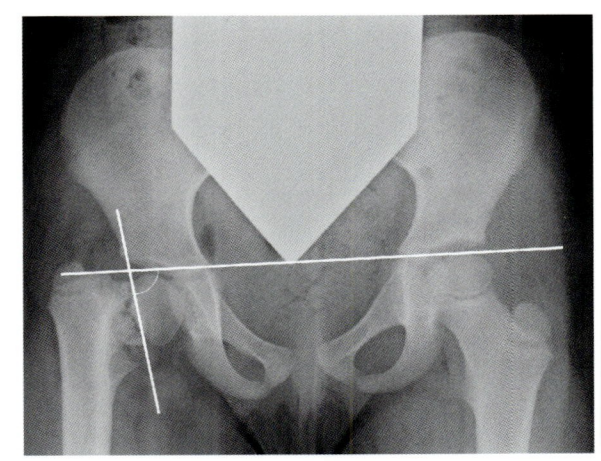

图1 骨盆正位片显示右侧发育性髋内翻的经典表现。HEA由Hilgenreiner线与平行股骨近端骨骺的线交叉构成。这个角度被认为是对预后和术后复发最好的预测指标。

病史和体格检查

- 病史和体格检查具体因病而异。
- 典型的患者步行后疼痛,休息后缓解,可从外翻截骨获益。
- 外展肌无力常导致 Trendelenburg 步态。
- 通常有 1~2 cm 肢体短缩。
- 髋外展受限常见,有时患者可有明显的内收挛缩。

影像学和其他诊断性检查

- X 线片对可能需要进行外翻截骨的疾病一般有诊断价值。
- 髋内翻的髋关节前后位(AP)X 线会显示股骨颈干角减小,并出现更宽、更垂直的股骨近端骺板。经典的病例,可以在股骨颈下方见到三角形的干骺端骨块被骨骺包围,形成倒 Y 形[1](见图 1)。
- 典型的股骨颈骨不连会出现内侧塌陷以及髋内翻畸形。隐匿的骨不连可由 CT 扫描确诊。
- 在正位 X 线片上,典型的股骨头缺血性坏死显示为硬化和(或)股骨头外上区域塌陷。在蛙位片上,股骨头前方受累更常见。
- Perthes 病外展交锁的最佳诊断方式是使用动态关节造影。虽然内侧造影浓聚常被认为对外展交锁具有诊断价值,但这仅可显示骨骺局部扁平。股骨头外侧缘在外展状态下是否能够转入髋臼缘和盂唇下是最准确的(图 2)。关节匹配度在髋关节内收时可改善。
  - 关节造影同时也应通过正侧位片上外展、内收、内外旋髋关节决定关节匹配度最佳和撞击最轻的位置。

鉴别诊断

- 先天性或获得性髋内翻

- 股骨颈骨不连
- 股骨头缺血性坏死
- Perthes 病伴外展交锁或匹配度不佳
- 骨病导致进展性内翻畸形(如纤维结构不良、成骨不全、肾性骨营养不良)

非手术治疗

- 轻度髋内翻,股骨头坏死塌陷前期,早期 Perthes 病可以保守治疗。
- 短期消炎镇痛药物,限制负重,和(或)改变生活方式对某些情况可能有帮助。
- Perthes 病患者,如果 X 线可见外展交锁但患者无症状,外翻截骨也可以改善预后。在这种情况下,等到患者出现症状再进行手术更合理。

手术治疗

- 外翻截骨的手术指征是不可接受的内翻畸形,骨不连和股骨头缺血性坏死中的部分病例。
- 对于 Perthes 病,外翻截骨是作为晚期病例已出现股骨头外侧骨脊并且无法进入髋臼(外展交锁),或改善扁平髋关节匹配度的补救性手术(图 3)。

术前计划

- 对肢体长度进行临床或影像学评估以确定是否需要同时进行短缩。
- 仔细评估术前关节活动度,包括屈曲伸展和旋转。
- 在术前重点检查患者外展和内收活动以确定矫正量。牢记随着截骨矫形纠正量的增加,内收力量会减弱,外展力量会增强。一般来说,最好在术后达到 20°的外展矫形。

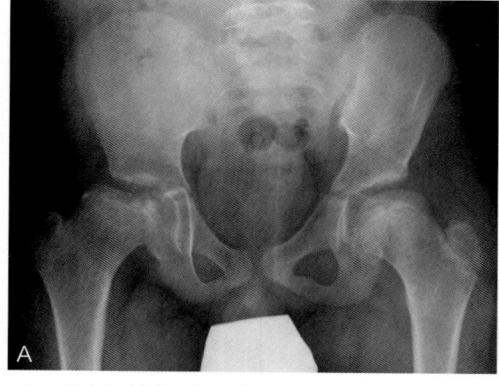
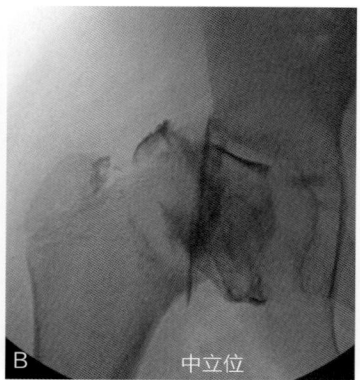
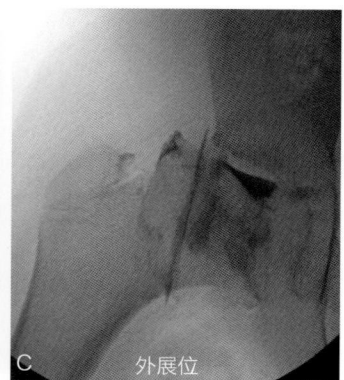

图 2　A. 骨盆正位片显示双侧 Perthes 病,右侧较重。B. 右髋中立位关节造影显示关节匹配度差以及股骨头外侧骨脊。C. 随着髋关节外展,股骨头外侧部分与髋臼缘撞击导致内侧造影剂浓聚(外展交锁)。在这一位置股骨头并没有真正在软骨性髋臼外侧缘或盂唇下滑动。

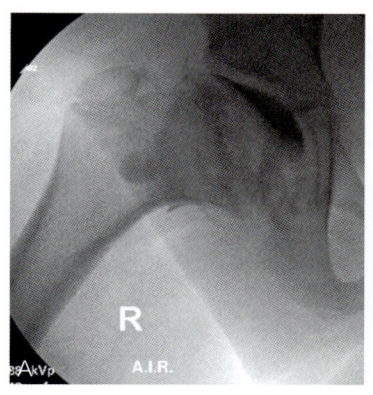
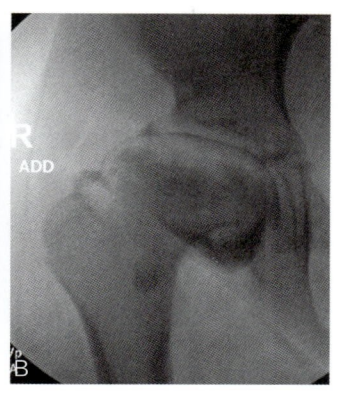

图3 A. 愈合期Perthes病患者髋关节造影，显示中立位关节匹配度不佳。B. 髋关节内收时关节匹配度改善。

- 如果行关节造影，需要仔细读片。在外展交锁的情况下，在外展的同时可能需要进一步伸展、屈曲或旋转矫形，以彻底解除撞击并尽可能优化关节匹配度。
- 阅读术前正位和蛙位X线片，确定生理颈干角和股骨尺寸。
- 基于活动度测量和术前X线，确定理想的外翻截骨矫正量。
- 内固定选择如放置位置和形状等最为关键，而不是截骨线。因其将决定截骨矫形的最终位置。
- 笔者偏好130°无偏心距角钢板，它可以外移股骨干并维持股骨头–干偏心距（图4A）。
  - 使用标准角钢板或股骨近端锁定钢板会过度内移股骨干，使肢体形成"直柱"状，缺乏生理偏心距（图4B）。
- 取决于患者体型和体重，单一厂商可以提供3.5 mm和4.5 mm钢板选择（Orhopediatrics，Warsaw，IN）。3.5 mm角钢板系统宽度为11 mm。4.5 mm角钢板系统宽度为14 mm。
- 在侧位片上，角钢板需要占据50%~75%股骨颈宽度以获得最佳强度。
- 计算角钢板相对于股骨干的插入角度，其方法是将130°减去计划矫形的角度。
  - 例如：需要20°的外翻矫形，刃板相对于股骨干呈110°角插入。当刃板位于110°时，股骨干必须外翻20°以适应钢板固定的130°角。

体位
- 患者在透X线手术床上置于平卧位。同侧骨盆下垫高以利于显露股骨外侧。垫高过多会使术中透视变形成斜位像。
- 术者应确认术中可进行正位和蛙位的透视。
- 铺巾需要保证术中整个下肢可以自由活动。

入路
- 使用股骨近端标准外侧入路。

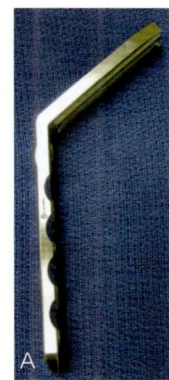
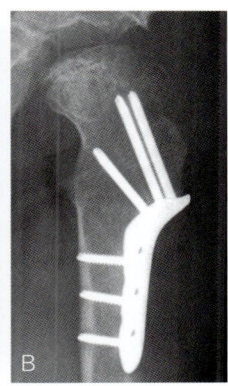

图4 A. 130°无偏心距角钢板。B. 左髋关节正位片显示Perthes病患者使用股骨近端锁定钢板进行外翻截骨。注意骨干过度内移可使肢体犹如直柱状失去生理性偏心距。

显露

- 皮肤切口与股骨近端轴线一致，切口起自股骨脊近端数厘米，向远端延长 10～12 cm，长度取决于患者体型以及预计使用的内固定尺寸。
- 触及股骨外侧缘，顺纤维劈开阔筋膜。
- 在肌间隔前方 5～10 mm 纵行切开股外侧肌筋膜，并轻柔地从股骨剥离。辨识穿支血管并电凝止血。
- 近端，沿股骨脊向前方用电刀剥离股外侧肌，形成 L 形（技术图 1A）。
- 沿着股骨前外侧切开骨膜在小转子近端骨膜下剥离一周。向远端延伸足够距离以允许股骨短缩截骨（如需要）以及放置钢板（技术图 1B）。

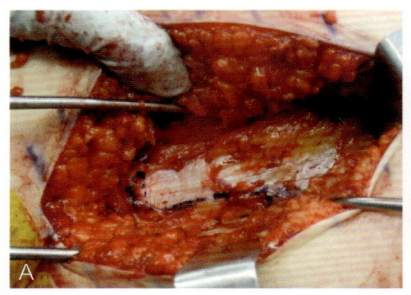 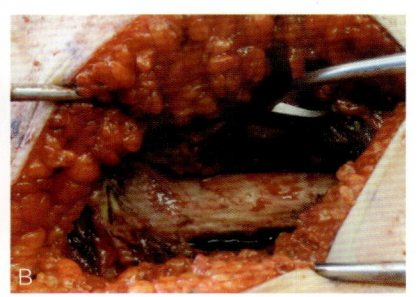

技术图 1　A. 股外侧肌 L 形切开（紫色），垂直臂沿股骨脊，后方臂位于肌肉后缘前方 5 mm。B. 股骨外侧通过骨膜下剥离一周的方式进行显露。

使用空心角钢板进行股骨外翻截骨

导针放置

- 在空心角钢板系统中，导针确定骨凿的位置从而也确定了刃板的位置和方向。因此精确放置导针很关键。
- 作为参照，在计划做截骨的位置垂直股骨干置入标准克氏针（通常在小转子近端）。
- 空心角钢板导针的进针点位于截骨线近端，由内固定设计决定。一般在股骨脊和股骨转子突稍远端。进针点在矢状面应位于股骨外侧的中央（技术图 2A）。
- 使用三角模板引导轨道套筒（根据预计矫形角度选择），将导针置入股骨颈。
  - 使用之前的例子，如果需要矫形 20° 并使用 130° 钢板，导针应与股骨干呈 110° 角。与股骨呈 110° 角意味着与垂直克氏针呈 20° 角（90° + 20°）。因此，使用 20° 三角模板确认导针和克氏针之间的角度（技术图 2B、C）。
- 在侧位上，导针应与预计角钢板通道平行（如位于股骨颈中心）（技术图 2D）。
- 导针深度应不穿透骺板，并测深。
- 导针置入深度应稍大于计划置入的角钢板深度，以防止在置入骨凿时发生移位。

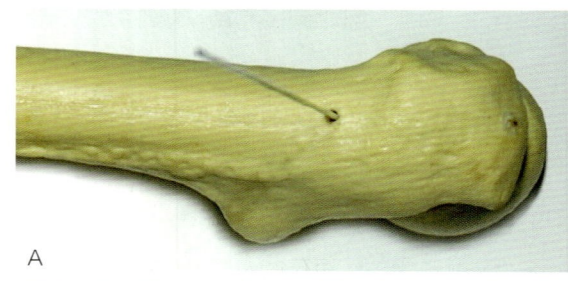 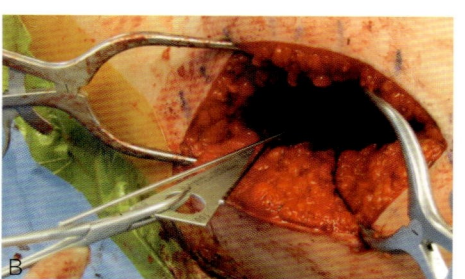

技术图 2　A. 在矢状面，导针进针点位于股骨中点。参考克氏针垂直于股骨干置入。取决于需要矫形的角度，然后将空心角钢板的导针按照特定角度相对于第一根克氏针置入股骨颈。B. 使用三角模板测量导针与克氏针之间的角度。

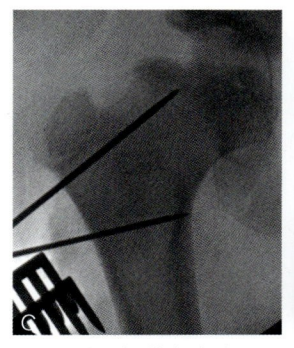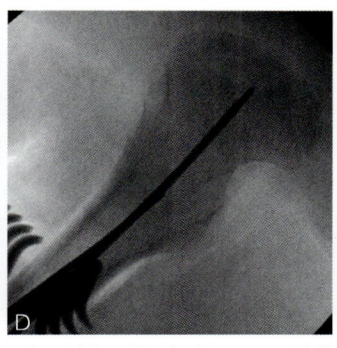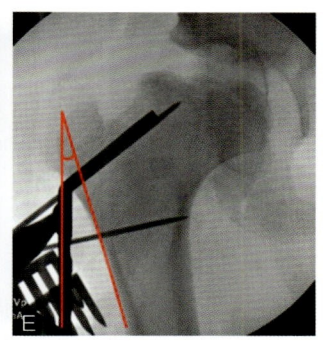

技术图2（续） C. 两针之间的角度也可以通过C臂机透视确认。D. 通过蛙位透视确定导针位置。E. 作为导针位置的再次确认，将130°角钢板置于患者皮肤表面与导针平行，并进行C臂机透视。股骨干外侧与钢板形成的角度将会是矫形的角度。

- 作为导针位置的再次确认，将130°角钢板置于患者皮肤表面与导针平行，并进行C臂机透视。股骨干外侧与钢板形成的角度将会是矫形的角度。可以直视下评估或使用量角器（技术图2E）。

置入骨凿

- 通过导针置入空心骨凿（技术图3A）。
- 对于单纯外翻，旋转骨凿垂直股骨干外侧。
- 增加屈曲或伸展，将骨凿从垂直方向相对地向后或向前旋转。需要矫正的屈曲或伸展角度应在骨面进行标记（技术图3B、C）。
  - 可在骨凿上安装导向臂，直视下确定屈曲或伸展角度。
- 在置入骨凿的过程中应经常回退一些（使用拍击锤）以避免嵌顿。

- 定时透视检查骨凿方向。
- 在截骨前退出并松动骨凿。术者应通过测深或C臂机透视确定骨凿已经退出。

截骨

- 在截骨前，应使用电刀或摆锯跨越截骨线纵向标记骨干，或在截骨线远近端置入克氏针，用于在截骨完成后确定旋转（见技术图3A）。
- 使用摆锯在垂直克氏针置入点（一般在小转子近端）进行横行截骨。可以保留克氏针帮助引导锯片垂直于股骨干，或者也可以C臂机透视确定方向。
  - 单纯横行截骨是最容易进行的截骨方式并且一般愈合良好，但它并不能为截骨面愈合提供最大的接触面。

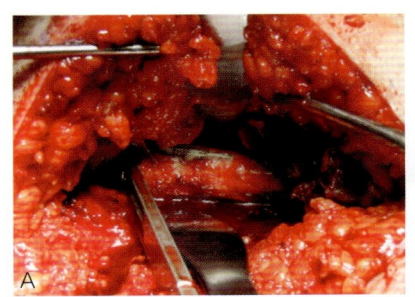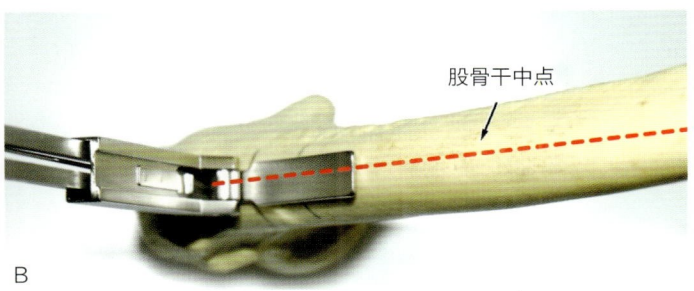

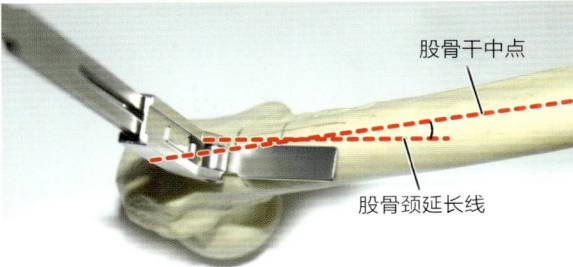

技术图3 A. 空心骨凿通过导针置入。在截骨前，使用摆锯纵行标记股骨用以在截骨后确定旋转对线。B. 可在骨凿上安装导向臂。将导向臂平行股骨干可以获得单纯的外翻。C. 向后旋转导向臂会增加截骨伸展（相对的，向前旋转导向臂会增加屈曲）。

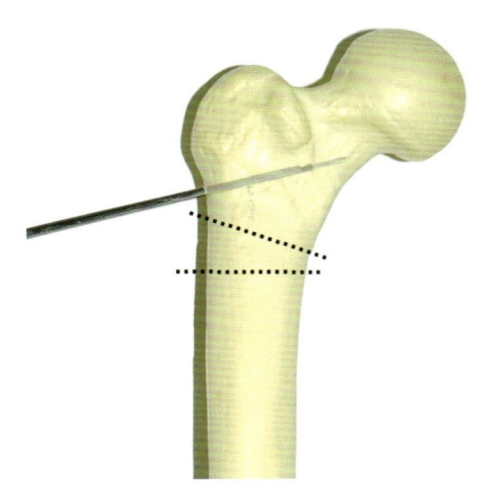

技术图4　另一种技术是使用2次截骨完成闭合楔形截骨。

- 如果需要更好匹配,可以在外侧皮质做阶梯形截骨或去除一个楔形骨块(技术图4)。
- 在截骨时,可在股骨骨膜下放置Hohmann拉钩或其他牵开器保护软组织。
- 如果股骨需要短缩,远端骨块可以牵出切口。这可以帮助术者进行测量、标记并按需要进行截骨。

角钢板放置

- 持骨器钳夹大转子控制股骨近端骨块。
- 去除骨凿,通过导针安装角钢板。更换必须迅速完成以避免丢失旋转对位。
- 一开始应徒手置入角钢板以防止偏移。然后可以用锤子打击就位。
- 在钢板放置过程中应进行蛙位透视确定其沿导针安装。
- 一旦完全置入,使用复位钳将股骨干贴附钢板,并固定(技术图5A)。
- 通过之前标记的线或克氏针确定旋转对线。
- 使用标准技术固定钢板和股骨干,第一枚螺钉置入加压孔(技术图5B)。
- 在特定的内固定系统(Orthopediatrics)中可以在钢板肩部向近端骨块置入一枚附加的锁定螺钉

关闭切口

- 使用可吸收缝线在股骨脊间断缝合修复股外侧肌,连续缝合股外侧肌后缘。
- 使用粗可吸收线(如1号薇乔)间断密封缝合阔筋膜,然后缝合真皮层(2-0薇乔)和皮肤(4-0单丝线)。

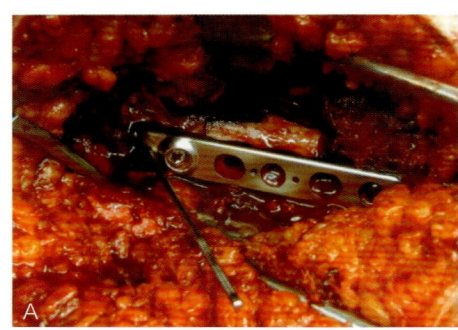 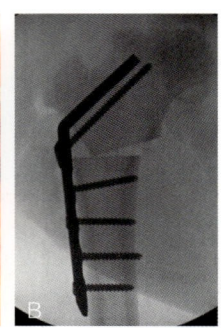

技术图5　A. 一但刃板完全置入,将股骨干复位至钢板。B. 外翻截骨术后最终正位透视。注意股骨干外移。

要点与失误防范

骨凿嵌顿	• 通过频繁回退骨凿可以避免 • 术者应确认骨凿确实回退,检查刻度或使用C臂机透视确认。很容易弄错
导针位置丢失	• 当骨凿插入超过导针末端时发生 • 在去除骨凿时术者应透视确认导针仍在原位
矫正不精确	• 细致的术前计划,导针安装,并使用三角模板可以避免失误 • 通过C臂机透视以及将角钢板平行导针置于患者皮肤表面反复确认导针位置。股骨干外侧与钢板形成的角度将是矫正角度
避免内固定切出	• 股骨干应尽量贴紧钢板。应避免在角钢板上形成过度力矩 • 刃板可在近端骨块发生断裂拔出,尤其是当骨凿下缘与截骨面间距离不足的时候 • 股骨短缩可以降低外翻矫形带来的张力

术后处理

- 术后允许患者拄拐足尖点地负重。年幼患者和不能配合拄拐或限制活动的患者可使用单腿髋人字石膏固定。在4~6周后根据X线截骨愈合情况开始逐步增加负重。
- 选择性的内固定去除目前存在争议。对于将来进行其他手术包括人工关节置换可能性高的患者,笔者偏好术后1年取出内固定或在骨性愈合后。尤其对年幼患者尤其重要,因其骨骼生长时可能包裹内固定。

结果

- 髋内翻
  - 如果达到足够的外翻,几乎所有患者的三角形骨缺损会在术后3~6个月自然闭合。
  - 50%~89%的手术后的髋关节会发生股骨近端骨骺提前闭合,一般在术后1~2年,并未发现其与患者年龄、手术创伤或外翻角度相关[6,9]。
  - 据报道30%~70%的患者出现复发,虽然纠正HEA至<38°被报道有95%的成功率[4]。
  - 这些患者随访中应注意内翻畸形复发或显著的下肢不等长,可能需要将来进一步的手术干预。
- 股骨颈骨不连
  - 一项研究报道外翻截骨治疗年轻患者的股骨颈骨不连,术后平均20周有86%的愈合率[5]。
- 股骨头缺血性坏死
  - 一项病例研究报道6例患者通过外翻截骨治疗创伤后股骨头坏死,髋关节功能改善(基于髋关节Harris评分)[3]。
  - 对比外翻截骨术前和术后磁共振(MRI)影像显示股骨头坏死区吸收,然后所有6例患者发生骨重塑,部分骨坏死[3]。
- Perthes病/外展交锁
  - 三项最近发表的研究[2,8,12]报道了5~10年随访、66%~94%患者主观的满意结果(通过多项标准)。平均Iowa髋关节评分86~93分。10%~20%的患者进行了进一步的髋关节手术。
  - 三项最近研究中的两项提到Sharp角和髋臼覆盖率无明显改变[2,8]。另一项研究发现覆盖率有显著差异并且关节间隙更好[12]。
  - Bankes等[2]报道了与较好的重塑相关的两个因素,两个因素都跟手术时机有关:Perthes病愈合期进行截骨以及在Y形软骨未闭时进行手术。

并发症

- 在相对健康患者骨不连少见。
- 保留过少骨桥易导致角钢板在近端骨块发生断裂拔出,从而造成内固定失败。
- 感染。

致谢

- 感谢Ellen M. Raney、Michael B. Millis和Joshua A. Strassberg在第一版相关章节的工作。

(姜晨轶 译,冯勇 审校)

参考文献

[1] Assouline-Dayan Y, Chang C, Greenspan A, et al. Pathogenesis and natural history of osteonecrosis. Semin Arthritis Rheum 2002; 32(2):94-124.

[2] Bankes MJ, Catterall A, Hashemi-Nejad A. Valgus extension osteotomy for 'hinge abduction' in Perthes' disease: results at maturity and factors influencing radiographic outcome. J Bone Joint Surg Br 2000;82(4):548-554.

[3] Bartonicek J, Vavra J, Bartoska R, et al. Operative treatment of avascular necrosis of the femoral head after proximal femur fractures in adolescents. Int Orthop 2012;36(1):149-157.

[4] Carroll K, Coleman S, Stevens P. Coxa vara: surgical outcomes of valgus osteotomy. J Pediatr Orthop 1997;17:220-224.

[5] Ghosh B, Bhattacharjya B, Banerjee K, et al. Management of the nonunited neck femur fracture by valgus osteotomy—a viable alternative. J Indian Med Assoc 2012;110(11):819-820.

[6] Kehl D, LaGrone M, Lovell W. Developmental coxa vara. Orthop Trans 1983;7:475.

[7] Pylkkanen P. Coxa vara infantum. Acta Orthop Scand 1960;48 (suppl 48):1-120.

[8] Raney EM, Grogan DP, Hurley ME, et al. The role of proximal femoral valgus osteotomy in Legg-Calve-Perthes disease. Orthopedics 2002;25:513-517.

[9] Schmidt TL, Kalamchi A. The fate of the capital femoral physis and acetabular development in developmental coxa vara. J Pediatr Orthop 1982;2(5):534-538.

[10] Stulberg SD, Cooperman DR, Wallensten R. The natural history of Legg-Calve-Perthes disease. J Bone Joint Surg Am 1981;63:1095-1108.

[11] Weinstein JN, Kuo KN, Millar EA. Congenital coxa vara. A retrospective review. J Pediatr Orthop 1984;4:70-77.

[12] Yoo WJ, Choi IH, Chung CY, et al. Valgus femoral osteotomy for hinge abduction in Perthes' disease: decision-making and outcomes. J Bone Joint Surg Br 2004;86:726-730.

第9章 屈曲型转子间截骨治疗严重股骨头骨骺滑脱
Flexion Intertrochanteric Osteotomy for Severe Slipped Capital Femoral Epiphysis

Young-Jo Kim

定义

- 股骨头骨骺滑脱（slipped capital femoral epiphysis, SCFE）形成的枪柄样畸形可导致髋关节前方撞击，进而造成疼痛、软骨和盂唇损伤，最终形成骨关节炎[1,2,8]。
- 矫正股骨近端力线，恢复正常的前侧股骨头-颈偏心距，可以改善髋关节临床疗效[7]。
- SCFE 向后滑脱已愈合的情况下，可采用本技术进行截骨矫正前方的撞击。
- 该手术操作首要步骤是采用髋关节外科脱位入路，行股骨头-颈部成形术。
- 若还须进一步行畸形矫正，则可采用屈曲型转子间截骨术。

发病机制

- SCFE 真正的病因学尚不清楚。由于80%病例发生于青少年男孩，因此认为可能与激素有关。
- 此外，与青春期前的髋关节相比，青春期髋关节生长板的走行更加垂直，造成经过骨骺的剪切应力增加。
- 由青春期前向青春期的过渡期，伴随着体重的快速增长，导致SCFE患者具有典型的肥胖体型。

自然病程

- 未经诊断的SCFE将造成髋关节病。Murray认为[4]，高达40%的髋关节退行性关节炎有股骨头"倾倒畸形"或者是其他形变，它可能是未经诊断的亚临床型SCFE或者其他的发育问题。
- Aronson 在综述中指出，15%~20%SCFE患者在50岁时会出现疼痛性骨关节炎，此外，还有11%患者出现终末期骨关节炎。

病史和体格检查

- 患者常主诉为腹股沟或膝关节隐痛，可能之前曾被诊断为扭伤。
  - 患者可能表现为跛行，但更典型的是行走时足部外旋并带有推进角，表明已是慢性SCFE或者股骨后倾。
  - 髋关节屈曲、内收、内旋应力试验（撞击试验）可诱发疼痛。
  - 体格检查应包括髋关节屈曲、内旋活动范围试验。日常活动所需的生理性髋关节屈曲至少应达90°。
  - 慢性SCFE及髋关节前方撞击患者，真正意义上的髋关节屈曲<90°。
  - 继发于SCFE的髋关节撞击，由于髋关节屈曲时存在代偿性外旋（强制性外旋），因此，屈曲时的髋关节内旋角度较伸直时小。

影像学和其他诊断性检查

- 普通平片检查，包括骨盆或患髋的前后位、蛙式位摄片（图1A、B）。
- 二维和三维的计算机断层扫描（CT）及重建有助于做好术前计划（图1C、D）。

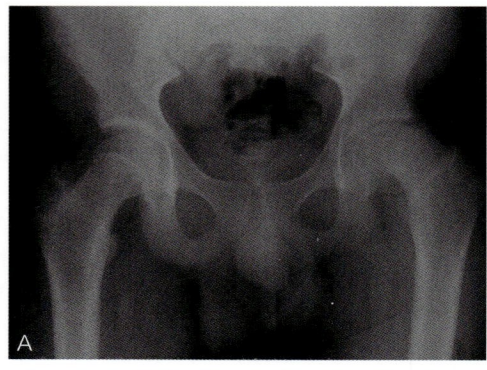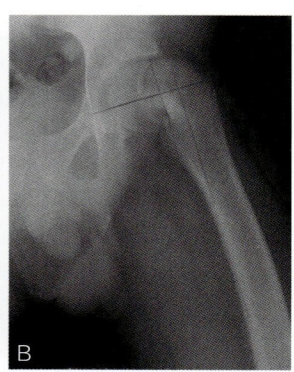

图1　术前骨盆前后位（A）和左髋蛙式位（B）平片显示慢性、稳定的严重SCFE，股骨头向后侧滑移>70°。

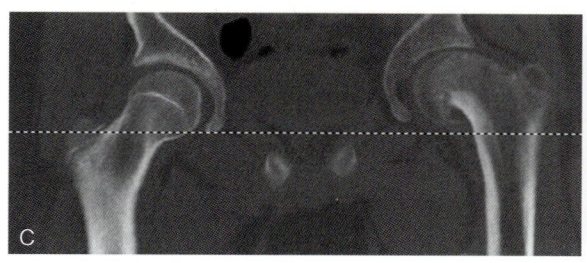
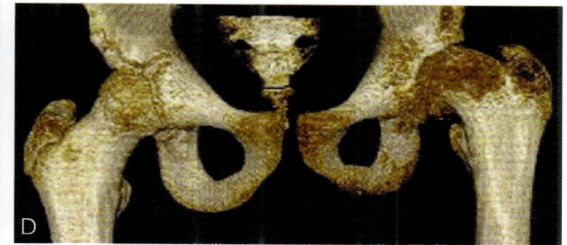

图1（续） 术前二维（C）和三维（D）CT重建进一步反映了畸形的严重程度。

鉴别诊断

- 股骨或髋臼后倾
- 特发性股骨髋臼撞击症

非手术治疗

- 非手术治疗包括停止剧烈活动，非甾体抗炎药进行对症治疗。
- 物理治疗可增强髋关节肌力，但不应加重与SCFE相关的机械撞击。
- 所有的SCFE都应手术固定。对撞击所引起的临床症状，可采用非手术治疗。

手术治疗

- 慢性滑脱可进行原位固定，以防滑脱进一步加重。从长期随访结果来看，SCFE形成的畸形可发生重构。
- 矫正性截骨平面可经股骨颈生长板（楔状）、股骨颈基底部、转子间或转子下进行[6]。

术前计划

- 在骨盆前后位片上测量健侧与患侧的前侧股骨头干角，两者之间内翻角度的差异可通过转子间外翻截骨实现矫正（图2A）。
- 在骨盆蛙式位片上测量外侧股骨头干角，方法与前相似，区别在于后方畸形的角度须通过转子间屈曲截骨实现矫正（图2B）。

体位

- 由于操作的首要步骤是髋关节外科脱位，因此须将患者放置于90°侧位，妥善固定在手术床上，如第13章图3所示。术侧下肢的下面放置平顶垫有助于操作中固定小腿。
  - 髋部手术铺巾带有消毒的侧袋，在脱位操作过程中，侧袋可容纳小腿。

入路

- 采用髋关节外科脱位入路，沿着大腿外侧与股骨干平行方向往远端略延伸。
- 外侧入路行转子间截骨术须显露股骨近端1/3长度。

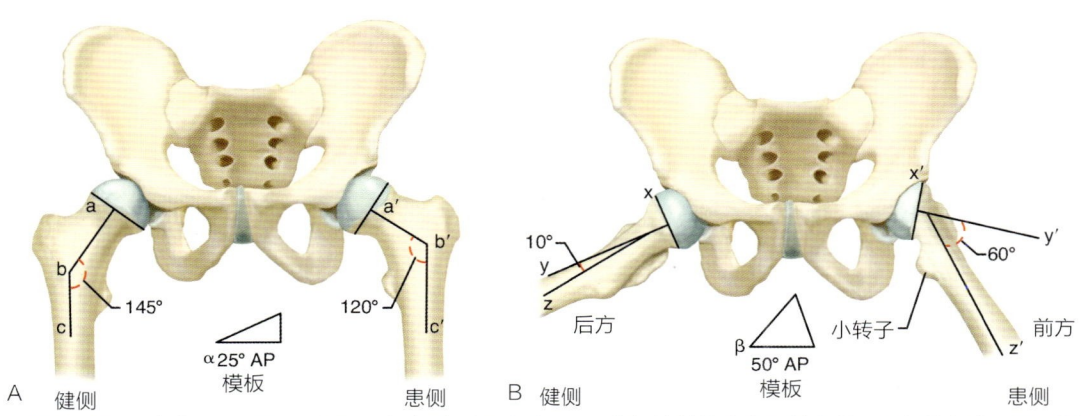

图2 前侧股骨头干角（A）、外侧股骨头干角（B）的测量方法。A. 夹角的差值决定了前方截骨导板的角度。B. 患侧向后成角决定了外侧截骨导板的角度。

股骨近侧入路

- 采用髋关节外科脱位的纵行切口往远侧延伸,与股骨干平行(技术图1A)。
- 股外侧肌由股神经支配,可将其由远及近自股骨肌嵴上拉向前侧(技术图1B)。
- 在钝性分离股外侧肌之前,由股深动脉发出滋养股外侧肌的数支穿支血管,应妥善分辨并电凝。
- 股骨干的前外侧部分应做骨膜下显露,辨识出小转子。

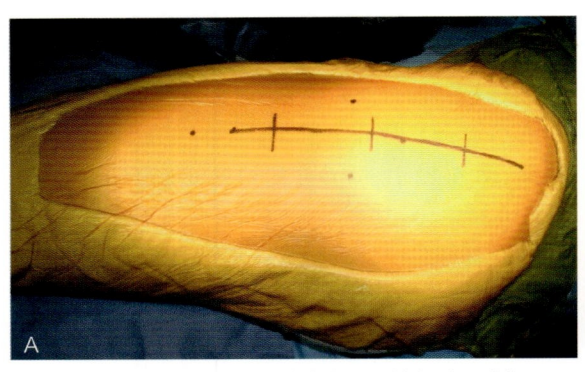 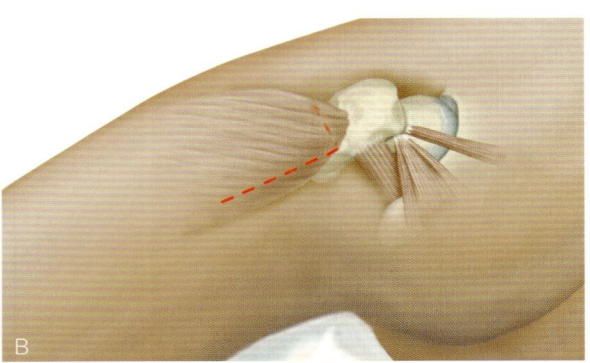

技术图1　A. 患者摆好体位、消毒之后,拟行的手术切口。B. 股骨转子间区域的入路,股外侧肌由肌嵴的起点上剥向前侧。

截骨准备

- 自近端股骨外侧皮质,将2-0克氏针紧贴小转子上缘的水平放置。在轴面上,克氏针应与地面平行,且在冠状面上与股骨干垂直。此为截骨平面提供了参考依据。
- 在第一枚克氏针近端3 cm处,放置第二枚克氏针,它应当在轴面上与第一枚平行。在冠状面上,应当依据术前平片上测量的患侧与健侧之间前侧股骨头干角的差值,来决定大致的外展角度。Imhauser技术不需要外展截骨,只需单纯的屈曲截骨。第二枚克氏针将是放置骨凿和角钢板的导针。

开槽安放角钢板

- 骨凿的放置方向应与最近端导针平行,并根据蛙位片上测量的外侧股骨头干角之差值,带有一定的屈曲角度。
- 在股骨转子骨块上开槽,使得可在截骨之后通过角钢板来解剖固定。
- 在转子间截骨操作之前,应当对近端的转子间骨块准备完毕、开槽,并将角钢板刃片插入转子骨块中(技术图2)。

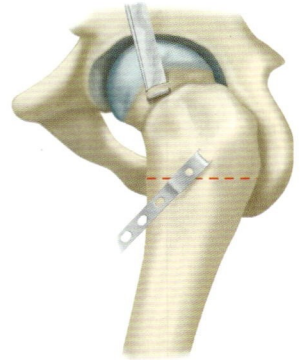

技术图2　在股骨转子间圆形面上开槽,将角钢板的刃片敲入其中。屈曲截骨的角度依据于术前的外侧股骨头干角。

截骨

- 截骨之前,在截骨平面的远近两侧做好旋转参考标志。
- 根据远端克氏针的方向,采用摆锯截断近端股骨。截骨方向应当与股骨干的方向垂直。

安放角钢板

- 取出骨凿之后,即将角钢板敲入近端的骨块中。
- 截骨端可用 Verbrugge 复位钳临时复位并维系。
- 通常需要将远侧骨块内旋,以使其与健侧髋关节旋转程度相匹配。
- 术中透视确认复位良好之后,根据标准操作程序将钢板固定于股骨干上(技术图3)。

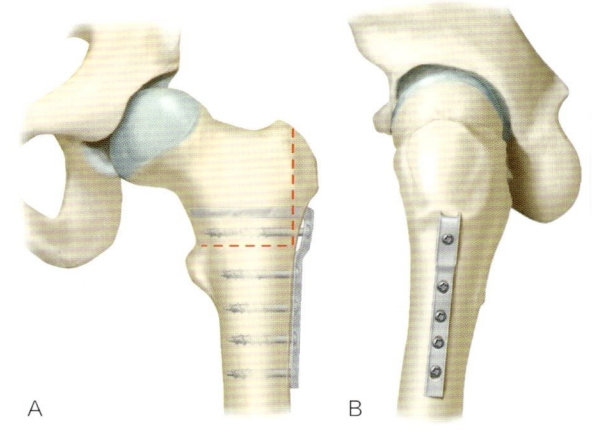

技术图3 截骨后,依据角钢板对远侧骨块进行复位(A),并根据标准操作程序行螺钉固定(B)。

切口关闭

- 股外侧肌的肌膜可用2-0可吸收线连续缝合。
- 髂胫束可用1号可吸收线连续缝合。
- 常规缝合皮肤。

要点与失误防范

指征	• 全面的病史采集和体格检查 • 重视所有合并的病变
截骨计划	• Southwick 技术不主张行60°以上的屈曲型截骨。当股骨头后倾>60°时,通过髋关节外侧脱位行股骨头-颈部成形术,可减小缓解髋关节前方撞击所需的屈曲角度
骨凿撤离	• 在骨凿完全插入之后、截断之前,术者可将骨凿移去,徒手操作。此时近端骨块稳定性尚可,骨凿撤离容易
截骨复位	• 可使用 Weber 持骨钳控制近端骨块,而不可通过敲入的角钢板来操控,以防固定效果下降
骨不连	• 截骨部位骨与骨接触不充分区域均须植骨

术后处理

- 将2个枕头置于小腿下方、1个置于大转子下方,以维持髋关节屈曲中立位。
- 可将患髋固定于CMP机上被动活动,每天6小时,髋关节屈曲范围为30°~80°。
- 预防深静脉血栓应遵循个体化原则,但所有患者应即刻佩戴力学加压装置进行物理预防。
- 在硬膜外麻醉期之后,可离床,1/6体重部分负重行走。
- 在关节活动范围训练开始后6周内,应限制髋关节内收活动,以保护大转子截骨,也应避免对抗性外展训练。
- 髋关节前后位及侧位摄片,评价截骨愈合情况(图3A、B)。
- 若影像学显示截骨已经愈合,6个月后可将引起症状的内固定装置取出(图3C、D)。

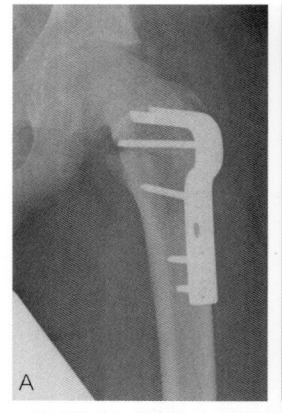
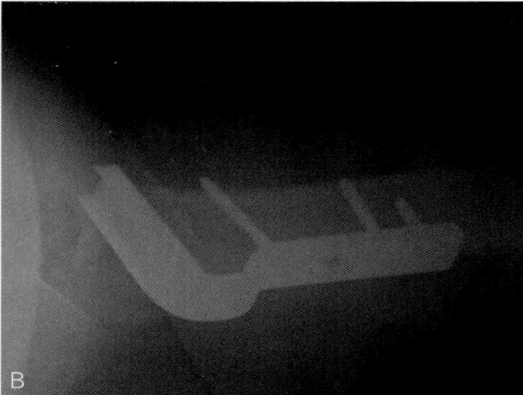
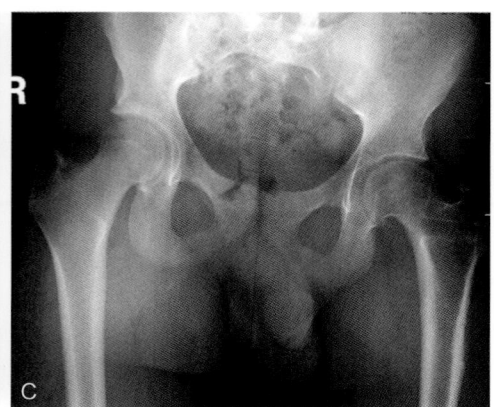
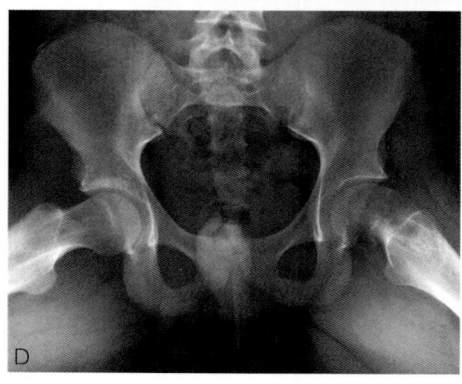

图3 术后前后位（A）与髋关节侧位（B）平片显示，SCFE的绝大部分畸形都得以矫正。4个月后骨盆前后位（C）和蛙式位（D）平片，显示内植物已取出，患者无不适症状。

结果

- 在Southwick的报道中[6]，使用股骨近端截骨矫正畸形，但并非通过髋关节外科脱位技术，26名患者28例髋关节，随访至少5年，21例髋评定为优，5例髋为良，2例髋为尚可。
- 在同时接受股骨成形术和转子间截骨术的6名患者中，4人的WOMAC疼痛和功能评分改善。
- 屈曲状态下内旋改善-20°~+10°。
- SCFE屈曲型截骨的长期随访显示，约20年随访的优良率为55%~77%。

并发症

- 如果没有遵循技术规范保护支持带血管，可能会导致股骨头坏死
- 大转子截骨或转子间截骨的骨不连
- 坐骨神经或股神经麻痹
- 异位骨化

（高悠水 译，冯勇 审校）

参考文献

[1] Aronson J. Osteoarthritis of the young adult hip: etiology and treatment. Instr Course Lect 1986;35:119-128.

[2] Goodman DA, Feighan JE, Smith AD, et al. Subclinical slipped capital femoral epiphysis: relationship to arthrosis of the hip. J Bone Joint Surg Am 1997;79(10):1489-1497.

[3] Kartenbender K, Cordier W, Katthagen BD. Long-term follow-up study after corrective Imhöuser osteotomy for severe slipped capital femoral epiphysis. J Pediatr Ortho 2000;20:749-756.

[4] Murray RO. The aetiology of primary osteoarthrosis of the hip. Br J Radiol 1965;38:810-824.

[5] Schai PA, Exner GU, Hänsch O. Prevention of secondary coxarthrosis in slipped capital femoral epiphysis: a long-term follow-up study after corrective intertrochanteric osteotomy. J Pediatr Orthop B 1996;5: 135-143.

[6] Southwick WO. Osteotomy through the lesser trochanter for slipped capital femoral epiphysis. J Bone Joint Surg Am 1987;49(5): 807-835.

[7] Spencer S, Millis M, Kim Y. Early results of treatment for hip impingement syndrome in slipped capital femoral epiphysis and pistol grip deformity of the femoral head-neck junction using the surgical dislocation technique. J Pediatr Orthop 2006;26:281-285.

[8] Wenger DR, Kishan S, Pring ME. Impingement and childhood hip disease. J Pediatr Orthop B 2006;15:233-243.

第10章 改良Dunn手术治疗股骨头骨骺滑脱
Modified Dunn Procedure for Slipped Capital Femoral Epiphysis

Wudbhav N. Sankar

定义

- 改良Dunn手术是经过髋关节外科脱位入路，行股骨头骨骺开放性矫正[18]。
- 与经典的Dunn截骨术类似，改良的Dunn手术在畸形最严重的部位（如骺板）矫正股骨头骨骺滑脱（slipped capital femoral epiphysis, SCFE）[4]。
- 改良Dunn手术同时适用于不稳定型和稳定型SCFE。

解剖

- 股骨骨骺的灌注主要来自于旋股内侧动脉（图1）。
- 旋股内侧动脉的深支于闭孔外肌的后方走行，在梨状肌下缘、上孖肌的近侧穿入髋关节的关节囊[5]。
- 它最终形成2~4支支持带血管，滋养股骨头的上部。
- 在髋关节外科脱位的操作中，保持完整的外旋肌群，尤其是闭孔外肌，可保护旋股内侧动脉。
- SCFE常常向股骨颈后下方移位，为使复位过程尽可能安全，应将支持带血管的张力降到最低程度[18]。

发病机制

- 骨骺相对于股骨颈向后下方移位，改变了股骨头在髋臼内的休息位置。
- 股骨头与髋臼相对位置以及干骺端偏心距的变化，将严重影响髋关节的活动范围。
- 屈曲内旋时，干骺端的骨性突起可能会进入关节，进而造成髋臼软骨损伤，也可能碰撞髋臼缘及盂唇（图2）[13]。
- 原位固定可防止滑脱进一步加重，但却无益于畸形的矫正。

自然病程

- 既往的经验认为，原位螺钉固定的长期结果一般都还不错[1,2]。
- 然而，近年的研究发现，原位固定技术造成的股骨干骺端畸形与股骨髋臼撞击症、活动范围丢失、早发性骨关节炎有关[6,9,11,17]。
- 滑脱严重程度增加与不良结果正相关[3]。

病史和体格检查

- 不稳定型SCFE患者常表现为急性、突然出现的症状。
  - 疼痛剧烈，即使是轻微地内外旋患肢也会诱发剧痛。

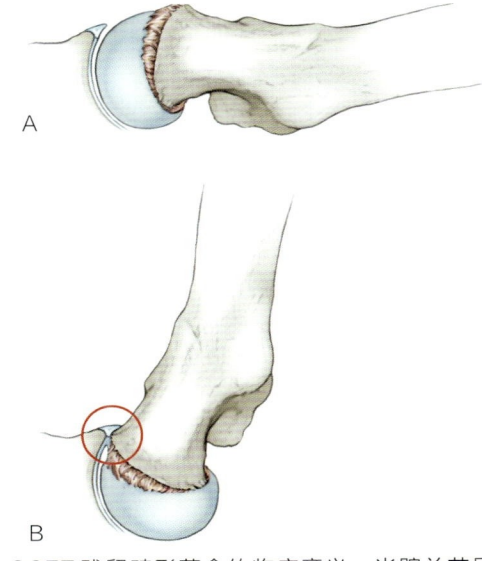

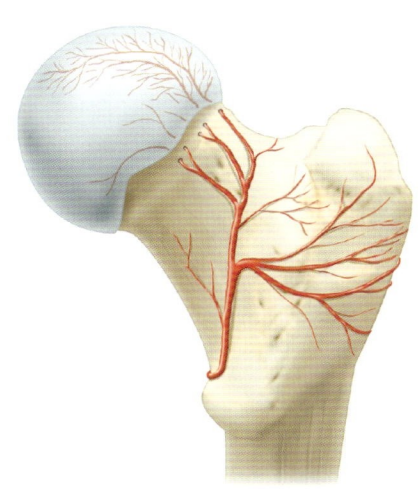

图1 股骨近端血管解剖的后面观。注意旋股内侧动脉终末支与梨状肌止点非常贴近。

图2 SCFE残留畸形蕴含的临床意义：当髋关节屈曲内旋时，干骺端的突起可能会进入关节内，造成髋臼软骨损伤（A），或者是碰撞髋臼缘以及盂唇（B）。

- 严格意义上,不论是否使用辅助行走工具,不稳定型SCFE患者不可行走[10]。
- 避免对患髋行过多的强制性活动,以降低股骨头血供额外损伤的风险。
- 严重但稳定的SCFE患者,病程不同,症状各异。
  - 患者主诉为髋部或腹股沟疼痛、大腿痛、膝关节痛,常没有外伤史。
  - 严格意义上,患者可独立或在支具辅助下行走,常表现为减痛步态、足部外旋带有推进角[10]。
  - 严重的SCFE,由于股骨髋臼撞击,髋关节屈曲、内收、内旋的范围将显著减小。
  - 很多患者由于被动的髋关节屈曲造成的强制性外旋,进而相应地形成特有的外旋步态。

影像学和其他诊断性检查

- 任何患儿表现为髋部、大腿或膝关节疼痛,应该行骨盆前后位和蛙式位平片检查,通常可以明确诊断SCFE。
  - 股骨头骨骺相对于股骨颈的关系,骨盆蛙式位片上表现为向后方移位,骨盆前后位片上表现为向下方移位。
- 在骨盆前后或蛙式位片上,骨骺增宽是SCFE的早期征象。
- 通过测量骨骺相对于干骺端宽度的位移,可反映SCFE的严重程度:
  - 轻度:位移<1/3干骺端宽度
  - 中度:1/3~1/2干骺端宽度
  - 重度:>1/2干骺端宽度
- 另一种描述SCFE严重程度的方法是测量双侧骨骺-骨干夹角并比较其差异[16]:
  - 轻度:<30°
  - 中度:30°~50°
  - 重度:≥50°
- 对于病程较长、拟行改良Dunn手术的患儿,可通过CT扫描更加精确地评估移位角度及骨骺闭合程度。
- 对于迟发性、不稳定型SCFE的患儿,骨扫描或增强MRI有助于评估骨骺的灌注情况。

鉴别诊断

- SCFE
- Legg-Calvé-Perthes病
- 髋关节盂唇撕裂
- 股骨颈骨折
- 髋关节化脓性关节炎
- 膝关节紊乱
- 大转子滑囊炎

非手术治疗

- 过去曾采用髋人字石膏进行制动,但目前不再推荐其作为治疗SCFE的方案。
- 一旦确诊SCFE,且骺板尚未闭合,应对其进行手术治疗,避免进一步滑脱或者出现股骨头坏死。

手术治疗

- 改良的Dunn手术适用于不稳定型SCFE。对于稳定型SCFE合并的残留畸形,如果原位固定不能接受,也应行改良的Dunn手术。
- 骺板尚未闭合时,手术操作极其方便。
- 改良的Dunn手术技术要求较高,不仅需要熟练掌握髋关节外科脱位手术入路,还要熟悉支持带组织瓣。
- 治疗不稳定型SCFE的其他技术还包括:(1)经皮复位螺钉固定(至少2枚螺钉)、关节囊减压;(2)经前外侧入路切开,轻柔地徒手复位,再行克氏针或螺钉固定[12]。
- 严重的稳定型SCFE治疗技术还包括:股骨头-颈连接处成形术后原位固定,同时行必要的股骨近端截骨术。

术前计划

- 认真研读影像学检查。
- 通过阅读骨盆前后位和蛙式位片,判断后下方是否有骨痂形成。若有骨痂,则可认为是慢性SCFE,手术时必须将其清理方可获得解剖复位。
- 单纯的移位(如成角或位移)均可通过改良的Dunn手术矫正,但一些慢性的病变,如股骨颈后倾,矫正则较为困难。
- 慢性、严重的稳定型SCFE,CT扫描有助于评价骺板的状态,以决定是否适合行改良的Dunn手术。
- 对侧的髋关节应当进行临床和影像评估,以判断其是否也存在SCFE。
- 对于一些年龄较小,有内分泌疾病的患者,可考虑对正常侧行经皮螺钉预防性固定。可在改良的Dunn手术开始前,将患者置于仰卧位完成该操作。
- 不稳定性SCFE的手术时机仍存有一定争议。对于夜间突然出现的患者,笔者更愿意与有经验的手术团队在第二天早晨行改良的Dunn手术。

体位

- 与标准的髋关节外科脱位相同(详见第13章),患者须置于90°侧卧位,固定于手术床上。可用平顶垫放置于患肢小腿的下方,方便手术操作(图3)。
- 使用带消毒侧袋的髋部铺巾,在脱位过程中它可托

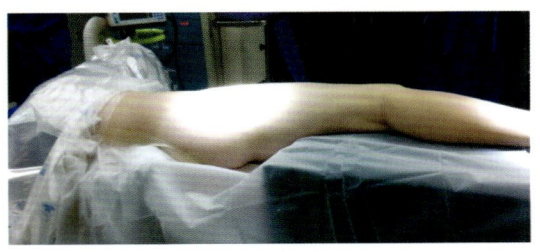

图3 与标准的髋关节外科脱位相同，改良的Dunn手术须将患者置于90°侧卧位，妥善固定于手术床上。平顶垫放置于患肢小腿的下方，方便手术操作。

住小腿。

入路

- 也可采用Kocher-Langenbeck入路或Gibson入路进行髋关节外科脱位操作。
- Kocher-Langenbeck入路须劈开臀大肌纤维，对于肥胖患者，该入路对前侧显露多有不便。
- Gibson入路经外展肌与臀大肌间隙，深部沿臀中肌与臀大肌间隙，对伸肌装置的损害较小，但对于肥胖患者的前侧显露更加困难。

显露

- 关于髋关节外科脱位手术入路的详细描述，请参考第13章。下述改良的Dunn手术技术开始于髋关节的关节囊已经完全暴露。

髋关节囊切开、临时固定与脱位

- Z形切开关节囊，Z形的长轴应与股骨颈前缘平行（技术图1A）。
  - Z形的下方沿着转子间线走行，靠近但不能越过小转子。应当保留一层关节囊组织以便后续缝合。
  - Z形的上方沿着髋臼缘向后走行至梨状肌腱。注意不要损伤盂唇（技术图1B）。
- 标记关节囊切开术的边角有助于我们区分后续手术中要分离的支持带组织瓣的层次。

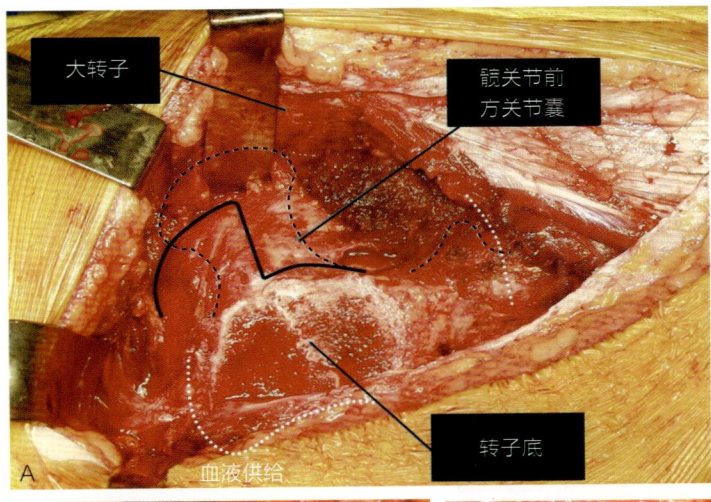

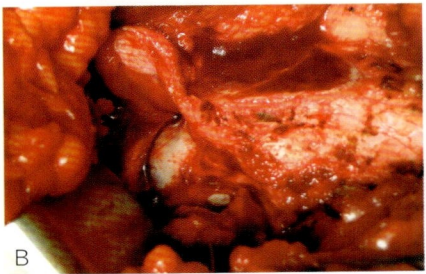 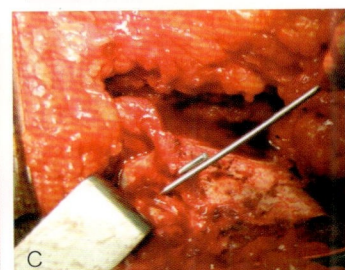 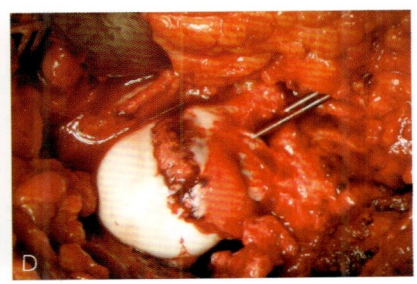

技术图1 A. Z形切开关节囊的路径（实线）。髋臼后缘的切口应注意保护旋股内侧动脉终末支（白虚线），并可显露髋关节与股骨头（黑虚线）。B. Z形关节囊切开。C. 对于不稳定型SCFE，用带螺纹的克氏针临时性原位固定骨骺，以便在髋关节脱位过程中不会损伤支持带血管。D. 一旦完成髋关节脱位，可对SCFE畸形进行全面的评估。在这例不稳定型SCFE中，注意有骨膜的撕脱。

- 此时应当轻柔操作，评估滑脱在术中的稳定性与损伤的敏锐度。
  - 不稳定型滑脱的特征是前方有撕裂的骨膜，骨骺自干骺端清晰地脱离。
  - 稳定型滑脱的骨骺与干骺端整体一起活动。
- 对于不稳定型滑脱，可用1～2枚螺纹针临时性原位固定骨骺，使得在髋关节脱位过程中不会损伤支持带血管（技术图1C）。
- 螺纹针可剪断，留大约2 cm于骨外维持固定，也方便后续的移除。
- 可用一骨钩绕过股骨颈。
- 随后轻微屈曲、内收、外旋下肢，通过骨钩使髋关节半脱位。弧形嘴剪刀插入髋关节内，剪断圆韧带，便可将髋关节完全脱出。
- 现在可对完整的SCFE畸形进行评估。评价髋臼软骨和盂唇是否存在病变也非常重要（技术图1D）。

支持带的组织瓣

- 支持带组织瓣最好在髋关节脱位后操作。
- 在大转子截骨部位以远纵行劈开股骨的骨膜，用骨膜剥离子将骨膜组织瓣推向后方（技术图2A）。
- 类似地，股骨颈前方的骨膜可平行于关节囊方向将其切开并剥离。
- 为降低支持带组织瓣的张力，并确保骨骺能安全地活动，需要将转子截骨面后上方的1/3去除。
- 在骨骼尚未发育成熟的患儿，突起的软骨可作为转子切除范围的标志。
- 在原先技术中，小心将游离的大转子骨块自骨膜组织瓣上剥下之后，采用骨刀对突起的软骨进行截骨操作（技术图2B、C）[18]。
- 或者将骨膜下组织瓣小心剥离至近端至大转子尖附近，用Kerrison咬骨钳或常规咬骨钳将转子基底咬除（技术图2D）。
- 在转子基底修理完毕之后，骨膜组织瓣可延伸至股骨颈基底部（技术图2E）。

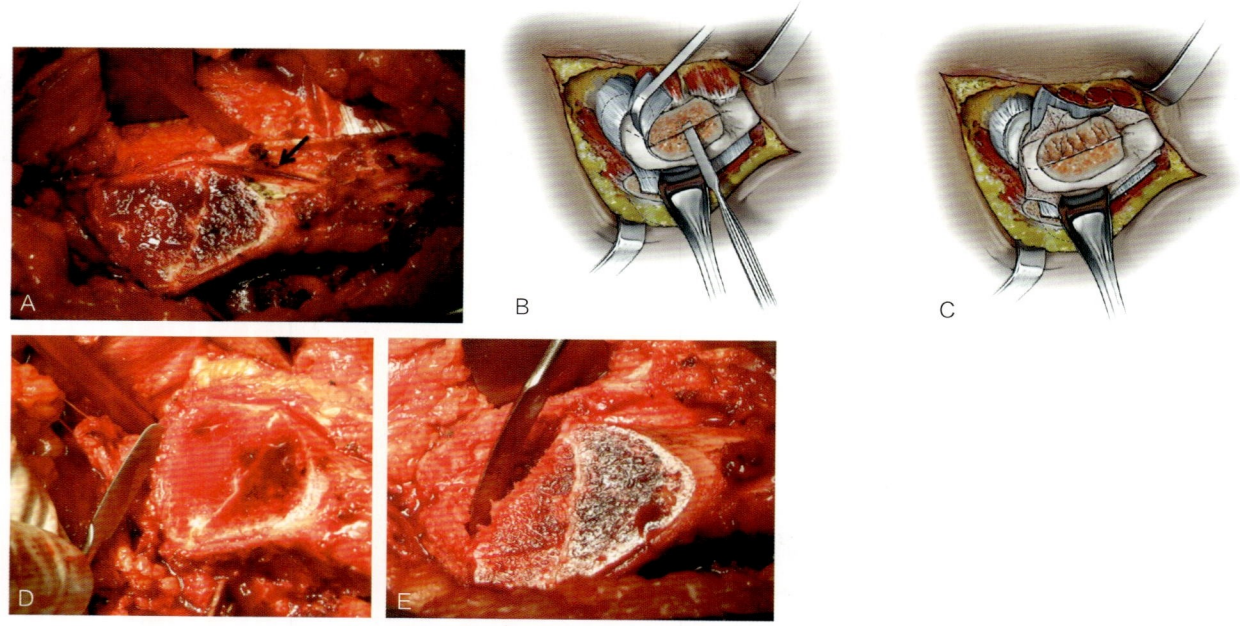

技术图2　A. 获取支持带组织瓣，首先在大转子截骨平面稍远端纵行劈开股骨的骨膜，使用骨膜剥离子将骨膜组织瓣推向后方（箭头所示）。B、C. 稳定的转子基底后上方可用骨刀修整，将骨膜层剥下之后，便可显露股骨颈后侧的骨膜并做骨膜下分离。D. 在获取支持带组织瓣过程中涉及的一项技术，就是小心将骨膜层往近端剥离至大转子尖端平面，可用Kerrison咬骨钳或常规咬骨钳将转子基底部咬除部分。E. 在转子基底面修整之后，骨膜组织瓣便可延伸至股骨颈基底部（注意：所有图片的上方均指后侧）。

游离骨骺

- 脱位髋关节,并完成支持带组织瓣的操作。
- 切开覆盖前方股骨颈的骨膜,牵开至股骨颈与梨状窝的上方,与先前获取的骨膜层相连(技术图3A)。
- 可在髋臼窝内放置一块海绵,以防止股骨头在活动时掉落其中。
- 在徒手维持骨骺位置时,可将之前临时固定的克氏针拔除。
- 对于不稳定型SCFE,将一把小剥离子插入断端足以撬动骨骺。应注意它可能与支持带组织瓣有黏附(技术图3B)。
- 对于稳定型SCFE,明确骨骺的定位之后,采用剥离子或骨刀将骨骺自干骺端分离下来。
- 一旦骨骺游离之后,干骺端残留的生长板组织应予以清理,以利于骨折愈合。

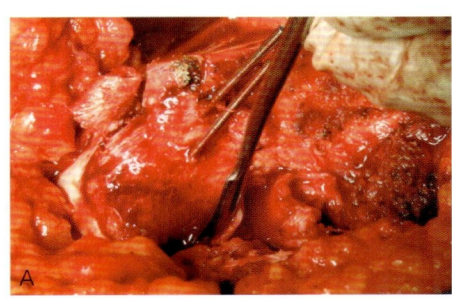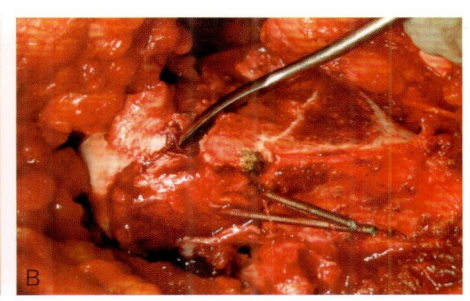

技术图3 A. 髋关节脱位后,骨膜可牵拉至前侧股骨颈,后侧至梨状窝内,与之前剥离的骨膜层保持相连。B. 对于不稳定型SCFE,一把小的剥离子插入断端足以撬动骨骺,将其与支持带组织瓣剩余的连接进行游离。

复位骨骺

- 应当检查已完全暴露的干骺端与股骨颈,判断有无慢性的骨痂形成。典型的慢性骨痂常位于后下方,用骨刀和咬骨钳将其去除有助于骨骺复位(技术图4A)。
- 股骨颈的断端应稍做清理至新鲜骨面,以利于愈合。应避免股骨颈过度短缩,因为它可造成术后不稳定(技术图4B)。
- 手法复位骨骺。在此操作过程中,支持带组织瓣的张力应尽可能最小。若存有较大的张力,应对其进行游离。再次检查骨骺与干骺端,确保所有的骨痂都已清理干净(技术图4C)。

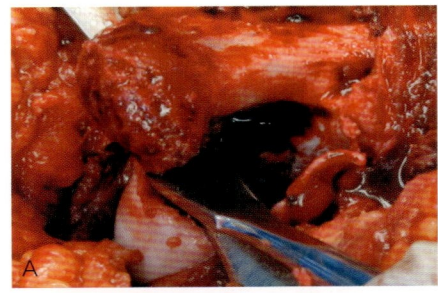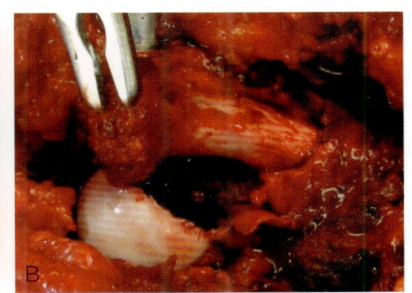
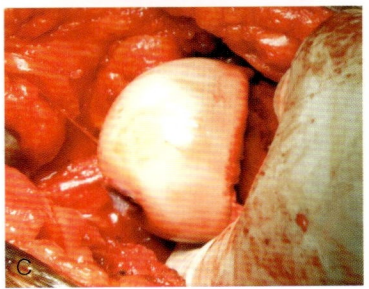

技术图4 A. 应检查完全暴露的干骺端与股骨颈,以判断有无慢性骨痂形成。慢性骨痂常位于后下方,须用骨刀或咬骨钳将其清理干净,以便于后续复位。B. 股骨颈断端应稍做清理,以获新鲜骨面、利于后续愈合。应避免股骨颈过度短缩,因为它可导致术后不稳定。C. 手法复位骨骺。

骨骺固定

- 可用带螺纹的克氏针由近端圆韧带凹穿入，远端从股骨前外侧皮质穿出，获得初始固定（技术图5A）。
- 小心复位髋关节，评估复位质量以及最终固定方式的安放。
- 为了明确骨骺已充分复位，C臂X线机可穿过手术床并适当旋转，以获取髋关节前后位图像。可再将患肢摆放成蛙式位，可获得股骨近端侧位的图像。
- 如果复位可以接受，骨骺的终极固定物应当放置于转子基底的远端或者前方，以便必要时进行取出手术。
- 笔者倾向于使用2枚6.5 mm空心螺钉，以降低内固定失败的风险。但2~3枚4.5 mm实心螺钉或多枚带螺纹克氏针也可作为内固定方案[14]。
- 内植物的位置应采用C臂X线机监测（技术图5B、C）。
- 根据需要，此时可以移除初始固定的螺纹克氏针。

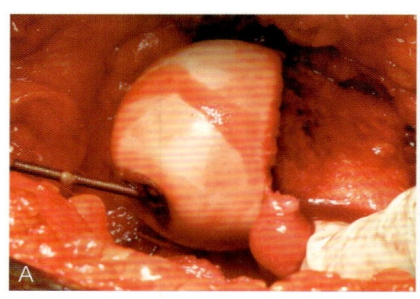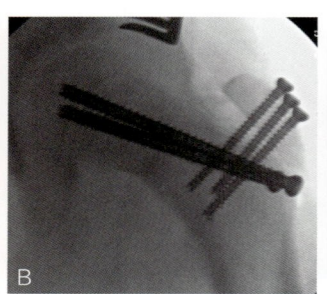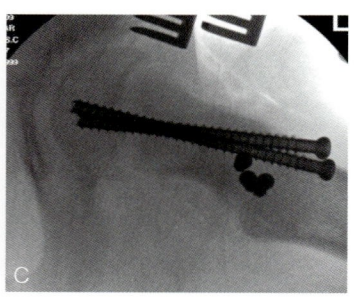

技术图5 A. 将一枚带螺纹的克氏针由近端至远端，自股骨头圆韧带凹穿入、股骨前外侧皮质穿出，获得临时性固定。B、C. 前后位及蛙式位透视显示内植物的位置（骨骺与大转子已同时固定）。

监测灌注

- 在整个手术过程中，可对骨骺的灌注定时进行监测（例如在分离支持带组织瓣时、在骨骺复位之后等）。在股骨头前方非负重区钻1.5 mm小孔，应当有新鲜的血液流出。
- 血流监测更客观的方法是将监测颅内压的导管插入股骨头的小钻孔内，应当可以观察到离散的波形（技术图6）。
- 如果在骨骺复位后没有灌注，则应检查支持带组织瓣的张力。如有必要，可对组织瓣进行松解、股骨颈稍短缩以及重新复位骨骺于无张力状态。

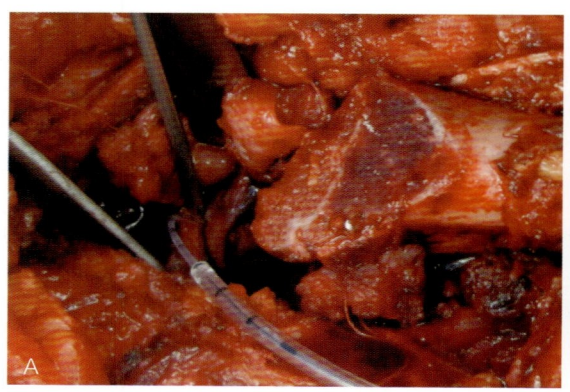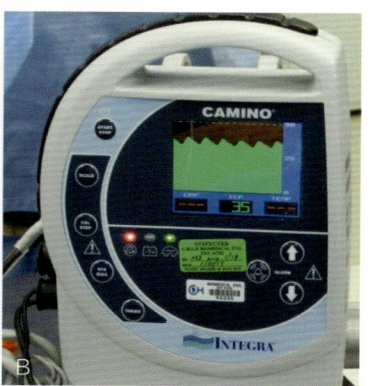

技术图6 A. 将监测颅内压的导管插入股骨头的小钻孔内，对灌注进行监测。B. 可以观察到离散的波形。

深部缝合

- 可在前方的骨膜上松弛地缝几针以作标志,但一般情况下,不必缝合支持带组织瓣,以免引起不必要的张力,影响血运。
- 关节囊可用1号粗的可吸收线松弛、间断地缝合;再次注意避免引起支持带组织瓣不必要的张力(技术图7)。

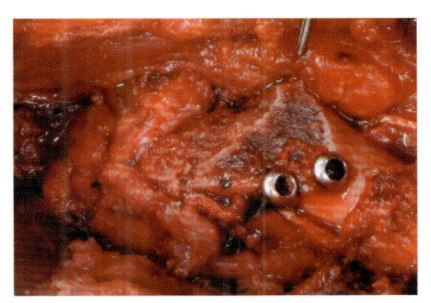

技术图7　关节囊应当松弛、间断地缝合。

大转子截骨的固定

- 大转子截骨块复位至原来位置,或将其略向远端移位,用顶棒维持住位置。
- 3枚4.5 mm空心钉的导针斜向小转子方向,穿过截骨平面进行固定(技术图8)。
- 截骨块的复位以及导针的位置可用C臂机进行确认。
- 对导针进行测深、扩口,采用4.5 mm全螺纹空心螺钉,以便后续必要时取出。
- 或者也可采用3.5 mm或4.5 mm实心螺钉。

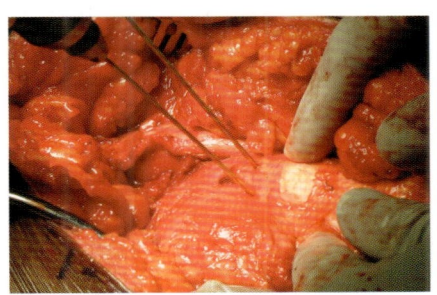

技术图8　4.5 mm空心钉导针固定大转子截骨块。

切口关闭

- 可吸收线(如2-0薇乔)连续缝合股外侧肌。
- 可吸收粗线(如1号薇乔)间断严密地缝合阔筋膜,随后2-0薇乔缝合真皮层、4-0单丝线缝合皮下层。

要点与失误防范

关闭时难以分辨关节囊与支持带组织瓣	Z形切开关节囊时对其进行标记,即可防止出现此种情况
在移动骨骺时支持带组织瓣的张力过高	支持带组织瓣游离不充分时会出现此种情形
骨骺复位时支持带组织瓣张力过高	确保支持带组织瓣的远端已充分游离,股骨颈后下方的骨痂已经清理,股骨颈已稍作短缩
内固定失效	一项研究指出,采用更大规格的内植物(如6.5 mm空心钉)行骨骺固定,可以减小内植物断裂的风险[14]
缝合时避免支持带组织瓣出现张力	支持带组织瓣不予修复、疏松间断地缝合关节囊
股骨头坏死	术中仔细地进行操作,多次监测骨骺的灌注,可将此风险降到最低

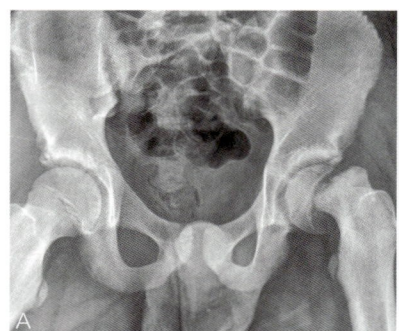
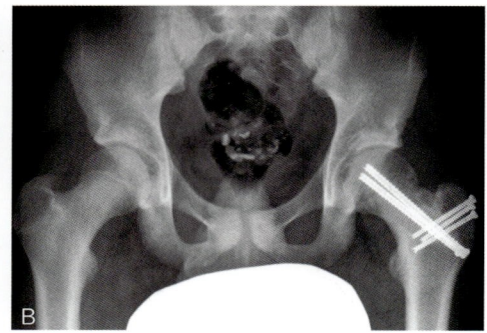
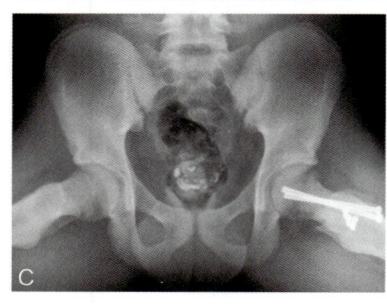

图4 A. 术前髋关节正位片显示，左侧髋关节为严重的不稳定型SCFE。B、C. 术后的骨盆正位片与蛙式位片，分别显示骨骺复位良好，没有股骨头坏死表现。

术后处理

- 患者可在双拐辅助下，足趾触地负重活动。根据早期骨骺愈合的影像学表现，大约在8周左右可予增加负重。
- 之后开始物理治疗，用于步态训练和加强外展肌力量。
- 如果影像学愈合进展如预期般顺利，一般在术后6个月左右可参加体育锻炼。
- 在术后短时期内，患者应每隔2~3个月随访1年，拍摄骨盆正位与蛙式位片，监测有无出现股骨头坏死。

结果

- 来自两家机构的研究报道了改良的Dunn手术，共包含40例患者，至少随访1年和3年[18]。其功能结果优良，关节活动范围改善，滑脱角度近乎解剖复位，没有出现股骨头坏死。
- 对于稳定型和不稳定型SCFE，采用改良的Dunn手术的另外2项研究同样报道了功能评分优良，影像学上解剖学复位。
  - 一项研究包含23例患者，其中21例患者临床和影像结果优，2例出现了股骨头坏死和骨关节炎，功能结果较差[15]。
  - 另一项研究包含30例患者，全部近乎解剖复位。28例临床结果优，1例患者出现了股骨头坏死。4例髋关节由于内固定失效需要行翻修手术[8]。
- 一项多中心研究包含了27例不稳定型SCFE，采用了改良的Dunn手术。股骨头坏死发生率为26%、内固定失效率为15%，均显著高于之前的报道[14]。没有发生骨坏死的患者临床和影像结果均显示为优（图4）。

并发症

- 软骨溶解
- 股骨头坏死（不稳定型SCFE更加常见）
- 骨不连
- 骨骺内固定失效

（高悠水 译，冯勇 审校）

参考文献

[1] Boyer DW, Mickelson MR, Ponseti IV. Slipped capital femoral epiphysis. Long-term follow-up study of one hundred and twenty-one patients. J Bone Joint Surg Am 1981;63(1):85-95.

[2] Carney BT, Weinstein SL, Noble J. Long-term follow-up of slipped capital femoral epiphysis. J Bone Joint Surg Am 1991;73(5):667-674.

[3] Castañeda P, Ponce C, Villareal G, et al. The natural history of osteoarthritis after a slipped capital femoral epiphysis/the pistol grip deformity. J Pediatr Orthop 2013;33(suppl 1):S76-S82.

[4] Dunn DM. The treatment of adolescent slipping of the upper femoral epiphysis. J Bone Joint Surg Br 1964;46:621-629.

[5] Gautier E, Ganz K, Krugel N, et al. Anatomy of the medial femoral circumflex artery and its surgical implications. J Bone Joint Surg Br 2000;82(5):679-683.

[6] Goodman DA, Feighan JE, Smith AD, et al. Subclinical slipped capital femoral epiphysis. Relationship to osteoarthrosis of the hip. J Bone Joint Surg Am 1997;79(10):1489-1497.

[7] Gordon JE, Abrahams MS, Dobbs MB, et al. Early reduction, arthrotomy, and cannulated screw fixation in unstable slipped capital femoral epiphysis treatment. J Pediatr Orthop 2002;22(3):352-358.

[8] Huber H, Dora C, Ramseier LE, et al. Adolescent slipped capital femoral epiphysis treated by a modified Dunn osteotomy with surgical hip dislocation. J Bone Joint Surg Br 2011;93(6):833-838.

[9] Leunig M, Casillas MM, Hamlet M, et al. Slipped capital femoral epiphysis: early mechanical damage to the acetabular cartilage by a prominent femoral metaphysis. Acta Orthop Scand 2000;71(4): 370-375.

[10] Loder RT, Richards BS, Shapiro PS, et al. Acute slipped capital femoral epiphysis: the importance of physeal stability. J Bone Joint Surg Am 1993;75(8):1134-1140.

[11] Mamisch TC, Kim YJ, Richolt JA, et al. Femoral morphology due to impingement influences the range of motion in slipped capital femoral epiphysis. Clin Orthop Relat Res 2009;467(3): 692-698.

[12] Parsch K, Weller S, Parsch D. Open reduction and smooth Kirschner wire fixation for unstable slipped capital femoral epiphysis. J Pediatr Orthop 2009;29(1):1-8.

[13] Rab GT. The geometry of slipped capital femoral epiphysis: implications for movement, impingement, and corrective osteotomy. J Pediatr Orthop 1999;19(4):41-424.

[14] Sankar WN, Vanderhave KL, Matheney T, et al. The modified Dunn procedure for unstable slipped capital femoral epiphysis: a multicenter perspective. J Bone Joint Surg Am 2013;95(7): 585-591.

[15] Slongo T, Kakaty D, Krause F, et al. Treatment of slipped capital femoral epiphysis with a modified Dunn procedure. J Bone Joint Surg Am 2010;92(18):2898-2908.

[16] Southwick WO. Osteotomy through the lesser trochanter for slipped capital femoral epiphysis. J Bone Joint Surg Am 1967;49 (5): 807-835.

[17] Tannast M, Goricki D, Beck M, et al. Hip damage occurs at the zone of femoroacetabular impingement. Clin Orthop Relat Res 2008; 466(2):273-280.

[18] Ziebarth K, Zilkens C, Spencer S, et al. Capital realignment for moderate and severe SCFE using a modified Dunn procedure. Clin Orthop Relat Res 2009;467(3):704-716.

第 11 章 Bernese 髋臼周围截骨

Bernese Periacetabular Osteotomy

Travis H. Matheney and Michael B. Millis

定义

- 髋臼发育不良是骨关节病最常见的病因,常需要关节成形术治疗,最终关节置换[3]。
- 符合适应证的髋臼发育不良经外科综合治疗可以改善或消除症状多年,有时可以无限期地改善,既使是那些术前已有一定程度关节炎的患者[1,3,4,6-8]。
- 不宜对 Y 形软骨尚未闭合、术前已有关节炎及应行 THA 的患者行此类术式。

解剖

- 髋臼位于骨盆前柱与后柱之间。
- 髋关节发育不良(DDH)的通常在髋臼前侧及外侧覆盖不足。
- Bernese 髋臼周围截骨术(PAO)与三联截骨术的区别在于它保持骨盆后柱的完整。
- Bernese 髋臼周围截骨术分 5 步将髋臼从骨盆分离下来,并可进行多角度调整。
- 重要的骨性标志包括:
  - 髂耻突(示髋臼的最内侧限)
  - 髋臼下沟(恰在髋臼远端,这里是闭孔内肌腱止点;是前坐骨截骨的部位)
  - 髂前上棘
  - 坐骨大切迹顶点
  - 坐骨棘
- 骨盆后柱呈三柱体且较厚,恰在髋臼后方;靠近坐骨切迹部位变得很薄。因此,后柱的最佳平面是呈角度倾斜至坐骨内侧皮质,垂直至坐骨后柱外侧皮质。

发病机制

- "发育不良"与遗传及发育均有关。
- 神经肌肉性:Charcot-Marie-Tooth 病及痉挛性瘫痪。
- 创伤性:Y 形软骨损伤;婴儿髋边缘侵蚀症。

自然病程

- 髋关节骨关节炎与髋臼发育不良有明显的相关性。
- 髋臼发育不良及半脱位越严重,髋关节骨关节炎症状出现越早。
- Murphy 等[5]发现髋关节外侧 CE 角<16°的患者至 65 岁时均发展为骨关节炎。

病史和体格检查

- 病史重点应包括:
  - 髋关节发育不良个人及家族发病及治疗史
  - 其他髋关节病史,如 Perthes 病
  - 创伤
  - 骨骼发育不良
  - 脑瘫病史
  - 出生顺序及出生体重
  - 疼痛和力学症状描述,包括位置、持续时间、活动受限、肌力减弱、弹响、传染性及关节弹出
- 体格检查应包括步态、肢体长度、辅助装置及肌力。
- 髋关节特有体征检查有:
  - Trendelenburg 试验:表明外展肌力减弱情况。
  - 髋关节前脱位恐惧试验:患者主观有"恐惧感"或不稳定为阳性。
  - 前方撞击试验(被动屈曲、内收并内旋髋关节时疼痛):检查髋臼前唇的状态,不一定是撕裂。
  - "自行车试验":检查髋关节外展肌疲劳度。
- 关节活动度:发育不良的髋关节因为髋臼前方覆盖不足而呈现前屈活动度相对增加,疼痛性活动度减低表明发生关节炎可能。

影像学和其他诊断性检查

- X 线片应包括骨盆和双侧髋关节负重正位片(图 1A)、髋臼假斜位片(图 1B)及髋关节最大外展内旋前后位片(von Rosen 位,图 1C)。通过这些放射片来评估股骨头外侧和前侧的覆盖及髋关节匹配情况。还要注意是否存在髋关节外展交锁,这是髋臼周围截骨术的相对禁忌证。
- X 线片包括以下参数:
  - 髋关节正位片上 Wiberg 外侧 CE 角(正常值>25°,图 1A)
  - Lequesne 及 de Seze 前侧 CE 角(正常值>20°,假斜位;图 1B)

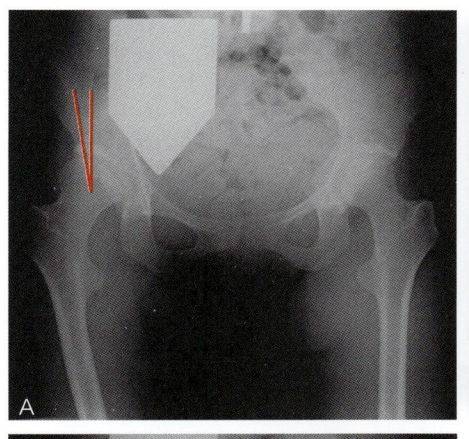
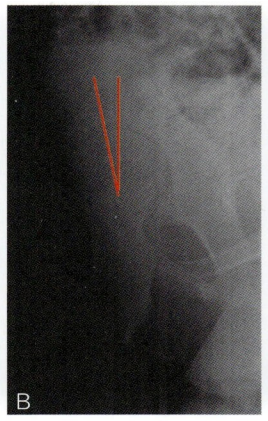
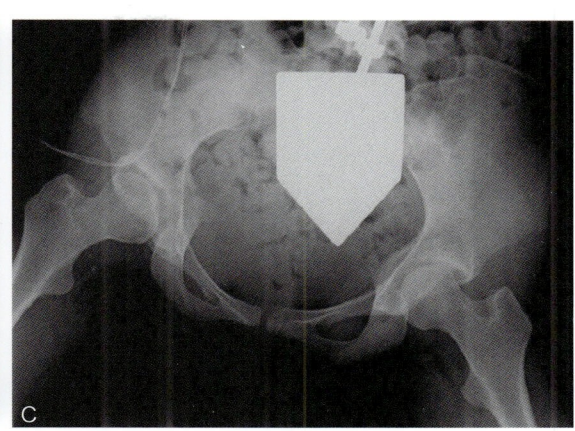
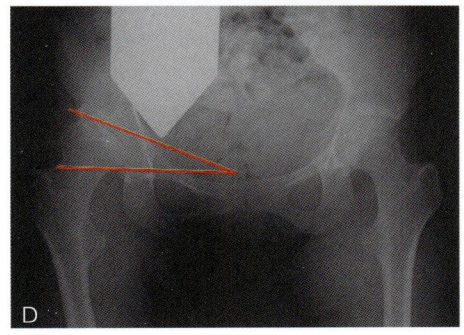

图1 A. 骨盆及髋关节正位片，右髋标记出外侧Wiberg CE角。B. 右髋假斜位片，标记为Lequesne及de Seze前侧CE角。C. 髋关节最大外展及内旋位von Rosen前后位片。用来评估髋臼截骨矫形成关节的匹配及相似性。D. 骨盆及髋关节正位片，标记为Tönnis髋臼顶角。

- 髋关节正位片上Tönnis髋臼顶角（正常值＜10°～15°；图1D）
- 交叉征（髋关节正位片上前壁与后壁的影像交叉）
- Shenton线不连续表明股骨头半脱位
- 双髋CT扫描及三维重建及经股骨髁轴位扫描可帮助术前评估术中需要矫正的量及方向，并可评估是否需联合转子间截骨术。
- 以股骨头为中心髋关节磁共振成像（MRI）可帮助术前评估关节及白唇软骨情况。
  - 髋关节软骨的延时钆增强磁共振成像（dGEMRIC）是最近的评估关节软骨机械性损伤的新技术，它已证明了在髋臼周围截骨术的预后判断上明显优于X线片[2]。

非手术治疗

- 改善活动及工种有利于延缓或减轻关节炎症状。
- 物理治疗对改善关节活动范围及肌力有一定帮助。目前为止，尚没有证据表明哪一种物理疗法能彻底治愈髋关节发育不良引起的关节炎。

手术治疗

- 适应证：有症状的，均等性髋臼发育不良（Y形软骨已闭合）伴外侧及前侧CE角＜18°。
- 禁忌证：Tönnis骨关节炎分类2度或以上（软骨下骨囊肿，明显的关节间隙变窄）；关节炎继发严重关节活动受限；活动性关节感染。

术前计划

- X线及MRI评估下列内容：
  - 发育异常的角度及特征。
  - 恢复至Tönnis臼顶角正常（0°～10°）、复位半脱位并改善稳定性需要矫正的角度及方向。
- 行髋臼周围截骨术时，股骨近端的发育异常可能也要治疗。
- 髋臼关节或上唇的损伤（从MRI判断）也应考虑在手术方案中，为了远期效果，可经关节镜（截骨前）或术中关节囊局部切开进行有效治疗。
  - 单独针对髋臼发育不良患者的盂唇损伤进行治疗是禁忌的，必须联合髋臼治疗。
  - 撕裂的白唇经常与髋关节的其他异常有关（股骨与髋臼撞击或DDH），为了最佳治疗效果也需要矫正[9]。
- 为术后功能活动做准备，术前便要教授患者部分负重锻炼技巧。
- 对于围手术期疼痛管理，笔者建议术前考虑硬膜外或腰丛导管放置以及多模式围手术期镇痛。在术后第一天或第二天早上拔除导管。

体位

- 患者仰卧位于可透视的手术床上。
- 患肢消毒及铺巾，向上至肋膈下缘；向后至少消毒至髂骨后1/3，向内侧至脐。

入路

- 标准的前方纵行Smith-Petersen切口及入路可充分暴露髋关节（图2A）。
- 或者，也可行相近深度的髂腹股沟切口（bikini式切口）（图2B）。这个切口虽然相对美观，但坐骨前方截骨显露不充分。因此，笔者推荐对体型较大和肌肉发达患者采用标准前方切口。

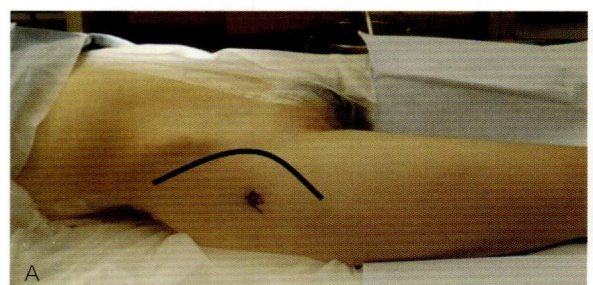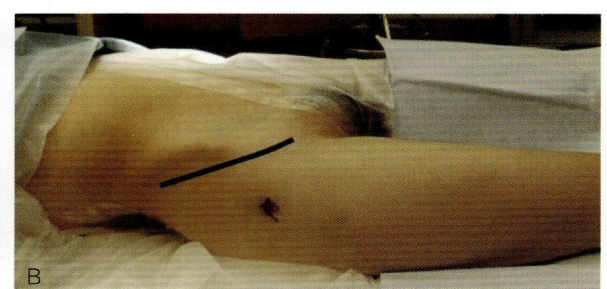

图2　A. 传统髋部纵行Smith-Petersen切口标记。B. 髋部髂腹股沟切口标记。

浅层分离

- 皮肤切开至皮下组织。
- 显露腹外斜肌及臀中肌表面筋膜，向后切开至髂前上棘，沿两肌间隙进入显露髂嵴骨膜。
- 锐性切开髂嵴骨膜，骨膜下剥离髂内侧骨板，纱布填塞止血。
- 进入阔筋膜张肌与缝匠肌间隔，避免损伤股前外侧皮神经。阔筋膜张肌从肌间隔及近端隔膜钝性分离，直至可触摸到髂骨前面。
- 止血完成后，使用2.5 mm钻头在髂前上棘周围钻孔，前部截骨截下一约1 cm×1 cm×1 cm的骨块，方便内侧显露及之后修补。
  - 或者连同一薄骨片剥下缝匠肌，术后无需螺钉固定即可原位缝合。
- 骨膜下剥离一直到髂前下棘。

深层分离

- 在进行深层分离之前，需要在术前重点确认是否存在需要行关节切开术处理的关节内病变。比如包括髋臼盂唇撕裂、外周囊肿、股骨头-颈部凸轮型病变。如果需要，通常需分离股直肌（见下文）。如果不需要进行关节内处理，则可以保持股直肌腱完整。
- 屈曲内收髋关节方便骨盆内深部及耻骨上支显露。
- 将股直肌反折头从与直头连接处分离出来（技术图1A、B）。
- 将股直肌直头和下面的关节囊髂肌一起分离并向内侧及远端反折，暴露出关节囊。
- 如行保留股直肌的PAO手术，正确识别髂嵴囊部和股直肌间隙是难点。为此，建议从骨盆内侧髂肌深面开始，然后沿该肌肉至骨盆缘髂嵴囊上部剥离。
- 将髂肌、缝匠肌及腹部内脏牵向内侧。
- 纵向切开腰肌鞘，向内侧牵开腰肌，显露出耻骨上支至髂耻突。
- 打开内侧关节囊与髂腰肌腱间隙，用长柄Mayo剪尖扩大间隙，Lane骨膜剥离器尖端插入髋臼下的坐骨骨突下。
  - 可通过术中透视确认剪刀及骨剥的摆放位置是否合适（技术图1C、D）。

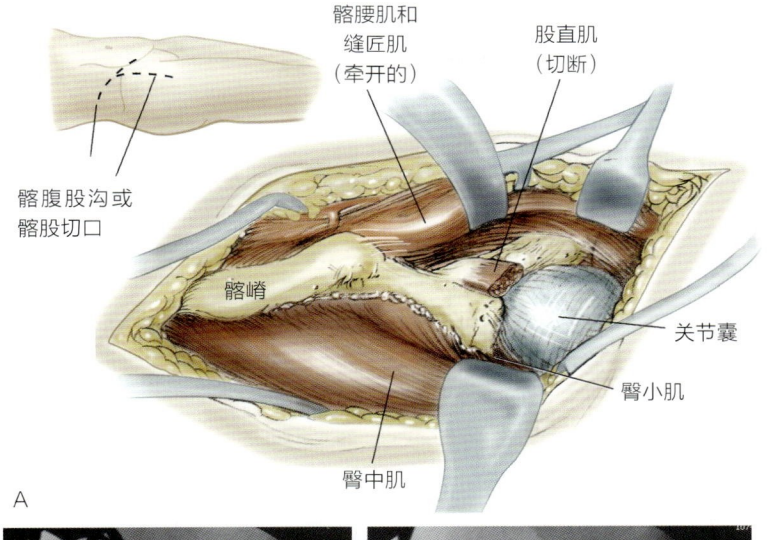
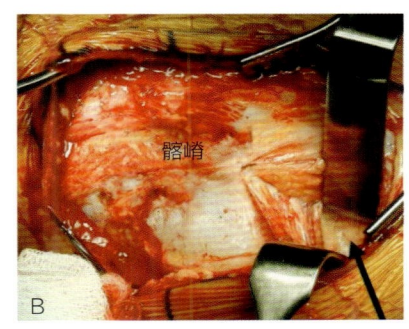
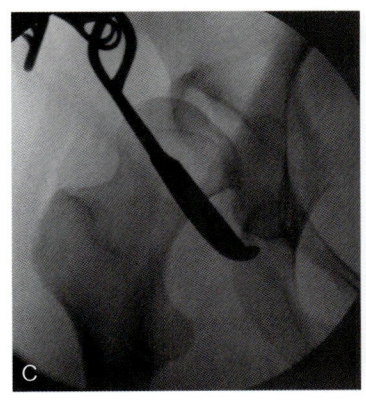
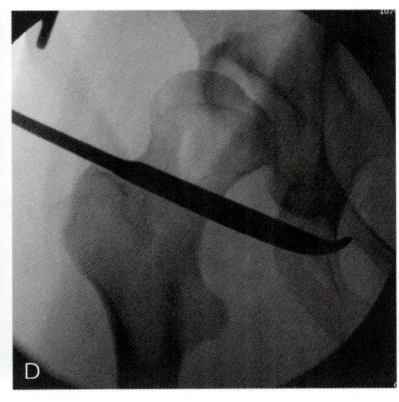

技术图 1　A. 关节前方的深层解剖，股直肌反折头与直头分离出来。B. 前侧关节囊显露（箭头）。在髂肌骨膜下剥离前，在切口右侧半标记出髂嵴。C、D. 右侧髋关节术中透视前后位片。Lane 骨膜剥离器触探坐骨前侧内外侧骨板。

截骨

坐骨前方截骨

- 在进行第一刀截骨前，建议向麻醉团队确认患者是否处于麻痹状态。此时术中任何坐骨神经或闭孔神经的直接接触都将引发肌肉反应，警告术者可能会受伤。
- 髋关节屈曲45°，轻度内收。小心地将30°角骨刀（Synthes，美国；刀宽15 mm或20 mm）插入上述内侧关节囊与髂腰肌腱间隙，其尖端放置在坐骨前侧髋臼下沟的上部，恰位于闭孔外肌腱的上方（技术图2A～C）。
- 靠近闭孔外肌腱近端操作以帮助保护附近的旋股内侧动脉。坐骨的内侧及外侧面应用骨刀轻柔地抵住，术中透视前后位及斜位以确认骨刀的位置（髋臼下唇下约1 cm）（技术图2D）。
- 骨刀向后方压紧15～20 mm深，穿过坐骨的内外侧骨皮质（技术图2E）。
- 经外侧皮质骨坐骨截骨时，不能深入太多，因为附近就是坐骨神经。

耻骨上支截骨

- 髋关节保持屈曲内收位，以放松髋关节前方软组织。
- 将腰肌肌腱及内侧结构轻柔地向内侧牵开（技术图3A）。
- 围绕耻骨上支进行骨膜下剥离，用尖Hohmann拉钩或粗Kirschner针打入耻骨上支前侧面，髂耻突内侧至少1 cm处（技术图3B）。
- 钝Hohmann拉钩、Rang拉钩放置于耻骨上支的前后侧和下方，以保护闭孔神经血管。
- 截骨线从上方观察时，应垂直于耻骨上支长轴；从前方观察时，应从内下向外上方倾斜，可使用Gigli线锯从拉钩周围向外锯，或使骨刀由外向拉钩或Kirschne针方向直行截骨。过去的方法是使用Satinsky血管钳将线锯穿过耻骨支。
  - 截骨的关键是保证操作在髂耻突的内侧，以免进入髋臼内侧（技术图3C）。
- 关节囊切开并囊内检查：在所有截骨完成之前，应行关节囊切开术检查并治疗关节内损伤，如白唇撕裂或股骨头及颈的撞击损伤。

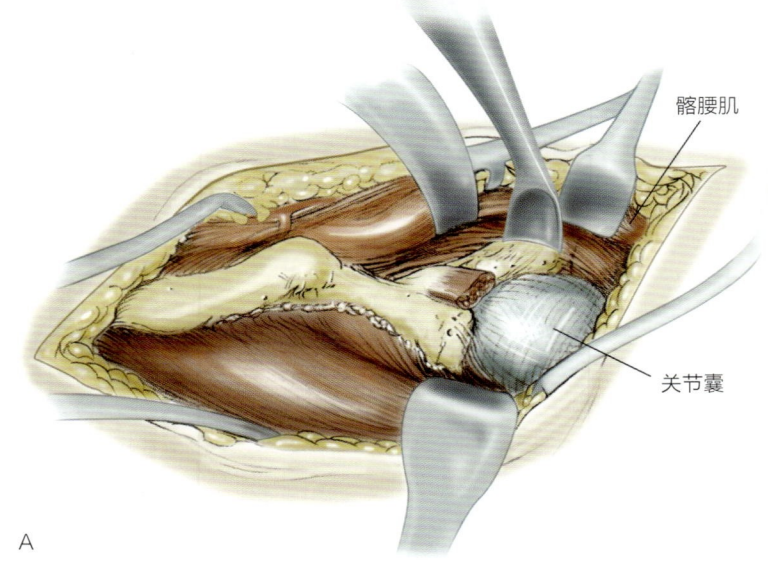
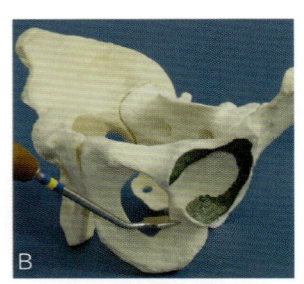
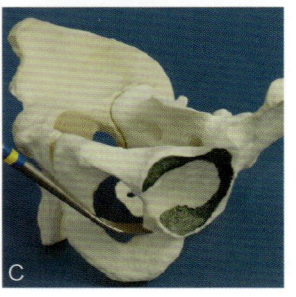
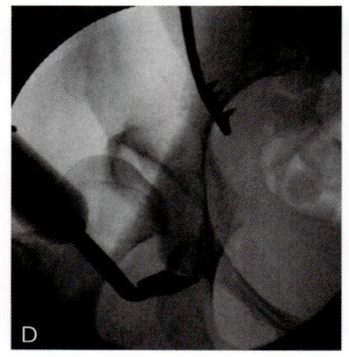
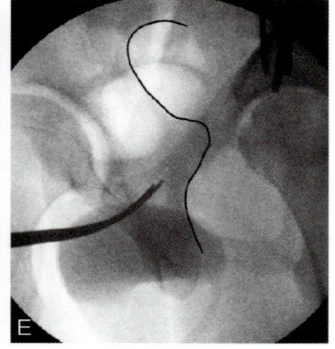

技术图2 A. 坐骨截骨的外科显露及截骨位置。骨刀放置在内侧关节囊与髂腰肌腱间隙。B、C. 骨模型演示计划坐骨截骨的位置：Ganz30°角骨刀（B）和Mast弯骨刀（C）。D、E. 术中透视右髋前后位示坐骨的Ganz30°角骨刀（D）和右髋假斜位示插入坐骨的Mast弯骨刀（E）。黑线标出的是坐骨切迹和坐骨棘。截骨的定位也是通过假斜位确认的。

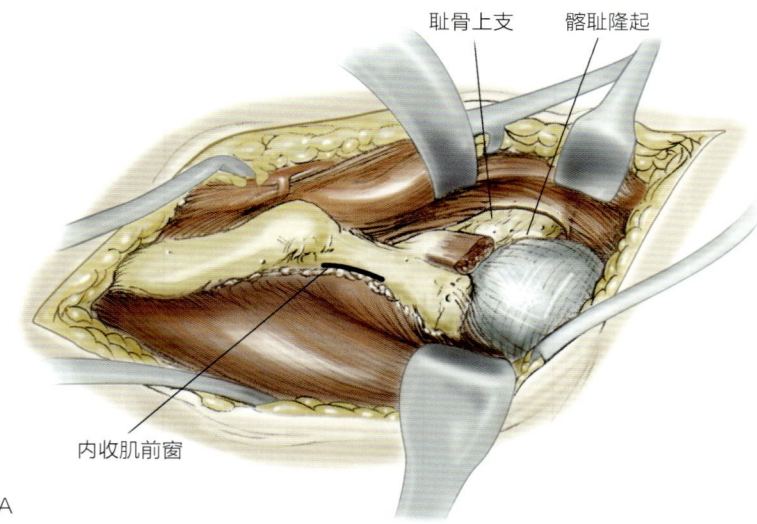
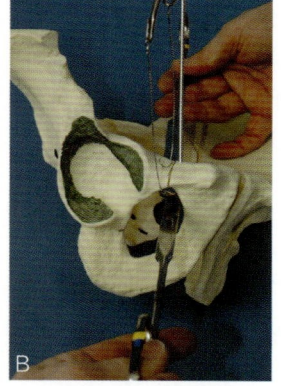
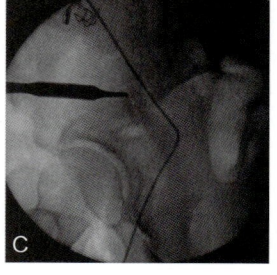
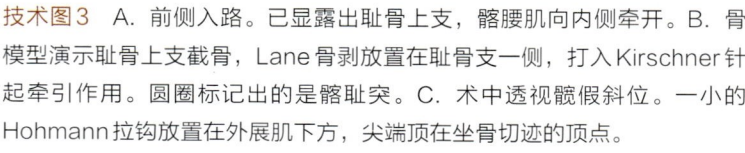

技术图3 A. 前侧入路。已显露出耻骨上支，髂腰肌向内侧牵开。B. 骨模型演示耻骨上支截骨，Lane骨剥放置在耻骨支一侧，打入Kirschner针起牵引作用。圆圈标记出的是髂耻突。C. 术中透视髋假斜位。一小的Hohmann拉钩放置在外展肌下方，尖端顶在坐骨切迹的顶点。

- 窄长带尖的Hohmann拉钩放置在骨膜下小骨窗内，术中透视确认位置无误，从侧位像上观察Hohmann拉钩的尖端应顶在坐骨切迹的顶点（技术图3C）。
- 反Hohmann拉钩尖置于四边体的表面，将髂肌及腹腔脏器向内侧牵引。
- 直视下摆锯截骨，方向与Hohmann拉钩一致，予以水冲洗局部降温，一直截至髂耻线上方1 cm（最好前侧至切迹）。髂骨的截骨结束点正是髋臼周围截骨的后上角。这个角也是后柱截骨的开始点，也是在坐骨切迹和后臼之间（技术图4）。
- 在这一点上，髋臼骨块远端平行髂骨截骨线拧入一枚带T柄的Schanz钉，恰好是髋臼顶上方，用3.2 mm钻头钻孔。

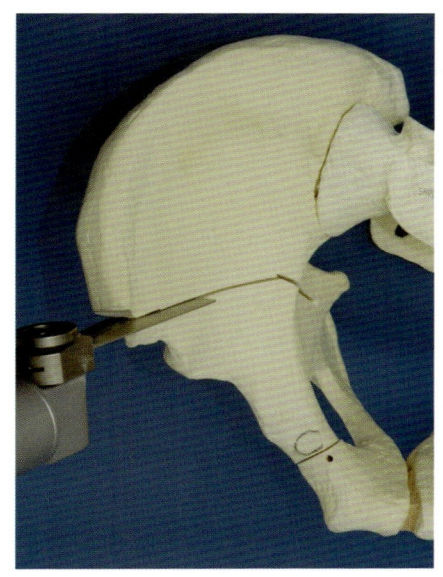

技术图4　骨模型演示髂骨截骨对准髂耻线上方1 cm处。

○ 在行其他截骨前，可用可吸收线简单、间断关闭伤口。

臼上髂骨截骨

- 前外展肌的下方骨膜下行一1.5～2 mm的小窗，恰在髂前上棘的远端，不干扰外展肌起点。
- 髋关节轻度外展伸直位，窄骨膜剥离器骨膜下向后坐骨大切迹方向剥离，但不进入大切迹。

后柱截骨

- 髋关节再次保持屈曲内收位，放松髋关节前方软组织。
- 反转Hohmann拉钩尖端放置在坐骨棘。坐骨切迹暴露是没必要的也是不推荐的。
- 用1.5 cm宽的骨刀经内侧皮质截骨，向后达髂骨截骨面，经过髂耻线和内侧四边板，在髂骨斜位片透视上平行于坐骨切迹的前缘，向坐骨棘方向（技术图5A）。
- 当完成最后的后下方臼下截骨时，必须在髂耻线下方至少4 cm实施截骨，避免进入关节窝。后柱的截骨先从内侧开始，再经坐骨外侧壁完成。

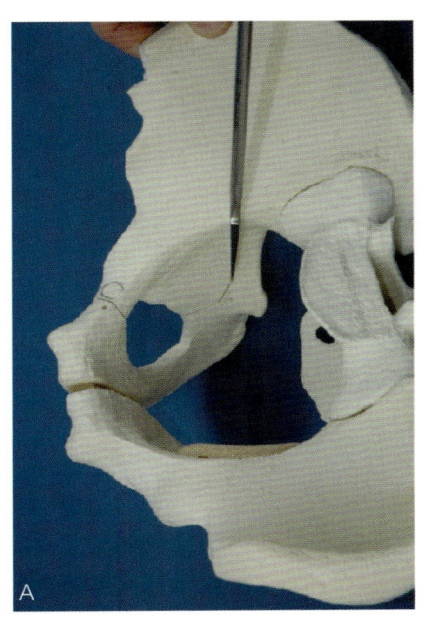
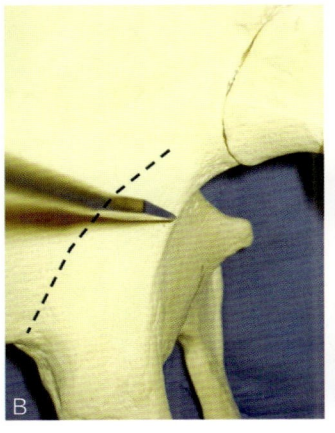
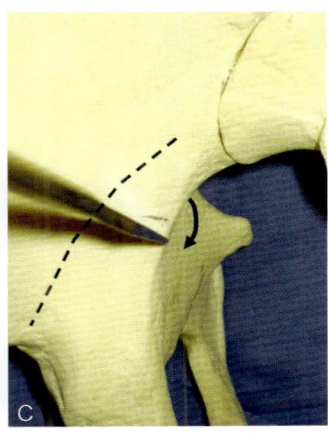

技术图5　A. 骨模型演示后柱的位置。B、C. 后柱截骨时骨刀不正确（B）和正确（C）的角度。虚线表示髋臼的相对位置和坐骨的外侧面。正确的角度是骨刀内侧边远离坐骨切迹方向倾斜10°～15°。

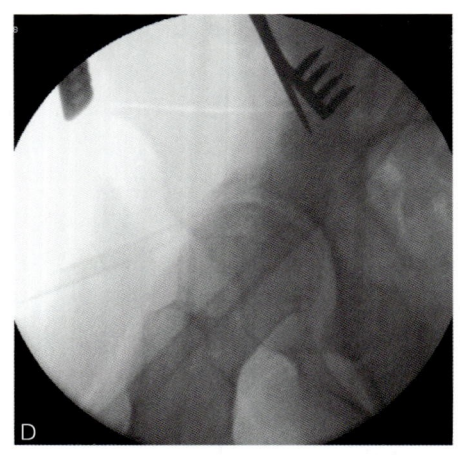

此,骨刀不应该垂直中间的四边形的骨板,相反地,骨刀内侧边远离坐骨切迹方向倾斜10°~15°,在一个真正的冠状面上,垂直于后柱的外侧皮质完成截骨(技术图5B、C)。
- 术中X线透视再次确认正确的截骨角度和部位(技术图5D)。
  ○ 如果之前坐骨前侧截骨位置足够深的话,此次截骨可能与前述截骨线相遇,有可能不需要进行下一步所描述的"完成"截骨术。

完成截骨
- 最后的截骨部位在连接前侧和后侧截骨面四边形骨板的后下内角。
- 用30°长柄骨刀将上述的两个截骨面连成一体(技术图6)。
- 关键步骤:骨刀的刀刃放置在两截骨的连接处,刀面与四边形骨板不能大于50°角,以防止骨刀从前侧不小心进入髋臼内。

技术图5(续) D. X线透视右髋假斜位。解剖出后柱,截骨的边缘(前侧的髋臼和后侧的坐骨切迹)应能清楚显露,避免截骨进入关节内或切迹内。

○ 坐骨后柱较前部的坐骨要宽,如果从上向下观察,坐骨类似三柱体,最窄的顶端位于坐骨切迹的前缘。因

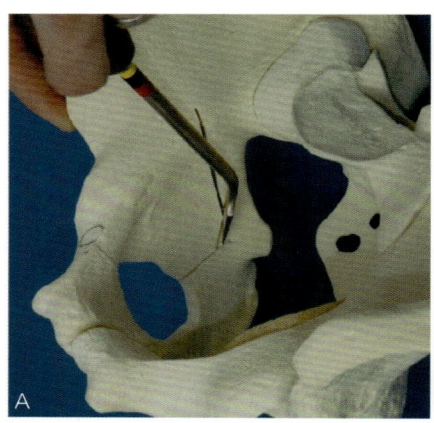
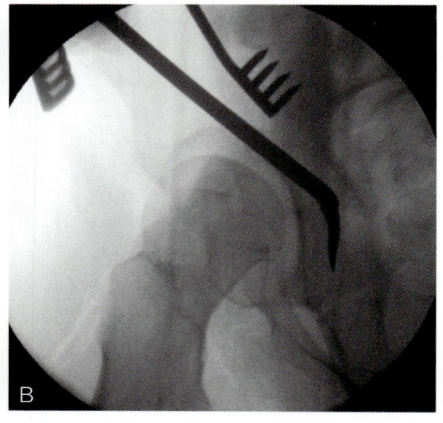

技术图6 A. 右侧半骨盆模型演示使用弯骨刀最后截骨连接前侧坐骨和后柱的截骨面。B. X线透视髋假斜位示骨刀的正确位置。

髋臼移位

- 1 in(2.54 cm)直Lambotte骨刀放置到臼上的髂骨截骨面,可确认外侧骨皮质截骨完成情况,同时还可在髋臼移位时保护髋臼上方的髂骨骨松质。
- 尖头的Weber骨钳放置到髋臼骨块的上支部,同样方

法,在前方安装Schanz钉手柄(技术图7A)。
- 薄板撑开器放置到髂骨后上方完全截骨部与前侧Lambotte骨刀之间。
- 缓慢打开撑开器,用Weber骨钳及Schanz钉同时移动髋臼骨块。确认后侧及前侧的截骨是否完全,该点非常重要的,否则骨块就不能自由旋转,如果外侧骨皮质

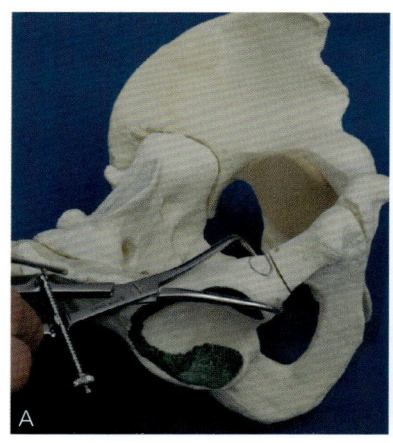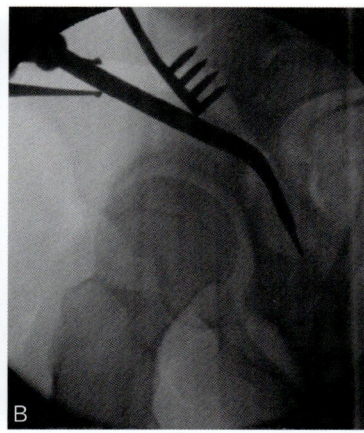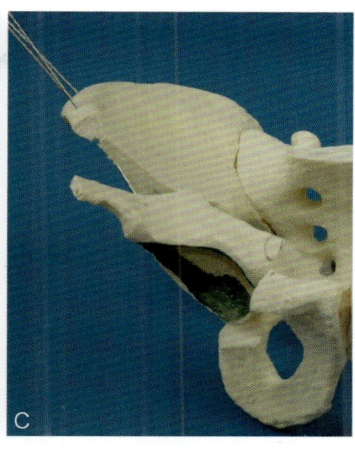

技术图7　A. 骨模型演示Schanz钉（左）和大骨钳控制髋臼骨块。B. X线透视右髋假斜位。在薄板撑开器（上）作用下，髋臼骨块已移位，用角度骨刀内侧向外侧试探截骨不完全的区域。C. 骨模型演示髋臼骨块位置，骨块的后下角应轻压缩进髂骨上完整的截骨面内，骨块上方骨突应与髂骨棘大体成一直线。

还完整，在外侧形成铰链，髋臼骨块会向远端及外侧移位。可以用窄骨刀或30°角宽骨刀检查截骨完成情况（技术图7B）。
- 一旦骨块完全游离，它就可以放置到想要的矫正位置和角度。如前所述，髋臼最常见的发育不良的位置在前侧及外侧，因此，最普遍的操作方法是先轻轻上提骨块至臼顶部增加覆盖，再向外、向远端及内旋，分三步移动骨块。

  ○ 如操作恰当，髋臼骨块的后下角应轻压缩进髂骨上完整的截骨面内，髋臼骨块上方明显的骨突应与完整的髂骨棘大体成一直线（技术图7C）。
- 在髋臼骨块移位后，X线片的"泪滴"相对股骨头应上升，且向外侧倾斜的量与骨块向外矫正的量相等。
  ○ 预想的前外侧覆盖完成后，有必要再将髋臼骨块向内侧移动一点，以重建股骨头与内侧骨盆的关系。这样能保持股骨头与骨盆间适当的生物力学关系。

髋臼固定

- 髋臼移位完成后，2.5 mm的Kirschner针（近似2.5 mm的钻头直径）从近端向远端穿过髂骨固定到髋臼骨块的分叉部。
- 此时通过骨盆前后位及假斜位透视最终确认髋臼骨块的位置（技术图8A、B）。
  ○ 在骨盆假斜位，检查髋关节自完全伸直位到屈曲100°位间股骨头前方的覆盖非常重要（技术图8C）。既往观点认为，髋臼线应大致水平，股骨头应良好覆盖，且Shenton线应连续。通过假斜位片，主要观察股骨头有无过度覆盖，有无股骨畸形而产生的撞击。
  ○ 如果查体或放射片上髋关节屈曲<90°，有必要重新移动髋臼骨块或处理股骨侧畸形。
- 测量Kirschner针的深度和长度，换用3.5 mm或4.5 mm的皮质钉固定。
- 术中透视确认关节外螺钉的位置（技术图8D、E）。
- 若要增强稳定性（尤其对韧带松弛患者、神经肌肉系统疾病患者或骨质较差患者），可从前向后拧入另一枚"本垒打"螺钉，从髂前下棘后侧至髂骨下方。笔者倾向除非必需，否则没必要打这枚螺钉。笔者认为骨愈合后，除非螺钉头部导致疼痛或需要磁共振检查，可不取该螺钉。
- 髋臼骨块的髂前骨突可取骨用于骨移植。
- 截骨面放置明胶海绵帮助止血。

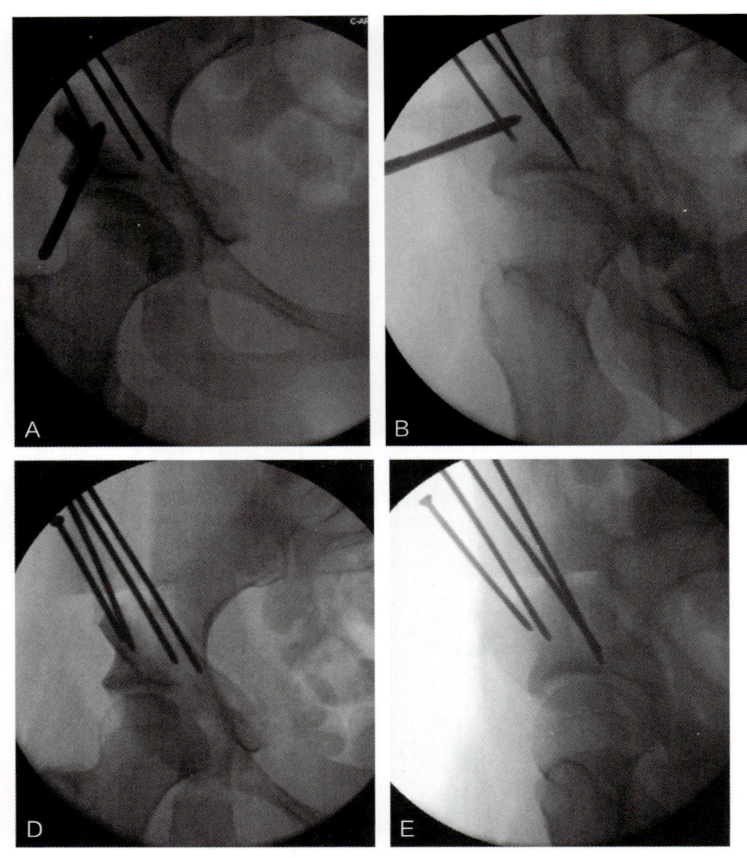

技术图8　A、B. 术中透视右髋前后位和假斜位。首先检查骨块的位置。至少获得包括骶尾关节和耻骨联合上方约 2 cm 的前后位或假斜位片（至少一个）是很重要的。这对确认髋臼骨块正确的位置有帮助。C. 术中透视右髋最大屈曲位假斜位片，确认股骨头没有过度覆盖，否则会引起股骨与髋臼的撞击。D、E. 术中透视右髋前后位和假斜位。在两个位置上，髋臼上唇现在水平位，股骨头已足够覆盖。股骨头已适度地内移。

关闭切口

- 取出伤口内填塞的纱布，彻底冲洗术口。
- 髂肌下放置引流管。
- 使用 3.5 mm 半螺纹松质骨钉及垫圈固定或坚韧可吸收性缝线经薄骨片缝合髂前上棘截骨（若施行）。
- 注意在髂嵴上方一定要适当松紧地关闭术口，在髂嵴上可再钻孔用坚韧可吸收性缝线穿孔固定外展肌、髂肌及腹外斜肌的止点。
- 逐层关闭伤口。

要点与失误防范

病例选择	• 合适的病例选择至关重要 • 手术失败的危险因素包括：年龄大、关节不匹配、关节间隙减小（<2 mm）及严重关节炎 • 术前的白唇撕裂可能是关节退变的表现，比 X 线片更明显
耻骨截骨	• 耻骨截骨时，髋关节应屈曲 40°～50°，以放松髂腰肌，利于骨盆内解剖
坐骨截骨	• 坐骨截骨时，如果关节内侧已显露，可以打开腰肌鞘，经鞘底切开行第 2 个入路，该技术对坐骨关节外解剖和截骨后重建时有很大帮助 • 操作太靠近内侧易伤及血管神经束
髂骨截骨	• 一般情况下，如果患者及骨盆真正仰卧位时，髂骨翼的截骨大体是垂直地面的。这个直观技术能给截骨时提供第 2 个参考，结合术中透视，可以找到准确的截骨位置
不完全截骨	• 要完成坐骨下方（髋臼下）截骨与坐骨后侧截骨之间的连接，需要经连接处从内向外截骨。当这些截骨的外侧部截骨不完全、各计划的截骨已完成而髋臼骨块不能自由移动时，该技术是非常有必要的
Schanz 钉放置	• Schanz 针（钉）应拧在髂骨截骨线下方 1～1.5 cm。骨质较差时，要将螺钉靠近髋臼的软骨下骨放置。另外，移动髋臼骨块时，要用 Schanz 钉及把持骨块耻骨部骨钳同时用力

术后处理

- 术后2日可以床上坐起。
- 术后2~3日硬膜外镇痛去除之后,可以在理疗师的指导下行部分负重锻炼。
- 一般6~8周,放射学检查示骨愈合且外展肌力量恢复后,可逐渐由部分负重至完全负重。
- 术后前6周,关节活动范围限制在90°屈曲,10°至完全伸直,10°的内收、外展和旋转。
- 3个月内避免抗阻力锻炼。
- 16岁以上患者给予低分子肝素或华法林治疗4~6周。
- 避免应用非甾体抗炎药。

结果

- 适应证把握严格,一般术后结果良好至优良。
- 依据Harris和Merle D'Aubigne髋关节评分标准,轻度关节炎(关节间隙>2 mm,没有明显半脱位)的年轻(<35岁)患者术后明显改善,且至少维持20年[1,3,4,6-8]。
- 中至重度髋关节炎的年长患者术后症状上也能明显改善。但这些症状缓解是短期的,最终可能需要关节表面置换或全髋关节置换术。

并发症

- 坐骨神经或股外侧皮神经损伤
- 术后伤口血肿需要二次手术
- 切口感染
- 耻骨支截骨骨不连
- 异位骨化
- 血管损伤
- 截骨进入关节内
- 骨块位置不佳导致矫正不足或过度矫正

(陶诗聪 译,盛加根 朱振中 审校)

参考文献

[1] Clohisy JC, Barrett SE, Gordon JE, et al. Periacetabular osteotomy for the treatment of severe acetabular dysplasia. J Bone Joint Surg Am 2005;87(2):254-259.

[2] Cunnigham T, Jessel R, Zurakowski D, et al. Delayed gadolinium-enhanced magnetic resonance imaging of cartilage to predict early failure of Bernese periacetabular osteotomy for hip dysplasia. J Bone Joint Surg Am 2006;88(7):1540-1548.

[3] Ganz R, Leunig M, Leunig-Ganz K, et al. The etiology of osteoarthritis of the hip: an integrated mechanical concept. Clin Orthop Relat Res 2008;466:264-272.

[4] Millis MB, Kim YJ. Rationale of osteotomy and related procedures for hip preservation: a review. Clin Orthop Relat Res 2002;(405):108-121.

[5] Murphy SB, Ganz R, Muller M. The prognosis in untreated dysplasia of the hip. A study of radiographic factors that predict the outcome. J Bone Joint Surg Am 1995;77(7):985-989.

[6] Peters CL, Erickson JA, Hines JL. Early results of the Bernese periacetabular osteotomy: the learning curve at an academic medical center. J Bone Joint Surg Am 2006;88(9):1920-1926.

[7] Steppacher SD, Tannast M, Ganz R, et al. Mean 20-year followup of Bernese periacetabular osteotomy. Clin Orthop Relat Res 2008;466:1633-1644.

[8] Trousdale RT, Ekkernkamp A, Ganz R. Periacetabular and intertrochanteric osteotomy for the treatment of osteoarthrosis in dysplastic hips. J Bone Joint Surg Am 1995;77(1):73-85.

[9] Wenger DE, Kendell KR, Miner MR, et al. Acetabular labral tears rarely occur in the absence of bony abnormalities. Clin Orthop Relat Res 2004;(426):145-150.

第 12 章 骨盆截骨术
Pelvic Osteotomy

Michael J. Beebe, Jill Erickson, and Christopher L. Peters

定义

- 本章的重点是使用骨盆截骨术来调整髋臼方向,以治疗症状性髋臼发育不良,如髋臼后翻。
- 伯尔尼(Bernese)髋臼周围截骨术(PAO)是先前描述的三重截骨术(TIO)的主要进展。
  - TIO 最初是由 Le Coeur[30] 于 1965 年提出。在该技术中,通过联合附近的单个切面对耻骨和坐骨进行截骨。然后通过 Smith-Petersen 入路在髂骨上方对髂骨进行截骨。
  - 1973 年,Steel[46] 对其 TIO 技术进行了描述,其中切面靠近臀部皱褶,使坐骨在结节处分开。然后使用髂腹股沟入路将髂骨分开,之后在耻骨结节内侧分离耻骨。
  - 1981 年,Tönnis 修改了 Steel 所提出的 TIO,改变了坐骨切面的位置,使其紧邻髋臼,并终止于骶骨韧带和骶棘韧带附近,从而提高了髋臼的活动度[51]。坐骨截骨术是在俯卧位进行的,需要术中翻至仰卧位,其中耻骨和髂骨截骨术的操作与 Steel 描述的类似。
  - 1982 年,Carloz 对 Steel 的技术进行了修改,其中坐骨截骨术从髋臼下方开始,向水平方向延伸,在骶棘韧带和骶结节韧带之间结束,将骶棘韧带连接到活动片段,骶结节韧带连接到稳定片段[4]。Carloz 技术的好处是不需要术中翻转体位。
- 髋臼周围截骨术是一个通用术语,描述了从周围的无名骨中移动髋臼以允许重新定向的一系列切面,通常被称为伯尔尼 PAO 的 Ganz 技术。
  - 1975 年,Eppert 描述了一种沿前后轴定向的桶状 PAO[13]。这种截骨术可增加侧向覆盖,但可增加的前覆盖量较少。
  - 1976 年,Wagner 描述了三种不同类型的 PAO(类型 Ⅰ、Ⅱ 和 Ⅲ)[43]。
    - 在 Ⅰ 型 PAO 中,使用专门设计的凿子在髋臼周围制作半球形切面至闭孔。然后将松弛的髋臼骨块重新定向以增加股骨头的前外侧覆盖。
    - 在 Ⅱ 型 PAO 中,切面类似于 Ⅰ 型,在髂骨和髋臼骨块之间插入自体骨移植物以使髋臼骨块远侧化并校正股骨头的上半脱位。
    - Ⅲ 型 PAO 结合了 Ⅰ 型截骨术和 Chiari 样无名截骨术,允许重新排列和内侧化。
  - 最初由 Ganz 描述的伯尔尼 PAO 使用四或五个直截骨术将髋臼与周围无名骨分开[15]。相较于其他技术,它的优点包括:
    - 可以通过仰卧位置的单一切口进行。
    - 无名骨的后柱保持完整,大大提高了稳定性,并允许在没有石膏或支架的情况下立即进行术后活动。
    - 在非常靠近髋臼旋转中心的位置进行截骨,有助于髋臼骨块的矫正。
    - 与先前描述的技术相比,伯尔尼 PAO 能够使髋臼旋转中心完成中间化,从而改善其生物力学特性[6]。
    - 髋臼骨片的血管分布通过臀下动脉得以保留,允许同时进行髋关节切开术,不用担心游离骨块导致的血运阻断。

解剖

- 髋关节不同于身体中的大多数关节,它位置较深,不可从表面触及,因此在规划外科手术时了解表面解剖结构至关重要。
  - 前界标包括突出的髂前上棘(ASIS)、髂前下棘(AIIS)和耻骨上支的内侧。
    - ASIS 是缝匠肌的起点。
    - AIIS 是股直肌直头的起点。
    - 耻骨上支内侧为腹股沟镰、腹直肌和锥状肌的插入部位。
  - 侧界标和后界标由髂嵴、髂后上棘和股骨大转子组成。
    - PSIS 作为骶髂后韧带和多裂肌倾斜部分的连接点。

- 大转子作为臀中肌(上外侧)、臀小肌(前侧)、股外侧肌(下外侧)和短外旋肌(内侧)的连接点。
- 髂嵴用作多个腹肌、竖脊肌和阔筋膜张肌(TFL)的插入点。
- 童年时期,髋臼的关节软骨与Y形软骨在内侧相连,位于髂骨(上部),坐骨(下部)和耻骨(前部)之间[41]。
  - Y形软骨关闭发生在青春期生长曲线上升的中点处,对应于女孩近似骨龄12岁和男孩14岁[10]。
  - 髋臼向尾部倾斜大约48°±4°,向前约21°±5°[28]。呈半球形,能够覆盖170°的股骨头[40]。
- 髋关节是一种高度受限的固有稳定的关节间(球窝)关节(滑膜关节),由髋臼和股骨头汇合而成。
  - 正常的髋部运动范围可以是高度可变的(图1)[48]。
    - 屈曲:110°~140°
    - 伸展:10°~30°
    - 外展:40°~50°
    - 内收:25°~30°
    - 内旋:30°~50°
    - 外旋:30°~60°
  - 髋臼的软骨表面呈马蹄形,下方有一个卵形凹陷,称为髋臼窝,是圆韧带的起点。
    - 韧带起源于髋臼窝,并插入股骨头凹,股骨头凹是一个略带后向的中央凹陷[2]。
    - 韧带包含来自闭孔动脉的小血管,其范围仅为0.02~0.05 cm。这些血管只能供应一小部分中心凹下股骨头[57]。
  - 髋臼的覆盖范围通过盂唇增加,盂唇是一个纤维软骨环,围绕边缘周向延伸,宽度从3~8 mm不等(平均5.3±2.6 mm)。盂唇平均增加髋臼表面积>25%(36.8 cm² : 28.8 cm²),体积>30%(41.1 cm² : 31.5 cm²)[49]。
    - 纤维软骨盂唇通过1~2 mm的过渡区附着于髋臼关节软骨,由钙化软骨区域标记,具有明确的潮标[44]。
    - 盂唇由髋臼周围血管环的径向分支供血,该髋臼血管环来自上下动脉,内侧和外侧旋股动脉对其影响较小[26]。
    - 横向髋臼韧带连接盂唇前下角和后下角以及下方的窝。
- 关节囊由强而致密的胶原纤维组成,排列成圆柱形套管,将髋臼边缘连接到股骨近端。关节囊的不同增厚形成四个加强韧带:
  - 髂股韧带,也称为Y韧带或Bigelow韧带,位于前方并呈倒Y形。外侧部分限制伸髋时内旋和外旋。内侧部分限制伸髋时外旋。
  - 耻骨股骨韧带类似于覆盖髋关节囊下部和内侧的吊带,并且随着髋部伸展和外展而收紧。耻骨股骨韧带主要限制外延旋转。
  - 坐骨股骨韧带位于后侧。它的两条水平带向上螺旋,与环状带混合。坐骨股骨韧带维持内旋时髋关节稳定性[33]。
  - 环状带是围绕囊外侧边缘股骨颈的圆周韧带。环状带的纤维在囊的后下侧最为丰富,并向前与髂股韧带的深层表面融合。环状带有助于牵张时的稳定性[23]。
- 髋关节周围有23块肌肉,根据功能分为五组:
  - 屈肌包括髂肌、腰肌、髂嵴肌、梳状肌、股直肌(直接和间接头)和缝匠肌。
  - 伸肌包括臀大肌、半膜肌、半腱肌、股二头肌(长头)和大收肌后部(坐骨耻骨支起源)。
  - 外展肌包括臀中肌、臀小肌和TFL。
  - 内收肌包括内收短肌、内收长肌、股薄肌和内收大肌的前部(坐骨结节起源)。
  - 外旋肌包括梨状肌、股方肌、上孖肌、下孖肌、闭孔内侧肌和闭孔外侧肌。

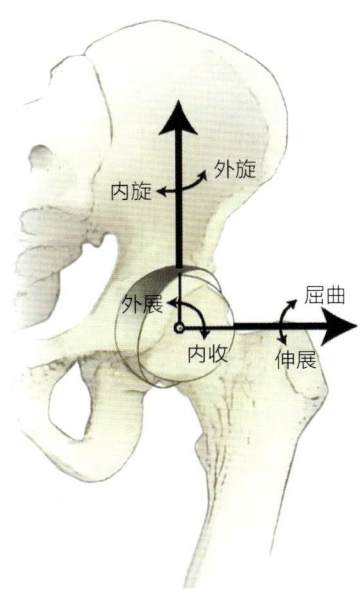

图1 髋关节的轴和运动情况。

- 髋臼接受来自臀上动脉、臀下动脉和闭孔动脉的血液供应[24]。
  - 闭孔动脉是髂内动脉的一个分支,向前穿过骨盆内侧,耻骨支为 Quadrilateral 提供血供。在通过闭孔的上缘离开后,动脉分为前支和后支。后支发出髋臼分支,通过髋臼窝向上供应髋臼。
  - 髂内动脉的最大分支,即臀上动脉,位于腰骶干和第一骶神经之间的后部,在梨状肌与坐骨大切迹分离处,越过梨状肌上边缘,然后分成浅支和深支。深支下降以供应髋臼上缘。
  - 臀下动脉在穿过梨状肌下缘下方之前沿骶丛下行,离开坐骨大切迹的下部。在骨盆外分出一个横向分支向下延伸,以供应髋臼的下部和后部区域。
- 根据两项尸体研究,83%~84%偏瘫患者的闭孔和髂外血管系统之间存在吻合[9,52]。吻合平均发现于耻骨联合的侧面 6.5 cm 处(范围 3.0~9.0 cm)。34%~36%的具有动脉连接,而 60%~70%具有静脉连接,20%~27.5%两者皆有。
- 腰丛的主要骨盆神经支配起源于 L1、L2、L3 和 L4 神经根:
  - 股神经(L2~L4)穿过腰大肌并出现在腰大肌的下方。然后它在髂骨筋膜后面的腰肌和髂骨之间走行,直到它通过腹股沟韧带,然后分叉成前后分支。
  - 股外侧皮神经(LFCN,L2~L3)从腰大肌外侧边缘发出,穿过髂肌向髂前上棘方向走行。然后它通过腹股沟韧带内侧到髂前上棘和大腿上的缝匠肌,在那里分为前分支和后分支。
    - 在评估总共 63 个肢体的两项尸体研究中,LFCN 始终位于髂前上棘内侧和腹股沟韧带深处[19,54]。平均而言,LFCN 位于髂前上棘内侧 3.25 cm(范围 0.6~9.2 cm)。
  - 闭孔神经(L2~L4)穿腰大肌,从骨盆边缘附近的内侧边缘出现。它走行到髂总动脉后面,然后向下走行到髂内动脉和输尿管。然后它在闭孔动脉的上方和前方沿着小骨盆的侧壁走行,然后通过闭孔的上缘离开。
- 腰骶丛的主要盆腔神经支配起源于 L4、L5、S1、S2 和 S3 根部:
  - 坐骨神经(L4~S3)离开梨状肌下孔,最常见于前(深)走行到梨状肌,然后穿过梨状肌(浅层)到上孖肌、下孖肌和闭孔的内部。然后沿着大腿后部走行,穿过股二头肌的长头下方。
    - 大约 17%的肢体有一条异常的坐骨神经通道,并有多种分型[45]。
    - B 型占异常标本的 80.9%,其腓总支穿过梨状肌,而胫骨支横过梨状肌下方。
    - C 型存在于 7.6%的异常肢体中,即腓总支通过梨状肌上方,而胫骨支横过梨状肌下方。
    - D 型存在于 3.1%的臀肌异常区域,其整个坐骨神经穿过梨状肌。
    - E 型存在于 0.5%的异常后臀及后腿中,其中腓总支穿过梨状肌上方,胫骨支穿过梨状肌。
    - F 型存在于 0.5%的异常后臀及后腿中,整个坐骨神经穿过梨状肌上方。
  - 臀上神经通过梨状肌上方的坐骨大切迹离开骨盆,与臀上动脉和臀上静脉伴行。臀上神经为臀中肌、臀小肌和阔筋膜张肌提供神经支配。
  - 臀下神经通过梨状肌下方的坐骨大切迹,与臀下动脉和臀下静脉伴行。臀下神经为臀大肌提供神经支配。

发病机制

- 发育性髋关节发育不良(DDH)描述了从浅髋臼、半脱位髋关节到髋关节完全脱位的一系列疾病。
- 在胚胎发育期间,肢芽首先出现在约妊娠第 4 周[56]。早在妊娠第 6 周时,股骨头和 Y 形软骨之间的密集细胞区代表着未来髋关节的区域。到第 11 周时,髋关节的基本结构已经完全分化。
- 出生时,股骨头和髋臼主要为软骨质。股骨头和髋臼的发育需要解剖位置准确,因为股骨头在髋臼中的力能够引起髋关节的正常发育。
- 每 1 000 名儿童中约有 10 名发生 DDH,其中约 1/1 000 名有明显脱位;然而,根据性别、出生史、家族史和种族,发病率有所不同[20]。
  - 被诊断患有 DDH 的人中有 80%是女性[59]。
  - 60%的患者左侧髋部受影响,20%的患者右侧髋部影响,20%的患者双侧髋部受到影响[12]。左侧髋部受影响较多的原因是由于在常见胎位(左枕前位)时,左腿内收受母亲腰骶棘阻碍。
  - 当兄弟姐妹患有 DDH 时,孩子患 DDH 的风险约为 6%;当父母患有 DDH 时,孩子患 DDH 的风险约为 12%;当兄弟姐妹和父母都患有 DDH 时,孩子患 DDH 的风险约为 36%[60]。
  - 美洲原住民或萨米人后裔的发病率较高,非洲人后裔的发病率最低[20]。
  - 羊水过少或臀位倾向等情况使患者易患 DDH[5]。
- DDH 的变化严重程度不同,但一般而言,在青春期或成年早期诊断为 PAO 的患者将有轻微的 DDH 症状。髋臼通常是浅的、侧化的、前倾的,并且沿着前上边缘有缺陷[37]。股骨头通常很小,颈部通常前倾过大,颈干角度增大。股骨的髓腔通常也很窄。
- 这些变化导致股骨头和髋臼之间的接触面积减少,以及软骨界面处的边缘增加。

自然病程

- DDH 占 60 岁以上原发性 THA 的 29%,占所有 THA 的 7.7%[14]。
- 1939 年,Wiberg[58]发表了一系列纳入了 18 名患者(19 髋)中心边缘角(CEA)<20°患者的论文,其中随访时间 4~29 年,这些患者均患有骨关节炎。研究结果显示 CEA 降低与关节炎的发病率呈线性关系。
  - 1983 年,Cooperman 等[8]对 20 名患者(32 髋)CEA<20°的患者(平均年龄 43 岁)进行了平均时间 22 年的随访。所有患者髋部均出现关节炎;然而,作者发现关节炎的发展速度与 CEA、髋臼角(Sharp 角)、髋臼覆盖的股骨头百分比、髋臼深度及 Tönnis 角之间没有相关性。此外,他们重新评估了 Wiberg[58]的数据,发现 19 例髋部中有 7 例在初次研究时呈半脱位。当将这 7 名患者排除在外时,结果显示骨关节炎的发展速度和上述数值之间没有关联。
- Murphy 等[35]在 DDH 的自然病程研究中发现了几项标准,这些标准能够预测 65 岁时髋关节炎的严重程度(Kellgren-Lawrence 3 级或 4 级)。不良预后因素包括:
  - CEA<16°
  - 髋臼深宽比<38%
  - Tönnis>15°
  - 股骨头外露>31%
  - 股骨头的最高点位于髋臼侧边缘的髋臼(峰-边距离)
- 2005 年,Jacobsen 等[25]回顾了居住在哥本哈根的 4 151 名成年人的直立骨盆 X 线片,作为哥本哈根城市心脏研究的子分析。他们排除了有 X 线提示倾斜、既往存在髋部骨折、炎性关节炎、经儿童髋部疾病治疗及除 THA 外接受过其他髋部手术的患者,最终余下 3 859 名患者,平均年龄为 61 岁(22~93 岁),CEA 范围为 6~67°。以 CEA<20°为标准,男性发育不良的发生率为 3.3%,女性为 3.5%。关节间隙变窄(骨关节炎)的危险因素包括年龄增加,女性及 CEA<20°。
  - 2010 年,Gosvig 等[18]报道了对同一组 4 151 名患者的类似研究,其中对患者 THA、Legg-Calvé-Perthes 病、儿童髋关节疾病,类风湿关节炎和不可读 X 线片的排除标准略有改变。髋臼发育不良的总体患病率男性为 4.3%,女性为 3.6%。以 CEA<20°作为临界值,研究发现发育不良髋部患者有很强的骨关节炎倾向;但无统计学意义($P = 0.053$)。年龄是男女关节炎的重要危险因素(相对风险 = 1.02/年,95%置信区间[CI] = 1.007~1.02)。

病史和体格检查

- 详细的病史至关重要,包括髋关节问题的家族史。
- 轻度至中度发育不良的患者在出现症状前可能会有长达 30 年或更长时间的无痛期。
  - 最常见的情况是,患者发病于 15~40 岁,平均年龄为 25~30 岁。
  - 疼痛持续时间从几个月到几年不等。
  - 大多数患者确定诊断之前已经多次就诊,多达 15%的患者因为髋部疼痛之前接受了手术治疗[38]。
- 1991 年,Klaue 等[27]描述了与髋关节发育不良相关的髋臼边缘综合征。
  - 症状包括腹股沟的剧烈疼痛和臀部的锁定感,通常发生在患者端坐一段时间后,有时是在走路后。
  - 复位治疗可以迅速缓解症状,使患者恢复正常行走。
  - 常见的诱因是被迫内收与旋转,例如枢转运动。
- Nunley 等[37]回顾了 57 名患者的病史和身体状况,发现大多数患者(97%)出现隐性发作的髋关节疼痛,72%的患者局限于腹股沟,66%的患者局限于髋关节外侧。
  - 疼痛的增加与步行(81%)、跑步(80%)、站立(70%)、冲击活动(55%)、受影响一侧旋转(45%),以及长时间端坐(44%)相关。
  - 80%患者自述活动时出现束缚感、咔哒声、砰砰声或活动受限等不良感觉,而 48%的患者称出现跛行,35%的患者称由于疼痛,行走距离受到限制。
- 必须详细描述症状的位置和具体情况,因为即使影像支持髋臼发育不良的诊断,患者可能有与其他混杂病因相关的症状,如转子滑囊炎或骶髂关节疼痛。
- 在身体检查期间,对患肢、正常或受影响较少的肢体进行评估至关重要。对运动范围、力量、压迫感以及标志物和肌肉组织的可视化全面检查至关重要。具体测试包括以下内容:
  - 步态——当骨盆在受影响一侧的站立阶段出现下降时,Trendelenburg 步态表明外展肌无力或髋部不适。同步或无痛的步态是非特异性的,任何原因导致的髋部疼痛均可发生,表现为患侧摆动阶段缩短。DDH 可能会出现短肢步态,通常通过长腿的旋前和旋后以及短腿的骨盆下垂来发生。即使在短距离行走时,85%的患者也会出现异常步态。
  - 腿长(表面长度和真实长度)——腿长差异<1 cm 是正常的。患有严重 DDH 的患者常常患肢缩短。

- 前碰撞试验——也称为屈曲、内收和内旋试验,检查者同时屈曲(90°～100°)、内收(10°～20°)和内旋(5°～20°)髋关节。这使得股骨颈前部与髋臼前上边缘接触,髋臼前上边缘是DDH中常见的过载部位。引起臀部疼痛并重现症状为阳性结果。几乎所有DDH患者前碰撞试验结果为阳性[37]。
- 坐力测试——髋关节延伸超过中性点,然后向外旋转。疼痛并不表示测试结果阳性。如果患者抱怨关节半脱位或出现不稳定的感觉,则测试结果为阳性的。阳性测试表明股骨头覆盖不足。
- Trendelenburg测试——当患者单腿站立时,检查者从后面观察并触摸骨盆。单腿站立时骨盆水平为正常,对侧半骨盆下降表明有症状的髋关节外展无力。>1/3的DDH患者存在外展肌无力[3]。
- Logroll测试——下肢在大腿近端左右转动,腿处于中间位置。如果试验引起腹股沟疼痛,则为阳性。Log-rolling仅能使股骨头稍稍移动(相较于髋臼和周围囊膜),对周围的肌腱结构或神经没有显著的偏移或压力,使其成为囊内髋部病理学中最具特异性但不敏感的检查[37]。

影像学和其他诊断性检查

- 最初的X线摄片应该包括骨盆站立正位(AP)和假斜位。可选视图包括仰卧位、横卧侧位、蛙位或90°Dunn位。此外,仰卧骨盆正位,髋关节处于最大外展和内旋状态,可用于观察髋关节一致性。
  - 在摄片过程中,患者的正确体位至关重要,因为不正确的体位可能会导致假阳性结果。
  - 采集站立AP图像时可将脚15°内旋转来抵消股骨前倾角的影响。
  - 虽然X线一般接近于与地面平行,但在AP影像片上,必须考虑到腰椎前凸和骨盆倾斜的生理性增加,以致尾骨尖端距离耻骨联合的上缘1～3 cm。
  - 假斜位最初由Lequesne和de Sèze[31]于1961年提出,是一个髋臼侧视图,患者站立,受影响的髋部依靠着X线暗盒,骨盆从AP旋转65°,同侧脚平行于X线暗盒。
  - Dunn位是患者仰卧、臀部和膝盖90°弯曲、双腿从中线向外展15°～20°、股骨处于中性旋转状态的AP视图,类似于患者在检查台上做踩马镫的动作[11]。
  - 蛙位侧视图是在患者处于站立位置时获得的。受影响髋关节的同侧脚靠在台阶上,受影响髋关节和同侧膝关节各弯曲约30°。然后腿向外旋转并外展。
- 对于考虑应用PAO的患者而言,第一次评估其X线片时应该评估其既往的骨关节炎情况,因为若患者先前患有退行性关节疾病,则可能无法进行髋部保留手术,这将在本章的后面详细讨论。
- 应在常规AP片上评估以下内容:
  - 应评估髋臼前边缘和后边缘之间的相互关系,以确定髋臼前边缘和后边缘的覆盖范围。AP影像上存在髋臼前边缘与后边缘交叉的交叉征,可能代表髋臼的后倾,但这种情况也可能是患者腰椎前凸导致的[42]。
  - 后壁的可见边缘应该下降穿过股骨头的中心点或股骨头的外侧。中间位置或后壁征可能代表后壁发育不良。
  - 传统上,外侧CEA是通过穿过两个股骨头中心的基线和连接股骨头中心和股骨近端边缘的线形成的角来测量的[58]。CEA<20°或>39°可分别指示髋臼外侧发育不良或股骨头的相对过度覆盖。
    - Anderson等[1]提出了一种更具重现性的方法来确定股骨头的中心,而不是像Wiberg所用的视觉估计。在这种方法中,计算机生成的圆叠加在每个股骨头上,忽略了横向非球面性,并应用该圆的中心作为计算CEA的线的基础。
  - Tönnis倾斜角,也称为髋臼指数或水平Toit外倾角(HTE),也可在AP影像片上进行评估,并测量髋臼承重区域或髋臼底部的倾斜度。HTE由水平线和从内侧边缘延伸到外侧边缘的线形成的角度来评估。正常值范围为0°～10°,结果较高和较低分别表示相对发育不良和过度平均(图2)。
- 假斜位可以通过评估前CEA[也称为垂直-中心-前(VCA)角度]来评估前髋臼覆盖。VCA角度的测量与CEA相似,使用垂直于基线绘制的穿过两个股骨头中心的线与连接股骨头中心和软骨下骨密集阴影前缘的

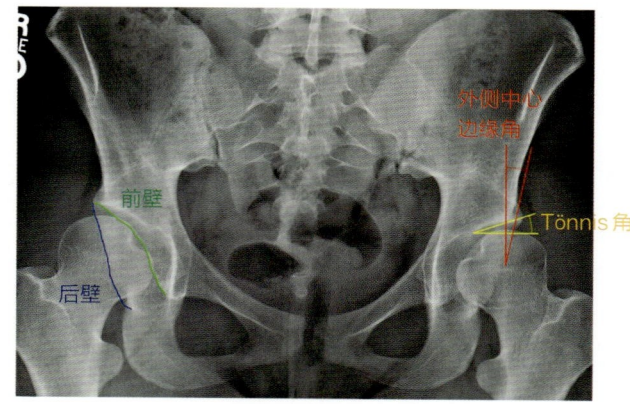

图2 AP骨盆影像片,提示左侧髋部的横向CEA(红色)和Tönnis角(黄色),右侧前壁(绿色)和后壁(蓝色)的横向边缘。

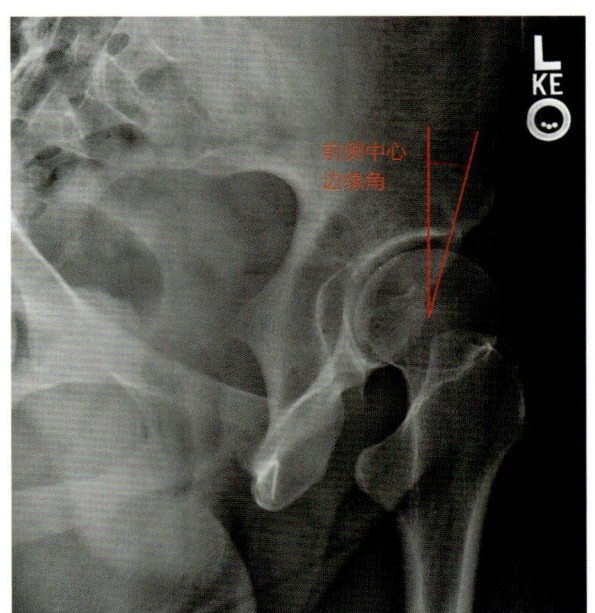

图3 显示前CEA的左髋部假斜位X线片。

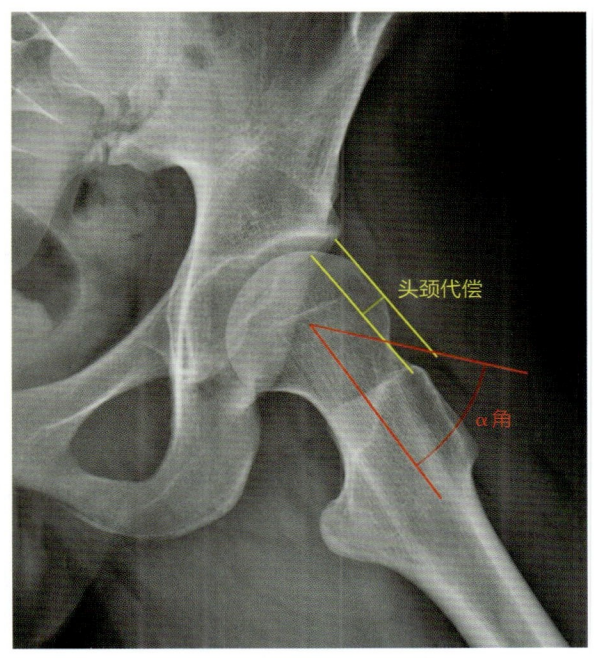

图4 左髋部的Dunn侧位片，提示头-颈部偏移（黄色）和α角（红色）。

线形成的角度，该阴影形成稍晚于髋臼前缘。正常值>20°，较小的值代表前壁发育不良（图3）。

- 在髋关节发育不良的情况下，股骨前外侧头-颈部的形态，通常以头-颈部偏移量减少为特征，但不一定是真正的凸轮畸形，可应用蛙位侧视图或90°Dunn视图进行评估。
  - 若术前未见股骨头-颈偏移量的减少或α角的增加，则前髋臼覆盖率增加可能引发术后股骨颈前撞击（FAI）。这一潜在问题应在术前进行预测，并在术中进行管理（图4）。
- 当术前X线片显示有关软骨表面预先存在退化或显著盂唇病变时，有必要进行磁共振成像（MRI）或结合关节造影（MRA）。
  - MRA在描绘盂唇的病理变化方面更有价值，但在评估关节软骨方面不太敏感。
  - 对于软骨表面的评估，延迟的钆增强的软骨MRI或旋转框架中的T1和T2弛豫时间更敏感。
- 计算机断层摄影（CT）扫描可能有助于术者观察髋臼形态，但并非必需的检查项目。
  - 若无法应用MRA，则可应用CT血管造影来评估盂唇的完整性。

鉴别诊断

- 股骨头缺血性坏死
- 滑囊炎
- FAI
- 疝（腹股沟或股骨）
- 感染（如脓毒性关节炎）
- 盂唇撕裂
- 腰椎疾病（如椎间盘突出症）
- 恶性病变
- 肌肉拉伤/撕裂
- 盆腔病理（如子宫内膜异位症或卵巢囊肿）
- 骶髂关节病理学（如强直性脊柱炎）
- 股骨颈应力骨折

非手术治疗

- 患有不典型增生或无症状的发育不良的患者应进行非手术治疗，但应密切观察，并且每1~2年到诊所评估关节炎早期症状。
- 根据需要使用非甾体抗炎药以治疗间歇性症状。
- 避免诸如跑步等高冲击活动，因为这些活动可能会引起髋关节的进一步拉伤。
- 可以使用类固醇注射剂，但不应该在年轻人中定期使用。
- 物理治疗，包括髋关节外展肌和核心肌强化，可能会有一些效果。

外科治疗

- PAO的适应证包括患有闭合性Y形软骨和有症状的髋

臼发育不良而既往无关节病的患者。
- 虽然发育不良和继发性关节病之间有明显的联系,但目前有潜在的非强有力的证据表明发育不良的矫正会减少未来关节炎的发展。因此,PAO首先应该着眼于缓解疼痛,其次是保留关节,而不是以保留关节为首要前提。
- 尽管PAO的年龄下限是由Y形软骨的闭合情况决定的,但是年龄上限更加模糊。任何无关节疾病的发育不良患者都可以考虑,但是在北美,大多数患者年龄在40~45岁,因为那些有明显发育不良的患者在五六十岁时往往会出现明显的关节炎迹象,THA治疗可能更好。

术前计划
- 术者应该根据手术前获得的影像,对所需矫正量以及矫正方向进行规划。
- 实验室检测在手术当天进行,包括2个单位红细胞的类型和交叉配对。
- 氨甲环酸可以减少术后出血。
  - 氨甲环酸是一种抗纤维蛋白溶解剂,竞争性抑制纤溶酶原对纤溶酶的激活,从而防止血浆蛋白降解,最显著的是纤维蛋白凝块。
  - 虽然未对接受PAO治疗的患者进行研究,但是对全部膝关节文献进行的荟萃分析显示,氨甲环酸能够减少每名患者的失血量和输血量,同时研究结果表明深静脉血栓或肺栓塞的数量没有差异。
  - 剂量可以基于重量(术前静脉注射20 mg/kg的单一剂量)计算,也可以在切口时静脉注射1 g,在伤口闭合时静脉注射1 g。
- 插管全身麻醉通常与辅助硬膜外麻醉相结合,术后持续48小时。
- 手术过程中使用自体血回收装置,因为骨切割造成的术中失血量不确定,但通常失血速度很快,这会使得一些患者失血量很高,即便是经验丰富的术者也会出现上述情况(图5)。

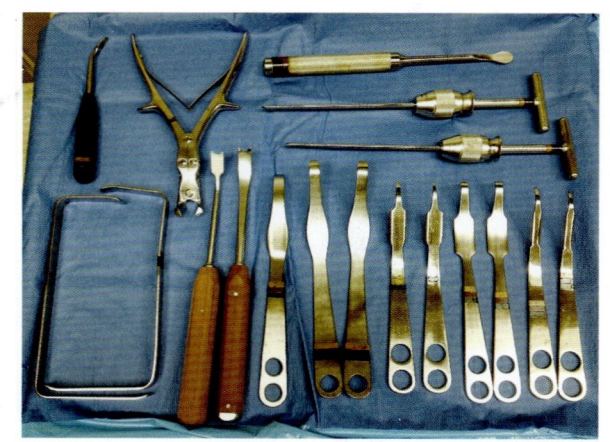

图5 用于完成伯尔尼PAO的常用仪器,包括木柄Ganz骨刀。

体位
- 若计划联合进行囊内骨软骨成形术,患者可仰卧于可透放射线的平顶台上,用于隔离DDH,或者放在牵引台上。髋部以无菌的方式进行准备和覆盖。

入路
- Bernese PAO包括五种入路:
  - 经典Smith-Petersen入路
  - 改良后的Smith-Petersen入路
  - 髂腹股沟入路
  - 直接前部入路
  - 双切口入路
- 改良后的Smith-Petersen入路是最常见的方法,因此将在本章中描述。

方法
- 规划的切口沿着髂嵴在髂前上棘后约3 cm处开始,延伸到髂前上棘的正侧,并沿着缝匠肌的侧边向下弯曲,在髂前上棘下方约10 cm处结束(技术图1)。
- 皮下皮瓣被向内侧和侧向抬起,旨在识别TFL肌肉腹部的筋膜。
- 在远端识别缝匠肌和TFL之间的间隔,并向近端追踪,在非常小心地识别和避免对穿过筋膜的LFCN造成直接损伤的同时,沿纤维直线切割。
- 在切口的近端将腹部肌肉从髂嵴翻至髂前上棘的外侧来暴露髂骨内表面。
- 为了保持缝匠韧带和腹股沟韧带的连接连续性,于髂前上棘处使用摆锯进行截骨。使用Hohmann牵开器向内撑开髂前上棘骨块。沿着髂内翼进一步解剖将手术刀延伸到髂前下棘,并插入股直肌直头。
- 放置成角度的牵开器进行暴露,对股直肌进行标记,分别从髂前下棘和髋臼前部切开直接和间接头,留下残端以备将来修复。
- 使用Cobb抬举器拉开髂鞘肌纤维,形成前髋关节囊上方和腰肌腱下方的平面。

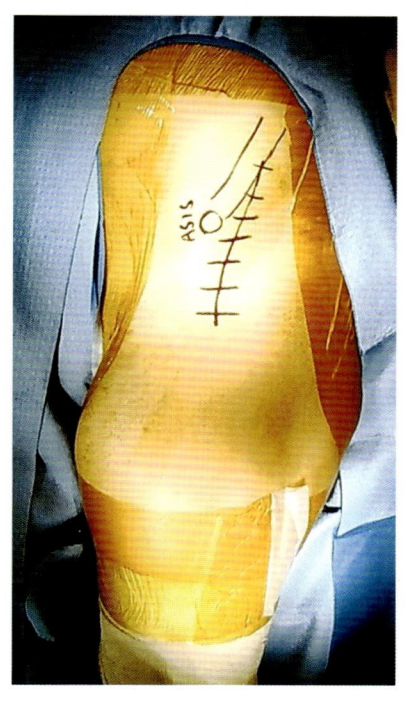

技术图1　用解剖标志绘制的计划切口。

坐骨截骨术

- 在双平面图像透视下，将成角度的Ganz骨凿置于髋关节囊（上部），闭孔（内侧）和肌肉（侧面）之间的下沟中。
- 坐骨截骨术通常需要多次截骨。骨凿的前两次切割是在坐骨的内皮质和外皮质，然后切割中央以完成手术。
  - 应使用双平面图像透视来观察骨凿经过的路线，并且在后柱的后皮质前方约1 cm处结束。
  - 侧柱上的切口通常只有2~3 cm深。由于坐骨神经非常接近坐骨的侧面，所以这种切割应该非常小心（技术图2）。

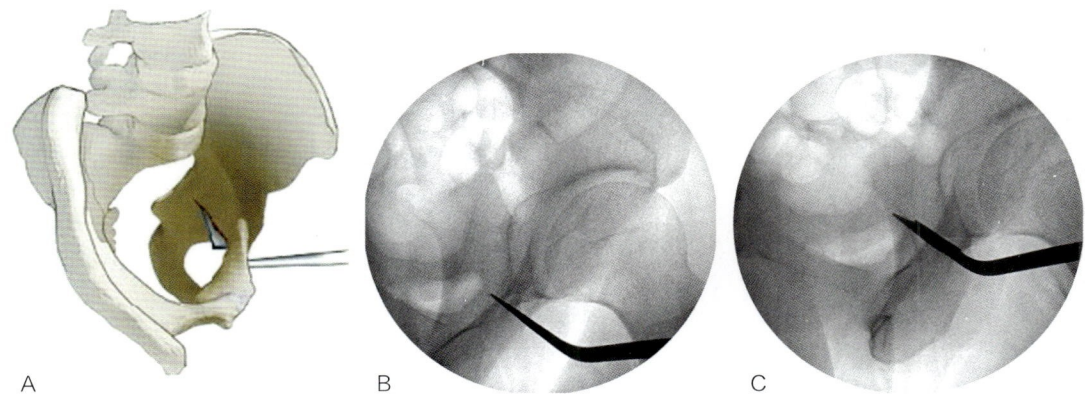

技术图2　坐骨切口骨刀放置示意图（A），坐骨切口起点（B）和终点（C）的术中透视图像。内部和外部的完全分离通常需要三个步骤。

耻骨截骨术

- 髋关节屈曲,通过骨膜下剥离进一步暴露耻骨支的间隔,向内牵拉腰大肌肌腱和股神经血管束。
- 弯曲的支牵开器置于耻骨支的前部和后部,在骨膜下,以防止进入闭孔太深而损伤闭孔神经血管束。
  - Hohmann牵开器可置入规划的截骨部位内侧1 cm处的分支中,以便更好地暴露。
- 使用手术刺头在髂骨隆起内侧约1 cm处开始耻骨截骨术,并使用0.5 in(1.27 cm)弯曲的骨刀完成耻骨截骨术(技术图3)。

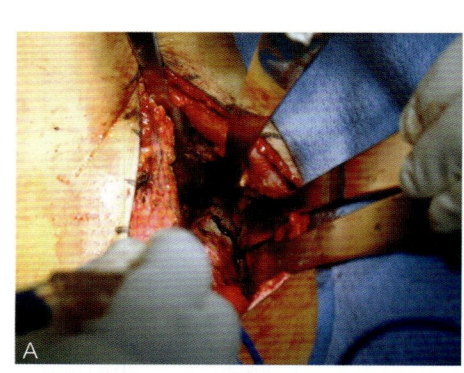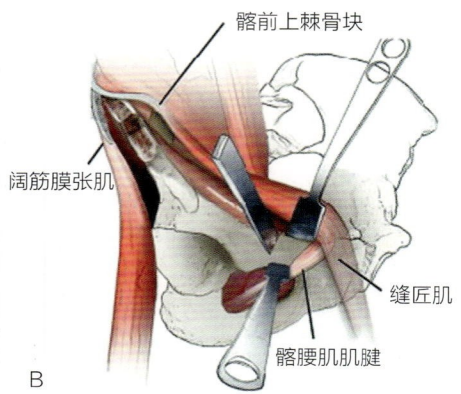

技术图3　A. 耻骨切割前牵开器放置的术中图像。B. 耻骨切口和周围组织的骨刀放置图示。通常先应用手术刺头开始进行耻骨切口之后再改用骨凿。

髂骨截骨术

- 髂骨的内层通过髂肌骨膜下隆起进一步暴露到坐骨大切迹的水平,在那里放置Hohmann牵开器。
- TFL原点前1~2 cm可从髂骨外板,放置Hohmann牵开器以保护外展肌组织。
- 使用摆锯在横穿髂骨的横向,后向,上髋臼切开,从髂前下棘近端开始,并于距骨盆边缘1 cm停止。通常需要两次截骨,分别在髂骨的内侧和外侧。
  - 进行外侧切口时,患者腿应该伸展,稍微张开,内侧切口时,腿应该稍微弯曲(技术图4A、B)。

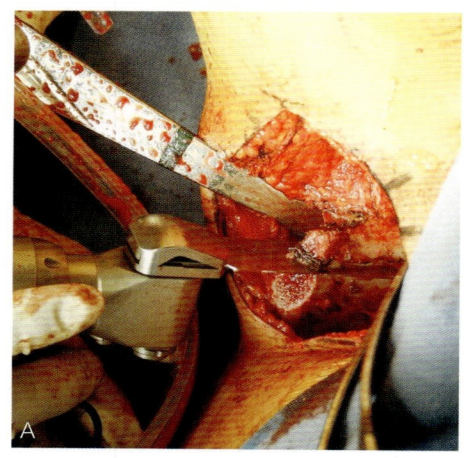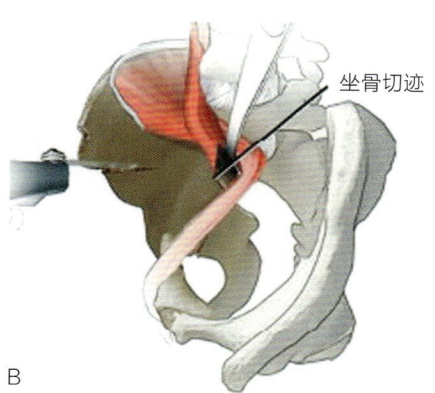

技术图4　A. 第一次髂骨截骨术的术中图像,这是用摆锯进行的横向后向切割。B. 相同切割的图示。通常需要两次截骨,分别在髂骨的内侧和外侧。

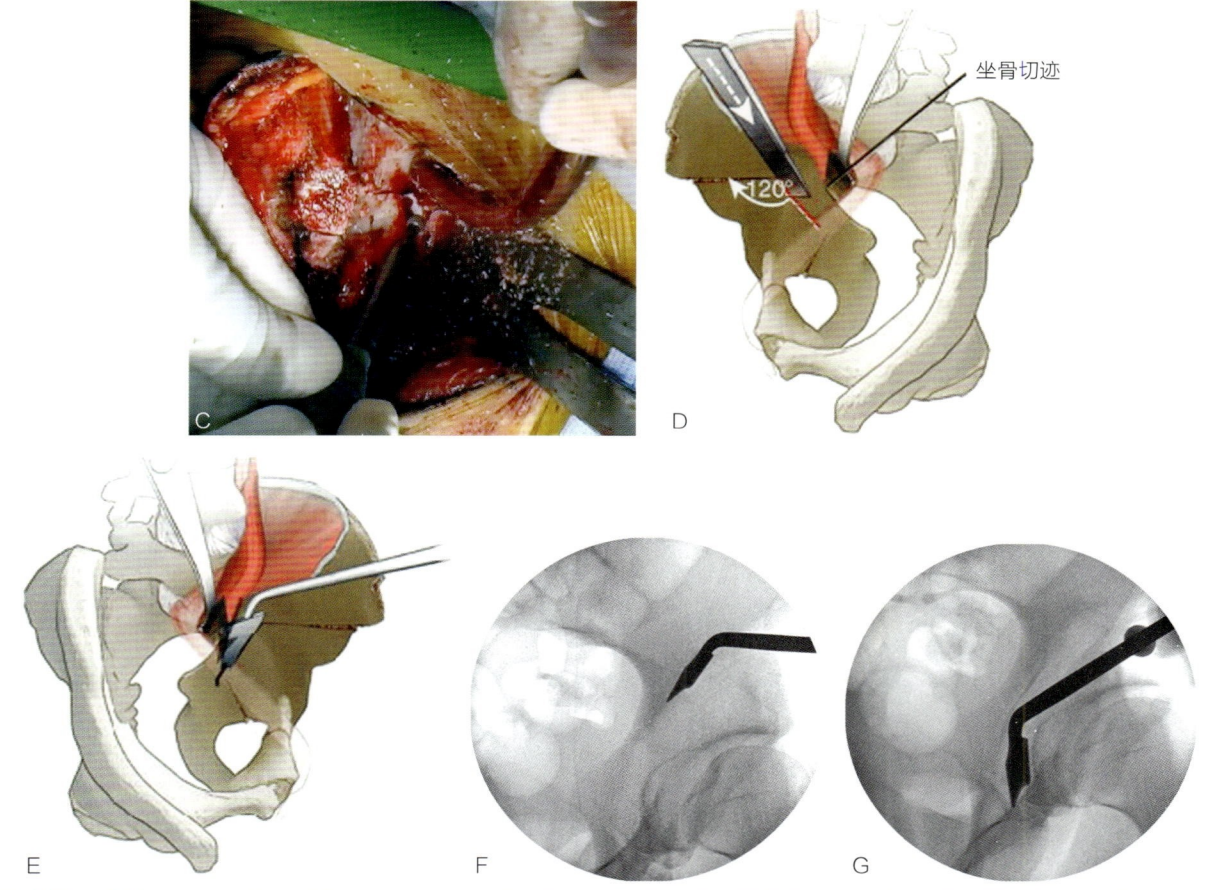

技术图 4（续） C. 在第二次髂骨截骨术之前，圆头刺的术中图像用于在髋臼上方截骨术的后部形成凹槽，用于放置 Ganz 骨刀。D. 第一和第二髂骨截骨方向的图示。E. 髋臼后柱和后表面之间的第二个髂骨截面的骨刀放置图示。F. 第二次髂骨截骨术开始和结束（G）的术中透视图像。

- 从髋臼上截骨术的后侧面开始，从下向坐骨棘方向，用圆头刺形成一个约 120° 角的凹槽（技术图 4C、D）。
- 然后将一个倾斜的 Ganz 骨刀放入凹槽中，在双平面图像透视下沿着四边形板的内板通过，小心地保持在髋臼的后柱和后表面之间。同样的骨刀被用来以类似的方式完成对外板切割。一些术者更喜欢使用直骨刀进行后柱切割（技术图 4E～G）。

移动、矫正和固定

- 2 个斯氏针被放置在活动骨块的髋臼上区域，用于定向控制。
  - 斯氏针上的圆周运动可以使活动骨块和稳定骨盆之间的剩余骨连接自由移动。
  - 如果截骨已经完成，骨块应该会相对容易移动。难以移动骨块暗示截骨不完全。在这种情况下，最好重新检查其他切骨术，因为松开斯氏针将导致不完全截骨的骨块被迫移动（技术图 5）。
- 髋臼骨块的最终定位对每个患者来说都是独一无二的。然而，一般的侧向覆盖和前倾是通过内部旋转和骨块的轻微内收来实现的。这种操作能够使髋臼骨块居中，并且可以通过向髂关节线内侧移动加以验证。在首先确保了良好的手术质量之后，使用具有双平面图像增强的骨盆和髋部的非旋转 AP 图像来验证髋臼的最终位置，目标是髋臼处于水平，侧向 CEA 为 20°～30°。

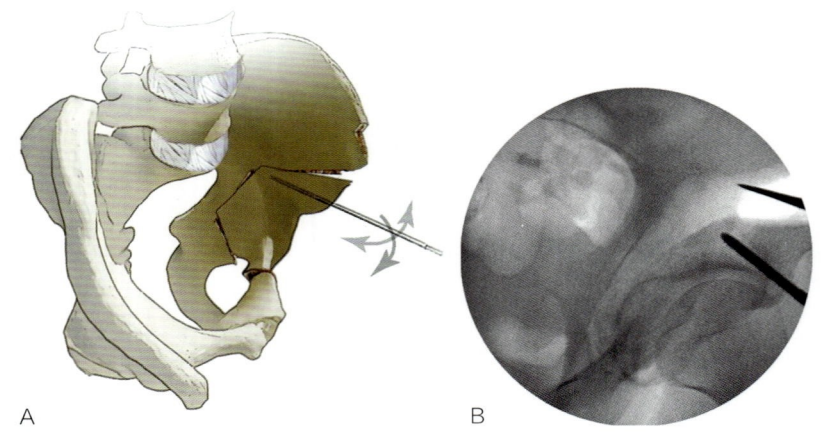

技术图5　A. 完整截骨术和斯氏钉放置的图示，用于帮助移动骨块。B. 术中开始时的透视图像，提示存在活动的髋臼骨块。

- 理想的最终位置可以让一个未上手术台的助手在术中X线透视机的屏幕上叠加一个量角器来确定。
- 一旦定位，将两个小片段螺钉从稳定髂骨导入截骨骨块的上部，并将单个大片段螺钉从可移动骨块的髋臼上方区域导入稳定髂骨。一些术者更喜欢将所有螺钉从稳定的髂骨顺行放置到骨折处。通过图像增强检查最终螺钉位置，并评估稳定性以及运动范围。
- 克氏针可以根据需要用于临时固定。
- 应评估屈曲和内旋，以确保重新定位不会导致医源性FAI。
- Horsley骨切割器可用于从截骨片段的上部移除多余的骨，切除的骨放置在髂骨和PAO骨块之间的空间中，并固定（参见术后护理部分中的图6）。
- 此时，术者可进行计划内囊内的关节成形术。

缝合

- 股直肌通过一个钻孔重新连接到髂前下棘上，并通过另一个1号不可吸收缝线进行扩张。
- 最后一个小片段螺钉用于将截骨的髂前上棘固定回原位。
- 根据术者习惯，选择TFL、皮下和皮肤层缝合。
  - 如果术者愿意，可以放置引流管。

要点与失误防范

适应证	• 有症状的髋臼发育不良或后翻 • 前/侧CEA：<15°~20° • Tönnis角（髋臼指数）：>10°~15° • Kellenger-Lawrence等级：0~2
禁忌证	• 开放性三角软骨 • 无症状发育不良 • Kellenger-Lawrence等级：3~4 • 年龄50岁或以上（相对）
术前准备	• 患者和家属必须了解这项高度复杂手术的风险 • 术者必须评估预期矫正量以及股骨近端形态，以避免医源性撞击

技术	• 新型的腹直肌切除法可使患者更早下床活动,改善肢体本体感觉,或许还可以减轻疼痛 • 在这一过程中,应对LFCN进行识别和保护 • 股骨和闭孔神经血管束受到屈曲和内收的保护。坐骨神经受到伸展和外展的保护 • 骨块能够自由移动至关重要,缺乏移动性表明截骨可能不完整 • 截骨骨块的最终定位是最关键的步骤,必须针对每个患者进行个体化定位,其基本目标是形成近水平的髋臼和适当前倾的髋臼。可以在术中透视屏幕上放置非旋转式量角器以评估定位 • 手术时获取理想的定位和成像将有助于防止次优的骨块定位。早期培训应包括协助有经验的术者进行PAO、尸体解剖和截骨术培训,并与愿意协助和监测早期病例的资深骨科医生建立指导关系
关节切开术/ 关节镜术	• PAO时进行关节切开属于常规治疗方案,但并非必须完成的项目,也不属于护理标准 • 由经验丰富的关节镜专家进行PAO前髋关节镜检查可以更好地评估关节软骨损伤,并允许PAO实施前分期治疗盂唇疾病或股骨颈形态异常,但这不属于护理标准

术后处理

- 患者应该预计住院4~5天,尤其是在术后48小时使用硬膜外麻醉以控制疼痛时。
- 关于抗凝治疗,术后24小时给予单剂量低分子量肝素,然后在硬膜外麻醉失效后12小时重新开始应用,直到出院。
  - 除非有个人或直接的深静脉血栓形成或凝血障碍家族史表明抗凝作用较强,否则行动良好的患者每天需服用325 mg阿司匹林,持续6周。
- 硬膜外麻醉失效后,患者开始走动,患肢可承受50%重量,持续6周。经过6周的随访,患者可能会慢慢过渡到可以承受的负重状态。
- 在6周的时间里,患者会接受外展肌和核心肌强化的物理治疗。
  - 术后3个月,患者会出现轻微跛行。
- 在6周和3个月的随访中,获取患者的标准术后成像以评估其临时骨愈合情况(图6)。

结果

- 2008年,Steppacher等[47]报道了Ganz对第一批接受伯尔尼PAO治疗的63名患者(75髋)为期20年的随访结果。他们联系了58名患者,占最初75髋中的68髋。
  - 41髋(60%)保存了20年。术前Tönnis等级为0或1的髋部($n=52$)存活率为75%,而术前等级为2或3的髋部($n=16$)存活率为13%。存活下来的髋部,Tönnis等级平均比基线提高了0.7。
  - 与之前报道的术后10年的值(15.8:16.7)相比,Merle d'Aubigné和Postel的平均得分有所下降,但仍略高于患者术前得分(15.8:15.2)。18分为优秀,15~17分为好,13~14分为尚可,13分以下为差。
- 一些研究报道了PAO后的中期随访情况(平均随访时间为6~12年)。
  - Matheney等描述了135髋的预后情况,平均随访为期 9±2.2年。在最后的随访中,102髋(76%)仍然保留,西安大略和麦克马斯特大学关节炎指数(WOMAC)疼痛评分低于10。17例在PAO后平均6.1年接受THA,16例WOMAC疼痛评分为10分或更高。Kaplan-Meier分析以关节成形术为终点,显示5年生存率为96%(95%CI,93%~99%),10年生存率为84%(95%CI,77%~90%)。
  - Troelsen等[53]报道了116名PAO,平均随访时间为6.8年。Kaplan-Meier分析显示,9.2年时髋部存活率为81.6%。最终随访时Short Form-36的中位物理成分得分为48.31,而非受影响人群的平均得分为50±10。视觉模拟量表的中位疼痛评分为静息时为0,正常行走15分钟后为1。
  - Kralj等[29]在2005年描述了26名患者(26髋),平均随访12年(范围7~15年)。其中4个髋关节(15%)需要转为接受THA治疗,平均为4.5年(范围,2~7年)。这4个髋关节都有术前Tönnis 2级或3级骨关节炎。13个髋关节(50%)没有关节炎的影像学表现,但Tönnis分级平均比术前值增加0.8。

并发症

- 对PAO术后并发症的荟萃分析显示,62%的研究记录了实际学习曲线以及术者初始病例中并发症发生率较高的可能性。
- 报道的主要并发症发生率为6%~37%[7]。
  - 最常见的并发症包括:
    - 症状性异位骨化
    - 伤口血肿
    - 主要神经(坐骨神经或股神经)麻痹
    - 轻微神经(股外侧皮神经)功能障碍
    - 关节内截骨术
    - 固定失效
    - 复位不良
    - 有症状的骨损伤

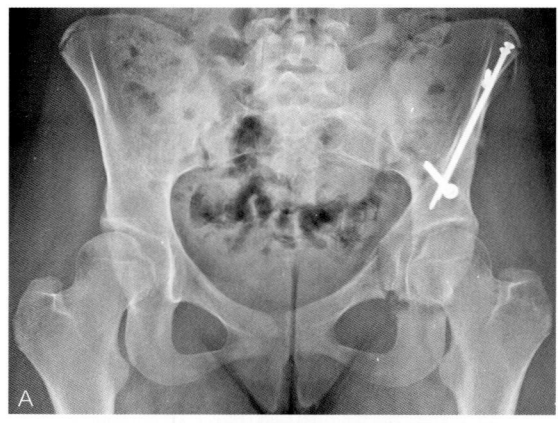
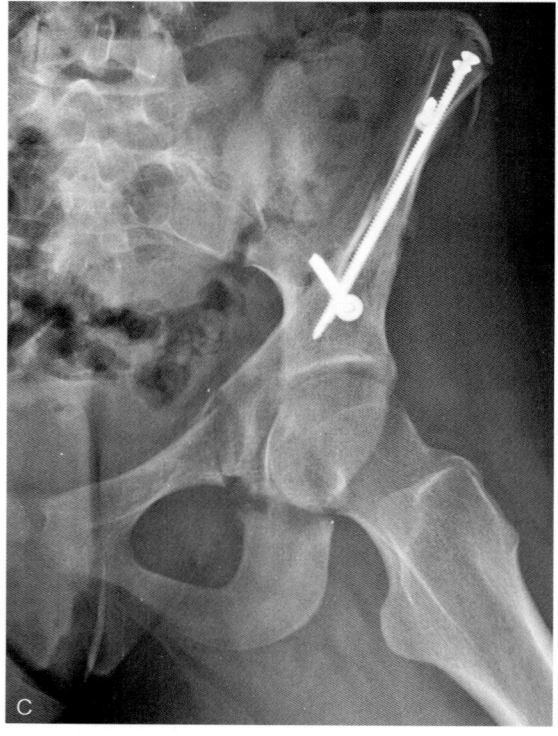
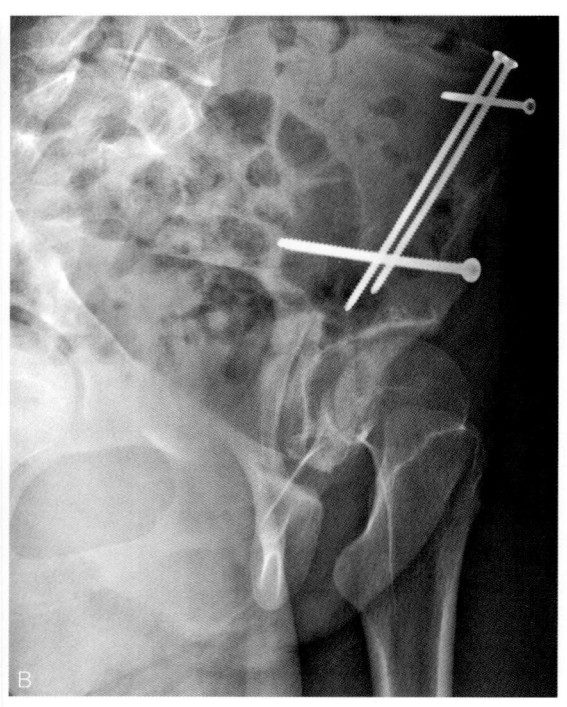

图6 显示最终髋臼碎片位置和螺钉固定的术后AP（A）、假斜位（B）和Dunn侧位（C）X线片。

- 至少一个截骨不愈合
  ○ 不太常见的并发症包括：
    - 深静脉血栓形成
    - 肺栓塞
    - 动脉裂伤或血栓形成
    - 关节内骨折
    - 感染
    - 需要输血的大失血
    - 股骨头或髋臼骨坏死
    - 后柱不连续
    - 不愈合需要再次手术
- 1999年，Hussell等[22]报道了他的第一批508个连续病例的技术性并发症情况。508名患者中有13名（2.6%）因并发症需要进行抢救性关节造形术。85%的并发症发生在前50例保肢手术中。并发症包括：
  ○ 关节内延伸（$n=11$，2.2%）
  ○ 复位不良（$n=11$，2.2%）
  ○ 单截骨不愈合（$n=7$，1.4%）
  ○ 后柱骨折（$n=6$，1.2%）
  ○ 碎片性骨坏死（$n=5$，1.0%）
  ○ 布鲁克Ⅳ型异位骨化（$n=5$，1.0%）
  ○ 坐骨神经麻痹（$n=5$，1.0%）
  ○ 固定失败（$n=4$，0.8%）
  ○ 术后股骨头半脱位（$n=4$，0.8%）
  ○ 股神经麻痹（$n=3$，0.6%）

（陶诗聪 译，朱振中 审校）

参考文献

[1] Anderson LA, Gililland J, Pelt C, et al. Center edge angle measurement for hip preservation surgery: technique and caveats. Orthopedics 2011;34(2):86.

[2] Bardakos NV, Villar RN. The ligamentum teres of the adult hip. J Bone Joint Surg Br 2009;91(1):8-15.

[3] Byrd JW. Evaluation of the hip: history and physical examination. N Am J Sports Phys Ther 2007;2(4):231-240.

[4] Carlioz H, Khouri N, Hulin P. Triple juxtacotyloid osteotomy [in French]. Rev Chir Orthop Reparatrice Appar Mot 1982;68(7):497-501.

[5] Chan A, McCaul KA, Cundy PJ, et al. Perinatal risk factors for developmental dysplasia of the hip. Arch Dis Child Fetal Neonatal Ed 1997;76(2):F94-F100.

[6] Clohisy JC, Barrett SE, Gordon JE, et al. Medial translation of the hip joint center associated with the Bernese periacetabular osteotomy. Iowa Orthop J 2004;24:43-48.

[7] Clohisy JC, Schutz AL, St John L, et al. Periacetabular osteotomy: a systematic literature review. Clin Orthop Relat Res 2009;467(8):2041-2052.

[8] Cooperman DR, Wallensten R, Stulberg SD. Acetabular dysplasia in the adult. Clin Orthop Relat Res 1983;(175):79-85.

[9] Darmanis S, Lewis A, Mansoor A, et al. Corona mortis: an anatomical study with clinical implications in approaches to the pelvis and acetabulum. Clin Anat 2007;20(4):433-439.

[10] Dimeglio A. Growth in pediatric orthopaedics. J Pediatr Orthop 2001;21(4):549-555.

[11] Dunn DM. Anteversion of the neck of the femur; a method of measurement. J Bone Joint Surg Br 1952;34(2):181-186.

[12] Dunn PM. Perinatal observations on the etiology of congenital dislocation of the hip. Clin Orthop Relat Res 1976;(119):11-22.

[13] Eppright R. Dial osteotomy of the acetabulum in the treatment of dysplasia of the hip. J Bone Joint Surg Am 1975;57:1172.

[14] Furnes O, Lie SA, Espehaug B, et al. Hip disease and the prognosis of total hip replacements. A review of 53,698 primary total hip replacements reported to the Norwegian Arthroplasty Register 1987-99. J Bone Joint Surg Br 2001;83(4):579-586.

[15] Ganz R, Klaue K, Vinh TS, et al. A new periacetabular osteotomy for the treatment of hip dysplasias. Technique and preliminary results. Clin Orthop Relat Res 1988;(232):26-36.

[16] Garbuz DS, Awwad MA, Duncan CP. Periacetabular osteotomy and total hip arthroplasty in patients older than 40 years. J Arthroplasty 2008;23(7):960-963.

[17] Ginnetti J, Erickson J, Peters C. Periacetabular osteotomy: intra-articular work. Instr Course Lect 2012;62:279-286.

[18] Gosvig KK, Jacobsen S, Sonne-Holm S, et al. Prevalence of malformations of the hip joint and their relationship to sex, groin pain, and risk of osteoarthritis: a population-based survey. J Bone Joint Surg Am 2010;92(5):1162-1169.

[19] Grothaus MC, Holt M, Mekhail AO, et al. Lateral femoral cutaneous nerve: an anatomic study. Clin Orthop Relat Res 2005;(437):164-168.

[20] Guille JT, Pizzutillo PD, MacEwen GD. Development dysplasia of the hip from birth to six months. J Am Acad Orthop Surg 2000;8(4):232-242.

[21] Hussell JG, Mast JW, Mayo KA, et al. A comparison of different surgical approaches for the periacetabular osteotomy. Clin Orthop Relat Res 1999;(363):64-72.

[22] Hussell JG, Rodriguez JA, Ganz R. Technical complications of the Bernese periacetabular osteotomy. Clin Orthop Relat Res 1999;(363):81-92.

[23] Ito H, Song Y, Lindsey DP, et al. The proximal hip joint capsule and the zona orbicularis contribute to hip joint stability in distraction. J Orthop Res 2009;27(8):989-995.

[24] Itokazu M, Takahashi K, Matsunaga T, et al. A study of the arterial supply of the human acetabulum using a corrosion casting method. Clin Anat 1997;10(2):77-81.

[25] Jacobsen S, Sonne-Holm S, Soballe K, et al. Hip dysplasia and osteoarthrosis: a survey of 4151 subjects from the Osteoarthrosis Substudy of the Copenhagen City Heart Study. Acta Orthop 2005;76(2):149-158.

[26] Kalhor M, Horowitz K, Beck M, et al. Vascular supply to the acetabular labrum. J Bone Joint Surg Am 2010;92(15):2570-2575.

[27] Klaue K, Durnin CW, Ganz R. The acetabular rim syndrome. A clinical presentation of dysplasia of the hip. J Bone Joint Surg Br 1991;73(3):423-439.

[28] Kohnlein W, Ganz R, Impellizzeri FM, et al. Acetabular morphology: implications for joint-preserving surgery. Clin Orthop Relat Res 2009;467(3):682-691.

[29] Kralj M, Mavcic B, Antolic V, et al. The Bernese periacetabular osteotomy: clinical, radiographic and mechanical 7-15-year follow-up of 26 hips. Acta Orthop 2005;76(6):833-840.

[30] Le Coeur P. Correction des défauts d'orientation de l'articulation coxofémorale par ostéotomie de l'isthme iliaque. Rev Chir Orthop 1965;51:211-212.

[31] Lequesne M, de Seze S. False profile of the pelvis. A new radiographic incidence for the study of the hip. Its use in dysplasias and different coxopathies. Rev Rhum Mal Osteoartic 1961;28:643-652.

[32] Matheney T, Kim YJ, Zurakowski D, et al. Intermediate to long-term results following the Bernese periacetabular osteotomy and predictors of clinical outcome. J Bone Joint Surg Am 2009;91(9):2113-2123. doi:10.2106/JBJS.G.00143.

[33] Martin HD, Savage A, Braly BA, et al. The function of the hip capsular ligaments: a quantitative report. Arthroscopy 2008;24(2):188-195.

[34] Matta JM. Fractures of the acetabulum: accuracy of reduction and clinical results in patients managed operatively within three weeks after the injury. J Bone Joint Surg Am 1996;78(11):1632-1645.

[35] Murphy SB, Ganz R, Muller ME. The prognosis in untreated dysplasia of the hip. A study of radiographic factors that predict the outcome. J Bone Joint Surg Am 1995;77(7):985-989.

[36] Myers SR, Eijer H, Ganz R. Anterior femoroacetabular impingement after periacetabular osteotomy. Clin Orthop Relat Res 1999;(363): 93-99.

[37] Nunley RM, Prather H, Hunt D, et al. Clinical presentation of symptomatic acetabular dysplasia in skeletally mature patients. J Bone Joint Surg Am 2011;93(suppl 2):17-21.

[38] Peters CL, Erickson JA, Anderson L, et al. Hip-preserving surgery: understanding complex pathomorphology. J Bone Joint Surg Am 2009;91(suppl 6):42-58.

[39] Peters CL, Sierra RJ. Report of breakout session: intraarticular work during periacetabular osteotomy—simultaneous arthrotomy or hip arthroscopy? Clin Orthop Relat Res 2012;470(12):3456-3458.

[40] Philippon MJ. The role of arthroscopic thermal capsulorrhaphy in the hip. Clin Sports Med 2001;20(4):817-829.

[41] Ponseti IV. Growth and development of the acetabulum in the normal child. Anatomical, histological, and roentgenographic studies. J Bone Joint Surg Am 1978;60(5):575-585.

[42] Reynolds D, Lucas J, Klaue K. Retroversion of the acetabulum. A cause of hip pain. J Bone Joint Surg Br 1999;81(2):281-288.

[43] Schramm M, Hohmann D, Radespiel-Troger M, et al. The Wagner spherical osteotomy of the acetabulum. Surgical technique. J Bone Joint Surg Am 2004;86(suppl 1):73-80.

[44] Seldes RM, Tan V, Hunt J, et al. Anatomy, histologic features, and vascularity of the adult acetabular labrum. Clin Orthop Relat Res 2001;(382):232-240.

[45] Smoll NR. Variations of the piriformis and sciatic nerve with clinical consequence: a review. Clin Anat 2010;23(1):8-17.

[46] Steel HH. Triple osteotomy of the innominate bone. J Bone Joint Surg Am 1973;55(2):343-350.

[47] Steppacher SD, Tannast M, Ganz R, et al. Mean 20-year followup of Bernese periacetabular osteotomy. Clin Orthop Relat Res 2008; 466(7):1633-1644.

[48] Svenningsen S, Terjesen T, Auflem M, et al. Hip motion related to age and sex. Acta Orthop Scand 1989;60(1):97-100.

[49] Tan V, Seldes RM, Katz MA, et al. Contribution of acetabular labrum to articulating surface area and femoral head coverage in adult hip joints: an anatomic study in cadavera. Am J Orthop (Belle Mead NJ)2001;30(11):809-812.

[50] Tönnis D. Normal values of the hip joint for the evaluation of X-rays in children and adults. Clin Orthop Relat Res 1976;119: 39-47.

[51] Tönnis D, Behrens K, Tscharani F. A modified technique of the triple pelvic osteotomy: early results. J Pediatr Orthop 1981;1(3): 241-249.

[52] Tornetta P III, Hochwald N, Levine R. Corona mortis. Incidence and location. Clin Orthop Relat Res 1996;(329):97-101.

[53] Troelsen A, Elmengaard B, Soballe K. Medium-term outcome of periacetabular osteotomy and predictors of conversion to total hip replacement. J Bone Joint Surg Am 2009;91(9):2169-2179.

[54] Uzel M, Akkin SM, Tanyeli E, et al. Relationships of the lateral femoral cutaneous nerve to bony landmarks. Clin Orthop Relat Res 2011;469(9):2605-2611.

[55] Wagner FV, Negrao JR, Campos J, et al. Capsular ligaments of the hip: anatomic, histologic, and positional study in cadaveric specimens with MR arthrography. Radiology 2012;263(1):189-198.

[56] Watanabe RS. Embryology of the human hip. Clin Orthop Relat Res 1974;(98):8-26.

[57] Wertheimer LG, Lopes Sde L. Arterial supply of the femoral head. A combined angiographic and histological study. J Bone Joint Surg Am 1971;53(3):545-556.

[58] Wiberg G. Studies on dysplastic acetabula and congenital subluxation of the hip joint, with special reference to the complication of osteoarthritis. Acta Chir Scand 1939;83(suppl 58):1-135.

[59] Wilkinson JA. A post-natal survey for congenital displacement of the hip. J Bone Joint Surg Br 1972;54(1):40-49.

[60] Wynne-Davies R. Acetabular dysplasia and familial joint laxity: two etiological factors in congenital dislocation of the hip. A review of 589 patients and their families. J Bone Joint Surg Br 1970;52(4):704-716.

[61] Yang ZG, Chen WP, Wu LD. Effectiveness and safety of tranexamic acid in reducing blood loss in total knee arthroplasty: a meta-analysis. J Bone Joint Surg Am 2012;94(13):1153-1159.

第13章 髋关节外科脱位术
Surgical Dislocation of the Hip

Farshad Adib and Young-Jo Kim

定义

- 利用外科手术方法使髋关节脱位可以安全地治疗许多种髋关节疾病,包括股骨髋臼撞击综合征(FAI)、髋臼盂唇损伤、软骨损伤、股骨颈骨折复位、严重的急性股骨头骨骺滑脱(SCFE)复位,以及其他需要较大范围切开髋关节的病例[14,15]。
- 这种方法术后并发症发生率较低,几乎不会发生股骨头缺血性坏死[5]。
- 该技术还可以在术中进行运动评估,这对于股髋撞击症治疗尤为重要。多数再手术病例是由于纠正不足或者过度纠正造成的[4]。
- 另外,外科脱位术入路对于同时处理关节外撞击也是足够的[16]。

解剖

- 股骨头的血液供应主要来自旋股内侧动脉(MFCA)(图1A)[17]。
- 在关节脱位时,完整的髋关节外旋肌群,特别是闭孔外肌,对旋股内侧动脉起到保护作用(图1B)[7]。

发病机制

- FAI的病例,解剖学的畸形导致股骨近端与髋臼边缘在活动范围极限时发生异常接触[3]。
- 凸轮型撞击伤的病例,异常的冲击力沿股骨颈传导至髋关节盂唇下方,对盂唇以及髋臼的软骨造成机械性损伤。
- 钳夹型撞击伤的病例,在髋关节屈曲运动末期,髋臼边缘超出股骨头的部分与股骨颈头端或股骨头-颈交界处发生撞击造成损伤。
  - 凸轮型与钳夹型常同时存在于同一病例中。
- 机体生长活跃的儿童以及年轻成人如果发生软骨和髋臼盂唇损伤,病情可进一步发展并最终导致髋关节退行性疾病。
- 造成FAI的原因可以是先天的,也可继发于股骨头骨骺滑脱,或者由于髋臼后倾导致髋关节前方过度覆盖,或者Perthes病后遗症导致的畸形,或者外伤后改变。

自然病程

- 现已证实股骨头的手枪柄样畸形与幼年髋关节疾病有关[9]。
- 晚期髋关节骨性关节炎,过去曾被认为是先天的,而现在人们则认为它是由儿童时期的一些轻微的畸形,如发育性髋关节发育不良股骨头骨骺滑脱或Legg-Calvé-Perthes病等造成的[1]。

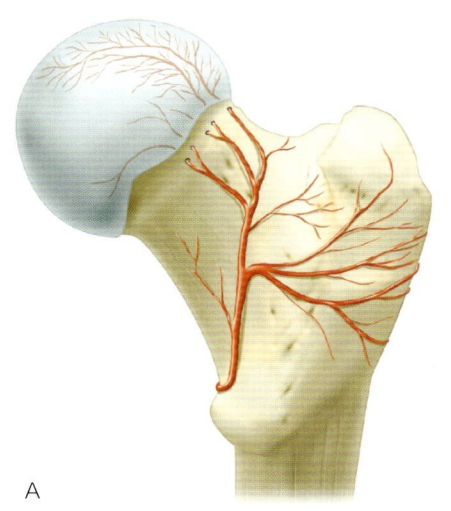 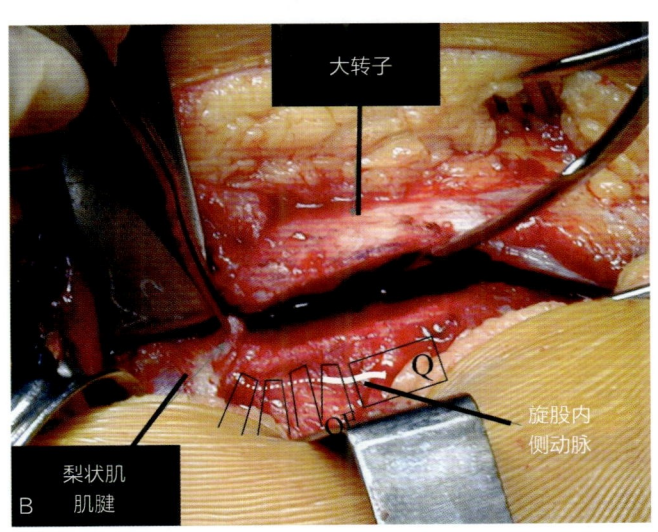

图1 A. 股骨头的血管解剖。注意旋股内侧动脉(MFCA)终末分支的近端嵌入梨状肌腱。B. 术中照片显示旋股内侧动脉(MFCA)越过完整的外侧回旋肌的后部,包括股方肌(Q)和闭孔外肌(OE)。

病史和体格检查

- FAI常发生于运动的青少年或年轻成人中,临床表现为慢性腹股沟疼痛,剧烈活动后加重。
- 很多患者不能长时间保持坐位,并且要改变坐姿来减少脊柱前凸从而减少髋关节的屈曲。患者还经常主诉上下车困难。
- 有些患者还有髋关节疼痛的家族史,或者有年轻时髋关节疾病或髋关节置换术的病史。
- 患者会出现减痛步态,喜欢偏向患侧,足前进角外旋则常提示慢性股骨头骨骺滑脱或股骨后倾。
- 可做撞击试验,患肢内旋时出现腹股沟疼痛,外旋疼痛减轻为阳性。
- 体格检查既应包括肢体屈曲的试验和内侧旋转范围测试。
  - 患者患肢髋关节屈曲程度会<90°。
  - 患者患肢髋关节屈曲时的内旋程度会小于伸展时的内旋程度,因为当髋关节屈曲时会有代偿性外旋。
- 健康人群也会出现髋臼撞击症的影像学表现。因此应特别注意影像学表现与临床表现的相关性,此外,还应排除引起髋部疼痛的其他疾病,例如类骨样骨瘤、应力性骨折、骨坏死等。

影像学和其他诊断性检查

- X线片需拍摄骨盆正位片(AP)以及髋关节的侧位片(图2A、B)。FAI头-颈交界处的结构异常在45°Dunn位片中可得到最佳显示[10]。

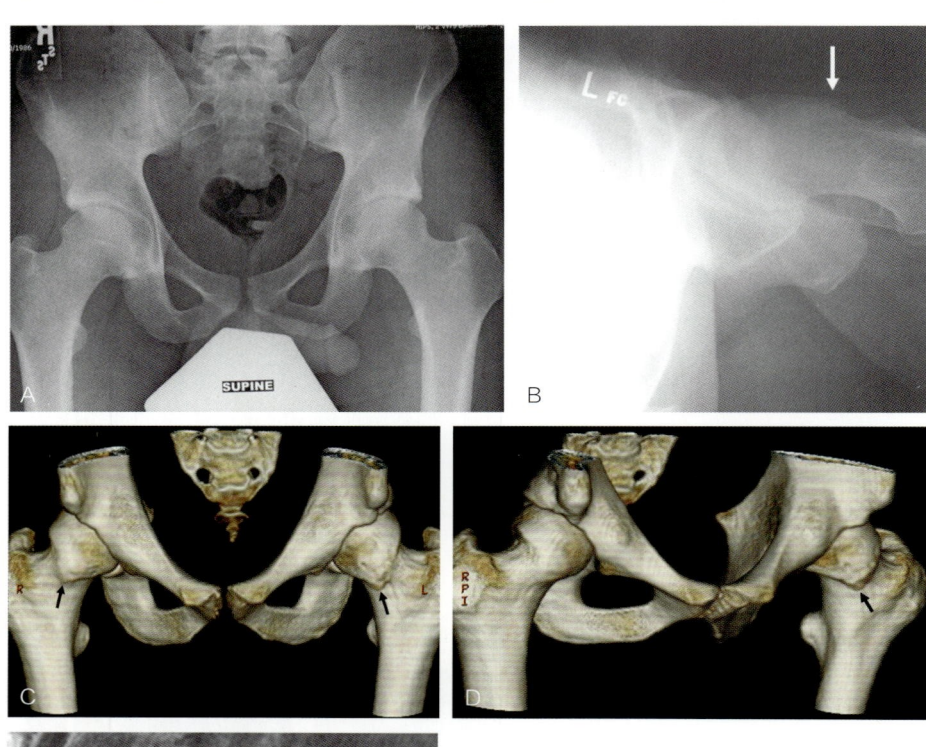

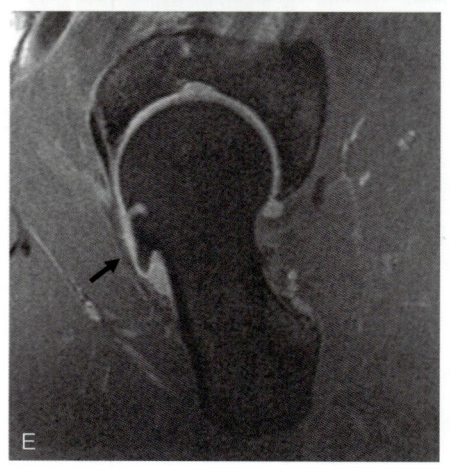

图2 骨盆正位片(A)侧位片(B)显示股骨头-颈交界处稍前方(B上的箭头)的缺损是由凸轮型撞击伤引起。骨盆(C)和小角度左旋(D)视角对相同的骨盆进行的三维重建。大的隆起(箭头)遮盖了股骨头-颈交界处的前方,这也解释了在B和E中无法看出偏移。T1加权矢状位磁共振成像显示出一个大的骨刺(箭头)。

- CT二维和三维重建扫描可以检测到股骨头-颈交界处细微的突起，并有助于术前制订合适的手术计划(图2C、D)。
- MRI可以进一步显示髋臼关节盂唇和软骨的损伤(图2E)。如果使用矢状位或放射状高分辨率钆增强扫描(Gd增强扫描)，可以检测到髋臼的细微损伤。

鉴别诊断

- 髋关节撞击综合征
- 髋臼盂唇撕裂
- 髋关节发育不良
- 股骨头骨骺脱位
- 髋臼后倾症

非手术治疗

- 保守治疗策略包括避免剧烈活动，使用非甾体抗炎药改善症状。
- 以锻炼髋部肌群为目的的物理疗法无法改变FAI的机械撞击。

手术治疗

- 可在关节镜下对髋部病理进行定位，但在清创前后很难动态评估髋关节力学。
- 对未行髋关节脱位手术治疗的患者，可行前侧入路的股骨头-颈成形术，但髋臼和大部分股骨头的关节软骨情况无法在如此有限的手术入路中得到评估。

术前计划

- 回顾所有影像学资料。
- 评估股骨头-颈偏移减少的最佳鉴别方法是髋部标准侧位片(图2A、B)、轴位片或CT三维重建。
- CT扫描包括扫描至远端股骨髁用于精确测量股骨前倾度数[11]。
- 全身麻醉后，检查患者的髋部。记录髋关节屈曲角度和髋部伸展、屈曲的内旋外旋角度并与术前评估相比较。

体位

- 患者侧卧位，妥善固定于小钉板上。手术侧的下方需要一个平顶垫子以在术中固定下肢，垫子下部要留出半圆形空间放置另一侧的下肢(图3A～C)。
- 髋部铺无菌巾，然后用一个气囊在手法脱位中用来固定腿部(图3D)。

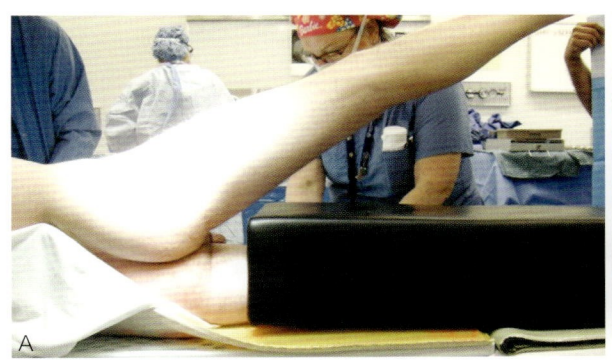
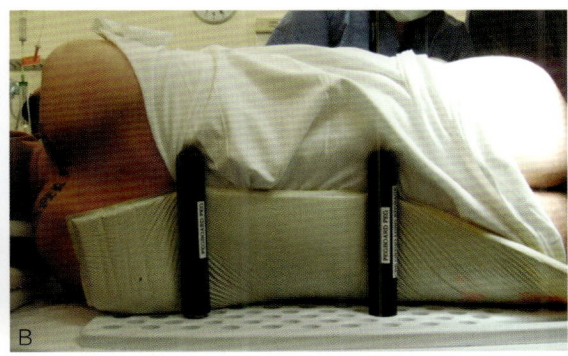
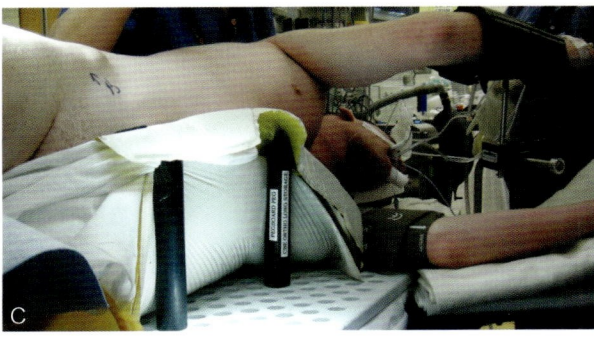
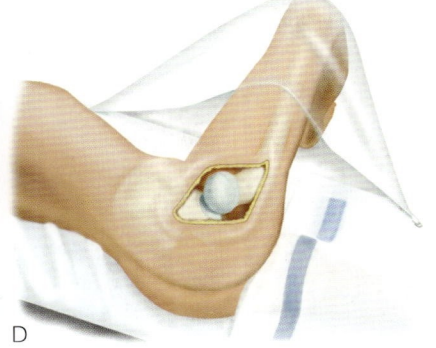

图3 A～C. 患者在小钉板上呈完全侧位。手术之前，术者应确保患者的下肢可以弯曲和完全内收，并且不被前下方的挡板限制。D. 在转位后将患者的腿放置在无菌的下肢支持器上。髋关节保持弯曲，内收、外旋位。

入路

- 该方法由经由 Kocher-Langenbeck 入路或 Gibson 入路的前脱位及转子部翻转截骨两部分组成(图4A、B)。
- 切开臀大肌后采用 Kocher-Langenbeck 入路。
- 通过 Gibson 入路将外展肌与臀大肌分离,这个手术过程是在臀中肌和臀大肌之间进行的(图4C、D)[8]。
  - Gibson 入路可能会造成少许伸髋功能障碍,但可能使前方暴露更为困难。
- Z形关节囊切开允许在进入髋关节的同时也保护了旋股内侧动脉的深支(图4E)[5]。

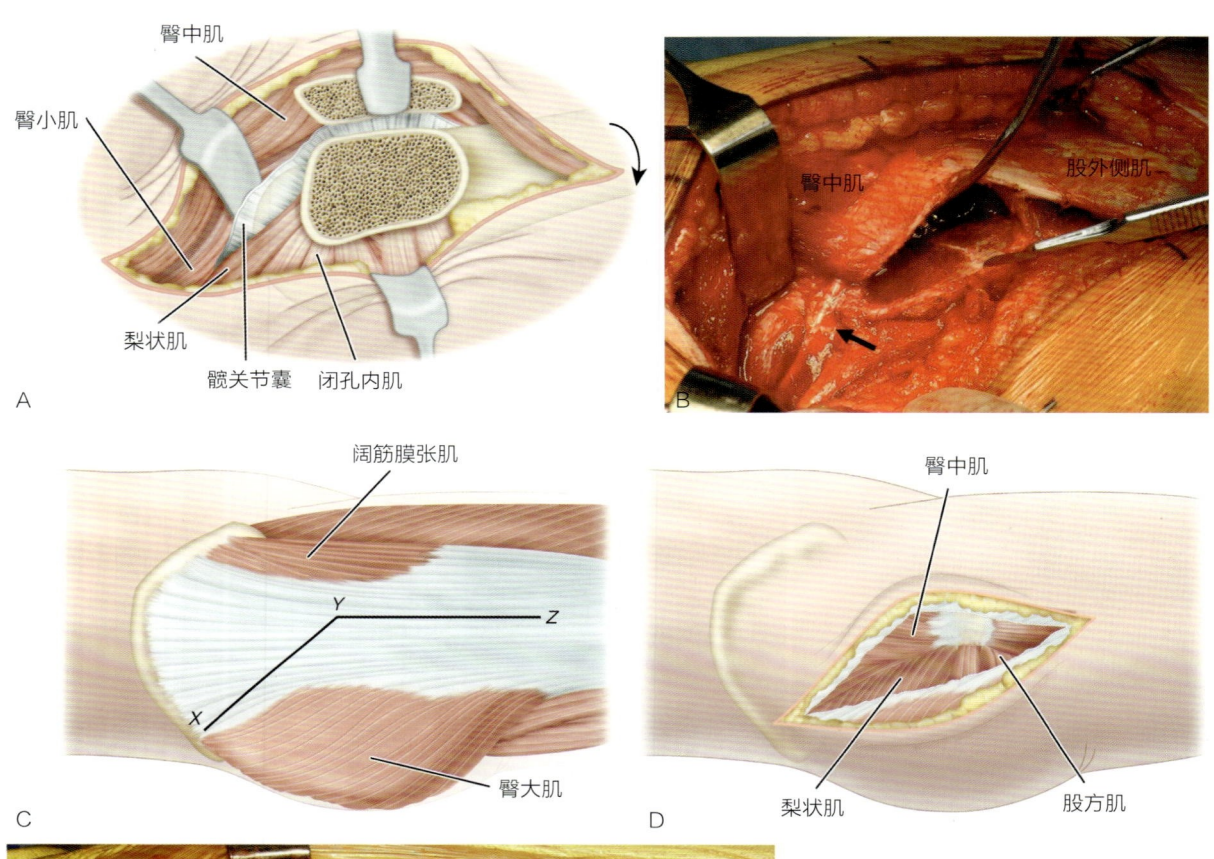

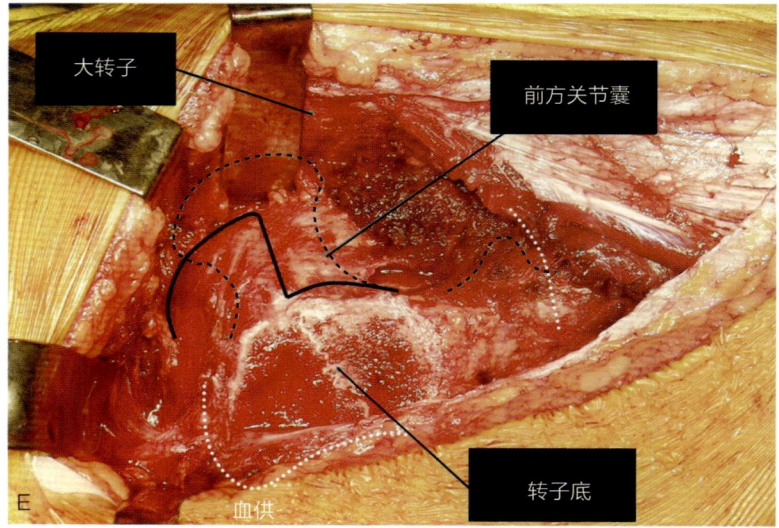

图4 A、B. 连同附带的股外侧肌和臀中肌行大转子截骨。梨状肌腱(箭头)保留在股骨大转子基部。C、D. Kocher-Langenback 入路劈开臀大肌,而 Gibson 入路利用臀大肌和臀中肌的平面,免去劈开臀大肌。E. Z形切开关节囊路径(实线),切口的近侧切口线沿髋臼缘,保护了旋股内侧动脉支持带分支(白虚线),可进入髋关节及股骨头(黑虚线)。

经股骨转子间入路髋关节手术脱位

关节囊入路

- 髋关节侧方纵向切口,股骨大转子位于切口中、上1/3处(技术图1A)。
- 沿切口远端切开阔筋膜,近端经臀大肌前缘与阔筋膜张肌间隙进入(技术图1B)。
- 切开股外侧肌筋膜近端4~5 cm处,股直肌向前反折。
- 沿着臀大肌下面左侧的臀中肌筋膜,将臀大肌拉向后侧显露臀中肌并游离。

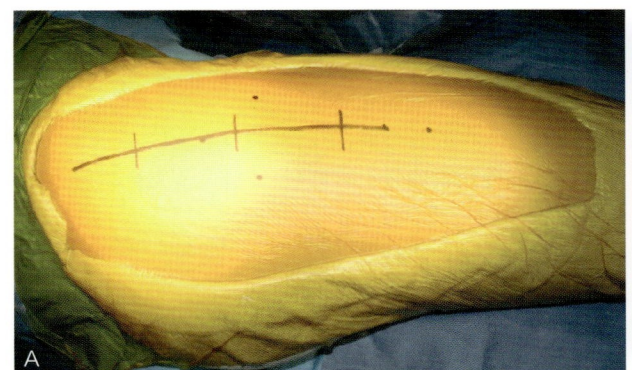
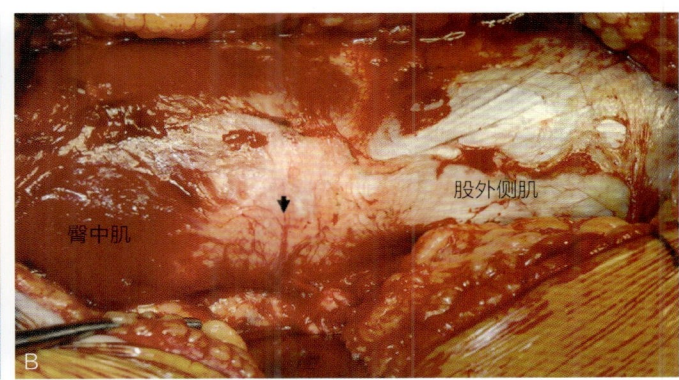
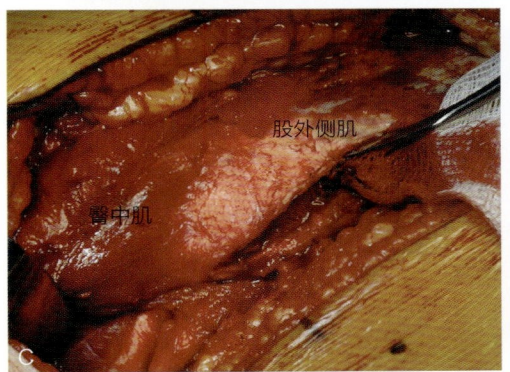
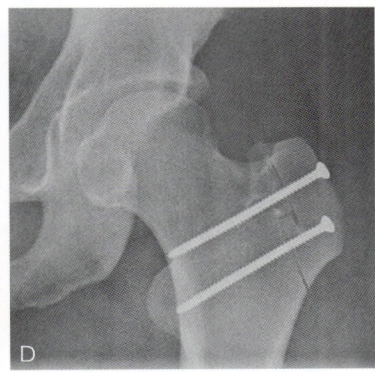
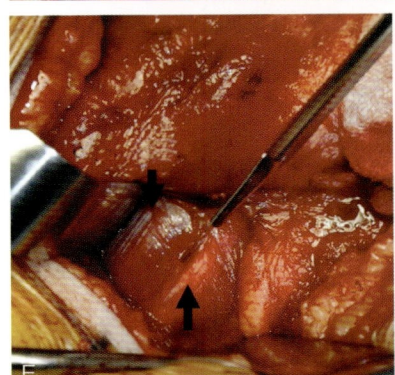
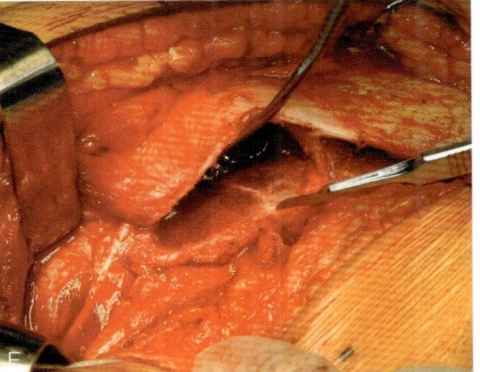
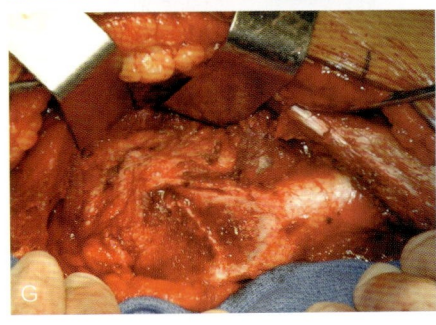

技术图1　A. 铺巾及消毒后,行推荐的髋关节侧方纵向切口。B. 臀大肌与臀小肌间的Gibson入路,在大转子标记出旋股内侧动脉的大转子支(黑箭头)。C. 使用摆锯行大转子截骨。D. 错位截骨可提高固定稳定性并更有利于大转子愈合。E. 分开梨状肌腱表面的筋膜(底部箭头),分离出梨状肌腱与关节囊小肌群间的间隙(顶部箭头)。F. 1~1.5 cm厚的大转子截骨块向上反折,连同附带的股外侧肌和臀中肌肌袖向前侧拉开。G. 关节切开前,完全暴露前关节囊。

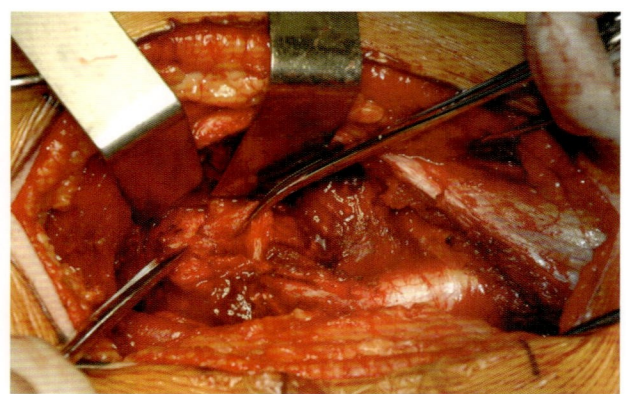

技术图2 首先纵行切开关节囊。这可直视关节内并防止关节囊切开的远侧切口伤及臼唇。

髋关节切开及脱位

- Z形切开关节囊，Z形的纵行线与股骨颈前侧在一直线上。
  - 关节囊切开的远侧切口线延伸至小转子。
  - 近侧切口线沿髋臼缘向后延伸，恰位于髋臼唇的远端，于旋股内侧动脉支持带分支的近端，其从后侧进入关节囊营养股骨头（技术图2）。
- 依据髋关节病理学，关节的活动度决定了力学撞击的区域。
- 患肢放置在无菌垫枕上，屈曲外旋内收髋关节，经关节囊切口使关节半脱位。
  - 骨钩置入在股骨颈前，帮助髋关节半脱位。
  - 用弧形剪切断股骨头圆韧带，使髋关节完全脱位。

- 使用摆锯行1~1.5 cm厚的大转子截骨，梨状肌腱和小外旋肌群留在股骨大转子基部（技术图1C）。
- 如果无需进行股骨颈相对延长，大转子截骨时可采用双锯片，间隔6 mm进行错位截骨，此方法可提高大转子截骨后固定稳定性，降低骨延迟愈合的发生（技术图1D）。
- 切开覆盖梨状肌腱的筋膜，分离出梨状肌腱与关节囊小肌群间间隙（技术图1E）。
- 大转子骨块向上反折，连同附带的股外侧肌和臀中肌肌袖向前侧拉开（技术图1F）。
- 经梨状肌腱与关节囊小肌群间间隙，将关节囊小肌群从关节囊前方仔细游离下来（技术图1G）。
  - 助手使用直角拉钩帮助暴露关节囊。
  - 逐渐屈曲、外旋并内收髋关节帮助显露。
- 暴露关节囊至髋臼边缘。

力学评估及骨成形术

- 现在可以对整个股骨头及髋臼进行评估是否存在关节软骨损伤或臼唇撕裂，可使用缝合锚钉间隔7~10 mm修补或清创。
- 头-颈连接部的股骨头非球面部分，可以使用0.25 in（6.35 mm）的骨刀和咬骨钳进行切除（技术图3A、B）。
- 重建股骨头的球面结构后，复位髋关节，通过活动髋关节来评估清创的结果及确认关节撞击减轻和关节活动范围的改善。
- 术中透视示髋关节屈曲90°的关节外侧部来判定是否已重建股骨头-颈偏移（技术图3C）。

截骨固定

- 复位股骨转子骨块并用巾钳维持骨块位置。
- 3枚3.5 mm的小骨块螺钉固定大转子。术中透视确认骨块的位置及截骨固定情况（技术图4）。

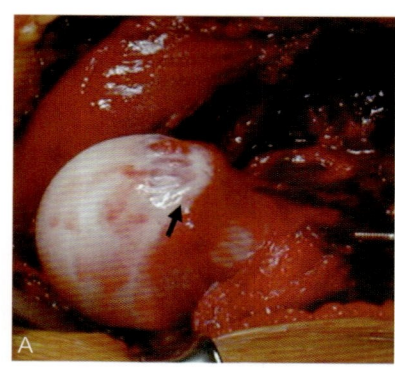 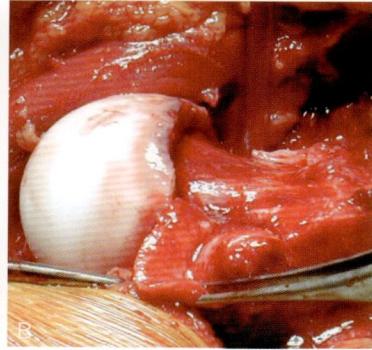 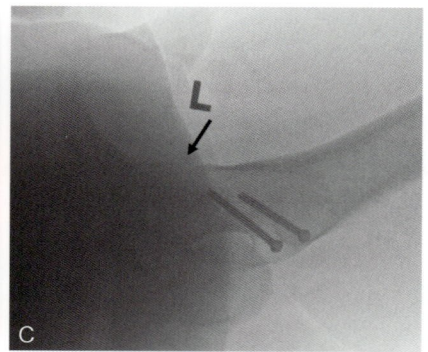

技术图3 A. 髋关节已脱位，股骨头-颈部偏置及软骨损伤已清楚显现出来（黑箭头）。B. 消除凸轮式头臼撞击。C. 黑箭头示股骨头-颈部偏置已重建（与图2B比较）。

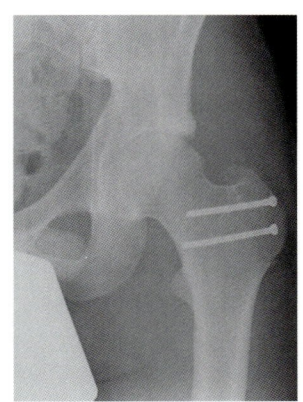

技术图4　2~3枚3.5 mm的骨块螺钉固定大转子。

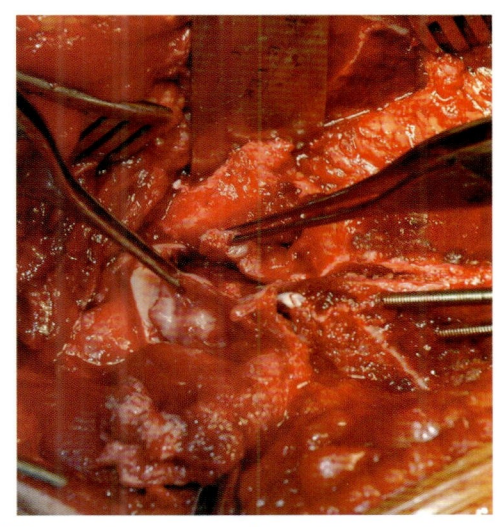

技术图5　可吸收缝线缝合关节囊切开的Z形切口。

- 另外，4.0 mm的松质骨螺钉也可用于固定。置入螺钉前可用透视确认导针位置。

关闭切口

- 2-0可吸收缝线缝合关节囊切开的Z形切口（技术图5）。

- 用坚韧的可吸收缝线关闭股外侧肌筋膜。缝合阔筋膜张肌与臀大肌间的筋膜。
- 逐层关闭切口。

要点与失误防范

适应证	完整病史及完善体格检查 注意伴随的相关疾病
入路	与Gibson入路不同，臀大肌掀开后暴露变得很容易
转子截骨	臀中肌的小肌袖留在股骨大转子基部，故没有破坏旋股内侧动脉的血液供应 标记出大转子后，整个大转子均应从前侧截下，以保证截下骨块足够大
异位骨化	如果分离时，关节囊小肌群的大部分保留在关节囊，则该患者可能发生会异位骨化
股骨颈骨折	股骨头-颈部的过度牵引会引起骨质强度减弱，在髋关节脱位与复位过程中，理论上就有骨折的可能

术后处理

- 在患肢下放置两个枕头，大转子下方放置一个枕头，使髋关节屈曲位且自然内旋位。
- 被动活动功能练习机每天6小时，设定屈曲范围30°~80°。
- 根据个人情况预防下肢深静脉血栓，但所有患者术后即应用机械性加压装置。
- 硬膜外镇痛去除后，可允许1/3体重的部分负重下床活动。
- 开始关节活动范围锻炼，限制髋关节内收至中线，以保护大转子截骨，且6周内避免髋关节抗阻力外展练习。
- 应用吲哚美辛预防异位骨化对部分患者有效。
- 术后6周摄骨盆或髋关节前后位及髋关节完全侧位片。髋关节可完全负重且开始肌力练习。

结果

- Ganz[6]行1 200例髋关节手术脱位，无一例骨坏死。
- 一般术前无明显关节炎，术中操作得当，术后结果满意。
- Murphy等[12]依据Merle d'Aubigne评分，对成年人进行临床效果评估，结果髋关节功能改善明显。
- 近80%患者对于髋关节外科脱位术治疗股髋撞击症的中期疗效满意[13]。

并发症

- 如果操作不当和术中不注意保护支持带血管,股骨头缺血性坏死可能发生
- 过度牵拉股骨头-颈部,有股骨颈骨折可能
- 坐骨神经或股神经损伤
- 股骨大转子骨不愈合
- 异位骨化
- 白唇再撕裂
- 关节炎加重
- 疼痛性术后关节粘连[2]

(金东旭 译,朱振中 审校)

参考文献

[1] Aronson J. Osteoarthritis of the young adult hip: etiology and treatment. Instruct Course Lect 1986;35:119-128.

[2] Beck M. Groin pain after open FAI surgery: the role of intraarticular adhesions. Clin Orthop Relat Res 2009;467:769-774.

[3] Clohisy JC, Kim YJ. Femoroacetabular impingement research symposium. J Am Acad Orthop Surg 2013;21(suppl 1):vi-viii.

[4] Clohisy JC, Nepple JJ, Larson CM, et al. Persistent structural disease is the most common cause of repeat hip preservation surgery. Clin Orthop Relat Res 2013;471(12):3788-3794.

[5] Ganz R, Gill T, Gautier E, et al. Surgical dislocation of the adult hip. J Bone Joint Surg Br 2001;83(8):1119-1124.

[6] Ganz R, Parvizi J, Beck M, et al. Femoroacetabular impingement: a cause for osteoarthritis of the hip. Clin Orthop Relat Res 2003;(417):112-120.

[7] Gautier E, Ganz K, Krügel N, et al. Anatomy of the medial femoral circumflex artery and its surgical implications. J Bone Joint Surg Br 2000;82(5):679-683.

[8] Gibson A. Posterior exposure of the hip joint. J Bone Joint Surg Br 1950;32-B(2):183-186.

[9] Goodman DA, Feighan JE, Smith AD, et al. Subclinical slipped capital femoral epiphysis. Relationship to osteoarthrosis of the hip. J Bone Joint Surg Am 1997;79(10):1489-1497.

[10] Meyer DC, Beck M, Ellis T, et al. Comparison of six radiographic projections to assess femoral head/neck asphericity. Clin Orthop Relat Res 2006;445:181-185.

[11] Murphy SB, Simon SR, Kijewski PK, et al. Femoral anteversion. J Bone Joint Surg Am 1987;69(8):1169-1176.

[12] Murphy S, Tannast M, Kim YJ, et al. Debridement of the adult hip for femoroacetabular impingement: indications and preliminary clinical results. Clin Orthop Relat Res 2004;(429):178-181.

[13] Naal FD, Miozzari HH, Schär M, et al. Midterm results of surgical hip dislocation for the treatment of femoroacetabular impingement. Am J Sports Med 2012;40:1501-1510.

[14] Spencer S, Millis M, Kim YJ. Early results of treatment for hip impingement syndrome in slipped capital femoral epiphysis and pistol grip deformity of the femoral head-neck junction using the surgical dislocation technique. J Pediatr Orthop 2006;26:281-285.

[15] Tannast M, Krüger A, Mack PW, et al. Surgical dislocation of the hip for the fixation of acetabular fractures. J Bone Joint Surg Br 2010;92(6):842-852.

[16] Tibor LM, Sink EL. Pros and cons of surgical hip dislocation for the treatment of femoroacetabular impingement. J Pediatr Orthop 2013;33(suppl 1):S131-S136.

[17] Trueta J, Harrison MH. The normal vascular anatomy of the femoral head in adult man. J Bone Joint Surg Br 1953;35-B(3):442-461.

第14章 髋关节外科脱位（股髋撞击综合征）
Surgical Hip Dislocation (Femoroacetabular Impingement)

Luis Pulido and Rafael J. Sierra

定义

- 股骨髋臼撞击综合征（FAI）是导致青年人群髋部疼痛及骨性关节炎的常见原因。
- 股骨髋臼撞击综合征是一种因股骨头-颈部分形态异常或髋臼过度覆盖而导致正常活动范围内两者相互碰撞的动态病理状态，可造成盂唇和关节软骨损伤。
- 应用Ganz技术进行安全的髋关节外科脱位（SHD）是第一种被报道的治疗股骨髋臼撞击的手术方法，并帮助进一步定义了FAI的概念。
- SHD的最大优势在于能够360°显露和操作髋臼和股骨颈区域。无障碍的暴露使术中能够进一步明确FAI并同时发现可能需要干预的其他髋关节内、外病变。

解剖

旋股内侧动脉（MFCA）深支

- 基于对旋股内侧动脉（MFCA）深支的深入了解，Ganz提出了一种安全进行髋关节脱位的手术方式，以避免发生股骨头缺血性坏死的风险。
- 股深动脉发出的MFCA共有5条恒定的分支，分别是：浅支、升支、髋臼支、降支及深支。MFCA深支为股骨头提供血运。
- MFCA深支位于距离闭孔外肌止点平均约8.8 mm处，于耻骨肌内侧及腰大肌外侧之间，沿着闭孔外肌下缘走行，在股骨大转子处及股四头肌近端，发出转子支。MFCA深支发出的转子支进而跨过转子嵴向大转子外侧绕行。
- MFCA深支的主干自闭孔外肌腱后方穿过，走行于上孖肌、闭孔内肌、下孖肌等肌腱的前方，距小转子平均1.5 cm。MFCA深支在上孖肌止点的近端及梨状肌的远端穿过关节囊，并常于此处分出其4个终末分支中的2支。各分支在滑膜的深面继续延伸并于骨-软骨交界处穿入股骨头。
- MFCA与臀下动脉的交通支位于梨状肌下缘，必须注意保护这一恒定的交通支。
- 髋关节外科脱位并不会明显牵拉MFCA深支。

股骨大转子三腹肌（翻转）截骨

- 大转子翻转截骨时，截骨方向为从后向前。翻转截骨能够从前方脱位并暴露髋关节，同时避免损伤短外旋肌或MFCA。转子截骨因保留了外展肌群的连续性，故同时保护了臀上神经血管束。

髋臼盂唇

- 髋臼盂唇是与髋臼边缘相连的三角形纤维软骨。盂唇是一种相对乏血供的结构，其主要血供来源于关节囊至盂唇边缘的血管。
- 盂唇通过增加股骨头外侧的覆盖及维持髋关节的密闭负压作用增加髋关节稳定性。
- 盂唇的神经分布来源于闭孔神经所发出的支配股四头肌的神经的分支。盂唇作为感觉神经器官及其存在游离神经末端分布均提示盂唇损伤将导致疼痛，同时盂唇的神经对本体感觉十分重要。

股骨头-颈骨病理

- 开展任何股骨颈手术必须准确理解上支持带血管的解剖。FAI手术时进行股骨头-颈骨软骨成形的目的是增加股骨头偏移。
- 上支持带血管位于股骨颈后上方，为滑膜所覆盖，于关节边缘外侧2~4 mm处穿入股骨头。术中必须显露上支持带血管。

发病机制

- 股骨髋臼撞击综合征是一种在正常髋部活动范围内股骨头颈与髋臼边缘相互接触的动态过程。
- 股骨头-颈交界处的偏移减少以及股骨头球形度不足称为凸轮（cam）畸形（亦称为手枪柄样或股骨头倾斜畸形）。凸轮型撞击在年轻男性中更为常见。

- 髋关节屈曲时，凸轮畸形主要对前上髋臼软骨造成损伤，导致软骨-盂唇分离以及软骨与软骨下骨的剪切损伤。
- 钳夹 (pincer) 型撞击主要由髋臼过度覆盖导致，见于髋臼后倾或髋臼内陷的患者。钳夹型撞击常见于女性，盂唇损伤可位于髋臼前上，四周或后方（对角线损伤）。
- 同时存在凸轮型与钳夹型撞击是 FAI 最常见的机制。

自然病程

- FAI 是髋部早期退行性关节病变的主要致病因素。虽然 FAI 的自然病程仍有待认识，但病理生理与临床研究数据表明 FAI 是青年人早期髋关节骨关节炎发病的重要原因。

病史及体格检查

- 在患有髋部疼痛的青年人中进行临床病史和体格检查的主要目的是鉴别并明确疼痛来源于关节内还是关节外。
- FAI 是青年人髋关节疼痛的原因之一。
- 大多数患者运动较多，疼痛常与关节屈曲，旋转或负重有关。髋部屈曲的体位如久坐，可诱发疼痛。
- FAI 疼痛的部位包括腹股沟（88%），髋部外侧（67%），大腿前侧（35%）和臀部（29%）。
- 伴随症状包括髋部弹响、撞击感、交锁和无力。
- 体格检查包括观察步态（足部行进角度和外展肌力量）和坐姿、髋关节被动活动度，以及髋部疼痛诱发试验。
- 常见的髋部疼痛诱发试验如下：
  - 传统的 FAI 撞击测试（屈曲、内收和内旋）
  - 屈曲、外展和外旋
  - 外侧缘撞击（外展）
  - 后缘撞击（后伸、外展和外旋）
  - Stinchfield（髋屈曲-直腿抬高抵抗阻力）试验
- 影像学引导下诊断性髋关节内注射可以帮助明确疼痛是否与关节内疾病有关。

影像学和其他诊断性检查

- X 线是 FAI 的主要诊断方式。更为先进的断面分析，如计算机断层扫描（CT）和磁共振血管造影（MRA）用于进一步明确髋臼和股骨的骨和软组织结构情况。
- 平片用于评估一些细微的骨性结构异常，如髋关节发育不良或 FAI。建议的透视角度包括标准的骨盆站立前后位片、蛙位片、交叉侧位片和骨盆假斜位片。
- 骨科医生需要评估髋关节骨关节炎的程度、髋臼前侧和外侧覆盖、髋臼形态和深度、股骨头球形度，以及平片上股骨头-颈部偏移量。
- MRA 通常用于检测与 FAI 相关的盂唇和软骨损伤。此外，MRA 可以帮助排除其他髋关节疼痛的鉴别诊断。

鉴别诊断

- 见表 1。

非手术治疗

- 非手术治疗应是 FAI 治疗的首选。包括避免将髋关节置于活动度极限以及限制有撞击高危的运动。
- 建议使用非甾体抗炎药缓解症状。
- 可进行物理治疗以保持臀部及核心肌肉力量。
- 禁止以改善 ROM 为目标的物理治疗。

手术治疗

- FAI 手术治疗选择开放手术还是关节镜应取决于患者的解剖结构，医生的经验/偏好以及预期的康复情况。

髋关节外科脱位治疗股髋撞击的适应证

- 年龄 <40 岁且关节软骨尚存的患者及以下情况：
  - 髋臼过深，即中心边缘角 >40°。
  - CT 扫描或 X 线显示凸轮型损伤累及上支持带血管表面。
  - 陈旧 Perthes 病或股骨头骨骺滑脱所致的高位转子。
    - 可行转子推进术和股骨颈相对延长术。
  - 进行联合手术同时治疗关节内疾患与关节外撞击：
    - 联合髋臼周围截骨术和 SHD

表 1　关节内及关节外疼痛病因的鉴别诊断

关节内	关节外
髋臼发育不良、股髋撞击征、盂唇撕裂、软骨损伤、缺血坏死、圆韧带撕裂、滑膜炎、游离体、肿瘤、感染	髂前下棘撞击（棘下）、大腿近端肌肉损伤（内收肌、腘绳肌、股直肌、外展肌）、滑囊炎（大转子及髂腰肌）、腰骶部放射痛、运动疝、腹腔内及骨盆内疾患（疝、憩室、子宫内膜异位症）

- 联合股骨旋转截骨术和 SHD
  - 预期的盂唇重建（自体阔筋膜或圆韧带移植）
- SHD 的其他非 FAI 适应证包括：
  - 股骨头和（或）髋臼骨折
  - 去除关节内异位骨化
  - 良性肿瘤：
    - 滑膜软骨瘤病
    - 色素沉着绒毛结节性滑膜炎
    - 股骨近端骨软骨瘤和内生软骨瘤

髋关节外科脱位治疗股骨髋臼撞击的禁忌证

- 40 岁及以上的患者。
- 广泛的软骨损伤：
  - 髋关节向前半脱位
  - 前、后方软骨损伤（对角线损伤）
- 髋关节疼痛的病理原因不明。
- 疼痛程度与诊断不符。
- 嗜烟者。

术前计划

- 术前计划需基于临床和影像学评估。
- 髋臼骨性切除量应在股骨头外侧覆盖角 25°以内。
- 切除凸轮畸形直到关节活动时无撞击。切除骨量小于头部和颈部直径的 30%不会影响负重，但手术所需切除的骨量不会达到上述程度。

体位

- 患者侧卧位。
- 测量髋部 ROM 及内旋 90°的撞击情况，作为术中纠正偏移的参考。

入路

- Kocher 或 Gibson 后方入路及大转子截骨。
- 以大转子为中心行侧方纵行切口。切口长度平均为 15 cm。切开皮肤和皮下组织至筋膜。
- 自筋膜表面掀起皮下组织至血管穿支。
- 腿部位置 1：伸直侧放于台面（使阔筋膜紧张，如需要可较容易暴露 Gibson 间隙）。
- 这些血穿支管是臀大肌前缘与下方肌肉间隙的标志。从该间隙自远及近切开筋膜，确保臀大肌纤维向后走行。
- 将臀大肌向后方与臀中肌剥离，包括臀中肌表面光滑的筋膜，因为臀大肌前半的根部位于该筋膜内，应尽可能向近端分离该间隙。

大转子三腹肌（翻转）截骨

- 截骨术的目的是保留臀中肌肌腱，臀小肌长腱和股外侧肌腱附着于活动的转子骨块上。而固定的大转子部分保留了梨状肌和其他所有外旋肌的止点。
- 类似于筋膜切开，直行在转子后缘上方滑囊表面切开滑动的软组织，以利于术后在大转子和螺钉表面关闭软组织。
- 腿部位置 2：后伸和内旋髋关节，以便更好地观察转子后部、短外旋肌和坐骨神经。
- 截骨近端起始点的安全距离是在转子突出部前方 5 mm 处（技术图 1A、B）。
- 从转子后方朝向股外侧肌嵴进行截骨。锯片方向必须与小腿（胫骨）长轴平行，同时向手术台对侧内旋髋部（技术图 1C）。在前方皮质处停止截骨（技术图 1D）。通过骨刀撬动骨片完成截骨，前方留下的骨脊将能显著增加转子固定后的旋转稳定性（技术图 1E）。
- 使用 Hohmann 拉钩牵开截骨处。注意暴露前关节囊时（特别是 Perthes 病股骨颈较短时）避免将 Hohmann 拉钩放置在过于靠前或留在原位以避免可能导致的股骨头损伤。
- 使用手术刀从稳定的大转子上切除残留的臀中肌纤维和股外侧肌和中间肌纤维，刀片方向须平行于股骨和转子。
- 在转子后上端的前方可见一光滑的脂肪垫，必须通过该间隙切开以暴露关节囊。有时梨状肌纤维仍附着在截断的转子骨块上，予切除以保证转子骨块的活动度。前方的 Hohmann 拉钩应更换为 Meyerding 或膝关节拉钩。
- 后侧于肌间隔的前方切开股外侧肌筋膜。使用锐性分离，保证骨膜下方股外侧肌与大转子骨块的连续性。继续向前分离至股骨近端前缘，向内下方关节囊方向松解股中间肌和外侧肌的近端附着点。当助手屈曲并外旋髋关节时，活动的转子骨块将会变得更加容易牵开。

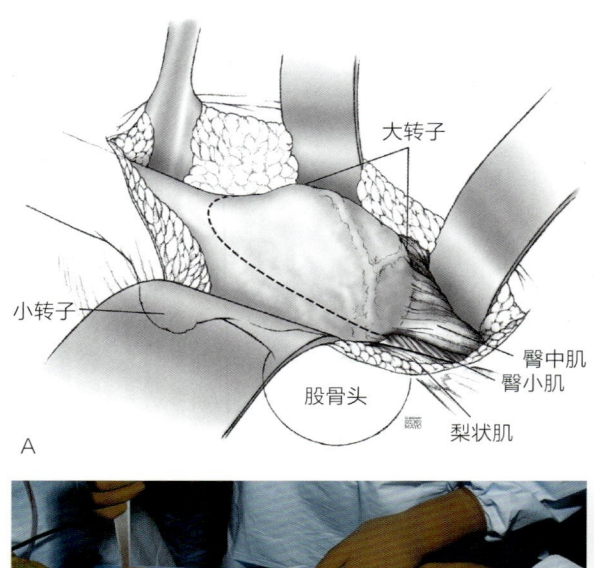
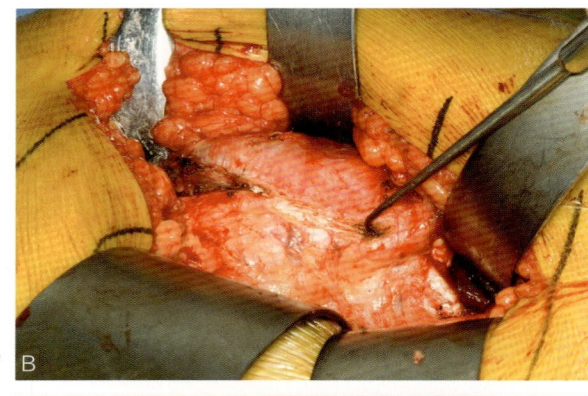
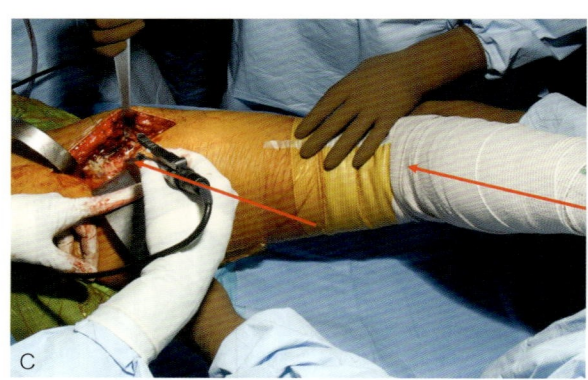
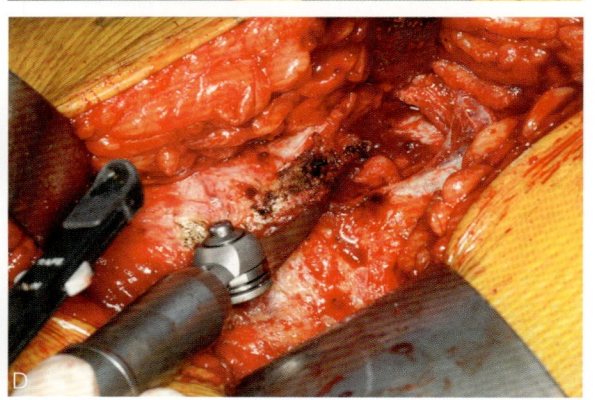
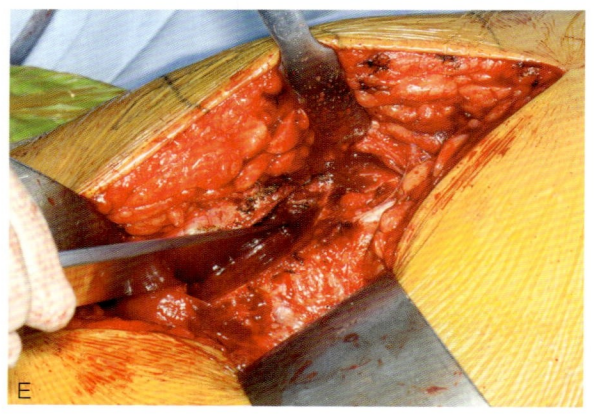

技术图1 A. 大转子截骨术的解剖学标志图示。B. 术中图片显示标记后的截骨术；截骨起点位于转子后突前方5 mm处，并止于股外侧肌嵴。C. 保持腿部伸展和内旋（腿部位置2），锯片平行于胫骨的长轴，如红箭头所示。D. 锯片停在前侧皮质。E. 使用骨刀撬拨，留出前脊以增加转子重新固定后的旋转稳定性。

暴露关节囊

- 腿部位置3：屈曲并外旋髋关节以减少后部梨状肌、臀小肌腱和翻转转子之间间隙的张力（技术图2A）。
- 使用窄的Deaver拉钩轻柔地将臀中肌向前上方牵开。牵开臀中肌可促进梨状肌和臀小肌的暴露。
- 找到近端梨状肌和臀小肌之间的间隙（技术图2B）。操作需保持在梨状肌腱的近端，因为MFCA深支和臀下动脉的交通支走行于梨状肌下方。
- 将臀小肌自下后方关节囊向后剥离至坐骨切迹。注意支配臀小肌的神经走行于肌肉前方且距离臀小肌下缘较近。臀小肌必须分离彻底以避免股骨头脱位时损伤。
- 上方可向前上分离至股直肌反折头，后者位于髋臼边缘。

- 在前下方，剥离附着于关节囊上的臀小肌短头。剩余增厚的关节囊称为Bigelow韧带。
- 暴露全程需将大转子骨块向前牵开。增加髋部屈曲和外展有利于向前牵开转子骨块。应完整暴露前、上和后方的关节囊。
- 短外旋肌和梨状肌的止点应保持完整，以保护MFCA的深支。

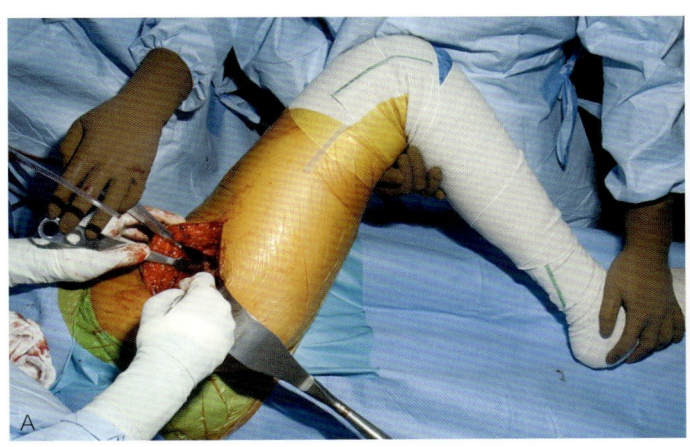 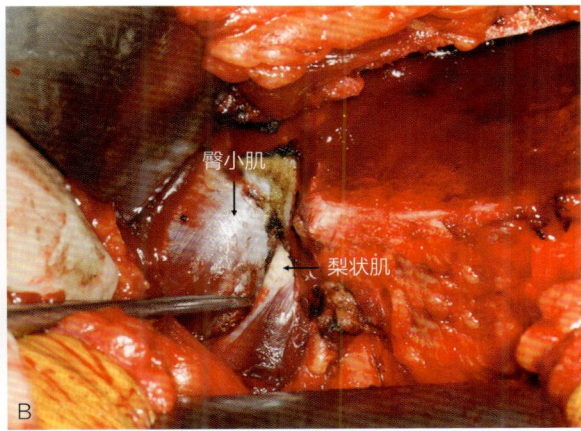

技术图2 A. 关节囊暴露应首先将腿部置于位置3，屈曲并外旋髋部以减小后方梨状肌、臀小肌和转子活动骨块之间间隙的张力。B. 梨状肌与臀小肌间隙的术中图片。

Z形切开关节囊

- 如图行右髋的Z形关节囊切开和左髋的反Z形关节囊切开（技术图3A）。
- 使用刀片行Z形关节囊切开，切口由远及近起自转子固定部分的前上缘，沿着颈部的长轴朝向髋臼缘。先做一个2 cm切口，接着切口垂直向前（仅1 cm），即足以显露关节内部。接着用刀片从内向外横向切开关节囊，达到髋臼边缘即可显露盂唇。使用0号薇乔线标记关节囊切口的两端（技术图3B）。
- 将一把8 mm宽的Hohmann拉钩置于髋臼前壁处，注意避免损伤靠近边缘的前方盂唇或软骨。此操作可使前方关节囊保持牵张状态。
- 从内向外完成囊切开直至显露髂肌。向后沿髋臼缘切开关节囊，注意避免损伤盂唇。
- 在上方髂骨处放置Hohmann拉钩或大号Langenbeck拉钩。

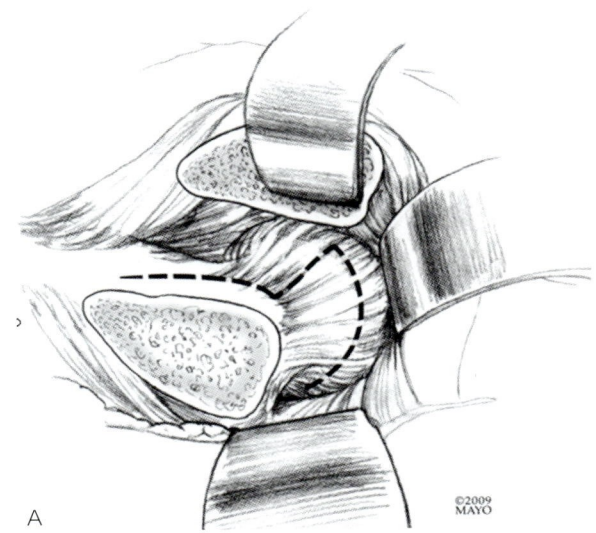 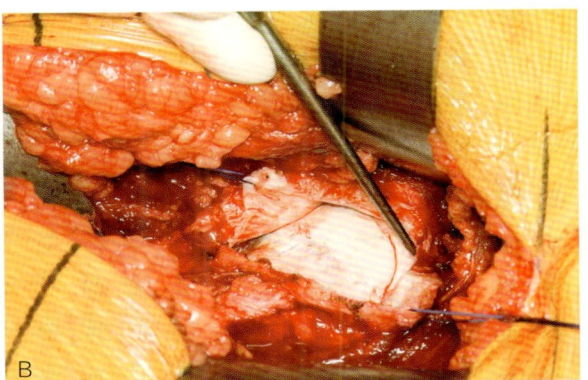

技术图3 A. Z形关节囊切开示意图。B. 术中图片显示Z形关节囊切开后显露股骨头、颈部和髋臼盂唇。

脱位股骨头

- 腿部位置4：屈曲并外旋髋关节，并将足部放入无菌袋中。
- 使骨钩牵拉股骨颈使股骨头自髋臼半脱位。使用大号子宫剪（90°）剪断圆韧带。将头部完全脱位，腿部屈曲外旋置于口袋内。
- 腿部位置5：腿部置于口袋内。将膝关节上抬至高于骨盆并使之朝向患者头部（髋部外展，屈曲，外旋并轴向加压），于膝关节处轻轻轴向推动以使股骨头向后推移，从而留出足够的空间保证髋臼360°可见（技术图4）。
- 于髋臼下方将一把眼镜蛇拉钩置于泪滴处，有助于促进股骨头向后、下半脱位。

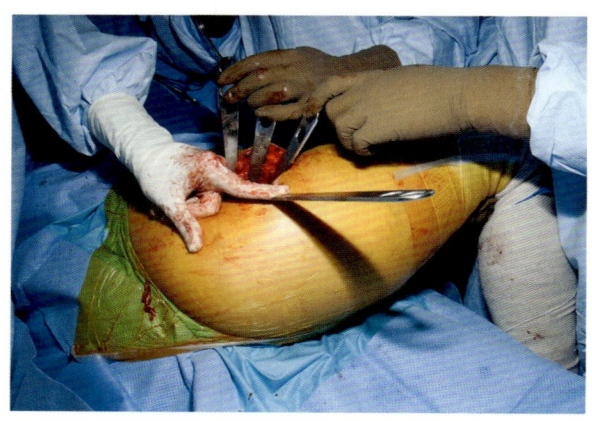

技术图4　术中图片显示腿部位置5，即腿部置于袋内，膝关节上抬高于骨盆（外展、屈曲、外旋和轴向加压）。

髋臼和盂唇

- 髋臼360°可视下，可观察、切开盂唇及打磨修整髋臼边缘（技术图5A）。
- 应在髋臼撞击部位行髋臼边缘修整，常位于髋臼前上方12点至3点钟位置。
- 可用高速磨钻或弯的窄骨刀（如果髋臼顶部足够宽）进行骨性结构的切除，直至健康的软骨边缘。去除的骨量取决于软骨损伤程度和臼的深度（技术图5B～D）。
- 使用不可吸收的锚钉（2-0 Ethibond）将盂唇重新固定于髋臼边缘。应在关节外的髋臼缘上打结。注意须将缝线穿过盂唇下方，避免盂唇内外倒置或固定过高。通常使用3～4个锚钉即可。

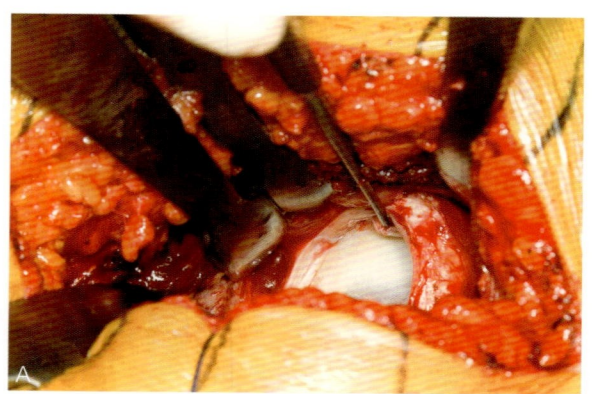 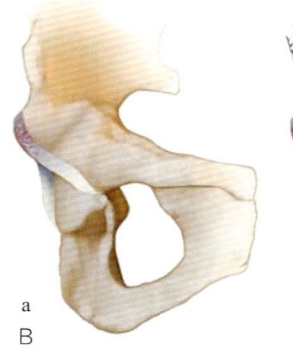 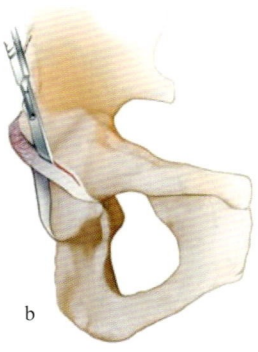

技术图5　A. 髋臼的暴露。B. 髋臼盂唇切开示意图。

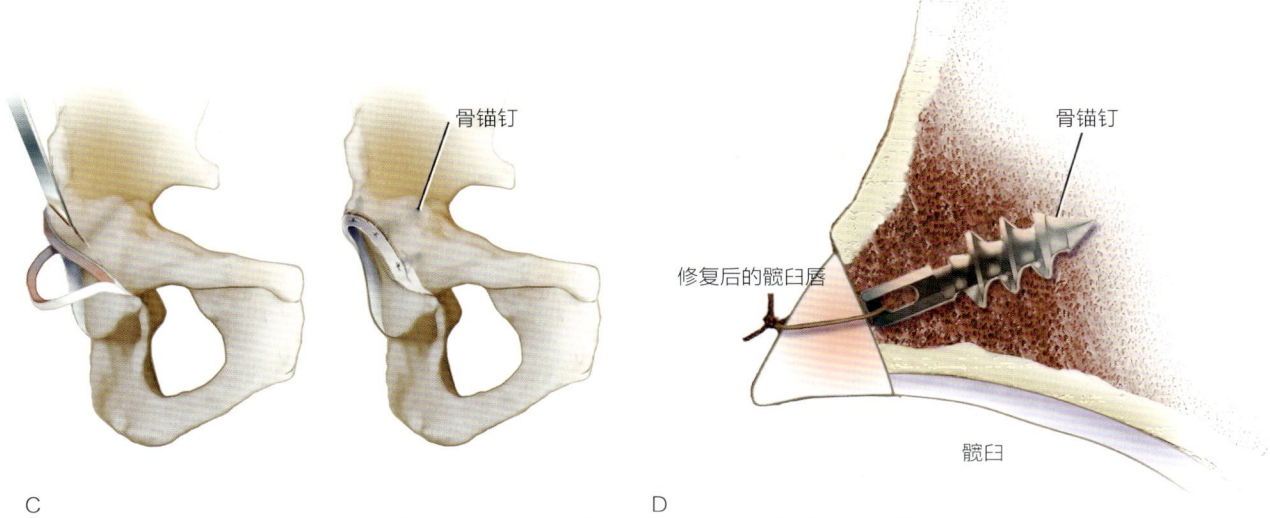

技术图5（续） C. 骨性修整。D. 铆钉重新固定盂唇。

股骨头-颈切除术

- 腿部位置6：取出下方的眼镜蛇拉钩并将膝关节放下（内收），将腿部仍保留在无菌袋内，以进行股骨头和颈部暴露。
- 将两个Eva拉钩放在股骨颈下方。
- 此时切除圆韧带。
- 评估股骨头偏移并标出要切除的区域。
- 在偏移异常处可见软骨颜色的变化。去除多余的骨性结构并重建股骨颈腰部（技术图6A）。
- 支持带动脉应始终可见。支持带血管于骨关节交界的外侧2～4 mm处穿入股骨颈。如果支持带血管处的股骨头-颈偏移正常，则使用骨刀由近及远切除是安全的，但不可过深，否则会贯穿骨内血管。支持带血管的上缘处需停止操作；使用刀片由里向外将切除的骨块从软组织上剥下。
- 重建股骨头-颈部偏移后，使用股骨头模板来验证清理是否彻底（技术图6B）。
- 复位髋关节并检查活动度以排除撞击。应保证髋部内旋45°无撞击。
- 用骨蜡封闭头-颈连接处的骨松质以防止关节囊粘连。
- 松弛的关节囊缝合可防止血肿形成和支持带血管的牵拉造成的股骨头血供不足。
- 评估关节外撞击（转子后方与骨盆的撞击）。如有必要应修整固定转子的后侧。

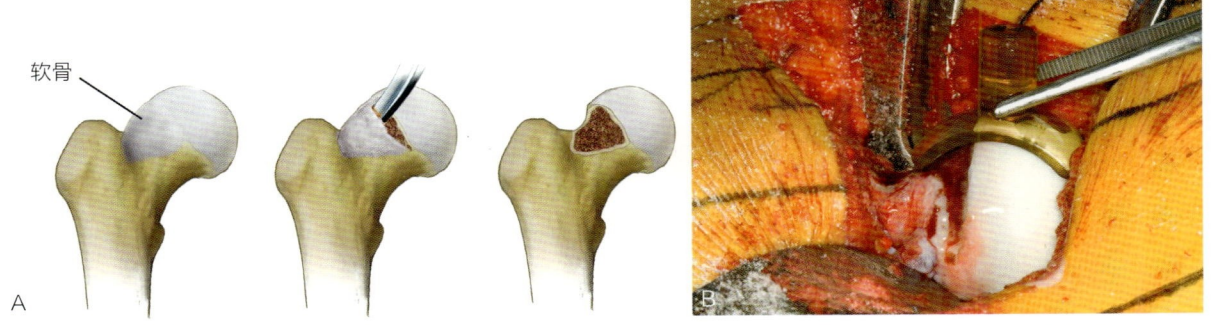

技术图6 A. 图示股骨头-颈部骨软骨成形术。B. 术中图片显示使用球形导轨确认股骨头-颈骨软骨成形后偏移得到改善。

扩展的支持带组织瓣：严重股骨头畸形和关节外大转子撞击的手术技巧

- Ganz 等[6]描述的内侧支持带软组织瓣技术可通过延长 SHD 切口入路方法来治疗股骨头骨骺滑脱或 Perthes 病后遗症。
- 通过骨膜下剥离外旋肌形成软组织瓣。
- 腿部位置1：腿部伸直侧放于手术台上。股骨头复位至髋臼内。
- 通过使用 Meyerding 或膝关节拉钩向前牵开活动的转子骨块，显露转子固定部分的骨松质。
- 观察支持带。
- 使用小骨刀逐步呈小块状切除固定转子后方的多余部分，避免骨刀直接穿透后方。将活动的骨块翻转后，直视下使用刀片将切除的骨片自骨膜下掀起，直到截骨水平与股骨颈后上方位于同一平面时方可停止。
- 股骨颈上方，用刀片纵向切开支持带血管前方的骨膜。切开股四头肌远端的骨膜并向后翻转。完成后方骨膜下组织瓣，其包含有 MFCA 的深支和支持带血管。
- 支持带组织瓣有利于行股骨颈相对延长术，治疗关节内和关节外撞击，改善活动度及外展肌力量。
- 股骨颈相对延长主要可使股骨颈上方延长，而不影响整个下肢长度，主要通过将转子向远端推进并修整转子的后上周缘来完成。

转子的重新固定与切口关闭

- 重新固定转子时，使用骨钩向远侧牵拉并内旋骨块。用骨钩或助手用带球头的顶棒（Picador）将骨块解剖复位。
- 使用 2～3 枚 4.5 mm 螺钉，通常男性 65～70 mm 长而女性 55～60 mm，固定大转子。螺钉应置于大转子内侧或外侧。
- 用 2-0 薇乔线连续缝合滑囊，重建组织的滑动性。
- 逐层缝合筋膜、皮下组织及皮肤。
- 常规关闭皮下组织和皮肤。有时需要植入引流。

要点与失误防范

转子截骨术	• 避免转子活动骨块过小。在转子突出部前方 5 mm 处截骨可避免骨块过小而增加骨折风险 • 前方 5 mm 处行转子截骨可避免截骨不充分而损伤支持带血管的风险 • 骨松质固定时应使用垫片
关节囊暴露	• 避免损伤血管交通支，防止股骨头的血供受损
异位骨化（HO）	• 应将臀小肌自关节囊处完全剥离。肌肉损伤越大，HO 的风险就越高 • 体格较大的男性术后应使用吲哚美辛
暴露时损伤盂唇	• 使用刀片从内向外行关节囊切开
坐骨神经卡压	• 减少股骨头后脱位的时间
螺钉所致的疼痛	• 缝合螺钉表面的滑囊
股骨颈骨折	• 凸轮畸形成形时避免过度切除＞30%的骨量
关节囊粘连	• 从术后第 1 天开始鼓励使用 CPM 机行被动关节活动

术后处理

- FAI手术患者术后第二天即可开始活动。
- 允许髋关节被动和辅助下的主动内外旋以保护固定的大转子。术后即可使用持续被动活动（CPM）机每天6小时被动活动关节，持续6周。术后第2周可用固定式单车活动关节。
- 应限制髋关节屈曲在90°以内。
- 术后前4周内足尖点地负重。
- 4周后开始负重。
- 术后第4周开始主动外展肌肌力锻炼。
- 我们的方法是术后8周进行患者随访，此时患者通常可扶单拐行走或完全不需要辅助。
- 手术后肌肉无力可持续3个月，后续数月仍应继续进行外展肌康复锻炼。
- 患者如需恢复高强度的旋转运动，则需要专业体育运动康复师指导康复，通常至少需要6个月恢复期。
- 运动员需在3个月取出螺钉。

结果

- 目前评估SHD结果的文献均为Ⅳ级，仅有一些小型病例系列研究报道了早、中期的疗效。
- 随访2～5年，70%～90%的患者疗效优良。
- 选择患者非常重要。年龄＞40岁或已有退行性变的患者效果较差。

并发症

- 异位骨化（HO）（37%，大部分为Brooker 1型）
- 大转子骨不连及固定失效（1%～2%）
- 坐骨神经损伤（＜1%）

（姚晨 译，朱振中 审校）

参考文献

[1] Beck M, Leunig M, Parvizi J, et al. Anterior femoroacetabular impingement: part Ⅱ. Midterm results of surgical treatment. Clin Orthop Relat Res 2004;(418):67-73.

[2] Boone GR, Pagnotto MR, Walker JA, et al. Caution should be taken in performing surgical hip dislocation for the treatment of femoroacetabular impingement in patients over the age of 40. HSS J 2012;8:230-234.

[3] Clohisy JC, Baca G, Beaule PE, et al. Descriptive epidemiology of femoroacetabular impingement: a North American cohort of patients undergoing surgery. Am J Sports Med 2013;41:1348-1356.

[4] Espinosa N, Beck M, Rothenfluh DA, et al. Treatment of femoro-acetabular impingement: preliminary results of labral refixation. Surgical technique. J Bone Joint Surg Am 2007;89(suppl 2, pt 1):36-53.

[5] Ganz R, Parvizi J, Beck M, et al. Femoroacetabular impingement: a cause for osteoarthritis of the hip. Clin Orthop Relat Res 2003;417:112-120.

[6] Gautier E, Ganz K, Krugel N, et al. Anatomy of the medial femoral circumflex artery and its surgical implications. J Bone Joint Surg Br 2000;82:679-683.

[7] Nepple JJ, Byrd JW, Siebenrock KA, et al. Overview of treatment options, clinical results, and controversies in the management of femoroacetabular impingement. J Am Acad Orthop Surg 2013;21(suppl 1):S53-S58.

[8] Nepple JJ, Prather H, Trousdale RT, et al. Clinical diagnosis of femoroacetabular impingement. J Am Acad Orthop Surg 2013;21(suppl 1):S16-S19.

[9] Parvizi J, Leunig M, Ganz R. Femoroacetabular impingement. J Am Acad Orthop Surg 2007;15:561-570.

[10] Sierra RJ, Trousdale RT, Ganz R, et al. Hip disease in the young, active patient: evaluation and nonarthroplasty surgical options. J Am Acad Orthop Surg 2008;16:689-703.

[11] Yuan BJ, Bartelt RB, Levy BA, et al. Decreased range of motion is associated with structural hip deformity in asymptomatic adolescent athletes. Am J Sports Med 2013;41:1519-1525.

第15章 使用前方小切口治疗前侧股髋撞击
Treatment of Anterior Femoroacetabular Impingement through the Mini-Open Anterior Approach

Diana Bitar and Javad Parvizi

定义

- 股髋关节撞击（FAI）是一种髋关节机械性异常，指股骨头或股骨头-颈交界处与髋臼比邻关系的异常。Myers等[28]最初将其描述为一种特殊的生理情况，他在一组接受髋臼周围截骨术（PAO）矫正髋关节发育不良的患者中发现股骨颈与髋臼缘之间存在异常接触。
- 史密斯-彼得森（Smith-Petersen）[35]是最早描述该疾病的人之一，他在1936年描述了1例老年髋关节病。原文中该病例即类似于现在的FAI。另一相关描述则在20世纪70年代，当时称为"手枪柄样畸形"，用以描述早期特发性髋关节炎患者（OA）患者的前后位（AP）X线片所显示的股骨头-颈部的一种异常形态特征[24]。
- FAI可以发生在前或后部，前部更常见。一般人群中FAI的患病率预计为10%～15%[38]，并且越来越多地被认为是年轻活跃个体髋部疼痛的原因。重复的前外侧撞击导致髋臼软骨剥脱、盂唇病变，并最终导致继发性骨关节炎。综合临床表现、体格检查、影像学的异常表现，以及阳性磁共振血管造影（MRA）结果，对该病的诊断和治疗至关重要。

解剖学

- 准确的诊断及选择最佳的手术治疗策略依赖于对髋部撞击病理解剖的全面了解。
- 共两种不同的结构性撞击类型：
  - 股骨异常（即凸轮型撞击）更多见于年轻、爱好运动的男性（男女比例约14:1）[38]。"凸轮"是描述旋转结构中一种偏心突起的术语，它可将旋转运动转换为线性运动[26]。
  - 髋臼异常（即钳夹型撞击）更多见于中年、爱好运动的女性（男女比例为1:3）[38]。pincer来自法语，意思是"夹住"（图1）[1,13,23]。
- 值得注意的是，大多数FAI病例同时存在凸轮型和钳夹型撞击。此时，股骨近端和髋臼都存在结构异常。单独的凸轮或钳形畸形很少见；86%的病例中两者同时存在[38]。在一项149例髋关节FAI病变的研究中，只有26例为单纯的凸轮病变，16例位单独的钳形畸形[1]。
- 凸轮型撞击综合征可以是原发性（股骨头-颈偏移减少或非球面股骨头），伴有异常的骨骺发育；或继发于其他疾病，例如，股骨头骨骺滑脱（SCFE）、Perthes病、髋关节发育不良（DDH），或曾经的股骨近端和（或）髋臼创伤所致。
- 形态学上，凸轮病变可能由骨性突起或股骨近端角度异常（例如，股骨头后倾或髋内翻）所导致。根据骨性突起部位进一步将凸轮病变分为基于外侧的突起（手枪柄样）或基于前上的突起，前上方的突起仅能在髋关节侧位片上显示。由于股骨近端角度异常导致的凸轮型撞击并不常见。
- 钳夹撞击综合征由髋臼过度覆盖导致，可以发生在髋臼局部或四周。局部过度覆盖可以是前部（髋臼后倾合并或不合并后壁缺损）或后部（突出的后壁）。四周过度覆盖主要是髋臼呈不对称的加深（髋臼穹窿超出骨盆内缘），表现为髋臼过深或髋臼内陷，后者更为严重。

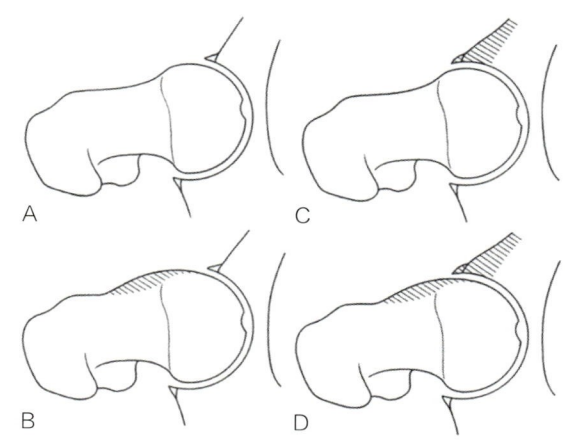

图1 导致髋关节撞击综合征的因素如下。关节运动间隙的减少会导致股骨近端和髋臼前缘重复的碰撞。A. 正常的髋关节间隙。B. 股骨头颈处的代偿性减少。C. 髋臼过度覆盖股骨头。D. 同时伴有股骨头颈处的代偿性减少和髋臼过度覆盖。

发病机制

- 如不及时治疗，FAI 将可能导致髋关节退变[13,23,39]。机械撞击在单纯髋关节屈曲或屈曲内旋时最明显。
- 在钳夹型撞击中，髋臼边缘与盂唇之间存在线性接触，盂唇作用类似于缓冲垫[1]。头-颈连接处最大冲击力与关节面呈切线方向[38]，可导致盂唇完全撕裂，是该型撞击首先损伤的结构。持续的机械撞击导致盂唇变性，盂唇内部形成神经节；受损的盂唇骨化导致髋臼进一步加深，进一步加重髋臼过度覆盖[24]。
- 在凸轮型撞击时，非球面的股骨头卡入髋臼中（剪切应力），最大冲击力垂直于关节面，导致盂唇深面纤维软骨间隙撕裂[38]，更准确地说，应是"髋臼软骨自盂唇剥脱"[1]。
- 基于上述病理生理机制，股骨软骨损伤的常见位置是：钳夹型撞击位于四周，同时导致对角线损伤；而凸轮型撞击则常位于 11 点和 3 点钟位置[38]。对角线损伤是指股髋撞击点对侧的髋臼软骨损伤，见于 1/3 的钳夹型撞击病例中，可合并轻微的关节半脱位[38]。因此，夹钳型撞击的软骨损伤较凸轮型撞击更轻，前者损伤平均深度为 4 mm 而后者为 11 mm[1,38]。

病因

遗传因素

- 针对家庭成员，特别是双胞胎进行的大量研究证明遗传因素是 OA 的病因之一，特别是高加索人。此外，研究还表明遗传因素显著影响了髋关节和髋臼形态及软骨厚度差异[26]。
- 遗传学研究表明，患者的家庭成员中，凸轮畸形往往比钳形畸形更为普遍，两者相对风险指数分别为 2.8 和 2，即患者的兄弟姐妹将可能具有相同的解剖异常。同样，阳性家族史会增加双侧畸形的风险[18]。

地域差异

- FAI 在西方更为普遍，其中多数曾被考虑为原发性髋关节骨关节炎者，目前被认为是髋关节解剖异常的结果。
- 相比之下，一项日本回顾性研究中，Takeyama 等[37]在 946 例初次全髋关节置换术（THA）患者中仅发现 6 例可能存在 FAI。

其他潜在的髋关节病变

- 有时 FAI 继发于儿童期髋关节疾病，如 SCFE、DDH、Legg-Calvé-Perthes 病或股骨颈骨折畸形愈合。
  - 一项随访了 15 年的研究发现曾有 SCFE 治疗史的患者最终出现 FAI 的体征[18]。
  - 据 Eijer 等[9]报道，股骨颈骨折手术史可能导致继发 FAI，特别在没有获得解剖复位的情况下。
  - Snow 等[36]报道了 4 例前凸轮撞击综合征患者，均为 Legg-Calvé-Perthes 病无症状期后股骨头重新骨化后所导致。

自然病程

- 由于 FAI 是一种新定义的疾病，文献报道尚未明确其自然病程。然而患者常存在与形态学畸形相关的继发性髋关节 OA。
- 并非所有 FAI 患者都会发展为需要干预的终末期疾病。如果发生，约 1/3 的轻度 OA 合并 FAI 的患者需要 10 年以上的时间才进展为终末期 OA[26]。
- 有症状的撞击很可能进展为继发性 OA，应手术治疗。
- 应根据每个病例的具体情况，包括临床表现、影像学表现、家族史，尤其是疾病进展速率等，决定采取密切观察和随访的保守治疗以及择期或立刻手术治疗。应注意拖延手术可能会造成软骨损伤和疾病进展，从而导致保髋手术疗效不佳[26]。

病史和体格检查

病史

- FAI 常见于运动多的青年人，开始表现为缓慢出现的与运动相关的腹股沟前方疼痛，之前常有轻微外伤史[24]。
- 常可能同时存在髋外侧（转子）和后方疼痛，但疼痛最常见于腹股沟（83% 的病例）[26]。疼痛常在久坐后出现[24]。
- 在疾病的早期阶段，疼痛是间歇性的，并且可能因髋部的过度活动而加剧，如长时间行走或髋部高强度的运动，包括跑步、急停变向、转动和反复屈髋。
- 盂唇疾病或不稳定的关节软骨块[3]可能会导致交锁和卡住的机械症状。前侧 FAI 几乎都伴有盂唇撕裂[5]。盂唇损伤很少单独发生，常提示潜在的骨性病变。有腹股沟疼痛史，运动多，且运动加剧疼痛的患者，没有影像学证据或其他髋关节病变时应考虑盂唇撕裂[3]。
- 患者常有髋关节僵硬，髋关节屈曲、内收，尤其内旋的活动度减退，而整体髋关节功能无明显影响[24]。

- 在询问患者的整体情况（包括年龄、活动水平和合并症）后，应详细询问髋关节为主的病史，以明确患者是否曾有过创伤、儿童髋关节疾病、既往手术和治疗史，以及髋部疼痛对生活质量的影响等。

体格检查

- 在评估患者整体健康和身体情况后，应仔细进行髋关节临床体检，以获得最可靠的诊断信息。体检结果将决定进一步的要做的检查和治疗方法。
- 应观察患者坐姿、步态，行髋关节触诊、外展肌力测试、细致的髋关节活动度（ROM）评估以及特殊的疼痛诱发试验。
  - 前方FAI通常在上半身坐姿较直时引起不适/疼痛，因为此时髋关节屈曲>90°。
  - 在疾病的早期阶段，短距离行走的步态和外展肌力通常是正常的。当盂唇病变或关节退变进展时可能由于轻度外展肌无力导致跛行以及单足独立试验（Trendelenburg）阳性。
- 应仔细进行髋关节活动度测试，测试时需稳定骨盆以准确定位活动终点。患髋被动屈曲通常减退至约90°并且较对侧减少。内旋活动减退严重，可能仅有数度。通常被动活动至终点时可诱发髋部不适。
- 检查既往手术的瘢痕有助于制订后续的手术方案。任何可能的感染都应排除。
- 前部撞击试验和Patrick试验是检查内源性髋部疾病的敏感试验，通常可在前部FAI患者中诱发髋部症状。
  - 前部撞击试验，也称为屈曲、内收和内旋试验，是将患者的髋部屈曲至90°，同时内收和内旋髋关节。
  - Patrick试验，也称为屈曲、外展和外旋试验，是将患肢呈4字形置于对侧肢体上，（患侧足跟置于对侧膝关节上）并下压膝关节。如果引起患髋前方疼痛，则表明该侧存在髋关节病变。如果对侧后方骶髂关节周围疼痛，则提示疼痛源于骶髂关节功能障碍。
  - 此外，应注意从患侧膝关节至床面的距离。如对侧髋关节正常，而测量该距离时发现患侧大于对侧，则认为试验阳性[26]。
- 对于后方FAI，当患髋后伸并用力外旋时可诱发疼痛，则认为撞击试验（俯卧位）阳性。后方撞击由局部髋臼过度覆盖（钳夹）引起；X线可见后壁征，即突出的髋臼后壁向外超出股骨头中心（正常时后壁边缘大约穿过股骨头中心）[38]。
- 前方FAI患者疾病进展并形成后侧牵拉性骨赘时，后部撞击试验也可呈阳性，后伸时出现后侧撞击的临床症状。
- 如髋关节屈曲同时导致其被动外旋，则称为Drehman征阳性[38]。
- Logroll试验也是一项有效的FAI诱发试验。当患者处于仰卧位并且髋膝完全伸直时，将患侧足部外旋，如旋转动作导致髋部前侧疼痛，则为阳性。

影像学和其他诊断性检查

- FAI的检查需要结合X线及更复杂的断面分析，如磁共振成像（MRI）/MRA，有时还需要计算机断层扫描（CT）扫描。

X线

- X线是首选的检查，并最好能够包括5个不同的透视角度：平卧时的骨盆正位、轴向交叉侧位片（Arcelin和Danelius-Miller外科轮廓像）、蛙位片、骨盆假斜位片（Lequesne像），以及45°或90°屈曲的Dunn-Rippstein像[4,27,31]。
- 骨盆前后位与轴向交叉侧位片至关重要，拍摄时应将髋部内旋15°，以抵消股骨前倾角并充分暴露股骨颈长度。
- 仰卧位拍摄正位片有利于将术中和术后即刻X线片进行直接对比[38]。站立前后位片对于准确评估和随访关节狭窄以及髋部角度测量非常重要。
- 骨盆正位主要用于观察钳夹型和侧方凸轮型病变（手枪柄样）。而正位片可能忽略前上凸轮型损伤，如无法拍摄所有三种侧位片，则至少应拍摄一种侧位像排除该型损伤（图2）。
- Lequesne像（假斜位）并非用于诊断FAI，因为其无法显示髋臼前后壁之间的关系。然而，它更可能用于诊断髋臼后下部的早期关节退变，后者是保髋手术的相对禁忌证[38]。完整的影像学评估需包括Lequesne像，以排除可能合并的轻度髋关节发育不良，因为Lequesne像能清晰显示股骨头前部覆盖（Lequesne的前侧中心边缘角）（图3）。应注意X线上的骨盆侧倾、旋转和前倾。为了获得正确髋关节放射学参数，透视时应注意将X线置于正中。不同透视角度胶片的焦距亦不同：骨盆前后位与轴向交叉侧位应为120 cm，但在Dunn、蛙位和Lequesne位中应为102 cm[38]。
- 应在所有透视角度上评估髋关节的结构参数（图4，图5）。

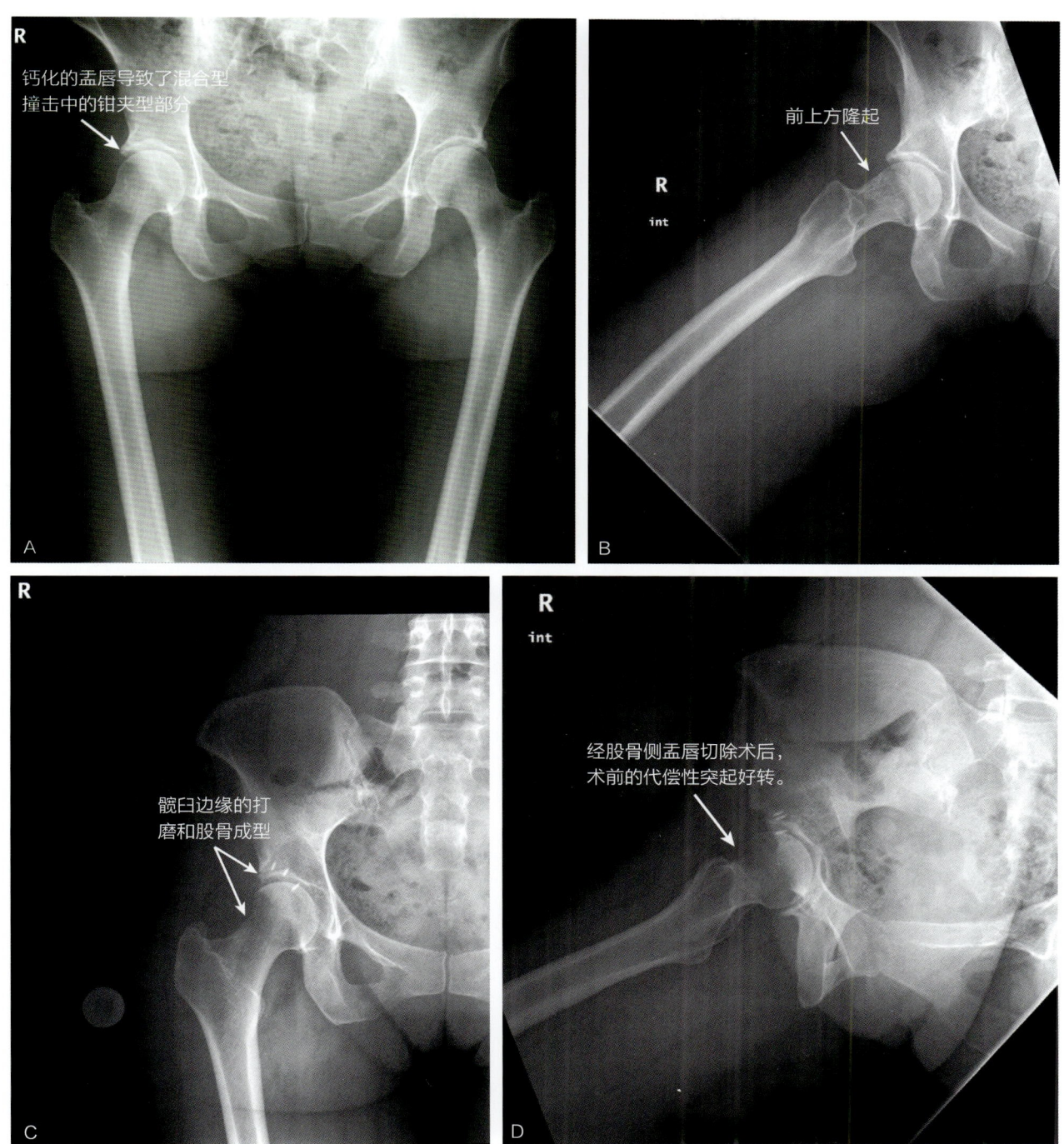

图2 A. 34岁女性骨盆正位,右腹股沟疼痛1年,于轻微的车祸伤后出现症状。该视角可见后侧及外侧钙化的盂唇,并在MRA上得到证实。图中可见头-颈交界处相对正常。B. 右髋蛙位片显示股骨颈前上方突起,偏移减少,导致髋关节屈曲和内旋时撞击。C、D. 使用小切口直接前侧入路行股髋成形术后,前后位及侧位片显示修整后的髋臼缘,重新固定的盂唇以及股骨骨突成形术后的情况。

- 骨盆正位主要观察以下内容:
  - 侧方凸轮型病变,即手枪柄样畸形,存在头-颈连接部突起,头-颈偏移减少[26],股骨头呈非球形(测量α角)等形态异常。
- 髋臼深度,记录髋臼窝相对于Kholer线的位置以观察髋臼是否过度覆盖。通常髋臼窝位于Kholer线的外侧;当髋臼窝位于该线的内侧时为髋臼过深;而当股骨头位于Kholer线内侧时即为髋臼内陷。髋臼倾斜角:观察以下内容:
  - 髋臼前侧过度覆盖的交叉征或8字征(Reynolds首先

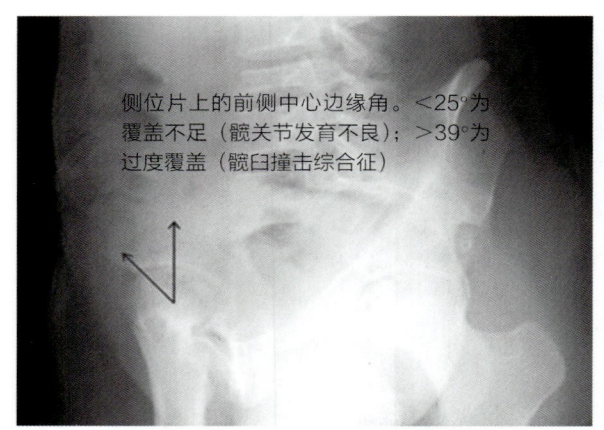

图3　Lequesne 假斜位轮廓透视角度,用以测量股骨头的前方覆盖。穿过股骨头中心的垂直线和股骨头中心与髋臼前缘连线之间的角度为前中心边缘角。

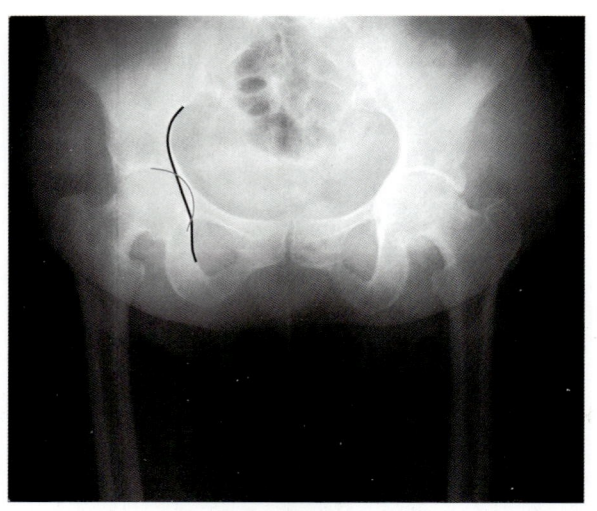

图5　一例57岁女性,长期左髋部疼痛。骨盆正位片显示右髋臼过深,即髋臼窝位于Kohler 线内侧,左侧髋臼内陷,其股骨头位于Kohler 线的内侧。粗线为髂坐线(Kohler 线),细线为髋臼窝。X线表现为晚期双侧骨关节炎,需行THA术。

报道)[26](即髋臼后倾)。
  ○ 髋臼后侧过度覆盖的后壁突出征。正常时后壁边缘大约穿过股骨头中心。
- 通常,在髋臼后倾时,坐骨嵴向真骨盆缘内侧突出尤其明显[38]。髋臼倾斜主要测量Tönnis角(髋臼指数及臼顶角度),该角度通常为10°或略小。
- 骨盆正位片上其他用以量化髋臼深度的测量还包括:

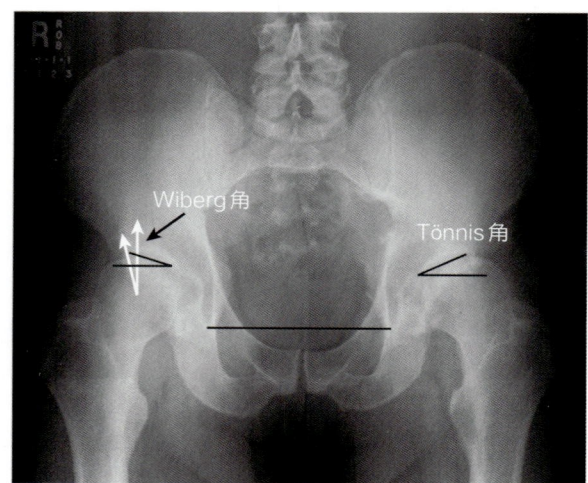

图4　43岁男性骨盆正位,双侧腹股沟疼痛。黑线代表Tönnis角,该患者双侧均为25°,即水平线(参考双侧泪滴连线)与髋臼窝内外侧缘连线之间的角度。白箭头为Wiberg的LCE角度,即穿过股骨头中心的垂直线和股骨头中心与髋臼外缘连线之间的角度;本例患者左侧为7°,右侧为10°。这些数值符合其双侧髋关节发育不良伴髋外翻的诊断(颈干角右侧160°,左侧152°)。

  ○ Wiberg外侧中心边缘角(LCE):通常在25°~39°之间[38]。
  ○ 股骨头外移指数,即未被覆盖的股骨头的水平部分,不应超过20%~25%。
- 侧位片用以评估以下内容(图6):
  ○ 股骨头球形度:通过大体观察或使用Mose模板。通过测量Nötzli的α角可以量化股骨头非球形度(女性＞50°,男性＞68°为异常[38])。然而该测量方法在不同测量者之间的可靠性较差,基于MRI的研究发现其仅有30%的可靠性[23]。
    - 三角指数具有比α角更好的可重复性,因为前者的测量依赖于清晰的体表标志,并且受股骨旋转的影响更小[38]。
  ○ 股骨头-颈部偏移正常为11.6 mm±0.7 mm[8]。通常＜10 mm强烈提示凸轮型撞击。亦可计算偏移率(股骨偏移除以股骨头直径),＜0.17时为异常[21]。钳夹型撞击时还可见股骨头上压痕征[38]。
- 上述各投照角度显示股骨头-颈前侧和前外侧畸形,即凸轮型撞击最佳。
- 在正侧位片中也可观察到关节间隙狭窄、关节周围囊肿和盂唇骨化等。
- 仅在手枪柄样畸形时,方能在正位片上测量α角和头-颈偏移。应同时仔细阅读正位和侧位片,鉴别与FAI对应的形态异常。

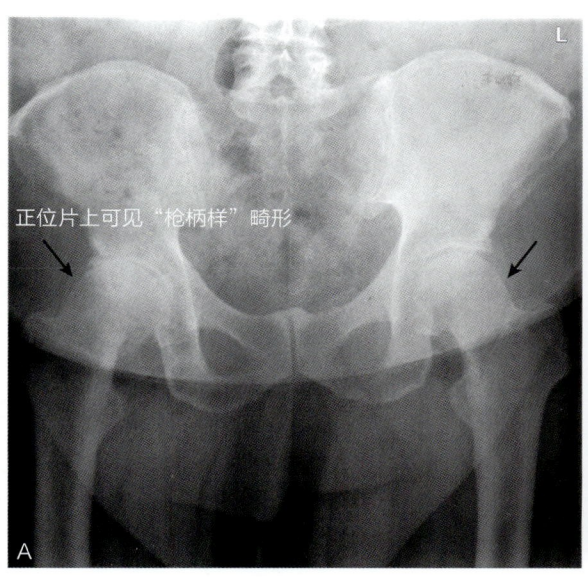 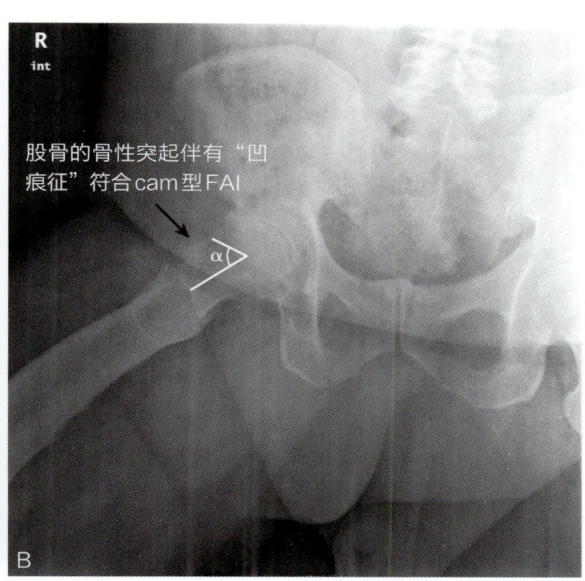

图6 60岁男性，右侧髋部疼痛，髋关节正位及蛙位片。X线显示晚期右髋骨关节炎，凸轮型撞击可能是潜在病因。双髋可见股骨前外侧骨性突起。测量其 α 角，即股骨颈轴线和股骨头中心与股骨头前方轮廓线上非球面开始点连线之间的角度，该患者右髋为66°。

- 撞击的继发改变可包括盂唇骨化，髋臼应力性骨折和滑膜疝凹（指位于股骨颈前上象限的被硬化带包绕的透亮区）。

磁共振血管造影

- 近年来，髋关节 MRA 越来越多地被用于检查可疑撞击和相关的关节内疾病。
  - MRA 能更好地显示股骨头-颈交界处的外形[19]、盂唇病变[7]和相关的软骨疾病（特别是关节后下方），还可以更精确地测量 α 角和头-颈偏移。
  - MRI 还能排除其他少见病，如应力性骨折、股骨头坏死、肿瘤、感染和滑膜疾病。
- MRA 的敏感性约为90%，特异性为91%[11]。
- Kassarjian 等[22]报道，88%有症状的凸轮型撞击中，MRA 可观察到头-颈部形态异常、前上软骨异常和前上盂唇异常的三联征。
- 使用钆增强 MRA，Nötzli 等[29]首次对股骨头非球面性进行了定量研究，描述了 α 角，并认为>55°的平均值提示 FAI。
- MRA 是检测关节内病变最可靠的技术，怀疑 FAI 时，应同时行 MRA 与 X 线检查。

计算机断层扫描

- CT 是观察骨形态的最佳手段，亦有助于明确骨性撞击的程度，能够详细显示股骨头-颈交界处的外形，骨突起的确切形态，可作为其他影像学检查的补充。
- CT 三维重建可用来测量 α 角，亦可测量 β 角（股骨头后部非球面的角度）[26]。
- 所有髋部测量均可在 CT 上完成（例如髋臼倾斜角），以证实 X 线的结果。

鉴别诊断

- FAI 的鉴别诊断主要是导致腹股沟区疼痛的其他病变，包括多种髋关节疾病和相邻骨和软组织结构的病变。
- 轻度髋关节发育不良（关节不稳定）是首先且最重要的鉴别诊断。通常，大多数髋关节发育不良有过度的髋臼前倾；然而，Li 和 Ganz 认为1/6的髋关节发育不良存在一定程度的髋臼后倾[25]。在 PAO 术前应注意这点，以避免常规前路重新固定髋臼后加重撞击。
- 一些单纯的髋关节内疾病可在没有撞击时导致髋部疼痛（如绒毛结节性滑膜炎、软骨钙化、单纯盂唇撕裂、软骨性疾病和游离体）[3]。
- 不应忽视关节外疾患（如骶髂关节疾病、肌腱炎和滑囊炎）或转移性疼痛（腰椎疾病、腹股沟疝和有症状的股动脉瘤）。
- 在多种疾病共存或叠加的情况下，可行诊断性髋关节注射，以明确疼痛来源于髋关节。注射后疼痛完全或接近完全缓解，提示髋关节内病变。

保守治疗

- 文献尚无FAI非手术治疗的报道。但应始终首先考虑非手术治疗。在考虑手术前，保守治疗可能有助于减轻症状并应作为首选，特别是仅有轻微和间歇性症状的患者。治疗包括限制运动、水疗、抗炎药和关节内注射可的松。临床表现的严重程度将决定最终的治疗方式。
- 物理治疗着重髋关节被动活动或拉伸可能会加重症状，这样会激惹髋关节，并造成关节面损伤持续和进展，从而加重疼痛，应予以避免。
- 抗炎药适合缓解急性疼痛，但也可能掩盖潜在的损伤。应慎用抗炎药，且使用时间宜短，因为抗炎药存在副作用，且必须考虑到有些症状较重而需要延长疗程的情况。
- 限制或停止运动可能会缓解一些患者的症状。从事反复屈髋活动的运动员停止运动会感觉不适症状明显缓解。尽管保守治疗可能对某些患者临时有效，但活动多且极度热爱运动的患者通常依从性较差[23]。

外科治疗

- 对FAI损伤的认识促进了新型保髋技术的发展[24]，旨在恢复股骨近端和(或)髋臼的正常结构形态，阻止骨形态异常的进展，并防止其发展为终末期OA。
- 矫正手术的方法多种多样，包括前方小切口开放手术、髋关节外科脱位[12]、髋关节镜联合有限切开减压术[5]和单纯关节镜下减压手术[15]。
- 选择适当的治疗方案取决于多种因素，但主要取决于解剖结构异常的类型和严重程度。
- Ganz等[12]2001年报道的采用大转子翻转截骨行髋关节外科脱位后进行骨软骨成形术，是在微创手术疗效得到认可之前早期FAI手术治疗的主要方法[26]。
- 除术式之外，手术的主要目标是解决骨性结构的撞击损伤和相关的软组织与关节内损伤(例如，盂唇和关节软骨)。许多研究表明，特定病例中相较盂唇修整术，盂唇修补术的临床、影像和功能结果均更好[2,10,23,32]。
- 髋关节外科脱位适用于不常见的病例，如非局部(周围型)撞击或严重畸形，如Legg-Calvé-Perthes病导致的晚期股骨头整体畸形或周围型钳夹撞击，以及微创前路手术或关节镜无法暴露髋臼后缘者。
- 局部型凸轮FAI者，小切口开放前路手术入路可提供良好的暴露，能在保持微创的同时，允许在关节两侧较好的矫正骨性病变。

术前计划

- 手术前应回顾患者的病史和体格检查结果，应特别关注术前髋关节ROM，尤其是屈曲和内旋，因为这些体征应在重建前外侧股骨头-颈交界处后得到改善。
- 重新评估术前影像学结果(如X线、MRA和CT扫描)。应明确所有撞击损伤的大小和位部位，以及盂唇和关节软骨的情况，以与术中情况相对照。
- 最重要的是明确撞击病变的类型(凸轮、钳夹或混合型)以及亚类(局部型或周围型，股骨突起或成角畸形)，特定畸形的特点将决定手术策略：
  - 在髋臼侧，局部型或周围型过度覆盖可通过切除多余的髋臼缘进行修整或通过反向PAO以重新定位后倾的髋臼[24]。后壁是否存在过度覆盖(是否存在"后壁征")以及髋臼关节软骨的情况决定术式的选择[24]。如果存在后壁缺损或髋臼软骨损伤，应选择反向PAO。
  - 在股骨侧，骨性凸起几乎总是导致屈髋时股骨颈周围间隙减少的主要病因，可通过切除进行矫正。
- 虽不常见，但股骨近端角度的矫形亦可治疗FAI病变，例如大转子推移的股骨颈延长术或屈曲-外翻股骨转子间截骨术(如股骨颈的前倾减少或内翻时)[24]。
- 笔者主要通过髋部小切口前方入路行股骨头-颈交界处和(或)髋臼边缘的骨软骨成形术，治疗前凸轮型撞击及相关关节内病变。

体位

- 可行腰麻或全身麻醉。如在足够的肌肉松弛下行区域麻醉则更佳，更利于关节牵引。
- 患者仰卧于常规手术台上。在评估髋关节中心间室时，笔者更喜欢徒手牵引关节，以尽量减少股骨头坏死的风险，后者主要与通过牵引床施加牵引的持续时间和力量有关。
- 从脐部到大腿上部的臀部区域进行消毒铺巾。整个小腿也需消毒铺巾，以便术中能够自由活动髋部，这是评估骨成形术是否充分的关键。

小切口直接前方入路开放骨软骨成形手术技术

手术入路（Hueter 或 Smith-Petersen 入路）

- 从髂前上棘的侧面向远侧髌骨的侧面做 3~4 cm 的切口（技术图 1A）。
- 这是一种需要劈开肌肉的方法，需分离缝匠肌（由股神经支配）和阔筋膜张肌（TFL）（由臀上神经支配）之间的间隙。但为了保护股外侧皮神经（LFCN），本入路并不刻意解剖此间隙。
- 分离皮下组织直到阔筋膜张肌（TFL）肌膜。在缝匠肌和阔筋膜张肌之间间隙略偏外侧分离皮下组织。通过外旋下肢牵拉缝匠肌使其轮廓更加明显，可以很容易地识别和避开缝匠肌和阔筋膜张肌之间的间隙。
- 在阔筋膜张肌肌腹表面切开筋膜（技术图 1B），将 TFL 向外下翻转。将包括阔筋膜和缝匠肌的内侧软组织瓣向内上翻转，即可暴露下方股直肌。
- 该入路深层暴露应经过股直肌（由股神经支配）和臀中肌（由臀上神经支配）之间的间隙。本入路并不分离该间隙，而将股直肌向内侧牵拉，不离断其止点，以避免术后髋关节屈曲无力。
- 在向内侧牵拉股直肌后，用 Cobb 剥离器将软组织和髂小肌纤维（髂小肌纤维起自髂前下棘，止于髂股韧带）从前关节囊剥离（技术图 1C）。

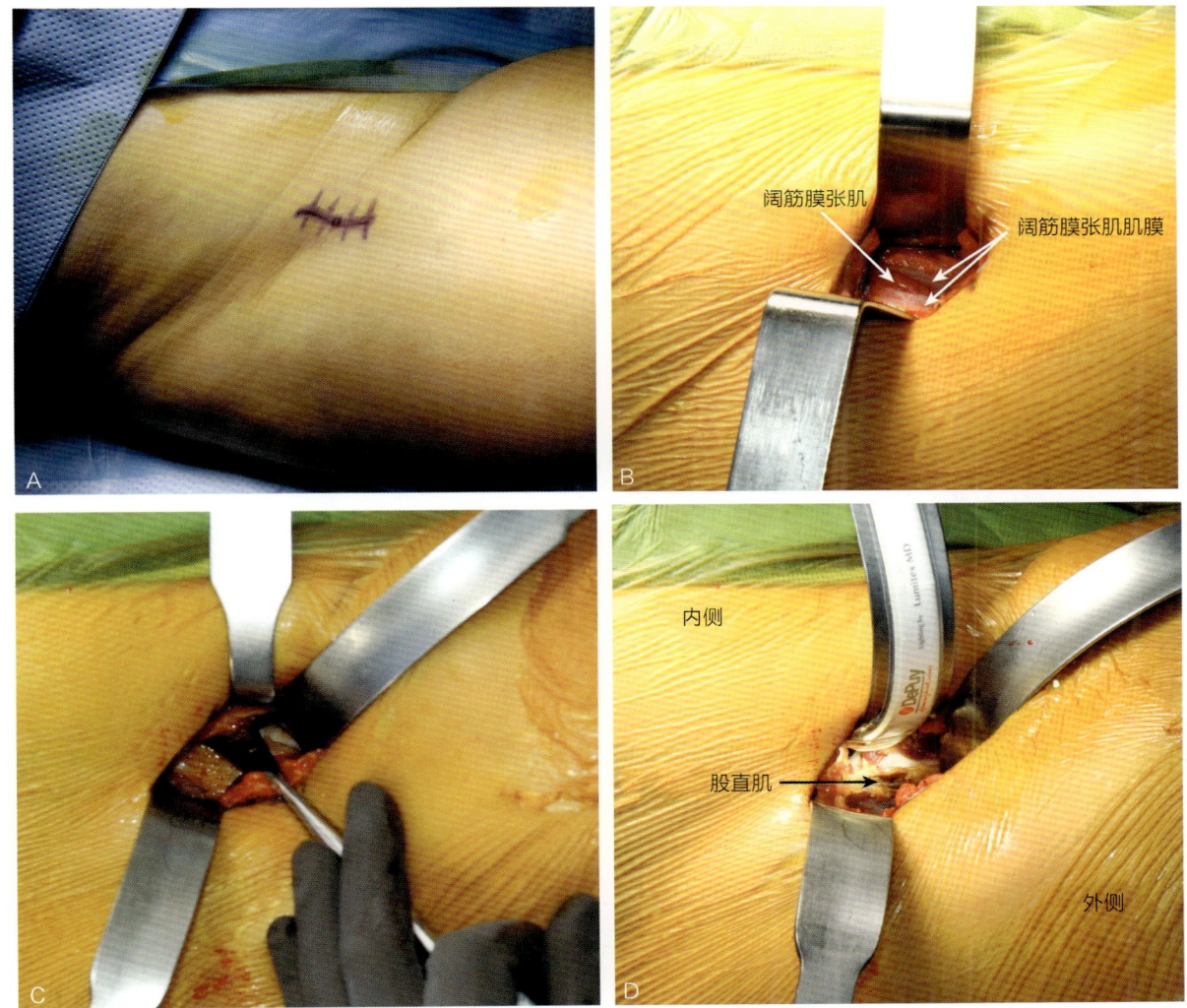

技术图 1 小切口开放前侧入路。A. 在 ASIS 的外侧向远端髌骨外侧方向绘制一个 3 cm 的切口。B. 打开阔筋膜，暴露 TFL 肌腹。C. 使用 Cobb 剥离器剥离关节囊周围脂肪垫和髂小肌纤维。D. 将 3 把弯的拉钩置于关节外，暴露股直肌；使用 2 把钝头拉钩分别向外侧和内侧牵开 TFL 和缝匠肌。带光源的尖头拉钩置于 AIIS 的近侧及股直肌起点的内侧。

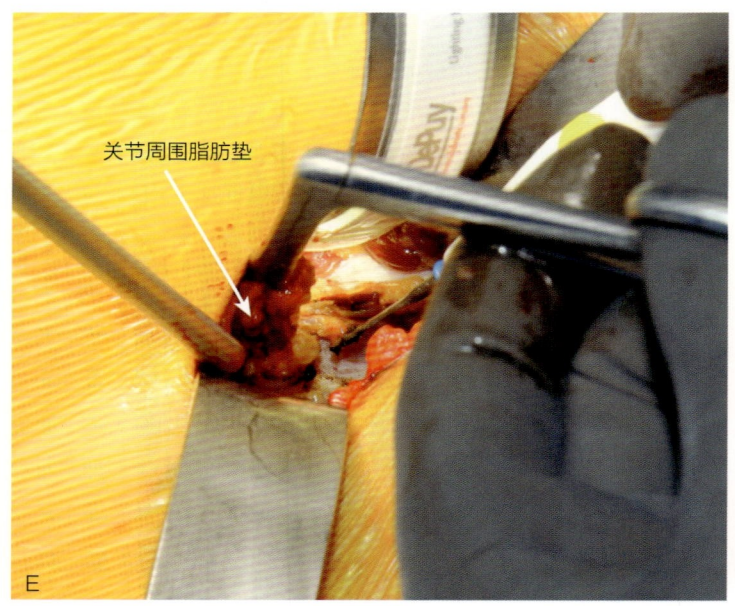 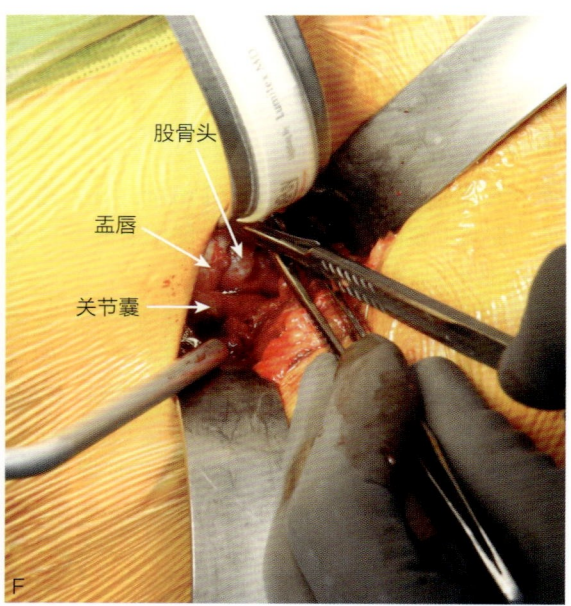

技术图1（续）　E. 使用电刀切除脂肪垫。F. 用刀片呈I形切开关节囊。

- 在外侧关节囊股骨颈覆盖处及内侧股直肌和缝匠肌处各置入一把弯的钝头拉钩，后者用于暴露股骨颈内侧关节囊。此时如旋股外侧动脉升支跨过术野，则需将其结扎或电凝。
- 将第三把带光源的尖头拉钩置于髂前下棘的上方，股直肌的深面，放置该拉钩时需要屈曲髋关节（技术图1D）。
- 使用枪钳抓取关节囊周围的脂肪垫并切除，以完整暴露关节囊。内收外旋下肢牵张关节囊使其更易辨认。将关节囊呈I形切开，在关节间隙中插入拉钩将内外侧关节囊牵开，以充分暴露股骨颈和股骨头。

股骨头-颈成形术

- 根据术前X线片，在充分暴露关节后，应对髋关节活动度进行全面评估以定位FAI病变。这一步骤对于治疗FAI的决策至关重要[23]。在髋关节置于活动度极限时观察股骨头-颈交界处。尽管撞击在屈曲和内旋时更为常见，但撞击亦可发生在屈曲内收及屈曲外展时，甚至后伸外旋时，尽管较为少见[23]。
- 将下肢置于4字形体位，以充分暴露后内侧头-颈交界处。
- 评估并记录股骨突起的程度，是否存在盂唇损伤和软骨病变。
- 白色股骨头关节软骨区域和股骨头受撞击累及的区域之间通常有明确的分界。FAI（股骨突起）区域呈突出形且被病变的透明软骨覆盖，呈明显的磨损和异常压痕（压痕征），主要由股骨头和髋臼边缘反复接触所致。股骨突起外观通常为红色或蓝色，而正常股骨头则为原始白色透明软骨[23]。
- 应仔细检查盂唇是否有撕裂和（或）变性的迹象。使用神经钩触诊盂唇的关节侧，以检查是否存在被完整的关节囊侧盂唇所掩盖的撕裂。应尽量修复损伤的盂唇。仅在发生骨化、磨损或广泛退变和瘢痕形成时方可行盂唇切除。
- 手动牵引下肢，观察和感受髋关节中央间室的情况。关节囊切开后，少量牵引足以使髋关节充分半脱位，并且充分暴露髋臼穹顶的负重区[6]。为使用钩子充分触诊软骨，可将一把光滑的Cobb牵开器置入关节内，以保持关节半脱位及良好的暴露。需进一步发现和处理所有的软骨病变，可采用保守的清理术，切除不稳定且移位的软骨块（可能导致弹响和交锁），或者在Outerbridge Ⅳ型病变时暴露下方的软骨下骨进行微骨折处理。

第15章 使用前方小切口治疗前侧股髋撞击   141

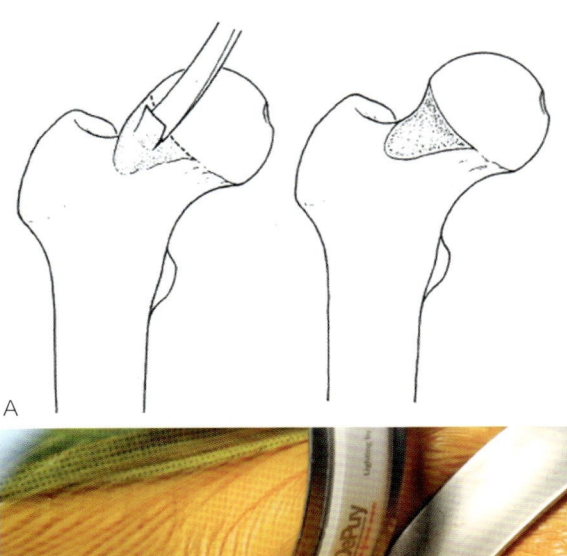

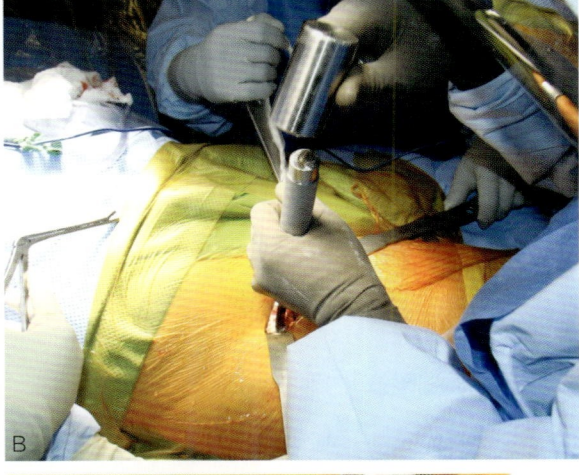

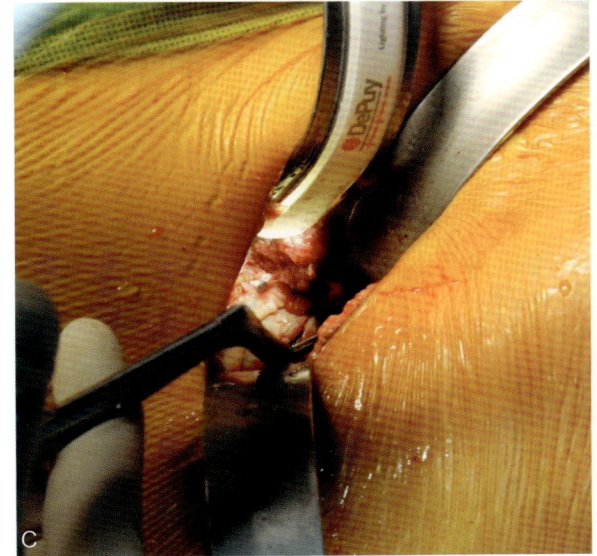

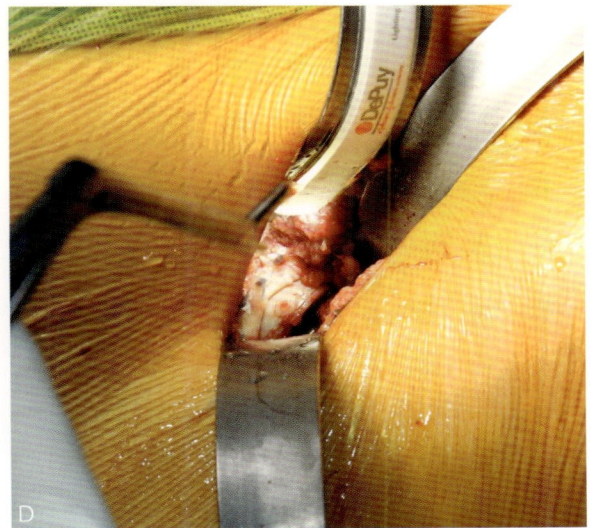

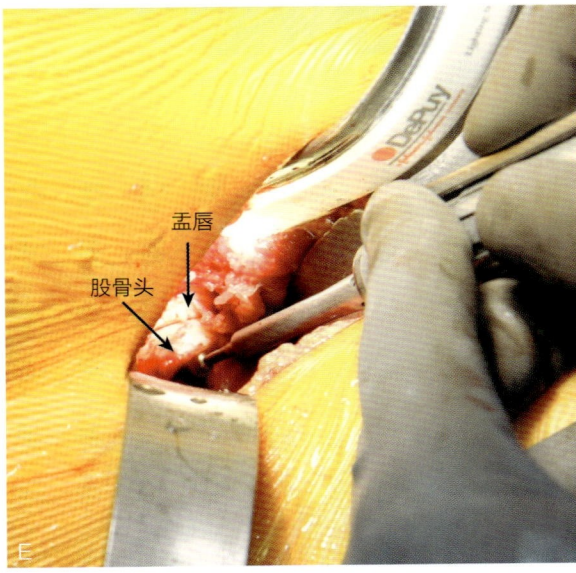

技术图2 A. 股骨头-颈交界处骨成形示意图。骨成形术前（A）和术后（B），重建股骨颈正常凹形轮廓。B. 股骨头-颈交界处成形术。股骨成形术开始使用骨刀。注意骨刀的头尾朝向。C、D. 去除截下的骨性突起。E. 高速气动磨钻用于微调股骨颈外形。

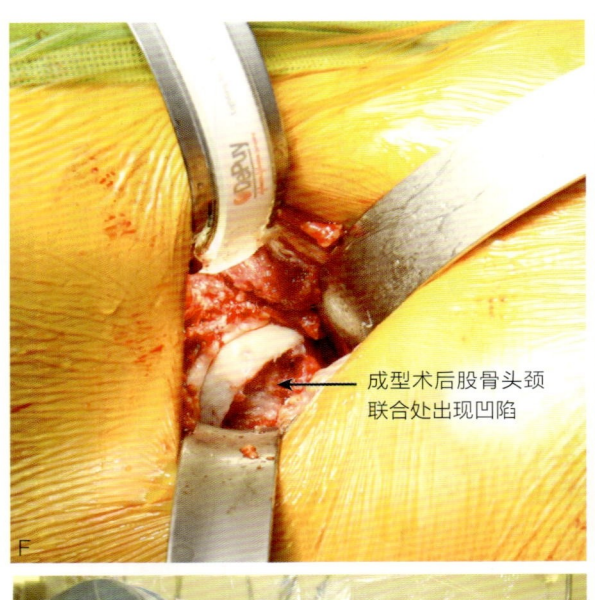

成型术后股骨头颈联合处出现凹陷

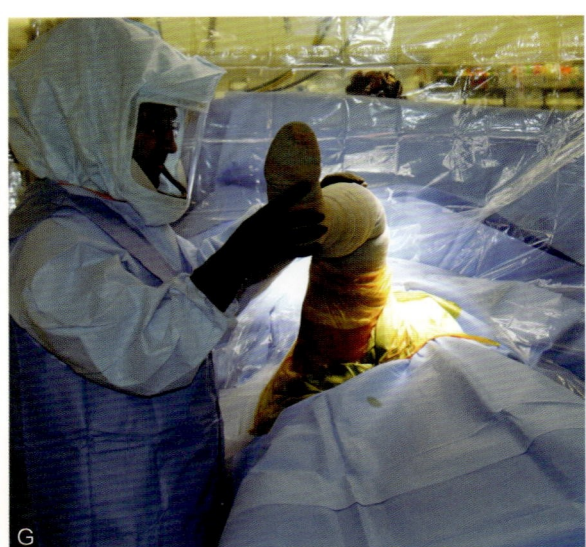

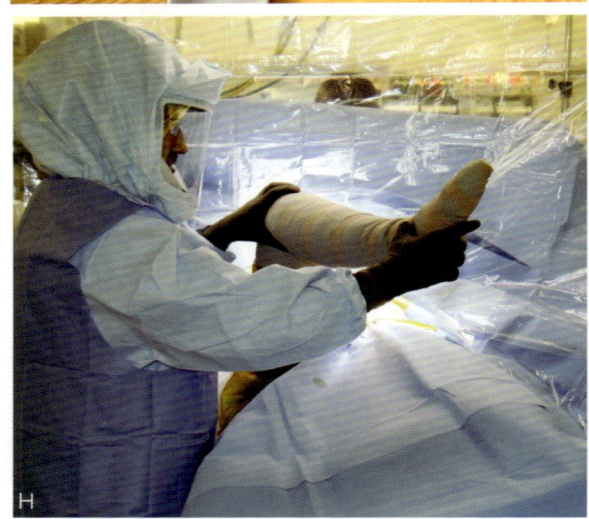

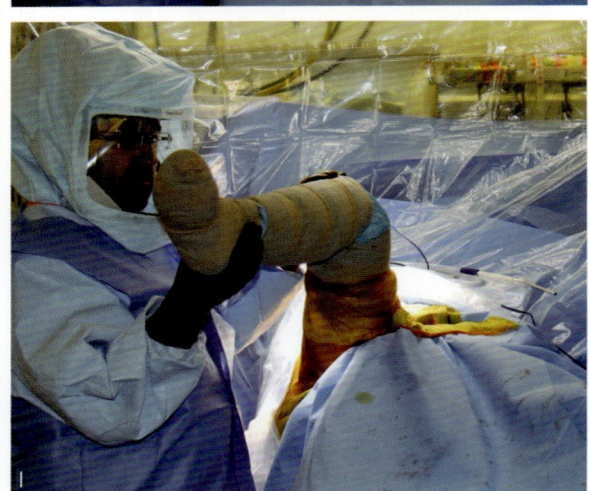

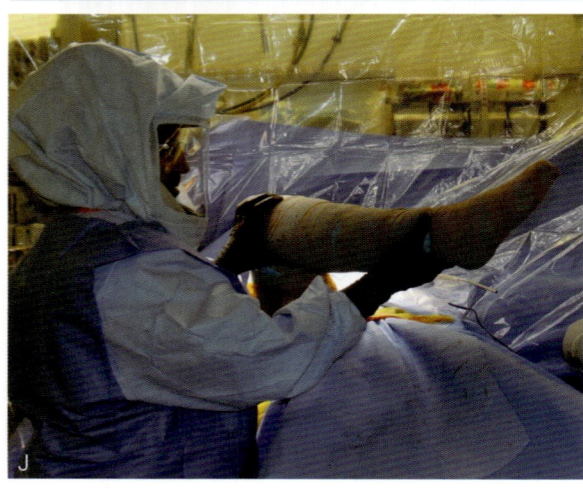

技术图2（续） F. 可见成形术后恢复正常的股骨头-颈交界处凹形轮廓。G. 手术前后的ROM。术前，髋部内旋极度受限（<5°）。H. 术前的外旋情况。I、J. 术后可见ROM得到显著改善，尤其内旋增加约30°。

- 采用小切口前方切开入路,髋臼的60%~70%可充分暴露;唯一无法暴露的是后下方,可用钝头神经钩触诊[6]。
- 颈部的骨软骨成形术可以联合使用0.5in(12.7 mm)和0.25in(6.35 mm)弯曲骨刀(技术图2A)和气动磨钻(技术图2B)来进行。股骨突起位于前上部区域,具有特征性的蓝红色改变。在此基本步骤中,通过松开牵引,使股骨头重新纳入髋臼内,以保护股骨头关节软骨[6]。如果髋臼部分亦存在撞击,应先修整髋臼部分,再行股骨成形。
- 股骨头-颈交界处成形应该在撞击部位(技术图2B)的近侧开始并且呈螺旋样逐渐向远端递进,避免在股骨颈部的上方操作,因为后上支持带血管从此处穿入骨内[23],后上支持带血管是旋股内侧动脉的终末支[14]。
- 股骨切削应逐步推进,每次仅切除一个小的骨袖。通过充分活动髋关节来动态评估成形的充分性。髋部内旋可充分暴露股骨颈外侧。通过将小腿放在4字形位来暴露颈的后下部[6]。
- 如果观察和触摸股骨头-颈交界处仍有残余撞击,应进一步完善修整直到充分。最终,应将股骨颈凹处修整光滑,防止股骨颈切迹的存在。
- 去除骨量的程度以及其深度(从5~10 mm),取决于是否已完成头-颈交界处正常光滑凹形轮廓的重建以及关节活动无撞击[6]。撞击严重时切除范围可扩大至股骨头-颈周围180°以上。
- 在股骨头重建完成后,髋关节屈曲活动度应至少增加10°~15°,内旋至少增加15°~20°(技术图2C),活动时股骨颈凹应与髋臼边缘无接触。
- 切除完成后应透视,特别是在开始明确股骨头球形度和骨软骨切除是否已经充分时,并特别注意与术前透视相比较,透视角度可以闭孔和坐骨结节的形态为参照。
- 应透视正位和蛙位片以更好地观察头-颈交界处的前外侧。不同程度的屈曲和内外旋可以很好地评估成形术的效果。笔者认为,由于FAI成形是常规手术,因此术中无须使用透视来辅助操作。

髋臼缘修整的骨成形术

- FAI治疗时是否处理髋臼缘由两个基本因素决定:前方是否存在局部过度覆盖以及髋臼关节软骨和盂唇的状况。这两个因素将决定髋臼侧的治疗方案:有限的边缘骨成形术或反向PAO。如有必要进行髋臼修整以恢复髋关节正常形态,其顺序应先于股骨侧。
- 髋臼修整需完全暴露髋臼骨性边缘(技术图3B),因此须小心地移开盂唇。如前所述,盂唇骨化、磨损或瘢痕化严重时方可切除,故盂唇的切开应尽可能保守,并仅限于损伤部位。反之,对于质韧的健康盂唇或损伤较小的盂唇(线性撕裂)均应保留并修复。
- 如果FAI源自前方局部过度覆盖(交叉征阳性的髋臼后倾),应行髋臼前上缘切除的骨修整术。
  - 在完成髋臼缘骨修整之前,如无撕裂,应使用锐利的刀片将盂唇小心地从前髋臼缘处剥离[23],同时保留其与未切开的正常盂唇的连续性。
- 一旦髋臼的骨性边缘充分暴露,可使用10 mm弯骨刀或5 mm高速磨钻修整髋臼边缘的突出部分(2~5 mm)[6,23]。为了利于后续的股骨侧修整,髋臼修整应循序渐进,直到完全切除过度覆盖的部分(技术图3B)。
- 边缘切除的程度取决于术中观察的前方过度覆盖的面积和软骨损伤的程度,其中损伤的软骨亦需修整。应尽量避免过度切除(>1 cm)所导致的医源性关节不稳。大约髋臼边缘每切除1 mm对应2°~3°Wiberg角度校正。
- 髋臼成形术后,用锚钉将盂唇与下方髋臼缘骨松质重新固定,骨松质需打磨至渗血[6]。需3~4个锚钉固定盂唇,如果将髋臼想象为钟面,横韧带水平为6点钟位置,两个锚钉之间应有1小时的间隔。
- 如果同时存在髋臼后倾与后壁缺损(后壁边缘位于股骨头中心内侧)或后壁覆盖不足(后壁边缘穿过股骨头中心)[23],在通过MRA明确髋臼软骨的完整性后应行反向PAO。PAO术中应常规行髋关节切开,以评估盂唇和关节软骨是否存在病变并确保髋关节活动无撞击。PAO的手术技术不在本章的讨论范围。

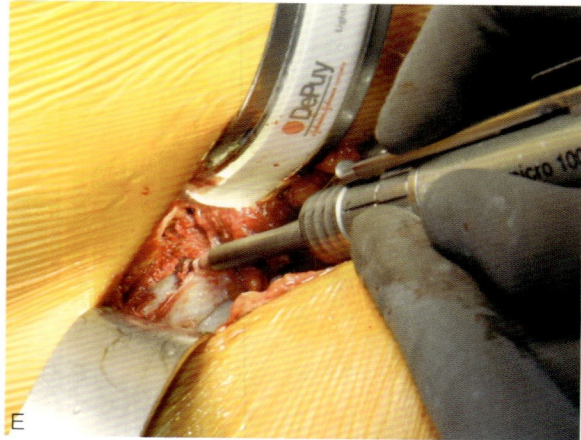

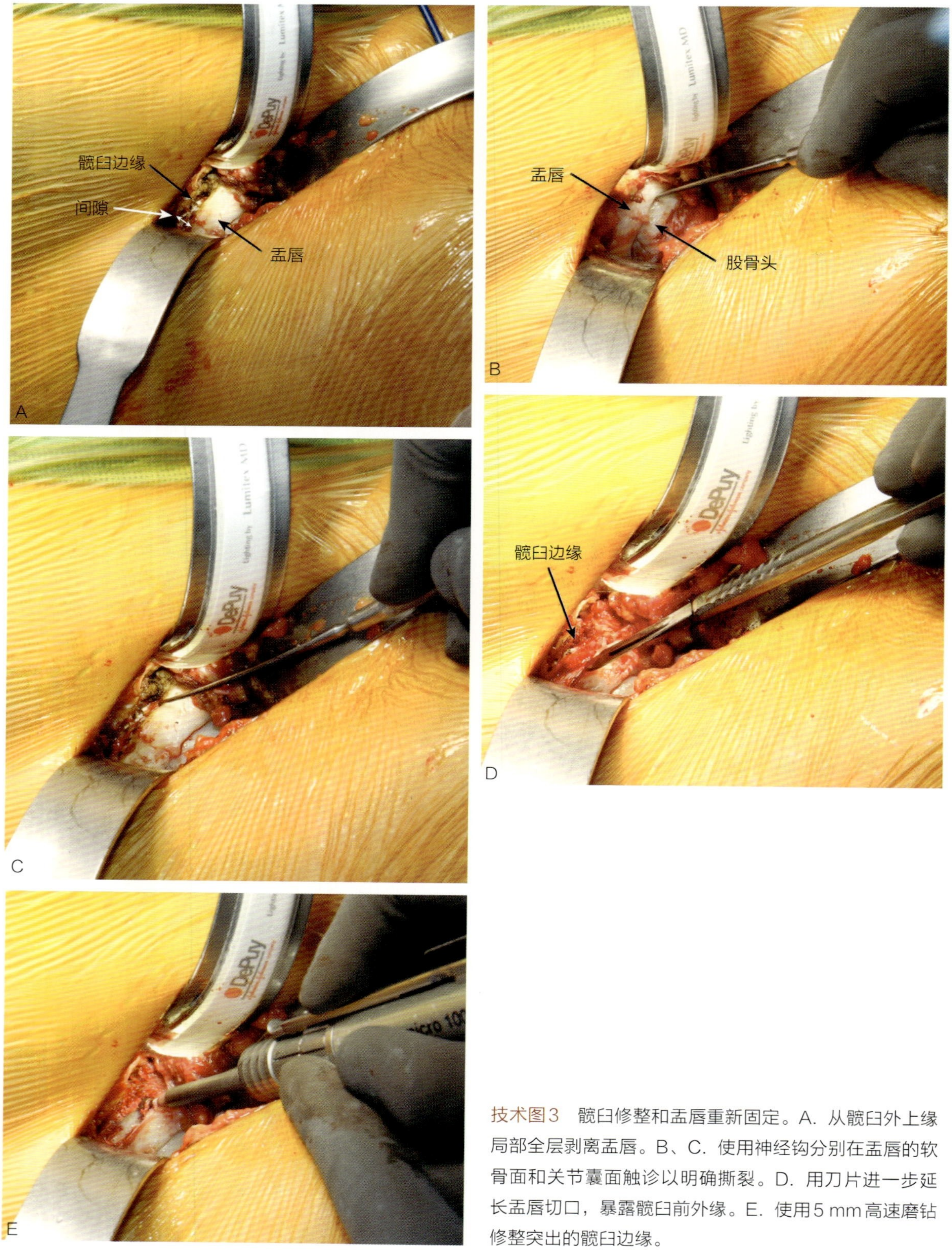

技术图3　髋臼修整和盂唇重新固定。A. 从髋臼外上缘局部全层剥离盂唇。B、C. 使用神经钩分别在盂唇的软骨面和关节囊面触诊以明确撕裂。D. 用刀片进一步延长盂唇切口，暴露髋臼前外缘。E. 使用5 mm高速磨钻修整突出的髋臼边缘。

第15章 使用前方小切口治疗前侧股髋撞击　145

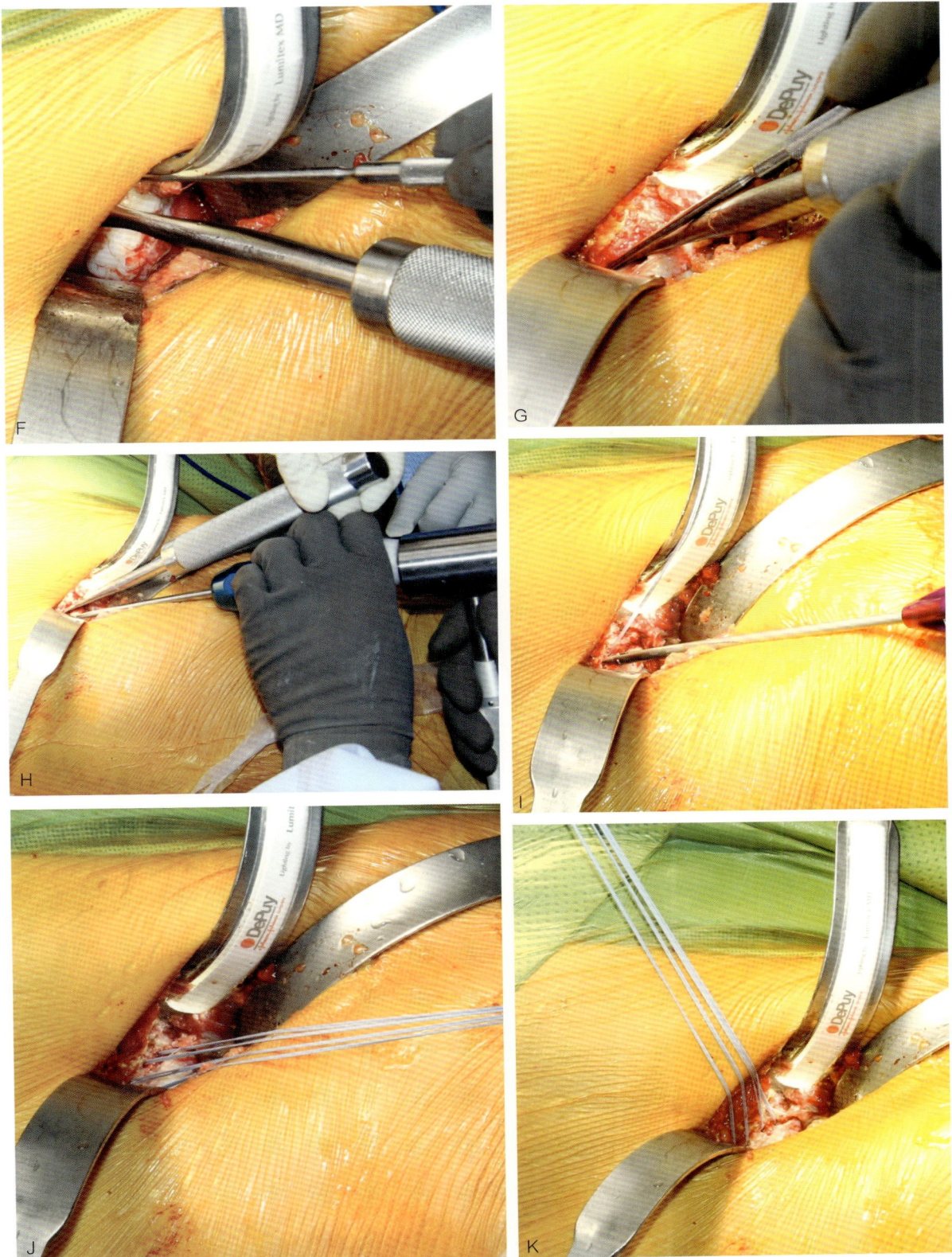

技术图3（续） F、G. 用钩子触诊髋臼中央区周围的软骨，将Cobb拉钩置于关节内，以维持手动牵引下的髋关节半脱位状态并增加暴露。H. 在髋臼软骨全层缺失的区域制造软骨下骨微骨折。I～K. 将不可吸收的锚钉置入修整及活化过的髋臼缘；此病例使用了4个锚钉。

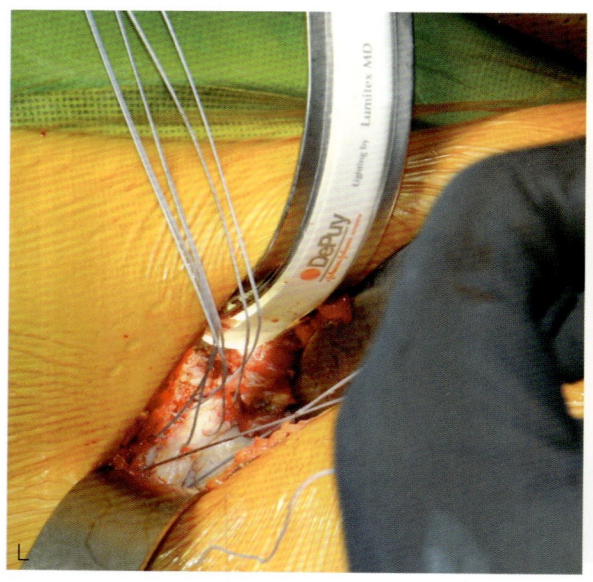
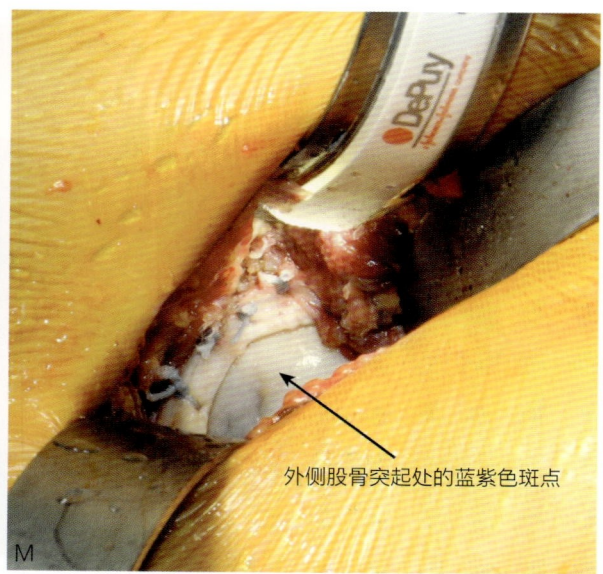

外侧股骨突起处的蓝紫色斑点

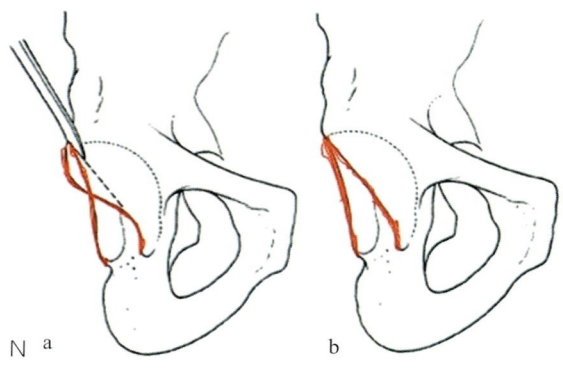

技术图3（续） L. 缝线之间应等距，穿过盂唇并获得足够的把持力。M. 缝线打结后将盂唇重新固定至髋臼缘，并重建其密封性。N. 骨成形术切除髋臼前缘过度覆盖。术前（a）和术后（b），可见术前交叉征阳性，在成形术后消失。

切口的关闭

- 大量冲洗髋关节，将骨蜡涂抹于股骨颈的骨切除区域。在对髋关节活动度进行最后的检查后，仔细关闭关节囊。
- 使用可吸收缝合线连续缝合，松弛对合关节囊。应避免关节囊缝合过紧，否则将因为增加支持带血管的张力而损害股骨头的血供。仅需关闭关节囊纵向切开部分即可。
- 常规缝合筋膜、皮下组织和皮肤（技术图4）。

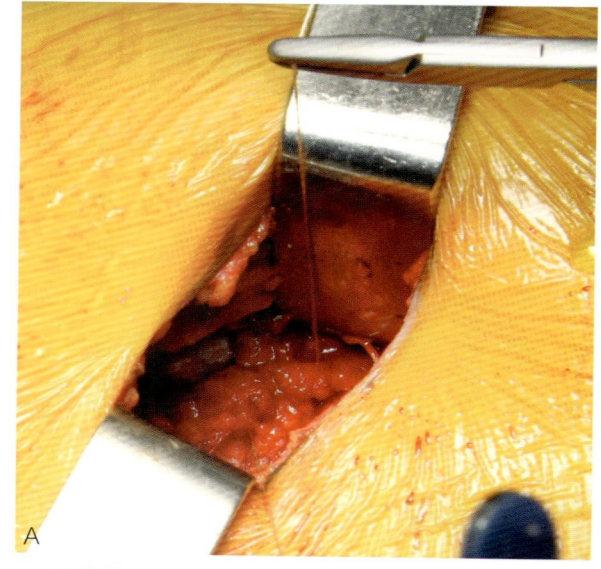

技术图4 切口关闭。A. 关闭关节囊的纵行切口。

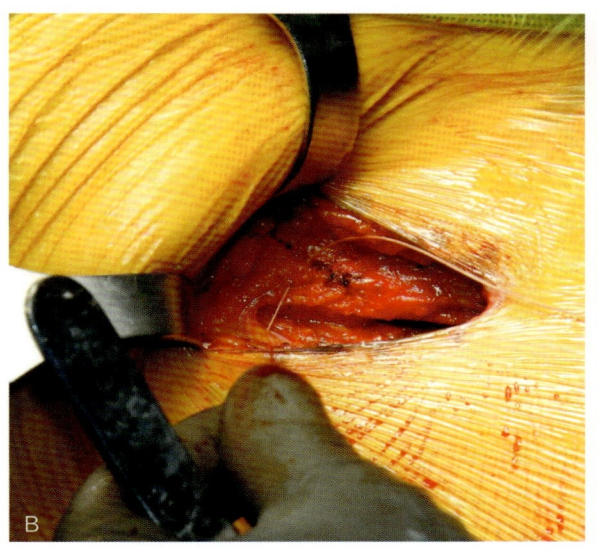
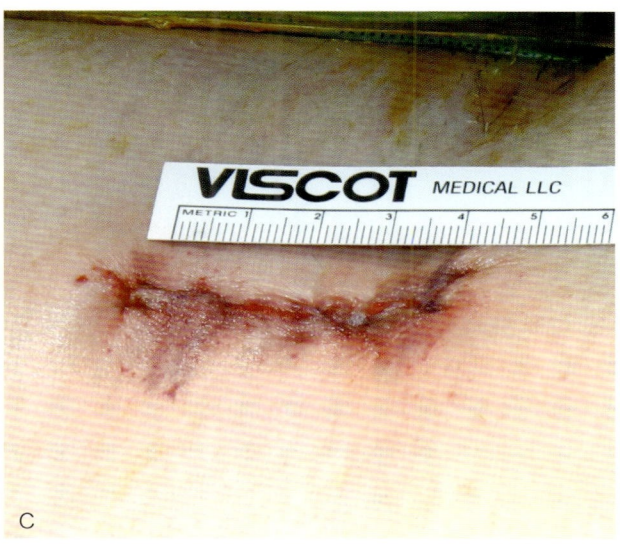

技术图4（续） B. 使用可吸收线连续缝合阔筋膜张肌肌膜。C. 切口长度仅4 cm。

要点与失误防范

指证	• 理想的手术对象是年轻（年龄＜50岁），有症状的FAI，且保守治疗无效，一般情况良好，没有或仅有轻微的继发性软骨损伤 • 应多方面考虑其整体临床表现以明确诊断前方FAI • 应准确将撞击分型，以排除合并的髋关节发育不良 • 本章介绍的手术方法主要用于治疗前凸轮型畸形。对于更严重者及周围型畸形，应考虑髋关节脱位手术
关节软骨和盂唇	• 前方及外上方髋臼缘的软骨损伤在两种类型撞击中均较为常见 • 关节碎片应予以清除以确保关节软骨的稳定 • 软骨全层缺损的髋臼缘病变应行微骨折术 • 在极少数情况下盂唇直视下完全正常，此时不应将其从髋臼缘剥离
有限切开的骨软骨成形术	• 不应分离缝匠肌-阔筋膜张肌间隙以避免损伤LFCN • 不应离断股直肌头 • 对于混合性FAI病例，应首先进行髋臼修整并重新固定盂唇，有利于将股骨头复位后准确判断股骨头成形是否充分 • 如需要，可以暴露髋臼后下缘，将下肢置于4字形位后完成修整（图7） • 该入路下联合使用弯骨刀和气动磨钻有助于成形 • 通过术中活动关节和通过切开的关节囊触诊髋关节，能够确保撞击部位得到完整的切除
术后康复	• 术后6周部分负重，以尽量减少医源性股骨颈骨折的风险 • 应避免术后前2个月内接受过度的康复治疗，否则会妨碍康复过程 • 应强调需在患者感觉舒适的范围内活动髋关节，以及在患者忍耐范围内轻柔、循序渐进地强化肌力

术后康复

- 患者术后通常住院24小时，术后拍摄X线以明确股骨头-颈交界处已获得充分塑形并且记录股骨颈的完整性（参见图2）。术后摄片应与术前片比较，避免存在任何骨盆倾斜或旋转不良。
- 药物预防深静脉血栓形成可用阿司匹林，每次325 mg/片，每天2次，共6周。
- 可用抗炎药将异位骨化（HO）风险降至最低，一般需应用6周：塞来昔布（400 mg/日）或吲哚美辛（75 mg/日）。前路小切口手术剥离少，不离断肌肉，降低了HO的风险，同时失血量小。大量冲洗也降低了发生HO的风险。
- 康复计划包括6周内使用拐杖足尖着地部分负重，以降低股骨颈应力性骨折的风险；然后逐渐增加至完全负重。在此期间，髋关节屈曲应限制在70°。

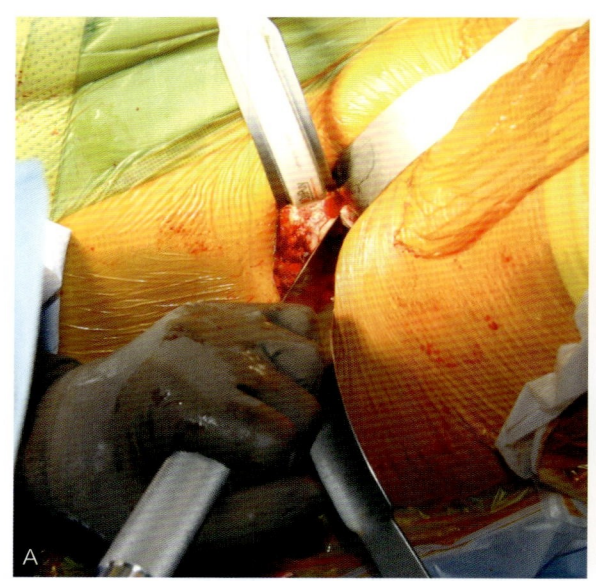
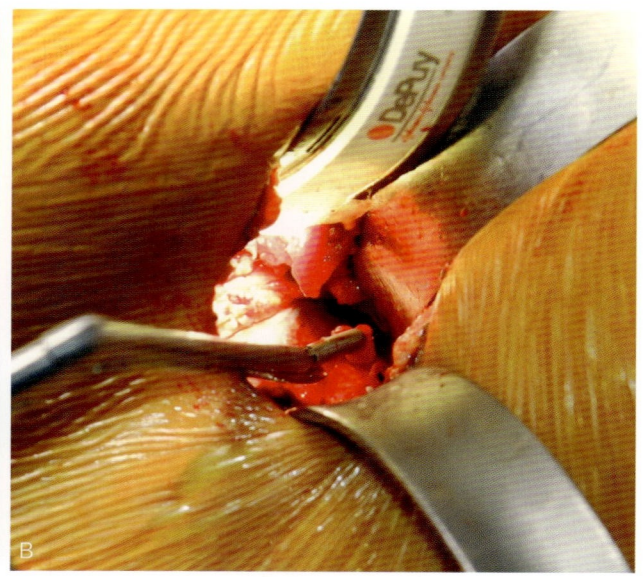

图7 下后方髋臼缘切除。A、B. 通过将下肢放置在4字形位,即可暴露髋臼内侧的下后方边缘并进行截骨。

- 为了防止关节囊和股骨颈修整区的粘连,术后可进行持续被动活动(屈髋不超过70°),每天4~6小时,持续1周或2周[23]。
- 手术后6周可以开始正式的物理治疗。康复应包括轻柔的关节活动计划,及在患者耐受程度内的肌力增强。由于手术不涉及转子截骨,因此可以在术后早期开始外展肌力锻炼。
- 如耐受度尚可,患者可在手术后4~6周内恢复日常活动(如步行、上下楼梯、骑自行车);活动度及肌力恢复同时疼痛缓解后,可完全恢复活动,通常需术后4~6个月。

结果

- 由于FAI仅在近年得到学者的关注,因此只有少数研究报道了保守性手术治疗的临床疗效[2,10,15,32]。使用不同的手术方法治疗FAI,包括外科脱位、关节镜、关节镜联合其他手术、有限切开和小切口前路直接开放手术等,均报道了较好的中期疗效[30]。
- 髋关节外科脱位曾是FAI治疗的主要方法,一些对该术式的评价研究认为其早-中期的临床疗效满意[2,10,32,40]。除操作较简单并且临床疗效良好外,外科脱位仍有导致并发症的风险,主要是HO(37%)[12]和大转子畸形愈合(高达20%)[40]。
- 此外,虽然没有股骨头缺血性坏死(AVN)的病例报道,但在早期外科脱位手术的描述中,激光多普勒血流计显示在手术过程中股骨头部血流灌注发生短暂变化,并在复位后恢复到基线水平[5]。外科脱位也需要离断或分离圆韧带,导致其内本体感受神经纤维丧失,其后果目前尚不清楚[5]。
- 关节镜下骨软骨成形术亦具有潜在的缺陷,包括前外侧头-颈交界处暴露不足,关节内骨碎片残留,增加HO的风险,以及骨修整不充分的可能,导致手术失败。
- 小切口前路开放手术结合了关节镜减压和开放式手术的优点,同时避免了两者的主要缺点:
  - 与髋关节镜手术类似,本术式无需牵引,小切口可减少神经损伤和股骨头软骨磨损的风险。
  - 这是一种微创术式,无须髋关节脱位和转子截骨,而转子截骨是外科脱位术式的最主要并发症来源之一(转子畸形愈合)。
  - 本术式能对髋关节各间室提供广泛的暴露和较好的整体观,同时能够较好地处理软骨和盂唇的病变。相比之下,技术要求较高的关节镜手术在此方面则不够理想。
- 笔者认为,在用于指征合适的撞击病例时,小切口前路手术疗效满意。笔者对2006年1月至2011年2月期间265名患者中293例连续病例的研究表明其临床疗效优良;156例髋关节(149名患者)完成了至少2年的随访。其中,仅11例髋关节最终进行了置换(THA),1例由于髋关节退变在术后约1.4年进行了表面置换[30]。
- 尽管本术式的疗效较好,但其不应用于存在后方撞击的晚期病例,或者股骨头四周均存在病变者,此时行Ganz外科脱位术[12]则更为合适。

并发症

一般并发症

- 与其他外科手术一样，本微创手术也存在一般并发症，并非由手术技术导致，主要相关的并发症如下：
  - 感染
  - 深静脉血栓形成
- 相对较短的手术时间和较小的患者年龄，以及术后的快速恢复，说明这些并发症发生的可能性极小。

与手术技术相关的特定并发症

- 与FAI手术治疗相关的并发症发生率和性质根据所行的手术类型而不同。小切口开放手术避免了外科脱位相关的转子畸形愈合的风险，并显著降低了关节镜手术可能导致的髋关节关节软骨刮伤的风险，特别是在未获得8~10 mm足够的髋关节牵引之前置入器械时。
- 神经血管损伤
  - 小切口开放手术时损伤LFCN的风险最大[6]。如果术中分离了TFL和缝匠肌之间的间隙，应避免切开后者的筋膜，因为LFCN走行于其表面。解剖该间隙对于广泛暴露髋关节并非必需。
  - 本方法不存在如下与关节镜手术相关的神经损伤风险：
    - 过度的髋关节屈曲导致损伤坐骨神经。
    - 包裹不佳的会阴柱可能压迫阴部神经。
  - 有报道在髋关节镜术中过度牵引时会出现暂时性神经麻痹。
  - 关节镜和开手术均可能损伤股动脉和神经。在小切口开放手术时仔细辨认解剖标志能避免损伤这些重要结构。
- HO
  - 成形术后在关闭关节囊之前进行大量的关节冲洗可降低HO的风险。单纯关节镜手术使用高速磨钻，产生较多骨屑使HO的风险更高；此时应持续使用高流速髋关节灌洗同时持续吸引。
  - 除大量冲洗外，预防性使用吲哚美辛可最大限度地降低HO发生的风险。
- 股骨颈骨折
  - 在头-颈交界处的近侧而非远侧去除更多的骨质将导致该部位形成"咬过的苹果"样缺损[20]，而非重塑正常的凹形轮廓；该缺损可在髋关节屈曲时嵌入髋臼穹顶，破坏盂唇的密闭结构，增加术后股骨颈骨折的风险。
  - 相比之下，单纯使用关节镜更容易导致头-颈交界区重塑不充分，关节镜技术需很长的学习曲线。文献报道认为髋关节镜术后翻修的主要原因是因为对FAI畸形的重塑不足[17]。
  - 本章节描述的技术能够很好地暴露髋关节，由于成形不充分而导致手术失败的风险较小。然而，无论任何手术治疗FAI均仍有骨性突起复发的可能；在出血的骨成形切削处应用骨蜡可降低骨性突起复发的风险。
- 股骨头缺血性坏死
  - 在2个相关病例报道之前，曾认为髋关节镜术后发生AVN的风险仅为理论上存在[33,34]。目前认为，股骨头缺血性坏死可能继发于同时存在牵引及关节内压力增高的情况下。
  - 关节镜下确定髋部血供的恒定而可靠的标志是侧方的滑膜褶皱[17]。
  - 由于小切口开放手术不需要牵引，故推测AVN的风险较小，但仍需特别注意避开有支持带血管走行的股骨颈区域。由于尚无外科脱位治疗FAI增加AVN风险的报道[12]，前路骨成形手术无须髋关节脱位，因此股骨头坏死的风险很小。
  - 在笔者的大型病例序列中，使用小切口开放手术术后并发症包括1例需切除的神经瘤(0.6%)，1例股骨转子下骨折(0.6%)需切开复位内固定，1例反复的盂唇撕裂(0.6%)需行关节镜下清理，1例持续性转子滑囊炎(0.6%)需行髂胫束延长或大转子滑囊切除术[30]。

（姚晨 译，朱振中 审校）

参考文献

[1] Beck M, Kalhor M, Leunig M, et al. Hip morphology influences the pattern of damage to the acetabular cartilage: femoroacetabular impingement as a cause of early osteoarthritis of the hip. J Bone Joint Surg Br 2005;87:1012-1018.

[2] Beck M, Leunig M, Parvizi J, et al. Anterior femoroacetabular impingement: part II. Midterm results of surgical treatment. Clin Orthop Relat Res 2004;(418):67-73.

[3] Burnett RS, Della Rocca GJ, Prather H, et al. Clinical presentation of patients with tears of the acetabular labrum. J Bone Joint Surg Am 2006; 88:1448-1457.

[4] Clohisy JC, Keeney JA, Schoenecker PL. Preliminary assessment and treatment guidelines for hip disorders in young adults. Clin Orthop Relat Res 2005;441:168-179.

[5] Clohisy JC, McClure JT. Treatment of anterior femoroacetabular impingement with combined hip arthroscopy and limited anterior decompression. Iowa Orthop J 2005;25:164-171.

[6] Cohen SB, Huang R, Ciccotti MG, et al. Treatment of femoroacetabular impingement in athletes using a mini-direct anterior approach. Am J Sports Med 2012;40:1620-1627.

[7] Czerny C, Hofmann S, Neuhold A, et al. Lesions of the acetabular labrum: accuracy of MR imaging and MR arthrography in detection and staging. Radiology 1996;200:225-230.

[8] Eijer H, Leunig M, Mohamed N, et al. Cross table lateral radiographs for screening of anterior femoral head neck offset in patients with femoro acetabular impingement. Hip Int 2001;11:37-41.

[9] Eijer H, Myers SR, Ganz R. Anterior femoroacetabular impingement after femoral neck fractures. J Orthop Trauma 2001;15(7):475-481.

[10] Espinosa N, Rothenfluh DA, Beck M, et al. Treatment of femoroacetabular impingement: preliminary results of labral fixation. J Bone Joint Surg Am 2006;88:925-935.

[11] Ferguson TA, Matta J. Anterior femoroacetabular impingement: a clinical presentation. Sports Med Arthrosc 2002;10:134-140.

[12] Ganz R, Gill TJ, Gautier E, et al. Surgical dislocation of the adult hip: a technique with full access to the femoral head and acetabulum without the risk of avascular necrosis. J Bone Joint Surg Br 2001;83:1119-1124.

[13] Ganz R, Parvizi J, Beck M, et al. Femoroacetabular impingement: a cause for osteoarthritis of the hip. Clin Orthop Relat Res 2003;417:112-120.

[14] Gautier E, Ganz K, Krügel N, et al. Anatomy of the medial femoral circumflex artery and its surgical implications. J Bone Joint Surg Br 2000;82:679-683.

[15] Guanche CA, Bare AA. Arthroscopic treatment of femoroacetabular impingement. Arthroscopy 2006;22:95-106.

[16] Hack K, Di Primio GD, Rakhra K, et al. Prevalence of cam-type femoroacetabular impingement morphology in asymptomatic volunteers. J Bone Joint Surg Am 2010;92(14):2436-2444.

[17] Ilizaliturri VM Jr. Complications of arthroscopic femoroacetabular impingement treatment: a review. Clin Orthop Relat Res 2009;467:760-768.

[18] Imam S, Khanduja V. Current concepts in the diagnosis and management of femoroacetabular impingement. Int Orthop 2011;35:1427-1435.

[19] Ito K, Minka MA II, Leunig M, et al. Femoroacetabular impingement and the cam-effect. An MRI-based quantitative anatomical study of the femoral head-neck offset. J Bone Joint Surg Br 2001;83:171-176.

[20] Jackson T, Stake CE, Trenga AP, et al. Arthroscopic technique for treatment of femoroacetabular impingement. Arthrosc Tech 2013;2(1):e55-e59.

[21] Kappe T, Kocak T, Bieger R, et al. Radiographic risk factors for labral lesions in femoroacetabular impingement. Clin Orthop Relat Res 2011;469(11):3241-3247.

[22] Kassarjian A, Yoon LS, Belzile E, et al. Triad of MR arthrographic findings in patients with cam-type femoroacetabular impingement. Radiology 2005;236:588-592.

[23] Lavigne M, Parvizi J, Beck M, et al. Anterior femoroacetabular impingement: part I. Techniques of joint preserving surgery. Clin Orthop Relat Res 2004;418:61-66.

[24] Leunig M, Parvizi J, Ganz R. Nonarthroplasty surgical treatment of hip osteoarthritis. Instr Course Lect 2006;55:159-166.

[25] Li PL, Ganz R. Morphologic features of congenital acetabular dysplasia: one in six is retroverted. Clin Orthop Relat Res 2003;(416):245-253.

[26] Macfarlane RJ, Haddad FS. The diagnosis and management of femoro-acetabular impingement. Ann R Coll Surg Engl 2010;92:363-367.

[27] Meyer DC, Beck M, Ellis T, et al. Comparison of six radiographic projections to assess femoral head/neck asphericity. Clin Orthop Relat Res 2006;445:181-185.

[28] Myers SR, Eijer H, Ganz R. Anterior femoroacetabular impingement after periacetabular osteotomy. Clin Orthop Relat Res 1999;(363):93-99.

[29] Nötzli HP, Wyss TF, Stoecklin CH, et al. The contour of the femoral head-neck junction as a predictor for the risk of anterior impingement. J Bone Joint Surg Br 2002;84(4):556-560.

[30] Parvizi J, Huang R, Diaz-Ledezma C, et al. Mini-open femoroacetabular osteoplasty: how do these patients do? J Arthroplasty 2012;27(8 suppl):122-125.

[31] Peelle MW, Della Rocca GJ, Maloney WJ, et al. Acetabular and femoral radiographic abnormalities associated with labral tears. Clin Orthop Relat Res 2005;441:327-333.

[32] Peters CL, Erickson JA. Treatment of femoroacetabular impingement with surgical dislocation and debridement in young adults. J Bone Joint Surg Am 2006;88:1735-1741.

[33] Sampson TG. Complications of hip arthroscopy. Clin Sports Med 2001;20:831-835.

[34] Scher DL, Belmont PJ Jr, Owens BD. Osteonecrosis of the femoral head after hip arthroscopy. Clin Orthop Relat Res 2010;468:3121-3125.

[35] Smith-Petersen MN. The classic: treatment of malum coxae senilis, old slipped upper femoral epiphysis, intrapelvic protrusion of the acetabulum, and coxa plana by means of acetabuloplasty. J Bone Joint Surg 1936;18:869-880.

[36] Snow SW, Keret D, Scarangella S, et al. Anterior impingement of the femoral head: a late phenomenon of Legg-Calvé-Perthes' disease. J Pediatr Orthop 1993;13(3):286-289.

[37] Takeyama A, Naito M, Shiramizu K, et al. Prevalence of femoroacetabular impingement in Asian patients with osteoarthritis of the hip. Int Orthop 2009;33(5):1229-1232.

[38] Tannast M, Siebenrock K. Conventional radiographs to assess femoroacetabular impingement. Instr Course Lect 2009;58:203-212.

[39] Tanzer M, Noiseux N. Osseous abnormalities and early osteoarthritis: the role of hip impingement. Clin Orthop Relat Res 2004;429:170-177.

[40] Yun HH, Shon WY, Yun JY. Treatment of femoroacetabular impingement with surgical dislocation. Clin Orthop Surg 2009;1:146-154.

第16章 全髋关节置换术基础：术前患者评估
Basics of Total Hip Arthroplasty: The Preoperative Patient Evaluation

Scot Brown and William Hozack

定义

- 全髋关节置换术（THA）是当今最成功的手术之一[3]。
- 这种选择性的手术每年为全球数百万患者提供显著的止痛和功能改善。
- 由于其选择性，仔细的术前筛查、评估和医学检查对于继续复制或改进该手术的成功是非常重要的。

发病机制

- 髋关节疼痛或功能受限的原因有很多，下列患者是THA的良好适应证（表1）。

病史和体格检查

- 详细的病史和体格检查是必要的，以描述疼痛的原因和功能受限。
- 现病史应包括但不限于：
  ○ 评估疼痛的严重程度、性质、位置和持续时间
    - 应注意减轻和加重症状的因素*。
    - 髋关节相关的疼痛通常可在腹股沟感觉到，但也可能出现非典型性的大腿前或膝前疼痛。
    - 功能受限，如不能从事日常生活的活动（ADLs）、工作、锻炼或旅行中遇到困难。这些患者中有一些可能因为步态问题而有跌倒的危险*。
  ○ 到目前为止用过的干预措施及其有效性
    - 运动调整
    - 药物
    - 注射*
    - 辅助设备的使用*
    - 物理治疗及相关模式*
    - 减肥*
  ○ 应该询问一些具体的问题来区分真正的髋部疼痛与大腿外侧疼痛或坐骨神经痛，例如，询问疼痛的主要部位（腹股沟、大腿或臀部）以及相关症状，如膝盖以上的放射痛、远端无力或感觉异常。
- 既往史应包括以下内容：
  ○ 手术前需要更详细的术前检查和评估合并疾病，如冠状动脉和肺部疾病、糖尿病和免疫相关疾病，可能会影响手术、麻醉、恢复和愈合时间。
  ○ 药物治疗，特别是血液稀释剂、抗风湿药物、类固醇，可能需要在围手术期停用。
  ○ 对药物过敏，特别是抗生素和止痛药以及乳胶过敏。例如，有青霉素过敏记录的患者需要在术前和术后使用万古霉素或克林霉素预防感染[4]。
- 体格检查对于记录患侧髋部和同侧下肢的术前状态很重要。它还有助于确定患者误认为髋关节疼痛的其他症状的原因，如背痛，其中有相当多的患者有合并疾病[6]。
- 完整的神经血管检查可记录术前状态，并可提示患者可能需要更严格的术前检查。检查应包括以下内容：
  ○ 如果没有足背动脉搏动，可能需要踝肱指数和血管手术评估。
  ○ 远端运动力量，注意之前是否存在任何程度的足下垂。
  ○ 远端感觉。
  ○ 水肿、皮肤变化或脱发的表现，可能表明严重的血管功能障碍，可增加伤口愈合问题和感染的风险。
- 评估患侧髋关节的活动范围以及患者的步态[10]。
- 注意任何已存在的肢体不等长，这将需要在术前计划中进行纠正。
- 评估可能影响手术入路的已存在的瘢痕、皮疹或斑块。例如，银屑病斑块可能在手术前需要治疗和解决，因为它们具有更大的导致伤口感染性并发症的潜力[1,2]。

表1 需要全髋关节置换术症状的病因

骨性关节炎
骨坏死
创伤后关节炎
炎症性关节病（RA、JRA、银屑病关节炎）
发育性病因（DDH、LCP、SCFE、FAI）
急性股骨颈骨折

RA：类风湿关节炎；JRA：幼年类风湿关节炎；DDH：髋发育不良；LCP: Legg-Calvé-Perthes病；SCFE：股骨干骺滑脱；FAI：股骨髋臼撞击。

*美国医疗保险和医疗补助服务中心（Centers for Medicare & Medicaid Service）要求。

影像学和其他诊断性检查

- 最初的诊断研究应该从X线开始,应该获得一套标准的片子,包括骨盆前后位片、髋关节前后位片、蛙位片。
- 除了评估关节炎的程度,影像学检查还可通过数字化或模板用于术前规划。在关节水平放置标准标记,以允许校正放大率。对于发育不良的患者,对侧髋关节的X线检查可以帮助使用模板确定假体的大小[13]。如果最初的X线检查与患者的症状不一致,可以进行进一步的检查[5]。
  - 磁共振成像(MRI)可显示无菌性坏死、骨质疏松、盂唇病变和隐匿性髋部骨折。
  - 当患者无法进行磁共振成像时,可以进行骨扫描检查。
  - 计算机断层扫描可用于评估先天性或创伤后畸形病例的骨形态。

非手术治疗

- 髋关节功能受限的患者,如果保守治疗失败,也可以考虑行全髋关节置换术。
- 年轻的双侧髋关节疾病患者,如双侧髋关节均需手术,可进行一期双侧THA,与两期手术相比,该手术已被证明具有较低的并发症发生率和显著的成本节约[7]。
- 绝对手术禁忌证
  - 活动性感染患者
  - 未通过内科疾病筛查评估的患者应先采取非手术治疗措施,直到治疗了潜在疾病后再行手术
- 相对手术禁忌证
  - 病态肥胖[体重指数(BMI)>40 kg/m^2][9]
  - 不受控制的糖尿病[8]
  - 毒品依赖
  - 活跃的吸烟者[11]

手术治疗

- 下面几章将讨论各种固定方法和技术。

术前计划

- 知情同意在确定患者具有合适的THA指征后,必须进行详细的讨论,详细说明患者的病情诊断和预后。此时应与患者讨论手术的风险、益处和替代方案(包括其固有的风险和益处)。
- 骨科医生和患者应该从共同的决策角度来对待知情同意。这将导致更多的患者配合护理计划并与之合作,改善疗效,降低医疗事故的风险[14]。
- 一旦患者选择手术,在进行手术前必须完成几个步骤。笔者机构的方案委员会建议,作为主要关节置换术患者术前评估的一部分,应进行以下评估:
  - 常规术前检查包括全血细胞计数(CBC)和生化七项检查。在糖尿病患者中,糖化血红蛋白可由术者决定是否需要检查。
  - 对于存在尿路感染(UTI)症状、过去6个月的UTI、糖尿病史、前列腺疾病史或需要使用器械的泌尿外科手术史的患者,应考虑进行尿液分析。
  - 术前必须由合适的医生评估患者过去的病史。
  - 应进行口腔科评估,以确保手术前没有活动性感染。
  - 对于BMI>40的患者,应在手术前尝试减肥。对于无法达到这一目标的患者,应就围手术期并发症风险的增加进行讨论。
  - 服用阿司匹林的患者不应该在手术前停止服用,因为这样会增加发生心脏疾病的风险。
  - 术前服用非甾体抗炎药的患者不应停止使用这些药物,因为术前疼痛的增加会使术后疼痛控制更加困难。然而,骨科医生必须接受围手术期出血风险的增加。
  - 氯吡格雷、潘生丁和华法林应在计划手术前1周停用,达比加群(Pradaxa)和拜瑞妥(Xarelto)应至少在手术前3天停用。如果患者不适合神经阻滞麻醉,并且计划全身麻醉,患者可以按照内科会诊医师的指示继续使用这些药物。
  - 患者宣教是一个宝贵的资源,能帮助患者准备其对手术、住院时间和康复锻炼的期望。
  - 应在手术前一天在家开始术前皮肤清洁。假体周围关节感染的国际共识(http://www.msis_na/international consensus)建议术前使用非处方洗必泰2天。

(彭晓春 译,陈云苏 审校)

参考文献

[1] Day MS, Nam D, Goodman S, et al. Psoriatic arthritis. J Am Acad Orthop Surg 2012;20:28-37.

[2] Della Valle C, Parvizi J, Bauer T, et al. The diagnosis of periprosthetic joint infections of the hip and knee. Guideline and evidence report. American Academy of Orthopaedic Surgeons Web site. Available at: http://www.aaos.org/research/guidelines/PJIguideline.pdf. Accessed November 13, 2014.

[3] Learmonth ID, Young C, Rorabeck C. The operation of the century: total hip replacement. Lancet 2007;370:1508-1519.

[4] Matar WY, Jafari SM, Restrepo C, et al. Preventing infection in total joint arthroplasty. J Bone Joint Surg Am 2010;92:36-46.

[5] Newberg AH, Newman JS. Imaging of painful hip. In: McCarthy JC, ed. Early Hip Disorders: Advances in Detection and Minimally Invasive Treatment. New York: Springer, 2003:17-43.

[6] Parvizi J, Pour A, Hillibrand A, et al. Back pain and total hip arthroplasty. Clin Orthop Relat Res 2010;468:1325-1330.

[7] Parvizi J, Tarity TD, Sheikh E, et al. Bilateral total hip arthroplasty: one-stage versus two-stage procedures. Clin Orthop Relat Res 2006;453:137-141.

[8] Pedersen AB, Mehnert F, Johnsen SP, et al. Risk of revision of a total hip replacement in patients with diabetes mellitus. J Bone Joint Surg Br 2010;92-B:929-934.

[9] Rajopal R, Martin R, Howard JL, et al. Outcomes and complications of total hip replacement in super-obese patients. Bone Joint J 2013;95-B:576-763.

[10] Roder C, Staub L, Eggli S, et al. Influence of preoperative functional status on outcome after total hip arthroplasty. J Bone Joint Surg Am 2007;89:11-17.

[11] Singh J. Smoking and outcomes after knee and hip arthroplasty: a systematic review. J Rheumatol 2011;38:1824-1834.

[12] Tidermark J, Ponzer S, Svensson O, et al. Internal fixation compared with total hip replacement for displaced femoral neck fractures in the elderly. J Bone Joint Surg Br 2003;85-B:380-388.

[13] Unnanuntana A, Wagner D, Goodman S. The accuracy of preoperative templating in cementless total hip arthroplasty. J Arthroplasty 2009;24:180-186.

[14] Youm J, Chenok KE, Belkora J, et al. The emerging case for shared decision making in orthopaedics. Instr Course Lect 2013;62:587-594.

第17章 全髋关节置换术的承重面选择
Bearing Surface Options for Total Hip Arthroplasty

Eric A. Levicoff, Robert P. Good, and Peter F. Sharkey

定义

- 全髋关节置换术（THA）的承载面是由重建髋臼与替换股骨头之间形成关节的接触材料确定的。

解剖学

- 天然髋臼股骨头关节是由髋臼软骨和股骨头之间几乎无摩擦的关节组成。在重建后，所有剩余的软骨被移除，并在具有不同力学性能的材料之间产生新的关节。
- 这种关节的相关解剖包括重力和肌腱因素，它们在髋关节旋转中心（CoR）周围施加应力（图1A）。
  - 当存在旋转和轴向稳定性时，髋关节周围的应力之和为0。
  - 这些力向量的组合产生一个关节反作用力（JRF），定义为作用于髋关节 CoR 的力之和。
  - 对 JRF 有贡献的主要变量包括：
    - 体重（BW）
    - 从重心（CoG）到 CoR 的距离[杠杆臂（L）]
  - 最容易作用于 CoR 的两种主要应力：
    - 向下的力（D），由 BW 乘以体重的杠杆臂（L）组成。
    - 向上的力（U），与 D 相等且相反，由外展肌（Ab）的拉力乘以这块肌肉的杠杆臂（l）组成。
    - JRF 是这两个力的绝对和或者力 D 乘以一个因子2。
    - 这可以表示为：
      JRF = (BW×L) + (Ab×l) 或
      JRF = D + U，因为 D 必须等于 U
      JRF = 2D
    - BW 越大，CoR 离 CoG 越远[增加杠杆臂（L）]，D 越大，因此增加 JRF。

发病机制

- 随着髋关节退行性关节炎的发生，常常会在髋臼内侧形成骨赘，导致股骨头和 CoR 的外侧移位。
  - 这就形成了一个恶性循环，杠杆臂会像 JRF 一样增加，导致内侧骨赘的进一步堆积和股骨头的进一步外移（图1B）。
  - 此外，髋臼与股骨头的接触面积减小，关节面接触应力进一步增大。
- 增加 JRF 可导致疼痛、功能下降和软骨磨损速度加快。
- 此外，患者往往会反射性地俯身于受影响的髋关节，试图将他的重心（CoG）向髋关节 CoG 移动，减少杠杆臂、JRF 和疼痛。
  - 这导致步态的改变，形成 Trendelenburg 步态。
  - Trendelenburg 步态模式还通过减少抵消向下应力所需的力来减轻外展肌的负荷。
  - 随着时间的推移，这可能导致显著的外展肌萎缩和持续性功能障碍，甚至在 THA 术后。
- JRF 的概念在 THA 期间和 THA 术后仍然是相关的，THA 术后的 JRF 等于承重面上的力。
  - JRF 越大，承重面的应力越大，理论上磨损和骨溶解的速度也越快。
  - 在全髋关节置换术中，臼杯的内移放置能降低人体重量的杠杆臂，从而降低承重表面的 JRF，降低磨损率（图1C）。
- THA 术后，JRF 的增加会引起磨损颗粒的加速产生，导致几个潜在的问题：
  - 骨溶解
  - 增加假体松动和固定失效的风险
  - 假体断裂风险增加
  - 增加假体部件连接问题的风险（如锥度腐蚀）

自然病程

- 由于软骨几乎没有恢复功能，关节炎的自然病程是典型的进行性功能障碍，并随着时间的推移逐渐加重疼痛。
- 渐进的生物力学和结构变化包括：
  - 软骨分层
  - 骨赘形成
  - 股骨头和髋关节旋转中心的外侧移位
  - 外展肌无力
  - 行走功能障碍
- THA 术后，承重面将承受和天然关节软骨相同的 JRF。
  - 与任何非生物材料一样，在全髋关节置换中使用的材料会随着时间的推移而磨损。

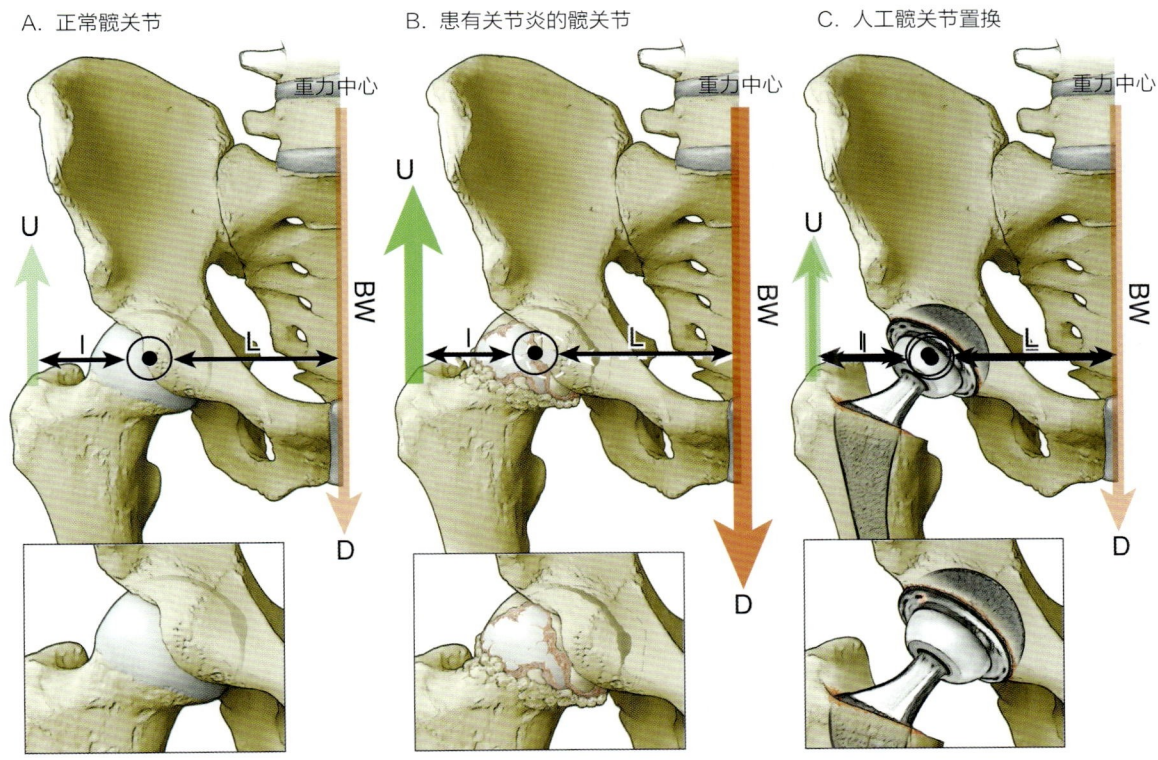

$$JRF = U + D = (Ab \times I) + (BW \times L)$$

图1 A. 示意图展示髋关节旋转中心周围构成 JRF 的各种作用力。图中 D 是向下的向量，包括体重（BW）乘杠杆臂（L）；U 是向上的向量，由外展肌的拉力乘杠杆臂（I）。B. 示意图展示这些作用力在伴有关节炎的髋关节中怎样发生改变。注意，髋臼内侧骨赘使 CoR 向外侧移位，杠杆臂增加。整体向下的力变大，补偿向上的力也变大，显著增加了总 JRF。C. 示意图展示髋臼的内移放置如何将 CoR 回到其原始位置，在 THA 后降低 JRF。

- 无论用何种承重面材料，随着时间的推移，磨损颗粒会释放到 THA 后的局部组织中，并可能导致：
  - 骨溶解
  - 滑膜炎和局部组织刺激
  - 金属离子相关病理学改变
  - 全身副作用

病史和体格检查

- 通常情况下，骨溶解是无症状的，可以在平片上偶然看到，也可以在常规的随访片中看到。
- 如果骨溶解严重，会导致假体松动，表现为：
  - 腹股沟或大腿疼痛
    - 大腿疼痛通常与股骨柄松动有关。
    - 腹股沟疼痛通常与臼杯松动或滑膜炎有关。
    - 随着时间的推移，疼痛加剧。
  - "起步"疼痛
    - 这种疼痛在开始起步时很明显，随着持续移动而消退。
    - 通常继发于松动假体的初始沉降。

- 磨损颗粒可导致髋关节滑膜炎，表现为：
  - 腹股沟疼痛
  - 无力
  - 关节肿胀
- 与严重骨溶解和(或)松动相一致的体格检查结果包括：
  - 行走时疼痛
  - 主动屈髋时疼痛，特别是主动直腿抬高
  - 肿胀
  - 触痛

影像学和其他诊断性检查

- 由于承重面磨损和骨溶解通常是无症状的，所以必须在全髋关节置换术后定期摄片复查。
  - 使用常规的高交联聚乙烯（PE），术后 5 年应进行常规随访[17,27]。
    - 其后每隔 2~3 年拍摄一次 X 线片。
    - 如果发现有溶骨性病变，应至少每年进行一次定期的 X 线检查，偶尔每 6 个月进行一次，视病变的大小和程度而定。

- 平片的敏感度相当低，尤其是在发现较小的病变方面。
- 计算机断层扫描(CT)对于骨盆周围骨溶解性病变的监测非常有用(图2)[15]。
  - CT常用于：
    - 发现较小的溶解性病变
    - 确定假体位置
    - 寻找髋关节周围软组织肿块或积液的证据
- 磁共振成像(MRI)在THA术后评价中的价值有限，因为金属假体会引起明显的伪影。
  - 更新一代的MRI序列可以减少伪影的数量[金属伪影减少(MAR)MRI]，特别是在评估THA周围软组织假瘤时有作用。检查结果可包括以下方面：
    - 实性或囊性肿块
    - 肌肉萎缩
    - 软组织破坏
- 骨扫描可作为检测或排除松动的有效手段，但不应作为主要诊断工具。
  - 骨扫描通常不能区分溶解和松动。
  - 骨扫描缺乏特异性和敏感性。
- 实验室检查通常用于区分感染、磨损和无菌性松动，应包括以下内容：
  - 含有分类计数的全血细胞计数(CBC)，这种情况通常是正常的，但在严重感染的病例中会有升高。
  - 红细胞沉降率(ESR)，通常在无菌性松动的情况下正常，但在感染病例中会升高。
  - C反应蛋白(CRP)，在无菌性松动的病例中正常，但在感染病例中会升高。
  - 血清钴和铬水平(金属对金属关节或评估组配式部件连接处的腐蚀)。

鉴别诊断

- 用于THA承重面的主要材料包括：
  - 聚乙烯(PE)
  - 钴铬(CoCr)
  - 陶瓷
- 这些材料被组合成4个主要的承重面配伍：
  - 金属股骨头与PE髋臼内衬(MoP)
  - 陶瓷股骨头与PE髋臼内衬(CoP)
  - 金属股骨头与金属髋臼内衬(MoM)
  - 陶瓷股骨头与陶瓷髋臼内衬(CoC)
- 每一种组合都有其独特的优点和缺点(表1)。

非手术治疗

- 对无症状、稳定的骨溶解和磨损的治疗包括一系列X线片和实验室检查、定期随访、活动改变和有限使用抗炎药物。
  - 如果无症状的骨溶解进展，那么为了防止进一步的骨破坏和更复杂的翻修手术，可能需要手术治疗。

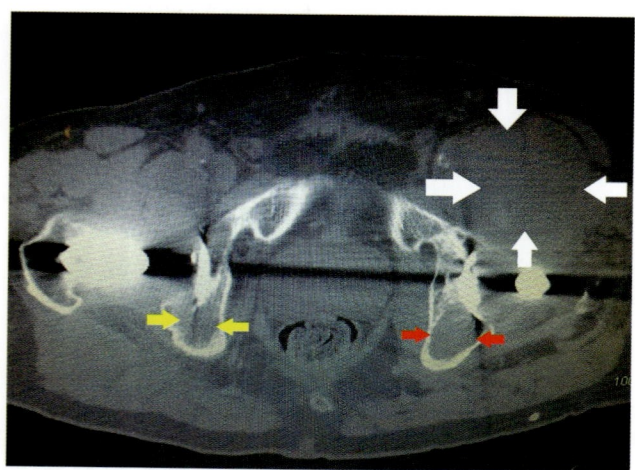

图2 CT扫描图像显示左侧髋臼后方坐骨明显溶解（红箭头），而左侧为较小的溶骨性病变（黄箭头）。另外，注意左侧髋关节前的大量积液，这表示明显的颗粒性关节周围滑膜炎（白箭头）。

表1 四种主要承重面组合的主要优缺点

承重面	优势	缺点
金属对超高分子量聚乙烯(MoP)	• 研究最多 • 最长随访 • 生物相容性好 • 成本效益高	• 与其他界面组合相比磨损率略高 • 出现"锥部腐蚀"的风险
陶瓷对超高分子量聚乙烯(CoP)	• 高润湿性 • 比MoP磨损率低 • 生物相容性好	• 昂贵 • 存在陶瓷头碎裂的轻微风险
金属对金属(MoM)	• 股骨头或内衬碎裂风险低 • 磨损率低	• 早期翻修风险更高 • 由金属碎屑和离子释放导致的局部和全身反应
陶瓷对陶瓷(CoC)	• 最高润湿性和最低摩擦 • 极低磨损率 • 生物相容性好	• 最昂贵的界面组合 • 内衬和股骨颈长度的选择少 • 碎裂的风险 • 发出异响的风险

- 有症状的骨溶解往往比较严重，经常需要手术治疗。
  - 例外情况包括：
    - 有内科禁忌证的老年患者
    - 行走活动极少或无法行走的患者
    - 极端的骨溶解使重建成为不可能

手术治疗

- THA 的目标是尽可能恢复髋关节的自然生物力学,使其恢复正常的步态,改善功能,减轻疼痛,提高生活质量。
  - 恢复髋关节 CoR,股骨的正常偏距和肢体长度是至关重要的。
- 承重面选择的正确与否是影响 THA 整体成功的重要因素。

术前计划

- 承重面通常在术前选择好,并取决于以下因素:
  - 影响假体预期终生磨损的患者的特点,包括以下几点:
    - 年龄
    - 体重
    - 预期寿命
    - 运动水平
    - 一般来说,患者越年轻、运动越活跃,就越应该考虑使用新型的承重面(MoP 之外的选择)。
  - 技术因素
    - 较大的股骨头提供了增强的稳定性,但通常有较高的磨损率。
    - 较大的股骨头也会给假体带来更大的剪切力,并可能增加假体界面微动腐蚀的风险。
    - 新型的承重面可能没有 MoP 那么多的调节选项。
    - 一些颈部长度的选择需要带领设计,减少了头-颈比例,降低了发生撞击之前的活动范围。
  - 成本
    - 陶瓷组件往往更昂贵,而金属股骨头和 PE 内衬通常是最便宜的。
    - 随着医疗系统试图用有限的可用资金来满足对全髋关节置换日益增长的需求,并在选择时考虑需求匹配,成本可能会变得越来越重要。

摩擦学

- 摩擦学的定义是研究相互作用表面在相对运动中的设计、摩擦、磨损和润滑,这对理解 THA 承重面的配伍至关重要。
- 从概念上讲,摩擦力可以看作是两个表面之间的阻力运动。
  - 摩擦系数(CoF)是用来比较不同表面互相摩擦的一个值(表 2)。
    - 它是产生运动所需要的力,除以表面之间的正常应力的比值。
    - CoF 越低,两个物体之间的摩擦力就越小。

表 2 不同材料组合摩擦的相对系数

材料组合	摩擦系数(近似)
软骨-软骨	0.003
冰-冰(湿)	0.02
钴铬-UHMWPE	0.09
陶瓷-UHMWPE	0.1
钴铬-钴铬	0.1
陶瓷-陶瓷	0.05

注:给出的各承重面材料的数值考虑了体内的表面润滑。

  - 在 THA 中,摩擦导致承重面的材料分层,这是磨损的主要原因,并导致随后的骨溶解。
  - THA 承重面的 CoF 受以下几个因素的影响:
    - 接触面积
    - 公差带
    - 表面粗糙度
    - 润滑
- 接触面积及公差带
  - 接触面积与公差带成反比。
  - 一般来说,较低的公差带和较高的接触面积是首选。
    - 接触面积越大,接触应力越小。
    - 较低的接触应力导致较低的磨损率。
    - 较低的公差带导致更有利的润滑动力学。
  - 然而,公差带低于某一点会导致极高的摩擦。
    - 没有潜在的空间留给流体导致完全失去润滑。
    - 表面之间的直接接触(近赤道接触)。
- 表面粗糙度
  - 可以认为是承重面的光滑度。
  - 在微观层面上,任何材料的表面都不是完全均匀的,有凹坑和凸出物进入或离开预定的直径。
  - 直径越均匀(即凹坑和凸出越少),表面粗糙度越小,产生的摩擦和磨损越小。
  - 表面粗糙度会随时间变化。
    - 相对于硬对软承重面组合(如 MoP 和 CoP),硬对硬承重面组合(如 MoM 和 CoC)可以有一个初始磨合阶段,在此期间表面粗糙度降低。
    - 股骨头越硬,就越不容易被第三物体(即关节内的骨碎片)划伤,后者可能会对植入后的表面粗糙度产生负面影响。

- 当两个表面之间夹有一层液膜时,就会发生润滑。
  - 液膜润滑在THA可以是完全或混合的。
    - 混合液膜润滑导致表面接触程度的变化,而全液膜润滑则完全分离两个表面,减少磨损。
    - 在一定程度上,液膜润滑允许表面粗糙度的微小变化,轻微地分离承重面。
  - 润滑受到以下几个因素的影响:
    - 流体黏度高,具有较高的黏度,更有利于润滑。
    - 两个关节面之间的公差带。
    - 表面材料和润湿性。
    - 润湿性是指流体与另一种物质相互作用的能力,并通过更均匀的液膜层来改善润滑。
    - CoC组合趋向于完全润滑,而MoM、CoP和MoP组合趋向于混合润滑[10]。

承重面的选择

聚乙烯

- 自20世纪60年代初以来,PE一直用于THA。
- 传统PE由超高分子量聚乙烯(UHMWPE)制成。
  - 超高分子量聚乙烯由乙烯聚合物链组成。
  - 包括两个主要的结构区域:
    - 晶体是折叠链的区域,赋予材料的机械性能。
    - 非晶态区域构成了材料的其余部分,对材料的力学性能没有显著的影响。
- PE技术不断发展;目前,用于THA的UHMWPE大多采用交联技术来改善磨损特性。
  - 交联是指相邻乙烯聚合物共价键合在一起的过程(技术图1A)。
    - 交联通常用γ射线或电子束照射来实现。
    - 辐射导致自由基的形成,自由基有可能在聚合物之间形成共价键。
    - 交联主要发生在非晶区。
    - 交联的数量与辐射剂量成正比。
  - 交联的优点包括:
    - 减少磨损。
    - 降低骨溶解的风险。
    - 改善了假体的寿命。
  - 交联的缺点包括:
    - 机械性能的改变,特别是疲劳和断裂抗力降低,尤其是在假体安装位置不良的情况下受到撞击时[11]。
    - 任何残留的自由基都可能导致PE的氧化和早期失效。
- 氧化是PE失效的主要原因之一。
  - 自由基在与氧气反应时产生(技术图1B)[18]。
    - 形成过氧自由基,从其他乙烯链上获取氢,形成不稳定的氢过氧化物。
    - 然后氢过氧化物与乙烯聚合物发生反应,降解成与PE机械性能降低有关的产物(酮、酸、酯)。
    - 氢的获取产生了另一个自由基,重新开始了这一过程,导致PE劣化的恶性循环。
  - 任何导致自由基生成的过程都可能导致氧化不稳定和PE失效的风险。
    - 交联
    - γ射线消毒
  - 氧化可以发生在制造过程中或之后,包括假体植入体内后。
- 制造商利用多种技术来降低氧化的风险,同时改善PE的磨损特性:
  - 灭菌技术
    - 传统的聚乙烯在历史上是使用γ射线在空气中消毒(高氧含量),导致高水平的早期氧化和失败。
    - 新一代聚乙烯通常用气体消毒,以减少自由基的产生。
    - 灭菌现在也在惰性环境中进行(通常是氮气),以消除早期氧化。
  - 热处理
    - 辐照后PE受热使晶体区域转变为无定形物质,使自由基迁移并相互结合。
    - 退火是通过将聚乙烯加热到略低于137℃熔点的温度来进行的,这允许聚乙烯保持其机械性能,但导致自由基还原程度较低。
    - 熔体将聚乙烯加热到熔点以上,使所有晶态物质转变为非晶态物质,自由基消除程度更高,但会损失一些结晶和最终的机械强度。
  - 添加维生素E
    - 维生素E是一种天然的自由基清除剂,存在于全身,保护组织免受氧化降解。
    - 维生素E可以通过几种不同的方式添加到PE中,使得维生素E在PE的表面浓度或在PE的结构中均匀分布。
    - "扩散"是指生产后添加维生素E,"混合"是指生产过程中向PE树脂中添加维生素E。
    - 在超高分子量聚乙烯(UHMWPE)中,维生素E将

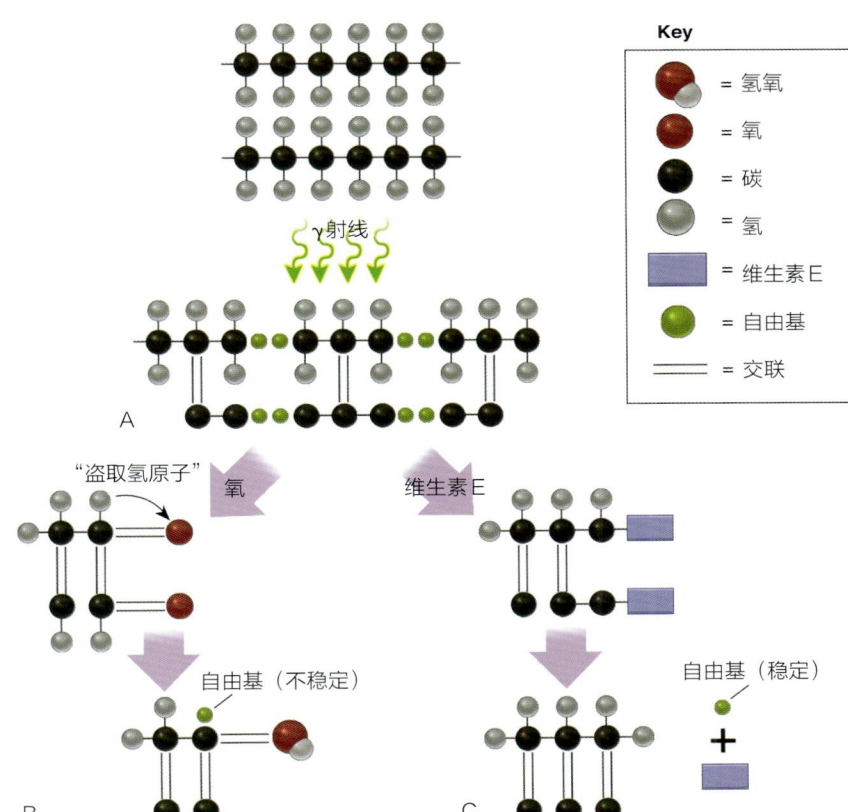

技术图1 PE交联示意图。辐射会破坏PE链，产生自由基，自由基的反应方式多种多样。A. 自由基可以相互作用，形成交联。B. 自由基能与氧反应生成过氧化氢和另一种不稳定的自由基。C. 有维生素E存在，自由基可以与维生素E中的氢发生反应，避免生成过氧化物。即使提供了氢，维生素E仍然保持稳定。

氢借给过氧自由基，消除自由基，避免氧化，并停止自由基生成的循环(技术图1C)。

钴铬合金

- CoCr是一组合金，除了通常包括镍和钼在内的其他金属外，还使用不同比例的钴和铬。
  - 钴提供了材料的机械强度和硬度，而铬溶于钴，并具有耐腐蚀性。
  - 不同浓度的金属配比产生不同的强度和耐腐蚀性。
- CoCr已用于股骨头和髋臼部件的制造，可作为髋臼承载面。
  - CoCr是目前最常用的股骨头材料。
    - 与钛相比，它具有更好的硬度，因此更能抵抗体内构象变化和第三物体磨损。
  - 由于担心局部和全身对金属磨损颗粒的反应，CoCr作为髋臼内衬的应用近年来迅速减少。

陶瓷

- 承重面陶瓷可以同时使用铝和氧化锆制造。
- 陶瓷是由晶体粉末烧制而成的。
  - 结构内的结晶称为晶粒。
  - 粒度与材料强度成反比。
    - 晶粒尺寸越大，强度越低，断裂阻力越小。
    - 晶粒尺寸的减小导致强度的提高和断裂抗力的增强。
- 陶瓷的优点包括：
  - 增加硬度，允许更精细的材料抛光和增强抗划痕性能。
  - 增加润湿性，改善润滑特性。
  - 减少磨损。
- 陶瓷的缺点包括：
  - 颈长和内衬选择较少。
  - 延展性降低，脆性增高。
  - 可能发生断裂和灾难性失效的风险。
  - 承重面异响的风险，包括吱吱声。
- 目前用于THA的陶瓷主要有两种类型，它们都是由一家公司(CeramTec, Plochingen, Germany)生产和销售的。
  - 纯氧化铝(Biolox forte)，1994年推出
  - 氧化铝基体(Biolox delta)，2003年在美国获得批准
    - 最新一代陶瓷承重面。
    - 除了铝，这种材料还含有钇氧化稳定锆和片状氧化锶颗粒，通过降低断裂起始和扩展的风险，改善了陶瓷的力学性能。

要点与失误防范

要点	失误防范
应在术前选择承重面,并适当考虑术中备用方案	• 缺乏术前计划会导致严重的问题,尤其是在手术中发现意外情况时,承重面的选择也不例外
正确的假体位置是所有承重面的必要条件	• 假体安放位置不当可能会造成毁灭性的后果,包括撞击、更高的磨损率、假体断裂和脱位
承重面的选择不能"一刀切"	• 承重面选择不当会导致性能下降、不必要的成本,或增加早期失败的风险
常规随访是必要的	• 如果没有适当的随访,可能会错过早期的不良事件
MoM已表现出明显较高的早期失败率	• 目前的数据并不完全解释早期故障率高的原因,使用这种承重面组合时应格外谨慎
CoC发出吱吱声可能是即将失败的信号	• 如果不仔细检查并跟踪这些患者,可能会导致灾难性的失败

术后处理

- 无论承重面怎样选择,术后处理都应遵循特定的标准。
- 术后早期随访应重点关注以下方面:
  - 伤口愈合
  - 早期射线摄片检查假体的稳定性
    - 假体无沉降
    - 假体合适的位置
  - 活动的进展,疼痛的缓解,生活质量的提高
- 术后随访应重点检查假体固定失效的迹象,如:
  - 骨质溶解
  - PE的偏心磨损
  - 不稳定
  - 疼痛
  - 承重面异响
  - 对金属磨屑的生物反应

结果

- CoCr和CoP
  - 最常用的承重面组合。
  - 交联和传统PE髋臼内衬的长期效果良好。
  - 在这个组合中个,较大的股骨头(≥36 mm)显著提高了稳定性,但与较小的股骨头相比,其体积磨损率更高[20]。
  - 交联聚乙烯内衬和陶瓷股骨头的组合比传统承重面组合更昂贵,但中期临床数据表明,它们有明显的优势。
  - 交联聚乙烯与传统PE内衬相比,其优点是[7,9,14,29]:
    - 磨损率降低至1/10~1/8
    - 降低骨溶解的发生率
    - 由于骨溶解较少,翻修率低
  - 陶瓷股骨头相对CoCr股骨头的优点可能包括:
    - 磨损率低[22,28]
    - 消除铬和钴股骨颈锥度腐蚀(trunnionosis)的风险[19]
- CoC
  - 极低磨损率。
  - 早期一代陶瓷的长期生存率(>20年)>84%,其中骨溶解和松动占大多数[25]。
  - 新一代陶瓷表现出良好的中期生存率,显示10年生存率>98%[5,32]。
  - 无菌性THA失败的原因包括:
    - 骨溶解
    - 松动
    - 异响
    - 假体断裂
- MoM
  - 报道的优点包括:
    - 减少磨损
    - 低碎裂风险
    - 低脱位率(由于股骨头直径增加)
  - 由于担心早期失效与金属磨损颗粒相关的局部组织不良反应(ALTR),近年来使用减少。
  - 与其他组合相比,其生存率明显降低[23,30]。
  - 最常见的失败原因包括:
    - 早期骨质溶解
    - 早期的松动
    - ALTR
  - 应谨慎使用,因为报道的早期失败率比其他承重面组合更高。目前还不清楚当使用MoM结构时,某些患者群体是否比其他患者群体更容易早期失败[4]。

并发症

- 骨溶解是关节置换术后假体周围骨的进行性破坏。

- 它通常是由对磨损颗粒的生物反应引起的[8]。
  - 任何承重面组合都可能发生。
  - 骨溶解的程度取决于磨损颗粒的生物活性。
  - 材料颗粒是其生物活性的一个重要特征，其中铬和钴颗粒尤为活跃。
  - 颗粒大小也是决定生物活性的一个重要因素，通常认为直径0.2～7μm的粒子生物活性最高。
- 骨溶解是人体试图消除微小磨损颗粒的副作用。
- 骨溶解是无菌性松动和假体周围骨折的主要原因(图3)。
- 它通常是无症状的，直到并发症发生(即疼痛性松动)。
- 骨溶解的发生与磨损颗粒及其对细胞分化、细胞增殖和细胞因子调节的影响密切相关。
  - 破骨细胞增殖增加
  - 成骨细胞增殖减少
  - 白细胞介素-1(IL-1)和肿瘤坏死因子α(TNF-α)等促炎症细胞因子的上调
  - 前胶原蛋白α_1的下调
- 磨损和松动率的增加与下列因素有关：
  - 不良的组件位置
  - 制造技术
  - 体重和活动水平的增加
- ALTR 和假瘤
  - 认为是由局部金属碎屑的释放而形成的。
  - 在任何类型的髋关节置换手术中都可能发生，但在以下情况下风险会显著升高：
    - MoM组合，据报道在这一人群中发病率高达6.5%。
    - 增加组配性(即股骨颈/股骨柄组配式设计)，特别是当不同的金属结合时。
  - 显著的局部病理结果如下：
    - 软组织损伤包括肌肉、肌腱和骨骼(图4)
    - 实性、囊性或混合性肿瘤的肿块效应
    - 疼痛
    - 骨溶解
    - 松动
  - 虽然确切的危险因素还不清楚，但某些风险应该考虑到(图5)。
  - 患者通常会出现疼痛和(或)髋关节功能障碍，但也可能无症状。
  - 对这些患者的临床评价应包括以下内容：
    - 详细的病史和体格检查，特别考虑：① 疼痛。② 行走障碍。③ 外展肌功能不全。④ 软组织肿胀。⑤ 不稳定。
    - 影像，包括以下内容：① 普通X射线。② CT扫描。③ MRI使用去金属伪影序列(MARS)，寻找占位性病变和关节周围组织破坏的证据(图6)。
    - 实验室检查应包括以下内容：① ESR。② C反应蛋白。③ 血清钴和铬水平。④ 髋关节穿刺抽液行细胞计数、分类计数和革兰染色/培养。
  - 治疗通常需要翻修手术，如：
    - 在可能的情况下，将金属部件更换为PE或陶瓷。
    - 清除所有坏死组织的创面。
    - 有可能需要进行全面的翻修手术，包括在必要时使用限制性假体。
- 承重面碎裂
  - 几乎只发生在陶瓷假体上。
  - 总体碎裂发生率较低。
    - 据报道，在一系列临床研究中，这一比例在0～2.6%[3,13,26]。

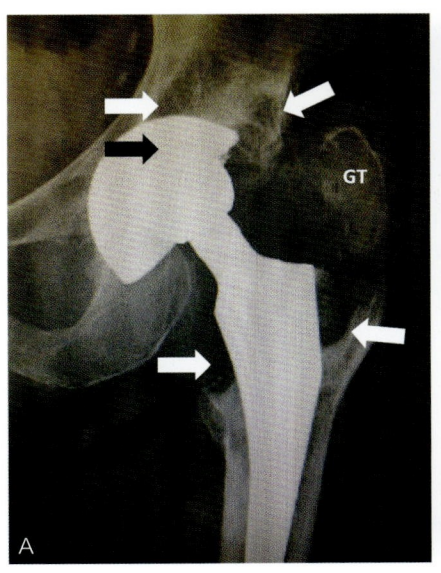
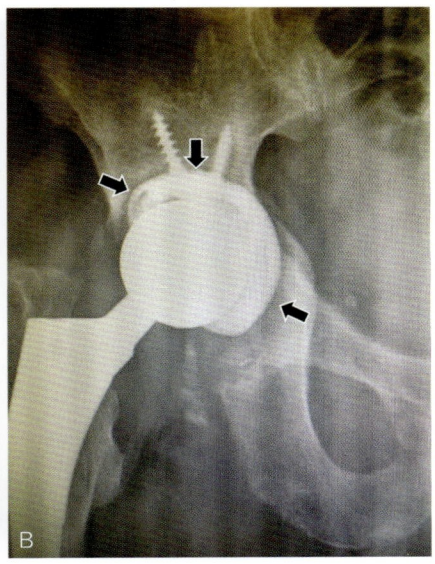

图3 A. THA严重骨溶解导致大转子骨折(GT)的图片。注意PE偏心磨损(黑箭头)，股骨和髋臼部分松动(白箭头)。B. 假体周围骨溶解导致髋臼杯松动的图片。注意围绕假体的放射透亮线(黑箭头)。

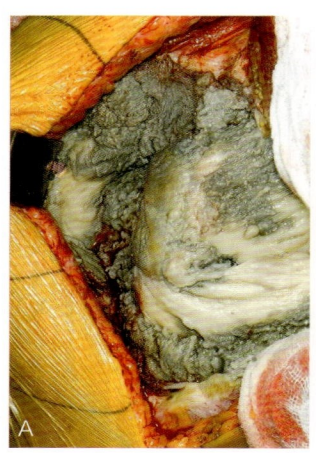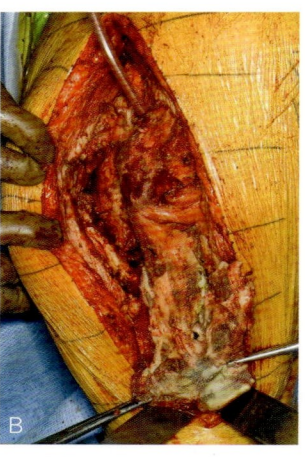

图4　A. 术中围绕MoM界面THA的巨大假瘤的照片。B. 同一患者在切除假性肿瘤时的另一张照片，显示明显的组织丢失和坏死。

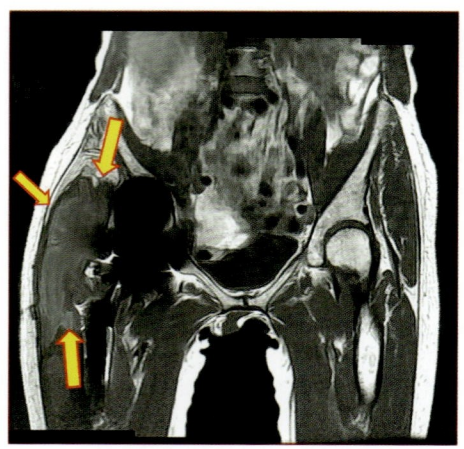

图6　MRI（MARS序列）显示MoM的髋关节周围有一个巨大的假瘤。

- 更常见累及髋臼内衬，但也可累及股骨头。
- 假体位置不当和撞击会导致碎裂风险增高。
○ 新一代陶瓷被认为具有较低的碎裂风险，原因如下：
- 较小的晶粒尺寸。
- 稳定颗粒混合成组分，以防止裂缝的产生和扩展。
○ 治疗原则包括：
- 立即固定关节，卧床休息，防止碎片分散和固定良好的假体部件破坏
- 紧急翻修
- 全滑膜切除术，去除陶瓷碎片
- 充分的关节腔冲洗
○ 研究表明，更新的陶瓷材料可能会改善陶瓷碎裂后翻修手术的效果[31]。
○ 在某些情况下，可能需要对假体进行完全翻修，而不是简单地对股骨头和内衬进行翻修[2]。
● 承重面异响
○ 使用CoC结构的发生率最高。
○ 风险因素和机制尚不清楚，但边缘负荷似乎是一个关键因素。
○ 根据研究方法（例如异响的定义），总体报道的发病率在1%~10%之间波动[16]。当患者被特别问及异响时，会注意到较高的发病率。
○ 在翻修（图7）时发现的条带磨损常常与异响有关[6]。它被认为与允许表面接触和金属转移的润滑有关。
○ 异响可以作为即将发生内衬碎裂的早期指标，应仔细检查并随访[1]。

出现炎性假瘤或局部组织不良反应的危险因素
● MoM构造
● 组配式股骨颈构造
● 女性
● 年龄超过65岁
● 大尺寸股骨头
● 臼杯外展角大于50°

图5　与金属磨损颗粒相关的局部组织不良反应最常见的危险因素列表。

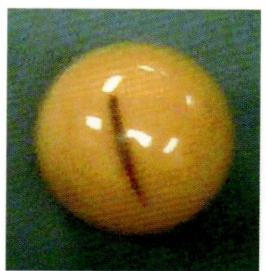

图7　显示在一个陶瓷股骨头上发现的条带磨损，本例因为产生异响而进行翻修。

（彭晓春　译，陈云苏　审校）

参考文献

[1] Abdel MP, Heyse TJ, Elpers ME, et al. Ceramic liner fractures presenting as squeaking after primary total hip arthroplasty. J Bone Joint Surg Am 2014;96(1):27-31.

[2] Allain J, Roudot-Thoraval F, Delecrin J, et al. Revision total hip arthroplasty performed after fracture of a ceramic femoral head. A multicenter survivorship study. J Bone Joint Surg Am 2003;85-

A(5):825-830.

[3] Amanatullah DF, Landa J, Strauss EJ, et al. Comparison of surgical outcomes and implant wear between ceramic-ceramic and ceramicpolyethylene articulations in total hip arthroplasty. J Arthroplasty 2011;26(6 suppl):72-77.

[4] Bozic KJ, Browne J, Dangles CJ, et al. Modern metal-on-metal hip implants. J Am Acad Orthop Surg 2012;20(6):402-406.

[5] Brandt JM, Gascoyne TC, Guenther LE, et al. Clinical failure analysis of contemporary ceramic-on-ceramic total hip replacements. Proc Inst Mech Eng H 2013;227(8):833-846.

[6] Chevillotte C, Trousdale RT, Chen Q, et al. The 2009 Frank Stinchfield Award: "hip squeaking": a biomechanical study of ceramic-on-ceramic bearing surfaces. Clin Orthop Relat Res 2010;468(2):345-350.

[7] Digas G, Kärrholm J, Thanner J, et al. The Otto Aufranc Award. Highly cross-linked polyethylene in total hip arthroplasty: randomized evaluation of penetration rate in cemented and uncemented sockets using radiostereometric analysis. Clin Orthop Relat Res 2004;(429):6-16.

[8] Dowd JE, Cha CW, Trakru S, et al. Failure of total hip arthroplasty with a precoated prosthesis. 4- to 11-year results. Clin Orthop Relat Res 1998;(355):123-136.

[9] Engh CA, Hopper RH, Huynh C, et al. A prospective, randomized study of cross-linked and non-cross-linked polyethylene for total hip arthroplasty at 10-year follow-up. J Arthroplasty 2012;27(8 suppl):2-7.

[10] Flanagan S, Jones E, Birkinshaw C. In vitro friction and lubrication of large bearing hip prostheses. Proc Inst Mech Eng H 2010;224(7):853-864.

[11] Gencur SJ, Rimnac CM, Kurtz SM. Fatigue crack propagation of virgin and highly cross-linked, thermally treated ultra-high molecular weight polyethylene. Biomaterials 2006;27(8):1550-1557.

[12] Goodman SB, Huie P, Song Y, et al. Cellular profile and cytokine production at prosthetic interfaces. Study of tissues retrieved from revised hip and knee replacements. J Bone Joint Surg Br 1998;80:531-539.

[13] Hannouche D, Nich C, Bizot P, et al. Fractures of ceramic bearings: history and present status. Clin Orthop Relat Res 2003;(417):19-26.

[14] Harsha AP, Joyce TJ. Comparative wear tests of ultra-high molecular weight polyethylene and cross-linked polyethylene. Proc Inst Mech Eng H 2010;227(5):600-608.

[15] Howie DW, Neale SD, Martin W, et al. Progression of periacetabular osteolytic lesions. J Bone Joint Surg Am 2012;94(16):e1171-e1176.

[16] Jarrett CA, Ranawat AS, Bruzzone M, et al. The squeaking hip: a phenomenon of ceramic-on-ceramic total hip arthroplasty. J Bone Joint Surg Am 2009;91(6):1344-1349.

[17] Kitamura N, Sychterz-Terefenko CJ, Engh CA. The temporal progression of pelvic osteolysis after uncemented total hip arthroplasty. J Arthroplasty 2006;21(6):791-795.

[18] Kurtz SM. The UHMWPE Biomaterials Handbook: Ultra High Molecular Weight Polyethylene in Total Joint Replacement and Medical Devices, ed 2. Burlington, MA: Academic Press, 2009.

[19] Kurtz SM, Kocagöz SB, Hanzlik JA, et al. Do ceramic femoral heads reduce taper fretting corrosion in hip arthroplasty? A retrieval study. Clin Orthop Relat Res 2013;471(10):3270-3282.

[20] Lachiewicz PF, Heckman DS, Soileau ES, et al. Femoral head size and wear of highly cross-linked polyethylene at 5 to 8 years. Clin Orthop Relat Res 2009;467(12):3290-3296.

[21] McClung CD, Zahiri CA, Higa JK, et al. Relationship between body mass index and activity in hip or knee arthroplasty patients. J Orthop Res 2000;18(1):35-39.

[22] Meftah M, Klingenstein GG, Yun RJ, et al. Long-term performance of ceramic and metal femoral heads on conventional polyethylene in young and active patients: a matched-pair analysis. J Bone Joint Surg Am 2013;95(13):1193-1197.

[23] Milošev I, Kovac S, Trebse R, et al. Comparison of ten-year survivorship of hip prostheses with use of conventional polyethylene, metal-on-metal, or ceramic-on-ceramic bearings. J Bone Joint Surg Am 2012;94(19):1756-1763.

[24] O'Neill SC, Queally JM, Devitt BM, et al. The role of osteoblasts in peri-prosthetic osteolysis. Bone Joint J 2013;95-B(8):1022-1026.

[25] Petsatodis GE, Papadopoulos PP, Papavasiliou KA, et al. Primary cementless total hip arthroplasty with an alumina ceramic-on-ceramic bearing: results after a minimum of twenty years of follow-up. J Bone Joint Surg Am 2010;92(3):639-644.

[26] Porat M, Parvizi J, Sharkey PF, et al. Causes of failure of ceramic-on-ceramic and metal-on-metal hip arthroplasties. Clin Orthop Relat Res 2012;470(2):382-387.

[27] Ries MD, Link TM. Monitoring and risk of progression of osteolysis after total hip arthroplasty. Instr Course Lect 2013;62:207-214.

[28] Roy ME, Whiteside LA, Magill ME, et al. Reduced wear of cross-linked UHMWPE using magnesia-stabilized zirconia femoral heads in a hip simulator. Clin Orthop Relat Res 2011;469(8):2337-2345.

[29] Thomas GE, Simpson DJ, Mehmood S, et al. The seven-year wear of highly cross-linked polyethylene in total hip arthroplasty: a doubleblind, randomized controlled trial using radiostereometric analysis. J Bone Joint Surg Am 2011;93(8):716-722.

[30] Topolovec M, Milošev I. A comparative study of four bearing couples of the same acetabular and femoral component: a mean follow-up of 11.5 years. J Arthroplasty 2014;29(1):176-180.

[31] Traina F, Tassinari E, De Fine M, et al. Revision of ceramic hip replacements for fracture of a ceramic component: AAOS exhibit selection. J Bone Joint Surg Am 2011;93(24):e147.

[32] Yeung E, Bott PT, Chana R, et al. Mid-term results of third-generation alumina-on-alumina ceramic bearings in cementless total hip arthroplasty: a ten-year minimum follow-up. J Bone Joint Surg Am 2012;94(2):138-144.

[33] Wiley KF, Ding K, Stoner JA, et al. Incidence of pseudotumor and acute lymphocytic vasculitis associated lesion (ALVAL) reactions in metal-on-metal hip articulations: a meta-analysis. J Arthroplasty 2013;28(7):1238-1245.

第18章 全髋关节置换术并发症的预防
Prevention of Complications in Total Hip Arthroplasty

Eric B. Smith

定义

- 全髋关节置换术（THA）在世界范围内成功应用于关节炎、骨坏死和股骨颈骨折的治疗，取得了预期的良好效果。成功的全髋关节置换术的标准与50年前没有什么不同：手术应该是安全、有效和持久的。毫无疑问，全髋关节置换术能有效地减轻疼痛，改善功能。此外，生物工程已经取得了巨大的进步，提高了植入物的耐用性，因此大多数THA患者永远不需要担心他们的髋关节植入物需要翻修。通过适当的术前计划和精确的手术技术，全髋关节置换术是一种非常安全的手术。尽管如此，并发症还是会发生，我们必须将手术的风险降到最低。
- 全髋关节置换术的术中并发症从小到大不等，如股骨锉磨过程中出现的细小裂纹，很容易用环扎索修复；大到可能导致死亡或肢体坏死的灾难性血管损伤。彻底了解骨盆的骨结构和周围的神经血管解剖是必要的，以减少损伤的风险，需要最佳的手术暴露与安全放置牵开器。并发症可由直接损伤引起，如血管损伤、周围神经损伤或术中骨折。另外的并发症可能是由于技术不佳，可能导致感染或不稳定和脱位。值得注意的是，所有这些并发症的发生率在翻修手术中较高，骨科医生和患者应做好适当的准备，并就其发生的可能性进行沟通。
- 虽然这超出了本章的范围，但THA术后与手术技术无关的围手术期并发症往往是可以预防的。充分的术前评估和适当的患者选择可以显著影响THA患者的手术结果。合并严重并发症的患者应在手术前进行药物优化。那些有糖尿病、严重肾脏或肝脏疾病的患者，手术部位感染（SSI）的风险更高。病态肥胖患者需要更复杂的外科手术，伤口并发症、感染和骨折的风险更高。此外，骨科医生必须积极参与患者的术后管理，以确保患者的医疗和身体健康。
- 此外，并发症可以发生在植入物和承重面本身。关于摩擦学和植入材料的讨论可以在其他章节中找到。然而，作为骨关节重建骨科医生，最常处理的许多并发症通常不是由于技术错误，而是由于所做的决定。使用全髋关节置换术的最新突破通常是一个危险的命题，许多聪明的骨科医生屈服于这种压力，结果却发现他们面临着意想不到的并发症。
- 本章回顾髋关节周围的解剖结构，然后讨论以下并发症：血管损伤、周围神经损伤、假体周围骨折、关节假体周围感染（PJI）和脱位。

解剖

- 髋关节是由股骨头与髋臼连接而成的滑膜关节。髋臼是在骨盆无名骨内形成的凹窝。青春期时，髂骨、坐骨和耻骨联合形成髋臼。髋臼周围是重要的神经血管结构，这些结构的解剖位置是了解神经血管损伤风险的关键。
- 在后方，骶棘韧带从骶骨外侧边缘延伸至坐骨棘。骶结节韧带较大，从骶骨背外侧缘和髂骨后表面向坐骨结节延伸。骶棘韧带和骶结节韧带的附着物分别包裹着坐骨小切迹和坐骨大切迹，形成坐骨大孔和小孔。穿过坐骨大孔的结构是梨状肌，坐骨神经，臀上和臀下神经和动脉，阴部内神经、动脉、静脉，闭孔内肌的神经，股方神经，大腿后侧皮神经。穿过坐骨小孔的结构是闭孔内肌肌腱、闭孔内肌神经、阴部神经和阴部内动脉。臀上神经和动脉在梨状肌上方。臀下神经和动脉以及坐骨神经在髋关节后、梨状肌下方、上孖肌上方穿出（图1）。
- 坐骨神经是人体最大的神经。它起源于骶神经丛（L4～S3），并通过梨状肌前内侧穿出坐骨大孔。坐骨神经在腘窝处分为腓总神经和胫神经。近端，坐骨神经的腓总区位于外侧，结缔组织覆盖较薄。坐骨神经受伤时，通常是腓总神经受到影响。当坐骨神经从坐骨大切迹出来时，它有解剖学上的变异。84%的情况下，它以单根神经的形式从梨状肌远端穿出。在16%的情况下，可能有一根分支从近端、后端或肌肉中穿过。

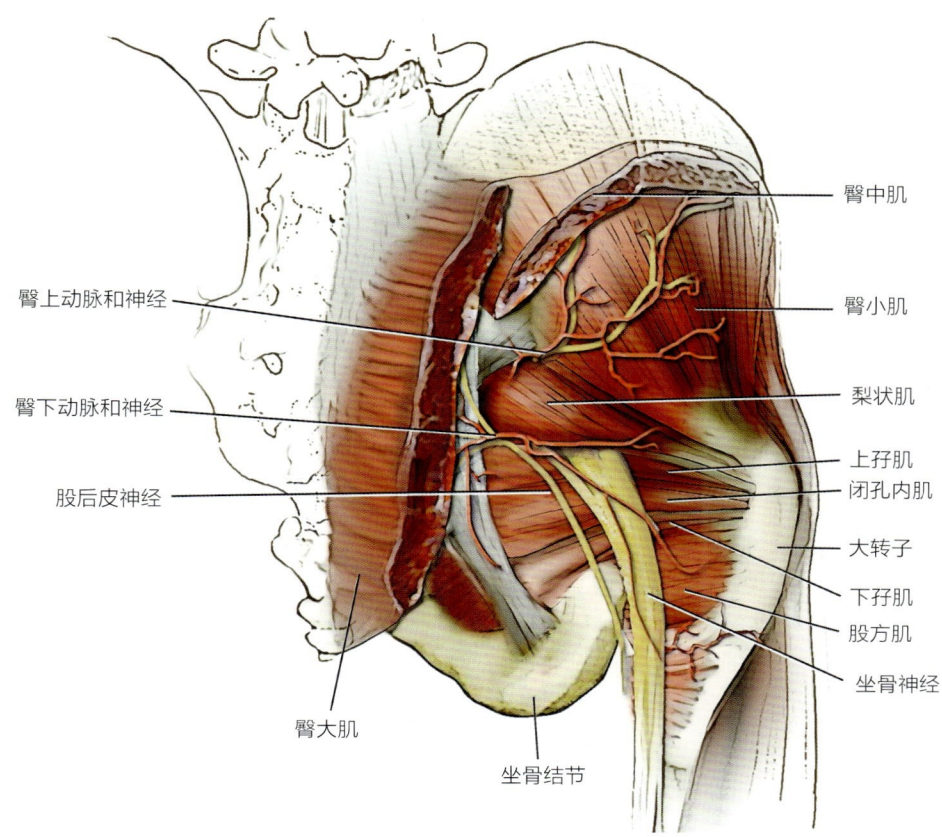

图1 髋关节后部。坐骨神经是后方风险的主要结构。

- 前方,神经血管结构在腹股沟韧带下的股三角内进入大腿。三角形的边界是外侧缝匠肌,内侧耻骨肌和上方腹股沟韧带。股三角内从外侧到内侧是股神经、股动脉、股静脉和淋巴管。构成股三角底的肌肉,从外侧到内侧是髂肌、腰肌、耻骨肌和长内收肌。股外侧皮神经位于髂肌表面,在腹股沟韧带外侧附着下出骨盆。它可以在髂前上棘下方6~8 cm处找到,并向缝匠肌表面走行。股动脉位于髂腰肌表面,分出股深动脉,供应大腿前内侧部分、穿支和股外侧肌。旋股外侧动脉和旋股内侧动脉起源于股深动脉。旋股外侧动脉向大转子发出上行分支,这在前外侧入路中是有损伤风险的。旋股内侧动脉是股骨头的主要血流来源,它位于髂腰肌和耻骨肌之间的后方、股方肌的前方(图2)。
- 股神经(L2~L4)位于腰肌腹侧,是股三角的最外侧结构。在用牵开器牵开显露髋关节时,有受伤的风险,而不是在扩髓或锉磨过程中。
- 在下方,闭孔神经和动脉通过闭孔管离开骨盆。后支向下延伸至髋臼横韧带。
- 臀上神经和动脉在臀小肌和臀中肌之间延伸到阔筋膜张肌。臀上神经的分支可以在距离大转子5 cm内穿过。
- 由于非骨水泥髋臼内固定螺钉在全髋关节置换术中较为常见,因此有必要对髋臼的解剖进行深入的了解。沿着髋臼内侧皮质表面的是髂外血管、股动脉和闭孔血管以及神经。Wasielewski等描述了一种安全放置髋臼螺钉的四象限系统(图3)。象限是由髂前上棘穿过髋臼中心到髋臼后凹的直线形成,将髋臼一分为二;第二条线在髋臼中点垂直于第一条线,形成四个象限。后上象限和后下象限包含最好的骨量,放置螺钉被认为是安全的。前上象限和前下象限被认为是危险的,应避免在这两个象限使用螺钉,以免损伤髂外血管和闭孔神经。

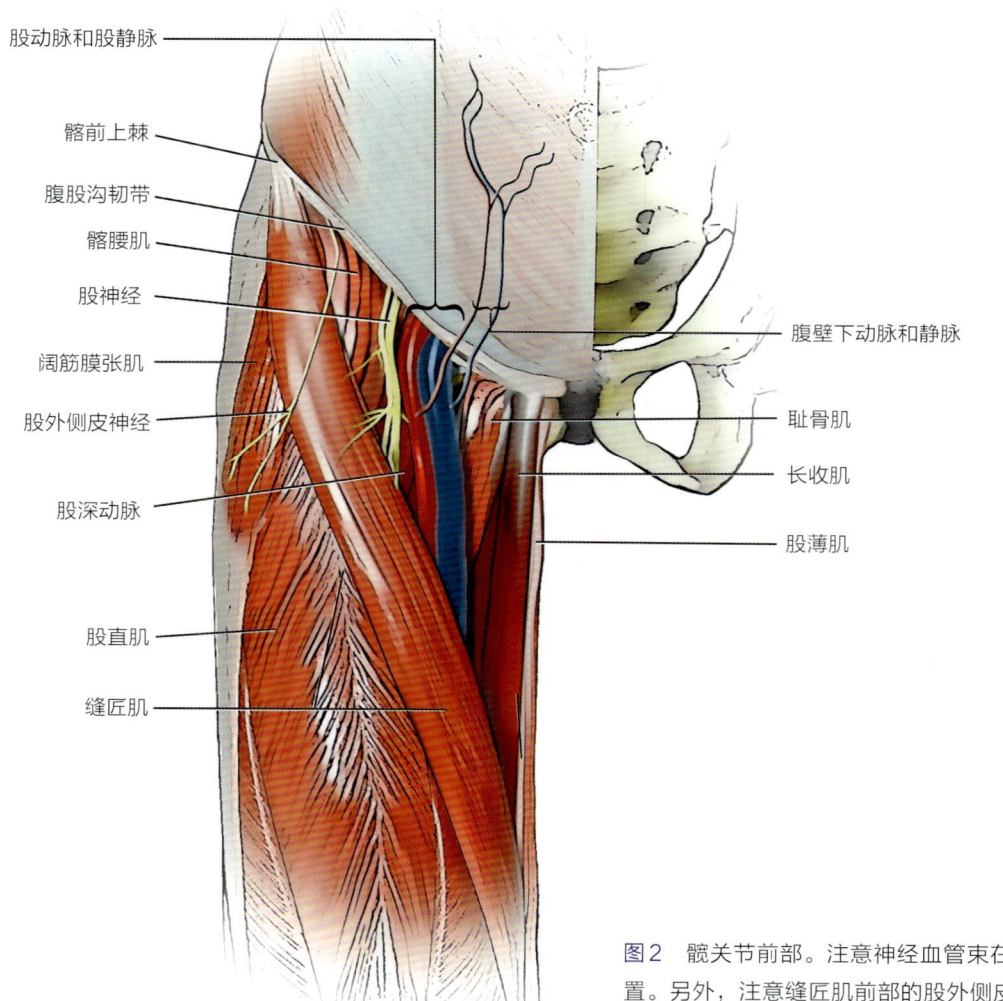

图2 髋关节前部。注意神经血管束在髋关节正前方和内侧的位置。另外,注意缝匠肌前部的股外侧皮神经,在髋关节直接前入路中有损伤风险。

图中标注(自上而下,左侧):股动脉和股静脉、髂前上棘、腹股沟韧带、髂腰肌、股神经、阔筋膜张肌、股外侧皮神经、股深动脉、股直肌、缝匠肌;右侧:腹壁下动脉和静脉、耻骨肌、长收肌、股薄肌。

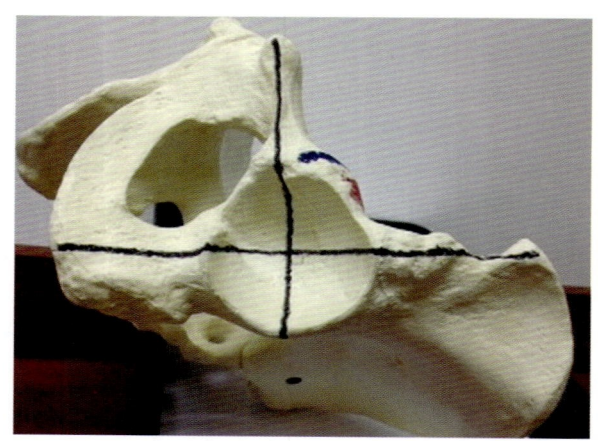

图3 骨盆平卧位模型。Wasielewski等描述的象限是由髂前上棘穿过髋臼中心到后中央凹的一条线,第二条线在髋臼中点垂直于第一条线,由此形成四个象限。后上象限和后下象限螺钉植入被认为是安全的,而前上象限和前下象限被认为是危险的,应该避免。

血管损伤

- 血管损伤是全髋关节置换术中最具灾难性的并发症之一,可导致生命或肢体的丧失。报道的伤害发生率为0.08%~0.25%。Sharma等报道了全髋关节置换术后血管损伤患者的总死亡率为7%,肢体丧失发生率为15%。血管损伤最重要的治疗是预防。骨科医生必须对周围的解剖结构有敏锐的意识,如果在手术中或术后遇到过多出血或存在不明原因的低血压,必须高度警惕。除了麻醉医生对急性低血压的重点监测外,术后在复苏室仔细监测患者生命体征的变化对及时发现血管损伤至关重要。虽然血管的直接损伤可能导致出血,但间接损伤可能发生在肢体的常规操作过程中,因为血管可以被拉伸、扭曲和压迫。血管的牵拉会导致内膜撕裂和剥脱,造成动脉完全栓塞。

- 一般来说,THA最常见的危险血管是髂外动脉和静脉、股动脉和静脉、股深动脉和静脉、闭孔动脉和静脉。无论髋关节的入路如何，所有这些血管都可能处于危险中，因为它们主要是在髋臼暴露期间受影响的。在翻修过程中，血管损伤的风险显著增加。需要移除植入物和(或)骨水泥以及瘢痕组织、异位骨化和骨异常都是造成较高风险的原因。此外，有外伤史、既往放疗史、先天性畸形和现有周围血管疾病的患者发生血管损伤的风险增加。

- 准确了解髋关节周围的解剖结构对安全暴露至关重要。用适当的牵开器保护血管，避免误入软组织，可以帮助避免受伤。直接损伤的来源多种多样：手术刀、骨刀、牵开器、骨碎片、铰刀、钻头、螺钉、骨水泥和植入物本身。暴露时仔细解剖和放置牵开器，可通过各种途径获得安全的结果。骨科医生也有责任确保他们的助手所持牵开器不会滑动或移动到不安全的位置。

- 在前方，髂外血管和股血管有危险。它们经过髂腰肌表面跨过髋关节。尸体解剖显示，股血管位于距髋关节前方关节囊 1 in(2.54 cm) 之内[11]。因此，关键是前方牵开器直接放置到髋臼前壁，放在所有盂唇组织的浅面，股直肌间接头、髂腰肌的深面(图4)。如果牵开器不慎扎进肌肉，应该小心地取出并观察渗血情况。在下方解剖显露、放置牵开器或去除植入物/骨水泥的过程中，容易损伤闭孔血管。在对股骨进行操作时容易损伤股深血管，特别是在放置环扎线时。然而，全髋关节置换术中血管损伤的主要风险来自髋臼螺钉的使用。正如解剖部分所示，Wasielewski 等[49]所描述的象限系统对于避免钻孔和插入髋臼螺钉时对髂外血管和闭孔血管的损伤至关重要。螺钉只能放置在后上象限和后下象限(见图3)。

- 在翻修手术中，安全移除假体也是至关重要的。如果植入物或骨水泥进入骨盆，手术过程中应准备好血管

外科的支持。Lewallen[24]建议，在髋关节暴露前，应定位盆腔内的血管。另一种选择是在髋关节暴露前将血管内球囊鞘置入股动脉。如果盆腔内植入物取出时发生大出血，则可将其充气以填塞血管。急诊血管外科介入治疗可以在一定程度上控制出血。

- 血管损伤的典型征象是突然出血(动脉搏动性)、低血压、心动过速、血红蛋白降低、尿量减少和(或)大腿或腹部肿胀。如果发生大出血，直接按压该部位，并立即寻求血管外科帮助。麻醉师应立即给药。如果患者血流动力学稳定，可以进行血管造影和经导管栓塞。如果患者情况不稳定，必须立即探查。

- 在发生血管并发症的情况下，为了挽救患者的生命和(或)肢体，早期识别和及时采取行动是必要的(无论是术中还是术后)。这些不幸的结果是真实存在的，高度警觉对于避免血管损伤的发生至关重要。

周围神经损伤

- 无论何种手术入路，初次 THA 术后主要神经损伤的总发生率为 0.6%～2.9%[12,20,38,44]。据报道，THA 翻修手术后神经损伤的发生率为 3.2%～7.6%，初次 THA 中有 5.2% 先天性髋关节脱位或发育不良患者出现神经损伤[22,41,44]。此外，普遍认为下肢延长 >4 cm 是导致神经麻痹的危险因素[13]；然而其他研究表明，下肢延长量与神经损伤之间没有关系[38]。

- 两个最大和最关键的结构是股神经和坐骨神经(见图1和图2)。臀上神经和闭孔神经也有危险，随着直接前路使用的增加，股外侧皮肤神经失能很常见。最常见的运动神经损伤是坐骨神经，其次是臀上神经、闭孔神经和股神经。坐骨神经的腓总支由于其解剖特征，常受损伤。如前所述，腓神经位于较外侧，结缔组织覆盖面较薄，因此更容易受伤[44]。

- 尽管任何一种髋关节入路都可能发生神经损伤，但根据解剖方法的不同，某些神经的风险可能更高。髋臼经后入路暴露时，应触诊坐骨神经，并用后霍曼牵开器保护坐骨神经。在暴露股骨近端时，腿的位置很重要。屈曲、内旋、内收髋关节可导致坐骨神经张力增加。因此在术前准备过程中，在大腿下放置一个柔软的布巾卷以避免内收，可以减少神经的紧张。在外侧、前外侧和直接前路手术中，髋臼前牵开器对股神经有危险。如前所述，紧贴骨骼并在股直肌间接头深部精确放置拉钩对保护神经很重要。特别是直接前路，股外侧皮肤神经经常受到影响。在一份报道中，81%的患者神经失能；然而，这并没有导致任何功能受限[17]。直接外侧入路(Hardinge 入路)时臀上神经有损伤风险。神

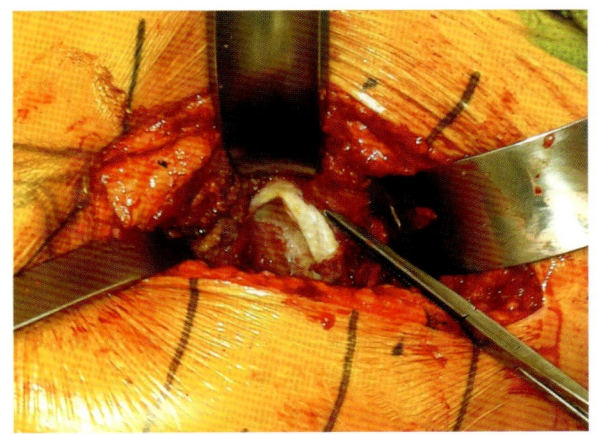

图4 髋臼暴露。注意，前方牵开器（在照片的顶部）被直接放置在盂唇的表面，并深入到股直肌间接头的深面。Kocher 钳指向这两个结构之间的间隙。

经经过大转子顶端 5 cm 以内，因此，避免劈开臀中肌>5 cm 可保护神经。

- 与血管损伤类似，外周神经的损伤可由直接的机械压迫、牵张或热损伤引起。如果存在畸形，或瘢痕过多、异位骨化、先前的放疗或以前的植入物存在，受伤的风险就会增加。了解周围的解剖结构对保护这些结构同样至关重要，在 THA 翻修手术中，有报道神经被环扎线包裹[28]。股神经、坐骨神经和闭孔神经可以附着或包裹在髋臼骨水泥中[27]。如果有后壁缺损，坐骨神经会附着在一个多孔包覆的髋臼组件上，并且在移除植入物时存在危险。然而，当术后诊断出神经损伤，往往很难确定它的原因。THA 术后神经损伤的原因尚不清楚，可能是多因素造成的。

- 周围神经损伤的患者，其解剖分布和特定神经的皮肤上会出现运动和感觉障碍。如果发生神经直接损伤，术后神经失能通常会立即显现。然而，神经麻痹可以出现在术后长达 36 小时或更长时间。术后 2 天内所有 THA 患者的神经血管监测和在复苏室立即进行评估都至关重要。早期神经麻痹可能是血管损伤的第一个迹象，应该立即排除。

- 应记录有关神经血管状况的准确查体结果以及引流或肿胀的伤口评估。术后应立即进行影像学检查，以评估植入物、螺钉、环扎丝、骨水泥或骨碎片的位置。计算机断层扫描（CT）或磁共振成像（MRI）可获得进一步明确的假体位置或扩散的血肿。如果存在硬膜外血肿，应进行腰椎 MRI 检查（如果进行了椎管内麻醉）。紧急清除血肿已被证明可以改善预后[7]。如果硬的物体对神经造成损伤，应将其移除[24]。为预防神经损伤，一些学者推荐采用体感诱发电位术中监测，然而这样耗费时间，可能出现假阳性结果[43]。此外，在一项比较使用监测和不使用监测的 THA 病例研究中，使用监测并没有减少神经损伤的数量[41]。

预后

- 损伤后的神经功能恢复差异较大。改善可能会持续 2~3 年，而且不可预测。一些学者认为康复与受伤程度有关，而另一些学者则认为两者没有相关性[24,38]。对神经的直接损伤往往比拉伸损伤有更好的结果。股神经麻痹的改善优于坐骨神经麻痹，孤立腓总神经麻痹的改善优于完全坐骨神经麻痹[13,50]。如果神经麻痹只涉及感觉而不涉及运动，或者运动功能在术后早期开始恢复，那么预后有利于康复[44]。

术中假体周围骨折

- 对于缺乏经验和经验丰富的骨科医生来说，假体周围骨折都是一个挑战。术中股骨骨折占初次骨水泥 THA 的 0.1%~3.2%，初次非骨水泥 THA 的 3%~5.4%。翻修手术中骨折的发生率明显较高，有些报道的发生率为 30%[5,31]，而术中髋臼骨折较少见。骨折可发生在骨准备过程中；髋关节脱位或复位，准备植入新的假体或者移除先前的假体时。

- 骨质疏松症、畸形、骨溶解、骨缺损和小尺寸的患者骨折的风险增加。Sheth 等[47]回顾了 5 000 多名 THA 患者，发现女性、高龄和髋关节发育不良的骨折风险增加。其他危险因素包括类风湿关节炎、Paget 病和长期类固醇使用[26]。手术技术和植入物的设计也会增加术中骨折的风险。微创手术（MIS）入路出现术中骨折的风险升高[18,19]。与许多并发症一样，了解骨折的危险因素有助于预防骨折的发生。

股骨骨折

- 描述股骨假体周围骨折类型并能指导治疗的最常用系统是 Masri 等描述的 Vancouver 分类[29]，该系统基于骨折的位置和股骨柄的固定。A 型骨折是仅累及大转子（AG）或小转子（AL）的稳定骨折。B 型骨折发生在股骨柄周围或紧邻柄的尖端下方。B1 型表明骨折发生在股骨柄周围，而股骨柄固定良好。B2 型也累及股骨柄，而股骨柄是松动的。B3 型骨折包括松动的股骨柄和较差的可用骨量。C 型骨折发生在股骨柄尖以外的远端，因此不影响股骨柄的固定。术中骨折的 Vancouver 系统保持相同的解剖定义（A、B、C 型）；然而，增加了额外的亚型来表明骨折的质量。亚型 1 指单纯皮质穿孔；亚型 2 为非移位的线性骨折；亚型 3 表示移位或不稳定的骨折[10]。

手术的风险

- 手术暴露对进行安全、功能良好的髋关节置换至关重要。如果手术暴露受到 MIS、病态肥胖，或肌肉发达的影响，假体周围骨折的风险就会增加[18]。在扩髓、打拔或植入过程中，因进入股骨髓腔而造成的张力会导致穿孔或骨折。使用非骨水泥植入物会增加骨折的风险。为了获得压配稳定性,可能会突破骨组织的扩张强度。股骨柄的设计已被证明会影响骨折风险,股骨假体翻修中出现骨折的风险最高。由于骨溶解或应力遮挡,骨质变弱出现骨折的风险增高。骨折可以发生在植入物或骨水泥去除的过程中。髓腔内硬化基座的存在可能导致偏心扩髓或锉磨,从而导致穿孔。长而直的铰刀和植入物插入前弓较大的股骨也增加了穿孔和骨折的风险。

- 在手术过程中,高度怀疑术中骨折,彻底暴露周围的骨骼和检查是立即诊断和治疗术中骨折的基础。骨折可能发生在植入物的植入或移除、扩髓、锉磨或髋关节脱位过程中。在植入物的打入过程中,以下任何细微之处都可以表明骨折已经发生:植入物位置的突然改变,对敲击打入突然失去抵抗力,或在敲击植入物时可听到的音高发生变化。楔形股骨柄与干骺端或骨干接触股骨柄或骨水泥股骨柄相比,骨折发生率最高[30]。在扩髓、锉磨或植入时也可能发生皮质穿孔。当暴露不足[由于骨科医生和(或)病态肥胖、肌肉非常发达的患者暴露不足],并强制扩髓或插入时,穿孔的风险显著增加(图5)。

治疗
- 适当的骨折治疗可以产生非常成功的结果。确认骨折,完全暴露确定骨折的程度,稳定的内固定都是必要的治疗。如果怀疑有骨折,请取出植入物或股骨锉,并将骨折完全暴露,以便直接观察。如果确定骨折的全部范围有困难,应使用透视或X线片。
- 大转子骨折可以用转子爪和(或)环索治疗。干骺端周围的非移位线性骨折可以通过环扎钢缆和股骨柄部复位来稳定。该技术取得了良好的效果,16年的股骨假体生存率可达100%[4]。用环扎钢缆固定可减少移位裂缝,然后植入股骨柄。如果骨干骨折是稳定的,可以用标准复位和钢板、螺钉和钢缆内固定治疗。如果股骨柄不稳定,必须植入长柄股骨柄并固定。如果骨量不足,可以用同种异体骨板作为辅助固定。
- 皮质穿孔可以用刮匙、弯曲止血钳或术中透视/X线片来鉴别。如果注意到穿孔,则需要将缺陷完全暴露,以确保没有骨折线在缺陷之外向远处扩展。长柄植入物应跨过两个皮质直径的距离。环扎钢缆可以放置在骨穿孔远端周围,以确保在扩髓、锉磨和植入植入物时不发生骨折延长。如果穿孔范围较大,考虑在缺损上放置异体皮质骨板以增强修复效果。
- 骨折可能在术中漏诊,因此,所有患者应在复苏室接受术后X线片检查。除了评估植入物的定位、大小等,还

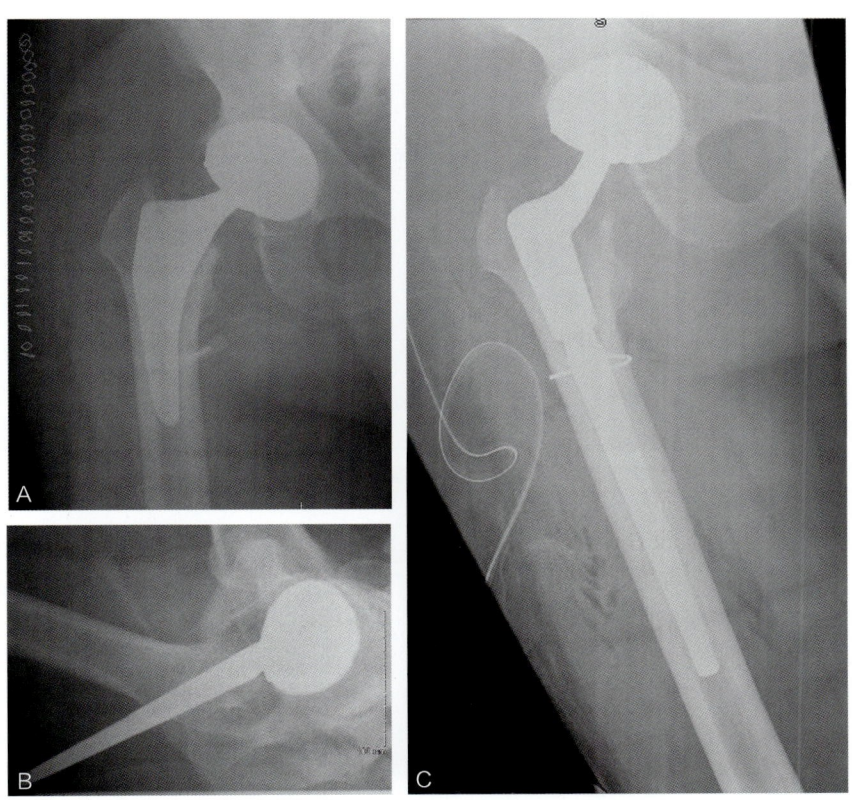

图5　A. 术后即刻前后位(AP)X线片,显示THA术后股骨假体经前路入路后合适的位置。B. 随访侧位X线片,显示股骨干通过股骨后干骺端穿孔放置,可能是由于暴露困难而导致的。C. 股骨柄翻修成骨干固定的股骨柄后的AP平片。

应仔细检查假体周围是否存在骨折。如果在术后X线片上看到骨折线,则评估骨折和股骨柄的稳定性。如果两者都表现稳定,则可以在受保护的情况下部分负重。密切的影像学随访监测骨折移位是必要的,如果骨折或植入物最初不稳定或在随访中变得不稳定,应进行翻修手术。

髋臼骨折

- 术中髋臼假体周围骨折少见;然而,随着使用压配杯的增加,发病率也在增加。为了达到足够的固定和稳定性,髋臼组件被设计用来在打入时产生宿主骨的塑性变形。通常情况下,组件的尺寸略大于扩髓量(即扩髓不足),这可能会导致打入时髋臼骨折。Peterson和Lewallen[39]将髋臼假体周围骨折分为两种类型:植入物稳定型(1型)和植入物不稳定型(2型)。

手术的风险

- 螺钉常用于加强非骨水泥髋臼部件的固定。由于对螺钉微动和骨溶解的担忧,可以使用大尺寸的臼杯压入锉磨不足的骨床以获得压配。在臼杯打入过程中,尤其在骨质疏松的病例,可能导致骨折。Curtis等[9]发现,当半球形非骨水泥杯的扩髓不足达到4 mm时,发生骨折的风险很大。Sharkey等[45]报道了13例髋臼骨折,发现骨质疏松和臼杯过大是骨折的危险因素。笔者建议骨质疏松症患者采用号对号扩髓。与股骨一样,翻修手术中骨折的风险增加,取出固定良好的臼杯会导致周围骨量的损失。此外,将植入物压入因骨溶解而明显变弱的骨床中也会导致骨折和固定不良。

治疗

- 髋臼骨折的治疗依赖于植入物的固定。如果骨折是在打入臼杯时发生的,且该臼杯固定良好,则植入物可以保持原位,患者在受保护的情况下负重即可。如果有螺钉孔,可以添加螺钉来加强固定(图6)。如果植入物不稳定,必须将其取出,并评估周围的骨量。在大多数骨折中,缺损处进行植骨和植入多孔翻修杯可以实现固定,但在植入臼杯前可能需要钢板固定。尽管有这

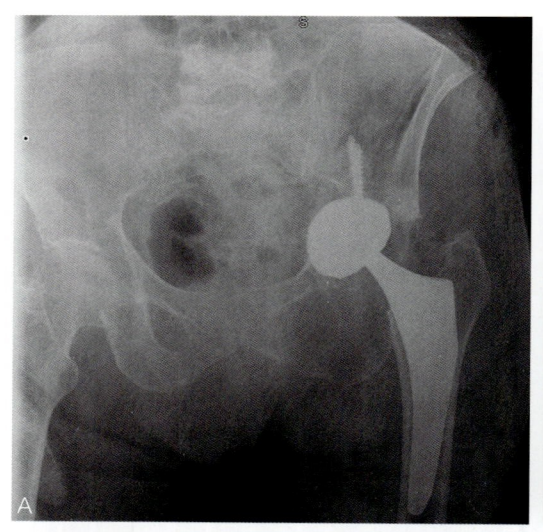
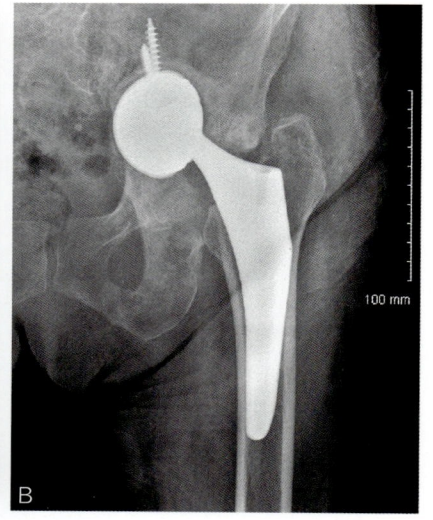
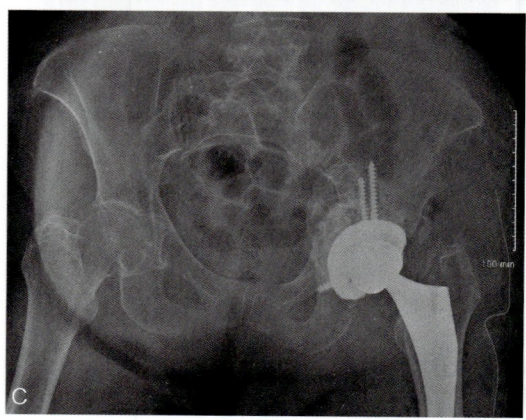

图6 A. THA术后即刻前后位(AP)X线片,显示髋臼组件内陷。术者意识到内侧壁有薄弱之处,但觉得用髋臼螺钉固定该部件是安全的。B. 随访AP片显示髋臼组件经内侧壁向骨盆腔内移位。C. 髋臼组件翻修成功后的AP平片。后柱、上穹窿和部分耻骨基底可以实现髋臼缘的压配固定,并通过螺钉固定和植骨来进行加强固定。

些建议,这些患者仍需要仔细观察。Peterson 和 Lewallen[39]指出,即使骨折愈合,在他们的研究中,80%的病例最终还是需要翻修。

防止术中骨折

- 一如既往,预防术中骨折的发生是上策。术前准备,包括患者对危险因素的评估,模板测量确定尺寸,以及确定植入物的类型,将有助于避免假体周围骨折。当面对骨质疏松的高风险患者时,使用骨水泥固定股骨和(或)髋臼组件是一种可靠的选择,骨折风险低得多。如果使用压配植入物,对髋臼组件进行号对号扩髓,避免扩髓不足,可以降低骨折的风险。在植入压配式股骨假体时,使用多种感觉是有帮助的。使用听觉、视觉和触觉可以确保适当的锉磨和植入植入物。研究了打入股骨柄的力和锤击声数据的频率分析,有限元分析表明,锤击声频率的降低表明已经充分打入,进一步的锤击有发生骨折的危险[42]。因此,当股骨锉停止移动,打入时听到声音的变化时,就不应进一步打击。
- 翻修 THA 时,取出固定良好的骨水泥或非骨水泥植入物需要特殊准备,以避免骨折。第 24 章对这些技术进行了回顾。可以使用专门的工具,如臼杯取出系统,使用弯曲的刀片精确取出固定良好的、非骨水泥的髋臼部件(图 7)。在股骨一侧,专用取出器、弹性截骨刀和超声骨水泥去除系统可以帮助去除固定的股骨柄。然而,如果一个股骨柄固定良好,应该进行延长的转子截骨。这可以掌控植入物和骨水泥的取出,降低粉碎性、不稳定骨折的风险。
- 术中对骨折的认识至关重要。在手术过程中,如果发现无论是在股骨侧还是髋臼侧的骨折,可以采取适当的治疗,以确保部件的稳定性。经治疗的小型非移位性骨折很可能会顺利愈合,但未被发现的骨折可能会导致不必要的并发症和额外的手术。如果对骨折有任何怀疑,应在术中进行透视检查,尤其是高危患者。

关节假体周围感染(PJI)

- PJI 是全关节置换术(TJA)中经常被研究和令人恐惧的并发症,在第 33 和 34 章中讨论。与肌肉骨骼感染学会联合,2013 年在宾夕法尼亚州费城召开了一次国际共识会议[34],会议提出的建议不是 5 级专家意见;然而,来自世界各地的数百位专家研究、讨论和同意了数千篇文章。以下是这次历史性会议提出的关于预防 PJI 的具体建议。

预防假体周围关节感染的一致建议[34]

- 避免对活动性感染患者实施 TJA。关节炎关节的活动性感染(感染性关节炎)、败血症和(或)存在活跃的局部皮肤、皮下或深部组织感染都是诱发外科手术部位感染(SSI)或 PJI 的重要危险因素,是进行 TJA 的禁忌证。
- 牙齿卫生很重要。所有接受关节置换术的患者都应筛查是否存在活跃的口腔/牙齿感染。这可以通过问卷调查或牙科检查来完成。
- 除高危患者外,常规筛查耐甲氧西林金黄色葡萄球菌(MRSA)和对甲氧西林敏感的金黄色葡萄球菌(MSSA)尚不存在共识。对于那些被定殖的患者,短期鼻用莫匹罗星是目前 MRSA 和(或)MSSA 最被接受的去定殖方法。
- 对于接受关节置换术的患者,不需要进行常规的尿液筛查。应对有尿路感染病史或症状的患者进行尿液筛查。

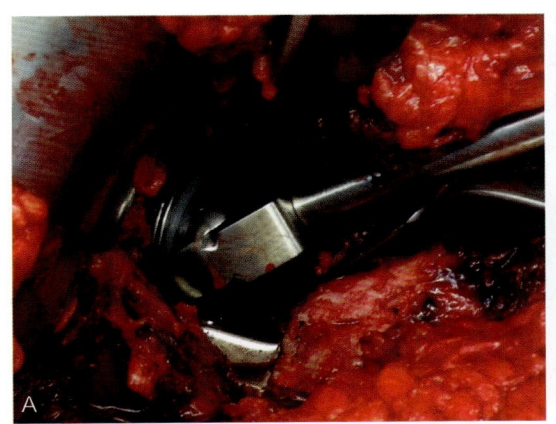
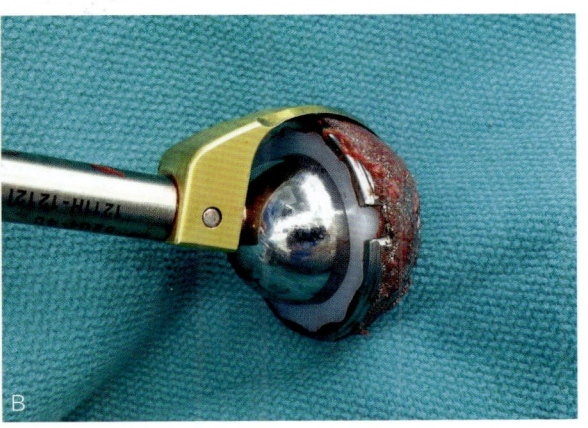

图7 A. 使用髋臼取出装置取出固定良好的、后倾放置的、非骨水泥型髋臼植入物。该装置使用适当大小的股骨头将其固定在窝内。刀片的大小与部件的直径相匹配,以便在没有骨丢失的情况下精确取出。B. 刀片可以穿透围绕杯子生长的骨头。这里显示的组件被成功移除,没有任何骨附着到植入物。

- 改善病情的药物(如抗风湿病药物或免疫抑制剂)应在TJA前停止使用。停药的时间应根据具体的药物和个体来决定。停止使用免疫抑制剂药物应在会诊医生和治疗医生的指导下进行。
- 所有有感染性关节炎病史的患者在进行关节置换术前,应尽可能进行血清学检查和关节穿刺抽液检查。

皮肤准备
- 术前应使用葡萄糖酸氯己定(CHG)清洗皮肤。在对CHG过敏的情况下,或者在没有CHG的情况下,笔者的共识是使用消毒皂。
- 笔者建议,应在关节置换术前至少一晚进行全身皮肤清洁。一致认为,洗澡后建议患者穿着干净的衣服和使用干净的床上用品睡觉,不要使用任何外用产品。
- 与剃须不同,剪发是外科手术部位脱毛的首选方法。如有必要,应尽可能在手术时间之前剪除毛发。
- 对于手术部位附近活动性皮肤溃疡的患者,不应进行关节置换术。笔者的共识是,切口不应该通过活动性皮肤病变。对于某些病变,如湿疹和牛皮癣,应推迟手术,直到他们的病变已得到改善。
- 骨科医生和手术室工作人员应严格地用杀菌剂洗手至少2分钟。较短的时间可能适用于连台手术。各种洗手杀菌剂之间无明显差异。

围手术期抗生素
- 笔者支持手术检查表方案,因为它有利于患者的安全,特别是因为它适用于正确使用预防性抗生素。
- 术前抗生素应在手术切口前1小时内给予;万古霉素和氟喹诺酮类药物可延长至2小时。术后用药时间不应超过24小时。
- 第一代或第二代头孢菌素(头孢唑林或头孢呋辛)应用于常规围手术期预防。异噁唑青霉素是一种合适的替代品。
- 目前,替考拉宁和万古霉素是不能使用常规抗生素预防的合理替代品。
- 已知对青霉素过敏反应的患者,应使用万古霉素或克林霉素作为预防。替考拉宁在有这种药物的国家是一种选择。
- 术前抗生素根据患者的体重有不同的药代动力学,应根据体重进行调整。
- 对于目前的MRSA携带者,万古霉素或替考拉宁是推荐的围手术期预防性抗生素。
- 有MRSA病史的患者应在术前重新筛检。如果发现患者对MRSA呈阴性,笔者建议使用常规的围手术期抗生素预防。
- 术前给予感染性关节炎或PJI患者的抗生素类型应涵盖同一关节以前的感染病原菌。
- 在预防性药物的两个半衰期结束后,应在术中给予额外剂量的抗生素。术中抗生素使用频率的一般指导原则是头孢唑林 2~5 小时,头孢呋辛 3~4 小时,克林霉素 3~6 小时,异噁唑林 3 小时,万古霉素 6~12 小时。
- 笔者建议在大量失血(>2 000 ml)和液体复苏(>2 000 ml)的情况下增加抗生素的剂量。由于这些都是独立的变量,所以当遇到这些参数中的一个时,应该尽快增加抗生素。

操作环境
- 笔者认为关节成形术可以在非层流手术室进行。层流室和其他可以减少手术室颗粒物的策略有望减少颗粒物负荷。研究还没有显示层流室SSI较低,一些研究显示层流的使用与SSI的增加有关。
- 笔者建议将手术室的人员走动控制在最低限度。
- 笔者同意紫外线环境可以降低感染率,但也认识到这可能对手术室工作人员构成风险。
- 笔者建议所有的工作人员在进入手术室时都要穿干净的手术服,包括一次性的头套。在医院外穿的衣服不应在手术期间穿。
- 笔者建议采取协调一致的努力,在不影响手术技术的前提下尽量缩短手术时间。增加手术时间是PJI的一个危险因素。
- 笔者认识到患者正常体温的重要性和来自非骨科手术的数据。笔者支持外科文献的一般建议,并认为这是一个需要进一步研究的领域。
- 笔者推荐双层手套并认同三重手套的理论优势。
- 笔者认识到至少每90分钟或更频繁地更换手套的好处,以及更换穿孔手套的必要性。
- 笔者建议,打开托盘的时间应尽可能接近手术操作的开始,避免托盘打开与手术开始之间的任何延迟。
- 笔者认识到已用作切开皮肤的手术刀刀片存在较高污染率的研究,并建议切皮后更换手术刀。
- 笔者建议每60分钟更换一次吸引头,因为研究表明,吸引头的污染率更高。
- 笔者建议在手术期间不要使用敞开着的充满液体的盆。
- 笔者认识到冲洗稀释污染和失活组织的理论基础,并认为更大的灌洗量将有望实现更大的稀释。笔者认识到不同的液体输送方法的优点和缺点,但未提出一种方法优于另一种方法的建议。

- 笔者认识到机械的冲洗优势，但存在相互矛盾的证据支持使用一种冲洗液而不是另一种冲洗液，没有就冲洗溶液的类型提出建议。
- 含有抗生素的聚甲基丙烯酸甲酯水泥可降低TJA术后PJI的发生率，应用于选择性关节置换术后发生PJI的高危患者。
- 对于有感染性关节炎或PJI病史的患者，如果使用了骨水泥假体组件，笔者建议使用含抗生素的水泥。
- 在翻修性关节置换术中，所有接受骨水泥或混合固定的患者都应在骨水泥中添加抗生素。
- 如果可能的话，避免输血，因为输血会增加SSI/PJI的风险。
- 与全身麻醉相比，神经阻滞麻醉可减少THA期间的出血量。
- 避免金属对金属的承重面，因为观察性研究数据表明，这种承重面可能与PJI的高风险有关。

脱位

- 虽然脱位并不被认为是一种全髋关节置换术的术中并发症，但它值得特别关注，因为它会对患者的预后产生灾难性的影响。初次THA术后脱位发生率为1%～10%，THA翻修后脱位发生率高达27%[2,15,21]。流行病学研究发现脱位是THA翻修的首要原因[6]。本节的目的是通过适当的患者选择和手术技术来预防脱位。

风险因素

- 增加脱位风险的因素有很多，包括患者特征、假体设计和手术相关因素。可能导致较高脱位率的患者特征为女性、年龄>80岁、既往手术、类风湿关节炎、髋关节创伤、髋关节发育不良、神经肌肉紊乱、痴呆、酒精中毒和精神病。这些因素是不可调整的。骨科医生的经验对减少脱位有积极的影响，经验不足的骨科医生在治疗高危患者时应考虑寻求帮助。
- 从外科的角度来看，必须使用合适的植入物，正确放置，并确保软组织得到适当的张力[14]。已有研究表明，为最大限度地提高头-颈比而设计的植入物（即较大的头部和较小的颈部）提供了更大的无撞击运动范围。更大直径的头也增加了股骨头从内衬脱离所需的跳跃距离。避免上股骨柄的颈部使用有领设计，使颈部尺寸和撞击的机会最小化。较大的头-颈比，加上跳跃距离的增加，可以在没有撞击的情况下提供更大的运动范围，从而降低脱位率[23]。然而，非常大的头部（>36 mm）并没有显示出增加稳定性的好处。与较小的臼杯相比，大杯可引起髂腰肌撞击，导致术后腹股沟疼痛。采用双动承重面可以获得额外的稳定性，特别是在具有挑战性的手术中[40]。
- 髋关节的显露是髋关节稳定的一个重要因素。清晰地显露所有视野是准确植入假体的关键。众所周知，脱位率因入路不同而异；然而，显露过程中术者必须感到舒适，以确保合适的植入物定位。Morrey的经典荟萃分析显示基于入路的脱位率为：后路3.2%、直接外侧入路0.55%、前外侧入路2.2%和经转子入路1.3%[32]。修复后关节囊可减少经后路手术造成的脱位发生率[48]。
- 一旦髋关节暴露，合适的植入物定位和植入是至关重要的。髋臼的安全区域被定义为40°±10°外展和15°±10°前倾[25]。过度前倾可导致前脱位，相反可导致后脱位。当髋关节内收时，臼杯过度外展可导致脱位，而水平放置的臼杯缺乏外展可导致与撞击有关的脱位。此外，髋臼骨赘可能导致撞击，应予以移除。
- 正常的股骨前倾是10°～15°，恢复生理前倾对实现髋关节稳定很重要。在初次全髋关节置换术中，股骨假体前倾角本身很少构成稳定性问题，但在翻修全髋关节置换术和发育不良患者时，有必要仔细注意假体的前倾角。股骨的特征与软组织张力关系更大（即偏距和长度是恢复髋关节稳定性的重要因素）。偏距过大会增加外展肌的张力。相反，偏距过小会导致外展肌无力、可能的撞击和软组织张力的丧失，从而增加脱位的风险。偏距和长度需要仔细检查，以免肢体过长。此外，过度的外侧偏距会导致外侧髋关节疼痛。张力可以通过向远端牵引下肢和确保股骨头不脱出髋臼内衬（Shuck试验）来评估。

预防髋关节脱位

- 合适的植入物定位和软组织平衡是实现稳定全髋关节置换术的关键手术原则。一个系统的方法应该从术前计划开始。首先测量假体的大小、位置和偏距，恢复腿长和股骨偏距。选择一种不太可能造成撞击的植入物，以及头-颈比例高的尺寸。在有挑战性的情况下，准备使用组配式组件和双动承重面。选择暴露和解剖最舒适的入路。如果采用后路手术，后关节囊的修复势在必行。
- 植入物的精确定位至关重要。髋臼假体40°±10°外展和15°±10°前倾。保持股骨前倾15°。髋臼和股骨的联合前倾，女性应在35°～45°，男性应在25°～35°，确保没有脱位。让肢体进行全方位的运动，观察是否存在假体撞击或明显的脱位。如果发生这些情况，增加偏距或长度（即软组织张力）并重新评估。确认腿没有被不适当地拉长。如果腿长，仔细重新评估髋臼的位置和方向。通常情况下，当髋臼前倾位置不正确时，会通过间接延长肢体来收紧软组织[36]。如果是这样的话，重新定位髋臼。可以放置高边内衬，以帮助稳定，但这将减少运动范围，并可能导致撞击。如有必要，可通过术中X线片评估植入物的定位。术后，可以嘱患者采取髋关节脱位的预防措施，特别是存在任何不稳定的担忧。然而已经证明，当全髋关节置换术通过直接外侧入路以稳定的方式进行时，术后髋关节脱位预防措施是不必要的[37]。

要点与失误防范

血管损伤	• 髋臼被重要的神经血管结构包围，了解其解剖位置非常关键 • 仅在髋臼后上象限和后下象限放置螺钉 • 将前牵开器直接放置于髋臼前壁，压入软组织会损伤股血管 • 如果在手术中或术后出现过多出血或不明原因的低血压，应高度怀疑血管损伤 • 一旦发生血管损伤，应迅速采取行动，挽救患者的生命和(或)肢体。与麻醉师沟通，尽快给药 • 在高危翻修病例中，请血管外科医生在一旁待命以便立即采取行动
周围神经损伤	• 使用髋臼前方牵开器时容易损伤股神经。沿着骨骼精确地放置牵开器并深入到股直肌间接头部对保护神经很重要 • 直接外侧入路中容易损伤臀上神经，避免将臀中肌向大转子近端劈开延伸>5 cm • 髋臼经后入路暴露时，应触及坐骨神经并用后牵开器保护 • 术前告知高危患者，如果他们有髋关节畸形、过度瘢痕组织、异位骨化、现有假体或先前接受过放射治疗，神经损伤的风险就会增加 • 神经损伤通常在手术后立即出现，但可能会在术后36小时或更长时间以后才出现，因此必须仔细监测 • 如怀疑有神经损伤，应行CT或MRI进一步明确内植物位置或血肿是否在扩大。移除任何对神经造成损伤的内植物，并清除任何引起症状的血肿
术中假体周围骨折	• 在高危患者(骨质疏松、畸形/发育不良、骨溶解、骨缺损、小尺寸、类风湿关节炎、Paget病或慢性类固醇使用患者)准备和植入假体时要谨慎 • 考虑在高危患者中进行骨水泥固定 • 使用适当的暴露，使髋关节入路畅通无阻。在扩髓、锉磨或植入过程中，关节过于紧张可能导致穿孔或骨折 • 放置半球形、非骨水泥的髋臼杯时，应避免锉磨不足>4 mm。当处理明显的骨质疏松症时，要做到号对号锉磨 • 在髋臼翻修时，取杯系统可用于去除固定的、非骨水泥的白杯 • 在股骨翻修期间，如果植入物固定不易取出，不要犹豫使用转子延长截骨术 • 在复苏室获得术后X线片，仔细检查假体周围是否存在骨折
关节假体周围感染	• 避免对活动性感染患者实施TJA • 改善病情的药物(抗风湿病药物、免疫抑制剂)应在选择性TJA前停止使用 • 术前抗生素应在手术切口前1小时内给予 • 使用万古霉素或替考拉宁作为目前MRSA携带者的围手术期抗生素 • 在预防性药物的两个半衰期和(或)大量失血的情况下，应在术中给予额外剂量的抗生素 • 尽量减少手术室的人员走动 • 在不影响手术技术的前提下，尽量缩短手术时间 • 含抗生素的骨水泥应用于高危PJI患者和翻修手术中
脱位	• 从系统的术前计划开始，设计对组件的大小、位置和偏距量进行模板测量 • 使用合适的植入物，正确放置，确保软组织处于适当的张力状态 • 最大限度地提高头-颈比(最大36 mm) • 髋臼假体安装在40°±10°外展和15°±10°前倾 • 将股骨假体置于10°～15°前倾 • 如果采用髋关节后入路，则修复后关节囊 • 在具有挑战性的情况下，准备好组配式假体、双动性或限制性假体

结果

- 全髋关节置换术彻底改变了关节炎致残患者的治疗方法，提供了极佳的长期疗效。手术的效果和植入物的耐用性都是一流的。尽管全髋关节置换术的技术不断发展，并发症仍然可能发生。这些并发症的范围从轻微的不便到极其严重、危及生命和（或）肢体的伤害。
- THA 术后并发症会对患者的生活产生深远影响。与所有并发症类似，预防发生是上策，而不是在它们发生后再进行治疗。了解髋关节周围的解剖结构、认真的术前计划和细致的手术技术是避免这些潜在的悲剧性并发症的必要条件。神经血管损伤能否迅速识别和迅速处理可能是生与死的区别。术中骨折的识别和稳定可以保证良好的结果，避免进一步的手术。适当的准备和预防有助于预防 PJI。精确的技术可以避免不稳定的全髋关节置换术。

（彭晓春 译，陈云苏 审校）

参考文献

[1] Aleto T, Ritter MA, Berend ME. Case report: superficial femoral artery injury resulting from cerclage wiring during revision THA. Clin Orthop Relat Res 2008;466(3):749-753.

[2] Ali Khan MA, Brakenbury PH, Reynolds IS. Dislocation following total hip replacement. J Bone Joint Surg Br 1981;63(2):214-218.

[3] Barrack RL. Neurovascular injury: avoiding catastrophe. J Arthroplasty 2004;19(4 suppl 1):104-107.

[4] Berend KR, Lombardi AV Jr, Mallory TH, et al. Cerclage wires or cables for the management of intraoperative fracture associated with a cementless, tapered femoral prosthesis: results at 2 to 16 years. J Arthroplasty 2004;19(7 suppl 2):17-21.

[5] Berry DJ, Lewallen DG, Hanssen AD, et al. Pelvic discontinuity in revision total hip arthroplasty. J Bone Joint Surg Am 1999;81(12):1692-1702.

[6] Bozic KJ, Kurtz SM, Lau E, et al. The epidemiology of revision total hip arthroplasty in the United States. J Bone Joint Surg Am 2009;91:128-133.

[7] Butt AJ, McCarthy T, Kelly IP, et al. Sciatic nerve palsy secondary to postoperative haematoma in primary total hip replacement. J Bone Joint Surg Br 2005;87(11):1465-1467.

[8] Calligaro KD, Dougherty MJ, Ryan S, et al. Acute arterial complications associated with total hip and knee arthroplasty. J Vasc Surg 2003;38:1170-1177.

[9] Curtis MJ, Jinnah RH, Wilson VD, et al. The initial stability of uncemented acetabular components. J Bone Joint Surg Br 1992;74(3):372-376.

[10] Davidson D, Pike J, Garbuz D, et al. Intraoperative periprosthetic fractures during total hip arthroplasty. Evaluation and management. J Bone Joint Surg Am 2008;90:2000-2012.

[11] Davis ET, Gallie PA, James SL, et al. Proximity of the femoral neurovascular bundle during hip resurfacing. J Arthroplasty 2010;25(3):471-474.

[12] Dehart MM, Riley LH Jr. Nerve injuries in total hip arthroplasty. J Am Acad Orthop Surg 1999;7:101-107.

[13] Edwards BN, Tullos HS, Noble PC. Contributory factors and etiology of sciatic nerve palsy in total hip arthroplasty. Clin Orthop Relat Res 1987;(218):136-141.

[14] Eftekhar NS. Dislocation and instability complicating low friction arthroplasty of the hip joint. Clin Orthop Relat Res 1976;(121):120-125.

[15] Ekelund A, Rydell N, Nilsson OS. Total hip arthroplasty in patients 80 years and older. Clin Orthop Relat Res 1992;(281):101-106.

[16] Feugier P, Fessy MH, Carret JP, et al. Total hip arthroplasty. Risk factors and prevention of iatrogenic complications [in French]. Ann Chir 1999;53:127-135.

[17] Goulding K, Beaulé PE, Kim PR, et al. Incidence of lateral femoral cutaneous nerve neuropraxia after anterior approach hip arthroplasty. Clin Orthop Relat Res 2010;468:2397-2404.

[18] Graf R, Azizbaig-Mohajer M. Minimally invasive total hip replacement with the patient in the supine position and the contralateral leg elevated. Oper Orthop Traumatol 2006;18:317-329.

[19] Graw BP, Woolson ST, Huddleston HG, et al. Minimal incision surgery as a risk factor for early failure of total hip arthroplasty. Clin Orthop Relat Res 2010;468(9):2372-2376.

[20] Johanson NA, Pellicci PM, Tsairis P, et al. Nerve injury in total hip arthroplasty. Clin Orthop Relat Res 1983;(179):214-222.

[21] Kavanagh BF, Fitzgerald RH Jr. Multiple revisions for failed total hip arthroplasty not associated with infection. J Bone Joint Surg Am 1987;69(8):1144-1149.

[22] Kennedy WF, Byrne TF, Majid HA, et al. Sciatic nerve monitoring during revision total hip arthroplasty. Clin Orthop Relat Res 1991;264:223-227.

[23] Krushell RJ, Burke DW, Harris WH. Range of motion in contemporary total hip arthroplasty. The impact of modular head-neck components. J Arthroplasty 1991;6(2):97-101.

[24] Lewallen DG. Neurovascular injury associated with hip arthroplasty. Instr Course Lect 1998;47:275-283.

[25] Lewinnek GE, Lewis JL, Tarr R, et al. Dislocations after total hip replacement arthroplasties. J Bone Joint Surg Am 1978;60(2):217-220.

[26] Lindahl H. Epidemiology of periprosthetic femur fracture around a total hip arthroplasty. Injury 2007;38:651-654.

[27] Mahadevan D, Challand C, Keenan J. Cement extrusion during hip arthroplasty causing pain and obturator nerve impingement. J

Arthroplasty 2009;24(1):158.

[28] Mallory TH. Sciatic nerve entrapment secondary to trochanteric wiring following total hip arthroplasty. A case report. Clin Orthop Relat Res 1983;(180):198-200.

[29] Masri BA, Meek RM, Duncan CP. Periprosthetic fractures evaluation and treatment. Clin Orthop Relat Res 2004;(420):80-95.

[30] Mayle RE, Della Valle CJ. Intra-operative fractures during THA: see it before it sees us. J Bone Joint Surg Br 2012;94(11 suppl A):26-31.

[31] Meek RM, Garbuz DS, Masri BA, et al. Intraoperative fracture of the femur in revision total hip arthroplasty with a diaphyseal fitting stem. J Bone Joint Surg Am 2004;86(3):480-485.

[32] Morrey BF. Instability after total hip arthroplasty. Orthop Clin North Am 1992;23(2):237-248.

[33] Nachbur B, Meyer RP, Verkkala K, et al. The mechanisms of severe arterial injury in surgery of the hip joint. Clin Orthop Relat Res 1979;141:122-133.

[34] Parvizi J, Gehrke T, et al. Proceedings of the International Consensus Meeting on Periprosthetic Joint Infection. Brooklandville, MD: Data Trace Publishing, 2013:1-140.

[35] Parvizi J, Pulido L, Slenker N, et al. Vascular injuries after total joint arthroplasty. J Arthroplasty 2008;23(8):1115-1121.

[36] Parvizi J, Sharkey PF, Bissett GA, et al. Surgical treatment of limblength discrepancy following total hip arthroplasty. J Bone Joint Surg Am 2003;85(12):2310-2317.

[37] Peak EL, Parvizi J, Ciminiello M, et al. The role of patient restriction in reducing the prevalence of early dislocation following total hip arthroplasty. A randomized, prospective study. J Bone Joint Surg Am [2005;87(2):247-253.

[38] Pekkarinen J, Alho A, Puusa A, et al. Recovery of sciatic nerve injuries in association with total hip arthroplasty in 27 patients. J Arthroplasty 1999;14(3):305-311.

[39] Peterson CA, Lewallen DG. Periprosthetic fracture of the acetabulum after total hip arthroplasty. J Bone Joint Surg Am 1996;78(8):1206-1213.

[40] Philippot R, Adam P, Reckhaus M, et al. Prevention of dislocation in total hip revision surgery using a dual mobility design. Orthop Traumatol Surg Res 2009;95(6):407-413.

[41] Porter SS, Black DL, Reckling FW, et al. Intraoperative cortical somatosensory evoked potentials for detection of sciatic neuropathy during total hip arthroplasty. J Clin Anesth 1989;1:170-173.

[42] Sakai R, Kikuchi A, Morita T, et al. Hammering sound frequency analysis and prevention of intraoperative periprosthetic fractures during total hip arthroplasty. Hip Int 2011;21(6):718-723.

[43] Satcher RL, Noss RS, Yingling CD, et al. The use of motor-evoked potentials to monitor sciatic nerve status during revision total hip arthroplasty. J Arthroplasty 2003;18:329-332.

[44] Schmalzreid TP, Amstutz HC, Dorey FJ. Nerve palsy associated with total hip replacement. J Bone Joint Surg Am 1991;73:1074-1080.

[45] Sharkey PF, Hozack WJ, Callaghan JJ, et al. Acetabular fractures associated with cementless acetabular component insertion: a report of 13 cases. J Arthroplasty 1999;14(4):426-431.

[46] Sharma DK, Kumar N, Mishra V, et al. Vascular injuries in total hip replacement arthroplasty: a review of the problem. Am J Orthop 2003;32:487-491.

[47] Sheth NP, Brown NM, Moric M, et al. Operative treatment of early peri-prosthetic femur fractures following primary total hip arthroplasty. J Arthroplasty 2013;28(2):286-291.

[48] Suh KT, Park BG, Choi YJ. A posterior approach to primary total hip arthroplasty with soft tissue repair. Clin Orthop Relat Res 2004;418:162-167.

[49] Wasielewski RC, Cooperstein LA, Kruger MP, et al. Acetabular anatomy and the transacetabular fixation of screws in total hip arthroplasty. J Bone Joint Surg Am 1990;72:501-508.

[50] Yacoubian SV, Sah AP, Estok DM II. Incidence of sciatic nerve palsy after revision hip arthroplasty through a posterior approach. J Arthroplasty 2010;25:31-34.

第19章 骨水泥型全髋关节置换术
Cemented Total Hip Arthroplasty

Matthew S. Hepinstall and José A. Rodriguez

定义

- 在过去的50年里,全髋关节置换术(THA)是一种非常成功的治疗晚期髋关节疾病的手术方法。
- 虽然非骨水泥固定已越来越受欢迎,现在已是北美的主流方法,但骨水泥全髋关节置换术仍然被证实是治疗髋关节病变引起的各种退行性、炎症、创伤、血管、发育和代谢紊乱的适当方法。

解剖学

- 髋关节是由股骨头与髋臼的关节构成的滑膜关节。它的功能就像一个球窝关节,其固有的骨约束了运动范围。相关软组织的松弛或紧密程度也会影响运动学和功能。
- 髋臼发育于三种胚胎发育不同的骨骼之间,分别是髂骨、坐骨和耻骨,它们在青春期融合在三条放射状软骨上。
- 髋臼典型表现为15°~20°的前倾,股骨颈也是如此。因此,正常的联合前倾为30°~40°,尽管个体之间的前倾程度有很大差异。

发病机制

- 退行性关节疾病(DJD)是各种不同病因髋关节疾病的最终结局。
  - 髋关节发育异常可导致撞击和(或)半脱位,关节反应和关节剪切力异常,并导致关节退化。这些异常包括:
    - 发育性发育不良
    - 髋臼过深
    - 髋臼内陷
    - 髋臼反倾或髋臼钳形畸形
    - 股骨近端手枪柄或凸轮畸形
    - Legg-Calvé-Perthes疾病
    - 股骨头骨骺滑脱
  - 创伤后关节炎可在股骨头、股骨颈或髋臼骨折后发生。
  - 骨关节炎也可能是特发性的。
- 风湿性疾病如类风湿关节炎和血清阴性的脊柱关节病是由自身免疫引起的。
- 股骨头坏死的原因有很多:
  - 酗酒
  - 皮质类固醇的使用
  - 化疗
  - 镰状细胞病
  - 系统性红斑狼疮
  - 血管炎
  - 艾滋病病毒感染
  - 凝血障碍
- 骨坏死也可能是特发性的。
- 不太常见的是代谢紊乱,如血色素沉着症和褐黄病,以及血友病和镰状细胞病等血液学异常,可导致髋关节的晚期退变;罕见的先天性疾病,包括骨骺和脊椎骨骺发育不良,也可导致髋关节退变。

自然史

- DJD的自然史是疾病的进展。尽管临床症状可能会反复出现,但随着时间的推移,通常会变得更加严重、频繁和虚弱。
  - 虽然药物可以帮助控制类风湿关节炎和其他炎症的进展,但目前还没有医学疗法被证明可以作为DJD的疾病改善剂。
- 当骨关节炎是解剖异常的结果时,希望通过外科手术纠正这些异常可以减轻关节负担,阻止疾病的发展,甚至可能生物修复。
  - 髋臼周围截骨术可能对髋臼发育不良的关节退行性变的自然史产生积极影响,但截骨术对髋关节功能和关节进展的长期影响尚不清楚。在中度DJD存在的情况下,尽管截骨术进行得很好,该病的进展仍然经常发生。
  - 同样,股骨颈和髋臼缘的骨软骨成形术可能减轻与股骨髋臼撞击有关的症状,但目前尚不清楚这些手术是否会减少关节病变的进展。

病史和体格检查

- 初步评估应侧重于确定髋关节疼痛归因于关节内髋关节病变的程度。髋关节疼痛可局限于腹股沟、转子区、大腿、膝关节，偶尔也可发生在膝关节以下。腰椎疾病也可能引起这些区域的疼痛。
  - 虽然疼痛的来源通常可以通过体检来确定，但偶尔选择性麻醉注射有助于阐明重叠病理引起的症状。
- 触诊用于评估触痛、温度、波动或肿块的区域。
  - 转子滑囊炎是一种常见的髋部疼痛的原因，可以通过确定一个非压痛的滑囊来排除。
  - 腹股沟肿块可能提示腹股沟疼痛与疝有关。
- 应评估主动和被动运动范围。
  - 屈曲挛缩是常见的，也常有内旋和外展受限。
  - 如果存在外旋受限，则损害日常生活的活动。
- 外展肌、内收肌、屈肌和伸肌的运动能力采用5分量表进行评估和记录。
  - 外展肌无力降低了髋关节置换术后获得无跛行髋关节的可能性。
- 应在显露下肢、使用和不使用助行器的情况下评估患者的步态。
  - Trendelenburg 步态提示外展肌无力或髋关节不适。
  - Coxalgic 步态表明任何病因引起的髋关节疼痛。
  - 髋部步态僵硬可能与肥大性骨关节炎有关。
  - 短肢步态与髋关节发育不良相关。
- 应观察腿长差异（LLD）。DJD中通常存在一些短缩。严重的短缩可能出现在发育不良的髋关节。内收挛缩可导致明显的缩短，而外展挛缩可导致明显的延长。脊柱畸形引起的盆腔倾斜可能导致功能性LLD。盆腔倾斜应在站立和坐下时进行评估，以确定是否由LLD或脊柱畸形引起。
- 脊柱检查应包括检查畸形、触诊触痛、评估被动直腿抬高引起的疼痛以及神经学检查。
- 远端脉搏和毛细血管再充盈检查可发现周围血管疾病可能与血管性跛行有关。
- 髋关节测试包括以下内容：
  - Thomas 试验：不能维持同侧髋关节的伸展，提示屈曲挛缩。
  - Patrick 试验：髋关节屈曲、外展和外旋不适提示关节内髋关节病变；然而，这种检查也可能引起骶髂疼痛。
  - Ober 试验：髋关节持续外展显示髂胫束紧张。这一发现在术前是很重要的，这样它就不会在术中被误解为过度延长。
  - 撞击试验：被动屈曲、内收、内旋出现髋关节疼痛提示关节内病变，但对股骨髋臼撞击特异性不高。
  - Stinchfield 试验：抗阻直腿抬高时出现髋部疼痛提示关节内病变，通常影响关节中央而不是盂唇。
  - 被动直腿抬高：根性疼痛提示腰椎病变。
- 一旦疼痛定位到髋部，就需要评估疼痛、跛行、残疾程度以及所需的活动水平。这一信息允许医生为患者评估各种治疗模式的潜在好处。
- 应评估受影响髋关节上方的皮肤的活动能力，以及任何先前手术过程中产生的瘢痕和位置是否会影响手术入路。

影像学和其他诊断性检查

- 应进行平片检查，如可能应负重拍摄。
  - 骨盆以耻骨联合为中心，包括股骨近1/3处的前后位（AP）视图。轻微的内旋髋可准确地评估颈-干角。如果骨盆旋转是中立位的，尾骨应该直接指向耻骨联合，位于耻骨联合上方约3 cm处。
  - 患侧髋关节的前后位和侧位视图。
  - 腰椎的前后位和侧位视图。
  - 如果疼痛的原因在平片上不明显，则需要进行CT、MRI和其他补充检查。

鉴别诊断

- 腰椎疾病
  - 椎管狭窄和神经源性跛行
  - 椎间盘髓核突出
  - 退行性椎间盘疾病或脊柱炎
- 骶髂关节病变
- 转子滑囊炎
- 臀中肌或臀小肌的肌腱病
- 髂腰肌滑囊炎
- 腹股沟疝
- 血管性跛行
- 无晚期关节炎的股骨髋臼撞击

非手术治疗

- 非手术治疗包括减肥、活动调整、物理治疗、注射、疼痛管理和使用助行器。这些干预措施不会改变潜在的疾病过程，但它们可能大大减少疼痛和残疾。

手术治疗

- 骨水泥型全髋关节置换手术非常成功。严重的早期并发症是不常见的，早期和中期手术效果良好。超过10～15年的长期结果取决于部件磨损、固定失败和对

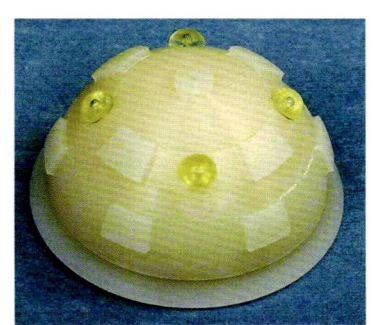

图1 聚乙烯髋臼假体是公认的髋臼骨水泥固定标准。

磨损碎片生物反应的影响。
- 在大多数报道的系列[1,5-8,17]中,固定是预期寿命较长的患者中髋关节假体生存的限制因素。
- 骨水泥固定的耐久性高度依赖于精细的手术技术。骨水泥在拉伸和剪切作用下容易发生破坏,这可能是由于骨水泥套的缝隙造成的。应力过高增加了骨水泥断裂的风险。
- 骨水泥技术的改进降低了无菌性股骨部件松动的发生率。
- 髋臼骨水泥固定对许多骨科医生来说仍然是一个挑战,长期以来效果不一[3,6,7,9,22]。术后即刻X线片上出现骨–骨水泥界面可预测骨水泥髋臼固定的耐用性。
  - 具有良好操作技术的骨科医生可以期待良好的长期结果。

术前计划

适应证
- 使用骨水泥固定的可重复、持久、长期的结果已经在年龄较大和体重较轻的患者中实现,特别是妇女,她们的活动水平较低或中等,骨盆和股骨近端解剖结构相对正常。如果对这样的患者行THA,骨水泥固定对髋臼和股骨假体来说都是一个很好的选择。
- 当异常的股骨解剖结构妨碍标准压配假体的使用时,骨水泥固定可能是最好和最简单的选择。
- 与肿瘤或放疗相关的病理骨,或在任何其他预期无法实现骨长入或骨长上的情况下,骨水泥固定可能是最佳选择。
- 股骨假体的骨水泥固定增加了脂肪和骨髓栓塞的风险。因此,笔者倾向于避免对有明显心肺疾病的患者进行骨水泥固定。

植入物的选择
- 假体的选择应基于对已发表结果的评论和骨科医生对植入物的熟悉程度。这包括设计特性和基本原理、器械和潜在的技术陷阱。
- 一般认为,最佳的骨水泥髋臼假体是聚乙烯(图1),具有多个固定销,以确保在合适厚度的骨水泥套内同心插入,并有一个外围高边,以优化假体插入时骨水泥的增压。最近的数据对聚乙烯钉的价值提出了质疑,显示出聚乙烯钉与放射学松动证据有关。
- 在股骨侧,是否将假体粗糙化以允许骨水泥和骨水泥假体界面的牢固交锁固定,还是抛光和锥形以允许轻微下沉到稳定的位置而不产生磨损颗粒,一直存在争议。
  - 如果使用得当,这两种设计理念都能产生良好到极好的长期效果。
  - 相反,简单地使一个光滑的股骨柄表面粗糙化,会导致早期固定失败显著增加。
  - 抛光和锥形股骨柄已经成为世界上最常用的骨水泥柄。

模板测量
- 一旦选择了植入物,就可以将模板与患者的X线片进行比较,以预测植入物的大小,并确定最能重建患者旋转中心、偏距和腿部长度的植入物位置。
- 在髋臼泪滴的下缘之间画一条水平参考线(图2A)。两

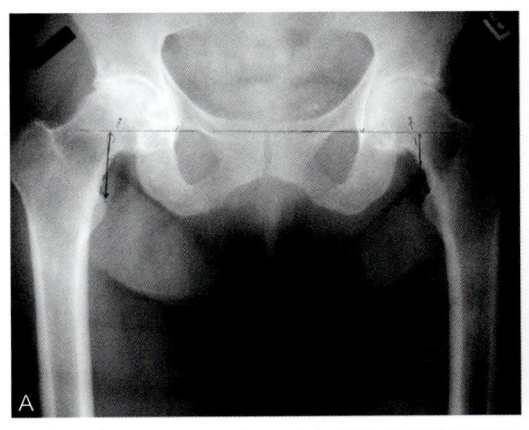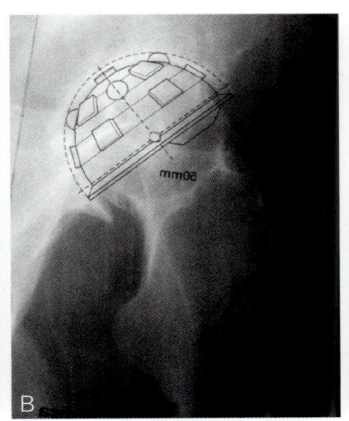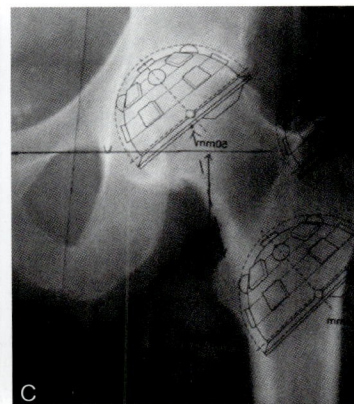

图2 模板测量。A. LLD和LTC在骨盆前后位X线片上测量。B. 侧位片提供股骨近端侧位图和骨盆斜位图。这是模板髋臼尺寸最可靠的视图。C. 所选髋臼模板在前后位X线片上定位。

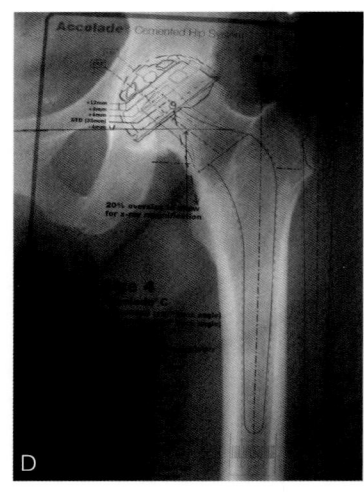 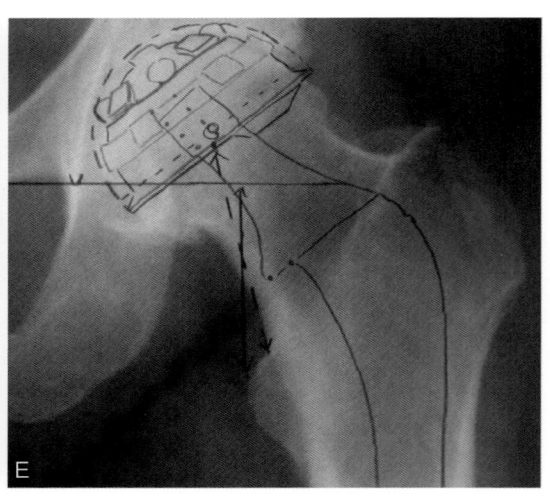

图 2（续） D. 股骨假体模板，恢复腿部长度和偏距量。E. 髋臼部件中心到假体头部中心的垂直距离代表了预期的腿部长度变化——笔者在大多数情况下寻求增加 2～5 mm 的腿部长度。

个小转子都标记出内侧点（小转子的内侧尖是股骨近端放射学上最可重现的标志）。每个髋关节测量泪滴间线与小转子内侧点之间的垂直距离（图 2A 中的实垂线表示）。
  ○ LLD 的计算方法是将非手术髋测量值减去手术髋测量值。
- 股骨头的中心被标记出来。这些是术前髋关节旋转中心。在手术髋部小转子的上侧面也有一个标记（可以在术中识别）。测量小转子上侧面与股骨头中心（LTC）之间的距离（图 2A 虚线所示），并记录每个髋关节的距离。
- 选择合适的髋臼假体需要测量髋臼大小。骨水泥髋臼模板在对扩髓的半球形骨床进行测量时已经算进了 2 mm 厚的骨水泥套。假斜位 X 线片对植入物大小的估计最为准确（图 2B）。
- 髋臼模板在前后位 X 线片上外展 40°～45° 放置[18,25]，其下内侧边界位于泪滴外侧约 10 mm 处（图 2C）。假体应位于髋臼内侧底或其外侧，假体的上外侧角应落在髋臼上外侧缘附近。
  ○ 髋臼部分的不完全覆盖（高达 20%）是可以接受的。
- 一旦选定了髋臼部件的理想位置，就可以使用模板确定髋关节的新旋转中心。在大多数情况下，目标是重建正常的解剖旋转中心。将旋转中心的变化控制在 10 mm 以下，可优化骨量以进行假体固定。这种改变在发育不良与高髋中心的病例中可能出现。
- 然后将注意力转向股骨假体的模板测量。目标是选择一种植入物，在不过度去除骨松质的情况下，允许足够的骨水泥覆盖层，并恢复解剖腿的长度和偏距量。
- 模板放置于股骨髓腔中立位置。应根据股骨髓腔形态，获得 2 mm 骨水泥环套的目的以及恢复腿长的目标来选择其近端-远端的位置（图 2D）。
  ○ 大多数植入物系统具有标准或加长的偏距颈；选择能够优化患者偏距量的植入物，该偏距量与新旋转中心有关。
  ○ 组配式股骨头大小的正负选择允许术者延长或缩短股骨颈，影响腿的长度和偏距量。
- 一旦选择了最佳的假体位置，标记股骨颈截骨水平，并记录与小转子的距离。
- 在 X 线片上标出髋臼假体和股骨假体的位置后，髋臼假体中心到股骨头中心的垂直距离近似于腿部长度的校正（图 2E）。
  ○ 腿长平衡和稳定性优化的目标应保持平衡。在大多数情况下，与关节炎前期相比，延长 0～5 mm 可以达到最佳的稳定性[23]。

定位

- 患者的体位取决于手术入路的选择。
- 对于髋关节后外侧入路，笔者使用侧卧位，骨盆固定以防止旋转。
  ○ 腋窝布巾卷用于防止臂丛损伤，所有的骨突起都被小心地保护以避免与压力相关的并发症。
  ○ 许多术者试图在骨盆和地板之间建立一种固定的关系，以使髋臼部件的位置参照地板的平面。内部标志的使用更具可重复性，允许术者在定位上有更多的自由。
  ○ 在髋臼准备和部件插入过程中，笔者将手术台向术者倾斜，以优化可视化效果。在这个动作中，靠背是用来稳定患者的。
- 对于髋关节的直接前入路，笔者将患者平卧放置在透光手术床上，并放置一个用于帮助股骨抬高的附件。

定制牵引床和附件也可用,但增加对非无菌人员的依赖。

入路

- 多种手术入路可以充分暴露髋关节。
- 后外侧入路是可取的,因为它具有良好的延伸性暴露和避免外展肌机制的创伤。采用现代软组织修复技术和植入物定位技术,可恢复旋转中心、偏距量、腿长和联合前倾[2],脱位率可与其他方法观察到的脱位率相当[21]。
- 直接前路手术因其保留臀大肌和最小限度地破坏外旋短肌,以及提高术中透视和直接评估 LLD 的能力,而越来越受欢迎。股外侧皮神经损伤有一定的发生率。笔者已经成功地将这种方法用于非骨水泥和骨水泥的股骨应用,但还没有常规地用这种方法植入骨水泥髋臼假体。
- 前外侧入路、直接外侧入路和经转子入路均成功应用于全髋关节置换术。由于这些方法中的每一种都可能危及外展肌附着,在笔者的实践中并没有常规使用。

显露(后入路)

- 轻微弧形皮肤切口,起自大转子尖端后方稍近端,经过大转子最突起处后方约 1 cm,然后在大腿外侧沿着股骨干方向朝远端延伸,止于臀大肌止点水平附近。
- 髂胫束在皮肤切口稍向前切开,使筋膜切口从转子最突出的点向远处延伸,并处于臀大肌肌腱插入股骨近端之前 5~10 mm 处。
- 筋膜切口的近端与臀大肌纤维一致。臀大肌的肌纤维钝性分离。
- 部分或完全松解臀大肌止点可以在此时进行。这对暴露必要性不高,但可以减少术后坐骨神经麻痹的风险[15]。
- 髋部内旋,用电灼法从股骨后方松解股方肌。当小转子暴露时,这一步就完成了。
  - 在这个步骤中,经常遇到股深动脉发出的第一个穿支。该血管在横切前很容易烧灼,但如果在被发现之前就被横切,止血就会更加困难。
  - 在股骨外侧留下一小股股方肌,便于修复,但最好在靠近骨头的地方进行内侧剥离,以减少出血。
- 臀中肌向前和近端牵开,使梨状肌肌腱的上缘清晰可见。
- 梨状肌肌腱、闭孔内肌和联合肌腱、闭孔外肌肌腱和后关节囊作为一个软组织瓣从大转子和股骨颈外侧部分松解出来。
- 上、下关节囊切开形成由关节囊、肌腱和肌肉组成的四边形软组织瓣,用于在手术结束时修复。
  - 上方关节囊切开术沿着臀小肌的下边缘进行。
  - 下方关节囊切开术在大约 7:30 的位置(右髋关节)进行,将后方关节囊与下方关节囊分开。闭孔外肌与关节囊相邻,但直到下方关节囊切开术的外侧部分才可见。在开始下方关节囊切开术后,在关节囊和闭孔外肌之间放置一个牵开器,可以保护肌肉,减少与关节囊切开术相关的出血。

术中腿部长度评估

- 在髋关节脱位之前,将一根 Steinmann 针放置在髋臼下切迹水平的闭孔处[23]。通过在髋臼水平将针穿过坐骨远端,可以重复地识别出这个标志。
  - 当 Steinmann 针刺穿闭孔膜时,术者应该感到突破感,此时不能再插深 Steinmann 针。
- 将股骨置于手术台的中立可重复位置,并使用电灼器和标记笔在股骨上标记垂直 Steinmann 针的位置(技术图1)。
  - Steinmann 针可以在后面的步骤中再次植入,股骨上的标记为评估腿部长度的变化提供了参考。

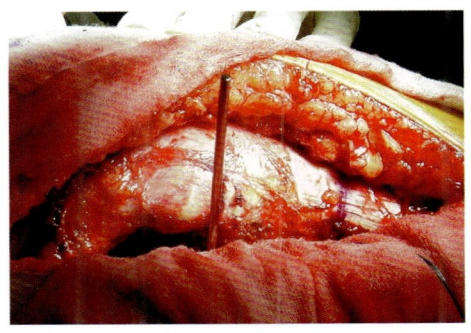

技术图1　放置在髋臼下切迹水平的闭孔处的 Steinmann 针为评估下肢长度变化提供了一个固定的骨盆参考点。

髋关节脱位及股骨颈截骨

- 使用柔和的屈曲、内收和内旋动作使髋关节向后方脱位。
- 然后标记股骨头中心,测量并记录LTC(技术图2)。
  - 重建髋关节的解剖几何形状,包括腿的长度和偏距量,重建这个距离的近似值来辅助完成。
  - LTC的轻微增加(<5 mm)可以优化髋关节稳定性,而不会过度延长腿部或拉伸髂胫束。
- 股骨颈截骨是在模板水平进行的,朝着股骨颈与大转子的交界处。
  - 股骨颈可以比模板长几毫米,允许测量误差。在股骨准备过程中,使用往复锯或股骨距磨锉装置可以很容易地去除多余的骨头。

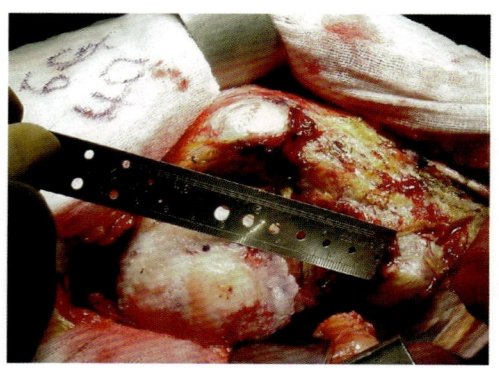

技术图2 股骨颈截骨前术中测量LTC。

髋臼的显露

- 髋臼的广泛暴露是通过向前牵开股骨来实现的。
  - 这通常需要松解上方关节囊,上方关节囊应在髋臼止点处分开,小心避免损伤上方的臀小肌。
  - 在僵硬的髋部,进一步的活动可以通过松解股直肌反折头来实现,在上方关节囊松解的前部分完成后能更清楚地看到股直肌反折头。
  - 如有必要,松解臀大肌的腱性止点,允许进一步地前平移。
- 切除盂唇,保留髋臼横韧带,为髋臼假体下缘的放置提供标记,并在骨水泥加压和置入假体时限制骨水泥向下方挤出。
- 应使用电灼法从髋臼中央凹中清除软组织,使髋臼内壁清晰可见。

髋臼的准备

- 首先使用略小尺寸的髋臼锉,以确保适当的内移而不穿透内侧壁,然后依次同心扩髓,直到在前方耻骨和后方坐骨看到红色骨松质。
  - 通常情况下,选择的第一把髋臼锉比模板测量的臼杯小几个尺寸。
  - 开始用一个股骨头尺寸相同的髋臼锉进行锉磨可以节省时间和尽可能避免偏心锉磨。
- 保留髋臼上缘的大部分软骨下骨,为假体提供支撑。然而,必须充分磨去硬化骨,以允许骨水泥渗入多孔结构中。
  - 一项随机对照临床试验显示,小心地磨除大部分软骨下骨,使骨水泥充分渗入髋臼顶部的骨松质,可显著改善骨水泥髋臼假体的影像学表现[12]。
- 髋臼假体的合适位置是通过一个试模来选择的。试模应易于插入,且没有骨或软组织阻塞,以使真实假体的插入不受阻碍。如果髋臼骨床的边缘保持紧张,可以在周围再扩1 mm。
  - 髋臼杯定位的标志包括前壁和耻骨支、后壁、髋臼横韧带、髋臼上缘。
  - 对于正常形态的髋臼,髋臼假体的位置可参考后上方的髋臼边缘,下方和髋臼横韧带平齐,外展40°~45°,前倾10°~20°。
  - 对于前方有大骨赘的病例,或术前髋臼反倾、交叉征阳性的病例,首选后壁和髋臼横韧带来判断髋臼假体的前倾。前方骨赘应该用骨刀去除,可减少髋部屈曲和内旋导致前方撞击的风险。

- 一旦用试模选择了合适的假体位置,就可以用亚甲蓝在骨上进行标记,并且可以直观地记录该假体与上述标记的关系,以帮助放置最终的假体(技术图3A)。
- 然后利用高速钻头在耻骨、坐骨和髂骨上钻孔,以便骨水泥进入和"巨孔交锁",以补充增强骨水泥与骨松质小梁交叉形成的"微孔交锁"。
- 如果存在髋臼囊肿,应将这些囊肿清除,并使用钻头去除硬化的边缘。
- 为了最大限度地将骨水泥嵌入骨松质,必须获得无碎屑的干燥手术区(技术图3B)。
  - 这是通过使用45～70 mm汞柱范围内的低血压区域麻醉和脉冲冲洗去除脂肪和血液,然后用纱布干燥,局部使用或不使用肾上腺素来实现的。
  - 虽然这不是笔者的实践,但其他学者已经证明,在进行骨水泥固定时,髂骨处的负压吸引有助于保持干燥的骨表面,从而改善骨水泥的渗入。

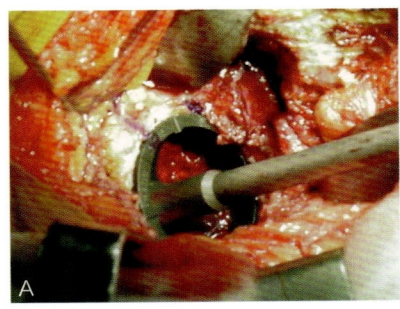 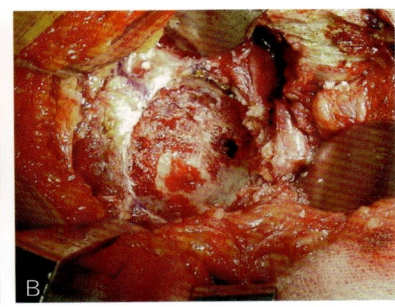

技术图3 髋臼制备。A. 一旦髋臼试模达到最佳位置,应在周围的骨上标记位置。B. 髋臼准备后的干燥区域对于最佳的骨水泥渗入是必不可少的。通过使用低血压麻醉技术可以很好地实现。

骨水泥固定髋臼部分

- 当在髋臼中植入骨水泥时,骨水泥应该是柔软且仍然相对较低的黏度状态。然后使用一个橡胶球形加压器将骨水泥均匀地加压(技术图4A)。
- 加压30～60秒后取出球形加压器,清除髋臼横韧带处骨水泥(技术图4B)。这使骨水泥向骨盆内挤出最小化,并允许髋臼底部能够被看见,以指导髋臼假体的放置。
- 然后插入髋臼假体,小心地匹配试验假体植入时选择的外展和前倾。该假体的外径应比最终髋臼锉的外径小2 mm,允许有足够的骨水泥外壳。
- 在髋臼假体上保持压力的同时,使用Charnley工具去除多余的骨水泥,以减小水泥套上的角应力,直到骨水泥硬化为止。

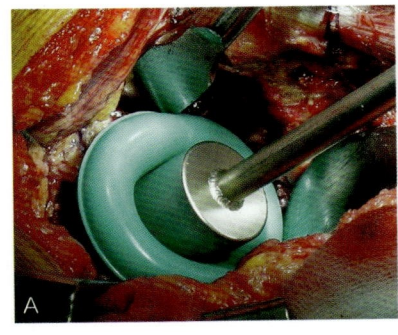 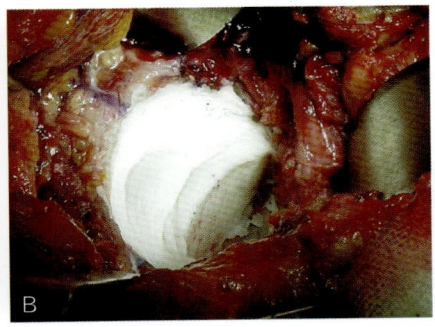

技术图4 髋臼假体的固定。A. 对髋臼骨水泥加压保持30～60秒。B. 将骨水泥从髋臼横韧带区域移除,以减少向髋臼内挤压。

股骨准备

- 通过屈曲、内收和内旋显露股骨近端。如果达到这个位置有困难,可以松解臀大肌肌腱。
- 进入股骨髓腔的起点在股骨颈后外侧,使圆柱形开髓器和直型股骨锉沿着股骨近端骨干的解剖轴线插入,尽管有股骨前弓,仍能保持一致的骨水泥覆盖层。
  - 为了达到合适的起始点,所有残留的软组织必须从股骨颈后外侧去除,剩余的骨必须用高速钻头或其他工具去除。

- ○ 许多术者成功地使用盒形骨刀来实现这一目标，尽管它没有钻头的精确度（技术图5）。
- 一旦准备好起始点，就可插入锥形扩髓钻头来帮助识别股骨的解剖轴线。打开进入股骨的入口点，同时尽量减小骨干内腔的扩髓。在不进行过度扩髓的情况下，打入股骨锉但保留骨松质，以实现最佳的骨水泥交错。
  - ○ 然后进行顺序锉磨，小心地将股骨锉插入，保持适当的前倾（通常为10°～15°）。除非患者股骨近端或髋臼假体有明显畸形，已知过度前倾或后倾，否则应遵循患者的生理特点。
  - ○ 如果让助手将胫骨垂直于地面，则便于从视觉上评估前倾的程度。
- 顺序锉磨继续进行，直到股骨锉插入深度达到扭转稳定，而股骨锉的近端位于颈部截骨平面。
  - ○ 如果有仔细的术前测量，则会恢复腿的长度和偏距，这可以通过连接试模颈和试模头来确认。
- 许多髋关节系统都有标准或加长偏距颈的选择；这些

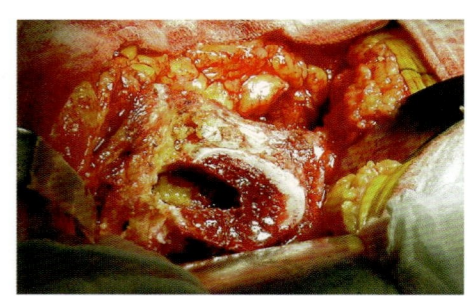

技术图5　必须取出股骨颈后外侧的残余骨，以获得最佳的股骨预备起始点并插入假体。

可以由偏距量或颈干角来定义。
- ○ 一般来说，应选择在术前模板上充分重建解剖几何形状的颈部。
- ○ 然而需要注意的是，如果髋关节没有内旋使股骨颈垂直于X射线束，X线片可能会低估偏距量。
- 使用术前计划选择一个试模股骨头，并尝试重建或最小限度增加LTC。

使用试模假体评估重建和软组织平衡

- 采用四种主要方法进行测试，并评估是否充分重建：
  - ○ 第一，内旋髋关节，直到试模股骨头平面和髋臼假体平面共平面（技术图6A、B），膝关节屈曲90°。
    - – 如果骨盆的冠状面垂直于地面，那么胫骨与地面的夹角就是股骨和髋臼的联合前倾角。
    - – 联合前倾35°～40°对女性是最理想的，而男性的前倾稍小，他们通常腰椎前凸较小。
  - ○ 第二，外旋髋关节，髋部和膝关节置于伸直位。前方关节囊应足够松弛，以允许股骨外旋，外旋至大转子离坐骨约一指宽，但又不太松，以防止大转子撞击坐骨或假体颈部撞击髋臼后壁。
  - ○ 第三，在卵圆窝水平的闭孔内再次插入Steinmann针，测量并记录腿的相对延长或缩短情况。
    - – 一般来说，笔者的目标是增加足够的腿部长度，以消除任何术前LLD。额外延长2～3 mm可以优化髋关节的稳定性，但额外的延长＞5 mm可以产生临床意义上的LLD。这可能与术前临床LLD和其他因素有关。

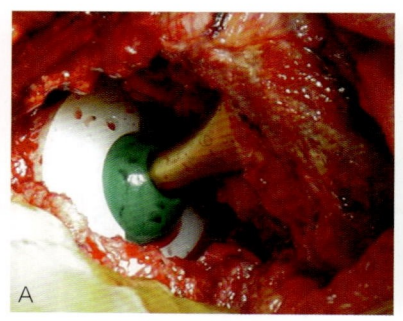 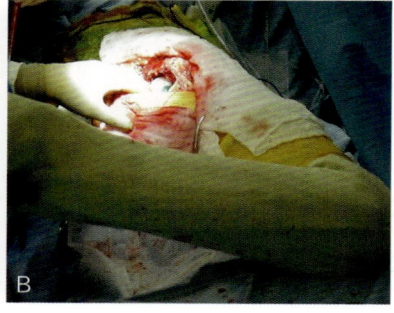

技术图6　共平面测试。A. 髋关节内旋，直到股骨头试模与髋臼假体边缘共平面。B. 然后，腿的位置允许术者估计联合前屈。

- 第四，髋部弯曲和内旋，评估稳定性。在脱位前，术者应该感觉到一个清晰的软组织阻力，而不是一个平滑的不受阻碍的运动。
- Ober试验可以获得更多的信息，膝关节屈曲90°，髋关节伸直到中立位并外展。当术者继续支撑足部时，膝关节放松。
  - 如果偏距量显著增加，膝关节将保持抬高（即髋关节将保持外展），表明髂胫束紧张。
  - 除非与术前结果相比较，否则该检查结果毫无意义，因为术前髂胫束可能较紧。
- 拉出试验或推拉试验可提供更多的信息，助手纵向牵拉股骨，髋部复位但内旋，术者主观地评估股骨头与髋臼的分离程度。
  - 牵拉时，头-臼之间应该会有一定的分离，但助手应不能通过简单的牵引来完全脱位髋关节。
  - 如果单独使用，这种测试可能会导致术者将患肢做长。
- 如果发现髋关节太松，有几种选择：
  - 股骨柄的尺寸可以增加。根据假体系统的不同，较大的股骨柄也可能有较长的颈部。
  - 如果腿的长度合适，但偏距不够，术者可以从标准的偏距转换到加长偏距的股骨柄。
  - 可以使用加大尺寸的试模头。笔者建议不要使用带裙边的股骨头，现代植入系统通常提供几个长度的股骨头，而不需要裙边。笔者建议不要使用最长的没有裙边的股骨头。因为，如果最终的重建与试模重建不同，术者就没有进一步增加腿部长度和偏距的选择了。
- 如果发现前方关节囊是紧绷的，而其他方面的重建都是可以接受的话，笔者建议采用前方关节囊切开术来平衡髋部。
- 如果髋关节过紧，前方关节囊过紧，Ober试验阳性，下肢过长，有几种选择：
  - 股骨试模可以缩小尺寸或植入股骨更深处。
  - 可以选择一个减号的股骨头。笔者建议不要使用最短的股骨头。因为，如果最终的重建与试验重建不同，术者就没有进一步减少腿部长度和偏距的选择了。

骨水泥固定股骨假体

- 取出股骨试模，并准备好股骨髓腔进行骨水泥固定。将远端水泥限制器（技术图7）放置在超过预期的股骨柄插入深度约1 cm的位置。
  - 这有助于避免不必要的长水泥鞘而翻修时难以取出，同时有助于骨水泥加压。
- 股骨髓腔使用脉冲冲洗，负压吸引吸干，用手术纱布填塞。
- 股骨侧骨水泥应在真空或离心条件下制备，两者均可通过降低水泥孔隙率来提高骨水泥强度。然后将骨水泥倒入水泥枪中。当骨水泥达到中等黏度时，即黏度低到易于灌入水泥枪且易于插入骨松质，同时黏度高到可以施加压力，就可以注射了。

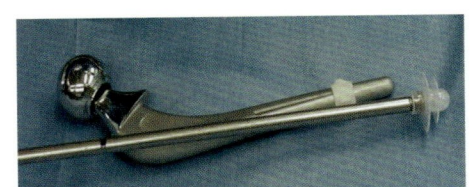

技术图7　位于股骨柄顶端远端的水泥限制器允许骨水泥加压。插入装置上标有适当的插入深度。

- 在确保水泥枪尖端没有空气后，从远端向近端逆行注入骨水泥，允许骨水泥将水泥枪推出髓腔外。
- 一旦髓腔被填满到颈部截骨面的高度，枪头就从水泥枪上取下，并用水泥加压装置替代，以堵塞股骨近端髓腔。
  - 在骨水泥加压之前，股骨干上的任何孔洞都应该被堵塞。
  - 在加压过程中，骨水泥、脂肪和骨髓内容物应从股骨颈的小血管孔中挤出。当加压器从股骨中取出时，应该用更多的骨水泥填充空隙。
- 骨水泥表面用纱布擦干，在股骨柄上涂抹骨水泥，主要是涂在干骺端。这些措施减少了血液、液体和其他碎屑在骨水泥和骨水泥-假体界面上的数量。这些杂质已被证明对骨水泥强度有显著影响。
- 如果股骨骨干相对较宽，建议增加远端中置器，以减少股骨柄内翻定位不当的风险。
- 当骨水泥处于中等黏度时，是插入股骨柄最好的时机。骨水泥达到这种状态所需的时间随室温和搅拌速度而变化。
  - 对股骨柄进行预热将进一步降低骨水泥孔隙度，加速骨水泥聚合。

- 为了避免在骨水泥中产生空隙,股骨柄应该以连续平稳的动作插入,不调整内翻/外翻或旋转对齐。插入是手动进行的,需要时使用锤子敲击植入装置。
- 一旦最终的假体达到试模假体的位置,用手指对柄周围的骨水泥加压的同时,去除多余的骨水泥,保持柄上温和的压力。
- 当骨水泥固化后,将之前选择的试模头放在股骨柄上,重新评估 LTC、腿长和软组织平衡以及联合前倾。
  - 一旦选择合适的球头,仔细清洗和干燥股骨柄锥部,轻轻地敲击植入物。
- 用冲洗和吸引清除髋臼内的碎片,并进行复位。

软组织修复及伤口闭合

- 结合局部麻醉、麻醉药以及皮质类固醇或非甾体抗炎药,注射深层软组织(如髋关节囊、臀中肌肌腱、股外侧肌和髂胫束),可减少术后疼痛和麻醉需求。
- 充分冲洗所有暴露组织后,进行软组织修复(技术图8)。
- 股方肌修复到其止点处,如果松解了臀大肌止点,将其同时修复。

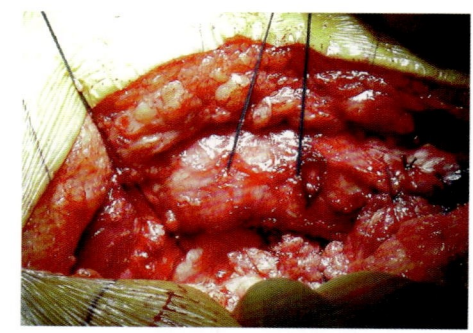

技术图8 细致的后部软组织修复应包括后方关节囊、梨状肌和闭孔肌腱。在筋膜关闭前必须检查修复。

- 在梨状肌的上侧面与上方关节囊和(或)臀小肌肌腱之间进行"8"字缝合将其拉近;这条缝线最初没有扎紧。
- 将外旋短肌和后方关节囊修复在大转子后内侧。
  - 第一根不可吸收缝线先通过后关节囊瓣上外侧部分和梨状肌肌腱,再回穿通过关节囊和联合肌腱。
  - 第二根不可吸收缝线穿过关节囊瓣的下外侧部分和闭孔外肌腱,然后再次穿过关节囊。
  - 这两根缝线穿过大转子上的钻孔并相互连接。在绑扎缝线之前,将腿外旋,使后软组织皮瓣的张力最小化。
- 将梨状肌与上方关节囊和(或)外展肌连接的缝线最后绑紧。
- 在筋膜闭合前,应仔细检查修复,以确保后方软组织瓣与股骨紧密接触。
  - 不充分的修复很容易导致翻修。如果软组织不能接触骨骼,则意味着长度和(或)偏距显著增加。如果这不是计划好的做法,股骨组配化可以用来缩短肢体和避免严重的 LLD。
- 再次充分冲洗伤口,常规关闭筋膜、皮下组织和皮肤。

要点与失误防范

腿长和偏距量	• 最优的功能要求恢复腿长和偏距量。对于偏距特别大的患者应注意,为了达到适当的软组织张力,可能需要对腿部进行轻度延长
适应证	• 伴随脊柱病变的病例,即使成功 THA,仍可导致持续症状 • 年龄较大、体重较轻、活动度较低的骨质疏松症妇女在骨水泥全髋关节置换术后通常具有良好的预后,并可避免非骨水泥股骨固定术后常见的大腿疼痛
显露	• 应尽量减少软组织损伤。然而,小的皮肤切口限制暴露,可能会使重要的深层结构面临增加创伤的风险
低血压麻醉	• 如果没有干燥的操作区域,髋臼假体的最佳骨水泥固定是很难实现的,这使得低血压麻醉成为骨水泥技术的一个关键方面

手术后护理

- 血液管理
  - 贫血的术前内科管理是减少输血的最佳方法。
  - 术前不需要常规的自体献血，但可用于减少术前轻度贫血患者术后对同种异体血的需求。
  - 术前重组人红细胞生成素可考虑用于不能献血的患者。
  - 同种异体输血可用于治疗与手术失血有关的症状性贫血。
- 疼痛控制
  - 多模式镇痛方案可提高患者的满意度[19]，方案包括手术时软组织注射、对乙酰氨基酚、非甾体抗炎药以及长效和短效麻醉药。
  - 这些方案减少疼痛和麻醉的需求，从而减少围手术期恶心、呕吐、镇静和意识障碍，并使患者更快地康复。
- 静脉注射抗生素
  - 术前1小时内给予抗生素，术后持续24小时。
  - 头孢唑林是首选抗生素。
  - 万古霉素或克林霉素通常用于对青霉素或头孢菌素过敏的患者。万古霉素可能更好，因为表皮葡萄球菌的分离株往往对克林霉素耐药。
- 预防静脉血栓栓塞性疾病
  - 间歇性气动加压装置提供机械预防，这已被证明可以降低静脉血栓栓塞（VTE）的风险，作为唯一的预防模式和作为药物预防的辅助。
  - 最佳的药物预防仍然是一个有争议的问题，但某些形式的预防应该在医院开始，并在绝大多数患者出院后继续进行。笔者通常对VTE风险低或标准风险以及手术部位出血风险低或标准风险的患者使用阿司匹林。有静脉血栓栓塞病史或被认为有血栓形成高风险的患者，以及先前有抗凝适应证的患者，通常在出院后继续延长华法林预防。出血高危患者需要个体化治疗。在某些情况下，在出血最可能发生的时期停止药物预防可能是适当的。机械的预防可能在这些患者中发挥特别重要的作用。
  - 加速康复方案进一步降低血栓栓塞性疾病的风险，是大多数多模式预防方案的重要组成部分。
  - 不再推荐多普勒超声筛查。
- 物理治疗
  - 接受后外侧入路全髋关节置换术的患者应接受髋关节后脱位的预防措施。笔者的标准物理治疗方案是6周，尽管第一次随访时僵硬的患者可以更早放松预防措施。其他手术方法可能不需要采取预防措施[20]。
  - 最近的一项研究显示，采用有限的后路预防措施（避免>100°的屈曲或明显的髋关节内旋），采用改良的后路软组织修复术，脱位率非常低[4]。
  - 手术后24小时内，在允许的情况下，可以用一根或两根拐杖负重。
  - 患者在耐受的情况下不使用助行器。
- 出院
  - 大多数患者术后2～3天即可出院。
  - 其他关节严重受损、家庭环境困难或社会支持不足的患者可能需要短暂的住院康复。

结果

- 术后髋关节疼痛减轻，功能恢复明显。骨水泥全髋关节置换术后大腿疼痛较少见，而非骨水泥全髋关节置换术后大腿疼痛较常见。
- 长期随访证实了骨水泥全髋关节置换术的临床成功（图3）。尽管随着年龄和并发症的增加，功能可能会下降，但随访30年的患者中94%没有髋关节疼痛或反映有轻微不适[27]。
- 使用第一代骨水泥技术进行全髋关节置换术后至少25年的随访数据是可知的[1,6,7]。每个中心都报道了一个单一骨科医生系列，包括20世纪60年代末和70年代初连续进行的病例。
  - 植入物生存率10年，94%；15年，90%；20年，84%～85%；25年，77%～81%；30年，68%。
  - 在30年的随访中，12%的髋部需要至少移除一种假体部件进行翻修，其余的植入物要么在体内仍能正常工作（7%），要么在患者死亡时仍能正常工作（81%）。
- 在20世纪70年代和80年代早期使用改进的骨水泥技术将THA固定后，至少20年的随访数据也是可知的[3,5,24,26]。
  - 骨水泥THA术后10～15年，3%～10%的患者需要进行至少一种假体部件翻修；20～25年，5%～12%的患者需要进行至少一种假体部件翻修。

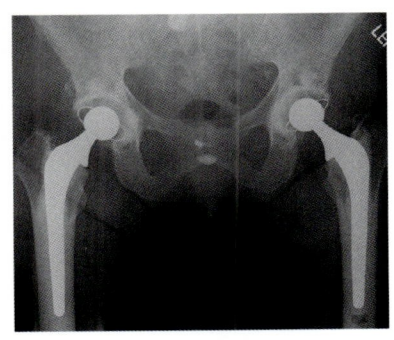

图3　骨水泥全髋关节置换术的X线片。

- 翻修的原因
  - 无菌性松动在全髋关节置换术后的翻修手术中占大多数,其发生率从62%～100%不等[1,3,17,26]。
  - 深部感染、复发性脱位和假体周围骨折占大多数。
  - 骨水泥型全髋关节置换后翻修的不常见原因包括骨溶解、单纯聚乙烯磨损和LLD等技术错误。
  - 骨折是早期植入物翻修的主要原因之一,但在现代植入物中并不常见。

并发症

- 脂肪和骨髓栓塞发生在长骨的骨髓腔内,但很少导致脂肪栓塞综合征。股骨骨水泥固定可能增加脂肪移位的数量,从而导致肺分流,并增加脂肪栓塞综合征的风险[24]。因此,笔者避免对有明显心肺疾病的患者进行骨水泥固定。
- 如果不采取预防措施,VTE在全髋关节置换术中很常见。大多数预防方案与低发生率的症状性深静脉血栓形成(DVT)和肺栓塞有关,只有不到0.5%的患者发生致命性肺栓塞。积极的药物抗凝已被证明可以降低无症状DVT的发生率,但还没有发现任何方案可以降低肺栓塞的死亡率。
- 进行适当的术前医疗优化和严格掌握手术指征的情况下,心肺并发症较为少见,但高危患者应在围手术期仔细监测。
- 大多数患者可避免临床上有意义的LLD。在一项前瞻性研究中[23],本章中描述的平衡腿长方法导致术后LLD平均增加2.6 mm(范围为-7～+9 mm),87%的患者存在≤6 mm的不等长。没有患者反映有LLD的症状,或需要使用增高鞋垫。
- 感染可能是全髋关节置换术后的致命并发症。
  - 围手术期静脉注射抗生素和含抗生素的骨水泥均可降低深部感染的风险。
  - 层流和身体排气服已被证明可以在不一致使用抗生素的情况下降低感染的风险,但是在一致使用预防性抗生素的情况下,附加的益处还没有得到证实。
  - 使用碘浸渍的贴膜和尽量减少手术室的人员走动也可能减少手术伤口中的细菌数量。
- 全髋关节置换术后脱位是早期翻修手术的常见原因之一。当重建恢复了腿部长度、偏距量和旋转中心,并伴有适当的股骨和髋臼前倾时,脱位风险最小。使用大直径头提高头-颈比可以降低脱位风险,但在全髋关节置换术中,聚乙烯的厚度不应受到影响,因为较薄的聚乙烯植入物将载荷不均匀地转移到骨水泥套上。
- 假体周围骨折可发生在术中或术后。处理的关键是术中识别,因为大多数骨折在手术时都可以方便地处理。如果采用合适的起始点进行股骨准备,则术中骨折在骨水泥THA中并不常见。术后骨折通常与创伤有关,通常发生在骨溶解的情况下,其处理超出本章的范围。
- 无菌性松动是全髋关节置换术后最常见的失效原因。使用精心设计的植入物和现代骨水泥技术可以降低无菌性松动的风险。然而,有几个患者因素影响全髋关节置换术后无菌性松动的发生率。
  - 男性与无菌性松动的风险增加密切相关[1]。
  - 髋臼发育不良的严重程度也是无菌性松动的危险因素,与髋臼发育不良程度较轻或无发育不良者相比,Crowe Ⅲ型和Ⅳ型髋臼发育不良的翻修率增加[8]。
  - 炎症性关节炎与降低无菌性松动的翻修风险有关[1]。
  - 患者手术时的年龄与无菌性松动翻修的风险呈负相关。假体生存15年而无需因无菌性松动翻修的比例在<40岁的患者中为68.7%,在>80岁的患者中为100%,在40～80岁患者中,每增加十年,松动率亦递增[1]。
- 骨溶解是非骨水泥植入物失败的常见原因,但在骨水泥全髋关节置换术后骨溶解的发生率较低,这可能与骨水泥全髋关节置换术中聚乙烯磨损减少有关。虽然使用骨水泥时囊性骨溶解并不常见,但骨水泥固定失败与磨损碎片生物反应有关。
- 坐骨神经麻痹是全髋关节置换术后少见的并发症。最常见的情况是,在肢体长期(尤其是先天性)缩短后,手术肢体被大幅延长,牵拉相关的神经导致缺血。笔者通常在髋关节脱位前触摸坐骨神经,然后在关节成形术后再次触摸坐骨神经,以评估神经张力是否过度增加。
  - 在手术中,如果髋部保持极度的屈曲和内旋,坐骨神经也可能受到臀大肌肌腱的压迫。为此,Hurd等[15]建议THA期间常规松解臀大肌肌腱。

(彭晓春 译,陈云苏 审校)

参考文献

[1] Berry DJ, Harmsen WS, Cabanela ME, et al. Twenty-five-year survivorship of two thousand consecutive primary Charnley total hip replacements: factors affecting survivorship of acetabular and femoral components. J Bone Joint Surg Am 2002;84:171-177.

[2] Biedermann R, Tonin A, Krismer M, et al. Reducing the risk of dislocation after total hip arthroplasty: the effect of orientation of the acetabular component. J Bone Joint Surg Br 2005;87:762-769.

[3] Bourne RB, Rorabeck CH, Skutek M, et al. The Harris design-2 total hip replacement fixed with so-called second-generation cementing techniques: a ten to fifteen-year follow-up. J Bone Joint Surg Am 1998;80:1775-1780.

[4] Brown JA, Pagnano MW. Surgical technique: a simple soft-tissue-only repair of the capsule and external rotators in posterior-approach THA. Clin Orthop Relat Res 2012;470:511-515.

[5] Buckwalter AE, Callaghan JJ, Liu SS, et al. Results of Charnley total hip arthroplasty with use of improved femoral cementing techniques: a concise follow-up, at a minimum of twenty-five years, of a previous report. J Bone Joint Surg Am 2006;88:1481-1485.

[6] Callaghan JJ, Albright JC, Goetz DD, et al. Charnley total hip arthroplasty with cement: minimum twenty-five-year follow-up. J Bone Joint Surg Am 2000;82:487-497.

[7] Callaghan JJ, Templeton JE, Liu SS, et al. Results of Charnley total hip arthroplasty at a minimum of thirty years: a concise follow-up of a previous report. J Bone Joint Surg Am 2004;86:690-695.

[8] Chougle A, Hemmady MV, Hodgkinson JP. Severity of hip dysplasia and loosening of the socket in cemented total hip replacement: a longterm follow-up. J Bone Joint Surg Br 2005;87:16-20.

[9] Crites BM, Berend ME, Ritter MA. Technical considerations of cemented acetabular components: a 30-year evaluation. Clin Orthop Relat Res 2000;381:114-119.

[10] Engesaeter LB, Lie SA, Espehaug B, et al. Antibiotic prophylaxis in total hip arthroplasty: effects of antibiotic prophylaxis systemically and in bone cement on the revision rate of 22,170 primary hip replacements followed 0-14 years in the Norwegian Arthroplasty Register. Acta Orthop Scand 2003;74:644-651.

[11] Faris PM, Ritter MA, Keating EM, et al. The cemented all-polyethylene acetabular cup: factors affecting survival with emphasis on the integrated polyethylene spacer: an analysis of the effect of cement spacers, cement mantle thickness, and acetabular angle on the survival of total hip arthroplasty. J Arthroplasty 2006;21:191-198.

[12] Flivik G, Kristiansson I, Kesteris U, et al. Is removal of subchondral bone plate advantageous in cemented cup fixation? A randomized RSA study. Clin Orthop Relat Res 2006;448:164-172.

[13] Herberts P, Malchau H. How outcome studies have changed total hip arthroplasty practices in Sweden. Clin Orthop Relat Res 1997;344:44-60.

[14] Hogan N, Azhar A, Brady O. An improved acetabular cementing technique in total hip arthroplasty: aspiration of the iliac wing. J Bone Joint Surg Br 2005;87:1216-1219.

[15] Hurd JL, Potter HG, Dua V, et al. Sciatic nerve palsy after primary total hip arthroplasty: a new perspective. J Arthroplasty 2006;21:796-802.

[16] Lucas DH, Scott RB. Coplanar test: the Ranawat sig. A specific maneuver to assess component position in total hip arthroplasty. J Orthop Tech 1994;2:59.

[17] Malchau H, Herberts P, Eisler T, et al. The Swedish Total Hip Replacement Register. J Bone Joint Surg Am 2002;84(suppl 2):2-20.

[18] Parks ML, Walsh HA, Salvati EA, et al. Effect of increasing temperature on the properties of four bone cements. Clin Orthop Relat Res 1998;355:238-248.

[19] Parvataneni HK, Shah VP, Howard H, et al. Controlling pain after total hip and knee arthroplasty using a multimodal protocol with local periarticular injections: a prospective, randomized study. J Arthroplasty 2007;22(6):33-38.

[20] Peak EL, Parvizi J, Ciminiello M, et al. The role of patient restrictions in reducing the prevalence of early dislocation following total hip arthroplasty. A randomized, prospective study. J Bone Joint Surg Am 2005;87:247-253.

[21] Pellicci PM, Bostrom M, Poss R. Posterior approach to total hip replacement using enhanced posterior soft tissue repair. Clin Orthop Relat Res 1998;355:224-228.

[22] Ranawat CS, Deshmukh RG, Peters LE, et al. Prediction of the longterm durability of all-polyethylene cemented sockets. Clin Orthop Relat Res 1995;317:89-105.

[23] Ranawat CS, Rao RR, Rodriguez JA, et al. Correction of limb-length inequality during total hip arthroplasty. J Arthroplasty 2001;16:715-720.

[24] Ries MD, Lynch F, Rauscher LA, et al. Pulmonary function during and after total hip replacement: findings in patients who have insertion of a femoral component with and without cement. J Bone Joint Surg Am 1993;75:581-587.

[25] Siebenrock KA, Leunig M, Ganz R. Periacetabular osteotomy: the Bernese experience. J Bone Joint Surg Am 2001;83:449.

[26] Skutek M, Bourne RB, Rorabeck CH, et al. The twenty to twenty-five-year outcomes of the Harris design-2 matte-finished cemented total hip replacement: a concise follow-up of a previous report. J Bone Joint Surg Am 2007;89:814-818.

[27] Wroblewski BM, Fleming PA, Siney PD. Charnley low-frictional torque arthroplasty of the hip: 20-to-30 year results. J Bone Joint Surg Br 1999;81:427-430.

第20章 非骨水泥型全髋关节置换术
Uncemented Total Hip Arthroplasty

Matthew S. Austin, Brian A. Klatt, and Paul B. McKenna

定义

- 全髋关节置换术对于非手术治疗无效、有明显症状的髋关节退行性病变是一种标准的治疗方法。
- 已经证明非骨水泥型全髋关节置换有很好的中远期疗效。
- 髋臼假体通过压配获得早期固定,其表面允许骨长入。
- 股骨侧假体通过与干骺端或骨干处压配实现早期固定,其表面允许骨长入或骨长上。干骺端压配固定的假体一般采用楔形设计或填充和压配设计。

解剖

- 髋臼侧显露前后壁、髋臼顶及其周缘、泪滴。
- 股骨近端显露股骨颈截骨处周围结构。

发病机制

- 髋关节退行性病变是很多髋关节疾病的最终表现,包括骨关节炎、炎症性关节炎、发育异常、股骨头坏死、创伤和感染。

自然病程

- 髋关节退行性病变病程发展、表现不同。有些病程进展快,有些出现较多的症状,其原因不清楚。

病史和体格检查

- 病史能直接反映出患者的疼痛来源髋关节以外还是髋关节本身。
- 疼痛可能源于髋关节以外(例如腰部神经根病、骨盆内病变),此时,即使患者同时合并有严重的髋关节退行性改变,关节置换不能完全减轻患者疼痛。
- 疼痛经常位于腹股沟处,也可能位于大腿内侧、臀部、膝关节内侧。
- 应检查髋关节活动范围(ROM),正常ROM:屈伸120°~140°,内收外展60°~80°,内外旋60°~90°。疼痛、关节挛缩或力学异常都可能引起髋关节活动度丢失。
- 经过正规非手术治疗无效,考虑手术。
- 术前测量并记录患肢长度,与患者沟通,使其对术后结果有合理期望值。
- 体检内容包括:
  - Trendelenburg征:对侧髋部下降为阳性,提示外展肌功能受损。
  - 髋关节屈曲内旋:疼痛为阳性。没有疼痛说明疼痛是由于关节外部原因引起。

影像学和其他诊断性检查

- 术前应进行平片检查,包括骨盆正位片、髋关节正位和标准侧位片,用以了解解剖情况及评价关节退变程度,制订充分的术前计划(图1)。

鉴别诊断

- 腰部神经根病
- 椎管狭窄
- 骶髂关节退行性病变
- 腹腔内病变
- 骨盆内病变
- 神经性疾病

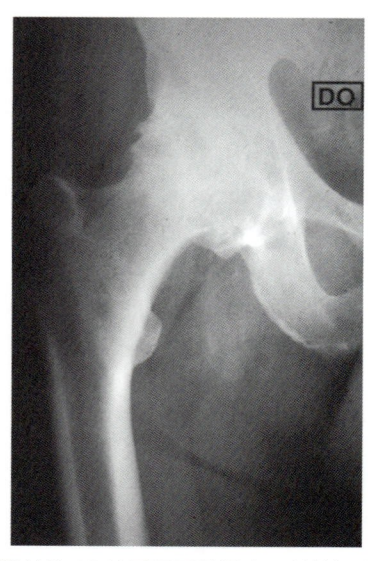

图1 髋关节AP片显示骨赘退变及关节间隙闭塞。

- 感觉异常性股痛
- 复杂性局部疼痛综合征
- 血管源性跛行
- 原发骨肿瘤
- 转移性肿瘤
- 感染

非手术治疗

- 对乙酰氨基酚
- 非甾体抗炎药
- 氨基葡萄糖
- 硫酸软骨素
- 物理治疗

手术治疗

- 非骨水泥髋关节置换主要指征是疼痛且经正规非手术治疗无效、严重退行性疾病。

术前计划

- 初次非骨水泥全髋关节置换术前计划可以通过标准放大倍数的普通平片来完成。
  - 使用标准模板可以确定假体尺寸，但目前更多的是使用数字化模板技术来确定假体尺寸。
- 臼杯内下侧边缘应位于X线片骨盆"泪滴"处。臼杯外展35°～45°，并应与髋臼外上缘接触切。
- 股骨假体股骨头旋转中心与大转子尖高度水平，恢复股骨偏心距。测量时注意使用下肢内旋10°～15°X线片，下肢外旋X线片显示髋外翻。
- 近端固定股骨假体在干骺端获得压配。
- 远端固定股骨假体在骨干处获得压配。

组配式股骨柄

- 尽管在20世纪60年代引进了一体式股骨柄，取得了良好的效果，但在全髋关节置换术中，术者难以微调腿部长度和软组织张力。采用术前精心计划、颈部切除水平、骨水泥技术，并通过股骨转子截骨修复来调整软组织张力，以恢复适当的髋部生物力学。
- 组配化的主要好处是术者可以相对容易地优化髋关节生物力学，正是由于这个原因，今天绝大多数术者使用至少有一处组配式连接的股骨柄。
- 其他好处包括：
  - 通过移除组配式部件并保留植入物的骨整合部分，有助于在翻修时显露。
  - 组配式部件的更改可以在翻修时很容易地进行调整，特别是在存在不稳定性的情况下。这已经导致髋关节翻修术中的脱位率显著降低[8,32]。
  - 替换磨损或损坏的部分，而不需要移除植入物的骨整合部分。

股骨组配化：基础

- 股骨组配化可存在于一个或多个结合部。
  - 头-颈：几乎所有现代股骨颈在这个连接处都有组配式设计。它允许调整头部大小和颈部长度。
  - 干骺端股骨颈截骨远端：股骨干骺端组配连接[S-ROM(Depuy, Warsaw, IN), Emperion(Smith & Nephew, 孟菲斯, TN), Restoration(Stryker orthopaology, Kalamazoo, MI)]。除了股骨头-颈选项之外，这种设计允许股骨颈有多种选项，包括偏距、前倾角、颈干角和颈长。
  - 颈部双重组配式设计：颈部双组配化，头-颈交界，股骨颈截骨近端交界，无宿主骨支持[ProFemur(Wright Medical Technology, Arlington, TN)；使用Kinectiv技术的M-L锥形杯(Zimmer, Warsaw, IN)；解剖型Benoist Girard (ABG)(Stryker骨科), Rejuvenate(Stryker骨科)]。除了股骨头-颈外，这些股骨杯也允许多种颈部选择，包括偏距、前倾角、颈干度和颈部长度。然而，后两种股骨柄已被召回。
- 股骨柄的组配化是通过Morse型锥部连接实现的。锥部被挤压进内锥提供了轴向和旋转稳定性。
- 根据假体的设计，锥部具有各自特异的几何参数。重要的是要知道锥部类型，特别是在翻修的情况下，以便有适当的器械和植入物可用。

组配式股骨柄的潜在优势

- 全髋关节置换术的生物力学目标。
  - 恢复正常髋关节中心。
  - 重建骨骼解剖。
  - 优化软组织张力。
- 组配式股骨假体的使用可能使髋关节生物力学的最佳恢复成为可能。
- 大多数非组配式（一体化）股骨柄是基于一系列正常的股骨形态学。这可能不允许精确地恢复每个个体的生物力学。
  - Noble等[39]分析了200具尸体股骨，发现干骺端和骨干的大小和形状之间没有特定的关系。
  - 人类学文献已经证明了年龄对股骨形态的影响。骨内膜改变主要发生在骨干，皮质变薄和髓质扩张，开始于第四个十年。年龄对骨内膜表面大小影响的一个实际结果是，对于给定的股骨髓腔大小，可能需要不同颈长和偏距量的股骨部件。
- 适当的软组织张力是通过偏距量和颈部长度产生的。

软组织张力不足可能导致外展肌杠杆臂下降、软弱和（或）不稳定。过度的软组织张力可能导致骨盆倾斜、腿长不平衡和（或）大转子疼痛综合征。

- 某些解剖变异，如髋关节发育不良的股骨前倾角增加、骨骺滑脱的髋臼反倾、髋内翻和以前骨折的畸形愈合，会增加髋部生物力学恢复的难度。Kindsfater 等[29]对 1 000 例使用 S-ROM 假体的初次 THAs 进行了研究，发现 47% 以上的患者需要调整前倾以增强稳定性。
- 组配化系统可以提供多达 10 398 种大小和形状的组合。这使术者能够调整假体来适应患者，而不是调整患者来适应假体。
- 因此，即刻的稳定固定，包括抗扭转力的建立，对于假体的长期存活是至关重要的。
- Ohl 等[40]、Otani 和 Whiteside[41]的研究显示，通过生物力学方法同时达到假体的近端和远端固定，比单独近端固定或远端固定更能抵抗扭转载荷。
- 非组配化股骨柄的困难之处在于，人类股骨近端干骺端和近端骨干区域在大小和几何形状方面往往不相关[33,39]。
- 中段组配化股骨柄和一些近端固定系统（S-ROM）允许术者实现近端和远端紧密配合。术者可以独立地对两个解剖区域紧密配合的部件进行尺寸调整。

担忧

- 组配式股骨假体的主要问题是增加了另一个连接。与这些额外的连接有关的主要问题如下：
  ○ 磨损/腐蚀
  ○ 断裂
  ○ 分离
  ○ 最近的关注包括金属碎片的产生和软组织对碎片的反应。
- 微动和腐蚀通常是相互联系的、协同作用的过程，可能导致不良的结果有两个原因[26]：
  ○ 降解过程会导致金属结构完整性的下降。
  ○ 降解产物的释放可能引起宿主体内的不良生物反应。
- 磨损
  ○ 由两个表面之间的微运动产生。破坏金属表面的被动氧化层所需的运动最小可达 3～4 nm，这取决于运动的频率和结构上的负载量。
  ○ 导致表面氧化层减少的运动可以使基体合金显露在水溶液中。
  ○ 显露在水溶液中会使合金氧化成离子形式（溶解）或与氧反应，从而改变氧化膜（再钝化）。
  ○ 当这种再钝化发生在裂缝中，例如与模块化颈-股骨柄界面相关联的裂缝中，它会耗尽局部的氧气供应，从而创造一个更酸性的环境。这种情况会造成加速腐蚀、点蚀和裂纹。
  ○ 在腐蚀性环境中反复受力的金属可能会发生灾难性的破坏。
  ○ 与头-颈椎部连接相比，近端模块化股骨柄颈-柄的微动频率更高，程度也更大。
    - 一项研究分析了 16 个双组配式股骨柄，其中 6 个在颈-柄连接处表现出明显的微动和缝隙腐蚀。与此形成对比的是，只有 3 个在头-颈连接处有腐蚀迹象[30]。
    - 另一项对近端双组配式股骨柄的检索分析发现了磨损和腐蚀的证据，表明疲劳裂纹的萌生和扩展可能得到了腐蚀的辅助。所讨论的颈部是可用于这种植入的最大尺寸的颈部[13]。
- 股骨柄断裂是罕见的事件。然而，也有几例近端组配式股骨柄断裂的报道[3,13,22,49]。
  ○ Huot Carlson 等[25]检查了 78 个术中回收的组配式股骨柄，发现 7 个断裂。他们发现股骨柄断裂一般与以下因素相关：小号股骨柄，股骨颈偏距大，活跃的、肥胖的患者。
  ○ Atwood 等[3]分析了植入后不到 2 年的股骨近端组配柄（ProFemur Z）在组配颈处经历了灾难性的失败。分析断裂的股骨柄显示大裂缝（200μm）和抛光区域，这表示存在磨损。并没有证据支持简单的循环疲劳破坏。
  ○ Skendzel 等[49]报道了 2 例双组配股骨柄故障。这两种情况都发生在体重＞220 lb（90.72 kg）的男性身上，而他们的失败距手术不到 4 年。
- 组配式假体的分离是另一个问题。
  ○ 报道的病例多为股骨头-颈段分离。这些通常发生在髋关节脱位和随后的复位尝试之后[9,47,56]。
  ○ 另一些则报道了在其他组配部位上的分离[1,50,51]。显微镜检查也显示颈-股骨柄界面存在磨损，表明可能存在微动，导致腐蚀、金属溶解，并最终导致分离[50]。
- 金属碎屑不良反应（ARMD）
  ○ Collier 在两项研究中观察了组配连接处的腐蚀程度。在一项研究中发现，当使用混合合金头柄组合时，30% 以上的回收假体存在腐蚀。当全钴铬合金和全钛合金组合使用时，腐蚀分别出现在 6% 和 10% 以下[10,11]。
  ○ 目前已证实金属碎屑可引发细胞介导的超敏反应[23]。ARMD 可导致破坏性损害。这类近期报道最初见于金属对金属界面的表面置换和全髋关节置换术，但越来越多的关注于组配式 THA 相关的连接[19]。

- 有越来越多的报道,在金属-聚乙烯界面THA中出现不良软组织反应(假瘤)。头-颈锥度的缝隙腐蚀(trunnionosis)被认为是其来源[12,34,35,37,52]。其他报道在双组配式股骨柄中存在假瘤,检索分析显示在颈-股骨柄界面有很大程度的微动和腐蚀,而在头-颈连接处较少[55]。
- 在检索研究中,头-颈结合的材料组成对腐蚀程度有很大的影响。在存在混合合金组合的情况下,有较高的腐蚀发生率。这是由于金属的机械和摩擦学性能[18]。当两种不同的金属在电解质溶液中接触时,它们之间存在电势差,导致电子流动产生电偶腐蚀。
- 陶瓷头似乎减少了锥度腐蚀的数量,但并没有完全消除。金属锥上的陶瓷头锥度腐蚀发生的频率相似,但程度不同。腐蚀发展的机制是相似的,但在有陶瓷头的情况下,它只发生在金属锥部上[31]。

结论

- 在某些情况下,组配化可能在THA中发挥作用。
- 这种情况可能包括畸形、异常的股骨形态,或无法达到稳定的非组配化植入。
- 组配性的风险包括ARMD、组配连接失败和(或)随后需要翻修。
- 在组配连接中使用的两种材料可能在不良反应方面很重要。
- 因此,在仔细考虑之后,应该有选择地使用组配化。

体位

- 根据术者偏好及手术方式来摆放体位。
  - 体位应保证一旦遇到复杂情况,需要扩大切口时,入路能够更广泛显露。
- 固定骨盆在稳定、安全位置,避免骨盆发生倾斜影响术者对髋臼角度判断。

入路

- 初次常规全髋关节置换手术入路有很多:
  - 前侧
  - 前外侧
  - 外侧
  - 后侧
  - 双切口
  - 上述入路的微创切口

髋臼的显露

- 根据术者偏好选择入路。这里介绍的是仰卧位外侧入路(改良Hardinge入路)。
- 拉钩放置于前、上、下方来显露髋臼及周围结构(技术图1)。
- 切除髋臼盂唇。
- 去除马蹄窝内软组织,显露内侧壁及泪滴。

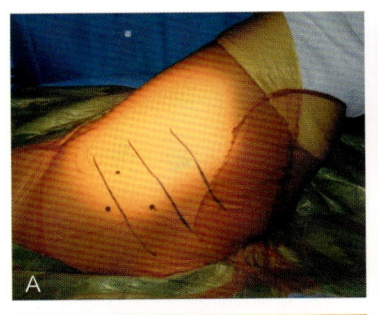
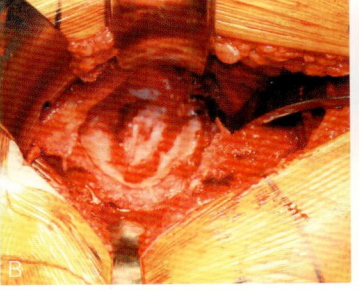
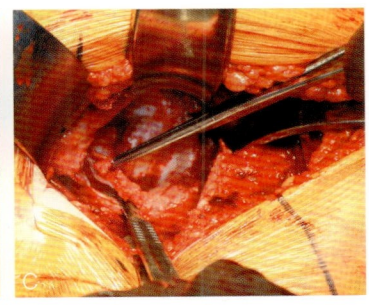
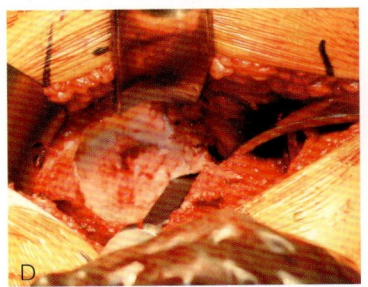
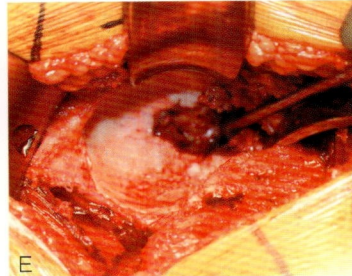

技术图1 髋臼显露。A. 仰卧位的改良Hardinge入路。B. 髋臼完全显露。很容易观察到内侧壁和髋臼本身的解剖结构。C. 切除髋臼盂唇。D. 用骨刀从马蹄窝内去除骨赘。E. 去除马蹄窝内软组织,显露内侧壁及泪滴。

髋臼的准备

- 磨髋臼前,整个髋臼周围结构、内侧壁、泪滴必须显露清晰(技术图2)。
- 开始锉磨时用力适度,直到骨的质量得到评估后再适当加力。
  - 开始锉磨髋臼的目的是向臼底打磨,将马蹄窝磨平但不能穿透髋臼内壁。
- 接下来逐步锉磨臼缘,注意使髋臼锉下缘平泪滴,外展35°~45°,前倾10°~20°,从而重建髋臼旋转中心并通过压配获得良好固定。
- 试模尺寸作为参考;实际使用的臼杯尺寸可能比试模大或小。
  - 术中臼杯尺寸使用错误,可能导致医源性骨折或者无法得到稳定初始固定。
- 骨床是有血运且有一定硬度的软骨下骨。
- 骨盆应保持稳定,避免臼杯放置错误角度。

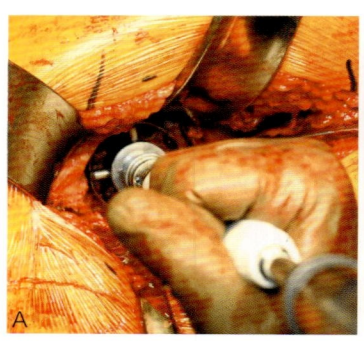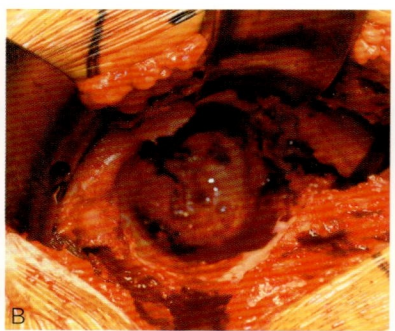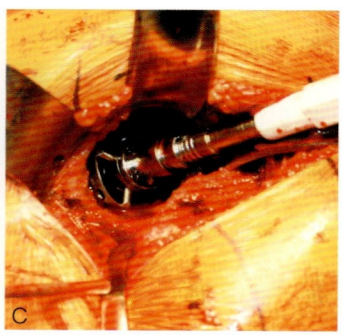

技术图2 髋臼准备。A. 初始扩髓。B. 显露髋臼内侧壁。C. 锉磨角度为35°~45°外展和10°~20°前倾。

植入髋臼假体

- 骨盆位置必须重新确认,任何倾斜都应纠正。
- 用试模或者髋臼锉来评估臼杯位置以及骨覆盖情况(技术图3)。如果试模及髋臼锉与髋臼不是非常匹配,需要进一步锉磨髋臼。匹配良好可以植入假体。

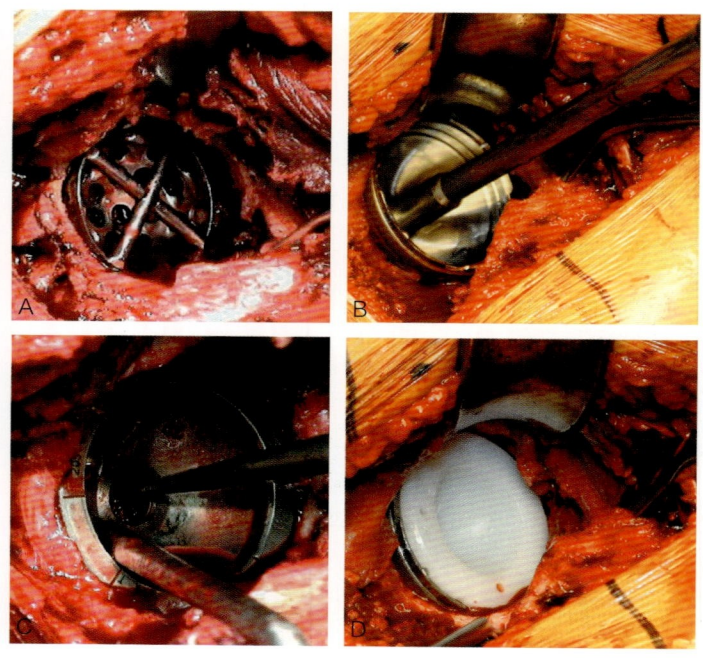

技术图3 髋臼假体植入。A. 最终的髋臼锉用于评估假体位置、覆盖率和骨床接触。B. 植入髋臼假体。C. 中心孔用于验证臼杯已完全植入髋臼底。D. 植入真内衬。

- 植入的髋臼假体比最后使用的髋臼锉大1~2 mm。确定髋臼杯实际尺寸,将臼杯边缘和涂层考虑进去。
  - 髋臼杯大于最后使用的髋臼锉4 mm或更多时,将会提高骨折的风险。
- 植入髋臼杯,仔细安放假体于髋臼正中。使髋臼杯内下方位于泪滴水平,外展35°~45°、前倾10°~20°。
- 试模内衬或真内衬安放于臼杯中。

股骨显露

- 使用拉钩(Bennett或双脚拉钩)撬起股骨近端。
- 使用另一把拉钩显露股骨周围组织(技术图4)。
- 软组织必须保护好,避免髓腔锉或骨凿造成医源性损伤。

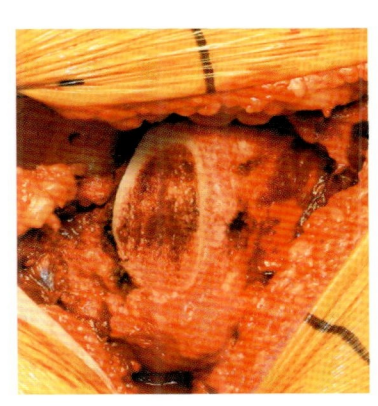

技术图4　股骨显露。用2个双脚拉钩撬起股骨,以允许无创锉磨。

股骨准备(近端固定的假体)

- 按照不同假体的操作指南进行手术准备(技术图5)。术者应该熟悉假体特征及其所有可能出现的情况。
- 近端压配假体需要先用开口器来开口。此外,开口应靠外侧,避免扩髓及假体植入后内翻。
- 逐号扩大髓腔,注意保持锉靠近外侧。当髓腔锉不能继续打入,击打时的单调明显变高并与骨质有良好接触时,停止锉髓。
  - 不正确的扩髓会导致骨折、位置不良及造成假体尺寸选择过小。

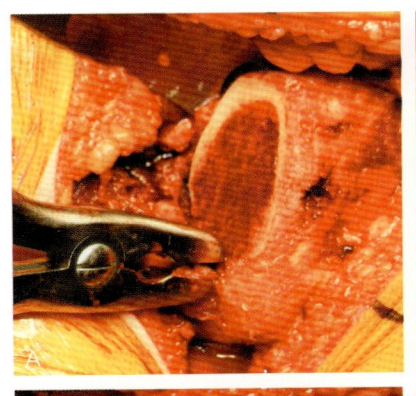
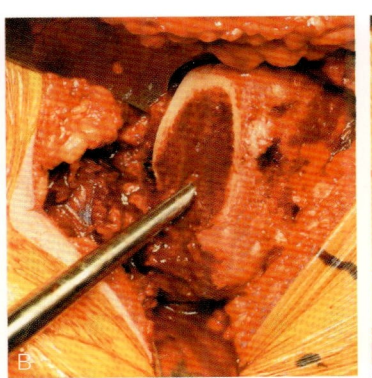
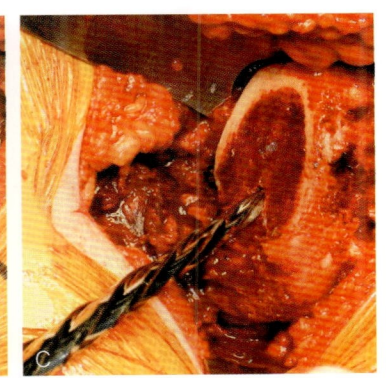
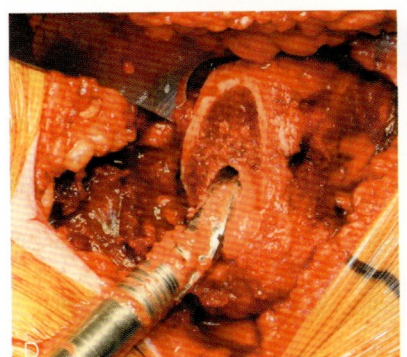
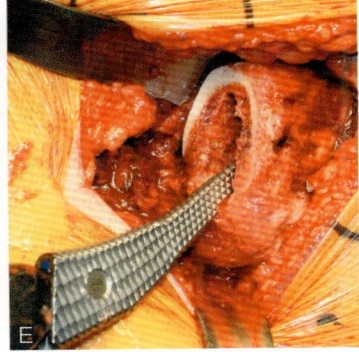

技术图5　股骨准备。A. 咬骨钳用于清除组织和外侧骨皮质。B. 探针用来定位股骨髓腔。C、D. 扩髓打开股骨髓腔,注意保护外侧皮质。E. 锉磨。

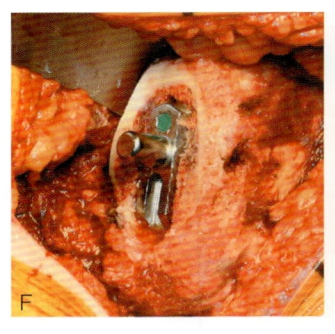 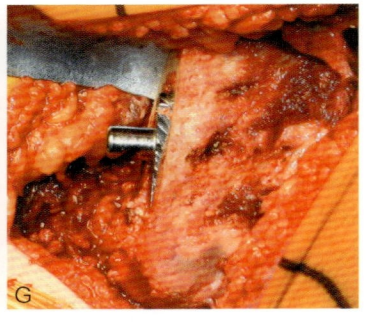

技术图5（续） F、G. 最后打入股骨锉。

- 假体前倾10°~15°。
- 大转子可以作为重建旋转中心的参考。
- 很有必要重新调整股骨颈截骨高度使假体更匹配。
- 试模尺寸作为参考，术中实际使用的假体尺寸可能大或小。
- 术中假体尺寸选择错误可能导致医源性骨折或者无法得到稳定的初期固定。
- 根据患者软组织张力及解剖结构选择标准或内翻颈。

股骨假体植入（近端固定的假体）

- 一般根据最后一号髓腔锉的尺寸来选择假体大小。
- 插入近端压配股骨假体，注意避免内翻（技术图6）。
- 逐步打入假体，直到假体不能继续下沉，击打时的音调变高，产生良好骨质接触，假体的最后位置与最后一号髓腔锉相同。

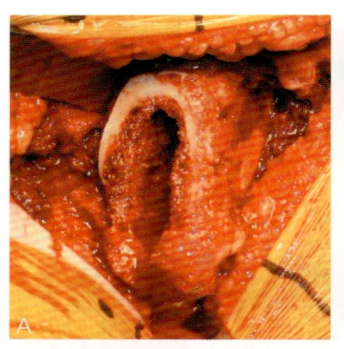 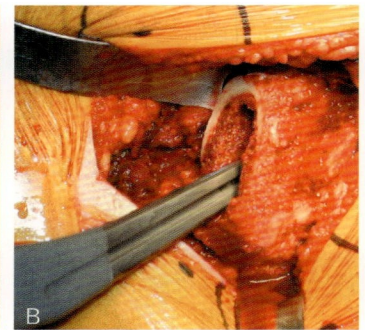 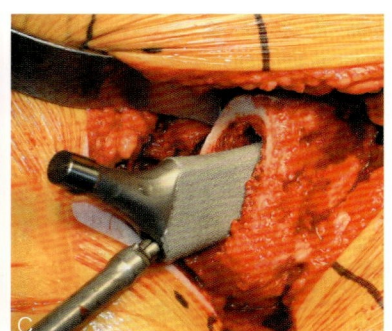

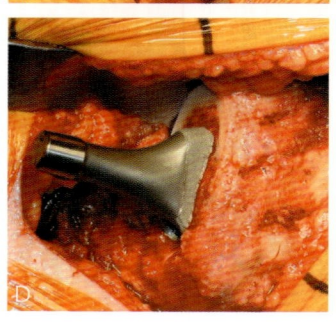

技术图6 股骨假体植入（近端固定的假体）。A. 植入前的髓腔外观。B、C. 在适当的方向上打入股骨假体，直到遇到阻力为止。D. 假体完全就位。

软组织张力/下肢长度测定

- 安装股骨头试模，复位髋关节，评估软组织张力、髋关节稳定性和活动度、是否存在撞击及下肢长度。
- 软组织张力应当允许1~2 mm的松弛度（技术图7）。
- 生理活动范围内髋关节应保持稳定，如果不稳定，假体位置必须重新调整。
- 活动度指的是患者的生理活动度。

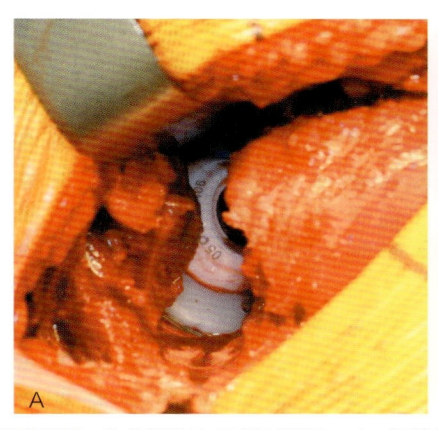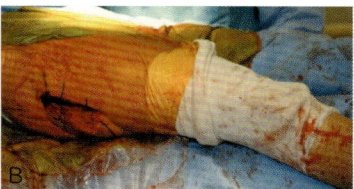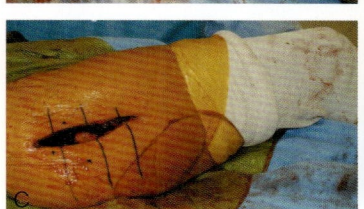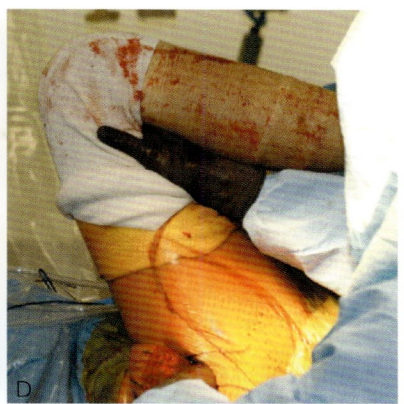

技术图7　软组织张力和腿长测定。A. 复位髋关节，评估软组织张力。B. 外展/外旋。C. 内收/内旋。D. 屈曲内收/内旋。

- 必须评估是否有撞击出现，并通过去除残留的骨赘来纠正。
  - 增加偏距有助于减少撞击。
  - 确认假体角度，排除因假体位置不良引起撞击。
- 患肢长度通过直接触摸足跟或间接使用髂骨及股骨标志物的方法来测定。
  - 必须注意肢体位置放置是否正确，避免引起测量的误差。

关闭

- 彻底冲洗切口。
- 由手术者判断是否需要放置引流。
- 仔细缝合关节囊，特别是选用后侧入路时。
- 可吸收缝线缝合软组织。
- 根据术者的偏好缝合皮肤。

要点与失误防范

术前计划	术前影像学检查必须评估任何发现的异常（如发育不良），这可能需要非常规使用的技术或植入物
术中决策	必须使用模板测量假体大小作为指导。正确的植入物大小必须由视觉、听觉和触觉反馈来指导
植入	假体必须正确植入。未能达到合适的软组织张力、生理性活动度、稳定性和合理的腿长，必须重新评估假体的位置
软组织	必须仔细柔和地剥离和彻底关闭软组织和关节囊，以尽量减少疼痛、不稳定和跛行

术后处理

- 非骨水泥假体置换术后何时负重存在争议：有些医生要求常规限制负重6周，而有些认为在患者可忍受范围内任何时间都可以开始负重。
- 根据不同的手术入路来限制术后髋关节活动预防脱位。
  - 后侧入路应避免屈曲、内旋、内收，前侧入路应避免后伸、外旋和内收。
  - 这些限制可以在6周后停止。
  - 有些术者使用前侧入路，已不采用传统的预防髋关节脱位的措施[46]。
- 患者术后数周内使用拐杖及助行器行走，逐步过渡到使用手杖。6周后不使用手杖行走。

结果

- 非骨水泥全髋关节置换术后假体生存率高，尽管有个别报道一些特定设计的假体失败率很高，但这些假体已逐步被停止使用。许多现代的非骨水泥髋臼及股骨假体在中远期有95%~100%的生存率[2,4,6,7,14—17,20,21,24,27,28,36,38,42—45,53]。

- 非骨水泥髋臼假体 8.5～16.3 年随访期的生存率为 83%～99.1%[2,6,14,16,21,24,28,38,48,54]。
- 非骨水泥股骨假体 6.6～17.5 年随访期的生存率为 82%～100%[2,4,15,17,20,27,28,36,42—45,53]。
- 长期随访假体失效的主要原因是磨损及继发骨溶解。

并发症

- 医源性骨折
- 股骨近端应力遮挡
- 失血
- 感染
- 血管神经损伤
- 麻醉及内科相关并发症
- 松动
- 骨溶解

(彭晓春 译,陈云苏 审校)

参考文献

[1] Abdel-Aal AM. Dissociation of modular total hip arthroplasty at different levels due to subsidence of cementless stems. A report of three cases. Orthopedics 2008;31:82.

[2] Archibeck MJ, Berger RA, Jacobs JJ, et al. Second-generation cementless total hip arthroplasty: eight to eleven-year results. J Bone Joint Surg Am 2001;83:1666-1673.

[3] Atwood SA, Patten EW, Bozic KJ, et al. Corrosion-induced fracture of a double-modular hip prosthesis: a case report. J Bone Joint Surg Am 2010;92(6):1522-1525.

[4] Bojescul JA, Xenos JS, Callaghan JJ, et al. Results of porous-coated anatomic total hip arthroplasty without cement at fifteen years: a concise follow-up of a previous report. J Bone Joint Surg Am 2003;85:1079-1083.

[5] Buly R. The S-ROM stem: versatility of stem/sleeve combinations and head options. Orthopedics 2005;28(9 suppl):S1025-S1032.

[6] Callaghan JJ, Savory CG, O'Rourke MR, et al. Are all cementless acetabular components created equal? J Arthroplasty 2004;19(4 suppl 1):95-98.

[7] Capello WN, D'Antonio JA, Feinberg JR, et al. Ten-year results with hydroxyapatite-coated total hip femoral components in patients less than fifty years old: a concise follow-up of a previous report. J Bone Joint Surg Am 2003;85:885-889.

[8] Carter A, Mortazavi SMJ, Sheehan E, et al. Revision for instability: what are the predictors of failure? In: 78th Annual Meeting Proceedings. Rosemont, IL: American Academy of Orthopedic Surgeons, 2011:500-501.

[9] Chu CM, Wang SJ, Lin LC. Dissociation of modular total hip arthroplasty at the femoral head-neck interface after loosening of the acetabular shell following hip dislocation. J Arthroplasty 2001;16:806-809.

[10] Collier JP, Mayor MB, Jensen RE, et al. Mechanisms of failure of modular prostheses. Clin Orthop Relat Res 1992;285:129-139.

[11] Collier JP, Mayor MB, Williams IR, et al. The tradeoffs associated with modular hip prostheses. Clin Orthop Relat Res 1995;311:91-101.

[12] Cooper HJ, Della Valle CJ, Berger RA, et al. Corrosion at the headneck taper as a cause for adverse local tissue reactions after total hip arthroplasty. J Bone Joint Surg Am 2012;94(18):1655-1661.

[13] Dangles CJ, Altstetter CJ. Failure of the modular neck in a total hip arthroplasty. J Arthroplasty 2010;25(7):1169.e5-1169.e7.

[14] Della Valle CJ, Berger RA, Shott S, et al. Primary total hip arthroplasty with a porous-coated acetabular component. A concise follow-up of a previous report. J Bone Joint Surg Am 2004;86:1217-1222.

[15] Della Valle CJ, Paprosky WG. The middle-aged patient with hip arthritis: the case for extensively coated stems. Clin Orthop Relat Res 2002;(405):101-107.

[16] Duffy GP, Prpa B, Rowland CM, et al. Primary uncemented Harris-Galante acetabular components in patients 50 years old or younger: results at 10 to 12 years. Clin Orthop Relat Res 2004; 427:157-161.

[17] Engh CA Jr, Claus AM, Hopper RH Jr, et al. Long-term results using the anatomic medullary locking hip prosthesis. Clin Orthop Relat Res 2001;393:137-146.

[18] Gilbert JL, Buckley CA, Jacobs JJ. In vivo corrosion of modular hip prosthesis components in mixed and similar metal combinations. The effect of crevice, stress, motion, and alloy coupling. J Biomed Mater Res 1993;27(12):1533-1544.

[19] Gill IP, Webb J, Sloan K, et al. Corrosion at the neck-stem junction as a cause of metal ion release and pseudotumour formation. J Bone Joint Surg Br 2012;94:895-900.

[20] Grant P, Nordsletten L. Total hip arthroplasty with the Lord prosthesis. A long-term follow-up study. J Bone Joint Surg Am 2004;86:2636-2641.

[21] Grubl A, Chiari C, Gruber M, et al. Cementless total hip arthroplasty with a tapered, rectangular titanium stem and a threaded cup: a minimum ten-year follow-up. J Bone Joint Surg Am 2002;84:425-431.

[22] Grupp TM, Weik T, Bloemer W, et al. Modular titanium alloy neck adapter failures in hip replacement—failure mode analysis and influence of implant material. BMC Musculoskelet Disord 2010;11:3.

[23] Hallab NJ, Anderson S, Caicedo M, et al. Immune responses correlate with serum-metal in metal-on-metal hip arthroplasty. J Arthroplasty 2004;19(8):88-93.

[24] Herrera A, Canales V, Anderson J, et al. Seven to 10 years followup

[25] Huot Carlson J, Citters D, Currier J, et al. Femoral stem fracture and in vivo corrosion of retrieved modular femoral hips. J Arthroplasty 2012;27(7):1389-1396.

[26] Jacobs JJ, Gilbert JL, Urban RM. Corrosion of metal orthopaedic implants. J Bone Joint Surg Am 1998;80:268-282.

[27] Kim YH, Kim JS, Oh SH, et al. Comparison of porous-coated titanium femoral stems with and without hydroxyapatite coating. J Bone Joint Surg Am 2003;85:1682-1688.

[28] Kim YH, Oh SH, Kim JS. Primary total hip arthroplasty with a second-generation cementless total hip prosthesis in patients younger than fifty years of age. J Bone Joint Surg Am 2003;85:109-114.

[29] Kindsfater KA, Politi JR, Dennis DA, et al. The incidence of femoral component version change in primary THA using the S-ROM femoral component. Orthopedics 2011;11:34-38.

[30] Kop AM, Swarts ES. Corrosion of a hip stem with a modular neck taper junction. J Arthroplasty 2009;24(7):1019-1023.

[31] Kurtz M, Kocagöz BS, Hanzlik MS, et al. Do ceramic femoral heads reduce taper fretting corrosion in hip arthroplasty? A retrieval study. Clin Orthop Relat Res 2013;471:3270-3282.

[32] Lachiewicz PF, Soileau E, Ellis J. Modular revision for recurrent dislocation for primary or revision total hip arthroplasty. J Arthroplasty 2004;19(4):424-429.

[33] Laine HJ, Lehto MUK, Moilanen T. Diversity of the proximal femoral medullary canal. JA Arthroplasty 2000;15:86-92.

[34] Leigh W, O'Grady P, Lawson E, et al. Pelvic pseudotumor: an unusual presentation of an extra-articular granuloma in a well-fixed total hip arthroplasty. J Arthroplasty 2008;23:934-938.

[35] Mao X, Tay GH, Godbolt DB, et al. Pseudotumor in a well-fixed metal-on-metal polyethylene uncemented hip arthroplasty. J Arthroplasty 2012;27(3):493-938.

[36] Marshall AD, Mokris JG, Reitman RD, et al. Cementless titanium tapered-wedge femoral stem: 10- to 15-year follow-up. J Arthroplasty 2004;19:546-552.

[37] Meftah M, Nicolaou N, Rodriguez JA. Metal allergy response to femoral head-neck corrosion after total hip replacement. Curr Orthop Pract 2010;21:530.

[38] Moskal JT, Jordan L, Brown TE. The porous-coated anatomic total hip prosthesis: 11- to 13-year results. J Arthroplasty 2004;19:837-844.

[39] Noble PC, Alexander JW, Lindahl LJ, et al. The anatomic basis of femoral component design. Clin Orthop Rel Res 1988;235:148-165.

[40] Ohl MD, Whiteside LA, McCarthy DS, et al. Torsional fixation of a modular femoral hip component. Clin Orthop Relat Res 1993;287:135-141.

[41] Otani T, Whiteside LA. Failure of cementless fixation of the femoral component in total hip arthroplasty. Orthop Clin North Am 1992;23:335-346.

[42] Park MS, Choi BW, Kim SJ, et al. Plasma spray-coated Ti femoral component for cementless total hip arthroplasty. J Arthroplasty 2003;18:626-630.

[43] Parvizi J, Keisu KS, Hozack WJ, et al. Primary total hip arthroplasty with an uncemented femoral component: a long-term study of the Taperloc stem. J Arthroplasty 2004;19:151-156.

[44] Parvizi J, Sharkey PF, Hozack WJ, et al. Prospective matched-pair analysis of hydroxyapatite-coated and uncoated femoral stems in total hip arthroplasty: a concise follow-up of a previous report. J Bone Joint Surg Am 2004;86:783-786.

[45] Parvizi J, Sullivan T, Duffy G, et al. Fifteen-year clinical survivorship of Harris-Galante total hip arthroplasty. J Arthroplasty 2004;19:672-677.

[46] Peak EL, Parvizi J, Ciminiello M, et al. The role of patient restrictions in reducing the prevalence of early dislocation following total hip arthroplasty. A randomized, prospective study. J Bone Joint Surg Am 2005;87:247-253.

[47] Pellicci PM, Hass SB. Disassembly of a modular femoral component during closed reduction of the dislocated femoral component. A case report. J Bone Joint Surg Am 1990;72:619-620.

[48] Robertson A, Lavalette D, Morgan S, et al. The hydroxyapatite-coated JRI-furlong hip. Outcome in patients under the age of 55 years. J Bone Joint Surg Br 2005;87:12-15.

[49] Skendzel JG, Blaha JD, Urquhart AG. Total hip arthroplasty modular neck failure. J Arthroplasty 2011;26(2):338.e1-338.e4.

[50] Sporer SM, DellaValle C, Jacobs J, et al. A case of disassociation of a modular femoral neck trunion after total hip arthroplasty. J Arthroplasty 2006;21(6):918-921.

[51] Star MJ, Colwell CW Jr, Donaldson WF, et al. Dissociation of modular hip arthroplasty components after dislocation: a report of three cases at differing dissociation levels. Clin Orthop Relat Res 1992;278:111-115.

[52] Svensson O, Mathiesen EB, Reinholt FP, et al. Formation of a fulminant soft-tissue pseudotumor after uncemented hip arthroplasty. A case report. J Bone Joint Surg Am 1988;70:1238-1242.

[53] Teloken MA, Bissett G, Hozack WJ, et al. Ten to fifteen-year follow-up after total hip arthroplasty with a tapered cobalt-chromium femoral component (trilock) inserted without cement. J Bone Joint Surg Am 2002;84:2140-2144.

[54] Udomkiat P, Dorr LD, Wan Z. Cementless hemispheric porouscoated sockets implanted with press-fit technique without screws: average ten-year follow-up. J Bone Joint Surg Am 2002;84:1195-2000.

[55] Werner SD, Bono JV, Nandi S, et al. Adverse tissue reactions in modular exchangeable neck implants: a report of two cases. J Arthroplasty 2013;28:543.e13-543.e15.

[56] Woolson ST, Potteroff GT. Disassembly of a modular femoral prosthesis after dislocation of the femoral component. A case report. J Bone Joint Surg Am 1990;72:624-625.

第21章 伴有严重畸形的全髋关节置换术
Total Hip Arthroplasty in Severe Deformity

Chloe E.H. Scott, Frazer A. Wade, and Colin R. Howie

定义

- 严重畸形是先天性(获得性或医源性)髋臼或股骨近端大小和形状的异常,骨科医生必须使用特殊的技术或植入物来实施初次全髋关节置换术(THA)。

解剖

- 髋关节周围的严重畸形通常由儿童髋关节疾病、骨骼发育不良、感染、代谢性骨病或创伤造成;或者是治疗的结果。
- 美国骨科医师学会的分类可用以描述髋臼侧[11]和股骨侧[12]畸形:
  - 髋臼畸形常表现为节段型(Ⅰ型)、腔隙型(Ⅱ型)或混合型(Ⅲ型)。
  - 股骨畸形通常表现为力线不良(Ⅳ型)或狭窄(Ⅴ型)。Paprosky 分型不包括这些畸形。然而,有时会出现股骨近端完全缺失的情况。
- 尽管由于假体适配和固定的技术性问题,医生主要关注的是骨性结构的畸形,但因为髋关节周围肌肉(尤其是外展肌)的止点和杠杆力臂的改变,这些异常解剖也会改变髋关节局部的生物力学,由此带来关节超负荷和继发性骨关节炎(OA)。
- 髋部畸形的解剖结构会影响整个下肢的力线,改变膝关节、踝关节和足部的生物力学,并可能导致这些部位的关节退行性疾病。
- 异常的解剖给手术显露(确定真正的解剖结构)、植入物选择(由于髓腔内解剖形态的问题)、尺寸选择和重建下肢生物力学方面都带来困难。
- 成人髋关节畸形最常见的原因是髋关节发育不良(DDH),这类患者的髋关节由一个很小的发育不良髋臼与一个过度前倾且髓腔狭窄的股骨组成。如果既往做过股骨近端截骨术,则会进一步增加畸形的复杂程度。DDH 本身可由先天性发育不良(最常见的是脱位)、婴儿期感染的后遗症、神经肌肉疾病或炎症性关节疾病引起。
- DDH 的畸形严重程度有几种分型。Crowe 分型和 Hartofilakidis 分型[25]是广泛使用的分类系统,这两个分型系统将髋关节两侧的情况进行综合评估。Edinburgh 系统[17]使用了类似的标准,但将问题划分为股骨侧和髋臼侧进行单独评估,以便制订每一处的详细计划(表1)。

发病机制

- 特定的情况及其治疗导致特定的畸形,最终导致特定的继发性 OA 的表现和症候群。
- 髋关节周围畸形的先天和后天性原因见表2。
- 使用截骨术进行力线重排或保髋手术来治疗这些疾病时,会给后续的髋关节置换手术造成新的医源性畸形和技术上的困难:
  - Perthes 病——股骨近端外翻截骨伴/不伴转子滑移截骨。
  - DDH——股骨近端内翻截骨,伴/不伴去旋转,伴/不伴后伸。
  - 股骨头骨骺滑脱(SCFE)——股骨近端外翻截骨,伴/不伴去旋转,伴/不伴屈曲。
  - 髋内翻——股骨近端外翻截骨,伴/不伴去旋转。
- 保留的金属植入物可能被骨组织过度生长所覆盖、发生断裂或在功能上已被废弃。需要仔细规划,以决定金属植入物是应该被取出还是保留,并考虑取出金属植入物的后果。
- 髋臼和股骨近端畸形破坏髋部运动学,并通过以下方式产生疼痛:
  - 关节应力的增加——继发于外展肌功能障碍,加上关节接触面积的减少,导致单位面积的高负荷和过早出现继发性 OA。
  - 下列结构之间发生撞击:
    - 大的发育异常的非同心圆形股骨头与髋臼之间(图1)
    - 外展时,过度生长的大转子(GT)与髂骨之间
    - 高度脱位的股骨头与假髋臼或髂骨之间
  - 双下肢不等长(LLD)和步态运动学改变,导致腰椎和下肢负荷异常。
  - 下肢力线异常导致过度负荷随后的膝关节和腰椎 OA。
- 不同部位的畸形会产生不同的问题,如表3所示。

表1 髋关节发育不良的分类体系

Crowe				
分级	Ⅰ级	Ⅱ级	Ⅲ级	Ⅳ级
股骨头半脱位率(%)	<50	50~74	75~100	>100
股骨近端移位(骨盆高度的百分比,%)	<10	10~15	16~20	>20

Hartofilakidis[25]		
A	发育不良	股骨头在髋臼内
B	低脱位	股骨头在假髋臼内,假髋臼与真髋臼有接触
C	高脱位	股骨头部向上移位,与真髋臼无任何接触

Edinburgh[17]				
髋臼		股骨		
AⅠ	发育不良的	FⅠ	发育异常的	
AⅡ	低脱位	FⅡ	低脱位	
AⅢa	手术后的	有金属植入物残留	FⅢa	手术后的	有金属植入物残留
AⅢb		无金属植入物	FⅢb		无金属植入物

表2 先天性和后天性髋关节疾病及其相应的特征性畸形

病因	股骨畸形	髋臼畸形
小儿髋关节疾病		
DDH	颈前倾,偏距小,骨干髓腔狭窄,髋外翻	小且呈三角形的髋臼,前外侧覆盖不足伴上方节段性缺损,真臼内侧大量骨赘
Perthes病(一种AVN)	大头髋畸形、扁平髋畸形、短髋畸形伴/不伴GT过度生长	继发性髋臼发育不良(与畸形的股骨头相匹配)
SCFE	手枪柄样畸形伴外旋	
感染性关节炎	取决于发病年龄 1. 与伴有高脱位的DDH相似 2. 与合并有大头髋畸形、扁平髋畸形、短髋畸形并伴有GT过度生长的Perthes病/AVN相似 3. 髋关节僵硬	
骨骼发育不良		
MED/SED	大头髋畸形、扁平髋畸形、短髋畸形	当存在大头髋畸形和半脱位时(上方节段性缺损),与DDH相似;当股骨头较小时,与髋臼内陷相似
成骨不全症	骨折畸形愈合,增生性骨痂,前弓	髋臼内陷
骨畸形性发育不良	狭窄的髓腔,前弓	骨量减少
先天性髋内翻	髋内翻伴大转子过度生长	
PFFD	股骨短,股骨头发育不良	骨量减少发育不良的小股骨头通常位于发育不良的髋臼内

(续表)

病因	股骨畸形	髋臼畸形
代谢性骨病		
纤维性发育不良	股骨牧羊拐畸形	
佩吉特病	髋内翻,弓形股骨,髓腔宽大	髋臼内陷
创伤		
骨折	对线不良,髓腔狭窄	异位骨化

DDH：发育性髋关节发育不良；AVN：股骨头坏死；SCFE：股骨头骨骺滑脱；GT：大转子；MED：多发性骨骺发育不良；SED：脊柱骨骺发育不良；PFFD：股骨近端局灶性缺损。

表3　不同股骨高度畸形的影响及手术治疗方案

畸形	问题	解决方案
股骨颈		
成角内翻	外展肌功能障碍 ↑JRF 如为单侧病变,则导致LLD	↑颈长和颈干角 双侧病变——保持原来的下肢长度 单侧病变——参照对侧肢体长度
倾角扭转	↑股骨颈前倾(DDH)对应"正常的"髋臼；前倾的股骨颈与后倾的髋臼相匹配	骨水泥柄或非骨水泥EPC柄伴/不伴ST去旋转截骨术 考虑改变髋臼前倾角度以匹配股骨前倾角(如果考虑做表面置换,因为股骨前倾角无法纠正,此时这一点特别重要)
大转子		
过度生长	显露和进入股骨髓腔困难 GT骨折	
高跨	撞击和由杠杆作用导致的不稳定 外展肌功能障碍 ↑JRF	股骨转子截骨与滑移截骨
偏后	非生理性的外展肌走行方向和相对功能障碍,↑JRF 持续性Trendelenburg步态	ST去旋转截骨术或转子转位术均可使转子与膝关节横轴处于同一平面 定制的股骨假体
干骺端形态各异		
股骨干	近端涂层的非水泥股骨柄在干骺端获得的匹配性较差 股骨柄在干骺端-股骨干交界部位进一步向远端进入股骨干时存在困难 下肢机械力线偏离	股骨干远端固定 骨水泥型或非骨水泥型EPC或带凹槽锥形柄伴/不伴ST截骨术
生长板		
扭转		
成角	股骨柄对线方向 重建机械力线	利用骨干固定的长柄来桥接多平面ST截骨
侧方移位		
狭窄		

JRF：关节作用力；LLD：双下肢不等长；DDH：发育性髋关节发育不良；EPC：肿瘤型假体组件；ST：转子下；GT：大转子。
经允许引自 Berry DJ. Total hip arthroplasty in patients with proximal femoral deformity. Clin Orthop Relat Res 1999；(369)：262-272.

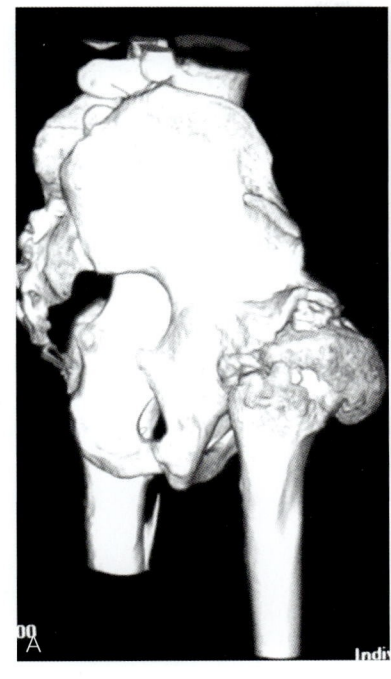
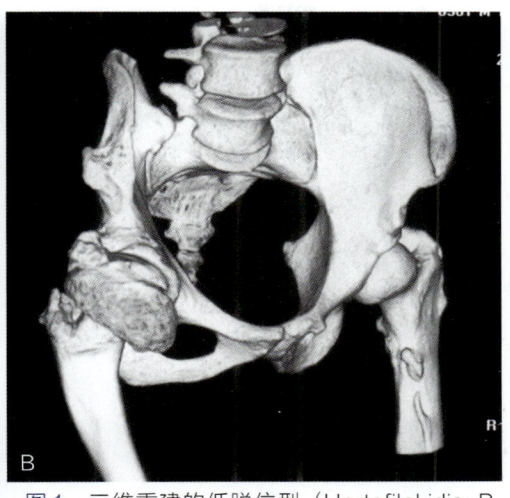

图1 三维重建的低脱位型（Hartofilakidis: B, 爱丁堡AIIIb FII）髋关节发育不良，具有"巨大股骨头"的巨大髋关节，前方撞击的大骨赘，外旋畸形的近端股骨与髋关节后方大转子。仅靠后入路是不可能的。

自然病程

- 畸形患者发生OA的年龄比无畸形患者早。畸形患者行全髋关节置换术时的平均年龄为45～50岁。

病史和体格检查

- 因髋关节周围畸形而导致退行性关节疾病的患者，除伴或不伴LLD的长期畸形外，会主诉有劳累性腹股沟疼痛、膝关节疼痛（可为牵涉痛或继发性关节炎）或下腰痛。
- 症状可能长期存在，并伴有近期功能障碍的加重。
- DDH的患者可能表现为髂腰肌肌腱在前倾的、未覆盖、有时较大的股骨头或继发性髋臼骨赘上摩擦发出弹响（见图1）。
- 先天性畸形患者可能存在必须考虑的伴随疾病；例如，固定性脊柱侧弯（先天性、特发性或后天性）或复杂的内科问题。
- 身材矮小/侏儒症会影响植入物的大小的选择。
- LLD在双侧病变中可能不明显。
- 骨折后无论是否固定，伴疼痛、僵硬和功能受限的退行性关节疾病可能会随着畸形和机械力线对线不良的急性加重而迅速发展。
- 检查必须包括以下内容：
  - 用医学研究委员会（MRC）的髋关节外展肌力量分级量表观察步态和Trendelenburg试验。
  - 观察手术瘢痕，以明确以前的髋部手术入路。
  - 髋部运动范围-内旋增加和外旋减少，提示在晚期OA僵硬前股骨前倾过大。
  - 前方撞击测试。
  - 准确记录下肢的解剖长度和表观长度。
  - 神经系统检查评估并记录下肢血管的状况。
  - 检查同侧膝关节、腰椎和对侧髋关节。
  - 检查脊柱和坐姿，以确定继发于下肢不等长的脊柱侧弯是否可以纠正。这对老年患者很重要，因为纠正LLD可能导致不稳定的脊柱畸形。

影像学和其他诊断性检查

- 应进行充分的影像学检查，以了解畸形的三维解剖结构，并为其矫正和植入假体的计划提供便利。
- 在许多情况下，经验丰富的骨科医生只需要平片：
  - 负重前后位（AP）骨盆平片加髋关节侧位片。
  - 股骨全长前后位和侧位片评估股骨畸形和股骨前弓。
  - Judet视图评估髋臼前柱和后柱畸形。
  - 站立位髋-膝-踝全长X线片来评估下肢长度和膝关节关节线水平。一些在儿童期接受过髋关节周围手术的患者可能会出现远端生长过快。
- 有或没有3D重建的计算机断层扫描（CT）（见图1）除了评估髋臼的骨量、股骨髓腔直径、大转子的位置和股骨颈相对于膝关节通髁线的前倾角（图2）之外，能直观了解多平面的股骨畸形。这能够帮助术者进行详细的术前计划。

鉴别诊断

见发病机制部分。

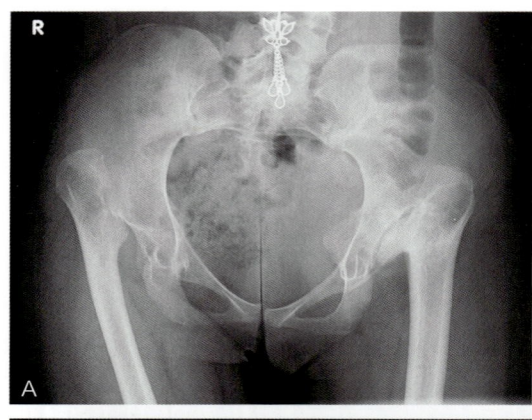
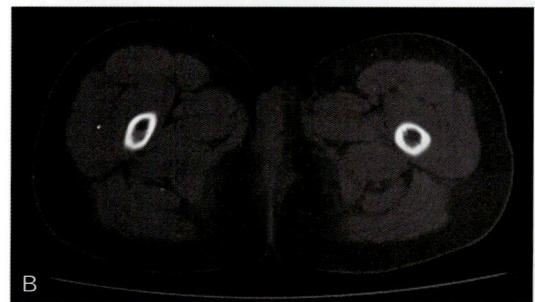
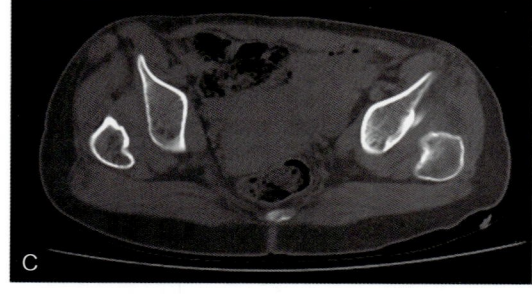
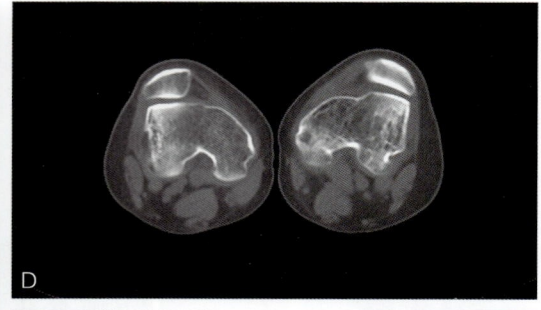
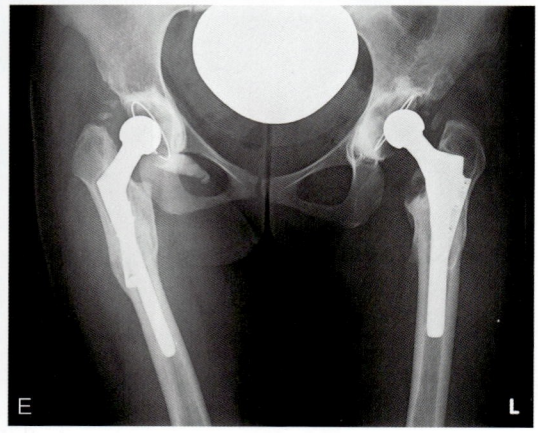

图 2　一名双侧 DDH 患者影像片（A），CT 显示双侧狭窄的股骨髓腔，右侧髓腔呈卵圆形（B）。股骨前倾（C）导致大转子相对于膝关节轴线位置偏后（D）。该患者需要定制股骨柄（E），以适应狭窄的股骨髓腔，假体需要有相对异常的前倾角。为避免对软组织造成过度牵拉，行转子下缩短截骨术，并行去旋转矫正髋与膝关节的对位，同时改善外展肌功能。

非手术治疗

- 对于原发性髋关节 OA，非手术治疗包括简单的止痛、减肥、活动调整、物理治疗和矫正 LLD。

手术治疗

- 手术治疗的指征是保守治疗失败。手术治疗的目的如下：
  - 恢复髋关节动力学和运动学，包括髋关节中心、髋臼和股骨前倾角、外展肌长度和大转子位置。
  - 下肢机械轴矫正。
  - 重建股骨和髋臼的完整性，以提供对假体的良好包容。
  - 关节稳定性。
- 要达到这些目标，可能需要增加髋臼骨量，并通过多平面截骨术纠正畸形。
- 如有下列情况，应行转子下截骨术：
  - 恢复髋关节中心将使肢体延长 4 cm 以上，导致坐骨神经牵拉。
  - 显著的成角/旋转/平移畸形会阻止股骨柄向下进入骨干，或破坏下肢的机械轴。
  - 在直视下去除陈旧的金属植入物。
- 在这些困难的情况下，术者应使用熟悉的假体，使髋关节看起来正常，并像正常一样进行手术。结合转子下截骨术，远端固定的骨水泥和非骨水泥股骨柄已成功地应用于畸形病例。笔者的做法是常规使用骨水泥、无领的、抛光的锥形股骨柄，如果需要也可以使用非骨水泥、组配式、带凹槽的锥形股骨柄。在极少数的情况下，需要使用定制的假体，特别是在髓腔内解剖异常的情况下。
- 对于骨质疏松与股骨髓腔狭窄的病例，骨水泥股骨柄能提供即时的稳定。如果需要截骨，骨水泥柄还可以提供近端干骺端稳定性。骨水泥股骨柄不依赖干骺端压配和充填来获得稳定性，而近端涂层的非骨水泥股

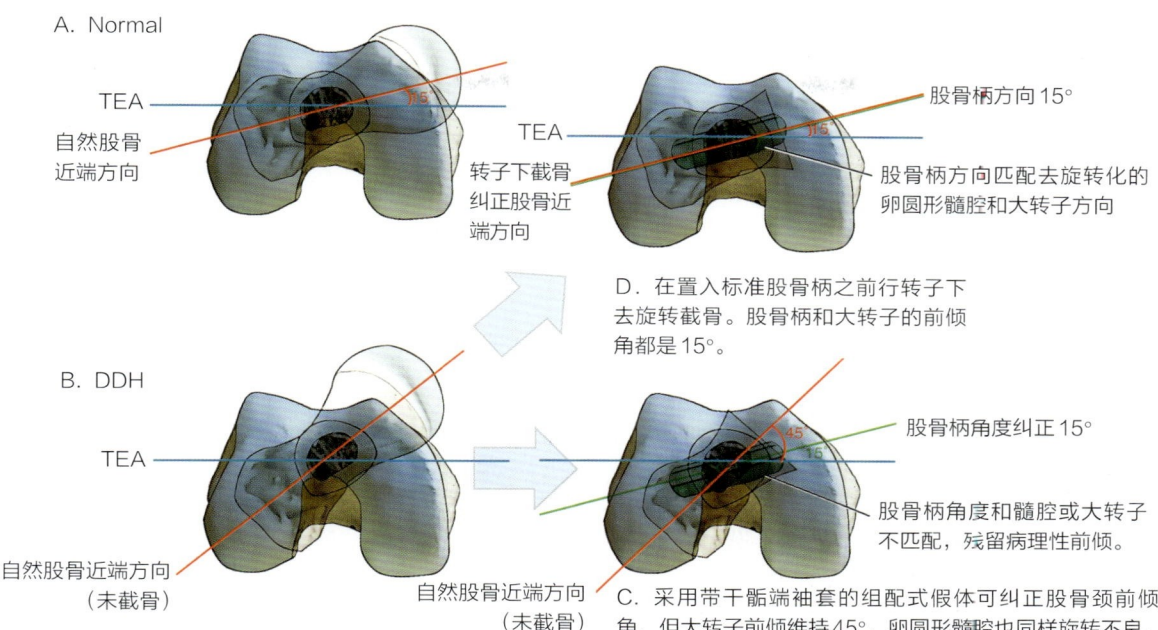

图3 图示正常解剖（A）和DDH中股骨近端、远端和骨干在横断面的方向（B）。采用带干骺端袖套的组配式假体进行髋关节置换术可纠正股骨颈前倾角，但大转子相对于股骨远端通髁轴线（TEA）仍过度前倾，卵圆形髓腔也同样旋转不良（C）。D. 植入标准股骨柄之前行转子下去旋转截骨除了纠正股骨颈的前倾角和骨干旋转外，还可恢复大转子的对位对线。

骨柄则需要干骺端的压配和填充，在这些情况下可能比较困难。
- 拥有干骺端袖套和远端长柄设计的组配式非骨水泥股骨重建系统可以纠正股骨前倾，不需要依赖干骺端的压配和填充[3,41]，但它们不改变大转子相对于远端股骨髁的位置，除非进行转子或转子下截骨，否则无法恢复生理性外展肌的方向或下肢的机械轴（图3）。相比截骨，远端固定股骨柄提供了相对稳定性，但旋转稳定性仅取决于抛光的凹槽与骨皮质之间的机械咬合，没有骨长上/骨长入的潜力。转子下截骨之后在干骺端获得稳定固定可能会比较困难，存在一定的骨不连风险，可以通过在截骨端用钢板固定来降低这种风险。
- 非骨水泥股骨短柄需要一个长且完整的颈部提供旋转稳定性支撑和足够的干骺端骨量。这些条件在股骨畸形中经常无法具备。尽管短柄可能看起来很有吸引力，但这些假体不能纠正前倾角或下肢长度，当存在股骨畸形时不推荐使用。
- 定制的股骨柄适应畸形而不是矫正畸形。在非常狭窄的股骨髓腔中可能是必需的（见图2），但也常用于干骺端畸形的病例。当它们被用来适应而不是矫正干骺端水平畸形时，它们不能恢复机械轴，因此要承受相当高的折弯力臂作用，存在与此相关的无菌性松动和悬臂折弯的风险。下肢机械轴恢复失败会加速同侧膝关节OA的发展。

- 表面置换并不能矫正畸形，尤其是DDH中经常出现的股骨过度前倾。在较轻的情况下，可以改变髋臼前倾，以适应过度前倾的股骨颈。但如果髋臼假体是在行股骨头准备之前植入的，就必须在术前就计划好调整髋臼的前倾角。
- 以往手术留下的瘢痕会破坏理想的皮肤切口位置，并使显露困难，有较多病例需要进行转子截骨术以显露股骨髓腔，有高达35%的病例在股骨髓腔扩髓时存在困难。
- 去除残留的金属植入物会增加手术时间。新鲜的螺钉孔会成为应力集中点，并允许骨水泥挤出。对于需要依赖较高的初始箍应力的非骨水泥假体来说，这些螺钉孔也会成为应力集中点。虽然应该考虑将金属植入物取出作为关节置换手术之前的一个单独的手术来做，但是植入物表面往往长满了骨头，因此取出植入物而产生的骨缺损极少能够愈合（图4）。尤其是取出钢板会在皮质内留下沟槽，很难处理，建议留下钢板。但要以常规的方式取出螺钉，或在髋关节置换时在直视下从髓腔内切断并移除螺钉。过度钻孔会在通常很小的股骨上留下很大的缺损。

入路计划
- 以前的手术可能决定皮肤的切口。
- 可能需要进行转子截骨术（标准截骨术、延长截骨术或转子下截骨术）来显露股骨髓腔。

- 过度的前倾和严重的关节炎会造成髋关节僵硬或大头畸形，导致髋关节脱位困难（见图1）。截骨之前，应采用前后联合入路来松解紧绷的结构，并识别骨性解剖结构。

骨量和骨组织的质量
- 髋臼骨缺损可能需要重建骨量——是否有足够的自体骨可用或需要小梁金属或同种异体骨移植？
- 文献中关于髋臼内置的报道较多，其临床结果良好[18]。
- 在骨质疏松的病例中，使用骨水泥假体可能更合适。

假体类型
- 模板测量是决定是否需要标准型、翻修型或定制假体的关键。了解可获得的假体的类别是至关重要的（例如，亚太市场的假体通常比西方国家市场上的假体小得多）。
- 多达40%的股骨畸形病例中需要使用非初次假体[31]；然而，笔者在使用骨水泥假体的时候并没有遇到上述问题。

假体大小
- 髋臼的前后径常较小，股骨髓腔狭窄。

髋臼
- 术前X线片测量髋臼直径。
- 确保备好足够小尺寸的假体。
- 这也将决定股骨头的尺寸，并可能影响承重面的选择。
- 对于非常小的髋臼，可使用骨水泥假体，可用手术刀从骨水泥髋臼假体的前后表面去除部分聚乙烯，以使假体能够与髋臼匹配。

股骨
- 术前用X线片/CT测量髓腔直径。
- 如果髓腔很窄或形状不正常，准备定制股骨柄。
- 确保备好较小号的股骨柄，以使其可以与狭窄的股骨髓腔相匹配。
- 如果计划股骨转子下截骨，或者存在较高的骨折/穿孔的风险，或取出金属植入物后将出现螺钉孔，应备好较长的股骨柄。
- 长股骨柄必须纤细，以适应狭窄的股骨髓腔，但也要足够长，以跨过截骨部位、螺钉孔或骨折部位两个皮质直径。
- 通常会存在相当大的股骨前弓，因此必须计划好股骨柄植入的开口位置和长度，以避免前方穿孔。

其他器械工具
- 金属植入物留存
  - 既往的力线重排手术，保髋手术或骨折内固定手术往往会留存有金属植入物。
  - 确认这些金属植入物的制造商，并确保有合适的取出器械。
  - 确保金属切割设备可用。
  - 如果钢板被过度生长的骨组织覆盖，可考虑保留钢板，但要取出螺钉（见图4）。
  - 可考虑行股骨转子下截骨术，在直视下取出留存的螺钉。
- 钢缆系统
  - 如果使用非骨水泥股骨柄，则需要使用钢缆系统来预防骨干骨折。

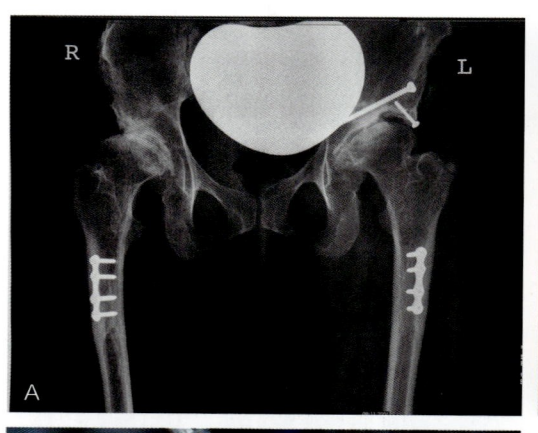

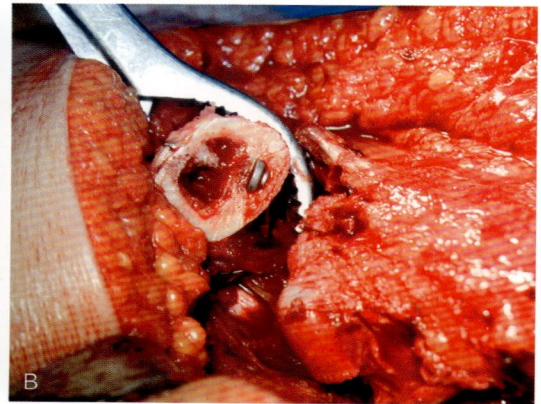

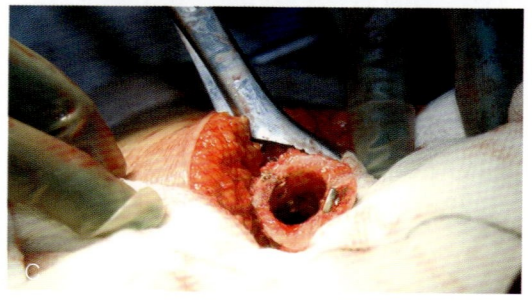

图4 A. 双侧髋关节发育不良伴金属植入物留存病例的X线片（Edinburgh分型：左髋FⅢa，AⅢa；右髋，FⅢa，AⅡ）。B. 截骨部位可见嵌顿的钢板，螺钉穿过骨干的髓腔。C. 将钢板原位保留在股骨骨皮质内，通过髓腔内切断并取出螺钉，以恢复用于THA假体植入的髓腔。

- 由于术中骨折的高发生率(特别是使用非骨水泥股骨柄),术前需要备好钢缆。
- 截骨端稳定固定
  - 用于股骨转子下截骨稳定固定的钢板和单皮质螺钉。
  - 可能需要临时双钢板固定以允许插入股骨柄。

预防异位骨化

- 如果既往有过异位骨化(HO)、骨折手术或计划行股骨转子截骨,可考虑行异位骨化的预防。

知情同意

- 知情同意是与患者讨论并发症风险较高(下肢长度、神经血管并发症、假体松动和骨折),需要对患者的期望值进行相应的调整。

双侧畸形

- 在许多情况下,存在双侧畸形,尤其是 DDH。对其中一侧实施手术可能会使 LLD 加剧,应该尽早制订计划安排另一侧 THA(见图 4),或者使患者同意并接受使用增高鞋(图 5)。

体位

- 患者置于侧卧位,腰骶后支撑,髂前上棘前支撑,以稳定骨盆。

入路

- 尽可能采用既往手术的皮肤切口,并切除皮肤瘢痕,以改善外观效果。
- 后入路能够保持外展肌的完整性,提供髋臼四周的良好显露,并可延伸以便于行股骨截骨。在极端的病例中,股骨转子截骨可能会使外展肌失去功能(再附着是困难的),而股骨转子下截骨虽然有时在脱位之前是必要的,但会形成多个骨段,在准备髋臼时可能难以处理。

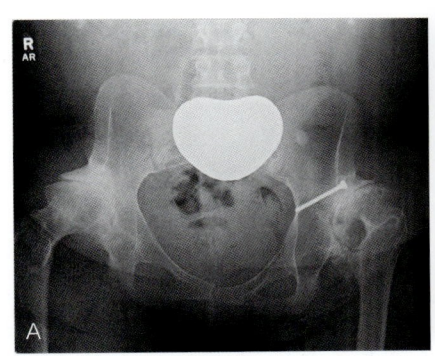
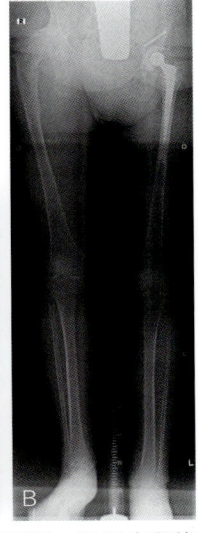

图5 A. 双侧DDH,右侧完全性低位脱位,既往行髋臼造盖术,大头髋畸形、股骨内翻旋转屈曲截骨术后导致大转子后置(Hartofilakidis B 型; Edinburgh 分型 A Ⅲ b, F Ⅲ b)。左侧既往做过骨盆截骨术,完全脱位,髋臼正常但直径较小(Hartofilakidis B;爱丁堡 A Ⅲ a 造成)。B. 左 THA 伴股骨短缩去旋转截骨,使得 LLD 更加明显,右侧髋关节等待行 THA。

显露

- 后入路具有通过同一切口从髋关节前方进入的可能性,能够提供真臼四周的良好显露,保留外展肌,便于通过使用软组织张力法来判断股骨截骨时的切除长度,且可延伸。
- 后方入路与真正的前方入路联合,可以在脱位前在直视下进行精确的股骨颈原位截骨(或对常常处于前方半脱位状态的股骨头进行去骨赘处理)。这对髋关节僵硬、固定、外旋的病例尤为重要,仅靠后入路无法进入髋关节(见图1)。
- 有时,股骨头几乎是位于皮下的,为了避免屈曲时撞击,必须切除髋臼前方的骨赘。
- 从小转子处将髂腰肌松解允许股骨近端被牵向远端。
- 全关节囊切除术允许股骨近端被牵向远端以恢复髋关节中心。
- 坐骨神经通常位于坐骨表面,在近端自坐骨切迹处发出。除非以前的盆腔截骨术造成瘢痕和粘连,否则不需要对其进行游离。
- 即使另外加用直接前方入路,也很少需要显露股神经血管束。

髋臼重建——在严重DDH病例中确定真臼

- 适应证:在DDH或股骨近端局灶性缺损(PFFD)中,股骨头与真臼未形成关节(技术图1)。
- 股骨头可能与假臼形成关节,在高位脱位时,股骨头甚至可能被外展肌群所包绕。
- 在这种情况下,真臼往往很小,呈三角形,入口狭窄。表面覆盖的骨赘封闭了进入髋臼的通道,但横韧带是真臼位置的恒定标记。
- 必须去除内侧骨赘,以确定真正的臼底。

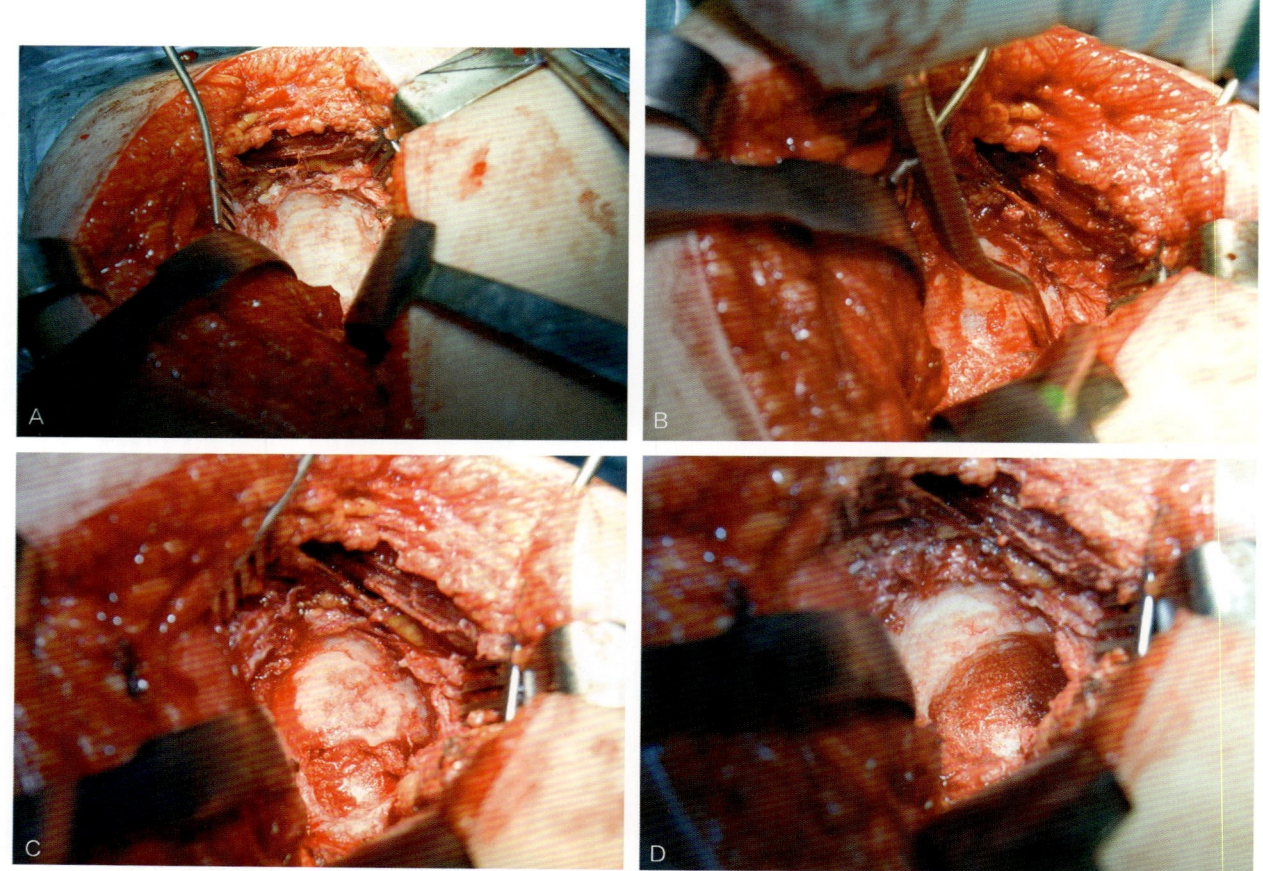

技术图1　A. 低脱位DDH髋臼上方非包容性骨缺损。B. 凿除内侧壁骨赘,识别真实臼底。C. 去除骨赘后显露真实臼底及四边板。D. 真臼的逐步锉磨勾勒出上方缺损的范围。

髋臼重建-自体股骨头植骨

- 适应证:解剖重建髋关节中心时,前上方髋臼顶缺损>20%。
- 按照使用标准的骨水泥髋臼假体的要求进行真臼的锉磨准备(见技术图1)。保留最后几锉的骨泥用作后续步骤的植骨材料。
- 通过插入一个试模臼杯来确定上方节段性缺损的范围(技术图2A、B)。用刮匙去除骨缺损部位表面的纤维软骨,用相似的方法去除股骨头表面的纤维软骨以备用。
- 根据骨缺损的形状将截下的股骨头切成一个大楔形(技术图2C、D),将其硬化的凸面朝向准备好的骨缺损的凹面放置,并将真臼上锉下来的骨泥铺在骨床上,以改善两者之间的接触。植骨块以克氏针临时固定(技术图2E),在上方打入2枚部分螺纹的骨松质螺钉予以固定。
- 然后,任何突出在真臼外面的自体骨移植物都被去除(技术图2F),留下一个由宿主骨支撑的髋臼结构性植骨块和包容性髋臼窝,使用第三代骨水泥技术(技术图2G、H)将髋臼假体固定到髋臼中。

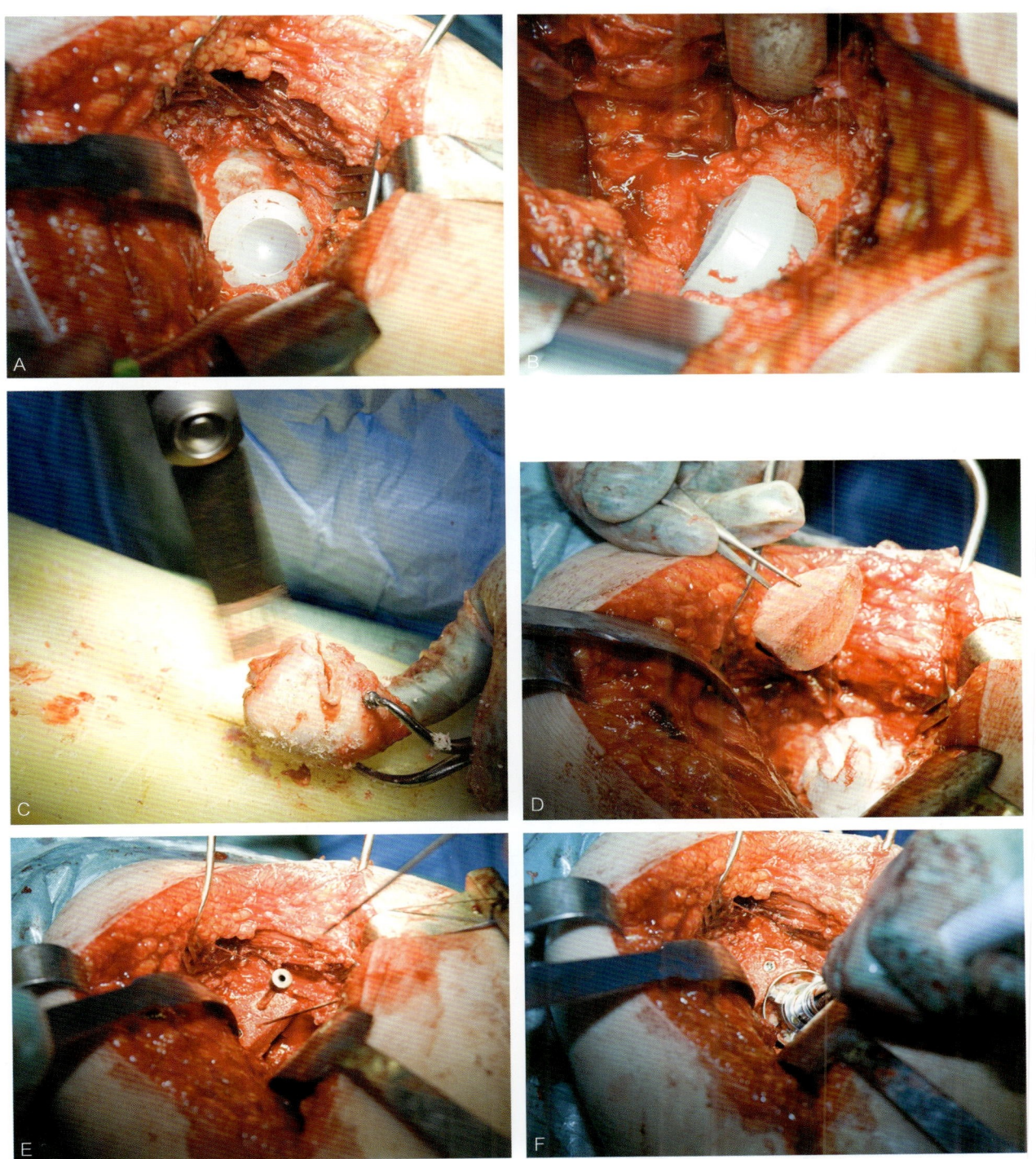

技术图2 A. 在对真臼进行锉磨准备后，插入一个试模髋臼以勾勒出上方缺损的范围。B. 髋臼缺损的正交视图。C. 从切除的股骨头上切下适当大小的楔形骨块。D. 楔形植骨块。E. 用克氏针临时固定楔形骨块，为部分螺纹骨松质螺钉固定进行钻孔准备。F. 用髋臼锉去除突出在外的植骨块边缘部分。

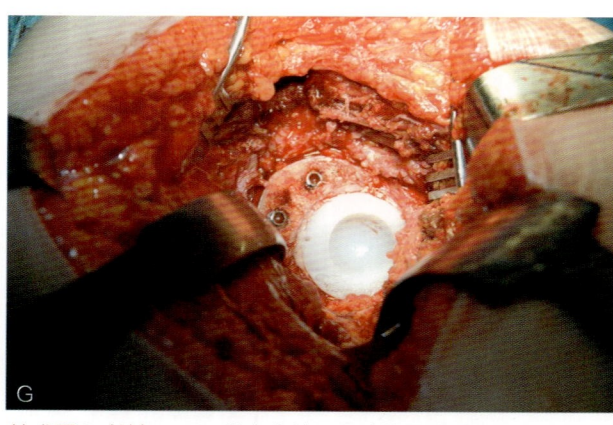
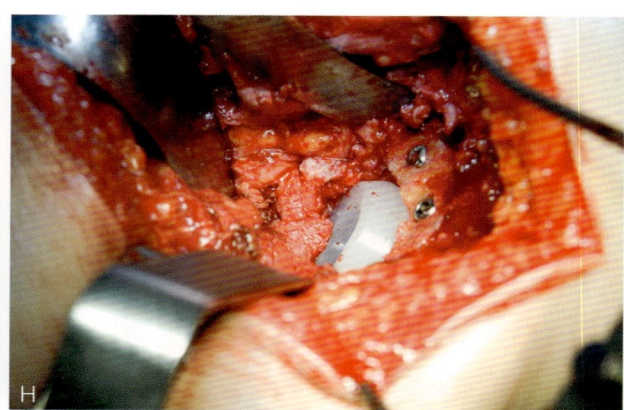

技术图2（续）　G. 带有自体股骨头植骨的骨水泥杯的最终位置。H. 正交视图显示髋臼上方的重建情况和髋臼假体的覆盖。

股骨重建-股骨转子下短缩截骨术

- 适应证：解剖重建髋关节中心时，股骨转子下短缩截骨术使下肢延长3 cm以上，有坐骨神经麻痹的风险。
- 股骨长度、角度和大转子位置问题可以使用该技术一并得到解决。
- 它减少了对定制假体的需要（虽然可能需要小尺寸），并恢复下肢机械轴。
- 单平面截骨比阶梯状截骨更容易矫正复杂的畸形，而且可以用更短的股骨柄来跨过截骨线达到至少两个髓腔直径的距离。
- 首先进行髋臼植入。
- 确定小转子远端截骨的平面。
- 垂直于股骨干进行横断截骨（技术图3A）。
- 股骨近端部分采用股骨锉逐步锉髓，以适配最适合最大偏距量的股骨柄。可以使用高速磨钻在截骨端逆向操作辅助髓腔准备。
- 带着股骨锉和试模股骨头的股骨近端被复位入髋臼（技术图3B）。
- 对截骨远端进行纵向牵引，记录并标记近端和远端骨块的重叠量。垂直于骨干切除此长度（技术图3C）。如有需要，可以在直视下用高速磨钻对远端髓腔进行顺行操作，去除任何硬化或狭窄的骨组织。
- 将截骨断端对在一起，矫正旋转畸形使得大转子与膝关节通髁轴线的投影成15°夹角。这恢复了外展肌牵拉方向与膝关节通髁轴线的解剖对线关系。
- 然后插入适当的股骨试模，穿过截骨部位，用骨折复位钳对截骨端进行加压（技术图3D）。
- 在后方放置5孔或6孔1/3管型钢板或动力加压钢板（DCP），在位于髓腔内的股骨试模假体允许的情况下，以单皮质和双皮质螺钉固定（技术图3E-G）。如果截骨端不稳定，可以用一个临时的2孔钢板与第一块钢板互相垂直放置，临时稳定截骨端。
- 然后使用第三代骨水泥技术植入骨水泥股骨柄，植入过程中，助手的手指绕到股骨前方包住截骨端，以防止骨水泥从截骨端挤出，并朝着钢板向后方施予一定的压力，从而在截骨端前方实现加压（技术图3H、I）。
- 骨水泥固化后，在截骨部位周围填充自体颗粒骨，并将钢板留在原位。

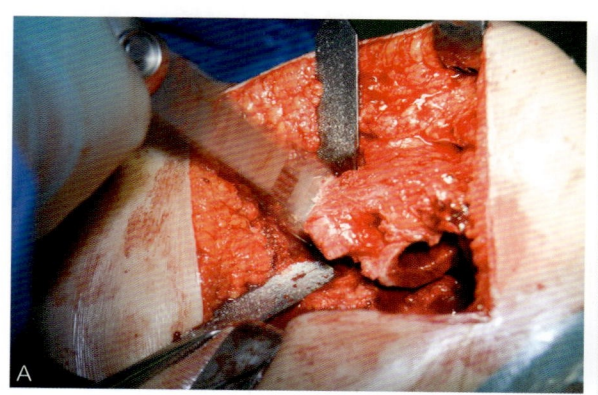
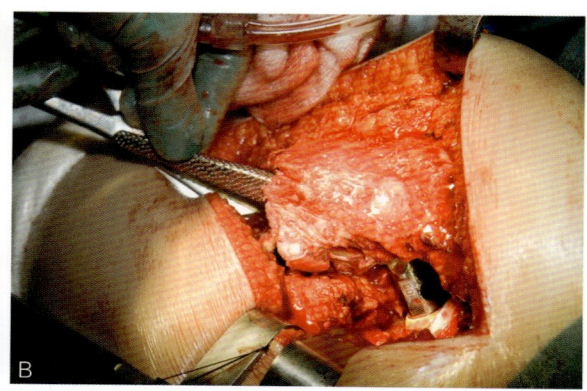

技术图3　A. 垂直转子下截骨。B. 复位髋关节以判断股骨截除的长度。

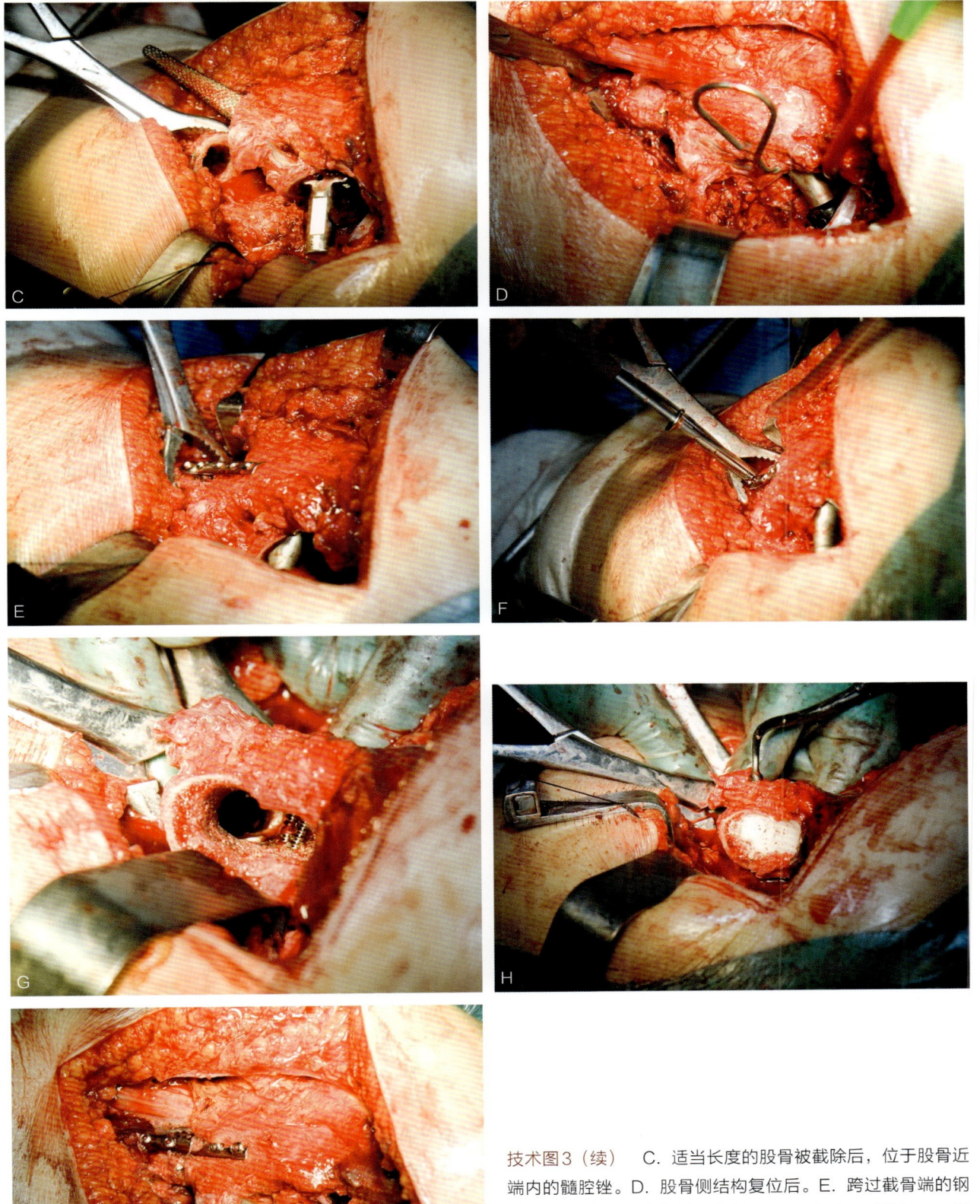

技术图3（续） C. 适当长度的股骨被截除后，位于股骨近端内的髓腔锉。D. 股骨侧结构复位后。E. 跨过截骨端的钢板。F. 试模股骨柄在原位的情况下，用螺钉固定板。G. 取出试模后，单、双皮质螺钉在髓腔内的位置。H. 截骨端周围用手指加压的情况下，植入骨水泥假体。I. 最终复位后的骨水泥THA。

股骨重建-股骨转子下截骨，纠正旋转与成角畸形

- 适应证：股骨成角畸形需要矫正，以便植入假体和矫正机械轴。
- 它类似于缩短截骨术，只是远端骨块截骨应倾斜以纠正成角畸形（技术图4B）。
- 对远端施加纵向牵引，大转子近端与前一节介绍的一样置于膝关节通髁线平面内（技术图4C）。截骨所需的倾斜角度由近端骨块的截骨面与远端骨块的重叠来决定（技术图4D）。在相应的位置进行标记并据此进行截骨。
- 应用之前介绍的技术进行远端截骨块的准备，截骨端和之前一样用钢板固定（技术图4E-G）。

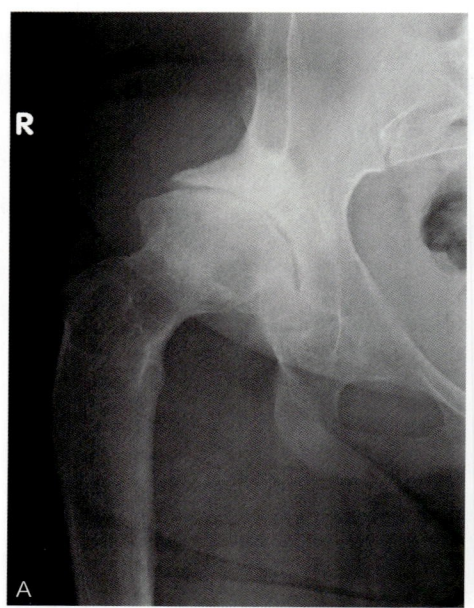
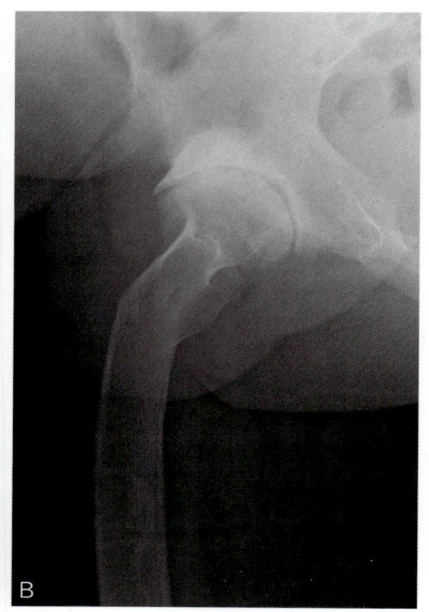
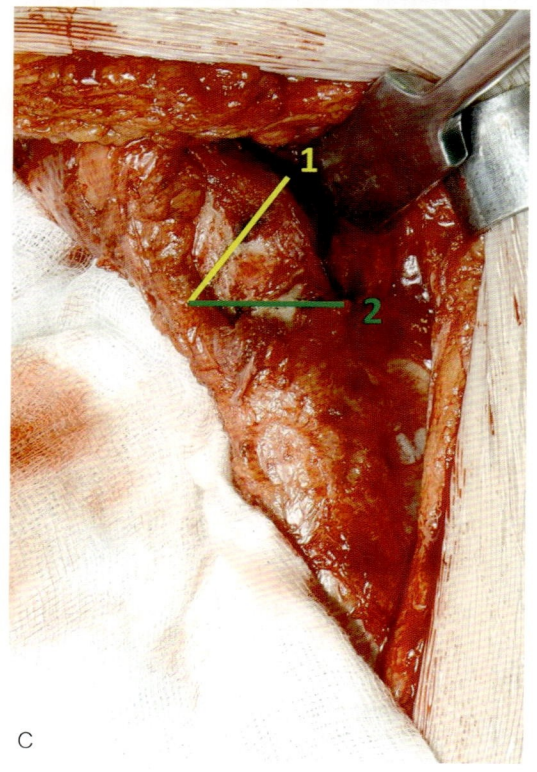

技术图4　A. 右髋前后位X线片（Edinburg AⅢb，FⅢb）。B. 侧位片显示复杂的股骨近端畸形，这是由内翻旋转屈曲股骨截骨术引起的。C. 后入路显露后可见股骨近端有明显弓状畸形。标记计划的截骨线。

第21章 伴有严重畸形的全髋关节置换术 213

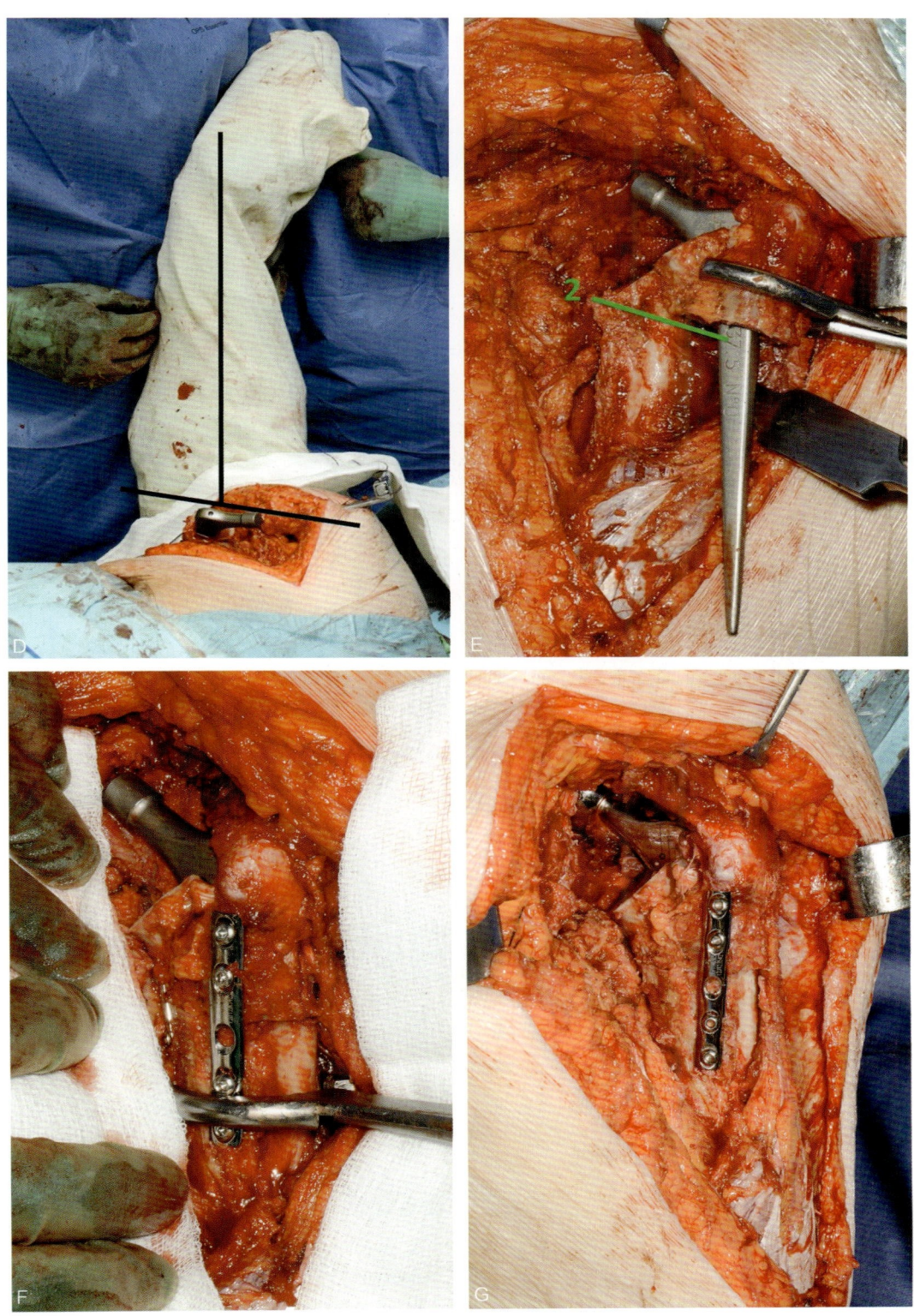

技术图4（续） D. 在截骨1和股骨近端准备完成之后，置入试模股骨柄，参考胫骨长轴和膝关节通髁轴进行去旋转并调整股骨柄的前倾角。E. 在理想的前倾角度和长度下，将装有试模的股骨近端与股骨远端重叠，以明确截骨2的角度和所需的缩短量。F. 截骨2完成后，将试模穿入远端骨块，确认前倾角（以TEA为参照）后，与前面介绍的方法一样，在试模在位的情况下用钢板和皮质螺钉固定截骨端。G. 骨水泥型股骨柄植入后的最终股骨近端结构。

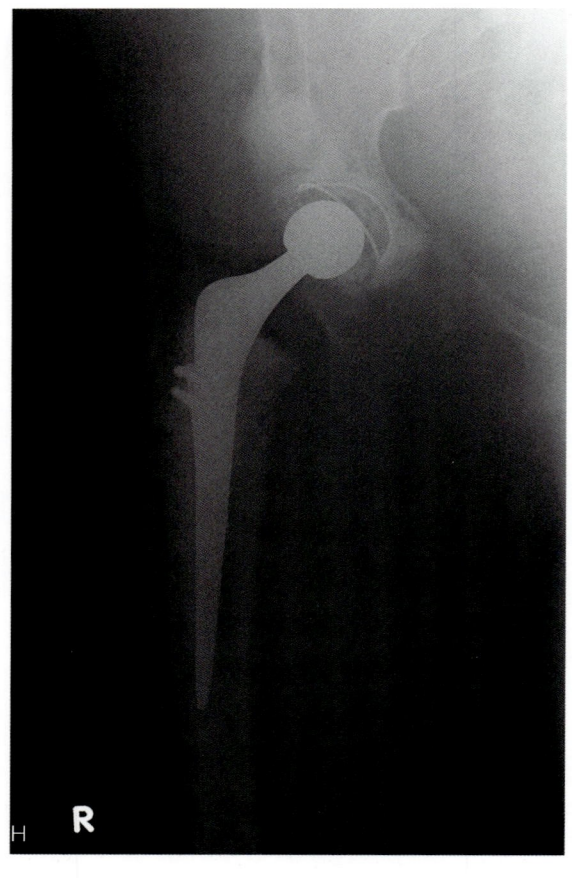

技术图4（续） H. X线片。

要点与失误防范

- 畸形部位的骨组织常常是松软的——避免髋臼过度锉磨，尤其是向内侧锉磨时。如果使用非骨水泥股骨假体，应使用股骨钢缆预防性捆扎
- THA术后髋关节的稳定性不仅取决于股骨和髋臼的绝对角度和位置，还取决于股骨和髋臼假体之间在空间位置上的相对关系。应该注意不仅要重建单个组件的角度和位置，也要重建两者之间的相对空间关系
- 股骨髓腔通常呈椭圆形，因此可能比单平面X线片显示的更窄。可进行CT扫描来测量髓腔宽度，并确保有足够细的股骨柄可用。请记住，去旋转截骨术将改变卵圆形髓腔的方向，可能需要定制的假体
- 如果需要的话，全聚乙烯髋臼杯和骨水泥固定允许在手术台上进行假体前后径的现场定制，方法是用手术刀从臼杯的外面部分切除聚乙烯。但用非骨水泥金属臼杯时就无法这样做
- 调整患者对手术效果的期望值，尤其是有关LLD及其相关结局的期望，因为有可能需要2年才能达到稳定的结局

术后处理

- 如果采用结构性自体骨植骨或股骨截骨术，患者应部分负重6周，并采取标准的后路脱位预防措施。

结果

- 除了是在技术上有困难的病例之外，畸形患者年轻、活跃，常常做过多次手术。因此，与标准初次全髋关节置换术相比，严重畸形行全髋关节置换术的并发症更多，生存率更低。
- 关节置换登记中心的数据显示，经年龄调整后，儿童髋关节疾病后遗症行THA的翻修风险与OA行THA的翻修风险无显著差异，10年生存率分别为93.6%和93.8%[14]。然而，儿童髋关节疾病组在6个月内进行了更多翻修，其中对脱位的翻修明显更多。这些数据没有考虑畸形的严重程度，而畸形的严重程度已被证明是决定预后的一个关键因素。
- 在DDH中，轻度畸形（如无脱位的发育不良）很少需要

特殊的畸形矫正技术,轻度畸形 THA 与无畸形 THA 的生存率相当,15 年生存率为 90%[19]。严重的脱位畸形(低或高)与较高的失败率相关,15 年生存率降低到 75%[21]。

- 采用髋臼顶部同种异体结构性植骨技术治疗严重髋臼发育不良,使用骨水泥杯时,以无菌性松动为终点的 10 年生存率为 80%~100%[5,23,32,40],使用非骨水泥杯时,上述生存率为 91%~100%[22,26,39]。更长时间随访数据显示,骨水泥臼杯 12~15 年的生存率为 65%~96%[1,13,24,29,37]。
- 当使用转子下截骨术时,平均随访 5 年以上的研究表明,当使用骨水泥股骨柄时生存率为 80%~91%[8,15,30,33,35],非骨水泥股骨柄的存活率为 90%~100%[9,23,30]。使用非骨水泥股骨柄时,截骨部位的骨愈合率为 93%~100%[8,15,30,33,35],骨水泥股骨柄的骨愈合率为 90%~97%[23,30]。
- 登记中心数据证实,短的、骨水泥型、无领的锥形股骨柄的翻修率($n=1\,898$;7 年生存率为 96.6%)与标准长度股骨柄相当($n=39,956$;7 年生存率为 96.5%),尽管后者在困难的 DDH 病例中使用的比例更高[10]。对这些质量较轻的股骨柄的生物力学强度和稳定性的担忧还没有得到证实,没有关于股骨柄断裂和无菌性松动增加的病例报道。
- Mortazavi 等[31]使用多种不同的非骨水泥假体治疗股骨近端畸形,报道了 4 年的机械失败率(松动或被翻修)为 9%。58 人中有 21 人(36%)需要截骨以帮助显露或矫正畸形。
- 髋臼假体向近端和外侧放置不能恢复真正的髋关节中心[4],反而会增加髋臼假体上的关节作用力和剪切力[25],不能恢复外展肌力矩臂。与旋转中心得到解剖性重建的假体相比,髋臼杯上移>15 mm 时,髋臼和股骨假体的无菌性松动和翻修率都明显更高[36]。
- 定制假体的数据难以解读清晰,缺乏长期数据。48 个非骨水泥定制股骨柄的中期随访显示,由于早期无菌性松动而导致的 4 年生存率为 96%[27]。对 70 个不同的定制型非骨水泥股骨柄的随访报道了 99%(95%置信区间,90~100)的 12 年生存率,长达 16 年未出现股骨侧松动。
- 既往股骨近端截骨术对 THA 的预后有不良影响,术中并发症发生率为 11%~23%[6,16],感染风险增高,5~10 年的感染性 THA 翻修率为 8%[14],215 名患者 10 年的总失败率为 21%[16]。

并发症

- 与原发性 OA 患者的初次全髋关节置换术相比,在存在畸形的情况下行全髋关节置换术发生并发症的风险更大:
  ○ 术中骨折或股骨穿孔率为 5%~22%。
  ○ 脱位率为 6%~7%[23,28]。
  ○ 截骨不愈合率为 3%~7%[9,23,28]。
  ○ 神经麻痹的发生率是 1%~5%[3,6,16,23,27,36]。
  ○ 残留的 LLD 可能仍然存在[34]。

(彭晓春 译,陈云苏 审校)

参考文献

[1] Akiyama H, Kawanabe K, Iida H, et al. Long-term results of cemented total hip arthroplasty in developmental dysplasia with acetabular bulk bone grafts after improving operative techniques. J Arthroplasty 2010;25(5):716-720.

[2] Berry DJ. Total hip arthroplasty in patients with proximal femoral deformity. Clin Orthop Relat Res 1999;(369):262-272.

[3] Biant LC, Bruce WJ, Assini JB, et al. The anatomically difficult primary total hip replacement: medium- to long-term results using a cementless odular stem. J Bone Joint Surg Br 2008;90(4):430-435.

[4] Bicanic G, Delimar D, Delimar M, et al. Influence of the acetabular cup position on hip load during arthroplasty in hip dysplasia. Int Orthop 2009;33(2):397-402.

[5] Bobak P, Wroblewski BM, Siney PD, et al. Charnley low-friction arthroplasty with an autograft of the femoral head for developmental dysplasia of the hip. The 10- to 15-year results. J Bone Joint Surg Br 2000;82(4):508-511.

[6] Boos N, Krushell R, Ganz R, et al. Total hip arthroplasty after previous proximal femoral osteotomy. J Bone Joint Surg Br 1997;79(2):247-253.

[7] Busch VJ, Clement ND, Mayer PF, et al. High survivorship of cemented sockets with roof graft for severe acetabular dysplasia. Clin Orthop Relat Res 2012;470(11)3032-3040.

[8] Chareancholvanich K, Becker DA, Gustilo RB. Treatment of congenital dislocated hip by arthroplasty with femoral shortening. Clin Orthop Relat Res 1999;(360):127-135.

[9] Charity JA, Tsiridis E, Sheeraz A, et al. Treatment of Crowe IV high hip dysplasia with total hip replacement using the Exeter stem and shortening derotational subtrochanteric osteotomy. J Bone Joint Surg Br 2011;93:34-38.

[10] Choy GG, Roe JA, Whitehouse SL, et al. Exeter short stems compared with standard length Exeter stems: experience from the Australian Orthopaedic Association National Joint Replacement Registry. J Arthroplasty 2013;28:103-109.

[11] D'Antonio JA, Capello WN, Borden LS, et al. Classification and management of acetabular abnormalities in total hip arthroplasty.

Clin Orthop Relat Res 1989;(243):126-137.
[12] D'Antonio J, McCarthy JC, Bargar WL, et al. Classification of femoral abnormalities in total hip arthroplasty. Clin Orthop Relat Res 1993;(296):133-139.
[13] de Jong PT, Haverkamp D, van der Vis HM, et al. Total hip replacement with a superolateral bone graft for osteoarthritis secondary to dysplasia: a long-term follow-up. J Bone Joint Surg Br 2006;88(2):173-178.
[14] Engesaeter LB, Engesaeter IO, Fenstad AM, et al. Low revision rate after total hip arthroplasty in patients with pediatric hip diseases. Acta Orthop 2012;83(5):436-441.
[15] Eskelinen A, Helenius I, Remes V, et al. Cementless total hip arthroplasty in patients with high congenital hip dislocation. J Bone Joint Surg Am 2006;88:80-91.
[16] Ferguson GM, Cabanela ME, Ilstrup DM. Total hip arthroplasty after failed intertrochanteric osteotomy. J Bone Joint Surg Br 1994;76(2):252-257.
[17] Gaston MS, Gaston P, Donaldson P, et al. A new classification system for the adult dysplastic hip requiring total hip arthroplasty: a reliability study. Hip Int 2009;19(2):96-101.
[18] Hartofilakidis G, Babis GC, Lampropoulou-Adamidou K, et al. Results of total hip arthroplasty differ in subtypes of high dislocation. Clin Orthop Relat Res 2013;471(9):2972-2979.
[19] Hartofilakidis G, Karachalios T. Total hip arthroplasty for congenital hip disease. J Bone Joint Surg Am 2004:86(2):242-250.
[20] Hartofilakidis G, Karachalios T, Georgiades G. Total hip arthroplasty in patients with high dislocation: a concise follow-up, at a minimum of fifteen years, of previous reports. J Bone Joint Surg Am 2011;93(17):1614-1618.
[21] Hartofilakidis G, Stamos K, Karachalios T. Treatment of high dislocation of the hip in adults with total hip arthroplasty. Operative technique and long-term clinical results. J Bone Joint Surg Am 1998;80(4):510-517.
[22] Hendrich C, Mehling I, Sauer U, et al. Cementless acetabular reconstruction and structural bone-grafting in dysplastic hips. J Bone Joint Surg Am 2006;88(2):387-394.
[23] Howie CR, Ohly NE, Miller B. Cemented total hip arthroplasty with subtrochanteric osteotomy in dysplastic hips. Clin Orthop Relat Res 2010;468(12):3240-3247.
[24] Iida H, Matsusue Y, Kawanabe K, et al. Cemented total hip arthroplasty with acetabular bone graft for developmental dysplasia. Long-term results and survivorship analysis. J Bone Joint Surg Br 2000;82(2):176-184.
[25] Karachalios T, Hartofilakidis G. Congenital hip disease in adults: terminology, classification, pre-operative planning and management. J Bone Joint Surg Br 2010;92(7):914-921.
[26] Kim M, Kadowaki T. High long-term survival of bulk femoral head autograft for acetabular reconstruction in cementless THA for developmental hip dysplasia. Clin Orthop Relat Res 2010;468(6):1611-1620.
[27] Koulouvaris P, Stafylas K, Sculco T, et al. Custom-design implants for severe distorted proximal anatomy of the femur in young adults followed for 4-8 years. Acta Orthop 2008;79(2):203-210.
[28] Krych AJ, Howard JL, Trousdale RT, et al. Total hip arthroplasty with shortening subtrochanteric osteotomy in Crowe type-IV developmental dysplasia: surgical technique. J Bone Joint Surg Am 2010;92 (suppl 1):176-187.
[29] Lee BP, Cabanela ME, Wallrichs SL, et al. Bone-graft augmentation for acetabular deficiencies in total hip arthroplasty. Results of long-term follow-up evaluation. J Arthroplasty 1997;12(5):503-510.
[30] Masonis JL, Patel JV, Miu A, et al. Subtrochanteric shortening and derotational osteotomy in primary total hip arthroplasty for patients with severe hip dysplasia: 5-year follow-up. J Arthroplasty 2003;18 (3 suppl 1):68-73.
[31] Mortazavi SM, Restrepo C, Kim PJ, et al. Cementless femoral reconstruction in patients with proximal femoral deformity. J Arthroplasty 2011;26(3):354-359.
[32] Mulroy RD Jr, Harris WH. Failure of acetabular autogenous grafts in total hip arthroplasty. Increasing incidence: a follow-up note. J Bone Joint Surg Am 1990;72(10):1536-1540.
[33] Nagoya S, Kaya M, Sasaki M, et al. Cementless total hip replacement with subtrochanteric femoral shortening for severe developmental dysplasia of the hip. J Bone Joint Surg Br 2009;91(9):1142-1147.
[34] Oe K, Iida H, Nakamura T, et al. Subtrochanteric shortening osteotomy combined with cemented total hip arthroplasty for Crowe group IV hips. Arch Orthop Trauma Surg 2013;133(12):1763-1770.
[35] Onodera S, Majima T, Ito H, et al. Cementless total hip arthroplasty using the modular S-ROM prosthesis combined with corrective proximal femoral osteotomy. J Arthroplasty 2006;21(5):664-669.
[36] Pagnano W, Hanssen AD, Lewallen DG, et al. The effect of superior placement of the acetabular component on the rate of loosening after total hip arthroplasty. J Bone Joint Surg Am 1996;78(7);1004-1014.
[37] Rodriguez JA, Huk OL, Pellicci PM, et al. Autogenous bone grafts from the femoral head for the treatment of acetabular deficiency in primary total hip arthroplasty with cement. Long-term results. J Bone Joint Surg Am 1995;77(8):1227-1233.
[38] Schmidutz F, Bierer M, Weber P, et al. Biomechanical reconstruction of the hip: comparison between modular short-stem hip arthroplasty and conventional total hip arthroplasty. Int Orthop 2012;36(7):1341-1347.
[39] Shetty AA, Sharma P, Singh S, et al. Bulk femoral-head autografting in uncemented total hip arthroplasty for acetabular dysplasia: results at 8 to 11 years follow-up. J Arthroplasty 2004;19(6):706-713.
[40] Stringa G, Pitto RP, Di Muria GV, et al. Total hip replacement with bone grafting using the removed femoral head in severe acetabular dysplasia. Int Orthop 1995;19(2):72-76.
[41] Tamegai H, Otani T, Fujii H, et al. A modified S-ROM stem in primary total hip arthroplasty for developmental dysplasia of the hip. J Arthroplasty 2013;28(10):1741-1745.

第22章 髋关节表面置换术
Hip Resurfacing

Kang-Il Kim and Young Soo Chun

定义

- 髋关节表面置换是一种保留股骨头的外科手术，将一个部件(主要是金属的)像帽子一样放在股骨头上。髋臼假体也是由金属制成的一体式部件。
- 髋关节表面置换术的优点是可以保留骨，固定股骨假体时不破坏股骨髓腔。
- 目前的髋关节表面置换术采用混合固定技术。股骨头通过插入骨水泥假体重建。髋臼假体通过压配固定。

表面置换系统

- 采用金属-金属承重面和混合固定(非骨水泥髋臼假体和骨水泥股骨假体)的表面全髋关节置换术(THA)已使用了数十年。近年来，随着金属对金属承重面失效问题的出现，这种手术的普及程度有所下降。
- 有多种髋关节表面置换系统可供选择，但影响这种手术临床结果的最重要因素还是术者的经验及技术水平。
- 几家制造商现在生产金属对金属表面置换假体，包括非骨水泥髋臼假体、骨水泥股骨假体和钴铬关节承重面。这些不同的产品在材料、表面处理、臼杯设计、生产过程、碳化物含量、元件厚度、公差带、股骨假体下包含骨水泥层厚度、固定方法及可提供的尺寸各不相同(表1)。

手术治疗

适应证

- 本术式最适合年轻、活动较多且骨质良好的患者。
- 本术式还适用于伴有疼痛及关节活动度减小的髋关节退变性疾病。
- 当早期明确的髋关节疾病通过股骨截骨、髋臼截骨、带血管蒂骨移植等保髋治疗无法解决时，也可以考虑进行髋关节表面置换术。
- 髋关节骨关节炎是髋关节表面置换的良好适应证。经过选择的股骨头坏死也可以是髋关节表面置换的适应证。
- 表面置换适用于骨质良好、活动较多，以及对关节活动度要求较高的患者。
- 仅置换股骨头表面的半髋表面置换，治疗结果并不理想，已经被废弃。
- 表面置换已获得美国FDA批准。
- 髋关节表面置换的一般指征如下：
  - 原发性骨关节炎。
  - 继发性骨关节炎，如继发于儿童期疾病的后遗症，包括髋关节发育不良或感染等。
  - 股骨头坏死。
  - 创伤后关节炎。
  - 强直性脊柱炎。
  - 类风湿关节炎。

禁忌证

- 股骨头、颈结构的解剖异常。
- 严重的肢体不等长，需要在关节成形术中同时进行矫正。
- 严重的骨缺损。
- 股骨头较大的囊性变。
- 股骨头大面积坏死。
- 严重发育不良，因为表面置换不能使用髋臼螺钉固定。
- 有生育能力(处于生育期)的女性患者。
- 患有肾病的患者。
- 金属过敏的患者。

特殊注意事项

股骨头坏死

- 股骨头坏死是髋关节表面置换的一个特殊情况。
- 股骨头坏死病灶的存在可能影响假体的固定。
- 一般来说，在同等条件下，股骨头缺血性坏死患者假体的寿命要低于骨性关节炎的患者。然而，经过选择的股骨头坏死患者接受髋关节表面置换的临床结果与其他病因患者的结果相当[2,19,31]。

使用计算机辅助导航系统

- 计算机辅助导航系统是一种在全膝关节置换、全髋关节置换或微创外科手术中，可以使术中截骨和假体植入位置更加精确的图像引导定位系统。
- 尽管髋关节表面置换术在没有导航的情况下已经开展了很长一段时间，也取得了可以接受的结果。但是，表

表1 现有代表性髋关节置换系统对比表

表面置换系统	材料	髋臼固定	股骨固定	可获得的股骨假体尺寸(mm)	可获得的髋臼假体尺寸(mm)	用于髋关节发育不良的髋臼杯	表面光洁度(nm)	公差带(直径)	髋臼假体设计	髋臼假体厚度(mm)
Cornet (Corin, Cirencester, United Kingdom)	铸造热处理高碳钴铬合金	非骨水泥固定，TiVPS + HA	骨水泥固定 + 大圆平面压配固定，或非骨水泥固定，内表面钛 + HA涂层	5种尺寸，从40～56 mm，4 mm递增，分骨水泥和非骨水泥版本	10种尺寸，从46～62 mm，6 mm递增，每个股骨头配2个髋臼尺寸	带短柱和不带短柱的髋臼杯	10	150～400	完全半球形外径，赤道延伸2 mm，3.5 mm开口偏距	3～4
Birmingham Hip Resurfacing (BHR; Smith & Nephew, Memphis, TN)	铸造高碳钴铬合金	铸造钴铬珠表面HA涂层	骨水泥固定 + 大圆平面压配固定	6种尺寸，从38～58 mm，各号之间相差4 mm	12种尺寸，从44～66 mm，2 mm递增，每个股骨头配2个髋臼尺寸	先天性髋关节发育不良专用髋臼杯	20	250～400	完全半球形外径，3.5 mm开口偏距	3～4
Conserve Plus (Wright Medical Technology, Memphis, TN)	铸造热处理高碳钴铬合金	非骨水泥，烧结钴铬珠表面HA涂层	全骨水泥固定	11种尺寸，36～56 mm递增	12种尺寸，从42～64 mm，6 mm递增，每个股骨头配2个髋臼尺寸	不提供髋关节发育不良专用髋臼	10	200～350 (约)	170°部分半球形	3或3.5(新)；5(旧)

TiVPS：纯钛真空等离子喷涂；HA：羟基磷灰石；OD：外径

面置换术后需要重视的主要问题之一就是股骨颈骨折。
- 通常推荐将假体植入在轻度的外翻位，以减少跨过股骨头-颈结合部张应力和剪切力，但是过度外翻常常会导致术中股骨截骨后股骨颈切迹的产生。
- 为了帮助医生实现股骨植入物的最佳定位，已经开发了许多机械股骨定位导向系统。
- 就全髋关节置换而言，应防止假体之间因固定位置不正确产生撞击而导致的假体松动和脱位[18]。
- 对髋关节表面置换来说，避免产生股骨颈切迹和股骨假体柄位置不良是至关重要的。即使对一个有经验的医生来说，在技术上也有一定难度，这需要在手术中花更多的时间。
- 已经开发出计算机辅助导航技术用来克服手工操作时的局限性。
- 计算机辅助导航技术可以在术中通过屏幕实时显示器械和假体的位置，因此可以提高表面置换术中假体安装位置的准确性。
- 特殊的体表标志确实很难找到，注册过程需要花时间对一些代表性区域进行标记。
- 股骨颈周围不规则的软组织可能会影响导航的精确性。
- 在处理股骨时，手术导航系统可能特别有帮助。
- 为了减少股骨颈骨折的潜在风险，笔者在进行髋关节表面置换时应用计算机辅助导航系统。
- 笔者从2005年开始使用Vectorvision(BrainLAB, Munich, Germany)计算机辅助导航系统（图1）[14]。
- 当使用无需影像的髋关节导航系统时，术者需要对患者的骨盆及股骨进行数字化注册，以确定用于指导假体安放的个性化的骨盆和股骨坐标系。

术前计划
- 应用模板测量假体大致尺寸，需要应用标准的传统摄

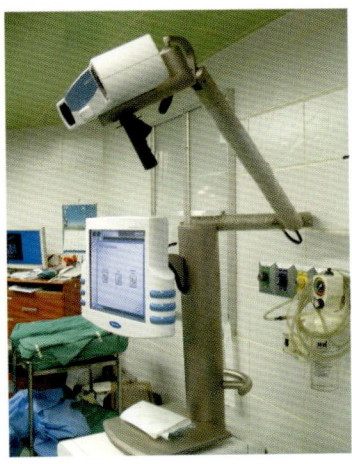

图1　用于髋关节表面置换的无需影像型髋关节导航系统。

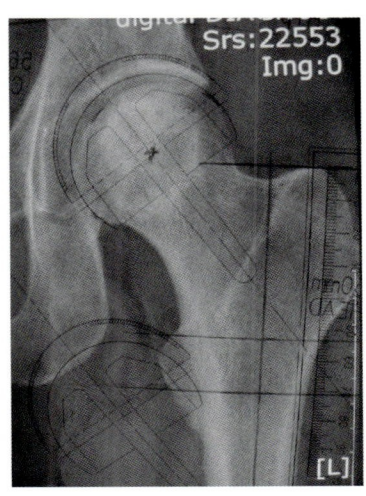

图2　模板测量。目标是轻度外翻位放置且在股骨颈部不形成切迹。传统的表面置换需测量从股骨大转子顶点到插入钉指向的股骨外侧皮质插入点的距离（60 mm）。插入钉指向的股骨外侧皮质点的水平通常与股骨小转子的水平相近。

片而不是应用数字化胶片，另外，必须考虑放大倍数。
- 股骨假体尺寸测量，防止股骨过度打磨，或造成股骨颈切迹。也应避免尺寸选择过大，以尽可能保留髋臼骨量。
- 股骨假体安装位置是术前重要的考虑因素，必须避免内翻位安放，推荐安放在中立位或轻度的外翻位（图2）。笔者建议股骨颈干角为130°～140°。
- 当最佳的股骨模板位置放好后，用格尺测量出从股骨大转子顶点到定位针所指向股骨外侧皮质的距离，并标记到模板。
- 在模板测量中标记导引针出口点与股骨小转子位置关系，手术中应该一致。
- 选择髋臼假体大小必须能够填充髋臼窝，并与股骨假体大小相匹配。

入路
- 所有标准的髋关节手术暴露方法都可以成功地应用于髋关节表面置换。
- 表面置换技术要求高，手术操作必须充分暴露髋臼和股骨近端，同时不损害术后的肌肉功能。
- 后侧入路是髋关节表面置换最常用的手术入路。
- Wagner推荐使用前侧入路，但并未被广泛接受[15]。
- 前外侧入路首先由Harding描述[16]，后经Learmonth改良[17]。
  - 髋关节屈曲、内收同时外旋下肢暴露股骨头。将股骨头推向后下方以暴露髋臼结构。
  - 有利于保护后方的支持带血管，以减少术后保留的股骨头发生医源性缺血的可能性[8]。

- 持批评意见的人认为,这种手术入路暴露不够充分,有导致严重并发症的风险,容易导致股骨和髋臼假体安放位置不适当。采用这种入路进行手术,容易造成外展肌力的下降,有较高的异位骨化发生率[13]。
- Amstutz 和 Le Duff 推荐应用经转子入路进行髋关节表面置换[2]。
  - 暴露良好但很少使用,主要是因为与转子截骨相关的问题,并有较高异位骨化发生的概率。
- 后侧和后外侧入路是髋关节表面置换标准的手术入路。
  - 此入路需要松解臀大肌止点,使股骨容易向前方脱位。
  - 尽可能保护股骨颈周围关节囊和滑膜,以防止股骨头-颈部血管进一步损伤,然后再将股骨头进行脱位(图3)。
  - 用股骨颈测量仪来确定股骨颈尺寸的大小,通过确定

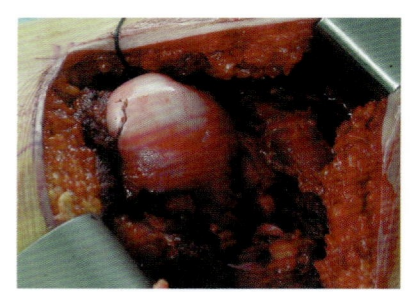

图3 不同于传统的全髋关节置换手术,髋关节表面置换需尽可能保留股骨颈周围的关节囊和滑膜组织,以减少对股骨头血供的破坏。

股骨假体最小尺寸,髋臼假体的最小尺寸也将被确定。
- 通常情况下,先进行髋臼侧准备,除非遇到股骨头特别大,不能充分进行髋臼准备的病例。在这种情况下,先将股骨头准备到大于目标尺寸1~2个型号。

后外侧入路

显露

- 患者取侧卧位。
- 髋关节屈曲45°,以股骨大转子顶点后缘为中心做直切口。
  - 也可以采用髋关节伸直位,传统的后外侧弧形切口(技术图1A)。
- 切开阔筋膜和臀大肌纤维,插入Charnley拉钩(技术图1B)。
- 通常需要松解臀大肌止点以利于后续将股骨向前移位,深层的穿支血管需要进行电凝(技术图1C)。
- 切开转子滑囊,并向后方牵开,容易发现或触及坐骨神经。

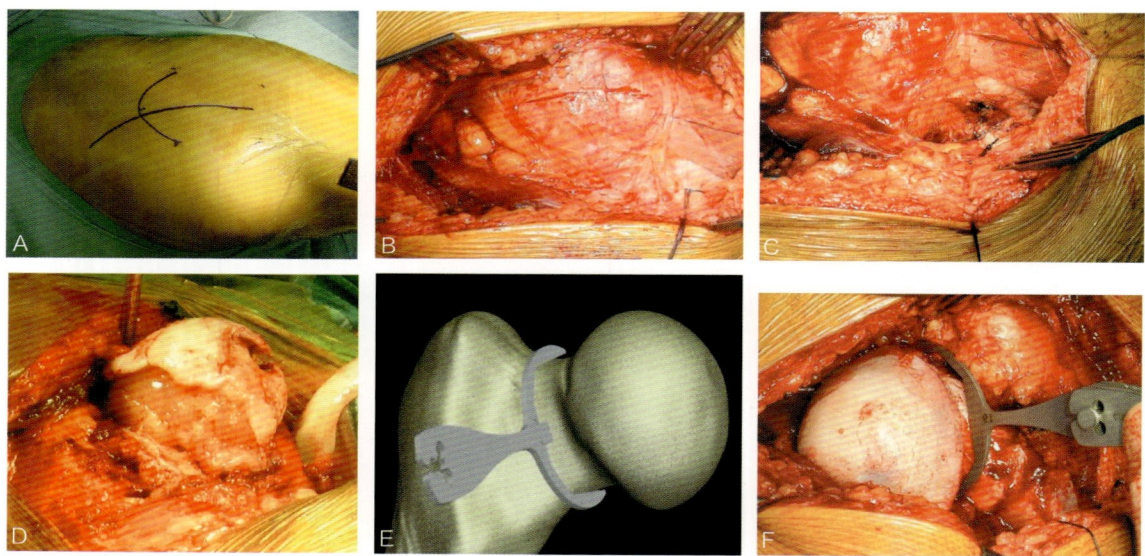

技术图1 A. 后外侧入路。患者侧卧位,患侧髋关节屈曲45°,股骨大转子后缘直切口。B. 分离臀大肌近端纤维,远端切开髂胫束。C. 电刀切开臀大肌止点,留有小部分边缘以备后期缝合。此处的穿支血管可能会引起大出血,需要结扎或电凝止血。D. 环形关节囊切开,髋关节充分暴露,并做最大限度的内旋,将前下方关节囊从下方切开。然后,在极度内旋位将髋关节屈曲45°,从上方切开前上方关节囊。再将关节囊的切口延伸至先前切开的下方关节囊,形成一个环形的关节囊切开。E、F. 股骨颈测量示意图,测量股骨颈的最大直径。

- 将臀中肌后缘向前方牵开,显露梨状肌。
- 在梨状肌上缘分离臀小肌。
- 使用电刀分离臀小肌与髋关节囊及臀小肌与髋臼之间的间隙。
- 将髋关节内旋,将梨状肌在近止点处连同关节囊一起切断。
- 电刀切断其他外旋肌及关节囊,留股方肌腱袖以便后期进行缝合。
- 沿梨状肌上缘切开关节囊,沿股骨颈基底部小心分离后方关节囊,以保留股骨颈周围的囊内血管。
- 将股骨头脱位,髋关节充分伸展(使膝关节接近中线),最大限度地内旋下肢(技术图1D)。
- 切开前下方关节囊,从下方腰大肌腱前缘开始,用Muller关节囊剪或电刀切开。
- 用股骨颈测量仪或模板测量股骨颈大小(技术图1E、F),同时估计髋臼的最小尺寸。
- 用弯曲的骨膜剥离器或撬板分离前外侧软组织间隙。
- 将Hohmann拉钩置入髋臼前上方,并压入髂前下棘,外旋下肢使股骨头从外展肌下方脱出至肌间隙。

髋臼准备
- 将Judd钉打入坐骨作为拉钩,牵开后方的关节囊及外旋肌。
- 2把Hohmann拉钩从下方插入泪滴处,分别向前下和后下方牵开(技术图2A)。
- 将髋臼盂唇、髋臼横韧带以及其他髋臼窝内的软组织切除,以暴露完整的骨性髋臼。
- 用髋臼锉逐号打磨,保留1~2 mm压配(技术图2B)。
- 不过量锉磨又能够提供良好压配的髋臼假体是最理想的。这个选择可以决定股骨假体的型号。
  - 放入髋臼试模,评估其稳定性(技术图2C)。
- 然后将髋臼假体按照髋臼原有的位置置入,通常是前倾20°,俯倾45°(技术图2D)。
- 任何突出的骨赘都必须去除。
- 取出Hohmann拉钩和Judd钉拉钩。

置入导向针
- 旋转下肢暴露股骨头。
- 在前后位(颈干角135°~140°)和侧位片(正常前倾)上画出股骨头和股骨颈的中心点的连线,并延伸到股骨头的表面,形成交叉点(技术图3A、B)。
  - 交叉点即是导向针的插入点。
- 应用定位导向器,将导向针钻入股骨头-颈部(技术图3C)。
- 观察定位导向器上的描记笔,是否可以自由环绕股骨头、颈部而不发生碰撞,以免在股骨颈部造成切迹(技术图3D)。
- 正常情况下,中心定位针是在股骨头的偏上部分、距离股骨头凹1~2 cm处插入。
  - 在冠状面,5°~10°外翻较为理想,并维持与股骨颈长轴一致的135°~140°的颈干角(技术图3E)。
  - 因为畸形的股骨头或股骨头-颈部周围的骨赘可能会使股骨头和颈部的真实情况或头-颈关系难以辨认,因此,置入定位针之前,骨赘必须仔细清除。

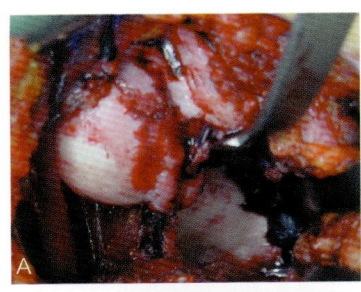
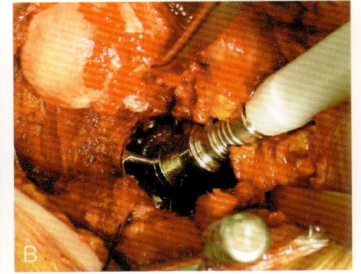
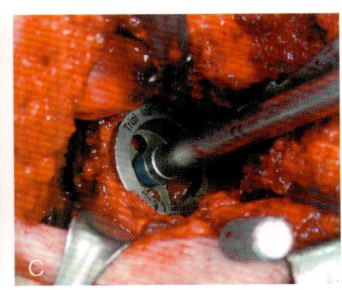
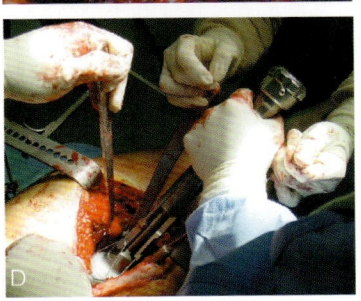

技术图2 A. 显露前上外侧髋臼间隙,使髋关节外旋,将股骨头脱入此间隙。B. 髋臼按2 mm递增逐步打磨,骨质较硬的按照1 mm递增逐步打磨。锉的手柄保持45°倾斜,并与髋臼固有的前倾一致。C. 髋臼打磨完成后,插入髋臼试模,检查试模的稳定性,以及试模充分插入髋臼窝后试模与髋臼缘的关系。D. 将髋臼假体打压进入髋臼窝理想的位置进行髋臼表面置换。髋臼横韧带是确定臼杯倾斜度的一个有用的标志。

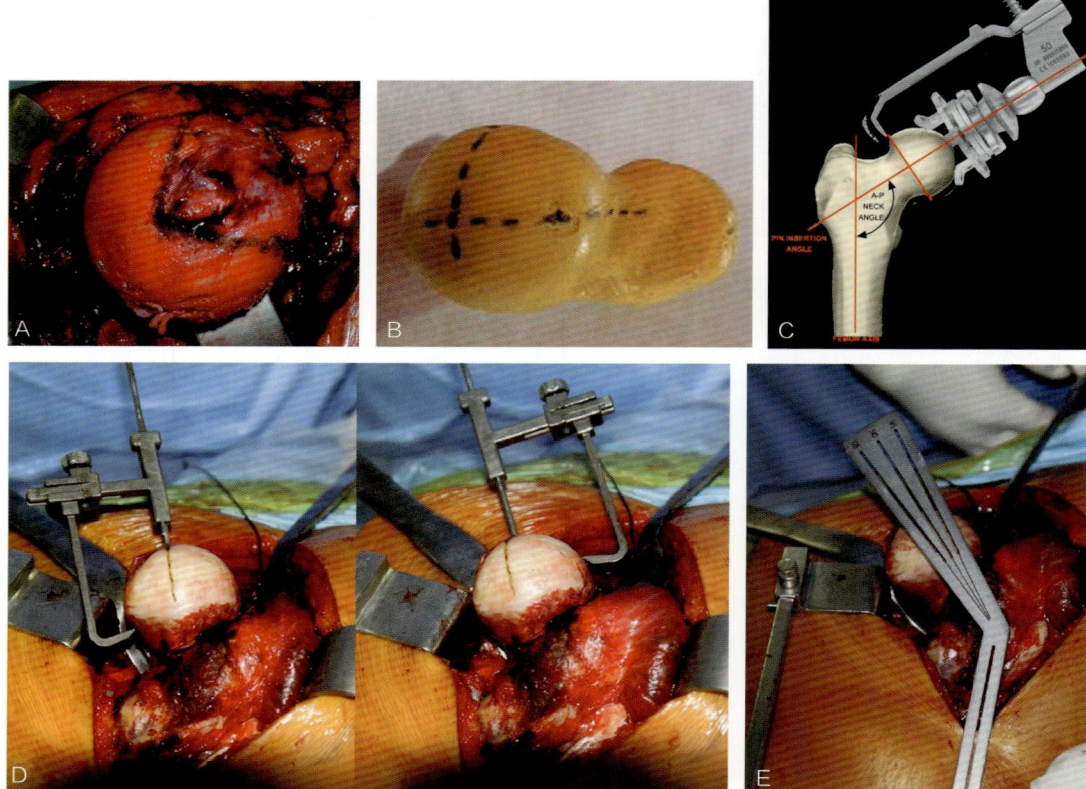

技术图3 A、B. 计划导向针在前后平面的穿入点。在股骨颈前后方向的中线上画1条线。第2条线是平行于股骨距的股骨颈中心线。这使导向针能保持5°～10°外翻，两条线的交叉点是导向针的进针点，通常位于股骨头凹的上方1～2 cm。C. 使用各种导向测量器确定导向针的进针点。D. 计划轻度外翻位置入导向针，并检查在股骨颈部是否形成切迹。导向器上描记笔可以自由环绕股骨颈而不发生碰撞，而且，术者通过此测量可以进一步确认股骨头的尺寸。E. 术中应用测角仪检查冠状面的角度。

股骨头表面重建

- 在多数系统，股骨头的准备是应用空心钻套入先前置入股骨头的定位针进行打磨（技术图4A）。
- 使用特制的装置，通过连续的锉磨，将股骨头修整成带斜面的圆柱形（技术图4B～D）。
- 在股骨颈部不造成撞击的骨赘最好不要处理。
- 任何坏死骨都必须去除。
- 然后应用脉冲冲洗枪清洗股骨头，将吸引器吸头插入小转子的位置进行吸引，以保持股骨头的干燥，防止脂肪栓塞（技术图4E）。
- 在股骨头上钻上很多用于骨水泥固定的孔（技术图4F）。
- 最后再次确认试模假体在股骨颈部没有切迹形成（技术图4G）。

骨水泥固定

- 先将骨水泥填入股骨假体内，再将后者打击植入成形后的股骨头表面（技术图5A、B）。
  - 如果骨坏死行坏死骨刮除后存在较大的骨缺损，在股骨头表面先均匀涂上约2 mm厚的骨水泥（技术图5C），再将股骨头假体套在股骨头上，轻轻打压（技术图5D）。
- 清除过多的骨水泥，脉冲冲洗枪清洗。
- 将髋关节复位，测试其稳定性和关节活动范围。

伤口关闭

- 缝合好关节囊和外旋肌非常重要。
- 修复臀大肌止点，缝合阔筋膜、皮下脂肪，闭合皮肤切口。

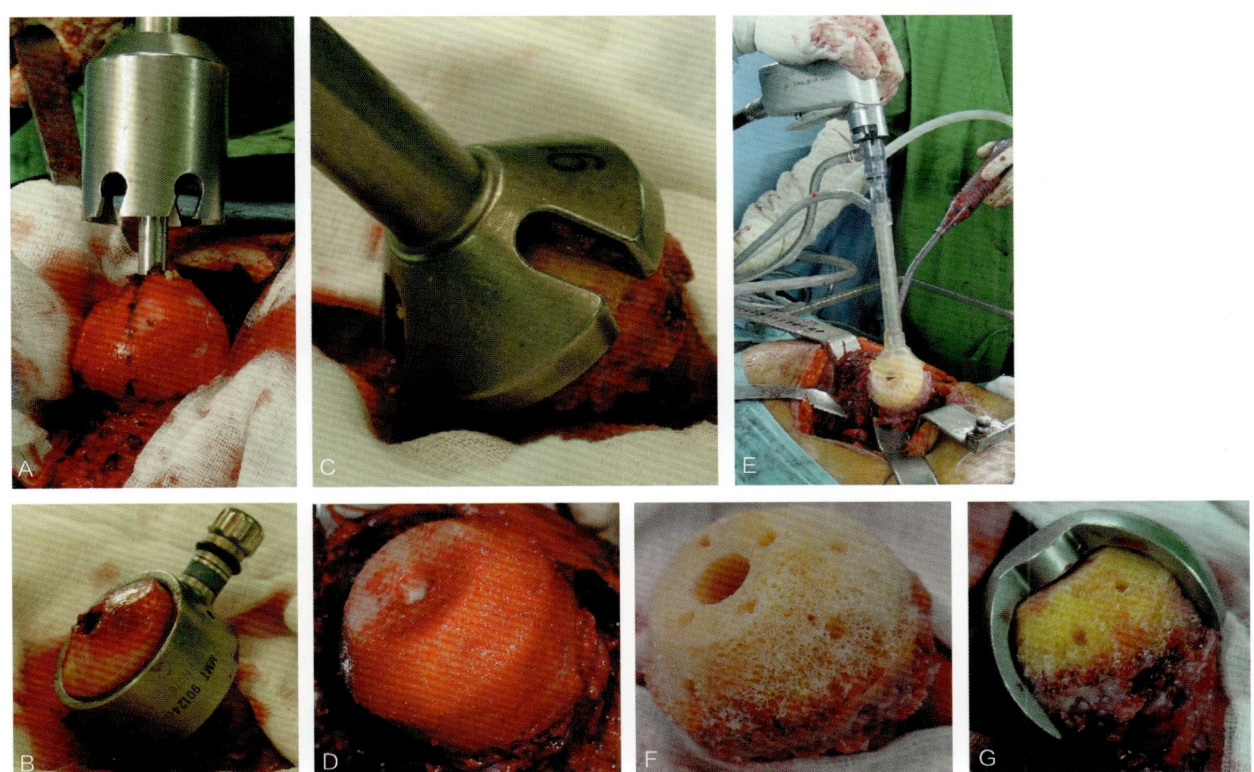

技术图4　A. 钻入定位导向针后置入导向棒，顺着导向棒进行股骨头的打磨成形，在打磨时术者需要检查并避免在股骨颈部形成切迹。这时股骨头的大小要保留在大于实际应用时1号左右。B. 股骨头打磨结束后，移除打磨器械，将股骨头截骨导向器顶部套入股骨头，检查其下缘是否毗邻股骨头-颈交界处。锁紧锁定杆，用摆锯切除顶部区域。C. 重新插入定位棒，进行股骨头的斜面切割。D. 股骨头斜面切割完成后的最终形态。E. 使用脉冲冲洗枪清洗股骨头。F. 股骨头上钻多个骨水泥固定孔，并保持股骨头的干燥。G. 用股骨头试模再次检查股骨头-颈部是否会产生切迹，确保试模的下缘位于股骨头-颈交界处。

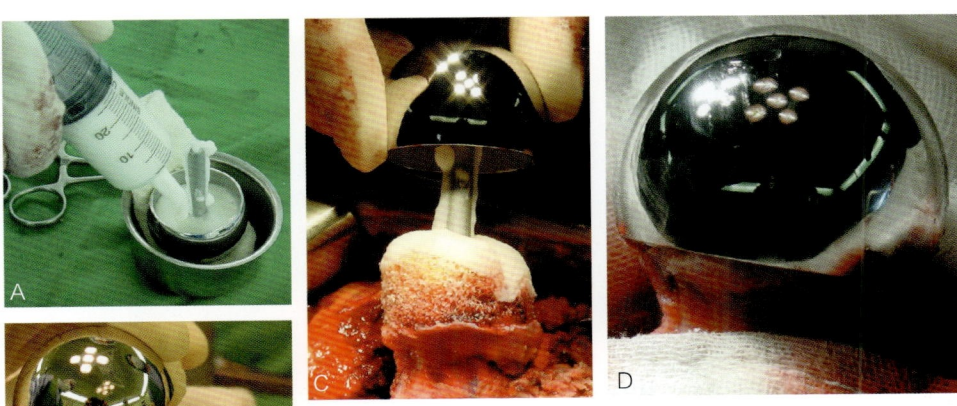

技术图5　A. 用骨水泥注射器将低或中等黏度骨水泥注入股骨假体内，高黏度的骨水泥可能会改变股骨头假体安装在股骨头上的位置。B. 先将股骨假体插入股骨头。C. 如果股骨头有较大骨缺损，如骨坏死，先用骨水泥填充骨缺损，再将股骨头假体插入。D. 安装好股骨假体。

针对股骨头坏死的特殊技术

- 由于手术入路和髋臼准备几乎相同,因此仅对股骨侧的技术进行了描述。

股骨侧准备

- 准确放置定位针可以通过导向定位器或导航系统来完成(技术图6A、B)。
- 在大多数系统,股骨头的打磨是通过穿过定位导针的空心锉来完成。
  - 通过连续的打磨,将股骨颈切割成圆桶形(技术图6C)。
  - 为了减少股骨颈切迹造成的应力,在股骨头远端周缘产生切割时打磨必须停止。
  - 小心地用咬骨钳清除残留的股骨头远端边缘(技术图6D)。
- 当斜面切割完成后,股骨头部骨坏死区域清晰可见(技术图6E)。
- 用刮匙或咬骨钳清除坏死骨,无菌生理盐水清洗残留的骨屑和碎片(技术图6F)。
- 插入股骨试模,评估坏死骨清除后,股骨试模内骨丢失百分比(技术图6G)。
  - 在笔者的研究中,如果骨丢失<50%,骨坏死区不超过股骨假体在股骨头–颈交界区的下缘,表面置换可以完成。
  - 否则,如果髋臼侧已经准备完成了,笔者推荐应用金属对金属的全髋关节置换,这样可以使用大直径的股骨头。如果髋臼侧还没有准备,可以进行传统的全髋关节置换(技术图6H~J)。

骨水泥固定

- 使用脉冲冲洗枪,用生理盐水反复清洗,注意保持股骨头的干燥。在骨水泥填充准备的时候,需要用到特殊的吸引器系统(技术图7A)。
- 骨缺损用骨水泥填入,并施加一定的压力。
- 用骨水泥注射器将骨水泥注入股骨头假体的杯内,相当于杯容量的一半量。将股骨假体安装至股骨头,并轻轻打压(技术图7B~D)。
- 用打压器将股骨头假体在股骨头上压实,用刮匙去除多余的骨水泥,直到骨水泥固化(技术图7E~H)。

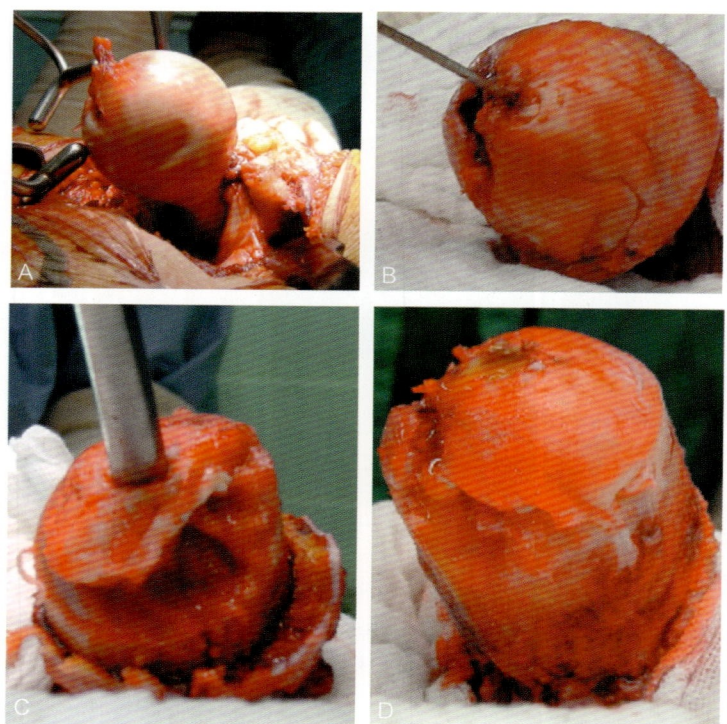

技术图6 A. 将中心定位装置套在定位针上。B. 通过中心定位装置将导向针钻入。C. 通过定位棒定位,应用空心锉打磨股骨头。为了减小股骨头切迹造成的应力,当股骨头远端产生切割时,打磨必须停止。D. 用咬骨钳咬除残留的远端周围骨组织,股骨头最终成形。

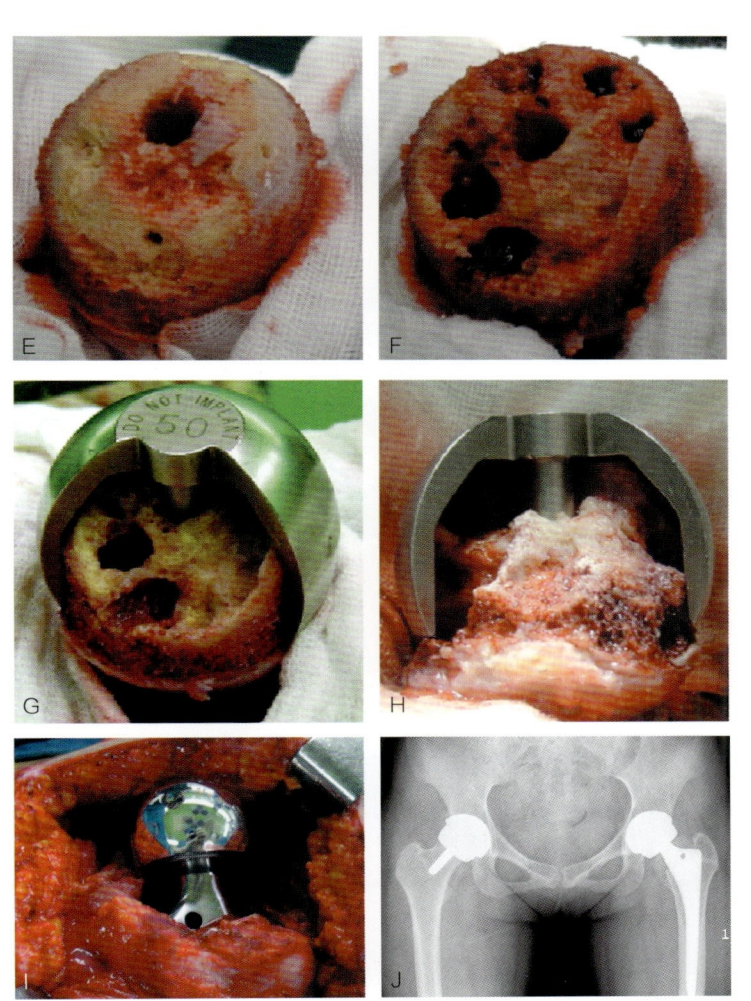

技术图6（续） E. 当股骨头斜面切割完成后，股骨头的坏死区域可清楚地辨认。坏死骨因为没有血供，通常成浅黄色，因此，坏死骨与活骨之间的界线很容易辨认。F. 股骨头上的坏死骨必须完全清除，剩下的活骨组织会有明显的渗血。G. 坏死骨清除后，股骨头的骨丢失百分比可以用配套的股骨头试件进行测量。根据笔者的经验，当骨丢失＜50%时，可以继续进行髋关节表面置换。H、I. 如果坏死骨超过股骨头远端边缘，以至于股骨假体下缘不能覆盖股骨头-颈结合区域所有周缘，笔者推荐使用大直径股骨头的金属对金属全髋关节置换。此时，如果髋臼侧还没有准备，术者可以实施传统的全髋关节置换术。J. 术后摄片显示两侧髋关节，一侧行髋关节表面置换，一侧实施大头的金属对金属全髋关节置换。

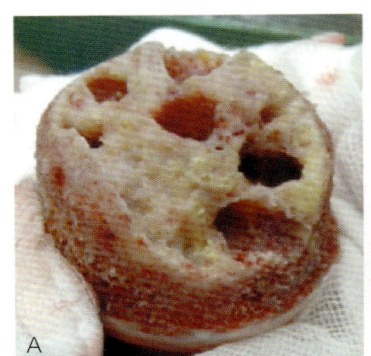 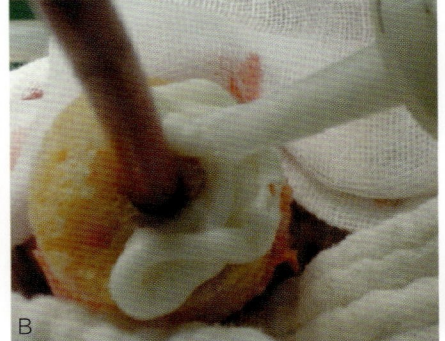 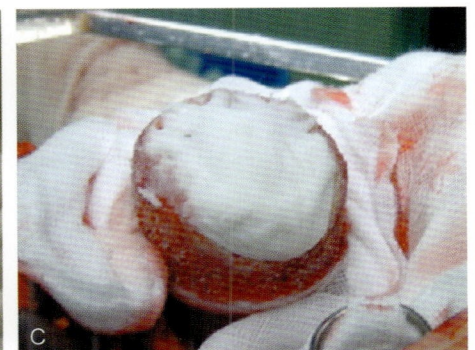

技术图7 A. 脉冲冲洗完成后，股骨头保持干燥，准备植入骨水泥假体。B. 在应用骨水泥填充缺损的股骨头时，将吸引器插入中空导向棒上，连续吸引。C. 应用骨水泥注射器将骨水泥填充进入股骨头骨缺损区域，并用手指加压。

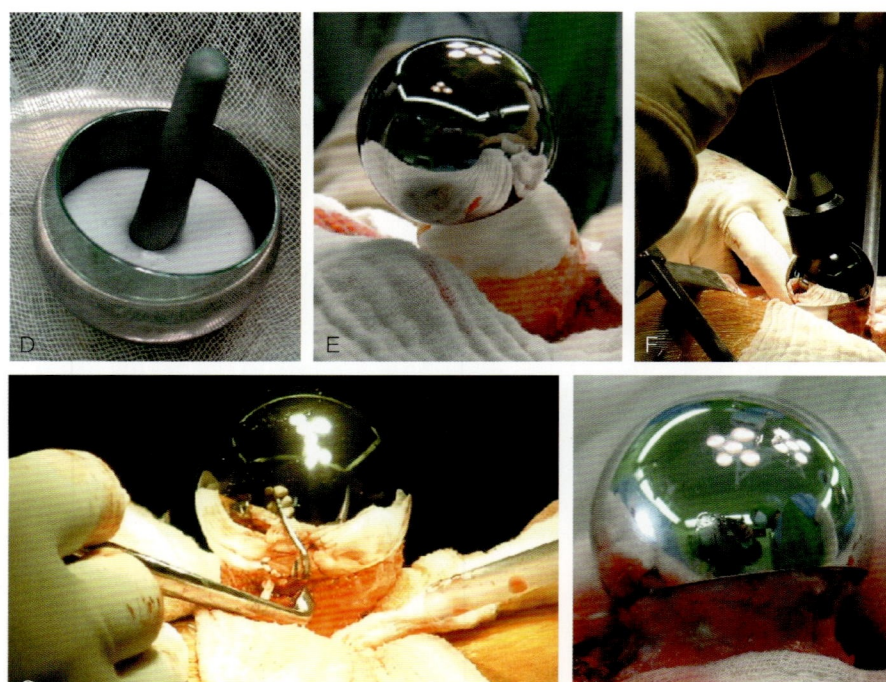

技术图7（续） D. 用骨水泥注射器将骨水泥注入股骨头假体的杯内，相当于杯容量的一半量。E、F. 用打压器将股骨头假体安装至股骨头。G、H. 多余的骨水泥用刮匙刮除，直到骨水泥固化。

使用导航系统进行髋关节表面置换

患者定位

- 在笔者的医院，应用后外侧入路进行髋关节表面置换术。如果应用无需影像的导航系统进行髋关节手术，在采用侧卧位和后外侧入路之前，必须先采用平卧位进行开始的基本操作，因为骨盆的注册不能在侧卧位下完成。
  - 当骨盆注册完成后，患者可以摆放为侧卧位。
- 如果术者采用导航系统只进行股骨侧手术，那么平卧位进行骨盆的注册就没有必要了，可以术中在侧卧位下进行股骨侧的注册。
- 为了确保手术的每一步能够匹配，注册点的精确定位至关重要。

骨盆注册

- 手术侧髂嵴做小切口，应用低速自动钻头将用于参考阵列的定位针钻入（技术图8A、B）。
  - 采用同样的方法，通过钻头模具钻入第2根定位针（技术图8C）。
- 当2根针的钻入完成后，将骨固定器和骨盆的参考阵列装置连接（技术图8D）。
  - 直到导航程序完全结束，骨固定器才可以拆除。
- 骨盆的平面定义须通过导航软件输入骨盆的各个定位点的位置来完成（技术图8E、F）。
  - 有意义的骨性标志是左右两侧的髂前上棘和两块耻骨的最前方，在多数患者，是耻骨结节上（技术图8G、H）。
- 当骨盆注册完成后，移除参考阵列，但不拆除骨固定钉和骨固定器（技术图8I）。
  - 参考阵列在再次应用之前保存在无菌区域。

重新调整患者体位

- 当骨盆注册完成后，将患者改成侧卧位，重新消毒、铺巾（技术图9）。
- 铺巾时注意保护骨固定器及固定钉，防止污染和松动。

获取髋臼标志

- 常规手术切口，暴露髋臼。

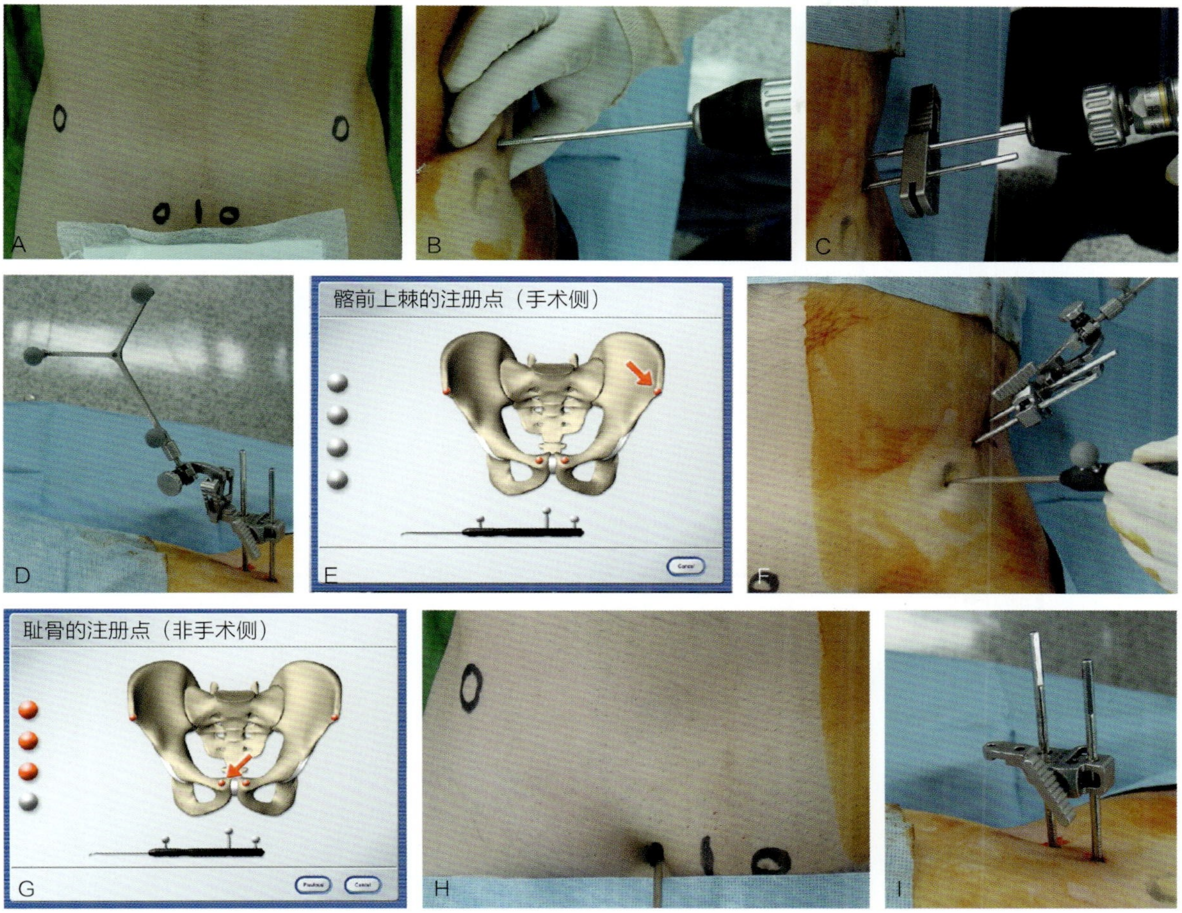

第22章　髋关节表面置换术　227

技术图8　A. 骨盆前平面的定义由4个点来完成，手术侧和对侧的髂前上棘，以及手术侧及对侧的最明显的耻骨突出点。B. 局部消毒后，手术侧髂嵴小切口，用自动低速电钻将固定钉钻入。固定钉不打在髂前上棘附近区域，因为这个点是需要进行骨盆注册的。C. 应用模具，以同样的方法将第2根钉钻入。D. 当第2根钉正常钻入后，连接骨固定器，校正骨盆参考阵列。在平卧位及术中改变体位时均应能通过摄像机检测到参考阵列。E. 骨盆平面的定义通过输入骨盆的各个定位点按导航软件提示完成。F. 示踪器放在左侧髂前上棘。G、H. 导航系统提示示踪器放在右侧耻骨点。I. 当注册完成后，骨盆参考阵列移除，但不拆除骨固定钉及固定器。

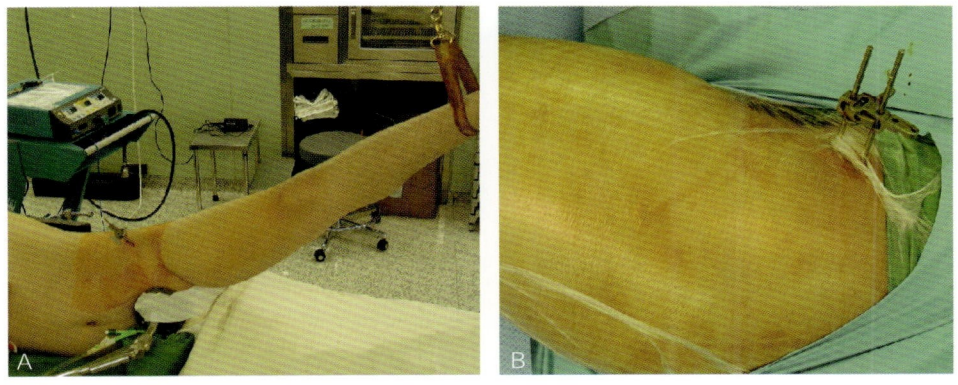

技术图9　A. 当骨盆注册完成后，将患者改成侧卧位。在改变体位的时候，手术人员必须注意保护骨盆固定器及固定钉，防止污染和松动。B. 患者体位重新安全摆放后，手术区域重新消毒、铺巾。

- 通过注册髋臼窝、髋臼表面等获得多个骨性标志点(技术图10A～D)。
- 开始注册前,先用示踪器的尖部接触需要定位的部位,再轻轻点击。
  - 定位时需要示踪器尖部滑过需要定义的结构。
  - 在导航监测下骨模型计算完成后,骨盆的注册信息要进行确认(技术图10E、F)。

植入髋臼杯

- 为了让髋臼杯植入在理想的角度,髋臼骨组织的锉磨必须与计划植入髋臼杯的角度一致(技术图11A)。
- 髋臼的锉磨从小号的髋臼锉开始,锉的直径要小于计划植入髋臼杯尺寸(技术图11B、C)。
- 后续髋臼的锉磨,髋臼锉的直径以2 mm递增。
- 计划植入的前倾及外翻角在髋臼锉磨时可以显示,数值可以动态更新(技术图11D)。
- 当髋臼锉被导航至计划的位置,并锉磨完成后,通常应用髋臼试模,正确选择髋臼杯(技术图11E)。
  - 髋臼杯的尺寸通过测量髋臼试模或插入髋臼杯来进行校准(技术图11F、G)。
- 应用导航将髋臼置入计划的位置,髋臼杯的植入根据制造商推荐的位置进行,直到达到正确的位置(技术图11H)。
  - 髋臼杯摆放的位置必须根据解剖学参考点进行,并与骨性结构一致。
  - 为了进一步验证髋臼的位置,示踪器需要获得4～5个髋臼缘的信息(技术图11I)。

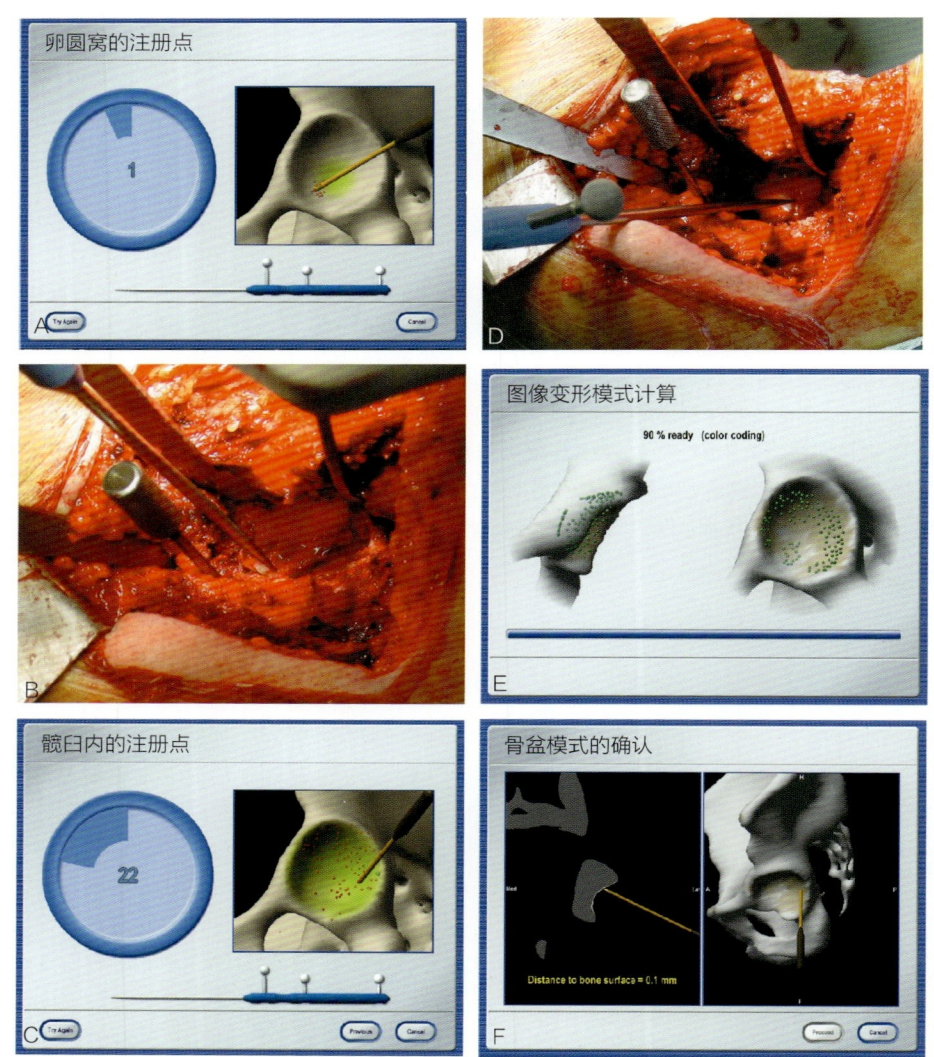

技术图10 A、B. 髋臼窝和髋臼深部的多点信息的获取,用于骨性区域的注册。这种方法获取的多点信息用于计算髋臼的三维信息。需要获取的注册点数量显示在获取钟的中心。C、D. 髋臼壁的获取点。E、F. 当骨模型计算完成后,进一步验证骨盆的注册信息。

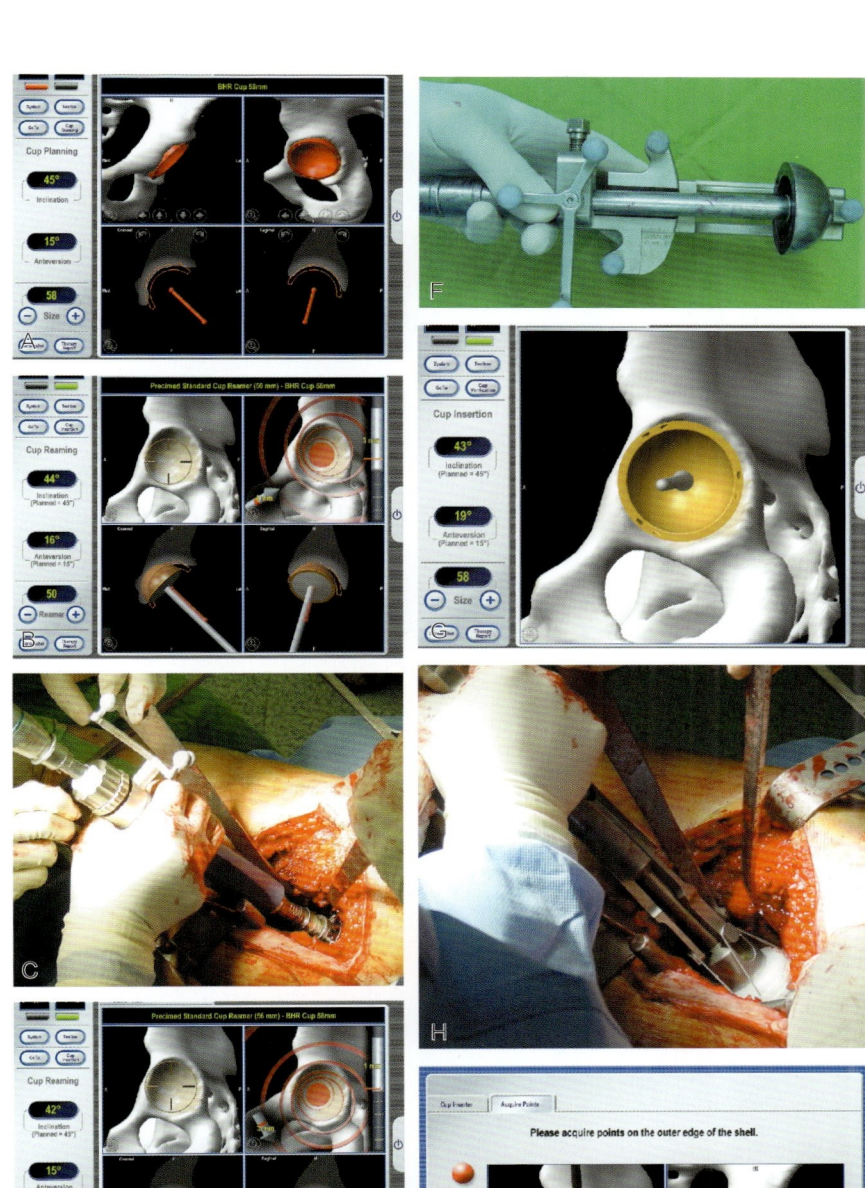

技术图11　A. 髋臼杯计划植入的位置每个术者的要求不同，臼杯的大小导航系统会自动计算。B、C. 在进行髋臼锉磨时，角度数值导航系统会动态更新，并提示还需要多少外翻、前倾或后倾等。理想状况下，髋臼锉磨的角度应与计划植入的位置一致。D. 后续的髋臼锉磨，髋臼锉的直径以2 mm递增，髋臼最后锉磨的直径要比实际植入的髋臼杯小2 mm。计划植入的外展角度及前倾角度也会在屏幕上显示。E. 在正确植入髋臼杯前，通常先用髋臼试模，检查髋臼杯的尺寸及角度是否正确。F. 使用调节器校准髋臼试模。G. 在植入髋臼杯假体时，导航系统动态显示髋臼杯植入的角度。H. 用臼杯插入器调整，使臼杯与骨性髋臼位置一致。I. 沿髋臼杯的边缘采集5个点的位置信息数据，来对臼杯的植入角度进行确认。J. 标签页显示了髋臼杯的外展角和前倾角，并显示了真实角度和计划角度之间的差异比较结果。

- 导航仪屏幕显示植入髋臼杯位置的各种数值(技术图11J)。
- 当髋臼杯的位置验证完成后,移除骨盆参考阵列、骨固定器及2根固定钉,开始进入股骨侧准备过程。

获取股骨标志

- 在股骨侧,在小转子处钻入2枚骨钉(技术图12A)。
- 固定钉的位置可有多个选择:它们可以在近端股骨干打入,但是小转子是最舒服的位置,而且只需要小切口就可以完成。
- 当2枚骨钉钻入完成后,安装骨固定器,连接股骨参考阵列(技术图12B)。
  - 在开始注册前,骨赘必须尽可能地去除,因为骨赘的存在会影响股骨切迹的计算。
- 股骨注册的第一步是用无菌的示踪器标记股骨内上髁和外上髁(技术图12C、D)。然后,再标记梨状窝和股骨头-颈交界区(技术图12E、F)。
- 在导航下,用示踪器在跨过股骨头表面进行滑动,以获得股骨头表面的各点信息(技术图12G、H)。
- 当股骨头的各点信息获取完成后,用示踪器顺序进行股骨颈前方、上方、后方和下方信息的获取(技术图12I、J)。
- 最后,必须确保在容易产生股骨切迹的关键部位有足够的信息点(技术图12K、L)。
- 当注册完成后,导航系统基于获取的各点信息建立了三维骨模型(技术图12M)。
  - 当三维骨模型建立完成后,进一步验证股骨注册信息(技术图12N、O)。
- 当前的颈干角(内翻、外翻、前倾或后倾)及计算得到的植入股骨头的内径自动显示在导航仪的屏幕上(技术图12P)。
- 用软件计算出最小可能引起股骨切迹的假体规格和安放角度(技术图12Q)。
- 如有必要,术者可以根据术前计划以及与髋臼假体匹配情况来选择假体的大小。

使用导航进行股骨准备

- 当股骨头植入的导航计划完成后,在导航下向股骨头内钻入导引针。
  - 在导航下将导引针沿着内、外翻及前、后倾轴线移动,然后,再将导引针回到进针点,以确保各个方向活动时股骨不产生切迹(技术图13A、B)。
  - 当最后一次调整结束,钻入中心导引针,用采样笔再次检查股骨切迹(技术图13C、D)。

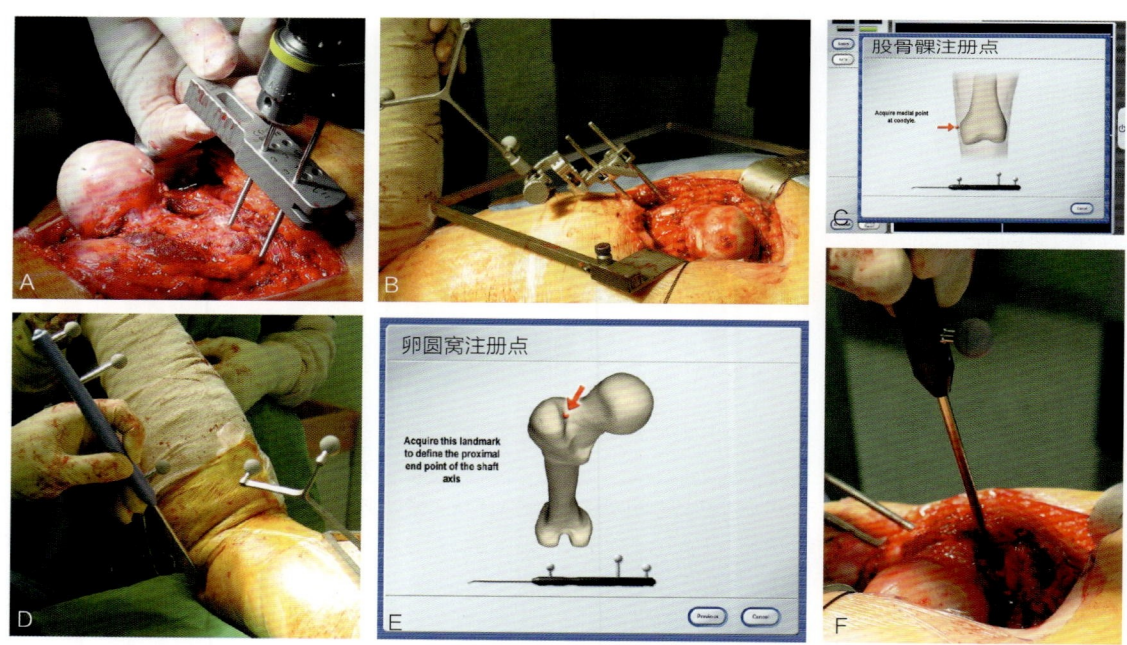

技术图12 A. 使用自动低速钻将第1枚固定钉钻入小转子,应用导向模具,以同样的方法钻入第2枚钉。固定钉的近端必须保持稳定。B. 当第2枚钉正确钻入后,安装固定器,连接股骨参考阵列。在不移动参考阵列的情况下,尽量留有足够的空间,钻孔、锉磨或安装假体。C、D. 使用单个骨性标志,获得股骨内上髁和外上髁点信息。每点信息的获取是使用示踪器的尖部接触相应骨性标志的皮肤获取。E、F. 梨状窝注册点信息的获取,此点信息的获取对导航下定义股骨干近端轴线的终点是关键的。如果此点定义不正确,那么股骨颈的轴线及植入假体的位置也可能不正确。

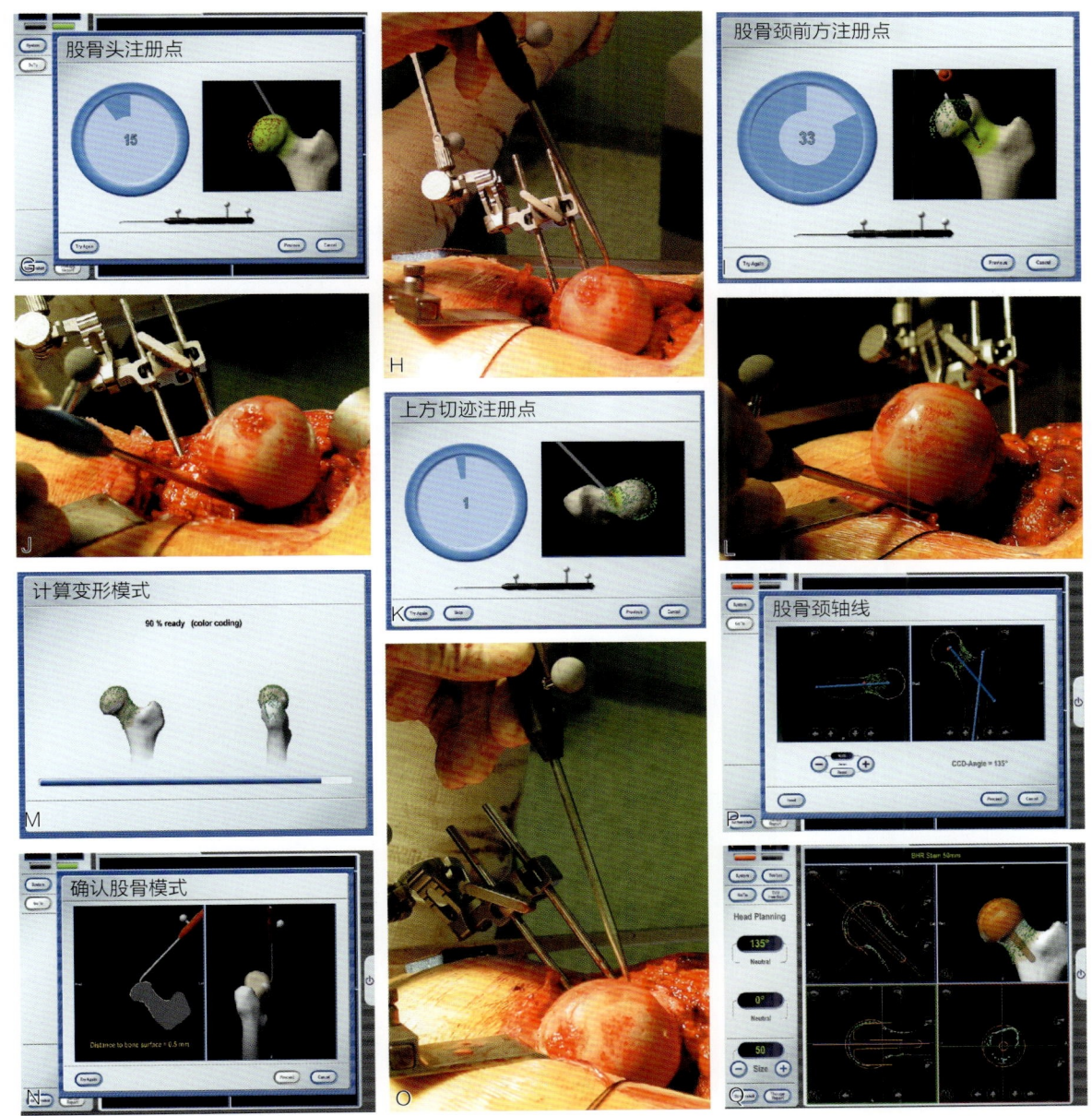

技术图12（续） G、H. 股骨头各点定位信息的获取。用示踪器跨过股骨头表面进行滑动，以获得股骨头表面的各点信息。这一步对股骨头形态评估的精确性，决定旋转中心，以及假体尺寸大小很重要。I、J. 获取股骨颈前方、上方、后方及下方注册点信息。这些点的注册信息用于评估股骨颈轴线和假体尺寸大小，以及股骨的建模。K、L. 股骨梨状窝区域信息的获取。这一步主要目的是确保在最容易产生股骨切迹的股骨头–颈交界处有足够的信息。M~O. 当股骨建模计算完成后，进一步确认股骨的注册信息。P. 股骨模型确认后，导航仪屏幕会自动显示颈干角数值，如有必要，术者可调整其角度。Q. 假体的大小也会自动计算，假体计划安放的位置根据每个术者的需求决定。

- 当钻孔成功,假体植入角度定位完成后,对股骨注册信息进行进一步确认(技术图13E、F)。
- 余下的股骨假体植入的过程和之前描述的传统髋关节表面置换方法一样。

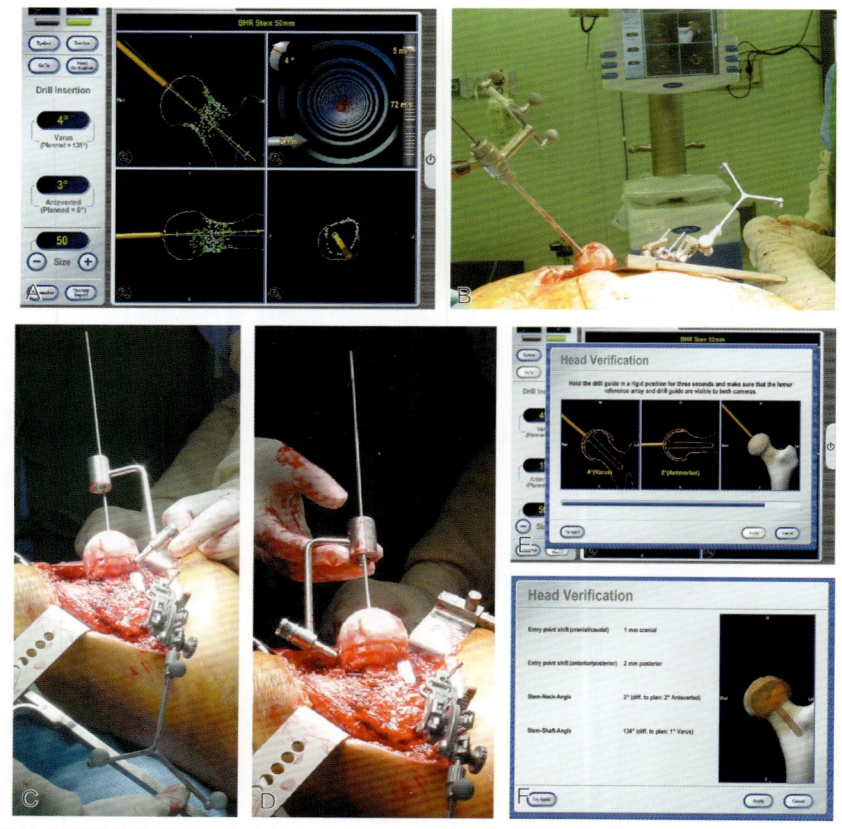

技术图13 A、B. 随着钻入导引针的移动,角度值会动态显示,并提示与计划植入的角度相比,前倾、后倾、内翻和外翻还差多少。C、D. 使用采样笔配合导引针评估股骨前、后、上、下切割线和可能的股骨切迹。E、F. 将钻杆套在导引针上,滑动到股骨表面,进一步验证导引针的位置。导航系统会根据导引针的位置计算出植入物的位置。这是导航髋关节表面置换的最后一道程序。当验证程序完成后,术者可以在无导航下进行下一步手术。

术后处理

- 患者进行麻醉诱导前至术后48小时,常规应用第2代头孢类抗生素。
- 术后立即应用抗血栓弹力袜,以预防深静脉血栓,术后第1天即允许肢体进行活动。
- 华法林钠可以应用数周,作为药物预防深静脉血栓。
- 可以进行各种康复方案。
  - 术后4~6周开始挂拐进行部分负重行走,这样可以允许髋臼侧开始有一定的新骨长入,也允许进一步获得正常的步态和平衡能力。
  - 为了允许股骨颈周围有一定的骨重建,笔者推荐在术后2个月之内要使用手杖,2个月后可以完全负重。3个月后,可以进行轻度的体育活动,甚至可以允许患者进行下蹲活动。
  - 允许患者乘车、驾车、侧身睡;只要想做、又能够做,就可以参加任何活动。
  - 术后6个月可以进行常规的体育活动。

结果

- 许多学者报道了金属对金属髋关节表面置换的长期结果。Treacy等[26]使用伯明翰髋关节表面置换系统(Smith & Nephew,孟菲斯,TN)报道了144例患者术后10年生存率为95.5%。Amstutz等[3]报道了100例使用protect Plus系统(Wright Medical Technology,孟菲斯,TN)的患者术后5年生存率为93.9%,10年生存率为88.5%。他们还报道说,股骨假体尺寸>46 mm的患者10年生存率为95.6%,44 mm和46 mm患者的生存率为83.8%,42 mm或更小患者的生存率为78.9%。Gross等[9]报道,使用混合固定的Corin Cormet 2000系统

要点与失误防范

髋臼的位置	• 将股骨头充分牵拉至髋臼前方,以提供更好的视野,并防止打击器手柄与突出的Hohmann拉钩和股骨相遇时,髋臼扩髓不均或假体位置不正确 • 由于髋臼假体无螺钉孔,内表面全部为抛光区域,所以在植入髋臼假体时,术者无法看到髋臼内表面 • 此外,当髋臼存在骨质疏松症时,因为不能使用额外的螺钉固定,术者应小心获得一个固定牢靠的髋臼假体 • 为防止髋臼假体出现未充分坐实的情况,先将髋臼试模放入锉磨完成的髋臼中,检查试模外周缘与髋臼的关系。然后,当髋臼杯完全坐实于髋臼中时,插入的真假体的深度应当与试模相同
防止股骨切迹	• 必须在术前仔细模板测量,以确定股骨导针的理想进针点 • 避免股骨假体处于极度外翻的位置 • 不要将整个股骨头一直扩至股骨头顶端 • 用咬骨钳小心地切除股骨头远端剩余的边缘,以防止对颈部血液供应造成进一步的损伤,并防止电动锉可能造成的切迹 • 在股骨头准备过程中,用血管钳多次检查切迹,尤其在股骨头的前方和上方最容易出现切迹 • 患者必须使用拐杖和助行器支撑负重2个月,以抵抗机械压力,并允许股骨颈重塑
股骨假体的植入	• 在植入真正的假体前使用定制的股骨试模,待试模完全就位后,检查股骨试模的位置及试模下缘与股骨头远端缘的关系(间隙)。然后插入真实股骨假体,深度应当与试模相同 • 在骨水泥的"面团"期完成股骨假体的插入;骨水泥太硬可能会阻碍股骨干固定
股骨侧优先	• 优点:向前牵开股骨头做髋臼准备相对容易,因为股骨头经过准备后变小了 • 如果股骨头在准备后被发现不适合进行表面置换,可以进行常规THA • 缺点:在股骨准备后,髋臼和股骨假体可能会发生不匹配 • 一个已经准备好的股骨头(主要是骨松质)可能在牵拉过程中受损
髋臼侧优先	• 优点:避免髋臼和股骨部件不匹配。髋臼杯的大小决定了股骨的大小 • 缺点:在髋臼准备过程中,要获得整个股骨头充分的向前牵开是不容易的 • 如果股骨头在准备后不适合做表面置换,不管术者的偏好如何,都应该进行大头金属对金属的人工髋关节置换

- (Corin Medical, Cirencester, United Kingdom)的11年生存率为93%。
- Mont等[19]报道了金属对金属髋关节表面置换治疗42例股骨头坏死的结果,平均随访41个月。在最后一次随访时,骨坏死患者的假体生存率为94.5%,骨关节炎患者的假体生存率为95.2%。
- Amstutz和Le Duff[2]报道,在调整了头部大小、体重指数和骨缺损大小后,骨坏死组和对照组的假体存活率无差异。
- Daniel等[6]报道了55岁以下髋关节骨性关节炎患者金属对金属髋关节表面置换的结果。
  - 384例患者进行了446侧髋关节表面置换,最长随访8.2年(平均随访3.3年)。
  - 440例表面置换的髋关节获得随访,仅有1例失败(0.02%),成功率99.8%。
  - 31%进行单侧髋关节表面置换的男性患者,以及28%进行双侧髋关节表面置换的男性患者,可以进行负重及中等负重的工作。92%进行单侧表面置换的男性患者,以及所有病例中87%的人可以参加休闲类的体育活动。

- Yoo等[30]比较了一组50例髋关节表面置换和50例非骨水泥型全髋关节置换对股骨骨矿化密度(BMD)影响的前瞻性研究:
  - 研究表明,术后1年,在表面置换组,在Gruen 1区和7区BMD丢失率分别为2.6%和0.6%。在全髋关节置换组,在Gruen 1区和7区BMD丢失率分别为7.8%和7.7%。
  - 在髋臼侧,髋关节表面置换组,在Delee和Charnley 1区和2区,BMD丢失分别为8%和17.5%。全髋关节置换组,在Delee和Charnley 1区和2区,BMD丢失分别为9.8%和22.3%。
- 这些结果表明,髋关节表面置换系统,股骨近端的应力载荷比全髋关节置换更接近生理状态。可以防止应力遮挡,保护近端股骨的骨量[24]。
- Cooke等[5]报道髋关节表面置换术后股骨颈骨密度在6周至3个月时出现下降,1年后恢复到术前水平,并维持3年。
- 锝-99m(^{99m}Tc)骨扫描/单光子发射计算机断层扫描,微电脑断层微血管成像显示,即使旋股内侧动脉深支在后入路发生断裂,髋关节表面置换后仍能维持股骨头

- 血管网络的血供[25]。Forrest 等[8]提出,髋关节表面置换后股骨头存活率可以用氟化物正电子发射断层扫描来评估。Nasser 和 Beaule[20]建议将钻头置于上外侧,并尽可能靠近下颈部,因为在不穿透股骨颈的情况下,可能会发生血管网损伤。
- Shimmin 和 Back[14]对澳大利亚 1999～2003 年期间,Birmingham 髋关节表面置换系统相关的骨折进行了总结和报道:
  - 89 位医生,进行了 3 497 例 Birmingham 髋关节表面置换。
  - 其中股骨颈骨折 50 例,占 1.46%。
    - 骨折的相关风险女性要高于男性。
    - 骨折发生的时间平均为 15.4 周,在骨折前常有疼痛或跛行等先兆。
    - 股骨假体的显著内翻、术中的骨切迹,以及一些技术问题等共性因素占 85%。
- McBryde 等[17]报道,虽然女性患者最初可能表现出更大的翻修风险,但这种风险的增加与股骨假体大小的差异有关,因此间接与性别有关。
- Amstutz 等[1]报道了金属对金属髋关节表面置换术后出现股骨颈骨折的经验:
  - 在一组连续 600 例的髋关节表面置换的病例中,5 例出现股骨颈骨折(发生率 0.83%)。
    - 4 例出现在术后 5 个月以内。
    - 5 例均存在结构或技术性危险因素,这可能使股骨颈处更加薄弱。
- 低骨密度增加表面置换后股骨颈骨折的风险[1]。
- Schmalzried 等[22]报道,手术的结果取决于患者术前股骨近端的特点;髋关节分级越高的患者(早期患者)预后越好。
- 在股骨头坏死行保髋手术失败的情况下,如髓心减压或带血管蒂的腓骨移植,髋关节表面置换可以作为一个挽救性手术[4]。
- 髋关节表面置换后髋臼杯与股骨颈的撞击主要发生在股骨颈上段,发生率为 6.3%～22%[10,29]。然而,大多数患者没有影响植入物稳定性的症状。
- de Steiger 等[7]报道,用于传统全髋关节置换术和髋关节表面置换的关节表面置换系统假体(ASR, diry, Warsaw, IN)的翻修率高于其他假体。ASR 系统的关节成形术在术后 5 年的累积翻修率为 10.9%,而所有其他类型的表面置换关节成形术的累积翻修率为 4.0%。
- Kwon 等[15]报道,在他们研究的 4%的病例中,金属对金属髋关节表面置换术后无症状假瘤患者钴和铬水平显著升高,功能评分较低。
- Langton 等[16]在一项涉及 4 226 例髋的多中心研究中报道,失败组的中位铬和钴浓度明显高于对照组。生存分析显示 ASR 患者 5 年的失败率为 9.8%,相比之下,在 5 年的 Conserve Plus 和 10 年的伯明翰髋关节置换系统的失败率分别＜1%和＜1.5%。
- 2008 年,由于使用说明/手术技术说明不足,Durom 髋臼假体被主动召回(Durom Cup, Zimmer, In)。
- 2010 年,英国药品和保健产品监管机构召回了 ASR 全髋系统,原因是英国人工关节登记中心(United Kingdom joint registry)未发表的新数据显示,5 年内的翻修率约为 13%[27]。

并发症

- 股骨颈骨折
- 股骨颈切迹
- 股骨颈缩窄
- 髋臼假体和股骨颈的撞击
- 股骨松动
- 由于骨坏死导致的股骨头塌陷
- 髋臼松动
- 股骨柄的尖部硬化
- 软组织对金属离子的反应
  - 局部组织不良反应/无菌性淋巴细胞性血管炎相关病变
  - 金属过敏
  - 假瘤
- 金属离子释放进入血液
- 感染
- 股神经/坐骨神经麻痹
- 深静脉血栓
- 脱位
- 异位骨化
- 骨刺形成

(彭晓春 译,陈云苏 审校)

参考文献

[1] Amstutz HC, Campbell PA, Le Duff MJ. Fracture of the neck of the femur after surface arthroplasty of the hip. J Bone Joint Surg Am 2004;86A:1874-1877.

[2] Amstutz HC, Le Duff MJ. Hip resurfacing results for osteonecro-

sis are as good as for other etiologies at 2 to 12 years. Clin Orthop Relat Res 2010;468(2):375-381.

[3] Amstutz HC, Le Duff MJ, Campbell PA, et al. Clinical and radiographic results of metal-on-metal hip resurfacing with a minimum ten-year follow-up. J Bone Joint Surg Am 2010;92(16):2663-2671.

[4] Chun YS, Yoo MC, Kim KI, et al. Total Resurfacing arthroplasty after failed hip preserving procedures for osteonecrosis of the femoral head [abstract]. Abstract book of the 21st Annual Congress of the International Society for Technology in Arthroplasty (ISTA). Seoul, Korea, 2008.

[5] Cooke NJ, Rodgers L, Rawlings D, et al. Bone density of the femoral neck following Birmingham hip resurfacing. Acta Orthop 2009;80(6):660-665.

[6] Daniel J, Pysent PB, McMinn DJW. Metal-on-metal resurfacing of the hip in patients under the age of 55 years with osteoarthritis. J Bone Joint Surg Br 2004;86B:177-184.

[7] de Steiger RN, Hang JR, Miller LN, et al. Five-year results of the ASR XL Acetabular System and the ASR Hip Resurfacing System: an analysis from the Australian Orthopaedic Association National Joint Replacement Registry. J Bone Joint Surg Am 2011;93(24):2287-2293.

[8] Forrest N, Welch A, Murray AD, et al. Femoral head viability after Birmingham resurfacing hip arthroplasty: assessment with use of [18F] fluoride positron emission tomography. J Bone Joint Surg Am 2006;88(suppl 3):84-89.

[9] Gross TP, Liu F, Webb LA. Clinical outcome of the metal-on-metal hybrid Corin Cormet 2000 hip resurfacing system: an up to 11-year follow-up study. J Arthroplasty 2012;27(4):533-538.

[10] Gruen TA, Le Duff MJ, Wisk LE, et al. Prevalence and clinical relevance of radiographic signs of impingement in metal-on-metal hybrid hip resurfacing. J Bone Joint Surg Am 2011;93(16):1519-1526.

[11] Hardinge K. The direct lateral approach to the hip. J Bone Joint Surg Br 1982;64B:17-18.

[12] Howie DW, Cornish BC, Vernon-Roberts B. Resurfacing hip arthroplasty. Classification of loosening and the role of prosthetic wear particles. Clin Orthop Relat Res 1990;255:144-159.

[13] Howie DW, Cornish BC, Vernon-Roberts B. The viability of the femoral head after resurfacing hip arthroplasty in humans. Clin Orthop Relat Res 1993;291:171-184.

[14] Kim KI, Yoo MC, Cho YJ, et al. Comparison of results of resurfacing arthroplasty performed using a navigation system and conventional technique. Abstract book of the 21st Annual Congress of the International Society for Technology in Arthroplasty (ISTA). Seoul, Korea, 2008.

[15] Kwon YM, Ostlere SJ, McLardy-Smith P, et al. "Asymptomatic" pseudotumors after metal-on-metal hip resurfacing arthroplasty: prevalence and metal ion study. J Arthroplasty 2011;26(4):511-518.

[16] Langton DJ, Joyce TJ, Jameson SS, et al. Adverse reaction to metal debris following hip resurfacing: the influence of component type, orientation and volumetric wear. J Bone Joint Surg Br 2011;93(2):164-171.

[17] McBryde CW, Theivendran K, Thomas AM, et al. The influence of head size and sex on the outcome of Birmingham hip resurfacing. J Bone Joint Surg Am 2010;92(1):105-112.

[18] McMinn D, Treacy R, Lin K, et al. Metal on metal surface replacement of the hip: experience of the McMinn prosthesis. Clin Orthop Relat Res 1996;329(suppl):S89-S98.

[19] Mont MA, Seyler TM, Marker DR, et al. Use of mental-on-metal total hip resurfacing for the treatment of osteonecrosis of the femoral head. J Bone Joint Surg Am 2006;88:90-97.

[20] Nasser AB, Beaulé PE. Femoral head vascularity and hip resurfacing. In: Amstutz HC, ed. Hip Resurfacing Principles, Indications, Technique and Results. Philadelphia: Saunders Elsevier, 2008:17-22.

[21] Ramesh M, O'Byrne JM, McCarthy N, et al. Damage to the superior gluteal nerve after the Hardinge approach to the hip. J Bone Joint Surg Br 1996;78B:903-906.

[22] Schmalzried TP, Silva M, de la Rosa M, et al. Optimizing patient selection and outcomes with total hip resurfacing. Clin Orthop Relat Res 2005;441:200-204.

[23] Shimmin AJ, Back D. Femoral neck fractures following Birmingham hip resurfacing. A national review of 50 cases. J Bone Joint Surg Br 2005;87B:463-464.

[24] Sugano N. Femoral DEXA studies in hip arthroplasty. In: McMinn DJW, Modern Hip Resurfacing. London: Springer-Verlag, 2009:131-133.

[25] Sugano N, Nishii T, Hananouchi T. Femoral head blood supply studies. In: McMinn DJW, Modern Hip Resurfacing. London: Springer-Verlag, 2009:125-127.

[26] Treacy RB, McBryde CW, Shears E, et al. Birmingham hip resurfacing: a minimum follow-up of ten years. J Bone Joint Surg Br, 2011;93(1):27-33.

[27] U.S. Food and Drug Administration. Recalls. Available at: http://www.fda.gov/medicaldevices/productsandmedicalprocedures/implantsandprosthetics/metalonmetalhipimplants/ucm241770.htm. Accessed July 2, 2014.

[28] Wagner H. Surface replacement arthroplasty of the hip. Clin Orthop Relat Res 1978;134: 102-130.

[29] Yoo MC, Cho YJ, Chun YS, et al. Impingement between the acetabular cup and the femoral neck after hip resurfacing arthroplasty. J Bone Joint Surg Am 2011;93(suppl 2):99-106.

[30] Yoo MC, Cho YJ, Kim KI, et al. Changes in BMD in the proximal femur after cementless total hip arthroplasty and resurfacing arthroplasty. Prospective, longitudinal, comparative study. J Korean Orthop Assoc 2006;41:212-219.

[31] Yoo MC, Cho YJ, Kim KI, et al. Resurfacing arthroplasty in osteonecrosis of the femoral head [abstract]. Abstract book of the 23rd World Congress of the SICOT/SIROT. Istanbul, Turkey, 2005.

第23章 恶性病变全髋关节置换术
Total Hip Arthroplasty for Malignant Lesions

R. Lor Randall and Lisa A. Kafchinski

定义

- 每年新增的120万确诊癌症患者中,有超过半数的患者受转移性骨疾病折磨。
- 如果治疗不当,累及骨的病灶会成为残疾和死亡的重要原因[4,8]。
- 股骨是最易受累的长骨,其中25%累及股骨近侧1/3[4,16,17]。
- 骨盆是第三个最常见的转移部位[7]。
- 骨转移癌手术中的75%位于髋关节区域[17]。

解剖

- 髋部周围任何部位的转移性病灶基本上都会影响其力学机制的完整性,从而使患者处于骨折及随后发生骨不连的高危境地。
- 髋臼的骨性结构包括前柱、后柱及各自的壁,前壁及后壁分别向外侧延伸以覆盖股骨头。
- 前柱为自髂嵴向耻骨联合延伸的骨性结构。
- 后柱起自臀上切迹与骶骨的关节结合部分,向下延伸经髋臼、坐骨至耻骨下支。
- 髋臼穹窿即上方的承重区域,由前柱和后柱及前后壁共同构成。
- 股骨头并非真正球形,其仅与髋臼承重部分密切对合。
- 股骨头、颈和转子间部位的主要及次要骨小梁系统,使头、颈呈拱状并承受极大的压应力及张力。

发病机制

- 改良的"种子/土壤"理论解释了转移癌的发生机制。在来自于原发病灶、逃过免疫监视而进入体循环的瘤细胞当中,只有少于万分之一的瘤细胞能够成功形成转移灶。转移是诸如胶原酶、水解酶、组织蛋白酶D、蛋白酶等降解酶的功能之一。它是一个复杂的、多步骤的过程,而其中的第一步即肿瘤细胞必须摆脱束缚并游离,一旦肿瘤细胞侵入血管,即可随循环进入身体各部位。
- 理论认为肿瘤细胞受到纤维血小板凝块的保护,而肝素的临床试验并未显示转移结果的明显改变。诸如整联蛋白的局部因素对吸引循环中的癌细胞进入特定的远处组织发挥作用。一旦进入新的组织,转移细胞即释放诸如肿瘤血管形成因子的介质来诱导新生血管形成,随后帮助转移灶形成。
- 患有进展性转移性肿瘤的患者常会发生造血功能和血钙的失衡,他们可能会发展成正常色素、正常红细胞性贫血合并白细胞增多。通过外周血液涂片可发现源于贫血的幼稚细胞数目增加,即为类白血病反应。
  - 约30%广泛骨转移患者患有高钙血症,最常见于骨髓瘤、乳腺癌和非小细胞肺癌。
- 成骨性转移癌通常没有疼痛症状,由于骨的强度并没有严重下降,病理性骨折的发生率较低。然而,实际上并非所有的源自前列腺的骨转移癌都是成骨性的。骨溶解可导致疼痛并引起病理性骨折。
- 大多数源自乳腺的骨转移癌是成骨性的,但有些学者证实在同一骨内成骨及溶骨区域相互混杂。通过系列X线摄片可发现骨内的转移性病灶,并有可能需要进行全身激素或化学药物治疗并辅助局部放疗。溶骨性病灶逐渐向成骨转变以及疼痛缓解是疾病好转的表现。
- 肿瘤引发的局部破骨细胞的生物反应会引起溶骨性病灶的骨质破坏,常见较多新生血管形成。而在转移性肿瘤中,甲状腺癌、肾细胞癌和多发性骨髓瘤都具有这种特征性的充血反应。
- 在对这些肿瘤进行手术干预前,进行预防性的局部栓塞以减少围手术期出血非常有价值。如果术中探查时意外发现病灶为动脉瘤样,应迅速将易碎的肿瘤瘤体从正常骨上去除,局部填塞控制出血直至能应用骨水泥恢复骨结构的完整性。

自然病程

- 肌肉骨骼系统的转移性病灶是骨肿瘤医生面对的最常见临床病种之一,骨骼系统的转移性癌症患者数量是各种类型原发性骨肿瘤的15倍。确诊腺癌病例中约有1/3患者发现有骨转移,即每年约30万,而且70%的进展期、终末期癌症患者在尸检中发现骨转移。
- 较常发生骨转移的肿瘤有前列腺癌、乳腺癌、肾癌、甲状腺癌和肺癌。有研究显示患有这些癌症的患者中有近90%发生骨转移。

- 较少发生骨转移的恶性肿瘤包括皮肤癌、口腔肿瘤、食管癌、宫颈癌、胃癌和结肠癌。
- 由于骨转移性肿瘤患者的生存期越来越长,手术医生必须力求实施理想的重建方式以提供多年的使用。然而,一旦发生病理性骨折,患者的预期寿命就明显缩短。因此,应鼓励肿瘤内科医生对骨转移性肿瘤患者严格监管,并在病理性骨折发生前早期向骨科医生咨询。
  - 当骨转移性肿瘤术后患者生存超过1年,再手术率为3.1%~42%[3]。

病史和体格检查

- 对于任何有癌症病史的患者,尤其是那些容易转移到骨骼的类型,出现任何骨骼疼痛都应怀疑骨转移。
- 出现休息痛或夜间痛,或不因活动而加剧的疼痛更应怀疑骨转移。
- 髋关节检查可能有异常,也可能正常。

影像学和其他诊断性检查

- 将患者假设为有转移性病变进行病情检查以确定原发灶是较有条理的做法。
  - 在实验室及放射学分析前必须完成完整病史的体检。在多达8%的患者中可通过体检发现原发癌症。
  - 实验室分析应当包含完整的血细胞计数、血沉、肝肾功能、碱性磷酸酶及血清蛋白电泳等。
- 放射学检查应由胸部平片和已知的受累骨骼平片开始。
  - 髋部的转移性肿瘤,应拍摄骨盆前后位平片及股骨全长前后位及侧位平片。
  - 肺部原发肿瘤中45%可通过胸片发现。
- 病情检查还应包括分期骨扫描。
  - 如果骨扫描为阴性,应怀疑骨髓瘤可能。
  - 如果骨扫描为阳性,病灶可能会在更方便进行活检的部位发现。
  - 骨扫描在发现早期病灶方面比平片更为敏感。
- 应进行胸部、腹部、盆腔的CT扫描。
  - 肺部CT可发现多达15%的平片遗漏的原发性肿瘤。
- PET扫描的独立运用或结合CT已越来越多地应用于可能有转移性肿瘤的病例分析。
- 通过这些检查以及结合规范计划的活检,可发现绝大多数患者的原发病灶。
  - 通过常规放射学检查以期发现转移性病灶并不十分有效,常规摄片上溶骨性病灶常不明显,除非骨皮质的破坏已达到30%~50%。
- 如果发现髋部上如前所述的解剖部位的病灶,而在过去的6~8个月内未曾进行骨盆和髋部的CT扫描,即需完成CT检查。
  - 无需使用静脉造影剂。
  - 近期的CT检查对髋臼重建的术前计划尤其重要。

鉴别诊断

- 前列腺癌
- 乳腺癌
- 肾癌
- 甲状腺癌
- 肺癌
- 骨髓瘤
- 骨淋巴瘤。罕见,表现可能与这些病变相混淆。
- 对于年龄>40岁的患者,如果没有骨转移性癌病史,前述的亲骨的恶性肿瘤必须考虑,且需按前所述进行评估。

非手术治疗

- 骨转移性癌的非手术治疗包括临床观察、放疗、激素治疗或细胞毒性化学疗法。
- 放疗仅应作为姑息治疗,应慎重考虑患者是否适合行放疗,疾病的组织学类型、病变范围、预后、骨髓抑制以及患者整体体质等都必须进行评估。
- 股骨近端和髋臼的病灶,尤其是肾癌或甲状腺癌病例,即使得到最好的保守治疗,其骨质破坏很可能持续进展,因此对于这些迫在眉睫的病灶,骨科医生应尽可能不采用保守治疗。
- 对于继发转移性癌的病理性骨折患者,其平均生存期为19个月。
  - 每种组织学类型都对应不同长度的生存期:前列腺癌,29个月;乳腺癌,23个月;肾癌,12个月;肺癌,4个月。
  - 然而,各种类型的癌症表现出不同的放射敏感性:前列腺癌和淋巴网状细胞癌,高度敏感;乳腺癌,中度敏感;肾癌和胃肠道癌,低度敏感。
- 如放疗应用得当,90%的患者至少能获得轻度缓解,最多有2/3的患者完全缓解。具有行走能力的患者中有70%放疗后能保留下肢的行走能力。
  - 也可全身应用放射性同位素治疗。锶-89类似钙离子一样在体内分布,临床应用也显示了其应用前景。
- 如果患者确实发生了病理性骨折(而非即将发生骨折的病灶),通常有指征进行外科固定,然后行后续放疗。
  - 由于骨质量差,通常需用骨水泥加强固定。

- 对于转移性乳腺癌和前列腺癌,激素治疗具有重要地位。幸运的是,这些制剂应用方便且副反应较少。
- 对于乳腺癌,激素治疗包括抗雌激素药、孕酮、促黄体素释放素、肾上腺抑制剂等多种药物。
  - 三苯氧胺对30%的乳腺癌患者有效。雌激素酮受体和孕酮受体阳性的肿瘤,其有效率可升至50%~70%。
  - 在特定病例中,有时也行手术治疗(卵巢切除)。
- 部分前列腺癌患者,通过双侧睾丸切除或应用雌激素或抗雄激素物质有时会有显著的疗效。
  - 由于存在心血管并发症的风险,雌激素已不再作为一线的药物。
- 细胞毒性化学疗法正广泛用于腺癌的治疗,但对于患有进展性肿瘤的老年患者,药物带来的副反应可能过于严重。

手术治疗

- 对于累及髋臼周围区域、股骨头、股骨颈和股骨转子间部位的转移性病例,骨水泥型股骨假体置换是治疗即将或已经骨折的重要手术方式。
- 对于骨转移癌进行外科干预的治疗目标有缓解疼痛,防止即将发生的病理性骨折,固定已发生的骨折,改善患者移动性、肢体功能及生活质量,并使部分患者延长寿命。
- 通常认为只有对预计生存期>6周的患者进行手术是有意义的。
- 无论年龄大小,癌症患者由于身体逐渐虚弱,其保护内固定物或假体的能力越来越弱。相应的,必须在术中进行牢固的固定并辅以聚甲基丙烯酸甲酯(PMMA)的强化。

术前计划

- 在许多病例中,股骨近端转移癌在发生骨折前即能得到诊断。对于这些病例,骨科医生的责任是决定是否在放疗开始之前对病变部位进行某种形式的内固定。病变部位的CT扫描将有助于方案的制订。
- 进行预防性固定的指征包括以下方面:
  - 50%骨皮质溶解。
  - 股骨病灶直径>2.5 cm。
  - 股骨小转子发生撕脱性骨折。
  - 放疗完成后4周有髋部持续性的疼痛。

表1　Mirels评分系统

变量	1分	2分	3分
部位	上肢	下肢	转子
疼痛	轻度	重度	功能
病变	再结晶的	混合	溶解性
程度	<1/3	1/3~2/3	>2/3

7分或以下提示骨折危险性较低,可考虑行放疗;8分或以上提示骨折风险较高,推荐手术治疗。

- Mirels评分表(表1)有助于髋部及股骨病灶治疗方案的制订。
  - Mirels评分表表明,通常转子周围是发生病理性骨折的高危部位。
  - 这些标准并不完善,在评估骨的承重能力会有许多误差。例如,该系统未考虑组织学亚型、先前就存在的骨质疏松、功能要求等。Mirels评分表中对于疼痛的客观量化也存有争议。

髋臼周围病灶、即将以及已发生的骨折
- Ⅰ级(微小):外侧皮质、上壁、内侧壁完整(图1)。可行传统骨水泥型髋臼假体,或根据需要决定是否结合应用金属钉(用大的骨块螺钉固定)。
- Ⅱ级(较大):内侧壁缺损(图2),需应用防脱出装置、内侧金属网或金属钉。
- Ⅲ级(巨大):外侧皮质及穹窿缺损(图3),必须应用金属钉加强后柱,有时前柱也需加强,建议同时应用6.5 mm骨松质螺钉或5/16 in(7.94 mm)带螺纹斯氏针(表2)。

表2　髋臼周围病变的Harrington分级

分级	影像学表现	治疗方案
Ⅰ级(微小)	外侧皮质、上壁、内侧壁完整	传统骨水泥THA+/-金属钉
Ⅱ级(较大)	内侧壁缺损	应用防突入装置、内侧金属网片、金属钉
Ⅲ级(巨大)	外侧皮质及穹窿缺损	应用金属钉加强后柱
Ⅳ级(广泛)	累及半骨盆	整块切除

经允许引自 Harrington KD. The management of acetabular insufficiency secondary to metastatic malignant disease. J Bone Joint Surg Am 1981;63(4):653-664.

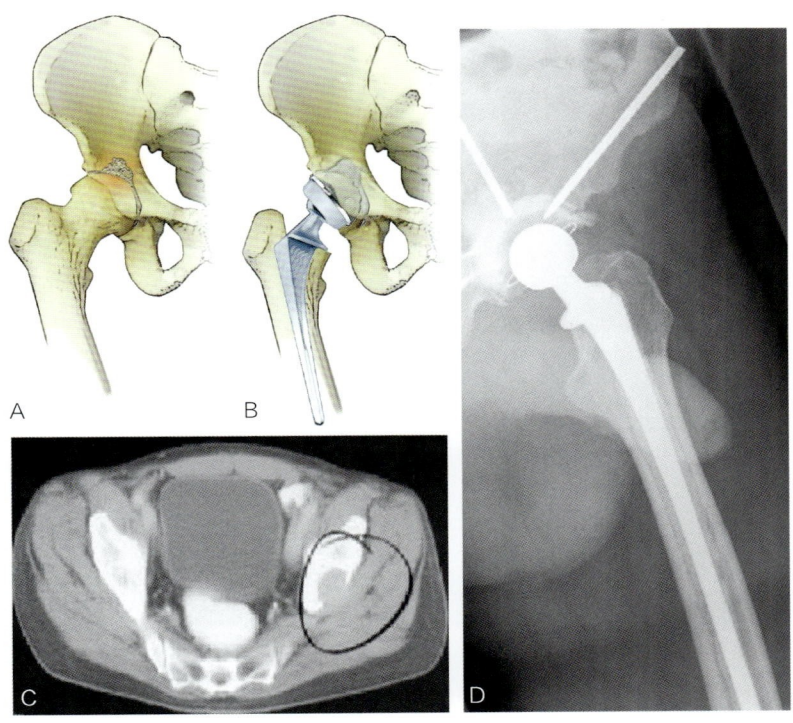

图1 髋臼周围病灶，Ⅰ级（轻微）。A. 病灶的描绘。B. 修复示意图。C. 左侧CT扫描所示髋臼上方病灶。D. 术后X线片显示重建结果。应用斯氏针对前柱和后柱进行加强。

- Ⅳ级：如试图根治，必须切除髋臼。这类病例需向骨肿瘤专家寻求帮助，不在此章节讨论。

股骨头和股骨颈

- 即将发生的骨折：
  - 股骨头受累是实施髋关节置换的原因之一（图4）。
  - 除外肾癌和甲状腺癌，居中的股骨颈部转移癌病灶可应用重建钉固定，前两者建议行关节置换。
- 已发生的骨折：
  - 成功愈合罕见。
  - 内固定装置常发生断裂。
  - 可选择的手术：关节置换。

- 对选择双极头还是全髋关节置换需考虑髋臼是否累及，原来是否存在关节炎以及预期寿命。
- 最多有83%的患者在平片上无法检查出患有髋臼疾病。骨盆CT检查非常必要。

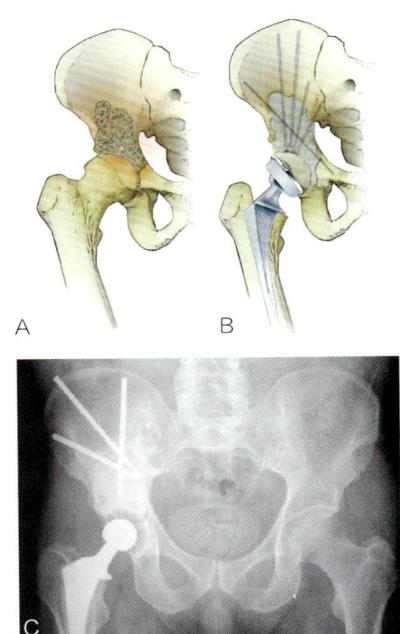

图3 髋臼周围病灶，Ⅲ级（巨大）。A. 这类病灶导致髋臼外侧皮质及穹窿的缺损。B. 必须应用6.5 mm骨松质螺钉或5/16 in（7.94 mm）带螺纹斯氏针来重建前柱或后柱。C. 典型的重建后前后位X线片。

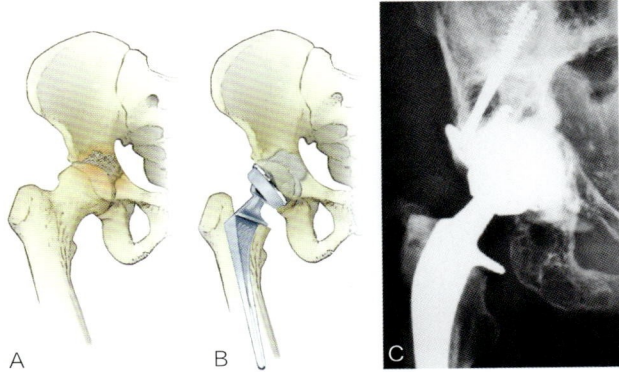

图2 髋臼周围病灶，Ⅱ级（内侧壁缺损）。A. 病灶导致髋臼内侧壁缺损。B. 需要放置防突入装置。C. 典型的重建后前后位X线片。

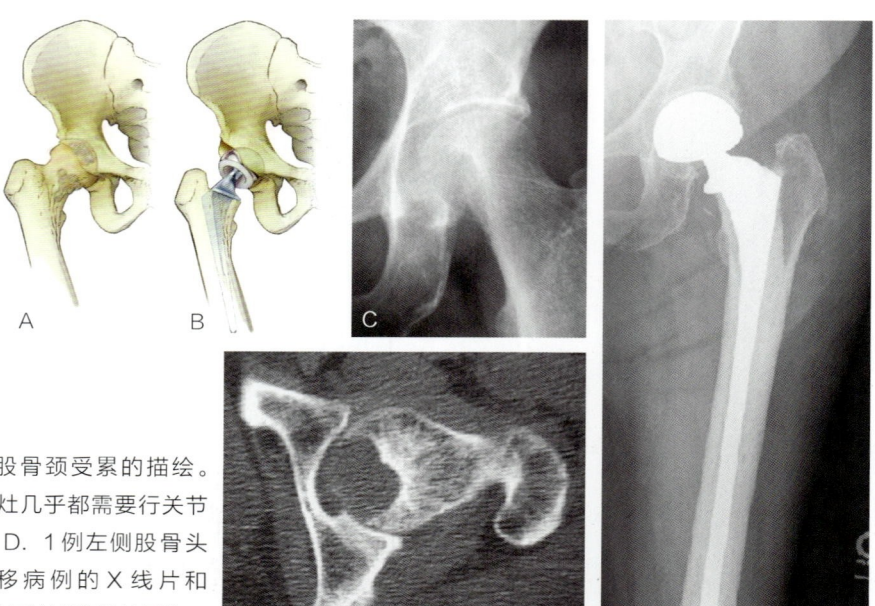

图4　A. 股骨颈受累的描绘。B. 这类病灶几乎都需要行关节置换。C、D. 1例左侧股骨头肾癌骨转移病例的X线片和CT。E. 长柄的半髋关节置换。

- 对于范围较大的股骨病灶需应用长柄假体，但必须注意在骨水泥固化的早期应用骨水泥并使用长排气管。

转子周围病变
- 即将发生的骨折：
  - 强烈建议应用髓内重建钉装置。髋螺钉及侧方钢板的失败率较高（图5A）。
  - 应考虑长柄假体的稳定，并保护骨量。
  - 对于肾癌和甲状腺癌的转移灶，应予施行骨水泥型股骨距替代型假体的关节置换。
- 已发生的骨折：
  - 骨水泥型股骨距替代型假体的关节置换是唯一有效的治疗（图5B～E）。

转子下
- 即将发生的骨折：
  - 除外肾癌和甲状腺癌，在骨丢失不十分广泛的情况下可施行顺行髓内钉固定（图6A～E）。
  - 其他病例必须选择股骨近端关节置换。
- 已发生的骨折：
  - 骨水泥型股骨近端置换是恢复患者行走能力的唯一有效治疗（图6F、G）。
  - 对转移性骨肿瘤患者实施长柄骨水泥型股骨置换仍存在争议。由于可能引发心肺疾病的发作和衰竭，一些医生对转移性骨肿瘤患者实施长柄股骨假体关节置换仍有较大顾虑。

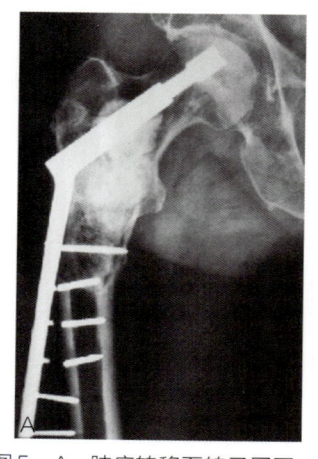 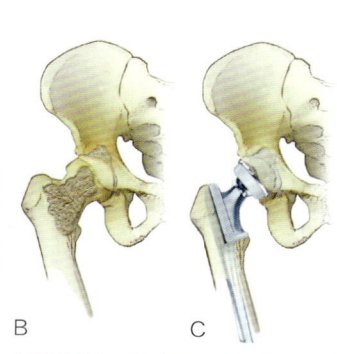 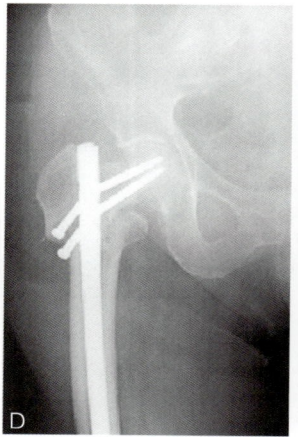 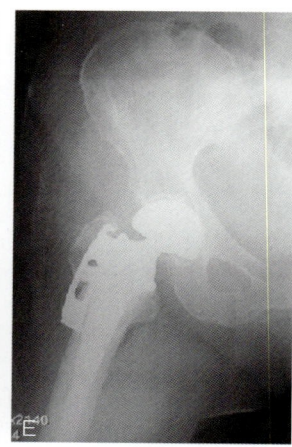

图5　A. 肺癌转移至转子周围，应用髋螺钉及侧方钢板固定，术后4个月失败。B、C. 对于已发生或即将发生骨折的转子周围较大病灶，应放宽关节置换的指征。D. 乳腺癌股骨转子间骨转移后已发生病理性骨折的病例，不恰当应用了重建钉固定，3个月内发生内固定断裂。E. 图D所示的病例应用了股骨距替代型半髋关节置换。

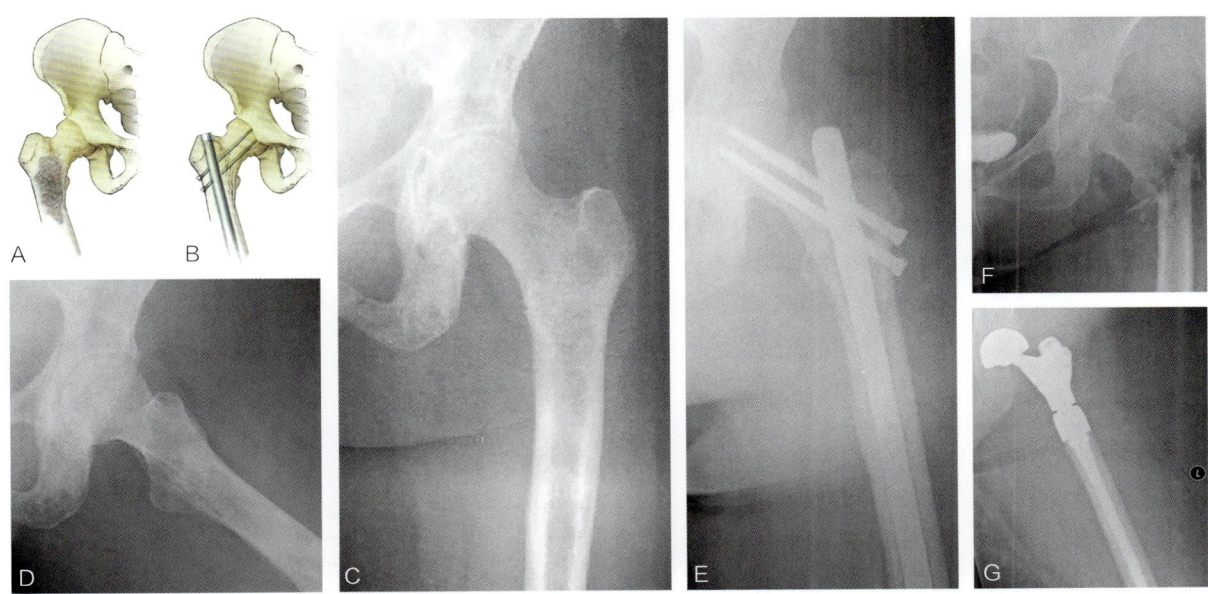

图6 A. 股骨转子下病灶示意图。B. 顺行髓内钉固定示意图。C~E. 1例乳腺癌继发转子下及转子周围骨转移即将发生骨折（E），预防性固定治疗后的X线正位（C）及侧位（D）片。F. 1例既往有乳腺癌骨转移病史的患者，近数周有大腿近端逐渐加重的疼痛，行走时感到断裂声及严重疼痛而无法行走。G. 该病例实施了股骨近端置换治疗。

- 长柄股骨假体结合应用骨水泥会进一步增加发生并发症的可能，尤其是该骨转移性肿瘤患者的骨质量低下且合并其他内科疾患。通过骨水泥型长柄假体置换获得股骨假体稳定性，还是避免发生致死性心肺栓塞并发症，判断这两者哪个更重要对医生来说十分困难。在下文中列出的一些步骤已被证实可以最大限度降低相关风险，使大范围股骨病灶应用长柄假体更为合理。

体位

- 髋关节置换可在仰卧位或侧卧位下实施，但在非常规关节置换时强烈建议患者侧卧，因该体位除了允许进行关节置换外，也方便术者在必要时对后柱进行扩大的操作。
- 对股骨近端即将发生骨折的病灶进行重建时可将患者仰卧，并置于牵引床以置入顺行髓内钉及安置锁钉。

入路

- 标准的前侧、前外侧及后侧入路，有时可通过扩展入路，用于暴露髋臼。
- 建议应用扩展的后侧入路以进行后柱的操作。

髋臼周围重建

- 髋臼部件的牢固固定是手术成功的关键。术前必须对CT和X线片进行仔细评估（技术图1A、B）。
- Ⅰ级骨缺损可进行传统的骨水泥型髋臼假体，可用或者不用大的骨块螺钉加强固定（技术图1C~E）。
- Ⅱ级缺损
  - 必须应用防突入加强环或相似的装置。
  - 必须将翼或螺钉固定于健康骨。
  - 通常非转子截骨的后侧入路即可充分显露。
  - 在癌症患者中必须考虑转子截骨后可能发生骨不连。除非必要，应尽量避免。
  - 后柱的充分显露是确认髋臼机械完整性的关键，因此切口必须足够。
- Ⅲ级缺损
  - 通常选用扩展的后外侧或外侧入路以在直视下应用6.5 mm骨松质螺钉或斯氏针，同时亦可扪及坐骨切迹及其内容物。
  - 是否行转子截骨视术者而定，但术者必须面对截骨后以及可能性局部放疗后发生的截骨部位的骨不连。
  - 如果病灶有局部的扩展，可能需行延展的髂股入路以同时暴露骨盆内、外板。
  - 术者可将其示指置入坐骨切迹，辅助将金属螺钉或针的方向与切迹的方向保持平行以进入后柱的骨质，并指向髂骨翼。
- 由于带螺纹钉不能提供足够的本体感觉反馈,建议术者使用3.2 mm钻头并随即应用测深器以确保所钻孔的孔壁足够完整。
- 为了牢固固定重建系统,至少要应用2枚螺钉或针,最好是3枚或更多(技术图1F)。
- 虽然前柱固定的重要性不及后柱固定,但如果前柱受到损害,可能需顺行将斯氏针自前嵴置入髋臼缺损部位。
- 一些术者使用瞄准工具,但笔者宁愿使用仔细的徒手技术,即将非优势手置于骨缺损部位以帮助瞄准进针。
- 前柱的固定针在放置于骨缺损区正确深度并理想地抓持住髂骨后,将其剪断并与髂嵴齐平。
- 金属钉放置到位并沉入一定深度以免干扰髋臼部件放置至正确的深度、前倾及俯倾。应用金属网或相似材料以限制骨水泥挤出。
- 然后应用骨水泥将髋臼部件放置到位,确保聚甲基丙烯酸甲酯(PMMA)与金属钉充分交叉。

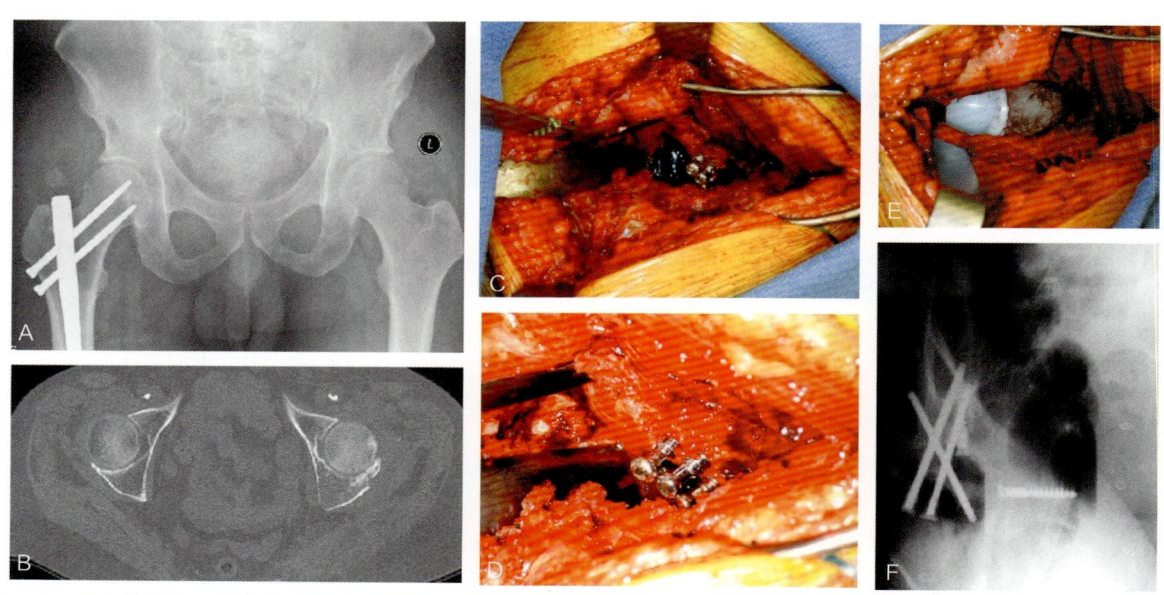

技术图1 A. 骨盆前后位X线片显示髋臼周围转移性病灶。B. CT显示了后壁病灶范围,病变为Ⅰ级缺损。C、D. 应用后壁/柱螺钉以加强重建。E. 螺钉与髋臼部件的骨水泥层结合。F. 术中摄片证实了放置增强骨水泥固定的针及螺钉处于正确的位置。

长柄骨水泥股骨组件

- 在对转移性骨肿瘤进行关节置换时,笔者优先考虑选用长柄的股骨假体,柄长至少300 mm(技术图2A)。
- 学者们已提出很多种外科技术以减少围手术期的髓内碎屑及降低假体置入时的髓内压力。
  - 使用低黏稠度的骨水泥、髓内排气、逆向注入、彻底的髓腔引流以及骨水泥置入时行术中髓腔吸引,都可能减少栓塞事件和围手术期并发症的发生。
- 在相似的系统模式下进行股骨的准备和假体的放置。
  - 用摆锯完成股骨颈截骨后,应用弹性钻孔器及髓腔锉处理髓腔。
  - 在后续的扩髓期间使用长的套管吸引装置(Conmed Corp, Utica, NY;技术图2B、C)进行髓腔吸引,然后应用脉冲系统(Zimmer, Warsaw, IN)彻底冲洗和吸引髓腔。
- 由于患者的免疫功能减弱,股骨骨水泥的使用需将3包Simplex P型骨水泥(Stryker, Mahwah, NJ)和3.6 g妥布霉素混合。笔者倾向于选择Simplex P型骨水泥,它在迅速混合时具有低黏稠性。骨水泥一旦混合后(1分钟),在骨水泥处于早期、液化期时,应用长的骨水泥枪将其注入股骨。
- 在聚甲基丙烯酸甲酯(PMMA)注入的早期及注入过程中,使用长套管吸引装置(Conmed Corp, Utica, NY)进行髓腔吸引。
- 然后将股骨假体缓慢插入股骨髓腔,应使用较小的力量以避免高峰值的挤压(技术图2D)。
- 去除所有过多的骨水泥,将植入物保持在位直至聚甲基丙烯酸甲酯硬化。
- 为避免可能出现的远端应力增高和缩短手术时间,无需进行远端排气。无需应用骨水泥限制器。

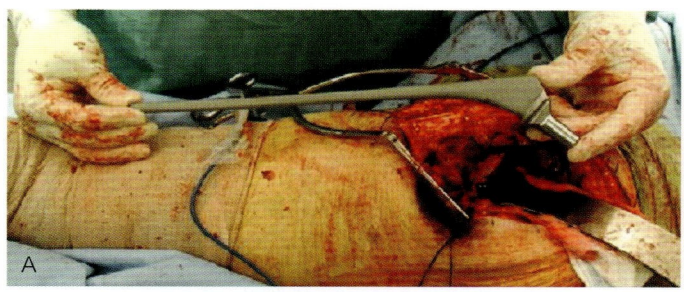
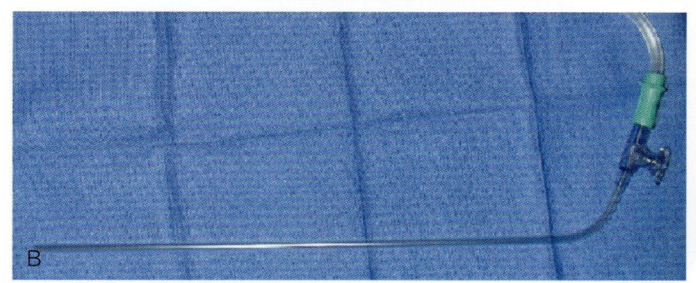
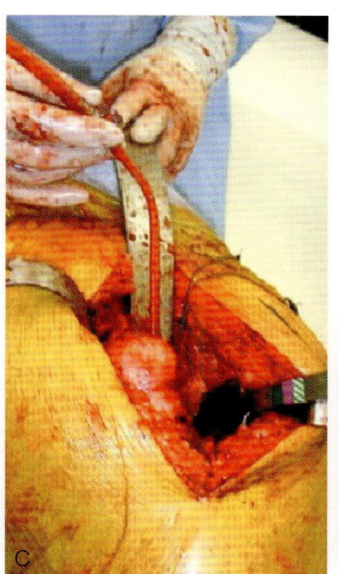
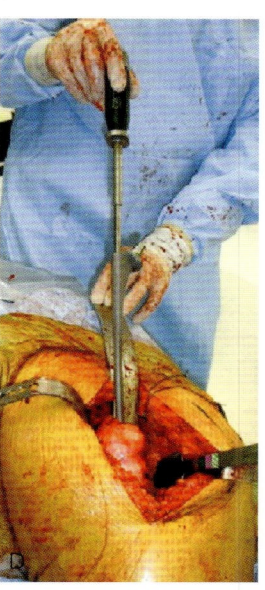

技术图2　A. 转移性骨肿瘤病例中常规应用的典型长柄股骨假体。B、C. 在置入长柄股骨假体时，在骨水泥置入前和置入中应用长套管吸引装置抽吸髓腔内容物，此时聚甲基丙烯酸甲酯尚处于早期状态。D. 在骨水泥处于早期状态时即骨水泥黏稠度增高前，缓慢地插入长柄假体。

股骨距替代型髋关节置换

- 当转子周围骨缺损未扩展至转子下时，可应用骨水泥型股骨距替代型假体。
- 术中仍需考虑选用长柄假体并按上述步骤正确操作。

股骨近端置换

- 如进行股骨近端置换，行长的后外侧切口以显露股骨的近侧1/4～1/3。
- 纵向切开髂胫束来显露前侧和后侧。
- 小心分离臀大肌，同时仔细结扎动脉穿支。
- 需花费时间以确定和保护位于臀后部的坐骨神经，其位于外旋肌群的后方。
- 确定外展肌群，如果大转子未受肿瘤累及，进行大转子截骨并予保留。
- 如果大转子严重累及，将外展肌群于其腱性附着处切断。
- 将股外侧肌向前牵开，按顺序结扎穿支血管。其主要供应血管由前方进入。
- 应用术者喜欢的标准技术将外旋肌群由股骨近端分离。
- 髋关节囊应尽可能仔细保留，因其对稳定重建的假体有帮助。建议纵向切开关节囊并向前延伸至股骨颈前方，并环形剥离。
- 强烈建议包括足部的整个下肢都进行消毒铺巾，因为术中可能需进行远端动脉搏动的检查。
- 将髋关节前外侧脱位。
- 探查并评估髋臼是否能进行重建。
- 股骨切除的平面视病灶或者骨折的范围而定（技术图3A、B）。
  - 如果是已发生的骨折，应在健康和未受累及的骨平面进行新的横行截骨。
  - 在用Cobb骨膜剥离器或类似器械将内侧软组织剥离后，于内侧放置可延展的牵开器。
  - 截骨后，将股骨近端向外牵开，腰大肌和内收肌将更容易寻及和游离。
  - 必须小心操作以免损伤股深部血管。
- 计划切除股骨的长度决定内置假体重建的长度（技术图3C）。仔细的术前计划和对不同重建平面所选假体的熟悉程度对良好的重建十分重要。
- 如未计划行髋臼重建，应按常规用试模测量髋臼股骨头尺寸。
- 虽然术者喜欢用更大直径的柄，但不鼓励进行过度的扩髓。髓腔内容物持续的灌洗和吸引十分重要。
  - 柄上最好有1mm厚的骨水泥覆盖，因此，假体柄的直径应比最后扩髓尺寸小2 mm,以方便骨水泥的置入并避免骨水泥单体进入循环系统。
- 需按内植物操作手册要求进行股骨近端的锥形处理及扩孔。
- 对于转移性骨肿瘤病例,笔者喜欢用更长的弧形柄。必须采用骨水泥的预防措施。
- 术前测量和试模复位以决定颈长。
- 试模复位后,关节囊用缝线拉紧,进行稳定性和长度的评估。
  - 评估前、后、外侧稳定性,评估坐骨神经。
  - 这时应进行动脉搏动的检查,如搏动消失,可能提示假体过长。
  - 假体的方向十分重要,前倾的确定基于依粗线确定的矢状面。假体颈需相对该平面向前成角95°～100°。
- 按制造公司的要求组装假体。
- 强烈建议不要将骨水泥调制得过于黏稠。
- 在处理股骨髓腔过程中持续应用长的套管吸引装置,在使用长柄假体时需考虑髓腔排气。
  - 髓腔也应予以反复冲洗。
  - 假体置入后,术者必须立即仔细确认所选的前倾角度。
- 软组织的重建对于获得满意的功能结果至关重要。
- 髋关节囊需用5号多股的不可吸收缝线荷包缝合于假体颈部。
  - 一旦修复完成,髋关节将不可能前、后或外侧脱位。
  - 标记的髂腰肌可缝于前关节囊。相同的,外旋肌群可缝于后关节囊。
  - 这时,需再次检查坐骨神经以确保其未受干扰。
- 已有许多技术描述了如何将外展装置重建于假体上。制造商也销售各种重建设备。术者必须重视重建的方法,因为其可能对功能的重建带来障碍。
  - 笔者喜欢使用用于植入物的软组织垫圈,它可钻过残留的大转子骨块或直接固定肌腱本身(技术图3D)。
- 股外侧肌、臀大肌和髂胫束需予以修复。
- 对于转移性肿瘤病例,引流不是强制性的,除非病灶高度血管化(如肾细胞癌和甲状腺癌)。

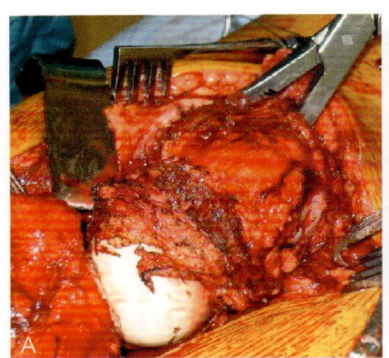
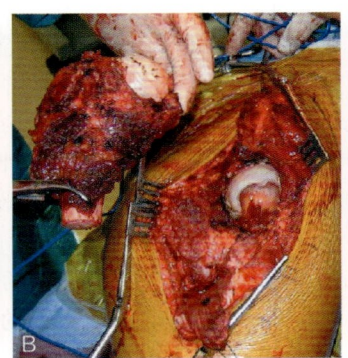
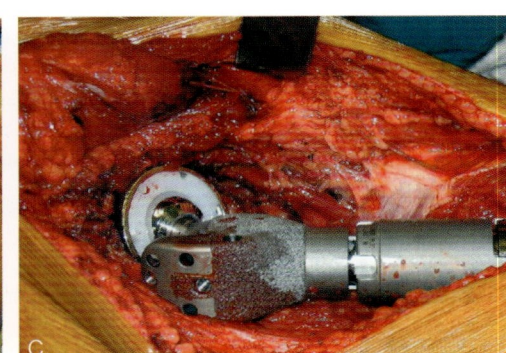
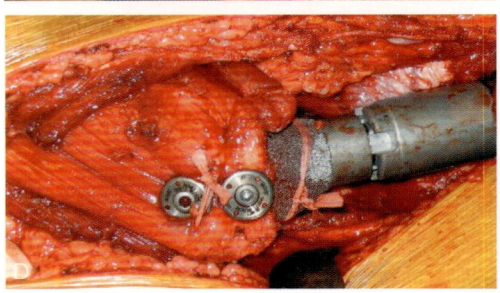

技术图3　A. 切除肾细胞癌单发的股骨近端转移灶。B. 为能给近端股骨置换提供无瘤的骨质,于病灶下方行股骨截骨。必须考虑制造商所能提供的配件的大小。C. 组配型假体已安置完成,其长度与切除的标本相符。D. 耐用的外展装置是功能重建的关键。如果残留的大转子允许,笔者喜欢于大转子上钻孔并使用软组织垫圈。

要点与失误防范

可能继发于股骨假体骨水泥的心肺衰竭	• 低黏度骨水泥、IM通气、逆行注射、IM灌洗、术中导管抽吸等均可减少栓塞事件和围手术期并发症
广泛的髋臼周围骨丢失	• 对后柱和骶翼使用6.5 mm骨松质螺钉或斯氏针增强,以获得骨水泥固定。也可以进行前路增强。该结构必须固定在相对健康的、不相邻的骨骼上,以便如果有任何局部进展(如甲状腺癌和肾癌可能发生的进展),重建不会失败
股骨近端置换术后不稳定	• 术中,术者必须仔细确定合适的前倾角,即矢状面正中95°～100°,根据股骨粗线决定。使用5号不可吸收缝线修补关节囊是必要的。下肢长度和偏距量也必须仔细评估
股骨距和股骨近端置换重建术后的外展肌无力	• 残余外展肌结构的固定必须尽可能地严格。这些患者将无法有效地保护这种重建。笔者更喜欢使用两个较小直径的软组织垫圈来固定该结构。在这个需要折中解决办法的患者群体,较大的钻孔螺钉往往破坏残余的大转子

术后处理

- 对于这些患者人群,所有的重建必须能够允许患者在可忍耐的限度内进行负重,如果需要,可使用辅助装置。
- 对转移性病例,如使用引流,需在72小时内去除。
- 根据入路和剥离的范围,术后6～12周内小心活动髋关节。

结果

- 髋关节周围病灶中有70%～75%的患者疼痛得到满意的缓解,并能至少是部分走动。
- 总体来说,对股骨头、股骨颈、转子周围病灶进行骨水泥型全髋或半髋关节置换仍是这些患者的治疗选择,并能得到良好至优秀的结果。

并发症

- 与髋臼周围重建有关的并发症发生率为20%～30%。
- 骨水泥型股骨关节置换也有固有的风险。
  - 骨水泥型髋关节置换围手术期心肺并发症已得到良好的阐述[12,14—16]。
  - 骨水泥相关的低血压、肺动脉高压、心源性休克、心脏停搏和术中死亡等是假体和骨水泥置入致髓腔压力增高引起的并发症[2,6,10]。
  - 由于置入骨水泥时较高的髓腔压力,骨水泥型关节置换的栓塞并发症比非骨水泥型假体多[12,13]。
  - 任何能增加股骨髓内物质溢出的因素都被认为会增加心肺栓塞并发症的风险。除了骨水泥置入,还包括骨质疏松和应用长柄的股骨假体。长柄假体已被认为能增加髓腔内的压力,从而导致更多的栓塞问题,报道的心肺并发症最高为62%[6,11]。
  - 由于转移灶的骨的渗透特性和增加的血供,栓子能更多地从病变骨溢出。因而,转移性骨肿瘤患者应用骨水泥型长柄股骨假体置换的患者,有更高的心肺并发症。
- 近端股骨置换的相关并发症的发生率可高达28%[9]。
  - 许多有经验的医生相信,近端股骨置换仍是转移性骨病所致的近端股骨病理性骨折合并转子下侵犯的最好治疗选择。
  - 尚没有其他更好的、比近端股骨置换风险更小的治疗选择。

(彭晓春 译,陈云苏 审校)

参考文献

[1] Alvi HM, Damron TA. Prophylactic stabilization for bone metastases, myeloma, or lymphoma: do we need to protect the entire bone? Clin Orthop Relat Res 2013;471(3):706-714.

[2] Fallon KM, Fuller JG, Morley-Forster P. Fat embolization and fatal cardiac arrest during hip arthroplasty with methylmethacrylate. Can J Anesth 2001;48:626-629.

[3] Forsberg HA, Wedin R, Bauer H. Which implant is best after failed treatment for pathologic femur fractures? Clin Orthop Relat Res 2013;471(3):735-740.

[4] Hage WD, Aboulafia AJ, Aboulafia DM. Incidence, location and diagnostic evaluation of metastatic bone disease. Orthop Clin North Am 2000;31:515-528.

[5] Harrington KD. The management of acetabular insufficiency secondary to metastatic malignant disease. J Bone Joint Surg Am 1981;63(4):653-664.

[6] Herrenbruck T, Erickson EW, Damron TA, et al. Adverse clinical events during cemented long-stem femoral arthroplasty. Clin Orthop Relat Res 2002;395:154-163.

[7] Jansen JA, van de Sande MA, Dijkstra PD. Poor long-term clinical results of saddle prosthesis after resection of periacetabular

tumors. Clin Orthop Relat Res 2013;471(1):324-331.
[8] Landis SH, Murray T, Bolden S, et al. Cancer statistics, 1998. CA Cancer J Clin 1998;48:6-29.
[9] Papagelopoulos PJ, Galanis EC, Greipp PR, et al. Prosthetic hip replacement for pathologic or impending pathologic fractures in myeloma. Clin Orthop Relat Res 1997;341:192-205.
[10] Parvizi J, Holiday AD, Ereth MH, et al. Sudden death during primary hip arthroplasty. Clin Orthop Relat Res 1999;369:39-48.
[11] Patterson BM, Healey JH, Cornell CN, et al. Cardiac arrest during hip arthroplasty with a cemented long-stem component. J Bone Joint Surg Am 1991;73A:271-277.
[12] Pitto RP, Koessler M, Draenert K. Prophylaxis of fat and bone marrow embolism in cemented total hip arthroplasty. Clin Orthop Relat Res 1998;355:23-34.
[13] Pitto RP, Koessler M, Kuehle JW. Comparison of fixation of the femoral component without cement and fixation with use of a bone-vacuum cementing technique for the prevention of fat embolism during total hip arthroplasty. J Bone Joint Surg Am 1999;81A:831-843.
[14] Randall RL, Aoki SK, Olson PR, et al. Complications of cemented long-stem hip arthroplasties in metastatic bone disease. Clin Orthop Relat Res 2006;443:287-295.
[15] Randall RL, Hoang BH. Musculoskeletal oncology. In: Skinner HB, ed. Current Diagnosis and Treatment in Orthopedics, ed 4. New York: McGraw-Hill, 2006.
[16] Ward WG, Spang J, Howe D. Metastatic disease of the femur: surgical management. Orthop Clin North Am 2000;31:633-645.
[17] Weber KL, Lewis VO, Randall RL, et al. An approach to the management of the patient with metastatic bone disease. Instr Course Lect 2004;53:663-676.

第24章 假体固定良好的全髋关节翻修术
Revision Total Hip Arthroplasty with Well-Fixed Components

Derek F. Amanatullah and Mark W. Pagnano

定义

- 在全髋关节翻修术中常常需要取出固定良好的股骨和髋臼假体。
- 翻修时确定需要取出或保留哪一部分固定良好的假体。

解剖

- 翻修术中取出固定良好的假体,需考虑的解剖学标志包括骨盆、股骨近端和骨干部位。
  - 骨盆的标志包括坐骨,耻骨,髋臼前、后柱,髂前下棘,横韧带,坐骨切迹,以及髋臼壁。
  - 股骨近端标志包括大转子和小转子以及股外侧肌嵴。骨溶解、应力遮挡或者既往的手术可能使得这些区域相对薄弱。
  - 股骨干的标志包括股外侧肌嵴和股骨粗线。在转子延长截骨术中股四头肌组织附着处要被翻转开。
- 在THA翻修和移除固定良好的假体过程中存在损伤风险的神经血管结构包括坐骨神经、臀上神经和股神经,以及股骨血供系统。
- 延长后方入路有损伤坐骨神经的风险。坐骨神经可以在三个不同的解剖部位被找到:
  - 坐骨切迹出口到梨状肌深面和外旋短肌浅层(比如上孖肌、闭孔内肌和下孖肌)。
  - 坐骨浅层到髋臼后柱的后方、下方和股方肌的浅层。
  - 股骨后方臀大肌肌腱的股骨止点。
- 经转子或延长前外侧入路,臀上神经易受到损伤。臀上神经在髂骨前侧经过臀中肌深处,大转子尖近端4～5 cm。
- 前侧入路过多的剥离和牵拉易导致股神经损伤,以及髂前上棘内侧的髋关节入路(例如,延长的髂股骨入路)。
- 股骨血管位于前方,被髂腰肌保护。

发病机制

- 下列情况需要取出固定良好的股骨和髋臼假体,包括:
  - 感染
  - 反复脱位(假体位置不良)
  - 肢体不等长
  - 严重的骨溶解
  - 聚乙烯损坏和磨损
  - 髋臼锁扣机制失败
  - 假体失败(股骨柄断裂)
- 假体取出时要注意保留骨量,以便于随后的重建手术。

自然病程

- 在单侧假体翻修时保留髋臼和股骨侧固定牢靠的部件,其长期效果是可以接受的。

体格检查

- 全髋翻修患者的体格检查包括:
  - 步态
  - 下肢不等长
  - 既往髋部皮肤瘢痕
  - 髋及下肢肌力
  - 远端神经及血管检查

影像学和其他诊断性检查

- 影像学检查明确假体是否固定牢靠,并且评价翻修术的骨量。
  - 需要做双平面放射学检查,范围包括远近端关节和整个假体。骨水泥假体还要包括整个骨水泥壳。
  - 骨盆斜位或Judet位片可以有助于评价前柱和后柱。常规的骨盆正位片不能评估某些髋臼缺损。
  - 普通平片低估骨溶解程度和骨量。某些医生认为CT可以指导骨移植填充骨溶解区域,明确用于假体固定的骨量。

- 提示假体稳定的放射学表现包括：

稳定	失稳
没有随时间推移而移动	移位/下沉
线状骨小梁	假体周围透亮线
近端应力遮挡	皮质增厚
完整的骨水泥壳	基座形成
	珠粒脱落
	骨水泥壳断裂

- 闪烁照相术（骨扫描）对普通平片和术中不易发现的假体松动很敏感，帮助术者决定是否保留看似牢靠的假体。但对假体松动特异性不强，易与其他代谢性、肿瘤性以及感染性骨病混淆。
- 翻修术前的血液检查评估感染
  - 正常的血沉（ESR）和CRP有非常高的阴性预测值，表明感染可能性非常低（<1%）。
  - ESR和CRP升高不一定代表感染，但有必要关节腔穿刺，进行白细胞计数和分类以及培养。

手术治疗

术前计划

- 对于假体固定牢靠的翻修术，术前要考虑好合适的取出工具和手术入路。
- 准备多种翻修假体，以匹配术中取出假体后的股骨侧和髋臼侧骨缺损。

体位

- 前路和前外侧入路仰卧位。
- 前外和后侧入路侧卧位。

手术入路

后路（Moor 或 Southern）

- 侧卧位，浅层劈开髂胫束和臀大肌，深部翻开短外旋肌群和下方的关节囊。仔细修补后方关节囊和外旋肌群，减少翻修术后的脱位。

前外侧入路（Watson-Jones 或 Hardinge）

- 患者仰卧或侧卧位，浅层劈开髂胫束和臀大肌，深部翻开臀中肌前1/3和臀小肌，也可以包括股外侧肌一部分。此入路保留了后方结构，减少了翻修术后的脱位。

前路（改良 Smith-Petersen）

- 仰卧位，在股神经和臀上神经之间的神经间隙暴露髋关节。浅层在阔筋膜张肌和缝匠肌之间，深层在臀中肌和股直肌之间。此入路保留后方结构，减少了翻修术后的脱位。

截骨术

大转子延长截骨

- 根据假体固定牢靠程度和骨水泥壳远端范围，决定是否ETO。一般不超过大转子尖12 cm。大约股骨周径的外侧1/3（技术图1A）。
- 股外侧肌附着于股肌嵴部位股骨外侧，但远端股外侧肌在股骨粗线处翻开，向前侧牵开，观察到外侧和后侧股骨皮质（技术图1B）。
- 用摆锯在股骨粗线处做后侧截骨（技术图1B）。
- 远端的截骨向远端和前后方向倾斜。这部分截骨用笔尖样高速磨钻（技术图1B）。
- 截骨前部的远端用摆锯和小型骨刀。
- 截骨前部的近端用小型骨刀穿透，经过股外侧肌。同一平面多次钻骨洞，完成截骨（技术图1C）。也可以通过控制性皮质骨折来截骨。
- 整个转子下骨折块和臀中肌附着在大转子上，股外侧肌附着在股肌嵴上，向前翻开，小心预防大转子尖骨折（技术图1D）。大转子是转子延长截骨块的最薄弱点。

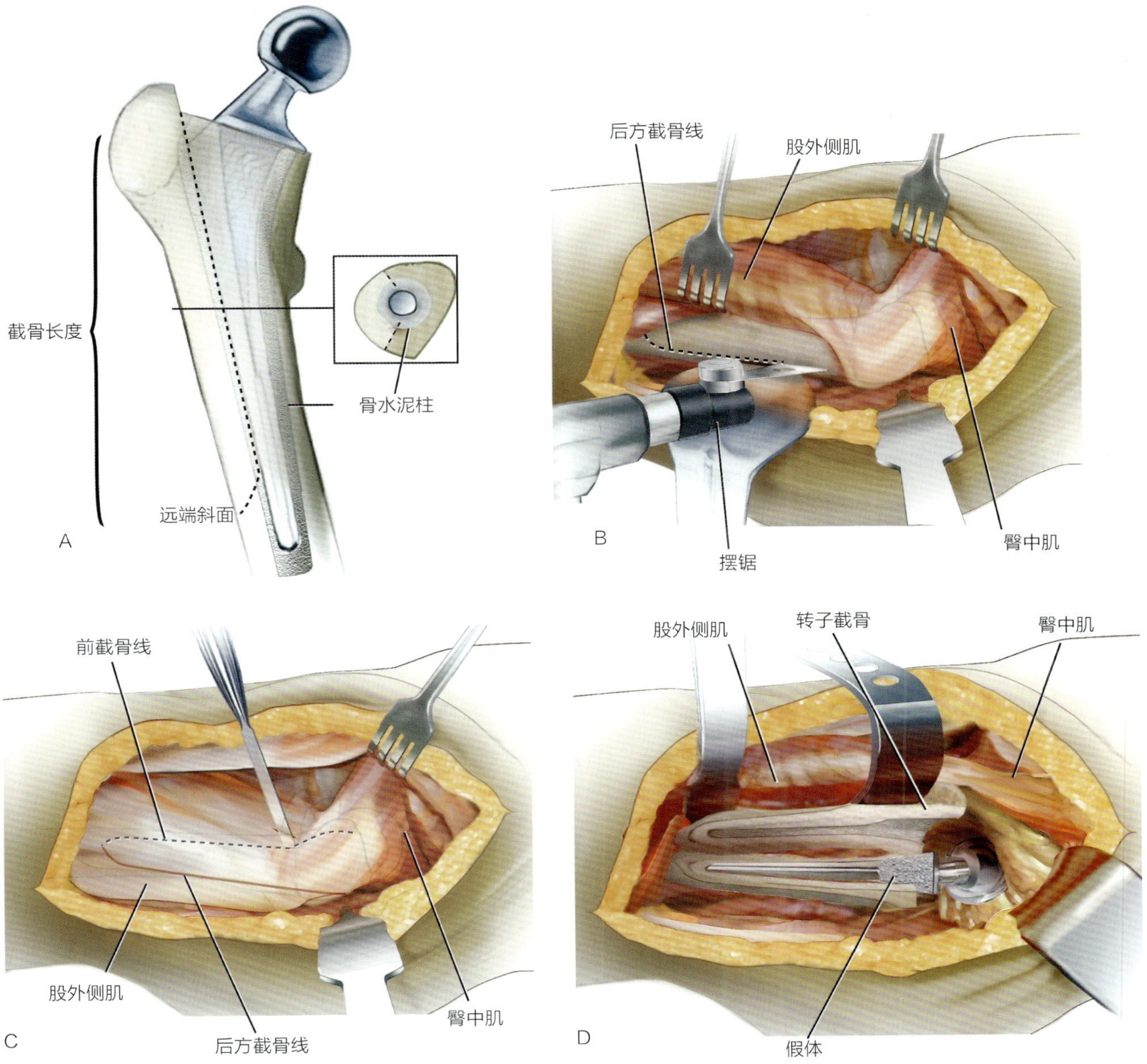

第24章 假体固定良好的全髋关节翻修术

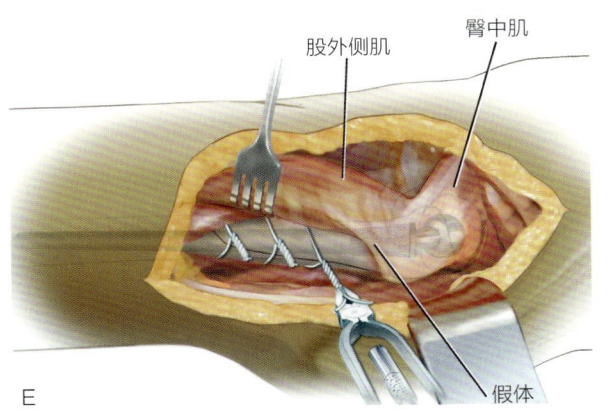

技术图1 A. 股骨前后位示意图显示计划截骨部位、截骨长度及需要去除假体和骨水泥的长度。股骨外侧1/3是截骨的部位。B. 向前侧牵拉附着在截骨外侧部位的股外侧肌以便暴露股骨上端的侧方和后方。股骨粗线上方的后侧应使用电锯截骨,这样可以避免臀中肌连续性破坏。截骨的远端应成斜面、前后方向。C. 股骨前外侧截骨部位可以用小骨凿（1/4 in,6.35 mm）凿孔。要仔细小心向前牵拉包括大转子的截骨块,由于大转子尖端是截骨块最薄弱的部位,避免用力牵拉,防止骨折。D. 用Bennett和Charley牵开器牵开周围软组织和大转子截骨块,暴露股骨假体。如果需要进一步广泛暴露,腰大肌肌腱侧方的软组织也可以切除。此时可以看到骨水泥和假体界面、骨水泥和骨的界面或骨长入界面。E. 假体试模植入股骨,截骨块回复到原位。选择合适的假体植入,截骨块复位并用Luque线环绕固定。

- 大转子下的假体周围的关节囊被松解，切除。假体的肩部被暴露。
- 弧形Bennett拉钩插入截骨块远端，便于牵开软组织。Charnley髋关节拉钩前臂或者弧形Bennett拉钩小心向前牵开转子截骨块，暴露股骨假体。
- 前侧和内侧关节囊附着放至髂腰肌水平。如果需要保留暴露股骨假体，髂腰肌外侧的所有组织需去除。
- 术者可以暴露骨水泥-假体、骨水泥-骨或骨-假体界面，便于去除股骨假体。
- 前脱位，取出股骨假体后，暴露髋臼。避免截骨块或近端股骨医源性骨折，在股骨假体取出之前进行前脱位。
- 如果必要的话，使用弹性磨锉和近端锥形磨锉进行髋臼准备和长柄全涂层锥形股骨柄的股骨髓腔准备。
- 插入假体试模后复位，但转子骨块不复位。
- 插入股骨假体前，大多数术者选择在截骨部位远端放置股骨钢缆，预防医源性股骨干骨折。
- 最终的假体插入后进行ETO固定。去除少量的转子骨块，便于合适截骨块复位和钢缆固定。

经股骨截骨（Wagner）

- 经股骨截骨的长度由假体牢固程度或需去除的远端骨水泥套所决定的。冠状骨折块或广泛的近端骨丢失时，TFO是特别有用的。
- 使用大骨刀，在大转子水平劈开股骨。臀中肌和臀小肌以及股外侧肌劈开，但保留截骨前方和后方部分的附着（技术图2A）。
- 前方和后方翘起截骨块，完成截骨远端部分，或经股骨开书样分开股骨近端。截骨部分使用笔尖样高速磨钻或摆锯（技术图2B）。
- 整个经转子骨块被向前和向后小心翻开，不要引起大转子尖端骨折（技术图2C）。大转子是最薄弱的。
- 假体周围的关节囊上下分开，留下前后袖套完整，暴露假体肩部。
- 用小脑型或Charnley型髋关节拉钩仔细地牵开经转子骨块，暴露股骨假体。
- 术者可以暴露骨水泥-假体、骨水泥-骨或骨-假体界面，便于股骨假体取出。
- 在股骨假体取出或髋关节前后脱位后，暴露髋臼。尽量在取出股骨假体之前脱位，避免医源性截骨块骨折或股骨远端骨折。
- 如果必要的话，使用弹性磨锉和近端锥形磨锉进行髋臼准备和长柄全涂层锥形股骨柄的股骨髓腔准备。

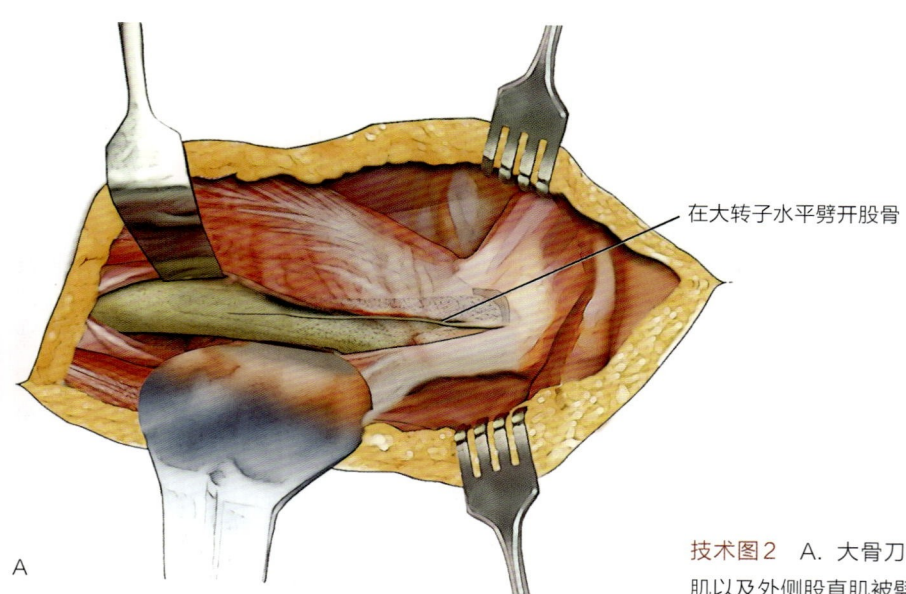

技术图2　A. 大骨刀在大转子水平劈开股骨。臀中肌、臀小肌以及外侧股直肌被劈开，但保留截骨的前后部分。

第24章 假体固定良好的全髋关节翻修术　251

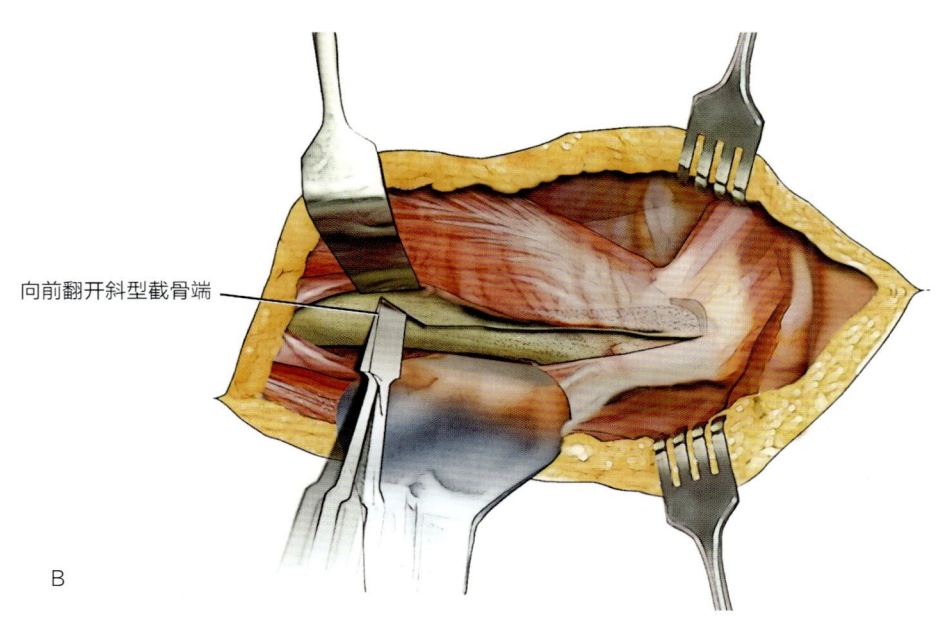

向前翻开斜型截骨端

B

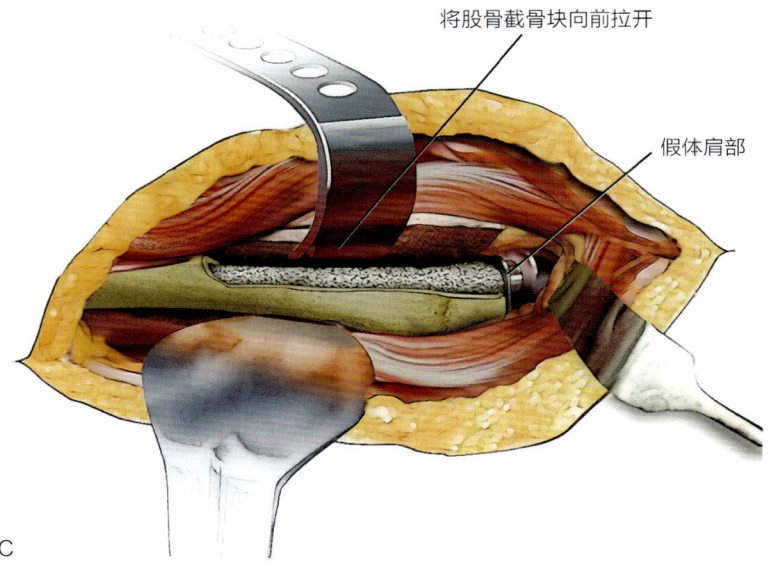

将股骨截骨块向前拉开

假体肩部

C

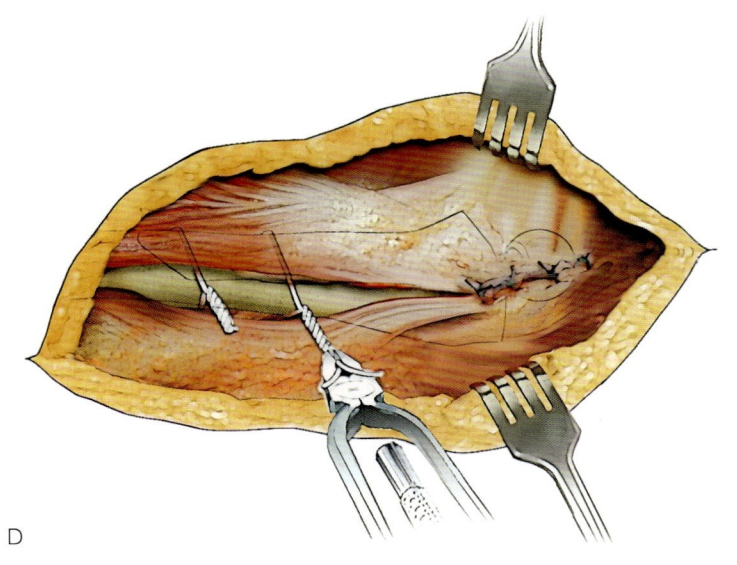

D

技术图2（续）　B. 向前后翻开截骨远端，完成股骨近端开书样截骨。C. 整个经转子截骨块向前后翻开，不要引起大转子截骨部分骨折。假体周围关节囊上下分开，保留前后袖套完成，暴露假体肩部。小脑型和Charnley型髋关节牵开器牵开经转子骨块，暴露骨水泥-假体、骨水泥-骨，或骨-假体界面，便于股骨假体取出。D. 植入最终的假体再固定。常需要去除少量的转子骨，便于合适的截骨复位和固定。

- 插入假体试模后复位,但转子骨块不复位。
- 插入股骨假体前,大多数医生选择在截骨部位远端放置股骨钢缆,预防医源性股骨干骨折。
- 最终的假体插入后进行 TFO 固定。去除少量的转子骨块,便于合适截骨块复位和粗缝线和钢缆固定。

皮质窗

- 皮质窗的长度由假体固定牢固程度和需去除的远端骨水泥所决定的。股骨皮质周长外侧部分的 1/3 被包括在皮质窗内。
- 正如 ETO,股外侧肌仍然附着在截骨外侧部分,但远端股外侧肌被翻开,向前牵开,可见股骨外侧和后侧皮质。
- 在骨窗角钻孔,减少潜在的应力集中点而导致医源性股骨骨折。
- 用骨刀和摆锯连接钻孔。
- 用骨刀去除皮质窗,获得有限暴露骨水泥–假体、骨水泥–骨、骨–假体界面,便于股骨假体取出。碳化合金打击器逆向取出假体。
- 皮质窗暂时用 Farabeuf 钳维持位置。
- 最终的假体植入后,用环形钢丝固定。

取出假体

取出股骨假体

- 安全取出大多数固定牢靠的股骨假体需要股骨截骨。股骨截骨在取出假体过程中具有几个优势:
  - 保留骨量和软组织附着
  - 暴露股骨髓腔便于重建
  - 畸形矫正
  - 软组织平衡
  - 骨移植
  - 与医源性骨折相比,骨愈合率更高
  - 手术时间缩短
  - 便于取出远端骨水泥
- 骨折平面可替代股骨截骨或皮质窗,便于暴露固定牢靠的或松动的股骨假体。
- 为下一步重建,小心预防股骨皮质穿孔,取出股骨假体时尽可能保留多的骨量。术中透视预防皮质穿孔。
  - 清理内侧假体领和外侧假体肩部,高速磨钻去除内侧大转子突出部分。从骨水泥套敲出骨水泥固定的股骨柄。在这个步骤避免使用骨刀。骨刀增加周围应力和医源性大转子骨折的风险。假体专用或普通的拔出器固定到骨水泥柄的颈部。3～5次有力可控的滑锤敲击使得柄从骨水泥套中被敲出。如果股骨柄没有唇样锥度,那就需要用金刚钻切割轮切割下方,便于获得合适抓持力拔出股骨假体。如果骨水泥柄不易拔出,考虑使用 ETO,类似于非骨水泥柄。或者使用笔尖样高速磨钻或弹性骨刀松解近端骨水泥套。如果骨水泥套不能被去除,可能需要手工的骨水泥取出器械(如分离器、V形骨刀、T形骨刀、反向钩,或垂体咬骨钳),电动骨刀,笔尖样高速磨钻(形成裂纹线,控制骨水泥断裂),圆的高速磨钻(用于干骺端骨水泥),钻孔器和骨科超声骨水泥取出系统(如 OSCAR,Orthosonics, Chatham, NJ)。通过骨皮质窗,逆向方式去除远端骨水泥栓,尤其是松动时,或者顺向方式用钻孔器、磨钻或超声装置在远端骨水泥打中心孔,使用倒钩取出远端骨水泥。如果远端骨水泥在股骨峡部以远,可考虑皮质窗或 ETO。如果骨水泥套被保留,用磨钻或超声装置打磨这个固定牢固且非感染的骨水泥套,为新的股骨假体创造出空间,便于其固定到现存的骨水泥套上(例如,骨水泥在骨水泥内技术)[12]。
  - 在股骨近端,清理内侧假体领和外侧假体肩部,高速磨钻去除内侧大转子突出部分。多孔涂层生物型股骨柄从股骨中被拔出。笔尖样磨钻、弹性骨刀、动力骨刀和 U 形骨刀处理内侧股骨距的骨–假体界面。如果股骨距被股骨领阻挡,金属切割磨钻去除股骨领,保留股骨距。操作要小心,因为骨刀增加环形应力和医源性大转子骨折。假体专用或普通的拔出器固定到骨水泥柄的颈部。3～5次有力可控的滑锤敲击使得柄从骨水泥套中被敲出。如果股骨柄没有唇样锥度,那就需要用金刚钻切割轮切割下方,便于获得合适抓持力,以便拔出股骨假体。如果近端多孔生物型骨水泥柄不易拔出,可考虑 ETO。

- 取出全多孔涂层生物型股骨柄需要行股骨截骨术（技术图4A）。如果假体没有断裂，股骨截骨术后，在股骨截骨的远端部分，用金属切割高速磨钻切割假体（技术图4B）。剩余部分的假体远端应该是圆柱形。Gigli锯穿经假体近端股骨距部分，去除近端内侧的固定（技术图4C）。在多次冲洗下，用大小合适的环锯取出牢固固定的剩余的股骨假体远端部分（技术图4D）。准备多个环锯，最少4～6个，尺寸是预计假体大小上下一号。因为环锯易变钝，假体大小也不一定准确。还要准备弹性骨刀和笔尖样高速磨钻。

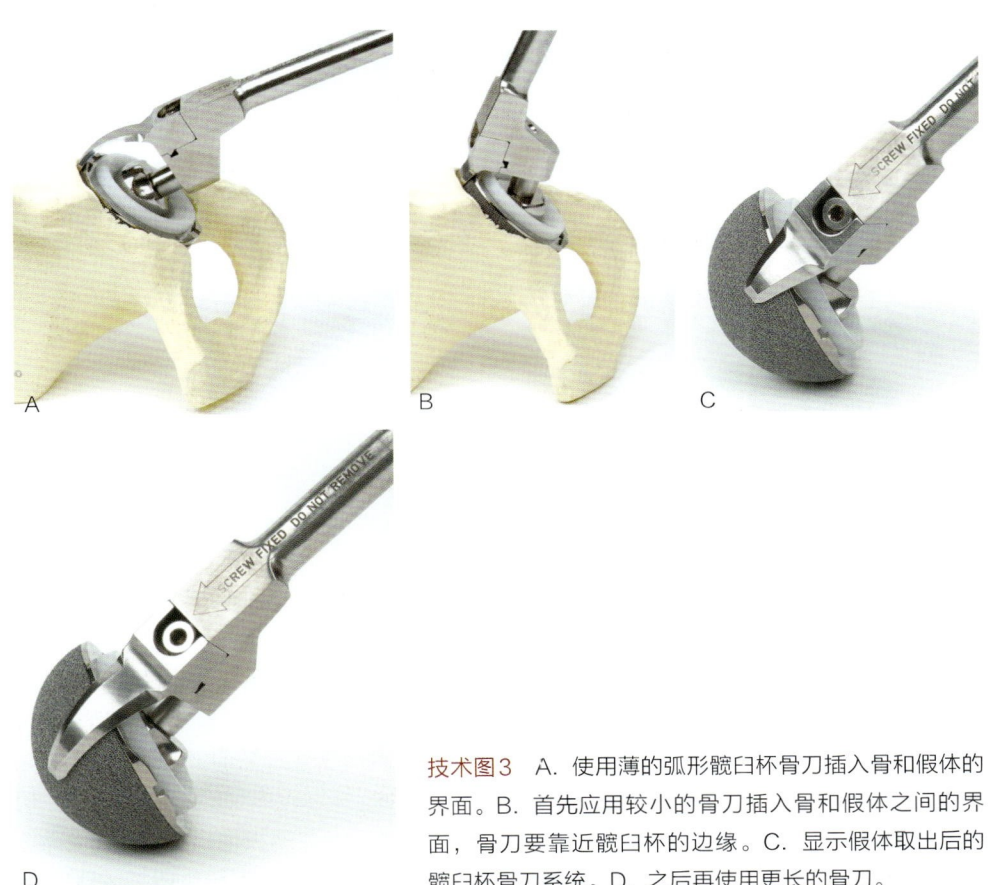

技术图3 A. 使用薄的弧形髋臼杯骨刀插入骨和假体的界面。B. 首先应用较小的骨刀插入骨和假体之间的界面，骨刀要靠近髋臼杯的边缘。C. 显示假体取出后的髋臼杯骨刀系统。D. 之后再使用更长的骨刀。

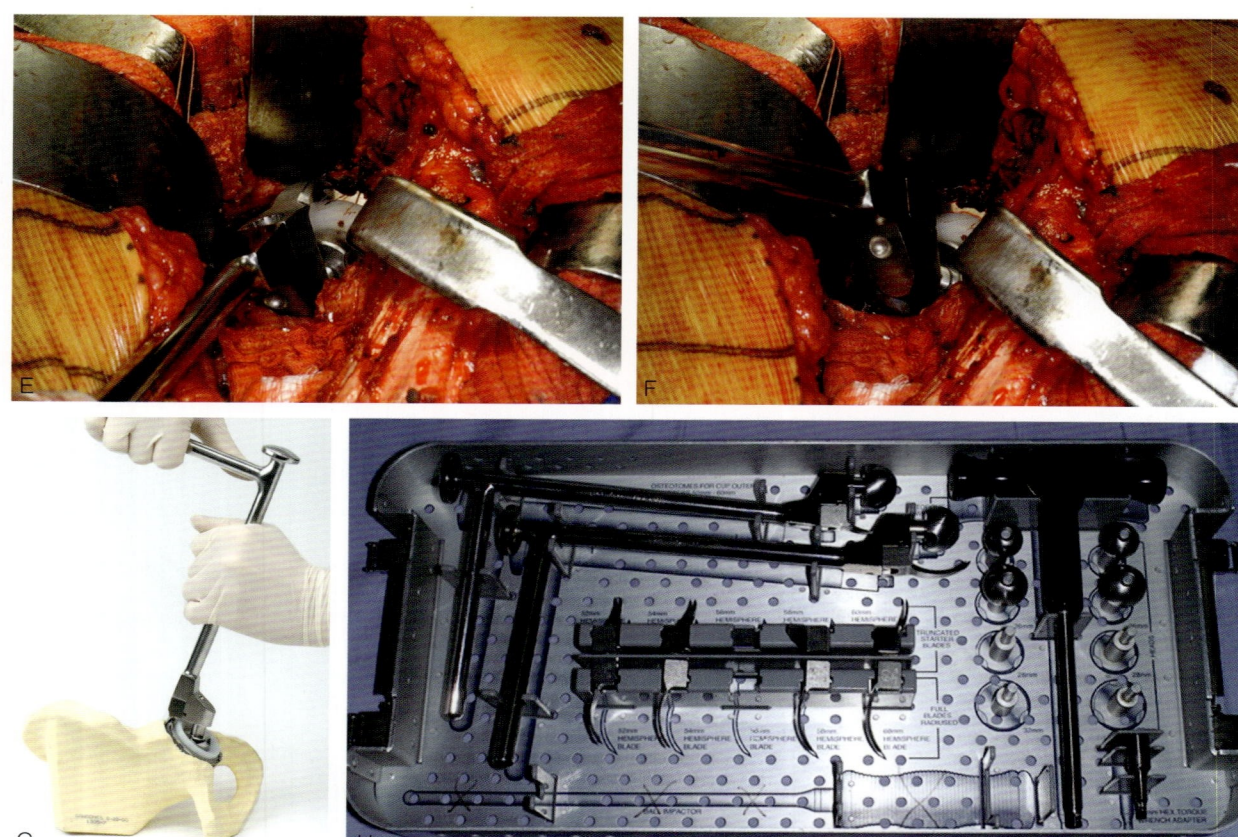

技术图3（续） E. 再插入更大的骨刀。F. 大骨刀去除骨-假体界面内侧骨长入。G. 在骨量损失最小的情况下，用把手取出髋臼杯。H. 骨刀工具盘（此图由Courtesy of Zimmer, Inc, Warsaw, IN. 提供）。

髋臼的取出

- 任何髋关节入路可以取出固定牢靠的髋臼假体。
- 便于下步的重建，取髋臼假体时，小心保留尽可能多的髋臼骨量。一般不需要过度扭转或拽出固定牢固的假体，否则会导致明显的骨丢失。
- 根据相应大小的髋臼假体，髋臼骨刀（髋臼取出系统，Zimmer Inc, Warsaw, IN）通过旋转固定半径的短或长弧形骨凿，分离骨-假体界面，便于取出髋臼假体（技术图3A～D）。在使用这种骨刀前，选择合适的螺丝刀或螺钉取出器取出所有螺钉。再放入原始内衬、试模内衬或双极头，使得骨刀居中，取出髋臼假体。
- 任何髋关节入路可以取出固定牢固的髋臼内衬。如果内衬是陶瓷或金属的，要准备合适的假体取出工具。如果内衬是聚乙烯的，使用骨水泥固定到骨盆或髋臼假体上，可以锉磨聚乙烯直至骨水泥层，用骨刀、高速磨钻或骨科骨水泥取出系统取出骨水泥。如果内衬是聚乙烯的，锁定到髋臼假体上，可以选用合适假体专用取出工具、1或2枚螺钉技术（技术图4E、F），或磨钻碎片化、骨刀、高速磨钻。

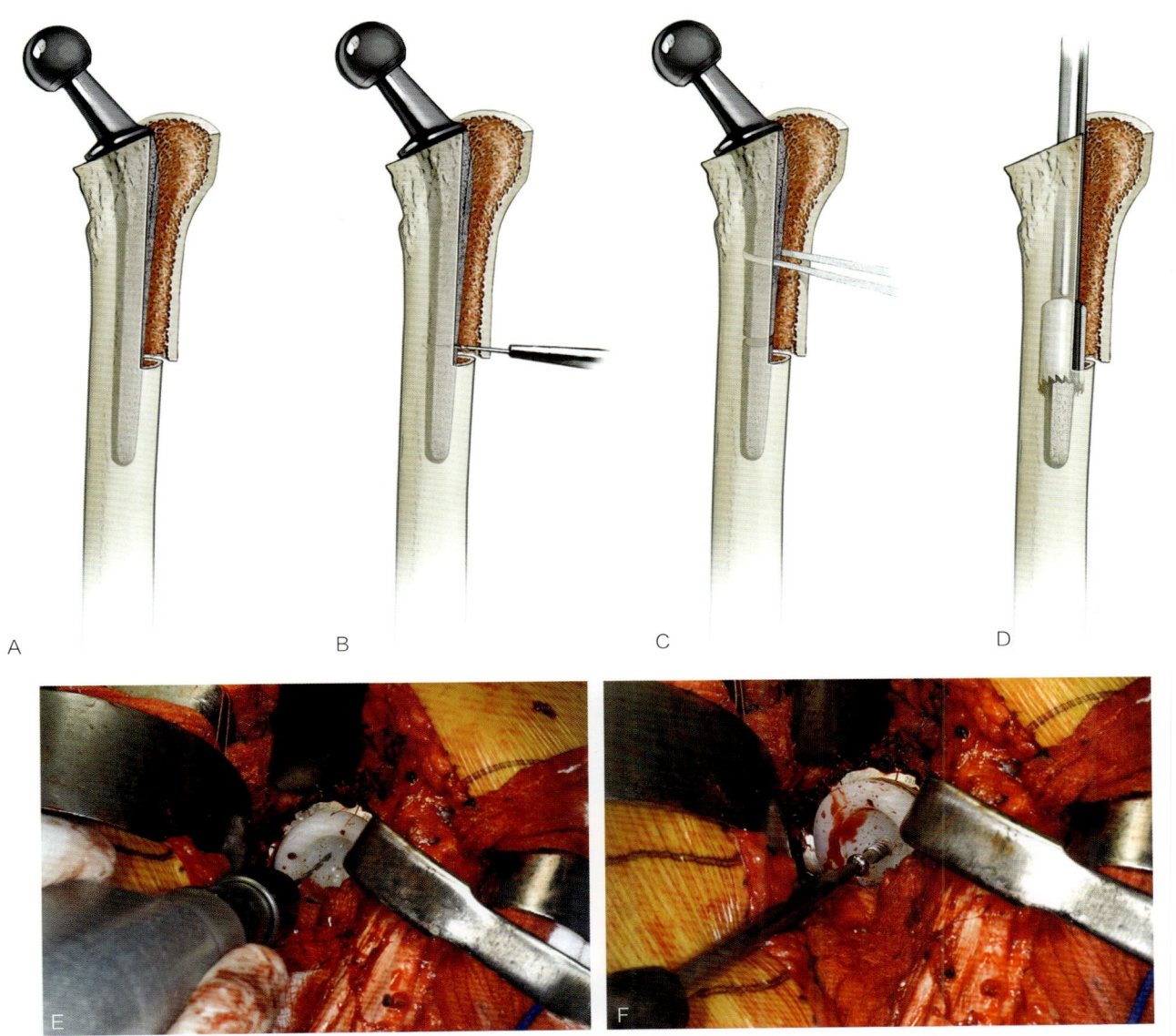

技术图4 A. 通过ETO进入全多孔涂层的股骨组件。B. 如果植入物尚未断裂，则用切削金属的高速磨钻将股骨干骺端下方的股骨组件分开。C. 内侧使用Gigli锯松解近端和内侧向内生长表面。D. 在股骨组件的远端圆柱部分上方进入剩余的骨干。E. 用钻头刺穿聚乙烯。F. 松质螺钉用于接合聚乙烯，并在聚乙烯撞击金属壳后将其从髋臼杯中取回。也可以使用第二个螺钉。使用该技术时应注意避免剥离聚乙烯。

要点与失误防范

髋臼缺损	• 普通X线片上往往会低估固定牢固髋臼假体的骨溶解和骨丢失。如果臼杯被证实是松动的或者广泛的骨溶解,一个简单的聚乙烯内衬更换可能会变成整个髋臼翻修。要做好术前计划和准备假体及器械
ETO	• 使远端横向截骨成斜面能预防和减少远端骨折的发生 • 在股骨扩髓、安放试模和假体之前,在截骨处的远端放置环扎钢丝 • 手术过程中,要仔细查看大转子是否有骨溶解,在股外侧肌和外旋肌汇合并止于骨外侧肌嵴处要仔细操作,避免骨折发生 • 术中要有充分的可移植骨来修补包容性和非包容性骨缺损处,包括松质骨粒及皮质支撑骨 • 假体远端与股骨远端要紧密接触,同时转子延长截骨远端固定及近端固定,这样可以使假体获得三点的固定 • 因为转子延长截骨的全髋关节翻修术中有较高的骨折发生率,所以术后需行X线片检查 • ETO的同时也可以行近端复位或角度截骨 • 不要剥离贴附在大转子上的肌肉,这些肌肉提供丰富的血流量,促进骨愈合和稳定假体
取出股骨假体	• 准备多个环锯,最少4~6个,尺寸是预计假体大小上下一号。因为环锯易变钝,假体大小也不一定准确
取出髋臼假体	• 去除固定牢固的髋臼杯时,应尽量选用薄的骨凿,减少骨质的丢失 • 从髋臼去除聚乙烯杯后再取出螺钉,然后再为放置髋臼杯取出工具做指引和参考 • 聚乙烯杯取出后,假体的锁定机制失效,需要行骨水泥固定聚乙烯杯。

术后处理

- 承重状态是由骨的质量、假体与骨的初始稳定性以及手术暴露是否使用截骨术这几个因素共同确定的。
- 如果仅仅更换股骨头和内衬更换,而保留其他骨整合良好的假体,通常在这种情况下可以允许负重。
- 如果进行了延长截骨术,或者将假体重新植入相对质量较差的骨中,或者使用骨移植物,这些情况需要使用双手行走辅助装置,负重通常限制为50%,并持续8周。
  - 在大型重建术后(骨质丢失明显或固定不稳固),负重有时仅限于足趾触地,持续8周或更长时间。
- 当因感染去除假体并植入含抗生素可活动或不可活动的间隔物时,负重状态要根据骨质量、植入物稳定性和截骨术的需要,使用行走辅助装置,直到二期手术植入最终的假体。

并发症

- 在取出固定牢固的股骨假体时,容易造成转子部位和股骨干的骨折。
- ETO和TFO发生骨不愈合。
- 翻修术要比初次的全髋关节置换术有更高的脱位发生率。
- 紧密骨干压配预防假体下沉。
- 髋臼缺损在有聚乙烯磨损和骨溶解时更广泛。

结果

- 短期随访行ETO的全髋关节翻修术[1,5,9,13—15,17]:
  - 截骨愈合率:97.8%~100%
  - 大转子骨折:2.4%~23.1%
  - 股骨干骨折:0~20%
  - 假体下沉:1.4%~23%
  - 脱位率:7.1~30.8%
- 短期随访行TFO的全髋关节翻修术[3,4,6—8,10,11,18—20]:
  - 截骨愈合率:83.3%~98.5%
  - 大转子骨折:60%
  - 股骨干骨折:0~17.6%
  - 假体下沉:10.1%~64.7%
  - 脱位率:2.9%~21.4%

(程涛 译,王琦 审校)

参考文献

[1] Aribindi R, Paprosky W, Nourbash P, et al. Extended proximal femoral osteotomy. Instr Course Lect 1999;48:19-26.

[2] Berger RA, Quigley LR, Jacobs JJ, et al. The fate of stable cemented acetabular components retained during revision of a femoral component of a total hip arthroplasty. J Bone Joint Surg Am 1999;81:1682-1691.

[3] Böhm P, Bischel O. Femoral revision with the Wagner SL revision stem: evaluation of one hundred and twenty-nine revisions followed for a mean of 4.8 years. J Bone Joint Surg Am 2001;83-A(7):1023-1031.

[4] Böhm P, Bischel O. The use of tapered stems for femoral revision surgery. Clin Orthop Relat Res 2004;(420):148-159.

[5] Chen WM, McAuley JP, Engh CA Jr, et al. Extended slide trochanteric osteotomy for revision total hip arthroplasty. J Bone

Joint Surg Am 2000;82:1215-1219.

[6] Fink B, Grossmann A, Schubring S, et al. A modified transfemoral approach using modular cementless revision stems. Clin Orthop Relat Res 2007;462:105-114.

[7] Grunig R, Morscher E, Ochsner PE. Three-to 7-year results with the uncemented SL femoral revision prosthesis. Arch Orthop Trauma Surg 1997;116:187-197.

[8] Hartwig CH, Böhm P, Czech U, et al. The Wagner revision stem in alloarthroplasty of the hip. Arch Orthop Trauma Surg 1996;115:5-9.

[9] Huffman GR, Ries MD. Combined vertical and horizontal cable fixation of an extended trochanteric osteotomy site. J Bone Joint Surg Am 2003;85-A(2):273-277.

[10] Isacson J, Stark A, Wallensten R. The Wagner revision prosthesis consistently restores femoral bone structure. Int Orthop 2000;24:139-142.

[11] Kolstad K, Adalberth G, Mallmin H, et al. The Wagner revision stem for severe osteolysis. 31 hips followed for 1.5-5 years. Acta Orthop Scand 1996;67:541-544.

[12] Lieberman JR, Moeckel BH, Evans BG, et al. Cement-within-cement revision hip arthroplasty. J Bone Joint Surg Br 1993;75:869-871.

[13] Mardones R, Gonzalez C, Cabanela ME, et al. Extended femoral osteotomy for revision of hip arthroplasty: results and complications. J Arthroplasty 2005;20:79-83.

[14] Miner TM, Momberger NG, Chong D, et al. The extended trochanteric osteotomy in revision hip arthroplasty: a critical review of 166 cases at mean 3-year, 9-month follow-up. J Arthroplasty 2001;16:188-194.

[15] Morshed S, Huffman GR, Ries MD. Extended trochanteric osteotomy for 2-stage revision of infected total hip arthroplasty. J Arthroplasty 2005;20:294-301.

[16] Moskal JT, Shen FH, Brown TE. The fate of stable femoral components retained during isolated acetabular revision: a six-to-twelve-year follow-up study. J Bone Joint Surg Am 2002;84-A(2):250-255.

[17] Peters PC Jr, Head WC, Emerson RH Jr. An extended trochanteric osteotomy for revision total hip replacement. J Bone Joint Surg Br 1993;75:158-159.

[18] Wagner M, Wagner H. The transfemoral approach for revision of total hip replacement [in German]. Oper Orthop Traumatol 1999;11:278-295.

[19] Warren PJ, Thompson P, Fletcher MD. Transfemoral implantation of the Wagner SL stem. The abolition of subsidence and enhancement of osteotomy union rate using Dall-Miles cables. Arch Orthop Trauma Surg 2002;122:557-560.

[20] Wilkes RA, Birch J, Pearse MF, et al. The Wagner technique for revision arthroplasty of the hip: a review of 24 cases. J Orthop Rheumatol 1994;7:196-198.

第25章 全髋关节假体周围/远端骨折的固定

Fixation of Periprosthetic Fractures About/Below Total Hip Arthroplasty

Aaron Nauth, Iain Stevenson, Matthew D. Smith, and Emil H. Schemitsch

定义

- 全髋关节置换假体周围骨折属于股骨或髋臼假体附近的股骨和髋臼骨折。术中和术后均可发生。本章集中在股骨术后骨折,发生在全髋关节置换股骨假体的附近。

解剖

- 最常用Vancouver分型系统描述全髋关节置换股骨假体周围的股骨骨折。该分型是根据解剖位置、股骨假体稳定性和周围的骨量(表1;图1)[5]。简单,可靠,且可以指导治疗。
- A型骨折发生在转子区域,累及大转子(A_G)或小转子(A_L)。
- B型骨折发生在股骨柄周围或者远端,根据假体稳定性和周围骨量分为亚型。B1型骨折发生在稳定的假体周围。B2型发生在松动的假体周围,有足够的骨量。B3型骨折发生在松动的假体周围,骨量差。
- C型骨折发生在稳定股骨假体的远端。

发病机制

- 术后的假体周围骨折发生在不同的情况下;然而,严重创伤只占了很少一部分。

表1　Vancouver假体周围骨折分型

类型	骨折描述
A	转子周围骨折
A_G	大转子
A_L	小转子
B	股骨柄或紧邻柄远端骨折
B1	假体稳定
B2	假体松动骨量好
B3	假体松动骨量差
C	假体远端骨折

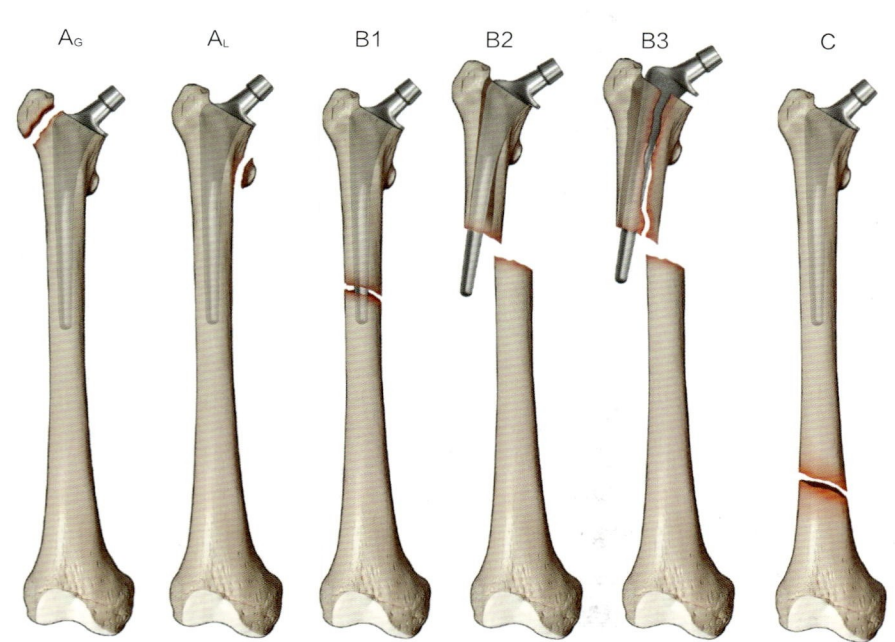

图1　Vancouver假体周围骨折分型。

- 大多数骨折是低能量跌倒,大约25%没有明显的创伤。
- 很大比例的患者有病理性和骨质疏松的骨,由于以下原因,包括股骨近端的局部骨量减少、应力遮挡、骨溶解,以及该人群骨质疏松症的高流行率。

自然病程

- 大多数骨折要求手术治疗,以获得有效的骨折愈合和功能恢复。
- 回顾性文献表明术后1年死亡率11%,致残率和死亡率类似髋部骨折的患者。这是一个重要的考虑,因为需要采用类似于髋部骨折的方式处理这些患者:多学科团队方式(老年科评估、谵妄预防等)、早期手术治疗(创伤后<48小时)、手术策略允许早期负重和活动。

病史和体格检查

- 损伤机制和能量等级以及跌倒原因,这些是非常重要的信息。
- 获得相关关于前驱症状的信息,如负重大腿痛或起步痛。表明骨折前已存在松动的股骨柄。
- 既往的感染病史、伤口并发症,或者结构性的症状,表明假体周围感染。
- 社会史包括之前的步行状态、助步器的使用、独立生活的能力、整体功能,有助于设定合理的治疗目标。
- 体格检查可发现移位的骨折发生肢体明显畸形,也可以发现轻度移位骨折的隐匿性畸形,如活动或髋部旋转的疼痛,负重困难或肢体无力。体格检查要关注排除开放性伤口、神经血管损伤和相关的损伤。

影像学和其他诊断性检查

- 先拍摄患侧股骨正位和侧位X线片和骨盆正位片。仔细评估X线片骨折线位置、骨折块移位、假体松动和骨量的质量。
- 关键是要找到假体松动的证据。假体周围骨折松动股骨假体(B2型)手术治疗除了固定骨折外,还要求更换为长柄。而单独骨折固定就可以容易地解决稳定假体的骨折(B1)。Lindahl等[4]报道B1骨折治疗失败大多数是由于假体松动,也就是说没有及时发现假体松动。
- 影像学明确松动的证据包括进展性假体周围或骨水泥套透亮线、柄的位置发生改变,或者假体或骨水泥套断裂(图2)。假体可能松动的影像表现,包括>2 mm假体周围或骨水泥套透亮线、珠脱落、骨内膜扇贝样改变、柄尖端的骨内膜骨桥。

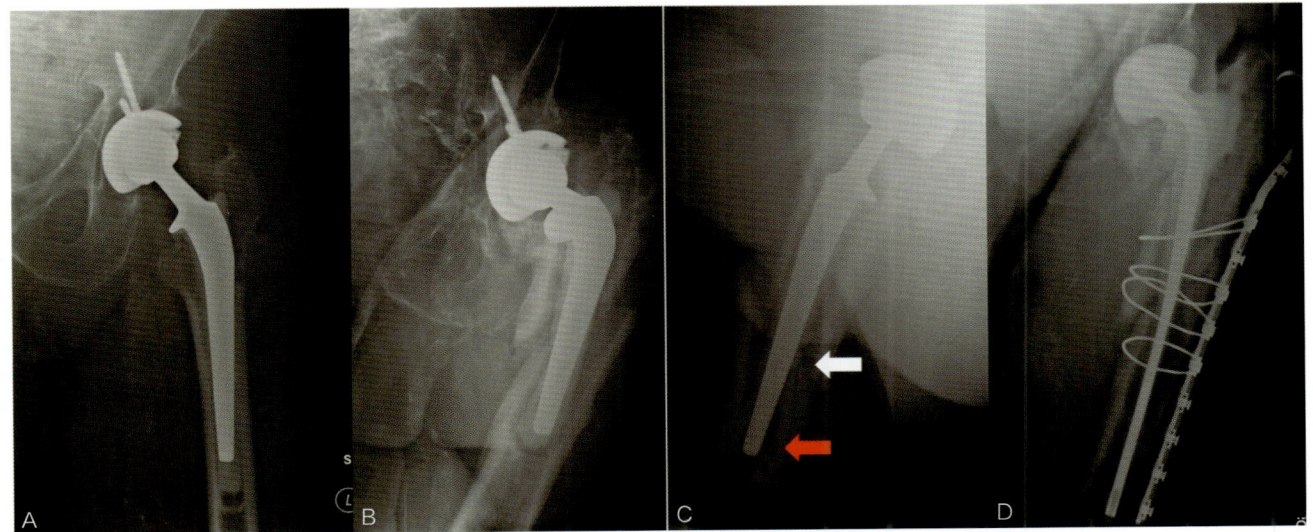

图2 91岁男性患者,B2型假体周围骨折,全髋关节置换术后1年X线片。与术后即刻片子比较(A)有明确松动特征,包括进展性骨水泥-骨界面的透亮线,假体下沉,骨水泥套断裂(白箭头),假体周围骨水泥分离(红箭头)(B、C)患者自述3个月的大腿痛,ESR和CRP明显升高。推测全髋关节置换发生感染,抗生素骨水泥间隔器结合骨折固定进行翻修(D),术中确认了感染(经允许引自Nauth A, Henry P, Schemitsch EH. Periprosthetic fractures of the femur after total hip arthroplasty: cable plate and allograft strut fxation of Vancouver B1 fractures. In: Sarwark JF, ed. Knowledge Online Journal. Rosemont, IL: American Academy of Orthopaedic Surgeons, 2014)。

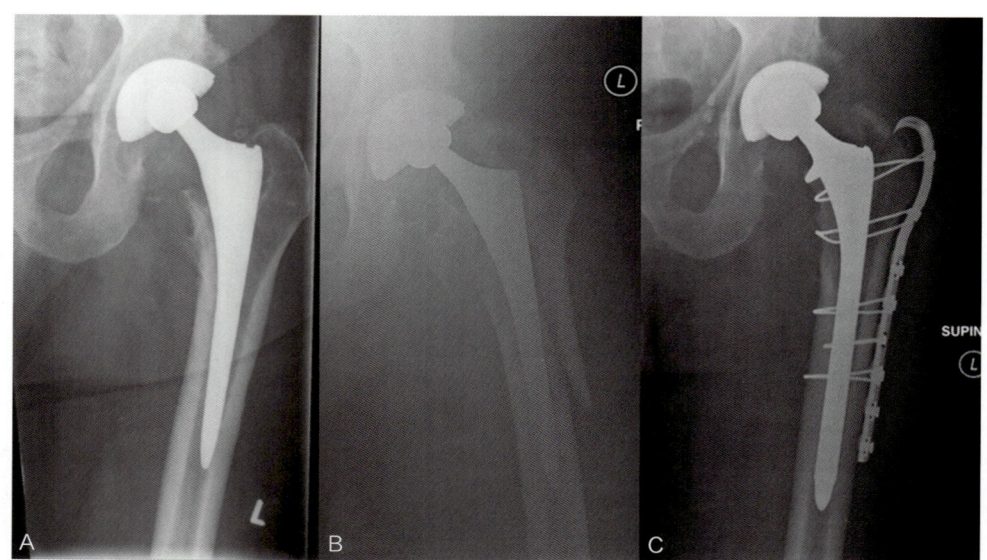

图3　Vancouver B2假体周围骨折，75岁男性。比较受伤前X线片（A）表明明显的下沉和假体位置感染，确认松动（B）长柄和骨折内固定进行翻修（C）。

- 尽可能获得受伤前的X线片，评估假体位置的改变，这最能表明柄的松动。仔细比较假体伤前和伤后的X线片，可以发现明显的或者相对隐匿性的假体下沉（图3，图4）。
- 需要翻修假体时，要尽量获得原始的手术记录。
- 创伤后炎症标志如白细胞计数、ESR和CRP往往会升高，所以骨折的情况下很难解释，除非明显升高。如果根据伤前症状，怀疑感染的话，应该进行术前的髋关节抽吸。手术发现感染的话，应准备二期翻修（图2）。

鉴别诊断

- 假体周围感染
- 无菌性松动
- 病理性骨折

非手术治疗

- 大多数假体周围骨折需要手术治疗，除非小转子稳定骨折（未累及骨干）、大转子轻度移位的骨折、稳定假体周围完全没有移位的骨折。另外，如果身体状况差不适合手术的患者发生了股骨柄周围轻度移位的骨折，也可以考虑尝试保守治疗。

手术治疗

- 根据Vancouver分型指导假体周围股骨骨折的手术治疗。
- 小转子A_L型骨折和轻度移位型A_G型骨折一般采用非手术治疗。移位型A_G骨折一般需要切开复位内固定术。如果合并骨溶解和内衬磨损的话，可以考虑骨移植和更换内衬。
- B1型骨折假体稳定，骨折内固定术治疗。下面集中描述这些骨折类型和B1型骨折的内固定。关于B1型骨折最佳的治疗，文献中存在相对的争议。主要集中比较钢丝钢板结合结构性异体骨移植和外侧锁定钢板。生物力学文献建议使用外侧钢丝钢板和螺钉结合前侧结构性异体骨移植（垂直固定）是最佳的生物力学结构[7]。Buttaro等[2]回顾14例患者B1型骨折采用外侧锁定钢板，加或不加结构性皮质骨板；报道单独使用外侧锁定钢板出现高失败率（5/9），而外侧钢板结合结构性

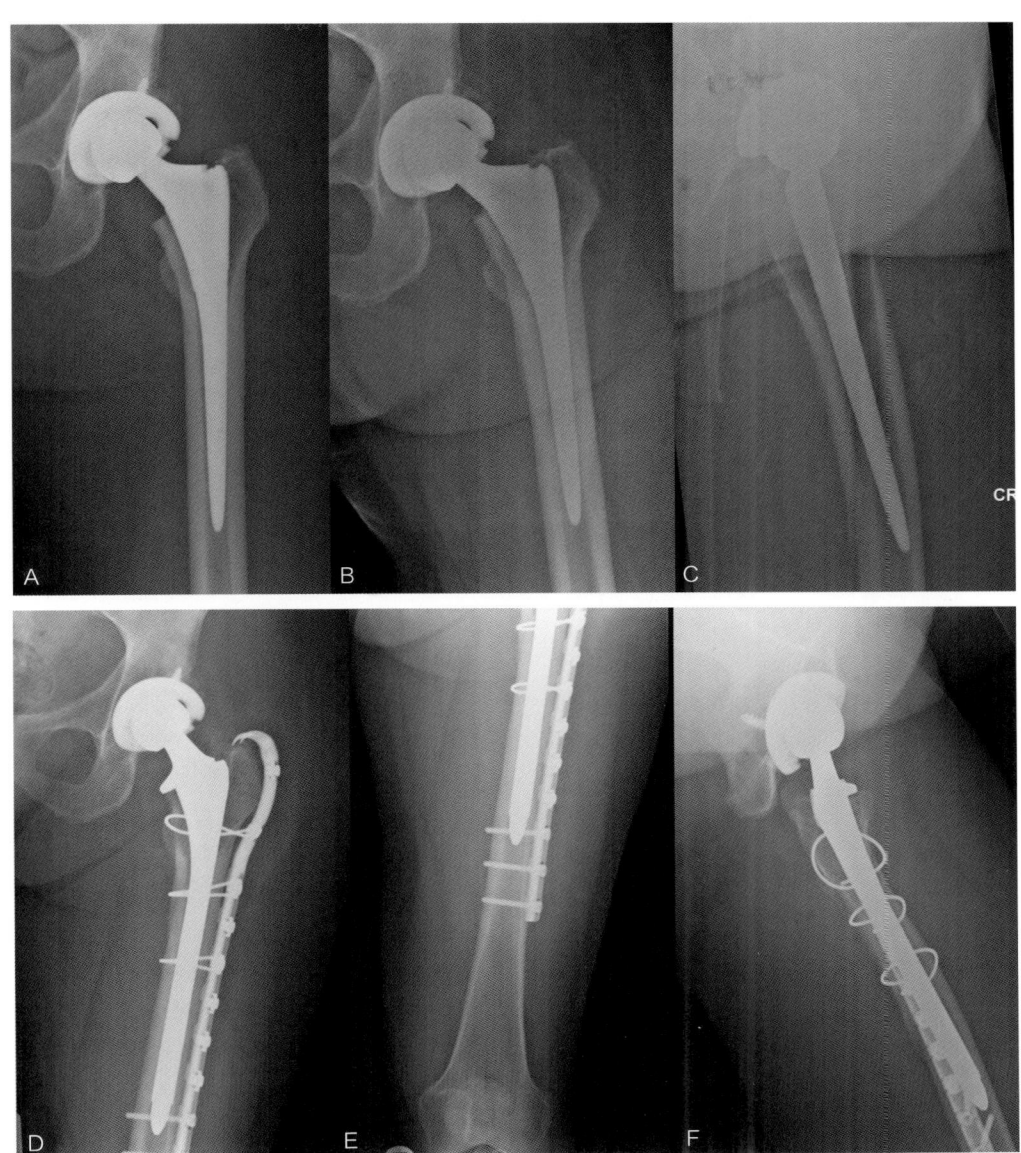

图4 B2型股骨假体周围骨折，52岁，女性，术后3周跌倒。与术后即刻片（A）比较显示隐匿假体下沉（B、C）。患者入手术室计划行骨折内固定和长柄假体翻修。术中确认假体松动。术后6个月显示钢丝钢板和螺钉固定骨折及长柄假体翻修（D~F）（经允许引自 Nauth A, Henry P, Schemitsch EH. Periprosthetic fractures of the femur after total hip arthroplasty: cable plate and allograft strut fxation of Vancouver B1 fractures. In: Sarwark JF, ed. Orthopaedic Knowledge Online Journal. Rosemont, IL: American Academy of Orthopaedic Surgeons, 2014）。

皮质骨板失败率低（1/5）。其他学者报道外侧钢板结合间接复位和微创技术获得很高成功率[6]。比较这两项技术的高质量前瞻性证据是缺乏的。不管使用什么固定策略，治疗这些骨折必须遵循这几种生物力学和手术原则。首先，骨折固定时柄不能处于内翻位，有报道柄内翻位的固定失败率有所增加。第二，柄周围的近端固定最好采用钢丝和螺钉结合。股骨假体足够重叠避免力学失败是很关键的（图5）。通常要固定到大转子水平。第三，要记住这些骨折常发生在病理性/骨质疏松的骨组织上，建议足够长度的钢板稳定整个长度的股骨，避免今后假体周围骨折。最后，根据所需的骨折愈合类型，要遵守绝对稳定或相对稳定。对简单横行或螺旋形骨折，使用加压钢板或拉力螺钉使得骨折部位获得绝对稳定和加压。对粉碎性骨折要求相对稳定和桥接固定，允许骨折形成骨痂获得间接愈合。

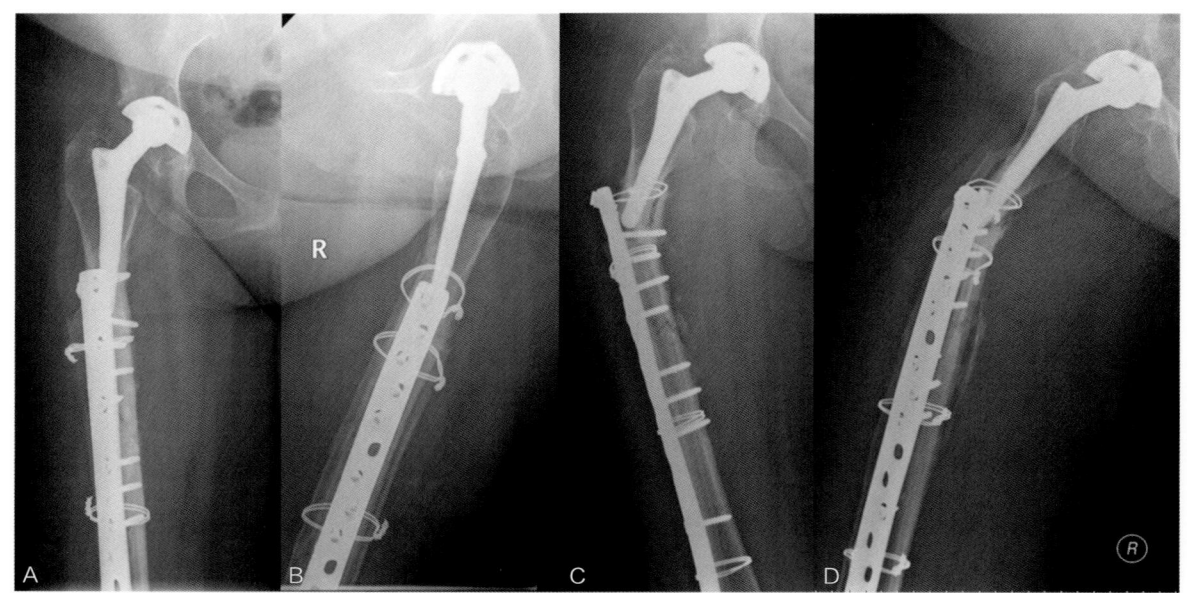

图5　41岁女性，B1型假体周围骨折，外侧锁定钢板和腓骨结构性异体骨移植固定（A、B）。X线片提示股骨假体与钢板重叠不足，预示固定失败（C、D）（经允许引自 Nauth A, Henry P, Schemitsch EH. Peripros-thetic fractures of the femur after total hip arthroplasty: cable plate and allograft strut fxation of Vancouver B1 fractures. In: Sarwark JF, ed. Orthopaedic Knowledge Online Journal. Rosemont, IL: American Academy of Orthopaedic Surgeons, 2014）。

- B2型骨折采用长柄假体和骨折固定进行翻修（图3，图4）。柄越过骨折至少两个皮质直径。
- B3型骨折需要翻修，切开复位内固定，可能还需要结构性异体骨移植恢复骨量。
- C型骨折发生在柄远端，一般采用切开复位内固定。

术前计划

- 正如前所述，建议多学科评估处理患者合并症和围手术期内科疾病。
- 处理全髋关节周围股骨假体周围骨折，术者要考虑准备行翻修术。这就要求回顾原始手术记录，确认翻修股骨假体的类型。Corten 等[3] 报道20%假体术前X线片判断是稳定的，但术中却发现是松动的。如果怀疑股骨假体的稳定性，髋关节关节切开脱位和假体加压，排除松动的股骨假体。

体位

- 患者在可X线透视的手术床上仰卧位，在患肢下放置软垫和充气包抬高患肢（图6）。肢体铺单后可活动，术中透视放置在骨折侧下肢的对侧。
- 替代的方法，患者侧卧位，患肢在上，肢体铺单后可活动。如果计划股骨假体翻修，可以考虑这个体位。

入路

- 入路涉及外侧切口，在既往全髋关节手术切口的远端朝膝关节方向延伸。
- 如果切开关节脱位髋关节用于评估股骨假体稳定性和股骨假体翻修，全髋关节切口近端也可以使用。
- 如果采用微创手术入路和间接复位，全髋关节置换切口远端暴露骨折近端的股骨，另使用一个远端切口在股骨远端外侧，便于放置钢板远端。

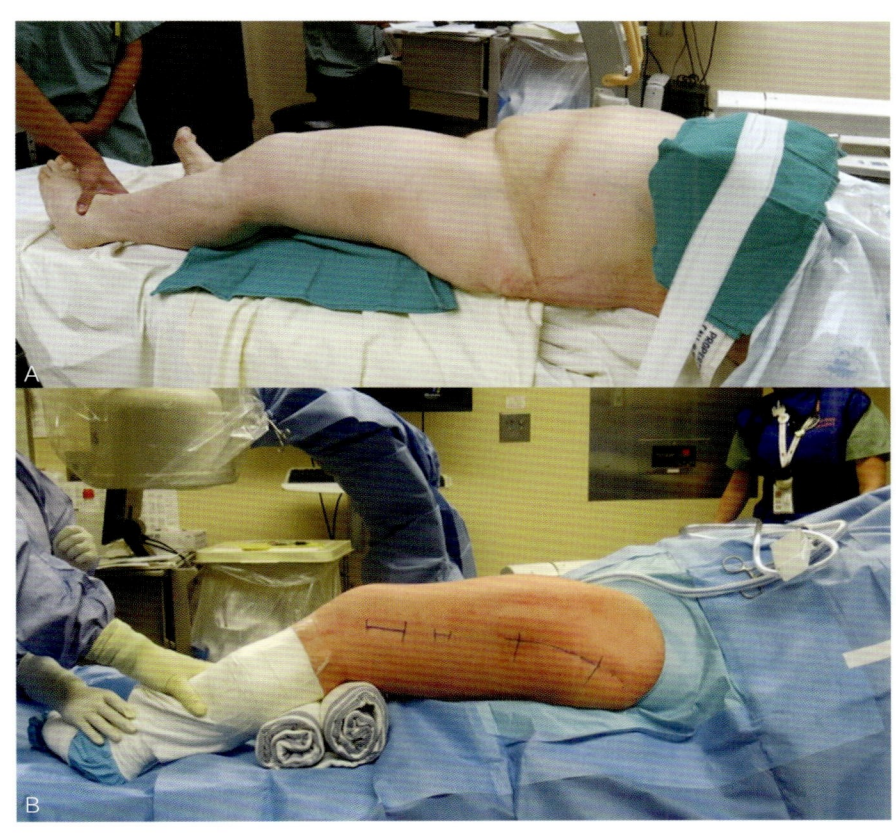

图6 术中照片示患者仰卧位，沙袋抬高患髋，C臂机位于患者对侧。

钢丝钢板和结构性异体骨移植固定

- 手术暴露：外侧暴露整个股骨，从既往全髋关节置换术切口的远端到股骨远端水平。深部切开，与切口一致地分开阔筋膜。沿着后方纤维，向前翻开股外侧肌（技术图1C）。找到血管穿支并烧凝。从大转子下方水平到股骨干骺端，暴露整个股骨外侧，包括骨折部位。显露股骨外侧和前面。虽然暴露是延长的，但要小心避免股骨后侧和内侧软组织剥离（技术图1D）。

- 骨折复位和钢板应用：如果怀疑假体稳定性，通过骨折部位仔细评估骨假体界面有无任何松动的证据。如果怀疑松动，切口近端延伸，切开关节，评估髋关节假体稳定性。一旦确认假体稳定性，使用复位钳获得骨折复位（技术图1E）。选择合适长度的钢板跨越整个股骨（从股骨远端到大转子下方）。确保钢板与股骨柄重叠，避免力学失败，这是很关键的。钢板形状要可靠放置在股骨外侧。新一代预塑形锁定钢板可以适应股骨解剖前弓。通过骨折近端和远端的钢板临时螺钉固定。如果骨折类型必须绝对稳定，使用钢板加压孔和拉力螺钉或者张力带获得骨折部位的加压。透视确认解剖复位和对线以及满意的钢板位置（技术图1F）。

- 准备异体骨移植：完成股骨暴露后准备异体骨移植物，感染和假体松动先行明确排除。笔者优先使用股骨远端异体移植物的前皮质，因为可以适应股骨前弓，也可以从股骨远端获得骨松质异体骨移植（技术图1G）。胫骨或肱骨结构性异体骨移植也可以接受。合适长度异体结构性骨移植物与股骨假体足够的重叠，必须在骨折两侧各穿一根钢丝（一般要获得至少25~30 cm长度）。另外，避免异体骨移植物与钢板在远端同一水平形成应力集中。使用摆锯和磨钻准备股骨远端异体骨移植物的前皮质。临时放置在股骨前皮质，确认合适大小和形状的移植物（技术图1H）。

- 穿钢丝和放置异体骨移植物：在放置异体骨移植物之前，使用穿丝导引器将钢丝绕穿股骨，相对更容易。这些钢丝直接穿绕在骨上，避免卡入神经血管组织，是关键的（技术图1I）。笔者常分别用两根钢丝在股骨近端和股骨远端。接着放置移植物在股骨前面，形成90-90结构。接着依次锁紧钢丝，修剪（技术图1J）。在这个阶段，螺钉固定在股骨近端和远端。近端在固定牢靠的股骨柄周围放置非锁定螺钉、多轴锁定螺钉，或者单皮质锁定螺钉。术中透视确认解剖复位和骨折对线，满意的钢板螺钉钢丝以及异体移植物位置。此时，生理盐水反复冲洗切口。来自股骨远端的松质异体移植物放置在骨折部位和移植物-宿主界面。标准分层关闭切口。

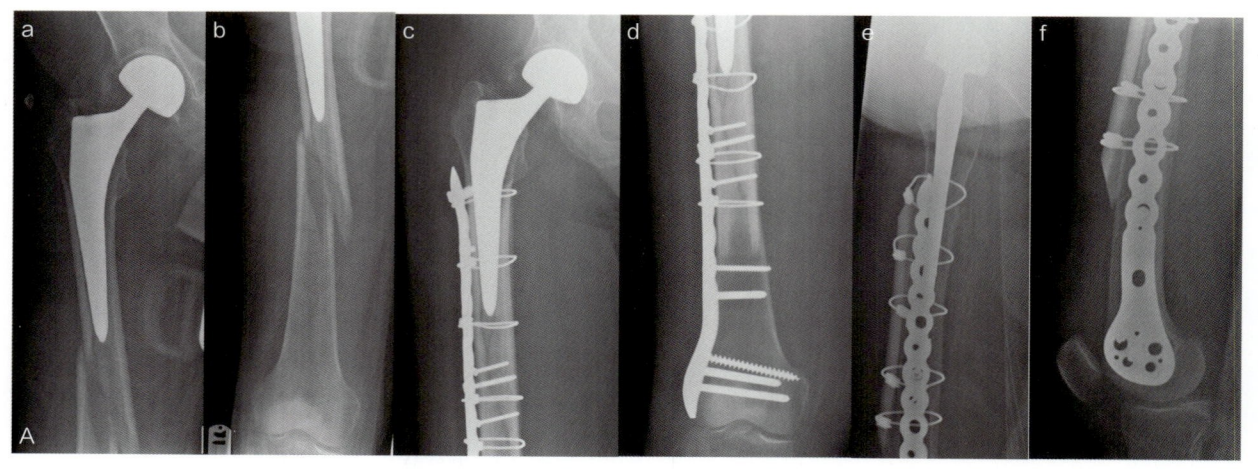

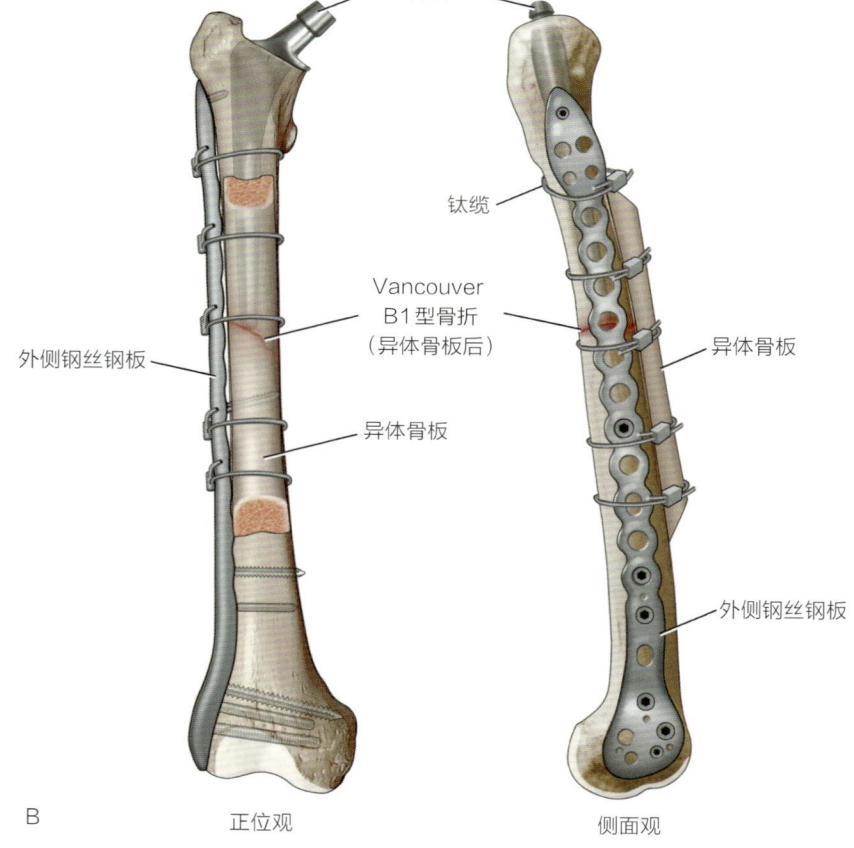

技术图1 A. 82岁女性患者，B1假体周围骨折部位位于固定良好股骨柄末端，在跌倒前功能良好（a、b）。术后X线片提示外侧远端股骨锁定钢板加前侧异体骨板（90-90固定）和钢丝（c～f）。B. 图示显示外侧钢丝钢板和前侧异体骨板（90-90固定）固定B1型骨折。

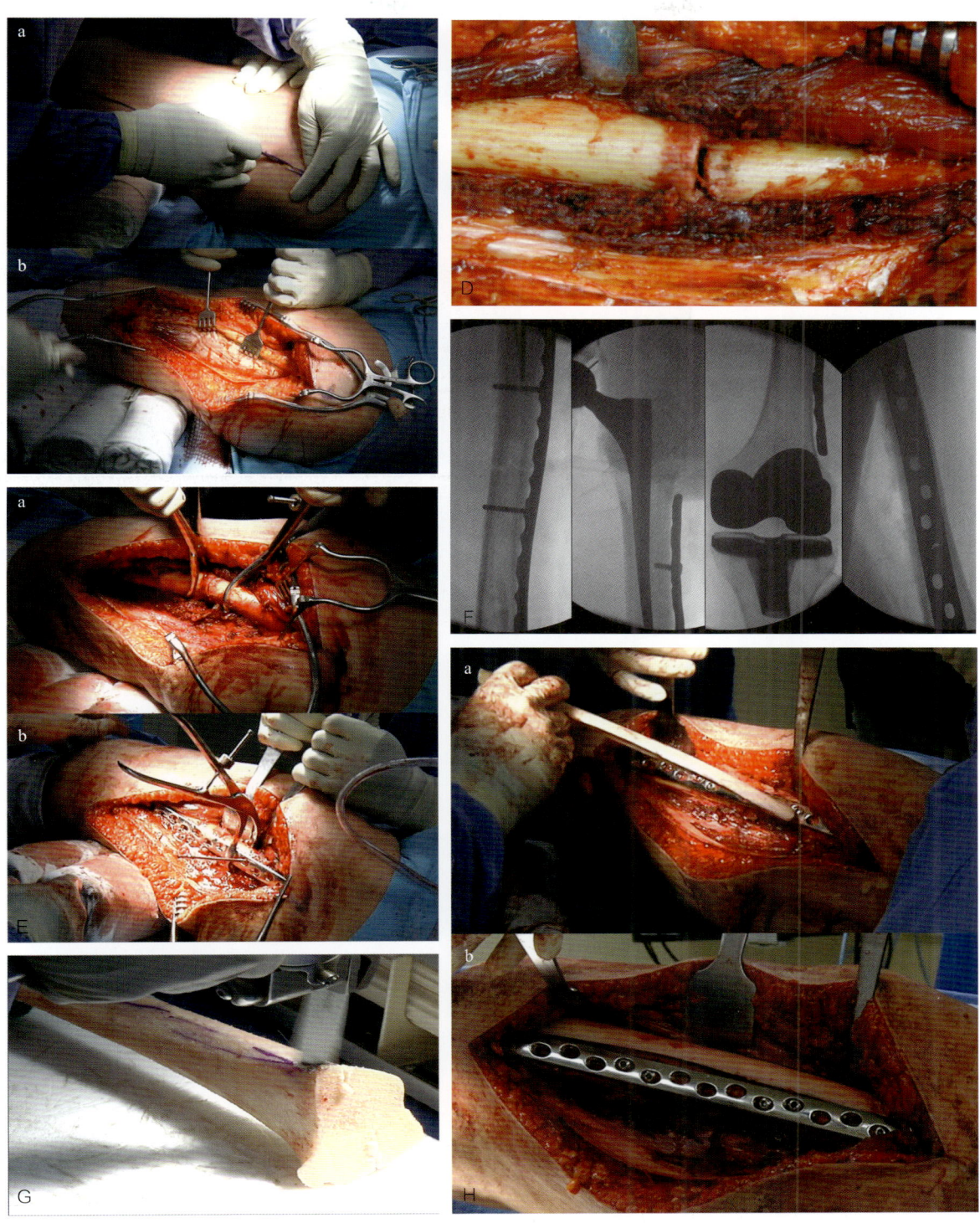

技术图1（续） C. 术中图片显示股骨外侧切口和入路，钢丝钢板和前侧异体骨板固定B1骨折。D. 术中B1型骨折部位图片显示避免软组织分离和后、内侧软组织剥离。E. 术中B1骨折部位的图片，表明临时复位和外侧钢板放置。F. 术中透视片表明临时的复位和骨折钢板固定。值得注意的是，钢板跨过整个股骨，从大转子下方到股骨远端。G. 术中图片表明从异体股骨远端准备异体骨板。H. 术中透视提示最终的异体骨板准备和大小。

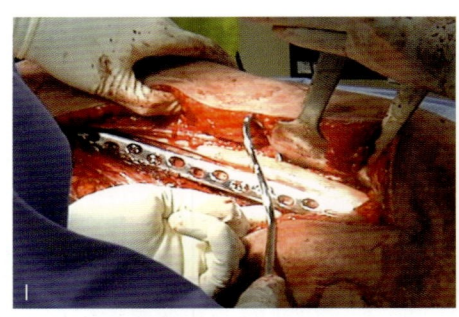
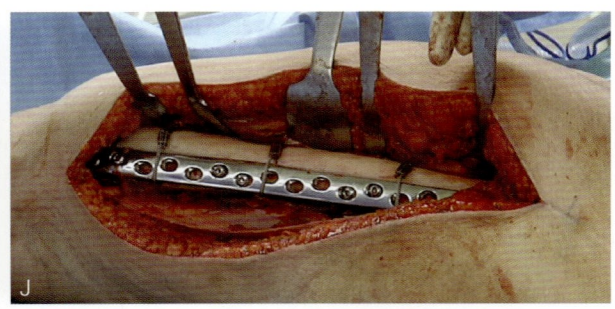

技术图1（续） I. 术中图片表明穿钢丝的技术，钢丝绕过异体骨移位物和外侧钢板。J. 术中照片显示最终的异体移植骨板和钢缆钢板结构（C～J图经允许引自Nauth A, Henry P, Schemitsch EH. Periprosthetic fractures of the femur after total hip arthroplasty: cable plate and allograft strut fxation of Vancouver B1 fractures. In: Sarwark JF, ed. Orthopaedic Knowledge Online Journal. Rose-mont, IL: American Academy of Orthopaedic Surgeons, 2014）。

微创外侧锁定钢板固定

- 手术入路：全髋关节置换切口远端向骨折近端延伸，暴露股骨近端外侧。深部切开阔筋膜和股外侧肌后方，暴露股骨近端从大转子水平到骨折部位近端。仔细保留骨折部位的软组织和血供。在干骺端水平做4～5 cm远端切口，暴露股骨远端的外侧面（技术图2C）。沿着股骨外侧面，用Cobb骨剥形成肌下平面。

- 放置钢板和间接复位：合适长度的外侧锁定钢板，跨越整个股骨，塑形。从切口近端向切口远端，将钢板插入肌下平面的隧道（技术图2D）。牵引肢体间接复位，钢板辅助复位。远端使用非锁定螺钉，近端使用钢丝或复位钳，将钢板复位股骨（技术图2E）。透视确认冠状位和矢状位上的复位。

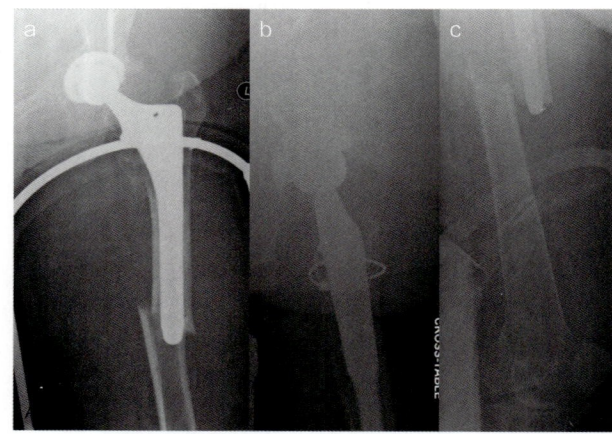
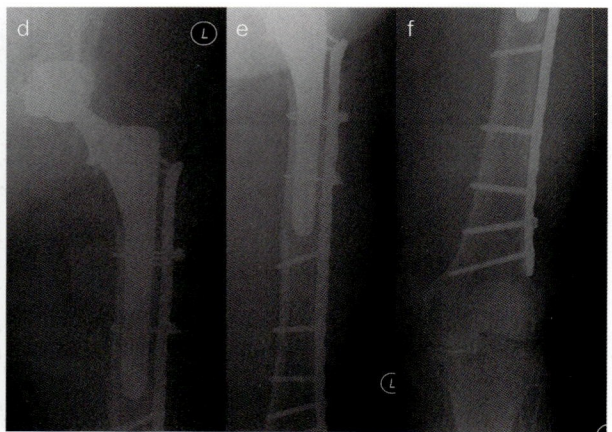

技术图2 A. 78岁女性，B1假体周围骨折位于稳定股骨柄末端，跌倒前功能良好（a～c）。术后摄片显示微创入路外侧锁定钢板固定骨折（d～f）。

第25章 全髋关节假体周围/远端骨折的固定　267

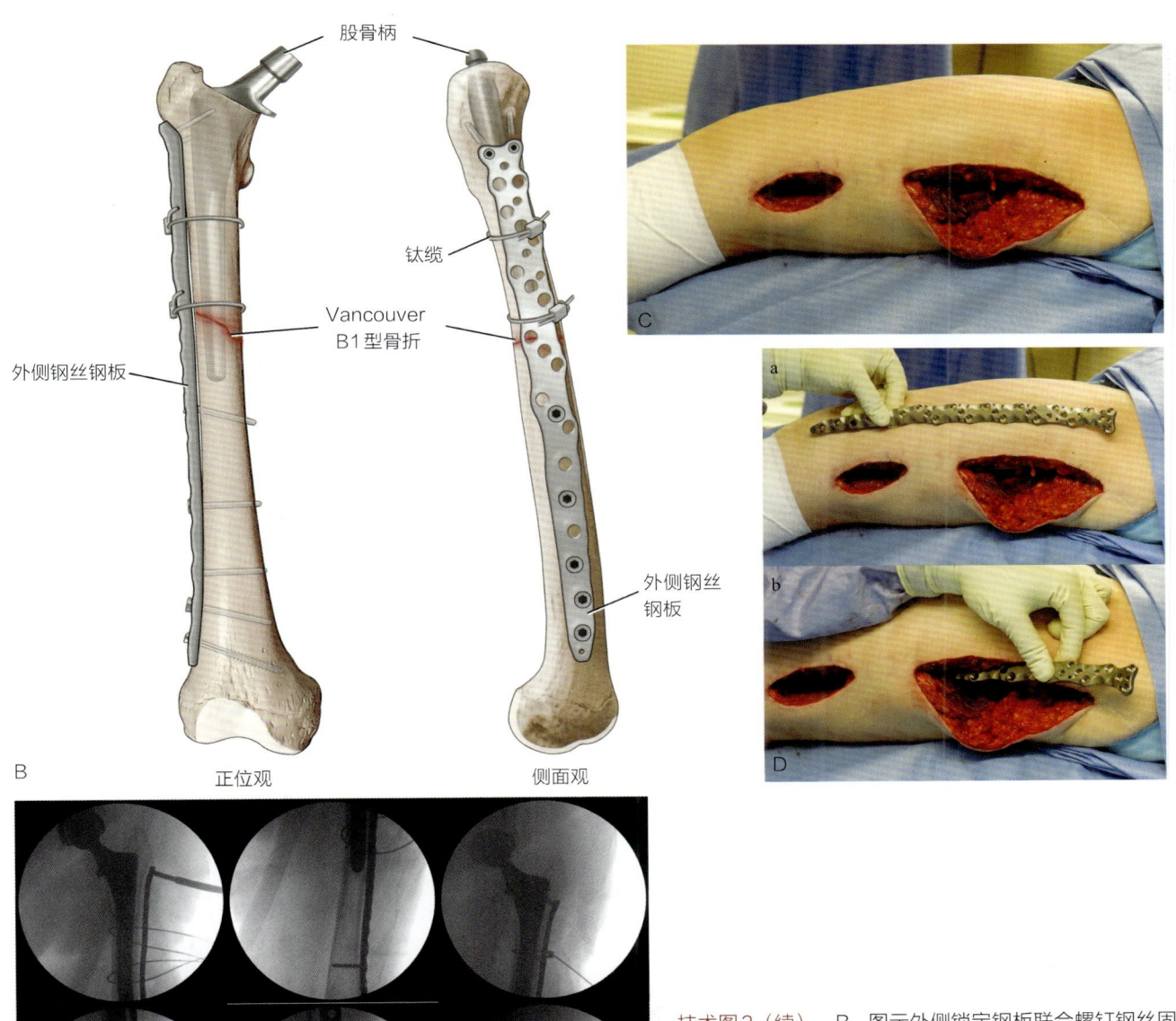

技术图2（续）　B. 图示外侧锁定钢板联合螺钉钢丝固定B1型骨折。C. 术中照片显示微创切口外侧锁定钢板治疗B1型假体周围骨折。骨折部位皮肤、软组织和血供尽可能保留完整，有利于骨折愈合生物学。D. 术中拍片显示钢板和股骨外侧皮下隧道。E. 术中和系列透视摄片显示临时的钢板和复位，最后固定。

- 放置钢丝和最终的固定：一旦透视确认复位，远端采用锁定螺钉结合非锁定螺钉，近端钢丝和锁定螺钉放置在股骨假体周围，这样获得最终的固定。新一代假体锁定钢板可在假体周围放置多轴锁定螺钉。使用钢丝和螺钉最佳化近端固定，根据骨质条件，使用2~4根钢丝结合2~4枚螺钉。根据骨质条件，锁定和非锁定螺钉获得远端固定。桥接固定和50%螺钉密度（如一半的远端螺钉孔保持空着）预防短钢板在骨折部位发生应力集中（技术图2A）。获得最终的透视影像（技术图2E）。标准分层缝合关闭切口。

要点与失误防范

假体周围骨折的处理	• 类似于髋部骨折的治疗方式： 　○ 多学科评估 　○ 尽快手术（48小时以内） 　○ 早期负重和活动的手术目的
假体松动	• 处理骨折固定之前，仔细询问病史和观察X线片（包括受伤前的片子），排除股骨假体松动是至关重要的。如果怀疑假体松动，术中要评估假体稳定性（直接观察骨折部位的假体-骨界面，或者关节切口并脱位髋关节，加压股骨假体）。如果确定假体松动，术者应用长柄假体进行翻修
骨折固定	• 关于使用锁定钢板或钢丝钢板加结构性异体骨移植，是存在争议的。两种策略都是可接受的。无论何种策略，必须遵守以下原则： 　○ 避免股骨假体内翻放置 　○ 钢丝和螺钉结合，获得近端固定 　○ 股骨假体获得与骨折固定足够的重叠 　○ 整个股骨尽可能稳定 　○ 桥接固定，远端螺钉密度大约50%
钢丝钢板和结构性异体骨移植	• 如果选择这种策略，要牢记以下要点： 　○ 从股骨，胫骨，或者肱骨获得结构性异体骨移植物 　○ 移植物长度至少要25～30 cm 　○ 围绕钢板和异体移植物的钢丝固定需要近端和远端两根钢丝
外侧锁定钢板	• 如果选择这种策略，要牢记以下要点： 　○ 生物学上创伤小的手术入路最小限度干扰骨折部位的软组织和血供 　○ 钢丝和锁定螺钉结合获得近端固定 　○ 桥接固定和50%螺钉密度获得远端固定

术后处理

- 术后6周，患者保持足尖负重，活动髋和膝关节。6周后，患者逐步完全负重。笔者建议在可忍受的情况下，钢丝钢板和结构性异体骨移植的患者术后立即负重。这是其优势所在，便于早期更快活动和康复。

结果

- 如前面讨论的，Bhattacharyya等[1]研究表明，全髋关节置换周围假体周围骨折的患者有类似髋部骨折的致残率和死亡率。1年死亡率大概是11%。
- 延迟超过48小时手术的患者有更高的1年死亡率。患者尽快接受手术是关键的[1]。

并发症

- 关于并发症和再手术率，文献报道了不同的结果。基于样本量333例患者的统计研究，B1型骨折有以下发生率：
  ○ 总并发症率15%
  ○ 再手术率9%
  ○ 骨折不愈合或金属内置物断裂9%
  ○ 畸形愈合6%
  ○ 感染5%
- 骨折不愈合或金属内置物断裂采用钢丝钢板、结构性异体骨移植、不愈合部位的骨移植（或者骨诱导骨移植替代物）进行翻修ORIF（图7）。

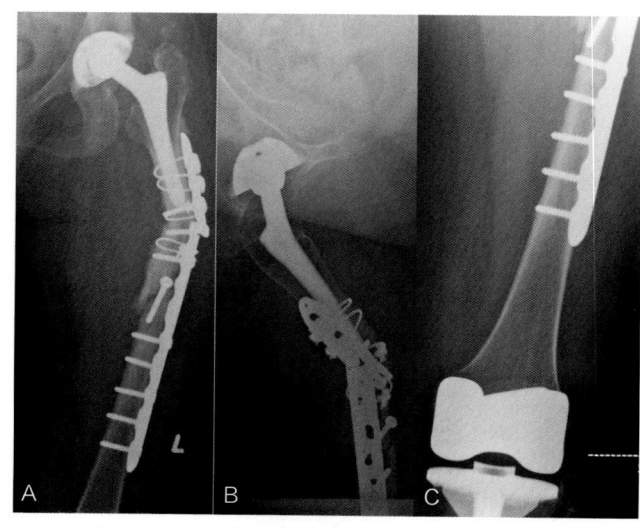

图7　47岁女性，术前X线片显示B1型骨折外侧钢板固定术后发生骨不愈合和钢板失败（A～C）。

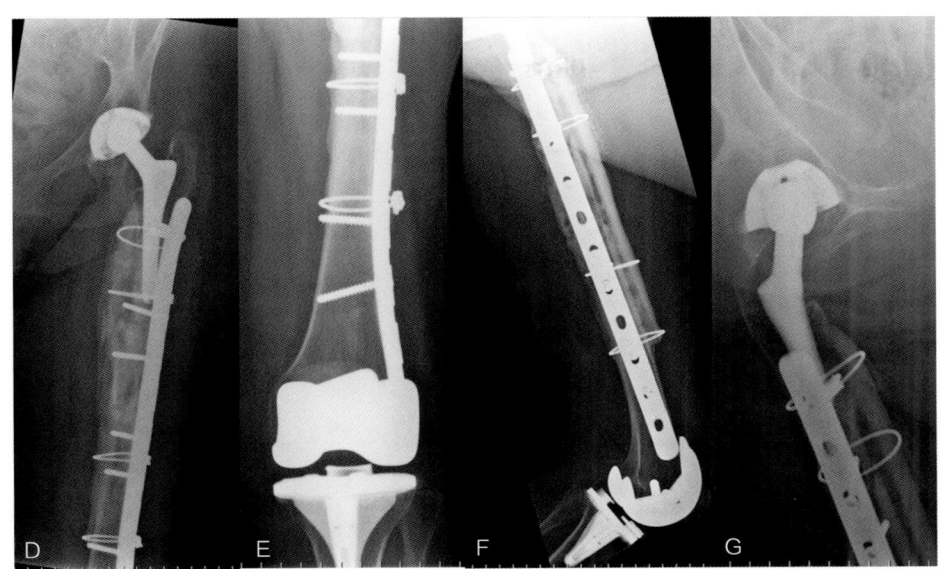

图7（续） 术后1年X线片示钢丝钢板和前侧异体骨移植骨板翻修，并且骨不连骨移植，移植物和宿主骨之间用异体骨移植和骨形态蛋白（D～G）。

（程涛 译，王琦 审校）

参考文献

[1] Bhattacharyya T, Chang D, Meigs JB, et al. Mortality after periprosthetic fracture of the femur. J Bone Joint Surg 2007;89(12):2658-2662.

[2] Buttaro MA, Farfalli G, Paredes Nunez M, et al. Locking compression plate fixation of Vancouver type-B1 periprosthetic femoral fractures. J Bone Joint Surg Am 2007;89(9):1964-1969.

[3] Corten K, Vanrykel F, Bellemans J, et al. An algorithm for the surgical treatment of periprosthetic fractures of the femur around a well-fixed femoral component. J Bone Joint Surg Br 2009;91(11):1424-1430.

[4] Lindahl H, Malchau H, Odén A, et al. Risk factors for failure after treatment of a periprosthetic fracture of the femur. J Bone Joint Surg Br 2006;88(1):26-30.

[5] Masri BA, Meek RM, Duncan CP. Periprosthetic fractures evaluation and treatment. Clin Orthop Relat Res 2004;(420):80-95.

[6] Ricci WM, Bolhofner BR, Loftus T, et al. Indirect reduction and plate fixation, without grafting, for periprosthetic femoral shaft fractures about a stable intramedullary implant. J Bone Joint Surg Am 2005;87(10):2240-2245.

[7] Zdero R, Walker R, Waddell JP, et al. Biomechanical evaluation of periprosthetic femoral fracture fixation. J Bone Joint Surg Am 2008;90(5):1068-1077.

第26章 伴有股骨骨缺损的全髋关节置换翻修术：打压植骨

Revision Total Hip Arthroplasty with Femoral Bone Loss: Impaction Allografting

Vishnu Prasad, Bas Weerts, and Michael Dunbar

定义

- 髋关节翻修术最大的挑战之一是缺少满意的股骨近端骨量。
- 翻修术成功的要点是恢复股骨近端结构完整性。
- 打压植骨技术可成功修复近端股骨骨缺损；包括打压的颗粒骨填充股骨髓腔，形成新的股骨髓腔，放置骨水泥型股骨柄。

解剖

- 解剖上要考虑到股骨近端和股骨干解剖和近端股骨骨缺损。
- 近端股骨包括大小转子和股外侧肌嵴，由于骨溶解、既往转子截骨和手术等原因，成为相对骨薄弱区域。
- 股骨干解剖包括股外侧肌附着在股外侧肌嵴和后方粗线。
- 通过前方，后方，经转子，或直接外侧 Hardinge 入路暴露股骨。

发病机制

- 全髋关节翻修术大多数骨缺损原因是颗粒诱导的无菌性松动和假体周围骨溶解、假体移位、感染，以及取出假体过程发生的医源性骨缺损。
- 老年人出现基座和蛋壳骨的时候，插入假体可发生很高概率的皮质穿孔。
- 当遇到大的股骨干或干骺端骨缺损时，打压植骨技术非常有用。

自然病程

- 打压植骨技术获得稳定结构，恢复关节假体周围骨量，尤其对年轻患者更有价值。有利于今后的重建术。
- 当宿主骨不能足够支撑假体，正确运用这项技术可为假体提供足够的支撑[4,10]。
- 脆弱的移植物，对复杂应力的耐受程度取决于分级、正常负荷、打压。
- 某些学者进行了组织学研究观察移植物整合[5]。Ullmark 和 Obrant 等[15]描述类似骨折愈合的愈合过程。
- 最后，打压骨的质量和改建潜力决定了假体的稳定性。

病史和体格检查

- 失败关节置换的详细症状包括疼痛性质和特点、不稳定性、活动和生活质量下降。

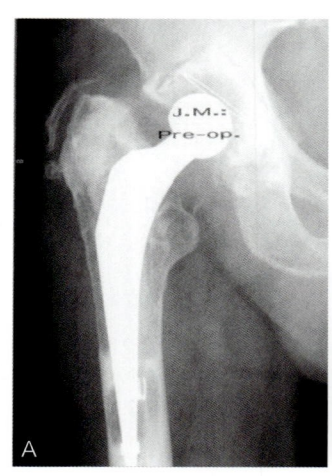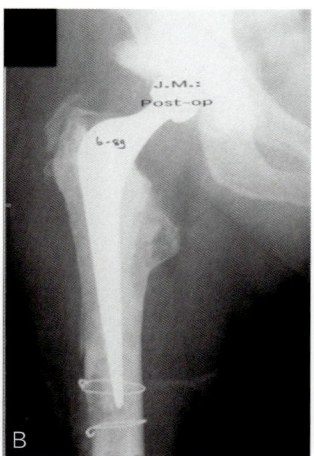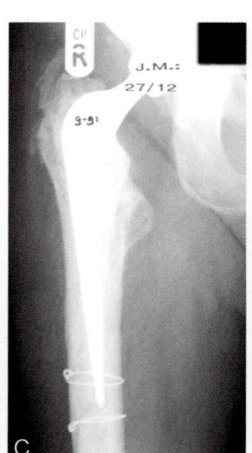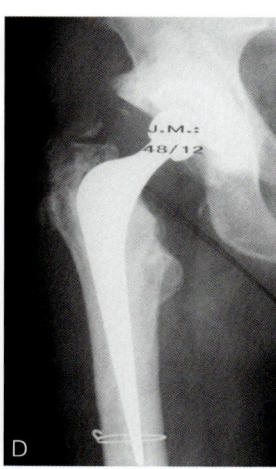

图1　骨内膜溶解，股骨柄松动（A），术后即刻（B），术后27个月。注意皮质愈合（C）和术后48个月（D）获得好的骨质（版权：The Exeter Hip Unit publishers）。

- 关节置换详细病史、术后过程、并发症如延迟切口愈合或感染。
- 严重合并症、服药和过敏的详细病史。
- 体格检查包括步态、肢体长度、髋部皮肤和瘢痕、髋部和下肢的肌力评估，尤其外展肌完整性和远端神经血管检查。

影像学和其他诊断性检查

- 诊断影像检查的目标是确认存在关节置换失败，排除任何感染，明确翻修重建术的骨量。
- 拍摄双平面X线片（包括整个假体和假体上下的关节），CT及三维重建以及骨扫描确认关节置换失败和现存的骨量。
- 翻修术前确认非感染性关节置换是关键的。
  - 最好完成实验室检查，包括ESR、CRP。正常的ESR和CRP表明关节置换感染可能性极低（<1%）。
  - 如果ESR和CRP升高，需要影像下髋关节穿刺，检查白细胞计数和分类，关节液培养。
- Endo-Klinik股骨骨缺损分型对近端股骨骨量缺损进行评估（图2）。

鉴别诊断

- 无菌性松动。
- 感染性松动。
- 取出假体导致的医源性骨丢失。

非手术治疗

- 伴有明显股骨近端骨缺损、失败的关节置换的非手术治疗，仅仅适合伴有严重合并症的患者，因为复杂的髋关节翻修对肢体和生命有极大的风险。
- 非手术治疗措施包括镇痛最佳化，辅助行走支具和轮椅保护下负重。

手术治疗

- Gie et al[2,3]和Slooff[11]等推广股骨打压植骨。
- 使用打压异体植骨和骨水泥的主要目的是获得假体稳定性，保留和恢复骨量。
- 打压植骨的假体稳定性取决于移植骨限制和打压，骨水泥注入到移植骨表面。
- 限制正常是由周围骨组织所提供的，但在骨缺损的地方，打压植骨前要形成一些人工限制。
- 有效的限制方法包括钢网，正确固定到骨组织上，封闭骨缺损[1,2]。简单的病例采用钢丝就可以满足。
- 钢网的主要目的是提供骨移植物的限制。钢网增加骨干作用有限，如果单独使用于股骨干全周径的骨缺损，机械性失败可能发生。

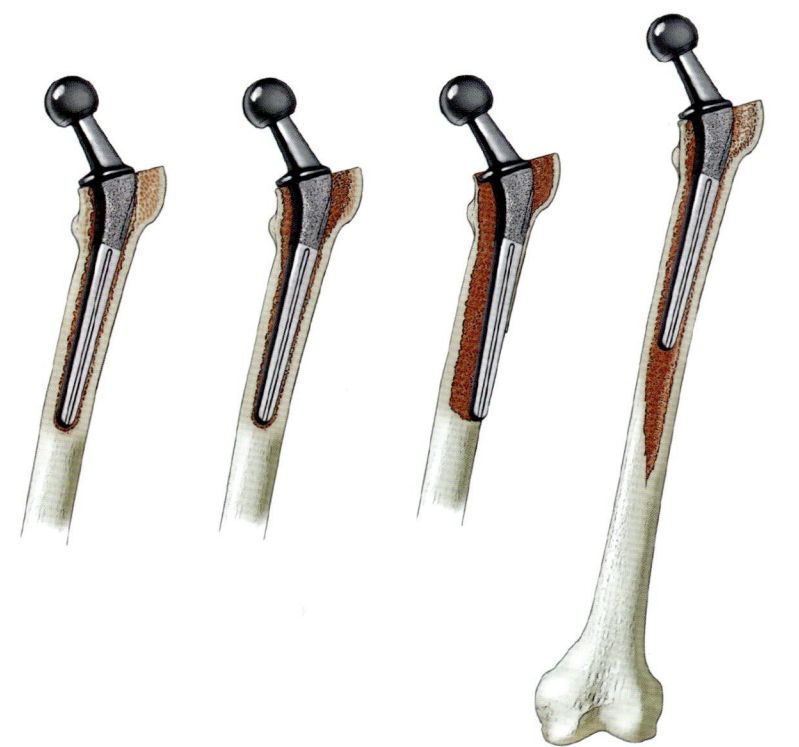

图2 Endo-Klinik股骨骨缺损分型。1度：透亮区局限于股骨水泥壳上半部分，临床有松动迹象。2度：透亮区围绕骨水泥壳和股骨上部骨内膜骨溶解，导致髓腔增宽。3度：髓腔增宽，股骨上部膨胀，近端骨丢失和穿透。4度：股骨上部和中1/3严重骨破坏，缺乏骨支撑，远端1/3受损，即使长柄也不能插入。

- 当需要股骨干置换或加强时，钢网可以联合结构性骨板、钢板。骨板和钢板必须超过骨缺损区域，获得有效的机械力学（图3）。
- 股骨缺损位于标准长度的股骨柄尖部附近时，钢网、骨板移植物或钢板需要更长的股骨柄来加强。

术前计划

- 尽管付出了很多努力，但术前排除感染往往是困难的。
- 分析骨缺损——从X线片上，在手术之前尽可能快地明确股骨严重骨缺损的位置。需要手术暴露解决这些缺损。
- 模板测量——正位和侧位片包括整个股骨假体，向远端延伸到正常骨干超过股骨假体（图3）。从这些片子看，下面这些要明确：
  ○ 远端栓位置和大小，最好超过股骨最远端骨溶解区域2个皮质直径。
  ○ 沿股骨髓腔栓的距离合适的解剖学标志使用栓模板测量距离，栓导向器和导向丝将栓放置在合适深度。
  ○ 评估合适大小的股骨柄，将柄模板放置在栓模板上，柄放置在合适的位置。柄最终的大小最好延迟到术中位置明确后。

定位

- 如果大转子保留，打压植骨技术往往更有效。大转子的保留改善了移植物和股骨假体的近端稳定性。
- 一般来说，患者侧卧位是合适的。通过对常规的后侧或直接外侧入路进行合理的改良和延长，可以暴露髋关节后侧、外侧和前侧。
- 使用栓板定位器或Montreal框，并用腋窝卷术中提供臂丛神经保护。

入路

- 尽可能利用既往手术瘢痕，但不要让瘢痕决定手术入路。
- 仰卧位和侧卧位行髋关节的直接外侧入路，可以向近端和远端延长，增加暴露。需要劈开臀中肌和臀小肌前半部。
- 对于后侧入路，长切口在股骨外侧延长，在大转子的尖端向后方延长。
- 筋膜切口——开始的时候通过阔筋膜张肌，既往手术没有累及。在非常远端，但可形成筋膜下平面，便于后期筋膜修复。要分离在股骨止点的臀大肌腱性部分。
- 下一步是明确和保护坐骨神经。先从相对远端开始，此处神经通常和瘢痕分离，然后再向近端探查。不能暴露远端部分的话，近端找到坐骨切迹，神经通常在这里进入，接着向远端探查。坐骨神经分支的几个解剖变异曾被描述过。神经可能有曲折的走行，有时会很靠近转子嵴。

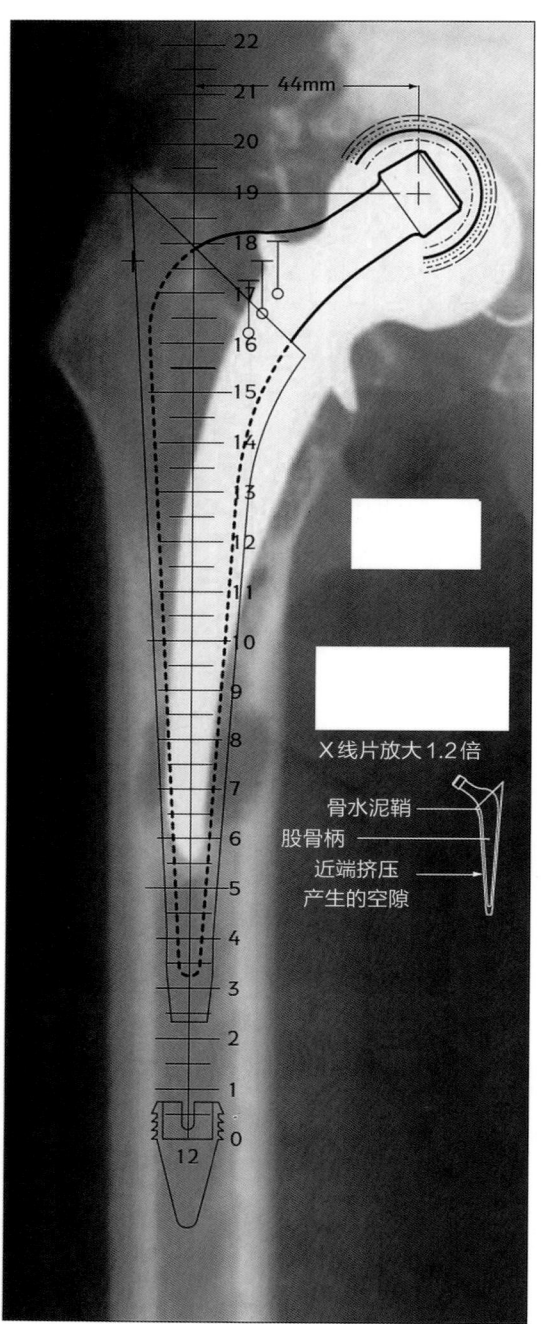

图3　模板测量（版权：The Exeter Hip Unit publishers）。

- 此阶段，可以反复进行髋关节抽吸，获得关节液进行微生物学检查。
- 如果是直接外侧入路，接着分离臀中肌和臀小肌，或者后侧入路的话，就是外旋短肌。
- 如果关节囊非常厚和瘢痕化，切除更深的部分，留下较薄的关节囊瓣，便于关闭切口再附着在股骨上。可能需要从小转子松解髂腰肌。
- 移开关节囊之后，可见假体头。进一步切除上方、下方、前方，逐步轻柔活动股骨。用一把大的钝拉钩或长的纱布拭子绕过假体颈，向后抬起头和颈，脱位关节，而不是旋转下肢股骨。严重骨缺损时，手术要小心股骨骨折，行必要的广泛软组织松解完成脱位，尤其是从股骨颈前方脱位。

取出股骨假体，活动股骨

- 必须松解软组织。
- 试图取出股骨假体之前，要去除股骨假体肩部的骨水泥和骨。近端骨水泥和骨阻挡导致取出假体困难时，过度暴力会导致股骨近端骨折。
- 某些情况下，需要做延长转子截骨，便于安全取出假体，保护直接外侧入路的外展肌。如果进行截骨术，在打压植骨之前，使用环形钢丝或钢缆恢复股骨髓腔的完整性，保证移植骨包容性。
- 需要获得足够的近端股骨活动性。明显关节囊增厚，关节囊要求切除而不是切开。在前方可能很困难，尤其是瘢痕增生时。明智的方法是暴露股骨前方并直视下切除关节囊。
- 外旋下肢暴露股骨前方缺损，在转子水平剥离股骨前方，掀开股外侧肌。
- 充分暴露大转子近端部分，在股骨髓腔中线轴，导引丝向下插入髓腔，随后插入近端打压器，防止走假道。这就意味着在中立位重塑新的股骨髓腔，而不是外翻和内翻位。常常要求向外打开转子过度悬挂1 cm，便于在正确位置下放置器械，而不引起转子骨折（技术图1）

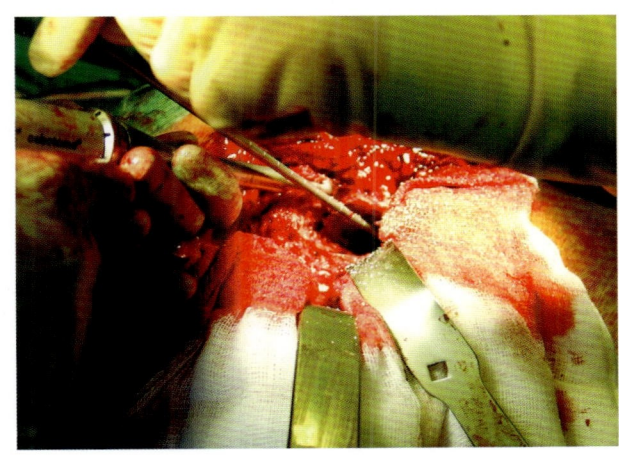

技术图1　磨去过度悬吊转子，便于导引丝位于中立位对线（版权：The Exeter Hip Unit publishers）。

移植物准备

- 移植物准备最佳方法是争论的热点。
- 理想的准备应保证组织安全，无疾病传染风险，同时不损伤结构完整性。支持者认为，与辐照或加工骨相比，新鲜的冰冻移植物更能改善生物和生物力学特性[7,8]。因为担心细菌或病毒感染，其他学者更推荐加工骨。
- 建议使用新鲜冰冻松质异体骨移植物。不必宿主和受体ABO配型。患者是Rh阴性孕妇则需要配型。医生也可以将自体松质骨片与异体骨混合。
- 在去除软组织和硬化软骨下骨之后，异体骨片准备要使用骨磨。骨片尺寸足够大，打压骨片（如4～6 mm）。骨泥不合适。大到10 mm的大骨片和小骨片混合，便于近端股骨髓腔打压。
- 如果股骨骨缺损很严重，至少准备两个或两个以上股骨头。结构性骨移植用于解决严重的节段性骨缺损。

股骨髓腔的准备

- 必须取出骨水泥。除了以下这种情况：如果远端骨水泥栓大于2个皮质直径，并超出股骨最远端的溶骨区，稳定固定，明确无感染，可以作为远端栓残留在原位。
- 肉芽组织和纤维组织应彻底清除，反复冲洗股骨髓腔。膜残留物用于冰冻切片和微生物检查。
- 翻修技术的成功取决于足够的移植物物理约束。骨干的结构性骨缺损必须转为包容性骨缺损。
- 必须重建股骨近端对应初次髋关节置换的股骨颈截骨水平。为了基底前后面最低标志位于移植物水平以上，股骨假体不能作为导向放置。
- 股骨皮质薄弱时，建议预防性地用钢丝环绕股骨。股骨皮质薄弱，髓腔用力打压会产生骨干劈裂。如果钢丝在劈裂前使用，会更容易处理。结构严重受损时，钢丝过紧也可能压碎股骨。

股骨皮质骨损伤修复

- 骨干骨缺损——如果缺损小的，边缘被软组织完全封闭，可以忽略，从内侧用骨片打压。手术暴露大的骨缺损，边缘辨别清晰，清除所有相关的肉芽组织和纤维组织。使用不锈钢钢网结合钢丝或钢缆修复骨缺损（技术图2A～C）。一旦骨缺损封闭，继续进行手术，如同无骨缺损一样。可能会发生皮质愈合。大骨缺损，尤其在假体尖端，用长柄和股骨钢板，或结构骨移植桥接（技术图2D）。
- 干骺端缺损——在试模复位和原位近端打压植骨重建后最容易修复，确保钢网和假体之间有足够间隙。近端异体骨移植骨片完全被限制，可承受一定的负荷并增强旋转稳定性。

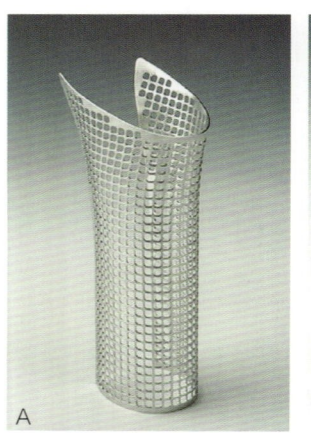
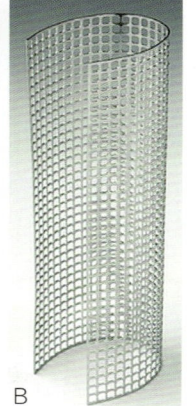
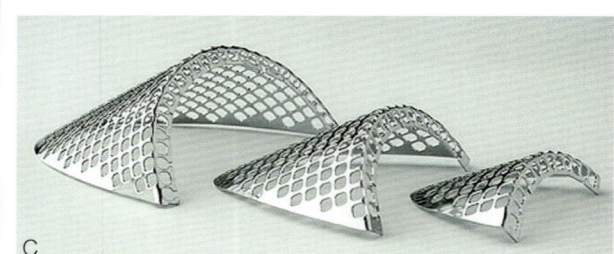
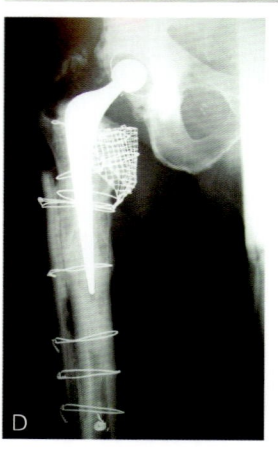

技术图2 明显近端（A）和骨干（B）骨缺损边缘钢网用于小转子近端骨缺损（C）。（D）结构性骨板跨过皮质缺损区（版权：The Exeter Hip Unit publishers）。

股骨远端封闭

- 采用不同方式完成。
- 使用新的髓内栓,与模板测量尺寸一致的螺纹栓安装到髓内导杆,在空心引导袖套、滑锤的帮助下插入髓腔内(技术图3A)。栓子放置在模板测量水平,至少最远端骨溶解区的2个皮质直径,取出引导器。引导钢丝仍放在原位(技术图3B),打压植骨过程穿过空心器械(技术图3C)。
- 新螺纹髓内栓超过峡部,2 mm克氏针穿过预期水平的两层皮质。栓子尖端修成平整。接着插入髓腔,放置在克氏针顶端。如果打压时栓子发生移动,用克氏针横行固定住。
- 合适的骨水泥栓放置到原位,最大的适合的打压器放置在栓子水平,作为钻子中立器。髓内钻穿过打压器,骨水泥穿到6 mm深。导引丝穿过打压器,固定到预钻孔,取出打压器。

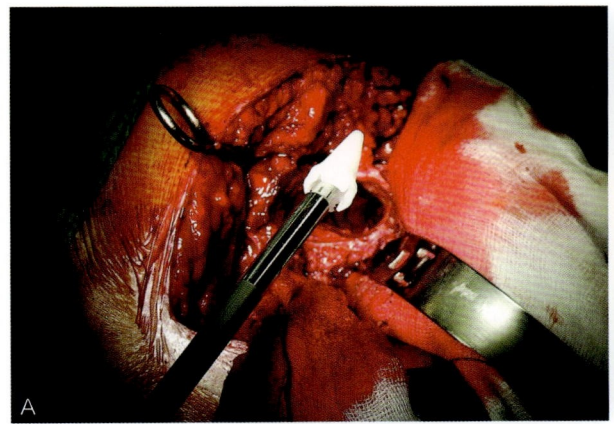
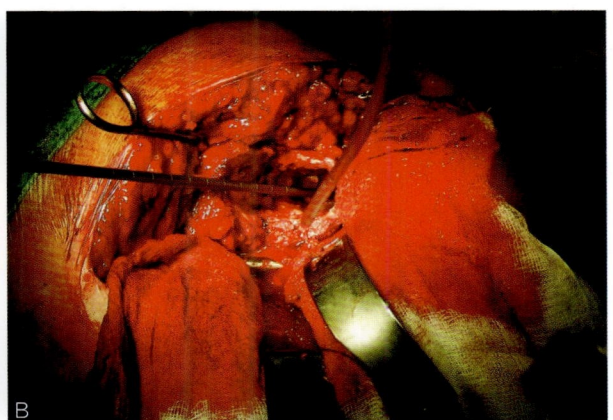
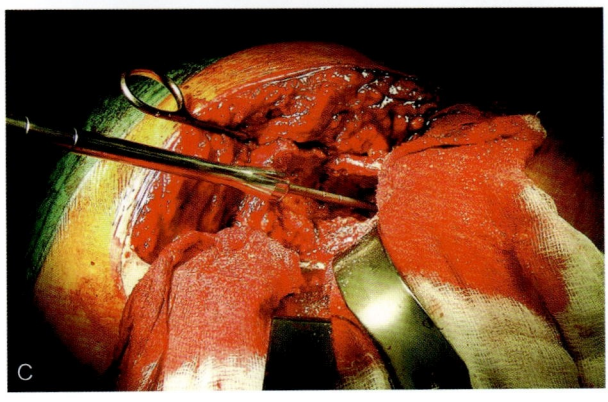

技术图3 A. 髓腔栓。B. 导引丝在位。C. 空心器械穿过导引丝(版权:The Exeter Hip Unit publishers)。

近端打压器的尺寸

- 取出栓子引导袖套,近端打压植骨髓腔大小。
- 开始从最大的近端打压器,逐步插入更小的近端打压器,使用正确尺寸的第一个打压器很容易落入髓腔。
- 当近端打压器插入时,小心导引丝不要内翻。如果发生了,必须形成转子骨槽,直到近端打压器获得中立位对线。

打压植骨

- 仔细冲洗和吸出远端髓腔,清除碎屑。
- 依次使用不同尺寸的打压器——在使用打压器打压骨片之前,需要确认每一个尺寸打压器通过髓腔的距离,没有顶触到髓腔内壁。打压器超过这点,有劈裂股骨的风险。轮流使用不同型号的打压器,钢丝环绕,注意插入深度(技术图4A)。最后当打压骨片时,打击每个型号的打压器不要超过标志刻度(技术图4B)。
- 在导引丝近端周围放入异体骨片(技术图4C)。尽可能向远端推挤,使用手指和大打压器推动骨片沿髓腔向下。1 cm大小的移植物被打压进栓子顶部,在使用滑锤之前,先用手推挤远端打击器。有助于栓子远端移位。在这个阶段,打压器使用手柄和滑锤。根据髓腔直径,逐步使用更大的打压器打压更多的骨片(技术图4D)。在使用每个器械之后,核对导引丝的深度,确保栓子没移位。持续打压直到远端打压器不超过远端打压线。
- 远端打压线是柄末端的植入深度。从末端到股骨头中心的距离决定了柄的长度,除用手外,不应持续打压远端。
- 一旦远端打压线达到后,合适地安放在手柄,并穿过导引丝(技术图4E)。移植物植入近端股骨。使用滑锤,向远端推挤骨片夯实到髓腔内壁上。手柄用于控制旋转位置,确保新的髓腔形成在合适的前倾位。用力打压骨片。
- 拔除导引丝,插入更多的骨片,用手控制远端打击器打压骨片。持续使用远端打压器,交替使用近端打压器,直到移植物在柄中间区域被充分打实。
- 随着近端髓腔填充,持续放置导引丝,使用滑锤打压骨片。逐步压紧。如果压不紧,要寻找是否骨折。
- 按照模板测量,打入理想的深度。如果移植物很紧,近端打压器不能完全放入,最终打压时使用小一号的打压器。较大的骨片混合较小的骨片用于最终的近端打压。近端夯实器用于放入这些骨片,先用手,后用锤子(技术图4F)。持续操作,直到没有骨片放入。根据打击器尺寸,选择柄的尺寸。

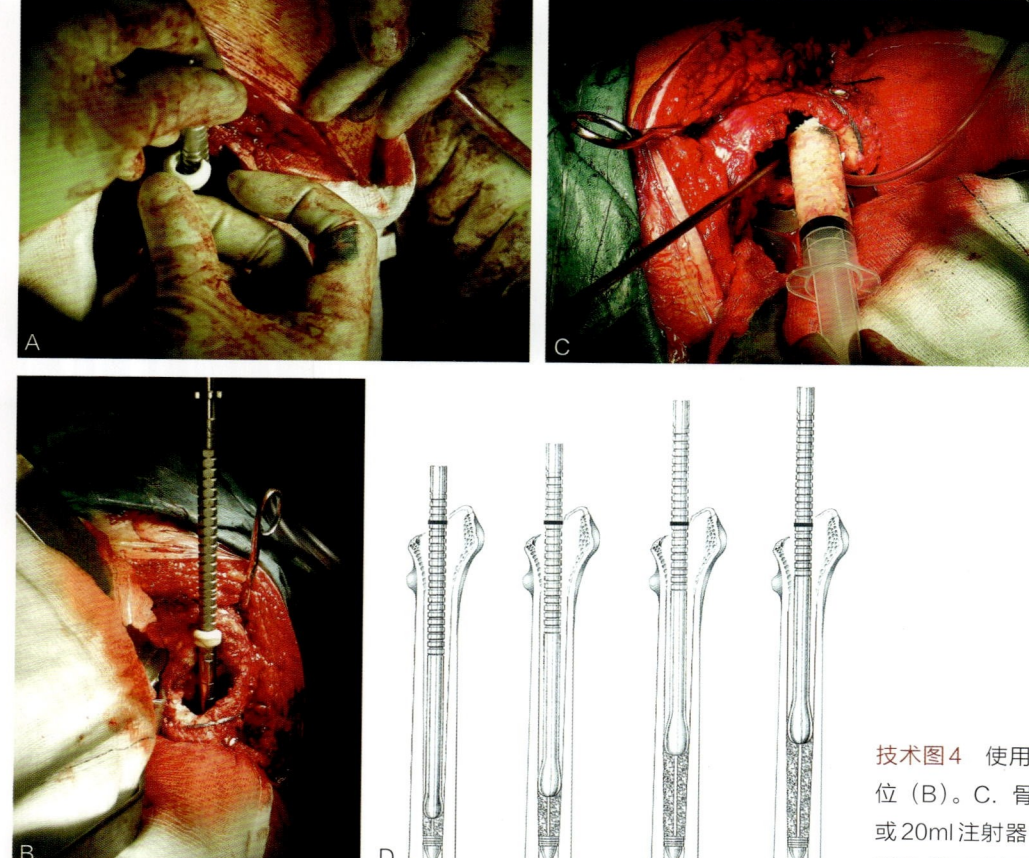

技术图4 使用记号夹(A)和记号架在原位(B)。C. 骨片插入末端未封口的10ml或20ml注射器。D. 使用逐步增加的打压器完成打压过程。

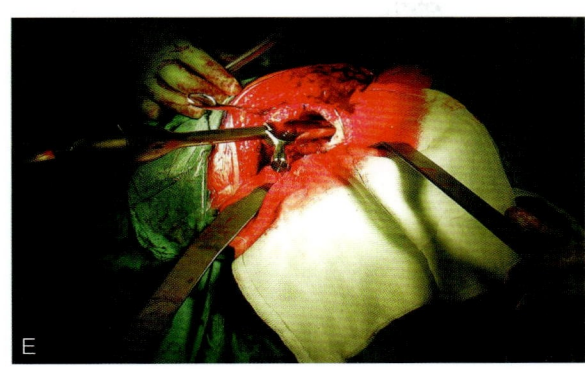 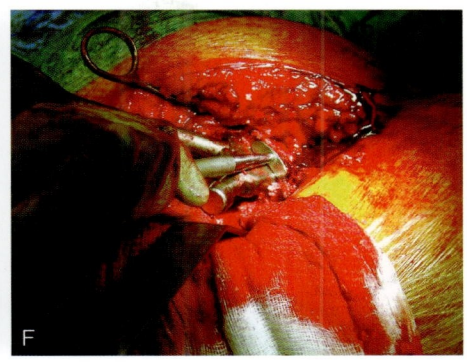

技术图4（续） E. 插入标记的深度。F. 近端夯实打击器（版权：The Exeter Hip Unit publishers）。

- 术者必须确保绝对的轴向和旋转稳定性，在打压终期。用滑锤打击几次，可以导致最小限度轴向移动（<1 mm），在不使用滑锤的情况下，应该不可能取出近端打压器。

- 一般正常可以试模复位，导引丝在原位上。如果导引丝不固定，从股骨取出。
- 一旦完成重建，用亚甲蓝在相关骨和钢网上做位置标记。

试模复位

- 试模复位可以进行稳定性和肢体长度评估，也可以对柄的深度做进一步向导。
- 使用合适的试模头复位髋关节。
- 柄插入深度的任何改变要被评估，使用相对肢体长度。如果腿短，打压器继续重建股骨。
- 仔细在脱位髋关节取出试模头。
- 一旦获得满意的柄位置和试模复位，取出导引丝，标记深度和假体试模旋转。
- 如果股骨距或近端股骨缺损存在，使用合适的钢网重建。比如，在小转子水平重建就需要髋臼缘钢网，累及小转子就需要解剖股骨距钢网（技术图5A）。钢网和环形钢丝或钢缆一起放置（技术图5B）。钢丝可用于远端，不可用于近端，因为潜在腐蚀可导致关节内磨屑。
- 仔细取出柄导向器。确保肩部连接处没有移植骨屑或者软组织。在骨水泥插入前，取出打压器连接器。

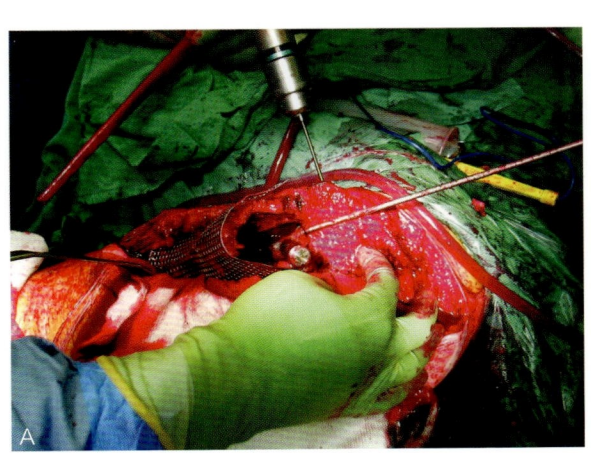 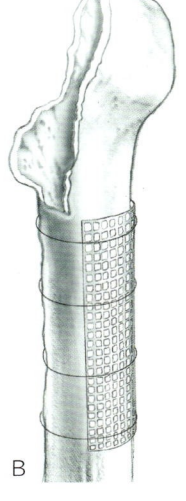

技术图5 A. 股骨领重建。B. 钢网用钢丝或环形钢缆固定，包容任何骨干缺损或穿透（版权：The Exeter Hip Unit publishers）。

置入骨水泥和股骨柄

- 将模型留在原位,直到骨水泥插入前。保持移植物压实,髓腔被吸干,使用导管,沿着试模向下(技术图 6A)。
- 无翼中心器用于柄尖部,将移植物干扰最小化。
- 低黏度骨水泥逆向插入,使用翻修骨水泥枪,锥形和狭窄喷口,确保移植物不受到干扰(技术图 6B、C)。插入时机取决于骨水泥类型。推荐使用相对低黏度骨水泥,确保足够移植物渗透。用2包40 g混合物可获得足够骨水泥,在柄插入前,持续加压。
- 一旦髓腔逆行填充,应用近端股骨封套,在封套处去掉喷嘴,把骨水泥加压入移植物(技术图 6D、E)。
- 维持加压直到骨水泥黏度合适柄插入。
- 在预期的位置插入股骨柄,严格注意对线和之前的亚甲蓝标记。要隐藏股骨颈内侧面,通过插入封闭骨水泥,移植物从髓腔突出,这样维持整个插入过程的骨水泥加压。
- 获得满意插入深度,取出柄引导器,马颈圈样封套在近端股骨,当骨水泥聚化时,便于维持骨水泥和移植物加压(技术图 6F、G)。对股骨柄维持持续加压,确保在聚化过程中不移动。

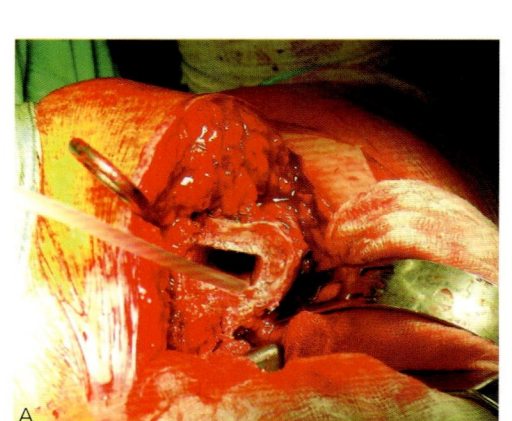
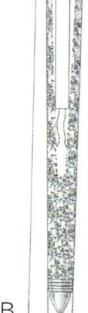
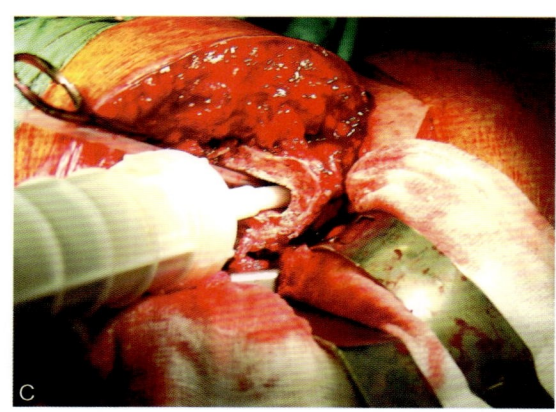
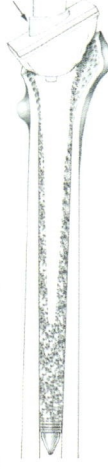
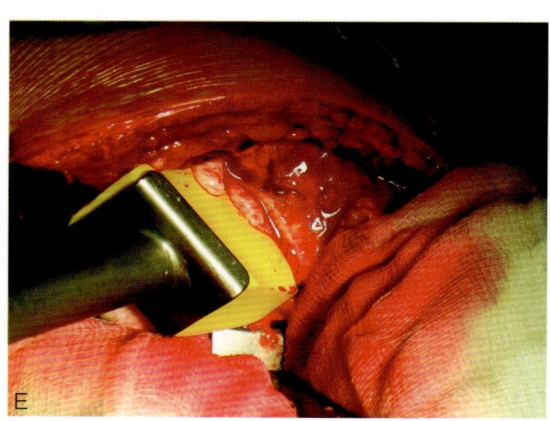

技术图 6 A. 使用抽吸管打压髓腔。B. 逆向填充骨水泥的打压髓腔。C. 使用锥形或狭窄喷口置入骨水泥。D. 图和照片(E)显示骨水泥加压。

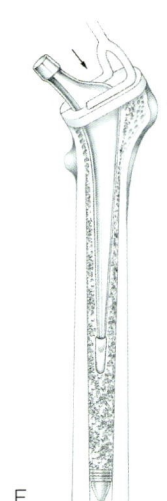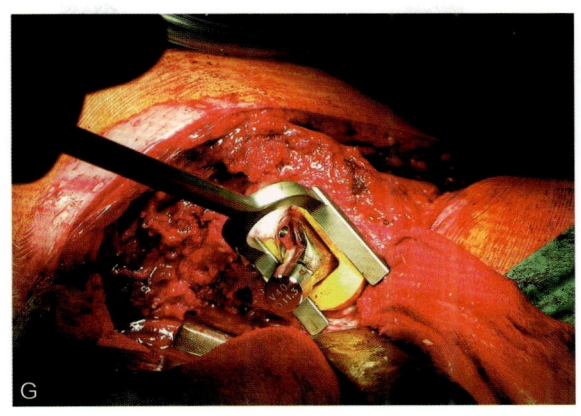

技术图6（续） F. 图和照片（G）显示马颈圈样封闭套维持加压（版权：The Exeter Hip Unit publishers）。

复位和切口关闭

- 根据术者日常习惯执行。
- 分层关闭和足够的引流是重要的。

要点与失误防范

手术暴露	• 严重骨缺损存在时，髋关节脱位会导致高风险的股骨骨折，小心脱位，进行大量软组织松解，尤其是从股骨颈前方 • 如果必须行延长转子截骨取出假体，在开始打压植骨前，应该使用环形钢丝或钢缆重建股骨髓腔
股骨髓腔准备	• 翻修技术的成功依靠足够的骨移植物约束。在打压植骨前，股骨骨干结构性缺损要转为包容性缺损 • 在相应的股骨颈截骨水平重建近端股骨 • 在股骨皮质薄弱时，建议预防性使用环形钢缆固定股骨
股骨皮质缺损的修复	• 当存在节段性骨缺损，使用钢网或异体骨板和钢缆，形成持续的股骨管 • 巨大的骨缺损，尤其在假体末端附近，使用长柄或股骨钢板，或者结构性骨板桥接 • 跨越皮质溶骨区或股骨缺损至少1个，最好2个皮质直径，以减少术后股骨骨折的风险
股骨远端的封闭	• 髓内栓要紧密压配，在最远端骨溶解区域，打压到至少2个皮质直径的深度 • 如果发现栓子在打压过程中发生移位，可使用经皮克氏针固定
打压植骨	• 在进行打压植骨前，要确保每个号打压器能无阻力通过股骨髓腔，不能顶到股骨内壁，否则打压器超过这个点时，会导致股骨劈裂 • 如果打压过程中，比以前更容易达到所需的水平，可能存在股骨爆裂性骨折，要辨别清楚，用环形钢丝固定 • 在打压过程中，不能有旋转扭矩
成功的前提	• 在打压结束前，获得绝对的轴向和旋转稳定性 • 如果不使用滑锤，应该不能取出

术后处理

- 术后治疗应个体化，根据每个翻修患者的情况。
- 只要在患者感到舒适的时候，就可以活动了。活动之前拍摄骨盆正位和股骨全长片。
- 做大的重建术的话，在术后第6周扶拐触地和部分负重。
- 如果术后6~8周，骨水泥套内的股骨柄移位<1 mm，允许患者逐步负重活动，直到12周完全负重。
- 高龄患者活动可能受到严格限制负重的影响，使用助步器可早期完全负重。
- 临床和影像学随访在6周、6个月、2年，以后每2年一次。

结果

- 几个因素会影响翻修术的成功，包括患者因素（术前股骨缺损和异体骨移植物骨改建的潜能）、技术因素（打压植骨的程度、异体骨片的大小、骨水泥技术）和术后康复因素。
- Gie等[2]报道了打压植骨短期随访：56髋随访1.5~4年，结果令人鼓舞。影像学结果和组织学数据表明植骨融合和骨量部分重构。
- Halliday等[4]报道了同一个临床中心的长期随访：226例髋翻修术打压植骨，10年柄生存率90.5%。14个柄要求翻修：2例感染，10例股骨骨折，2例松动。
- Ornstein等[10]报道了瑞士关节登记系统的最长的随访结果：1 188例翻修，随访5~18年。再翻修率5.9%。以任何原因翻修作为随访终点，女性15年翻修率是90.4%，男性是94.7%。15年因无菌性松动翻修达99.1%，因感染翻修为98.6%，下沉为99%，骨折为98.7%。
- 对于打压植骨，最佳的柄设计一直是争议的主题。技术开创者推荐使用高抛光、无领、双锥度骨水泥柄，便于可控的下沉。
- 然而，Leopold等[6]随访29例髋，使用预涂层的有领骨水泥柄，6年92%生存率。Fetzer等[1]平均随访6年，未发现26个有领柄出现影像学松动。
- 有几位学者报道了放射立体分析，研究柄的移位和某些因素，如股骨骨缺损的程度及骨水泥壳缺损，对柄移位的影响（微动）。他们认为虽然股骨打压植骨似乎获得良好的临床结果，但翻修术后2年仍然可有持续轻微的移位。
- 骨水泥壳缺损是有临床相关性的，可因为差的器械所引起。这就强调良好的器械的重要性，完成技术要求高，需要在缺损的股骨髓腔内形成稳定的骨-异体骨结构。

并发症

- 骨折
  - 术中——通常是与技术相关的、可避免的。
  - 术后——通常与骨量丢失有关。手术试图解决这个问题，骨重建的过程。两个策略有助于减少这些问题：皮质骨板和更长的柄长度。
- 移位/下沉——可能技术上和假体相关。比如，力封闭或者高抛光锥形柄设计依赖锥形传导负荷到柄-骨水泥界面的骨水泥上；柄移位增加摩擦力和平衡外力，维持柄-骨水泥界面的机械平衡。相比之下，力封闭或组合珠设计传导大部分轴向负荷到骨水泥，有助于假体的机械稳定性，甚至在柄-骨水泥界面脱离开之后。大多数大样本的随访表明，明显柄下沉的概率是比较低的，而手术技术（打压骨的密度、皮质管的恢复、长柄）是成功的关键。
- 感染——伴有骨移植的关节重建的最严重并发症之一。然而，对于既往有感染史的关节，使用骨移植，最新的数据没有发现高的再感染率。
- 疾病传播——取材和处理过程中，来源于供体的疾病传播和污染风险是很大的顾虑，考虑到世界范围内大量的骨移植物，而文献报道其发生率是很低的。

（程涛 译，王琦 审校）

参考文献

[1] Fetzer GB, Callaghan JJ, Templeton JE, et al. Impaction allografting with cement for extensive femoral bone loss in revision hip surgery: a 4-to 8-year follow-up study. J Arthroplasty 2001;16(8 suppl 1):195-202.

[2] Gie GA, Linder L, Ling RS, et al. Impacted cancellous allografts and cement for revision total hip arthroplasty. J Bone Joint Surg Br 1993;75:14-21.

[3] Gie GA, Ling RS, Timperley AJ. Stryker X-change Revision Surgical Protocol. Montreux, Switzerland: Stryker, 2004.

[4] Halliday BR, English HW, Timperley AJ, et al. Femoral impaction grafting with cement in revision total hip replacement. Evolution of the technique and results. J Bone Joint Surg Br 2003;85(6): 809-817.

[5] Huiskes R, Verdonschot N, Nivbrant B. Migration, stem shape, and surface finish in cemented total hip arthroplasty. Clin Orthop Relat Res 1998;(355):103-112.

[6] Leopold SS, Berger RA, Rosenberg AG, et al. Impaction allografting with cement for revision of the femoral component. A minimum four-year follow-up study with use of a precoated femoral stem. J Bone Joint Surg Am 1999;81:1080-1092.

[7] Lord CF, Gebhardt MC, Tomford WW, et al. Infection in bone allografts. Incidence, nature, and treatment. J Bone Joint Surg Am 1988;70(3):369-376.

[8] Mankin HJ, Hornicek FJ, Raskin KA. Infection in massive bone allografts. Clin Orthop Relat Res 2005;(432):210-216.

[9] Nelissen RG, Valstar ER, Pöll RG, et al. Factors associated with excessive migration in bone impaction hip revision surgery: a radiostereometric study. J Arthroplasty 2002;17(7):826-833.

[10] Ornstein E, Linder L, Ranstam J, et al. Femoral impaction bone-grafting with the Exeter stem—the Swedish experience: survivorship analysis of 1305 revisions performed between 1989 and 2002. J Bone Joint Surg Br 2009;91(4):441-446.

[11] Sloof TJ, Buma P, Schreurs BW, et al. Acetabular and femoral reconstruction with impacted graft and cement. Clin Orthop Relat Res 1996;324:108-115.

[12] Spangehl MJ, Masri BA, O'Connell JX, et al. Prospective analysis of preoperative and intraoperative investigations for the diagnosis of infection at the sites of two hundred and two revision total hip arthroplasties. J Bone Joint Surg Am 1999;81(5):672-683.

[13] Sutherland AG, Raafat A, Yates P, et al. Infection associated with the use of allograft bone from the north east Scotland Bone Bank. J Hosp Infect 1997;35:215-222.

[14] Tomford WW. Transmission of disease through transplantation of musculoskeletal allografts. J Bone Joint Surg Am 1995;77(11):1742-1754.

[15] Ullmark G, Obrant KJ. Histology of impacted bone graft incorporation. J Arthroplasty 2002;17:150-157.

第27章 合并股骨骨缺损的全髋关节翻修术：带凹槽股骨柄

Revision Total Hip Arthroplasty with Femoral Bone Loss: Fluted Stems

Patrick O'Toole and Gregory Deirmengian

定义

- 带凹槽股骨柄通过多个纵向凹槽（不同厂家的假体其凹槽的数量和位置是不定的）提供骨干旋转稳定。伴有以下一种或多种情况时，带凹槽股骨柄可用于翻修重建术：
  - 近端腔隙性或节段性股骨骨缺损
  - 异常股骨解剖或股骨畸形
  - 假体周围骨折
  - 继发于应力遮挡骨质疏松性的近端股骨
  - 继发于以往骨折内固定而发生硬化的骨质

解剖

- 全髋关节翻修术或复杂全髋关节置换术的股骨近端解剖发生异常。股骨近端发生腔隙性或节段性骨缺损。继发于应力遮挡，剩余的骨发生骨质疏松。骨科医生常用的骨性标志，包括大小转子，发生异常和缺损。股骨近端严重的骨缺损可累及骨干上段，限制翻修术股骨假体的使用类型。
  - 股骨近端包括股骨头、股骨颈及大小转子。
  - 重要的软组织结构包括髂胫束、阔筋膜张肌、臀肌（臀大肌、臀中肌、臀小肌）、外旋短肌（尤其是后入路翻修）、髂腰肌、股四头肌及关节囊（图1A）。
  - 血管和神经结构包括股动静脉、股神经、坐骨神经、外侧股皮神经（前侧入路）。
- 股骨骨缺损 AAOS 分型[6]（表1，图1B）。
- 股骨骨缺损 Paprosky 分型（表2）。

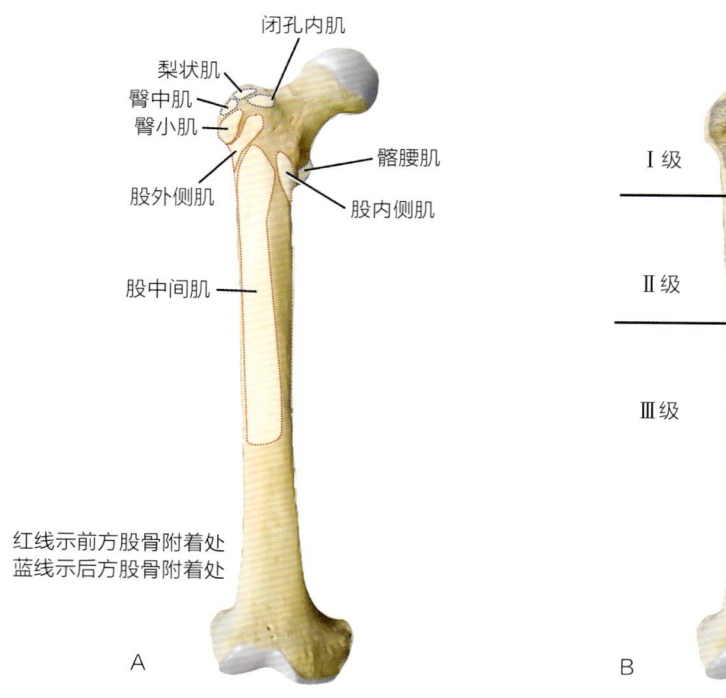

图1　A. 股骨解剖。B. 骨缺损水平。

表1　股骨骨缺损AAOS分型

分型	描述
骨缺损分型	
1型	阶段性缺损，或缺损位于骨皮质内，进一步分为近端、插入性或累及大转子
2型	腔隙性缺损，进一步分为骨松质(轻度)、骨皮质(中度)和膨胀性(髓腔扩大)缺损
3型	合并有节段性缺损和腔隙性缺损
4型	股骨对线不良
5型	股骨髓腔狭窄
6型	股骨皮质不连续或骨折
缺损水平	
1	缺损位于小转子下缘近端
2	缺损位于小转子下缘远端10 cm以内
3	缺损位于小转子下缘侧10 cm以外
骨缺损分级	
Ⅰ级	骨缺损较小，骨-假体界面完整，无需植骨
Ⅱ级	骨-假体界面部分缺损，依靠植入假体稳定
Ⅲ级	骨-假体界面明显骨缺损，需要结构植骨

表2　Paprosky股骨骨缺损分型

Paprosky 分级	股骨骨缺损
1型	干骺端骨松质少量骨缺损，骨干完整，比如取出未整合的生物型股骨假体后保留的骨量
2型	干骺端骨松质广泛骨缺损，骨干完整，比如取出未整合的骨水泥型股骨假体后保留的骨量
3A型	非支持型受损的干骺端，伴有>4 cm骨干，可用于远端固定，比如取出严重松动的骨水泥型股骨假体
3B型	非支持型受损的干骺端，伴有<4 cm骨干，可用于远端固定，比如严重远端骨溶解
4型	广泛的干骺端和骨干缺损，股骨髓腔增宽，股骨峡部是非支持性的

发病机制

- 髋臼磨损碎屑诱导骨溶解，引起骨量丢失和假体松动，最终全髋关节早期失败。这种失败模式是需做全髋关节翻修术最主要的原因。这使得必须考虑替代的承重表面，包括金属对金属和陶瓷对陶瓷。由于高交联高分子聚乙烯提高了耐磨特性，近年来用于THA。电离辐射增加聚乙烯内的交联，在假体关节循环负荷过程中，减少磨损颗粒数量[13]。与传统聚乙烯(28 mm头和32 mm头)相比，磨损率减少了80%。

自然病程

- 进行性骨溶解和骨量丢失导致生物型股骨假体松动。
- 骨水泥-骨界面的骨溶解导致了骨水泥型股骨假体失败。
- 松动假体的微动进一步引起了骨丢失。
- 可出现骨皮质变薄。
- 近端股骨出现内翻畸形。
- 假体周围骨折。
- 假体的最终失败。

病史和体格检查

- 详细记录完整的病史应深入询问患者疼痛相关问题，包括：
  ○ 静息痛和夜间痛(感染)
  ○ 负重疼痛(感染、无菌性松动)
  ○ 起步疼痛(无菌性松动)
  ○ 严重急性疼痛(股骨假体周围骨折、髋脱位)
- 完整记录与髋关节翻修术有关的药物史和手术史，包括初始诊断、手术日期、详细的手术记录，包括术中所使用的假体，以及出现术后并发症的日期。尽可能获得所有假体型号标识贴，因为有些时候手术记录不够准确。
- 获得相关既往药物和手术史，必要时进行术前咨询记录。选择最合适的血栓预防措施，评估翻修术前患者药物是否最优化。
- 体格检查应包括以下内容：
  ○ 步态分析。全髋关节置换术后的疼痛会引起步态周期的静止负重相缩短。如有Trendelenburg步态或外展蹒跚步态，需注意这种外展肌功能下降来自外展肌本身的损伤或者髋关节生物力学改变，可能影响翻修手术的成功。
  ○ Trendelenburg试验阳性的定义为非负重侧骨盆处于相对内收位(单侧疾患者的正常侧骨盆倒向地面)，提示外展肌薄弱、臀上神经损伤，或外展肌机制障碍(如转子处骨不连)。
  ○ 髋外展肌力提示外展肌薄弱、转子滑囊炎、外展肌撕裂、转子骨折及股骨假体松动。

- 关节在正常活动范围内活动时不应出现疼痛。疼痛的出现提示机械性功能障碍。可触及或可闻及的弹响或弹跳征,提示股骨头的半脱位或假体松动。
- 应评估肢体长度。下肢长度差异逐渐增加提示假体下沉。
- 明显的下肢长度差异可能受肌肉萎缩、肥胖、脊柱疾病、骨盆倾斜、双下肢体位不对称等因素影响。在存在外展肌挛缩情况下,可能是可复性或固定性的。
- 评估髋关节周围皮肤是否有瘢痕、伤口愈合不良,以及浅层软组织感染。
• 应进行详细的下肢神经血管以及外周神经检查,以排除脊柱引起的髋部疼痛,同时也可以将其作为术后检查参照的基线值。

神经血管结构
• 翻修手术中坐骨神经通常包裹在瘢痕组织中。它位于髋臼后缘1~2 cm处。如果术者在手术中注意拉钩放置的位置和下肢体位放置适当,则无需常规显露。
• 如果术者需要暴露坐骨神经,则显露的最佳位置是在臀肌线后方,然后朝髋关节方向向近端追踪。

放射学检查
• 术前X线包括骨盆正位和髋关节侧位片,包括整个假体。尽可能拍摄股骨全长片,评估假体髋臼或股骨假体位置和固定、假体周围透亮带以及骨缺损情况;大转子的解剖和质量,以评估重建外展肌装置和术后不稳定可能性。注意聚乙烯偏心磨损和骨溶解。异位骨化提示手术分离和手术入路暴露困难。
• 股骨近端骨量缺损严重提示凹槽股骨柄不适合股骨翻修,优先选用全涂层股骨柄用于股骨骨干固定。
• 术前计划时发现股骨干骨缺损,股骨假体需要跨越骨缺损至少2个皮质直径。
• 对比最近的和术后最初的X线片是评价透亮带进展和股骨假体下沉的可靠方法。

实验室检查
• 任何翻修术前均应检测红细胞沉降率(ESR)和C反应蛋白(CRP)以排除感染。在一项202例关置换翻修研究中,所有存在深部感染的患者其ESR>30 mm或CRP>10 mg/L[18]。
- 如果ESR或CRP升高,应行术前关节腔穿刺抽液。吸出物行白细胞计数和分类检查,并行细菌培养和药敏测试。
- ^{99m}Tc HDP骨扫描显示骨代谢升高,提示假体松动、应力增加或感染。然而,^{99m}Tc骨扫描会出现假阳性和假阴性结果。不应该仅基于这些结果就决定行翻修术。镓(Ga)扫描和(或)铟(In)扫描可用于检测是否有THA术后感染。但这些检查很少应用。

全髋关节置换术后髋部疼痛的鉴别诊断
- 感染
- 假体松动(感染性或无菌性)
- 假体周围骨折
- 假体撞击
- 髂腰肌激惹
- 下肢长度不等
- 金属连接处腐蚀
- 转子滑囊炎
- 腰骶部病变

非手术治疗
- 非手术治疗不是常见的选择,除非患者麻醉风险太高。
- 下列情况可采用非手术治疗:
  - 可应用助行器械。
  - 对于非手术治疗患者,应用抑菌性抗生素有助于控制感染性松动引起的疼痛和感染。
  - 理疗、非甾体抗炎药、注射疗法等能缓解滑囊炎引起的髋部疼痛。

手术治疗
- 一旦感染被排除,可使用组配式股骨柄假体翻修系统进行翻修手术。
- 大多数带凹槽的股骨柄有一个可调节长度的近端袖套来获得股骨近端的最佳偏距和充填压配。凹槽能提高远端的充填并提高抗旋转能力。

术前计划
• 术前使用近期拍摄的骨盆正侧位和髋关节侧位X线片进行模板测量。也可以考虑加拍股骨干正侧位X线片(表3)。

表3　使用组配型凹槽股骨柄行全髋翻修术前模板测量步骤

步骤	目的	说明
1	标记并测量下肢长度	比较患侧和健侧小转子相对于坐骨线或闭孔线的位置,确保用放大尺测量
2	辨别髋臼标记	确定泪滴髋臼外上缘和内侧壁的位置(Kohler线)
3	用模板测量髋臼	评估髋臼假体的大小和位置方向,骨缺损是否需要特别的髋臼假体包括增强块、巨大杯、金属笼、定制假体
4	确定旋转中心	可将髋臼假体外移来代偿内侧的骨缺损,标记旋转中心
5	评估股骨近端解剖	画出股骨解剖轴,注意是否偏移,比如股骨柄松动时近端股骨内翻重塑
6	选择股骨柄直径	专用的凹槽股骨柄系统用于模板测量。即使有经验的术者也会各个方向上误判1~2号尺寸大小。股骨柄直径的选择提醒术者应考虑极度狭窄或宽大的股骨髓腔
7	选择股骨柄长度	获得股骨全长片。使用凹槽型股骨柄越过骨缺损处至少2倍于骨皮质直径
8	股骨柄定位和颈长选择	股骨侧组配允许术者组装股骨假体,恢复正常的髋关节旋转中心和股骨偏距
9	组配型假体	模板测量不同的颈长、偏距、尺寸以及股骨头大小

- 额外的术前计划包括:
  - 通知病理科医生做术中冰冻切片检查。
  - 以前手术的手术记录。
  - 可能需要更换的聚乙烯内衬。
  - 翻修的髋臼假体(即使臼杯看起来很稳定)。
  - 全涂层股骨假体(如果带凹槽柄的近端固定不牢固)。
  - 颗粒状和大块的异体骨及钢缆。

体位
- 局麻并插入导尿管后,患者仰卧位,髂前上棘部位加软垫。
- 仰卧位时术者可以评估患者肢体长度和髋臼假体骨的位置。
- 腹股沟和同侧足用非无菌单隔离,整个下肢消毒。防水的袜套卷到膝关节水平。

入路
- 髋关节翻修术的入路应该易被延长。
- 直接外侧入路。
- 后侧入路(侧卧位)。

软组织
- 术前应仔细检查外展肌,并于术中进一步检查,因为其对术后髋部稳定性及步态极其重要。既往的髋部手术可能导致臀中肌肌力减弱。既往采用了直接外侧入路的患者在翻修术时常发现外展肌腱缺损。
- 股外侧肌可能需要从其后缘牵拉或者劈开以获得股骨干的显露,来进行畸形矫正、修复骨折和置入钢缆。
- 既往行后侧入路,髋后方关节囊和外旋短肌可能会出现瘢痕粘连。若采用后方入路,需要对其进行标记并保护以便于随后修复。
- 臀线指的是臀大肌在近侧股骨干后外侧缘的止点。其长度约5 cm的止点部分常需要部分或全部松解,以获得充分显露或纠正下肢长度。应在手术最后将其缝合修复到腱性残端上,但注意避免缝合到坐骨神经。

神经血管组织结构
- 髋关节翻修术中常发现坐骨神经包裹在瘢痕组织内。坐骨神经位于髋臼后缘的后方1~2 cm。翻修术中不需要常规暴露。
- 如果需要暴露坐骨神经时,在臀线后方找到后再沿着髋关节近端去寻找。

无股骨干骨缺损的常规翻修

- 仔细评估小转子以上股骨近端。
- 如需要暴露股骨近端或清除骨水泥/全涂层股骨柄假体时,可应用延长转子截骨术ETO。
- 不同厂家的凹槽股骨柄系统扩髓和置入存在很大不同,术者应该注意细微差别。
- 股骨近端行直线扩髓至近端股骨干,直到能感觉到皮质的震动。扩髓的深度要达到扩髓器上的标记线与转子尖平齐(技术图1A)。
- 最后一次扩髓的直径将决定假体柄的尺寸,并反映假体柄远端的直径。
- 使用与最后一次直线扩髓相应尺寸的锥形扩髓锉进行干骺端准备,直至接触到质地正常的皮质。小心骨质疏松,不要过度扩髓。当进行最后的扩髓时,使用新电池避免扩髓锉卡在股骨髓腔内。
  - 如应用S-ROM系统,则用股骨距磨削器进行股骨准备,使其能容纳三角形的组配式袖套组件(技术图1B)。

假体植入

- 置入试模袖套和股骨假体柄后尝试复位,评估方向、活动度和松弛度。这套组配式系统允许随意改变前倾角,不受近端股骨形状的影响(技术图2A~D)。
- 置入袖套,然后置入假体柄(技术图2E)。

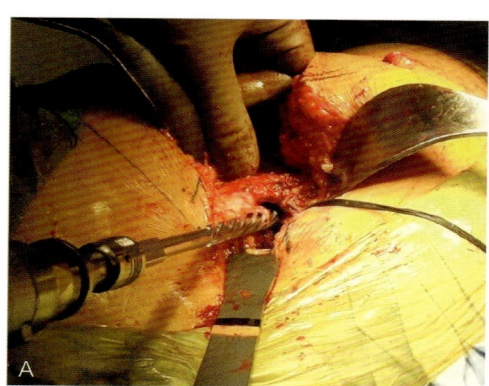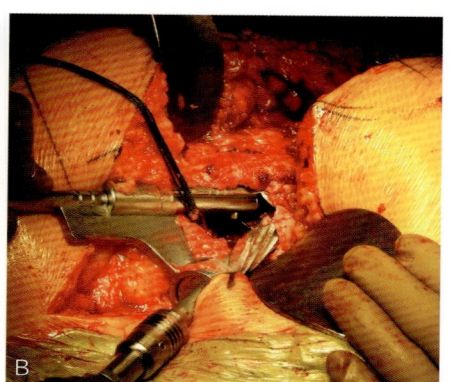

技术图1 A. 直线进行股骨扩髓直至接触骨干骨皮质。B. 使用股骨距磨削器准备股骨近端。

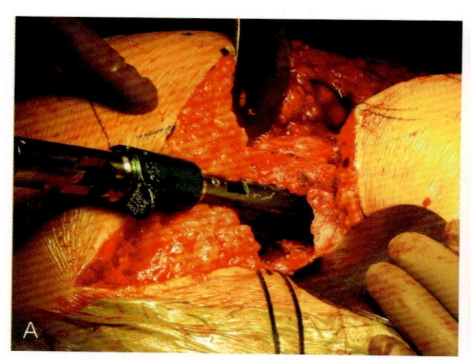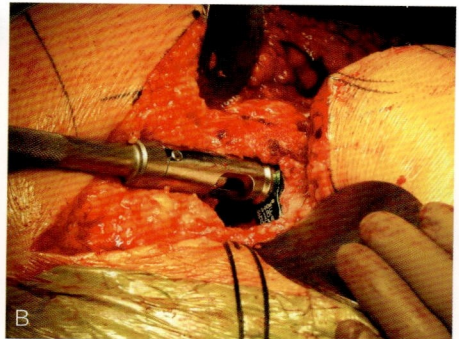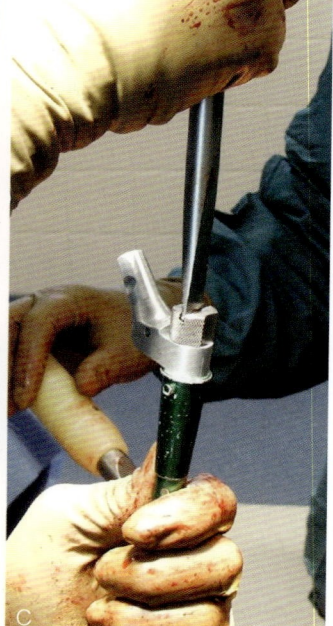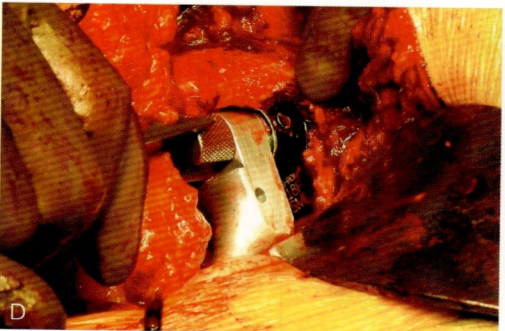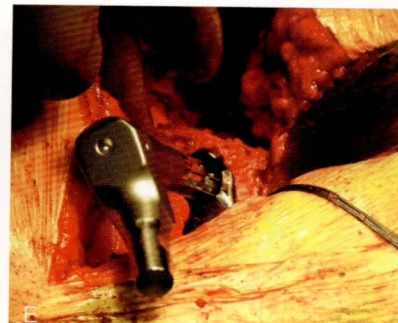

技术图2 置入试模。A. 先插入袖套。B. 直至完全就位。C. 在操作台上组装试模。D. 插入袖套。E. 置入最终的假体。

股骨干骨缺损的常规翻修

- 计划用凹槽股骨柄越过骨干骨缺损区达2倍髓腔宽度。
- 用长导针在髓腔内判断骨皮质是否有穿孔,指导软髓腔锉沿髓腔向下。
- 使用软扩髓器扩髓直至骨干震动。髓腔锉通常比最终的凹槽股骨柄要大1~2 mm,但不同厂家存在不同情况。
- 锥形扩髓和股骨距研磨的方法参照前面章节的描述。
- 置入试模。
- 通常不需要结构性植骨,但可以改善骨量。

需要转子延长截骨或骨干截骨或切开复位内固定治疗松动假体柄远端的假体周围骨折

- 必要时从股骨近端或骨折部位取出假体柄和骨水泥。
- 从股外侧肌后方(或劈开股外侧肌)显露股骨干。
- 通过骨折部位锉磨骨干。使用持骨器控制骨折近端,复位骨折或截骨骨块,在完成扩髓步骤前,置入钢缆环扎预防医源性股骨骨折。
- 置入试模穿过骨折端或截骨处。
- 复位髋关节,评估下肢长度、偏心距、软组织张力。此时骨折端或截骨处无法获得旋转稳定性,所以不可能进行真正的旋转稳定性检查。
- 如需要进行结构性同种异体骨植骨,则置入钢缆环扎植骨处并开始收紧。
- 取出试模,置入假体。如果假体无法与骨折远端紧密压配,则可能需要再扩髓以避免骨折(技术图3)。

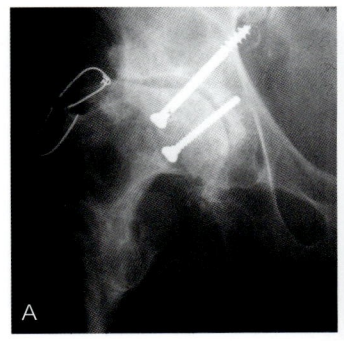
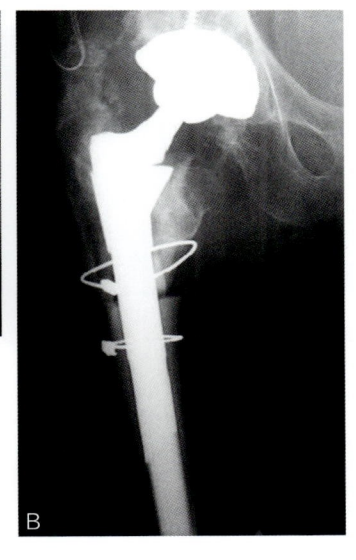

技术图3　一例股骨近端严重畸形的患者术前(A)和术后前后位X线片(B)。该患者必须通过截骨才能植入假体并恢复股骨力线。

使用带凹槽股骨柄和近端股骨同种异体移植物

- 选择一个较大的近段股骨同种异体移植物(关键)。
- 决定移植骨和自体骨结合部的平面,在此平面截骨。由于弯形带凹槽股骨柄具有良好的旋转稳定性,所以无须进行阶梯状截骨。
- 使用直或软扩髓器扩远端股骨干,直至感到骨皮质震动。最后一次扩髓的直径决定假体尺寸。
- 准备同种异体移植物(切割和锉磨合适的股骨颈)。随后对股骨近端移植物进行锥形扩髓和研磨。
- 在同种异体移植物上做一个临时的远端截骨,留出1 cm长度。
- 在自体股骨近端做纵行截骨,使同种异体移植骨可以通过截骨处插入自体股骨中。不要切除自体近端股骨上的任何软组织附着物。
- 将试模放入同种异体移植物中,并将股骨柄的远端插入自体股骨干,尝试复位髋关节并评估下肢长度和软组织张力以及稳定性。去除移植骨远端骨质使双下肢等长。确保移植骨与自体骨连接处接触良好。清除异体移植骨的大转子骨质,以使自体大转子能够在移植物上处于解剖位。

- 将2根钢缆穿过小转子,用于最后配合爪形钢板将异体移植物固定在自体大转子。
- 减小袖套的尺寸以容纳骨水泥幔,在操作台上装配股骨柄和袖套。
- 用骨水泥将带凹槽柄和袖套固定在同种异体移植物上,确保柄远端黏附的骨水泥已全部清除干净。异体移植物的远端表面不要有骨水泥黏附,以使其与自体股骨充分紧密接触。
- 骨水泥变硬后,将移植物-假体柄复合体插入自体股骨。此时应已能够获得移植物和自体骨结合部的旋转稳定性(技术图4A)。
- 通常在自体的大转子上放置爪形钢板,将自体大转子固定到异体移植物上(技术图4B)。

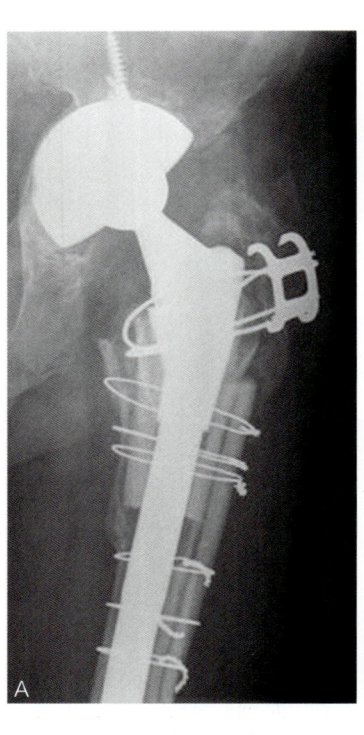
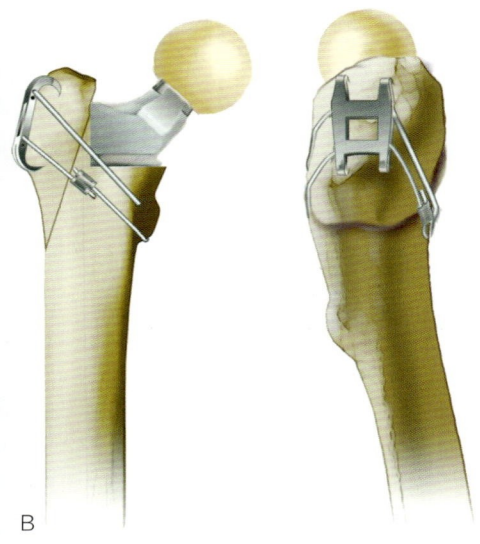

技术图4　A. 使用带凹槽股骨柄和近段股骨同种异体移植物的前后位X线片。B. 使用爪形钢板固定转子截骨的技术。

要点与失误防范

ETO暴露股骨骨干髓腔,便于取出骨水泥和固定牢固的广泛多孔涂层的生物型假体	ETO使用可控的方式,多个骨刀开窗,以避免截骨块骨折
必须完全去除骨水泥	骨水泥未能彻底清除,导致偏心股骨髓腔扩髓,皮质穿孔或骨折
如果皮质穿孔,采用延长入路直接观察股骨	使用髓内导针,帮助股骨远端扩髓
手术结束前摄正位和侧位片,确认凹槽假体末端以远没有发生骨折	新植入的凹槽股骨柄越过所有皮质穿孔和潜在应力集中区域,至少2个皮质直径
考虑使用更大的股骨头,预防脱位	翻修术脱位风险更高,必须重建正常的髋旋转中心和外展肌功能

术后处理

- 术后6~8周内,步行支具保护下部分负重,逐步使用拐杖,最终使用手杖。
- 复杂的病例建议逐步增加负重。
- 支具用于预防复发性脱位,但再手术用于增加髋臼假体的限制性。
- 应遵守标准的术后治疗方案,包括下肢深静脉血栓预防、抗生素治疗、早期活动、非镇静麻醉药物。
- 获得术中组织和体液培养结果。

结果

- 大多数全髋关节翻修术组配型股骨柄的研究属于相对短的随访[15]。

- 研究表明,使用组配锥形凹槽钛柄对骨缺损的髋关节翻修有利于近端股骨骨重建,可改善生活质量和生存率[7,11,12,14,16]。
- 已有学者报道使用S-ROM系统对股骨近端骨缺损或其他复杂翻修病例治疗,术后没有骨溶解的表现,平均的术后Harris髋关节评分为82分,84%的患者满意[3,5]。
- 根据报道,S-ROM系统5年的生存率为96%,其中有5%的力学失败率[17,20]。
- 不良的效果与使用较大直径的假体柄相关。持续的大腿疼痛与使用直径＞17 mm的假体柄有关[3]。
- 还有一项研究报道,使用直径＞16 mm的柄会明显提高应力遮挡发生率,并造成骨长入障碍[20]。
- 研究报道,任何原因的再手术率为＜1%～14%[2,4]。

并发症

- 感染
- 无菌性松动
- 脱位和不稳定
- 双下肢不等长
- 假体周围骨折
- 截骨后骨不连
- 大转子滑囊炎
- 神经功能障碍

（程涛 译，王琦 审校）

参考文献

[1] Bolognesi MP, Pietrobon R, Clifford PE, et al. Comparison of a hydroxyapatite-coated sleeve and a porous-coated sleeve with a modular revision hip stem. A prospective, randomized study. J Bone Joint Surg Am 2004;86(12):2720-2725.

[2] Bono JV, McCarthy JC, Lee J, et al. Fixation with a modular stem in revision total hip arthroplasty. Instr Course Lect 2000;49:131-139.

[3] Chandler HP, Ayres DK, Tan RC, et al. Revision total hip replacement using the S-ROM femoral component. Clin Orthop Relat Res 1995;(319):130-140.

[4] Christie MJ, DeBoer DK, Tingstad EM, et al. Clinical experience with a modular noncemented femoral component in revision total hip arthroplasty: 4- to 7-year results. J Arthroplasty 2000;15(7):840-848.

[5] Cossetto DJ, McCarthy JC, Bono JV, et al. Minimum four-year radiographic and clinical evaluation of results following femoral revision surgery with the S-ROM modular hip system. Acta Orthop Belg 1996;62(suppl 1):135-147.

[6] D'Antonio JA, Capello WN, Borden LS, et al. Classification and management of acetabular abnormalities in total hip arthroplasty. Clin Orthop Relat Res 1989;(243):126-137.

[7] Garbuz DS, Toms A, Masri BA, et al. Improved outcome in femoral revision arthroplasty with tapered fluted modular titanium stems. Clin Orthop Relat Res 2006;453:199-202.

[8] Goyal N, Diaz-Ledezma C, Tripathi M, et al. Do previous operative reports provide the critical information necessary for revision total hip arthroplasty? J Arthroplasty. 2012;27(6):1023-1026.

[9] Hardcastle P, Nade S. The significance of the Trendelenburg test. J Bone Joint Surg Br 1985;67(5):741-746.

[10] Hermida JC, Bergula A, Chen P, et al. Comparison of the wear rates of twenty-eight and thirty-two-millimeter femoral heads on cross-linked polyethylene acetabular cups in a wear simulator. J Bone Joint Surg Am 2003;85(12):2325-2331.

[11] Kwong LM, Miller AJ, Lubinus P. A modular distal fixation option for proximal bone loss in revision total hip arthroplasty: a 2- to 6-year follow-up study. J Arthroplasty 2003;18(3 suppl 1):94-97.

[12] McInnis DP, Horne G, Devane PA. Femoral revision with a fluted, tapered, modular stem seventy patients followed for a mean of 3.9 years. J Arthroplasty 2006;21(3):372-380.

[13] Muratoglu OK, Bragdon CR, O'Connor DO, et al. A novel method of cross-linking ultra-high-molecular-weight polyethylene to improve wear, reduce oxidation, and retain mechanical properties. Recipient of the 1999 HAP Paul Award. J Arthroplasty 2001;16(2):149-160.

[14] Ovesen O, Emmeluth C, Hofbauer C, et al. Revision total hip arthroplasty using a modular tapered stem with distal fixation: good shortterm results in 125 revisions. J Arthroplasty 2010;25(3):348-354.

[15] Park MS, Lee JH, Park JH, et al. A distal fluted, proximal modular femoral prosthesis in revision hip arthroplasty. J Arthroplasty 2010;25(6):932-938.

[16] Rodriguez JA, Fada R, Murphy SB, et al. Two-year to five-year followup of femoral defects in femoral revision treated with the link MP modular stem. J Arthroplasty 2009;24(5):751-758.

[17] Smith JA, Dunn HK, Manaster BJ. Cementless femoral revision arthroplasty. 2- to 5-year results with a modular titanium alloy stem. J Arthroplasty 1997;12(2):194-201.

[18] Spangehl MJ, Younger AS, Masri BA, et al. Diagnosis of infection following total hip arthroplasty. Instr Course Lect. 1998;47:285-295.

[19] Valle CJ, Paprosky WG. Classification and an algorithmic approach to the reconstruction of femoral deficiency in revision total hip arthroplasty. J Bone Joint Surg Am 2003;85(suppl 4):1-6.

[20] Walter WL, Walter WK, Zicat B. Clinical and radiographic assessment of a modular cementless ingrowth femoral stem system for revision hip arthroplasty. J Arthroplasty 2006;21(2):172-178.

[21] Wilkins RH, Bodyia. Lasègue's sign. Arch Neurol 1969;21(2):219-221.

第28章 合并股骨骨缺损的全髋关节翻修术：股骨近端假体置换

Revision Total Hip Arthroplasty with Femoral Bone Loss: Proximal Femoral Replacement

Pouya Alijanipour and Javad Parvizi

定义

- 股骨近端假体置换是一项挽救性的保肢手术，主要适用于过去行截肢术治疗的肿瘤或非肿瘤疾病。
- 股骨翻修重建的复杂性取决于股骨骨质和骨量。在过去10年间，髋关节翻修重建已经取得了明显的进步。第二代组配型股骨假体的使用不仅提高了恢复肢体长度的能力（图1），同时也获得了最佳的软组织张力，减少了巨型假体不稳定的发生率。新一代的巨型假体可以为软组织提供附着点，也为保留宿主骨提供了更便利的条件。

解剖

- 外展肌群（臀中肌、臀小肌、阔筋膜张肌及髂胫束）是重要的髋部稳定结构，受臀上神经支配。臀上神经自梨状肌上方出坐骨大孔，伴随臀上神经的还有臀上动脉和静脉。臀上神经麻痹可导致走路蹒跚，Trendelenburg步态。内收肌群是股薄肌、短收肌、长收肌、大收肌的前部。外旋肌群是梨状肌、股方肌、上孖肌、下孖肌、闭孔内肌及闭孔外肌。

发病机制

- 股骨骨质丢失是不断增加的，是全髋翻修术中需要面对的最复杂和具有挑战性的问题。全髋翻修过程中可以遇到许多导致股骨骨质丢失的因素：
  - 颗粒碎屑引起的骨溶解可导致骨质丢失。
  - 应力遮挡效应导致骨质丢失。
  - 以前的感染病史。
  - 年龄增加。
  - 假体周围骨折。
  - 多次翻修术过程中，假体反复植入和取出，减弱外展肌群的完整性和功能。

病史和体格检查

- 在大多数患者，通过评估病史、体格检查、实验室检查及影像学检查结果可以对髋关节疾病进行正确的诊断。
- 评估患者的主诉。明确疼痛的位置和性质，有助于正确的诊断。关节内和髋臼的病变通常出现腹股沟处的疼痛。出现大腿部的疼痛（特别是站起来时痛）意味着可能出现股骨干假体的松动。髋关节的病变可以导致严重的膝关节疼痛，应该评估髋关节的病变。
- 彻底评估既往内科病史，有助于明确导致围手术期并发症的潜在因素。患者要术前最佳化营养状况和明确任何潜在内科疾病，包括潜在和伴有感染的来源，并进行治疗。邀请血管外科评估慢性静脉溃疡史、既往血管搭桥或者肢体远端无脉搏。
- 体格检查从分析患者步态开始。防痛步态是负重行走时各时相都疼痛所致的结果，起步相缩短是其特征。Trendelenburg步态或蹒跚步态意味着外展肌连续性中

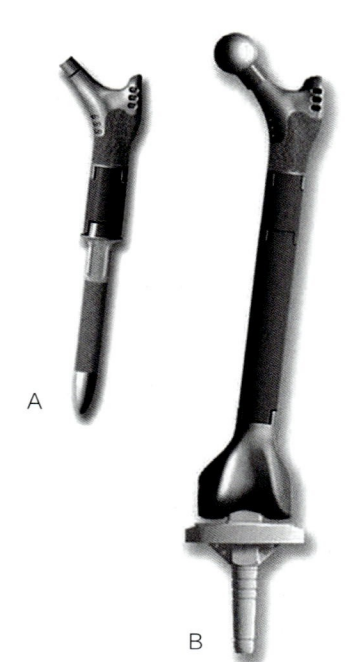

图1 新一代的组配式股骨近端（A）和全股骨置换假体（B）(GMRS; Stryker Orthopedics, Mahwah, NJ)。

断或麻痹,导致患者站立相步态过程中身体重心不断转变。应记录是否使用助行器、是否有跛行及下肢是否有畸形。应该常规检查陈旧的切口。计划手术切口是十分重要的,可决定重建手术的入路。尽管髋部手术皮瓣坏死是非常少见的,建议远离原手术切口和避免形成锐角,从而避免这种并发症。记录髋关节的主动和被动活动范围,记录髋部周围肌肉的肌力。Trendelenburg试验阳性表明外展肌群力量明显减弱,在对侧单腿站立时不能稳定骨盆。评估下肢外观或功能性下肢不等长,可能是由于骨盆倾斜,肌肉挛缩,或脊柱侧弯。Thomas试验是通过髋关节和膝关节朝向胸部达到最大的屈曲度,评估对侧髋关节是否有屈曲挛缩。撞击诱发试验明确疼痛的来源。Stinchfield试验阳性时,出现腹股沟部疼痛,对侧髋关节屈曲抵抗在15°~30°,说明髋关节内可能出现病变。被动直腿抬高试验诱发沿着下肢在膝关节以下的根性痛,应该怀疑腰椎间盘源性疼痛。体格检查还包括神经血管检查、脊柱和腹部检查排除腹股沟疼痛的来源。除了来源于髋关节之外,也可来源于其他的疾病,例如神经病变、血管源性跛行、椎管狭窄和腹腔内疾病。

- 检测ESR和CRP。这些指标升高,伴有既往感染病史,应该进行髋关节穿刺和关节液分析。如果髋部穿刺结果为阴性,不能完全排除感染;如果存在明显的感染风险,穿刺之后要进行快速冰冻活检和术中组织的微生物培养。

影像学和其他诊断性检查

- 近端股骨切除和全股骨切除是主要的外科手术方式,术前应有详细的手术计划。对于恶性肿瘤导致的股骨骨缺损,在重建术前就应该进行充分的分步骤检查。大多数术前可以预见的并发症都可以在术中采取相应的防范措施来避免。
- 影像学检查可确定骨丢失的范围,决定骨植入假体的尺寸,识别瘢痕附近的股动静脉、神经及坐骨神经,判断软组织切除的范围和重建的可能性。
- 包括整个股骨的普通X线片可以用来评估整个骨组织破坏程度。CT可以进一步评估股骨和髋臼的骨质结构的改变。
- MRI主要用于评估骨髓腔和髋部周围的软组织。
- 三相核素骨显像主要用于检查骨骼是否有转移病灶。
- 如果怀疑既往手术导致髋部周围组织解剖的变异,应行髂股血管造影检查。

鉴别诊断

- 感染,包括骨髓炎和假体周围感染
- 原发性骨肿瘤,如多发性骨髓瘤、软骨肉瘤
- 转移病灶
- 假体周围骨折
- 骨溶解
- 无菌性松动
- Paget病
- 代谢性疾病

分型

- 关节翻修术股骨缺损有多种分型系统。包括Mallory[23]、AAOS[7]、Gross[11]、Saleh[39],以及Weeden和Paprosky[45]。在这些分型中,最常用的分型是Weeden和Paprosky分型,因为简单,而且可指导医生重建股骨缺损。分型的基本原则是,随着近端干骺端骨缺损和非支撑性,应考虑股骨柄固定在骨干上(表1)[45]。

非手术治疗

- 本章讨论的疾病,手术治疗是最合理的选择。但是当患者合并其他疾病不允许手术时,可考虑保守治疗,如使用支具。

手术治疗

- 翻修手术的目标是改善功能,尽可能保留多的骨和软组织,填充缺损的骨,形成稳定的结构,恢复髋关节生物力学[24]。

表1　股骨骨缺损的Paprosky分型

类型	描述
1	轻度干骺端骨丢失
2	广泛的干骺端骨丢失和完整的骨干
3A	广泛的干骺端及骨干骨丢失,至少4 cm完整的峡部皮质
3B	广泛的干骺端及骨干骨丢失,完整的峡部皮质<4 cm
4	广泛的干骺端及骨干骨丢失,无支撑性骨干

经允许引自 Blackley HR, Davis AM, Hutchison CR, et al. Proximal femoral allografts for reconstruction of bone stock in revision arthroplasty of the hip. A nine to fifteen-year follow-up. J Bone Joint Surg Am 2001;83-A(3):346-354.

- 髋关节周围如果存在表浅或深部感染是重建手术的绝对禁忌证。相对禁忌证还包括患者不合作导致脱位风险、血管功能不全妨碍伤口愈合，以及有严重的内科疾病不能耐受麻醉。
- 处理严重的股骨骨缺损，方法包括长骨水泥柄或者压配柄[6,17,20,30,31,42,44]、异体打压植骨[8,13,21,36,37]、异体假体复合体[24,35,47]、巨型假体[34]、切除关节置换[40]。年龄和活动水平也是决定合适重建手术的参考因素。
- 异体打压植骨用于年轻患者包容性骨缺损、股骨髓腔直径太粗大以及骨干远端完整的长度不够获得生物型柄压配[24,25,46]。这项技术概念上相对直接，但费时和技术要求高，学习曲线陡[14,27,28]。这项技术翻修术后1～48个月19例患者的活检组织学分析，确认了可以逐步恢复骨量[43]。然而，技术复杂性和潜在的并发症限制了其应用。
- 同时应用股骨假体和异体股骨的前提是股骨远端长度＜10 cm时，这时应用异体股骨能使股骨假体获得骨水泥或是非骨水泥固定。如果远端骨骨缺损十分严重，此时可以选择全股骨假体置换。
- APC包括骨水泥将长柄固定到近端股骨异体骨移植[24]。在远端，股骨柄压配或者骨水泥固定到宿主骨上。然而，如果使用骨水泥，须小心不要让骨水泥卡入移植物-骨界面。这种方法最好应用于恢复年轻、活动量大的患者的股骨骨量[35]。可以增加股骨近端的骨量，提供软组织附着，包括外展肌。然而技术要求高，手术时间长加重患者的生理应激反应。由于手术相关并发症包括感染、骨不连、脱位、无菌性松动、移植物吸收、骨折限制了该技术的应用[14,24]。
- 对于大多数医生来说，与APC比较，巨型假体的近端和全股骨置换可能更可行，技术相对容易些。该技术适合股骨广泛全周骨丢失的老年人，尤其是全身疾病不允许长时间复杂的重建术[24,34]。文献报道这种类型的假体对年轻患者有不可接受的高失败率，不建议应用于该人群。然而，该技术适合老年人，康复过程中早期活动和负重是最重要的[12,33,41]。潜在的并发症包括由于远端股骨固定不足、应力遮挡、疲劳性骨折所导致的早期松动和周围软组织条件差所导致的不稳定[5,34]。

术前计划

- 全髋关节置换术术前计划的重要性不能被低估，尤其是近端股骨重建术。手术技术要求较高，注重细节才能获得成功。

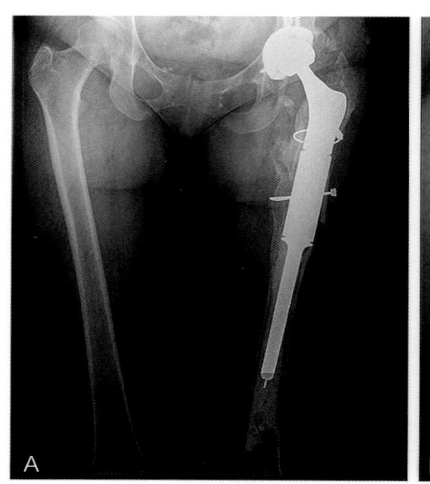
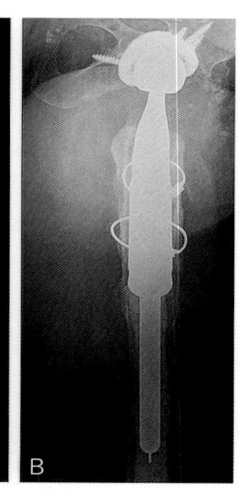

图2　A. 髋关节前后位（A）和侧位片（B）显示一例年龄66岁的患者经历了二期关节置换翻修手术治疗假体周围感染。患者既往翻修术是由于假体周围骨折。由于股骨近端大量骨质丢失，二期手术应用近端巨型股骨假体置换。

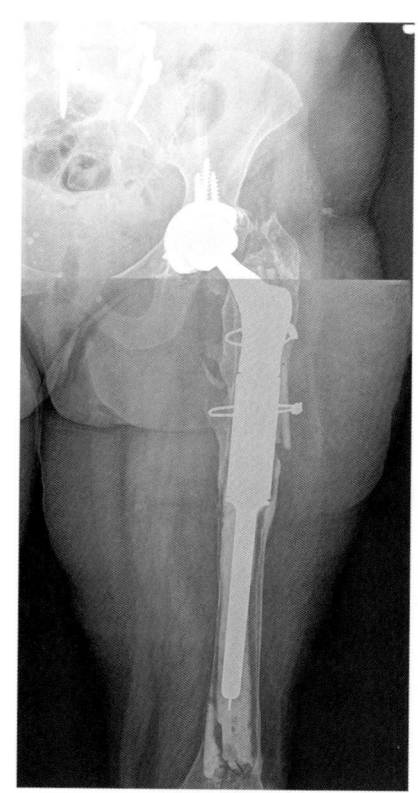

图3　图2同一位患者，5年后。患者出现进行大腿疼痛加重，近端股骨置换松动。围手术期诊断检查排除了假体周围感染。

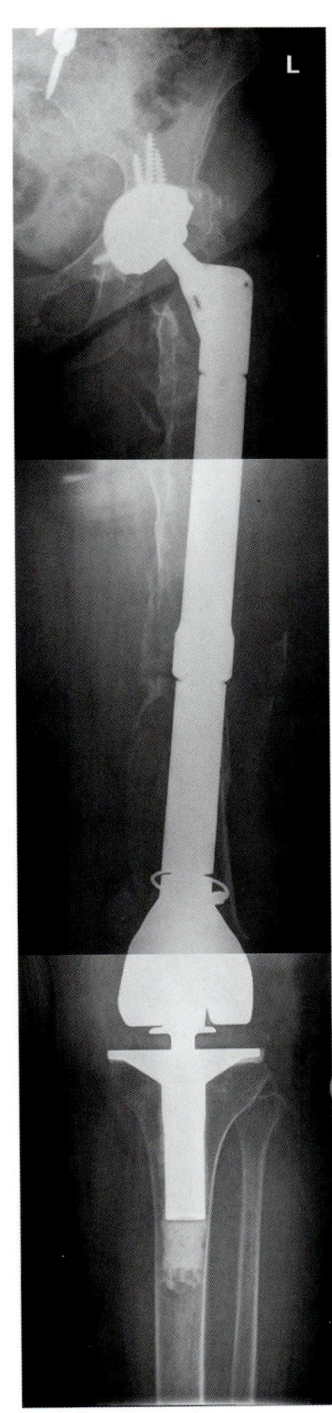

图4　图2和图3的同一位患者。全股骨置换联合限制性全膝关节置换进行重建，解决了广泛股骨骨缺损。患者术后效果良好，术后1年进行了对侧髋关节置换术。

- 股骨近端假体重建术适用于小转子下方股骨干骺端及骨干广泛的皮质缺损，但股骨远端至少10 cm应完整无破坏。全股骨假体重建术适用于股骨小转子至股骨远端与干骺端交界处均有广泛的骨质破坏。
- 术前查体和X线片（站立位）评估下肢长度是否一致。术前通过模板选择长度和直径合适的假体。即使术前再准确的测量，术中也经常会改变假体的尺寸，所以术中手术室要准备不同尺寸的假体。当行股骨近端假体重建术时，假体制造商的技术代表应在手术室。
- 如果预计术中肢体延长将＞4 cm，应术中监测坐骨神经和股神经传导功能。
- 当取出植入物，需要髋臼重建，需要植入限制性内衬时，一定要判断髋关节是否仍存在感染。要考虑到意外情况发生。即使有详细准确的术前计划，术者也应考虑到术中会改变手术方案。
- 手术团队，包括麻醉人员，应技术娴熟。优先考虑区域性麻醉而不是全身麻醉，据报道区域性麻醉围手术期并发症较低。患者大多年龄大体质差，因为可能会有大量失血，侵入性动脉监测及肺部插管是必需的。所以，可以考虑以下血液管理措施，包括术前保存自体血[32]，术前使用促红细胞生成素[9]，自体血液回输器[9]。

体位

- 患者应选择侧卧位或仰卧位。
- 没有渗透性的U形敷料覆盖腹股沟处。
- 用没有渗透性的敷料包裹下肢远端1/3。即使患者行股骨近端假体置换手术，膝关节也一定要包括在手术区域内。
- 术中如果出现股骨远端骨折等其他情况时，可延长切口，并可行膝关节切开术。
- 在应用Ioban前，使用聚维酮碘溶液、酒精、DuraPrep消毒皮肤。

入路

- 笔者常用直接外侧入路（Hardinge入路）或用转子间斜行截骨的后外侧入路进入髋关节，因为这样可以方便延长切口。

暴露

- 处理软组织时要小心仔细,手法轻柔,这可以促进软组织愈合,减少术后并发症。
- 所有患者深部组织应行快速冰冻标本活检及细菌培养。髋关节要做彻底的清创去除以前手术遗留的金属碎屑及颗粒。
- 当需要广泛暴露股骨时,推荐改良 Hardinge 和后外Moore 入路,用于近端股骨置换。可按 Head1 等[15]报道的行股骨斜行截骨术,向前移动外展肌、股外侧肌及股中间肌,暴露股骨的前方和侧方(技术图1)。
- 近端股骨切除常常应用后外侧切口,如果同时行全股骨切除,切口可延伸到膑腱的前外侧。识别外展肌,解剖出外展肌前后肌间隙。在外展肌肌腱与骨附着处切断外展肌,牵拉外展肌,暴露髋关节和髋臼。将股外侧肌从起点剥离并翻向远端,结扎后方的穿支血管。必

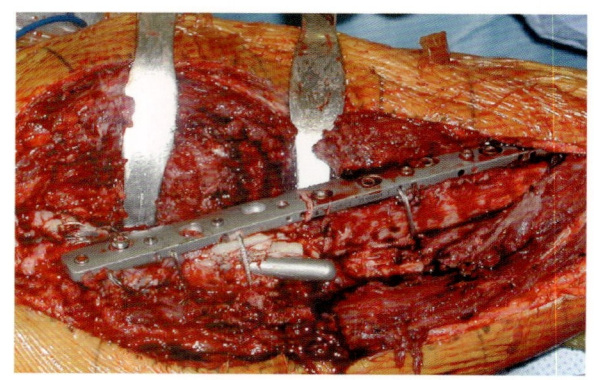

技术图1　股骨的暴露。这是一例假体周围骨折的患者。

须保留股外侧肌来覆盖假体,可将它向近端牵拉缝合到外展肌上。仔细小心不要结扎向前斜行穿过股直肌筋膜的后方穿支动脉的主干分支。

异体移植物假体复合体

- 如果患者外展肌装置仍有功能,优先考虑转子滑移截骨,便于后期骨融合。在远端,台阶式截骨增加旋转稳定性。
- 近端股骨移植物直径比宿主骨小,比要求的长度要大[19]。−70°辐照新鲜冰冻异体骨移植在5%碘伏中融化。然而,0°以上的非辐照新鲜异体骨移植也有文献报道[37]。异体骨移植物的颈部截骨在小转子上1 cm。远端,移植物被截骨,修整匹配宿主骨表面,考虑到理想的 APC 应插入远端宿主骨内1~2 cm。锉磨异体移植骨,股骨假体用骨水泥固定到移植骨上,确保假体足够的前倾。环形钢丝固定复合体。最后,使用钢丝将大转子附着到 APC 上[19]。

近端股骨置换

- 如果股骨近端无骨质破坏,劈开股骨近端的截骨术可较容易取出假体。
- 首先股骨近端横向截骨应选在具有较好血运的骨质处。剩余股骨的长度直接影响到股骨近端置换翻修术术后的结果,要尽可能维持股骨原有最大的长度[22,23]。如果股骨质量较差,应该采取纵行 Wagner 方式冠状面截骨,劈开股骨近端。
- 尽可能保留近端股骨软组织的附着处,尤其是外展肌。股骨暴露后,进行股骨远端髓腔的扩髓。如果髓腔有骨松质存在,要尽量保留,有利于骨水泥的固定。
- 可以选择骨水泥或生物型柄,虽然骨水泥柄被认为可提供更可靠的固定[35]。
- 股骨准备完毕,决定假体的最佳型号后,植入假体试模,并检查髋关节的稳定性。
- 在股骨远端应用骨水泥终止器,终止器可以使骨水泥距离假体柄尖端至少2 cm。
- 用骨水泥枪向股骨干注入骨水泥后,置入假体,近端假体柄具有微孔的部分要与骨干直接紧密接触,达到牢固固定,没有残留骨水泥。
- 假体是组合式假体,可以组装,假体远端部分可先用骨水泥固定,然后再组装其余的假体。
- 一定要注意防止旋转错位(技术图2)。为了标记旋转,当试模复位好后,笔者使用一个尖的骨刀在股骨远端皮质凿出一个槽作标记。一旦远端的柄用骨水泥固定后,位置就很难改变了。

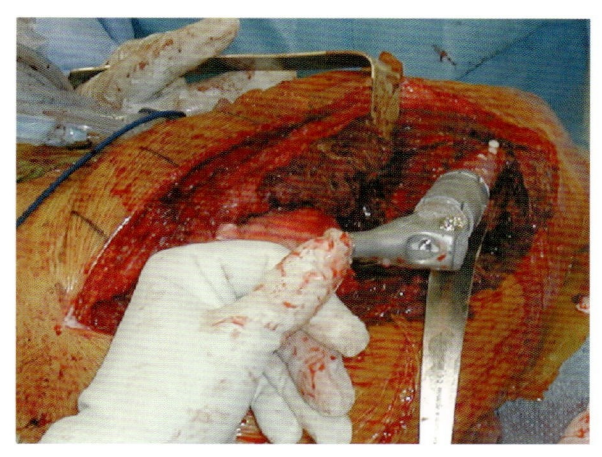

技术图2　显示如何判定旋转对位及股骨假体的位置。股骨假体的位置可根据膝关节位置判断。

全股骨置换

- 全股骨置换适应证很少,通常包括股骨长度过短(长度<10 cm)或股骨远端骨质量很差。
- 股骨完全暴露后,牵拉股外侧肌,在冠状面纵行劈开股骨。即使骨质量很差,也要尽可能地保留附着肌肉软组织的骨骼。
- 全股骨置换手术的同时,也必须行膝关节的切开,进行膝关节假体置换术。延长股内侧肌下方入路,在外侧或内侧切开膝关节并外翻髌骨。
- 胫骨截骨量应尽可能最小,但要有适当厚度来允许假体置入,插入垫片后又不抬高膝关节线。胫骨的手术方式如同膝关节置换术。一旦最佳的胫骨假体型号确定了,插入假体试模,并准备假体。
- 组装全股骨假体试模,确保假体能够恢复肢体的长度。除非内衬限制,笔者通常喜欢用直径较大的假体头来增加活动范围和减少不稳定。
- 胫骨侧聚乙烯厚度通常是15～20 mm,可以通过调节假体的厚度去恢复肢体的长度和关节线。
- 铰链型膝关节假体是以切除交叉韧带的理念设计的,所以试模安装后,一定要评估假体的稳定性。
- 通常不行髌骨置换,除非髌骨表面软骨破坏严重。

术中决定股骨假体的长度

- 有两个方法决定股骨假体的长度。任何情况下,软组织张力都是股骨假体合适长度的主要决定因素[33]。
  - 一个方法是牵引患肢,测量髋臼杯与截骨处的距离(主要用于近端股骨假体置换)。
  - 另一种方法是放置Steinmann钉于髂嵴处,股骨头脱位之前测量Steinmann钉股骨上一个固定点的距离。
- 安装长柄试模假体,肢体的长度应该能准确地恢复。对于行全股骨置换的患者,应检查对侧肢体X线片,可以作为肢体长度准确的模板。
- 假体的长度通常等于骨切除的长度。但是在许多患者骨的完整性受到破坏及骨的解剖结构明显破坏,可能不相等。
- 股骨假体的长度最终依靠髋部软组织张力决定。平衡髋部周围组织肌肉张力,恢复肢体长度及避免坐骨神经张力过大是十分重要的。

髋臼重建

- 在手术开始时,暴露髋臼并仔细检查髋臼。如果先前的植入物还在原位,应仔细检查植入物的稳定性和位置。如果假体在髋臼位置稳定,应留置于原位,更换内衬。如果髋臼假体松动移位,应用压配的方式置入新的假体并用或不用螺钉固定。
- 股骨假体置换完毕后,才能决定用髋臼内衬的类型。

如果患者软组织张力低下及具有高度不稳定的可能性,就应该选择限制性内衬。限制性内衬能被骨水泥或是卡扣固定至髋臼假体里,髋臼假体的类型决定是用骨水泥固定还是卡扣固定。笔者的经验是行股骨巨型假体置换的患者,大约50%需要用限制性内衬。应用限制性内衬的绝对适应证是假体在正常的位置及肢体长度等长或接近等长,但术中有软组织缺陷所致的假体不稳定。
- 髋臼重建有时更复杂,例如偶尔还会需要用髋臼加强杯。

关闭切口

- 在股骨,尽管骨质质量很差,也应当用骨质包绕巨型假体。
- 尽一切可能保留肌腱骨骼附着处。
- 软组织尤其是外展肌,应该仔细缝合固定到假体上(技术图3)。
- 多根不可吸收线反复绕过大转子残端,使软组织附着在大转子处。
- 外展下肢,用缝线通过假体小孔将大转子或是假体周围及深部组织紧紧固定。
- 偶尔笔者也会把外展肌缝合至股外侧肌、阔筋膜张肌或可能残存的大转子。
- 缝合切口之前,放置2根引流管,可吸收线层层缝合。仔细缝合皮肤,应切除增生的瘢痕组织,尽量减少术后伤口引流量。

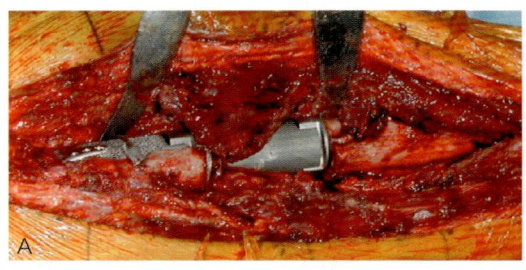
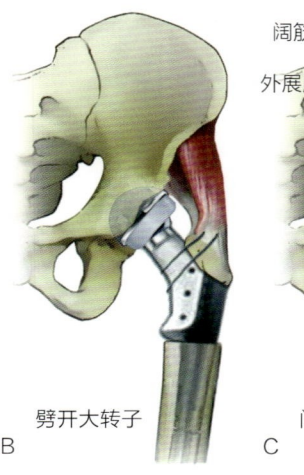
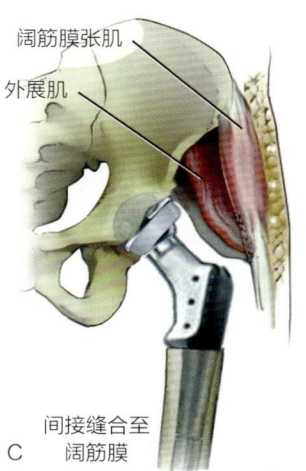

技术图3 股骨假体周围软组织闭合示意图。A. 尽管近端的骨和软组织质量较差,尽可能仔细地将其重新附着在股骨假体上。B. 劈开有外展肌附着的大转子,这样可使肌肉软组织附着在假体上。C. 将外展肌间接缝合到阔筋膜上也可以作为一种选择。

要点与失误防范

术前	• 详细的体格检查。查看原切口的瘢痕情况,检查肢体的长度及外展肌的功能 • 与患者一同探讨手术计划,帮助他们认清手术能达到的效果 • 术前要进行详细的模板测量 　○ 让假体制造商的技术代表观看到测量的模板,准备正确的假体,并在术中备好相邻型号的假体 • 请有经验的护士和麻醉师配合
术中	• 尽可能减少软组织附着处的剥离,尽可能保留一切骨质 • 恢复肢体长度和软组织张力 • 对应用限制性内衬不要有太严格的限制 • 切口彻底止血并仔细缝合

术后处理

- 预防性静脉应用抗生素，直到组织细菌培养结果出来。预防静脉血栓应持续6周。
- 术后1天，患者可以开始在保护下负重。笔者推荐患者佩戴外展支具，并在保护下负重12周，直到软组织有足够的时间愈合。患者术后12周内应在助行器的辅助下行走，行全股骨置换的患者应保护性负重数月，拍摄一系列的X线片直到观察到影像上愈合的证据。
- 应推荐行每日理疗，有助于行走和膝关节活动度锻炼。全股骨置换术患者要求使用CPM，进行膝关节置换的康复。

结果

- APC：根据多个研究报道，APC提供了可靠长期结果。关于APC的16项研究的荟萃分析，最少随访2年，平均随访8年。总体成功率81%[37]。2项研究报道了10年生存率69%[1]，15年生存率82%[38]。而且，基于Babis等[1]的研究分析，生存率很易受到骨缺损基线和既往手术次数的影响。
- 1981年Rubash[41]报道了首次应用股骨近端巨型假体治疗非肿瘤患者的经验。所有21例患者，疼痛均明显缓解；有2例患者手术失败，1例需要髋臼假体的翻修，1例由于股骨假体不稳定需要翻修。
- 关于非肿瘤疾病的近端股骨置换的，已发表了2项研究。Malkani等[22]报道了在50例髋关节翻修患者中49例非肿瘤患者用股骨近端假体翻修的结果。所有患者的股骨近端均有明显的骨丢失，一些患者有过多次髋关节翻修重建术。平均随访11年。术前髋关节Harris平均评分为43±13分，术后1年Harris评分提高到80±10分，在近期随访中，Harris评分76±16分。术前，86%的患者有中等到严重程度的疼痛。术后1年，88%的患者疼痛明显缓解。在最近随访中，73%的患者疼痛有明显的缓解。然而，患者的一些情况随着时间的延长会出现退化。详细的影像学检查可以发现股骨和髋臼侧假体透亮带。股骨和髋臼侧假体进展性透亮带的发生率分别为30%和37%。无菌松动是髋关节翻修术的主要原因。将翻修作为治疗的终点，假体的生存率12年的达64%。翻修术后最常见的并发症是脱位，发生率约为22%。
- 另外一项研究，Parvizi等[34]报道了2个临床中心48例患者（平均年龄73.8岁）应用股骨近端巨型假体重建髋关节的情况。股骨近端假体置换的适应证和病例数如下：假体周围骨折20例，深部感染需要翻修13例，髋关节置换失败13例，转子间骨折不愈合1例，放疗导致的转子下骨坏死继发转子下骨折1例。3例患者术后2年内随访期死亡，另外2例患者失去随访。剩余的43例患者随访平均时间是36.5个月。在随访期间，髋部Harris评分均明显改善。主要的并发症是关节不稳（8例），髋臼假体失败（4例），感染（1例）。8例关节不稳定的患者当中，6例因为关节脱位需要再次手术，另外2例呈半脱位表现，没有进一步治疗。股骨近端巨型假体重建术术后1年成功率是87%，术后5年之内成功率是73%。
- Mayo骨科临床中心最近报道了11例全股骨置换术术后结果。其中6例患者有多次的同侧全髋和全膝翻修术失败。5例患者是由于骨骼肌肉系统恶性肿瘤行全股骨置换术，其中4例发生病理性骨折。因关节翻修术失败而行全股骨假体重建术的6例患者中，有2例因髋关节不稳定，术中采用限制性内衬。因感染行全股骨假体重建术的2例患者，尽管翻修重建术是分期进行，仍有1例术后感染复发；1例血沉升高，长期应用抗生素，血沉仍高于正常，但无临床症状。所有患者均可在助行器的帮助下行走。因肿瘤而行全股骨假体置换的5例患者，1例术后3年出现膝关节假体磨损和不稳定并导致髋部和膝关节疼痛，1例术后出现切口裂开、败血症并死亡；2例术后用手杖行走，3例不用助步器。
- Blackley等[5]报道了一组用股骨近端假体对Vancouver B3型假体周围骨折行全髋关节翻修术的结果。所用的股骨近端假体表层均有多孔涂层。21例患者（52～90岁，平均年龄是78.3岁）平均随访时间是3.2年，除1例患者之外，其余所有的患者均能够行走而且没有疼痛或仅有轻微疼痛。并发症包括2个髋关节术后伤口持续渗出，通过清创引流后治愈。2个髋关节术后发生脱位，1例术后股骨假体远端发生在骨折，1例髋臼假体失败。
- Zehr等[47]进行一项比较性研究，33例连续患者切除近端股骨肿瘤后要求重建术。异体移植物假体复合体的功能结果和生存率与近端股骨置换没有明显差异。作者认为两者临床效果类似。

并发症

- 不稳定、感染、无菌性松动和骨折（假体、异体移植骨或宿主骨）是近端股骨重建术后主要的并发症。

- 异体移植物假体复合体有疾病传播、移植物吸收、骨不愈合的风险。可能发生不同程度的移植物吸收,不易导致结构失败[38]。症状性连接处不愈合要求接骨术和(或)骨移植。
- 股骨近端巨型假体重建术后最主要的并发症是早期脱位和无菌性松动。关节不稳定的原因是多因素的。首先,术前多次的翻修重建术使髋关节外展肌功能受到损害。其次是无法获得假体周围残余软组织安全的修复,软组织修复不完全易导致关节不稳定[10]。关节不稳定反之可导致患者肢体长度不对称及降低软组织张力。以往研究报道巨型假体脱位率在20%~30%[12,16,22]。Bickels等[4]报道极度低脱位率1.7%,平均随访6.5年,认为原因在于髋臼保留,关节囊缝合,髂腰肌、臀中肌、臀大肌、股外侧肌肌腱重建。笔者已采取许多方案去减少关节不稳定的发生。这些方法包括对一些病例使用限制性的臼杯、术后常规应用外展支具及在股骨近端应用异体支撑骨,这样可以为软组织提供更多的附着点。在未来,使用钽金属骨小梁假体能和组织更好地结合,这种方案是可行的,因为金属骨小梁具有极好的与软组织结合的潜能。不同类型的假体也提供了很多解决软组织问题的方案。然而,近端股骨质量较差,应该尽可能保留骨质并贴附在假体周围,这样可减少脱位的发生。使肢体长度对称也是解决软组织张力的重要手段。对于年龄较大、术后活动偏少的患者,如果术中发现不稳定,使用大直径股骨头可以预防不稳定的发生。
- 使用巨型假体重建术后其他常见的并发症是髋臼和股骨侧出现放射性透亮带的概率相对较高[12,18,22,47]。这个并发症主要是翻修重建术生物力学机制导致的。股骨干骨水泥固定,形成了骨-骨水泥-假体单位,其在高扭力和高压力的作用下,容易出现早期松动。翻修重建术后用骨水泥固定长柄假体成功率相对较低,所以目前一般只应用于老年人和活动量较少的患者[26]。应用压配型假体或是有广泛多孔涂层利于骨长入的假体与巨型假体相比,射线透亮带发生率更低[2,29]。在笔者的临床中心应用巨型假体翻修重建术后,射线透亮带的发生率在某种程度有下降的趋势。这也许与笔者日益提高的骨水泥技术有关。然而,射线透亮带发生率降低最好的解释,也许是笔者对巨型假体的应用采用了更严格的适应证,主要应用于老年人和活动量较少的患者,他们对假体的要求也比较低。

(程涛 译,王琦 审校)

参考文献

[1] Babis GC, Sakellariou VI, O'Connor MI, et al. Proximal femoral allograft-prosthesis composites in revision hip replacement: a 12-year follow-up study. J Bone Joint Surg Br 2010;92(3):349-355.

[2] Berry DJ, Harmsen WS, Ilstrup D, et al. Survivorship of uncemented proximally porous-coated femoral components. Clin Orthop Relat Res 1995;(319):168-177.

[3] Bezwada HP, Nazarian DG, Henry DH, et al. Preoperative use of recombinant human erythropoietin before total joint arthroplasty. J Bone Joint Surg Am 2003;85-A(9):1795-1800.

[4] Bickels J, Meller I, Henshaw RM, et al. Reconstruction of hip stability after proximal and total femur resections. Clin Orthop Relat Res 2000;(375):218-230.

[5] Blackley HR, Davis AM, Hutchison CR, et al. Proximal femoral allografts for reconstruction of bone stock in revision arthroplasty of the hip. A nine to fifteen-year follow-up. J Bone Joint Surg Am 2001;83-A(3):346-354.

[6] Böhm P, Bischel O. The use of tapered stems for femoral revision surgery. Clin Orthop Relat Res 2004;(420):148-159.

[7] D'Antonio J, McCarthy JC, Bargar WL, et al. Classification of femoral abnormalities in total hip arthroplasty. Clin Orthop Relat Res 1993;(296):133-139.

[8] Duncan CP, Masterson EL, Masri BA. Impaction allografting with cement for the management of femoral bone loss. Orthop Clin North Am 1998;29(2):297-305.

[9] Esper SA, Waters JH. Intra-operative cell salvage: a fresh look at the indications and contraindications. Blood Transfus 2011;9(2):139-147.

[10] Giurea A, Paternostro T, Heinz-Peer G, et al. Function of reinserted abductor muscles after femoral replacement. J Bone Joint Surg Br 1998;80(2):284-287.

[11] Gross AE, Hutchison CR, Alexeeff M, et al. Proximal femoral allografts for reconstruction of bone stock in revision arthroplasty of the hip. Clin Orthop Relat Res 1995;(319):151-158.

[12] Haentjens P, De Boeck H, Opdecam P. Proximal femoral replacement prosthesis for salvage of failed hip arthroplasty: complications in a 2-11 year follow-up study in 19 elderly patients. Acta Orthop Scand 1996;67(1):37-42.

[13] Halliday BR, English HW, Timperley AJ, et al. Femoral impaction grafting with cement in revision total hip replacement. Evolution of the technique and results. J Bone Joint Surg Br 2003;85(6):809-817.

[14] Hartman CW, Garvin KL. Femoral fixation in revision total hip arthroplasty. J Bone Joint Surg Am 2011;93(24):2311-2322.

[15] Head WC, Mallory TH, Berklacich FM, et al. Extensile exposure of the hip for revision arthroplasty. J Arthroplasty 1987;2(4):265-273.

[16] Ilyas I, Pant R, Kurar A, et al. Modular megaprosthesis for proximal femoral tumors. Int Orthop 2002;26(3):170-173.

[17] Isacson J, Stark A, Wallensten R. The Wagner revision prosthesis consistently restores femoral bone structure. Int Orthop 2000;24(3):139-142.

[18] Johnsson R, Carlsson A, Kisch K, et al. Function following mega total hip arthroplasty compared with conventional total hip arthroplasty and healthy matched controls. Clin Orthop Relat Res 1985;(192):159-167.

[19] Kellett CF, Boscainos PJ, Maury AC, et al. Proximal femoral allograft treatment of Vancouver type-B3 periprosthetic femoral fractures after total hip arthroplasty. Surgical technique. J Bone Joint Surg Am 2007;89(suppl 2, pt 1):68-79.

[20] Kwong LM, Miller AJ, Lubinus P. A modular distal fixation option for proximal bone loss in revision total hip arthroplasty: a 2- to 6-year follow-up study. J Arthroplasty 2003;18(3 suppl 1):94-97.

[21] Mahoney CR, Fehringer EV, Kopjar B, et al. Femoral revision with impaction grafting and a collarless, polished, tapered stem. Clin Orthop Relat Res 2005;(432):181-187.

[22] Malkani AL, Settecerri JJ, Sim FH, et al. Long-term results of proximal femoral replacement for non-neoplastic disorders. J Bone Joint Surg Br 1995;77(3):351-356.

[23] Mallory TH. Preparation of the proximal femur in cementless total hip revision. Clin Orthop Relat Res 1988;(235):47-60.

[24] Mayle RE Jr, Paprosky WG. Massive bone loss: allograft-prosthetic composites and beyond. J Bone Joint Surg Br 2012;94(11 suppl A):61-64. doi:10.1302/0301-620X.94B11.30791.

[25] Meding JB, Ritter MA, Keating EM, et al. Impaction bone-grafting before insertion of a femoral stem with cement in revision total hip arthroplasty. A minimum two-year follow-up study. J Bone Joint Surg Am 1997;79(12):1834-1841.

[26] Morris HG, Capanna R, Del Ben M, et al. Prosthetic reconstruction of the proximal femur after resection for bone tumors. J Arthroplasty 1995;10(3):293-299.

[27] Oakes DA, Cabanela ME. Impaction bone grafting for revision hip arthroplasty: biology and clinical applications. J Am Acad Orthop Surg 2006;14(11):620-628.

[28] Ornstein E, Atroshi I, Franzén H, et al. Early complications after one hundred and forty-four consecutive hip revisions with impacted morselized allograft bone and cement. J Bone Joint Surg Am 2002;84-A(8):1323-1328.

[29] Paprosky WG. Distal fixation with fully coated stems in femoral revision: a 16-year follow-up. Orthopedics 1998;21(9):993-995.

[30] Paprosky WG, Aribindi R. Hip replacement: treatment of femoral bone loss using distal bypass fixation. Instr Course Lect 2000;49:119-130.

[31] Paprosky WG, Greidanus NV, Antoniou J. Minimum 10-year-results of extensively porous-coated stems in revision hip arthroplasty. Clin Orthop Relat Res 1999;(369):230-242.

[32] Parvizi J, Chaudhry S, Rasouli MR, et al. Who needs autologous blood donation in joint replacement? J Knee Surg 2011;24(1):25-31.

[33] Parvizi J, Sim FH. Proximal femoral replacements with megaprostheses. Clin Orthop Relat Res 2004;(420):169-175.

[34] Parvizi J, Tarity TD, Slenker N, et al. Proximal femoral replacement in patients with non-neoplastic conditions. J Bone Joint Surg Am 2007;89(5):1036-1043.

[35] Parvizi J, Vegari DN. Periprosthetic proximal femur fractures: current concepts. J Orthop Trauma 2011;25(suppl 2):S77-S81.

[36] Pekkarinen J, Alho A, Lepistö J, et al. Impaction bone grafting in revision hip surgery. A high incidence of complications. J Bone Joint Surg Br 2000;82(1):103-107.

[37] Rogers BA, Sternheim A, De Iorio M, et al. Proximal femoral allograft in revision hip surgery with severe femoral bone loss: a systematic review and meta-analysis. J Arthroplasty 2012;27(6):829-836.e1.

[38] Safir O, Kellett CF, Flint M, et al. Revision of the deficient proximal femur with a proximal femoral allograft. Clin Orthop Relat Res 2009;467(1):206-212.

[39] Saleh KJ, Holtzman J, Gafni A, et al. Reliability and intraoperative validity of preoperative assessment of standardized plain radiographs in predicting bone loss at revision hip surgery. J Bone Joint Surg Am 2001;83-A(7):1040-1046.

[40] Sharma H, De Leeuw J, Rowley DI. Girdlestone resection arthroplasty following failed surgical procedures. Int Orthop 2005;29(2):92-95.

[41] Sim FH, Chao EY. Hip salvage by proximal femoral replacement. J Bone Joint Surg Am 1981;63(8):1228-1239.

[42] Sporer SM, Paprosky WG. Femoral fixation in the face of considerable bone loss: the use of modular stems. Clin Orthop Relat Res 2004;(429):227-231.

[43] Ullmark G, Obrant KJ. Histology of impacted bone-graft incorporation. J Arthroplasty 2002;17(2):150-157.

[44] Wagner H. Revision prosthesis for the hip joint in severe bone loss [in German]. Orthopade. 1987;16(4):295-300.

[45] Weeden SH, Paprosky WG. Minimal 11-year follow-up of extensively porous-coated stems in femoral revision total hip arthroplasty. J Arthroplasty 2002;17(4 suppl 1):134-137.

[46] Wraighte PJ, Howard PW. Femoral impaction bone allografting with an Exeter cemented collarless, polished, tapered stem in revision hip replacement: a mean follow-up of 10.5 years. J Bone Joint Surg Br 2008;90(8):1000-1004.

[47] Zehr RJ, Enneking WF, Scarborough MT. Allograft-prosthesis composite versus megaprosthesis in proximal femoral reconstruction. Clin Orthop Relat Res 1996;(322):207-223.

第29章 合并髋臼骨缺损的全髋关节翻修术：异体骨打压植骨

Revision Total Hip Arthroplasty with Acetabular Bone Loss: Impaction Allografting

Matthew J. Wilson and A. John Timperley

定义

- 髋臼骨量丢失仍然是髋关节翻修术中巨大的挑战。
- 髋关节翻修术的髋臼骨缺损的三个主要原因为无菌性假体松动、感染性骨溶解、拆除假体时造成的医源性缺损。
- 髋关节翻修单独使用大量骨水泥术后结果不满意，有较高的早期松动率。
- 打压植骨获得移植物组织学融合，可以恢复解剖和骨量。
- 髋臼打压植骨使用专用工具器械有力打压松质骨片，获得坚硬骨床，在聚乙烯髋臼假体植入前对聚合物骨水泥加压。
- 真正的髋臼打压植骨要求使用骨水泥型聚乙烯髋臼假体。骨移植物结合生物型杯填充间隙，不能承受同样生理状态下的负荷。
- 打压植骨最适合腔隙性骨缺损，也可用于广泛节段性骨缺损，能获得稳定的植骨包容。
- 用小骨块螺钉固定不锈钢钢网，将节段型骨缺损（内壁或外周）转化为包容型骨缺损，从而能进行打压植骨。也可以使用多孔金属块形成包容性骨缺损。
- 骨水泥充分加压进入打压的骨移植，形成复合体，产生即刻机械稳定性，使骨量恢复。
- 髋臼打压植骨已经有很好的长期临床随访结果报道[5,12-15,18]。
- 手术使用标准假体和当代骨水泥技术。

解剖

- 髋臼具有复杂的三维结构，具有两个厚的骨性柱——前柱和后柱，以及较薄的上壁和内壁，包容髋臼。
- 手术过程中正确识别相关骨性标志很重要，比如髋臼横韧带，髋臼内壁、前壁和后壁，髋臼柱及臼顶等（图1）。
- 打压植骨和骨水泥型聚乙烯髋臼的联合使用将能重建髋关节的旋转中心和正常生物力学。

发病机制

- 虽然自体骨移植是AIG理想的材料，但获取量有限。
- 动物实验表明打压后的新鲜冷冻异体颗粒骨能整合为新生骨[11]。
- 在20例通过打压植骨重建髋臼的患者中，共获得24份髋臼骨活检标本[16]。
  - 活检标本都在术后3个月到15年获得。
  - 组织学检查发现移植骨材料的快速血管化，随之伴随破骨细胞性骨吸收，并在残留骨基础上形成新的编织骨。
  - 移植骨、新生骨和纤维蛋白的混合物完全转化为新的骨松质。新生骨具有正常的板层骨结构并仅有少量的移植骨残留。
  - 无论随访期的长短，都可见到局限的未整合移植被纤维组织包裹。
  - 尤其在那些移植的股骨头由碎骨机加工成骨粒的病例中，还可发现大的未整合软骨碎片。
- 异体移植骨是骨传导材料，可以作为新生骨形成的支架。然而，组织学研究表明，在基质组织内的新生骨中，骨传导也起了作用，虽然确切的机制不清楚。
- 尽管存在移植骨与骨水泥的直接接触，移植骨材料仍保留了它的生物学和力学活性及愈合潜力[9]。
- 关于髋臼打压植骨的报道已经展示出令人鼓舞的中期和长期临床结果[5,8,12-15,18]。

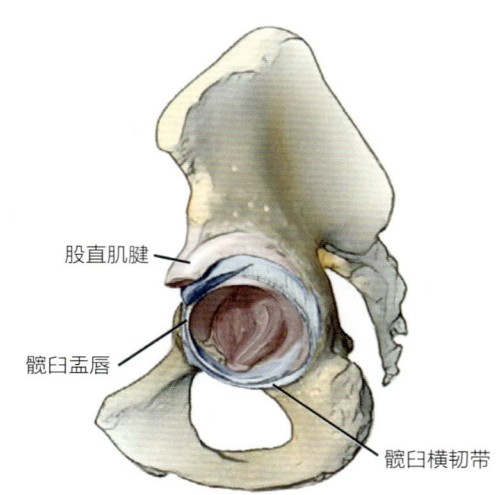

图1 髋臼解剖。

病史和体格检查

- 对于髋臼假体失败的患者,获得完整的病史是非常重要的,包括既往手术史和失败的原因。
- 感染是相对的禁忌证,有持续感染病史的患者必须被排除。Rudeli等[10]报道一期翻修采用打压植骨,结果如下:
  - 32例患者8.6年感染复发率为6.2%。
  - 其中25例经历了股骨和髋臼打压植骨,一半患者要求使用钢网包容移植物。
  - 这些结果类似二期翻修术。
- 体格检查必须包括以前的手术切口、窦道、关节活动度、肢体长度差异、神经血管状态和关节挛缩等方面。
- 应该获得以前手术的相关治疗记录,包括既往使用的假体。

影像学和其他诊断性检查

- 最初的诊断性影像学检查应先拍摄标准的前后位骨盆X线片和患侧髋关节的侧位X线片。
- Judet斜位片对柱和壁缺损的判断非常有帮助。
- CT扫描对判断髋臼骨丢失程度和结构型骨缺损有帮助,虽然金属伪影使得读片困难。
- 骨缺损和骨丢失程度可能比术前放射学检查所反映的更严重[17]。
- 术前需进行排除感染的检查,包括关节穿刺或活检。

非手术治疗

- 保守治疗仅适合不能耐受翻修手术或者不能依从术后指导的患者。对于这些患者,关节置换切除取出松动的假体可以作为缓解疼痛的一种合理选择。
- 其他的固定方法包括结构性植骨后的骨水泥或非骨水泥髋臼翻修、带金属填充块的非骨水泥髋臼翻修、巨大髋臼假体翻修或金属骨小梁髋臼假体翻修等。
- 在骨盆不连续或严重前柱或后柱缺损的情况下,还可能需要使用其他的方法,如髋臼钛笼、钢板螺钉、金属骨小梁髋臼假体等。

手术治疗

术前计划

- AIG的优点在于,恢复解剖,在正确的水平重建髋关节的旋转中心。
- 精确的术前模板测量计划节段性骨缺损的重建,评估腔隙性骨缺损,确保髋臼假体的解剖位置。

体位

- 患者的体位可根据术者习惯和计划的手术入路来设置。打压植骨可以通过大多数的患者体位和手术技术完成。

入路

- 任何能充分暴露髋臼的手术入路都可使用。重要的是手术入路应该是术者所熟悉的并且可充分延长的。
- 可延长手术入路能获得满意的后柱暴露,利于节段性骨缺损的重建。手术必须充分暴露和辨别髋臼的骨性标志。

髋臼暴露

- 髋臼周围必须得到充分的暴露,便于髋臼的评估。
- 松解术包括从股骨上松解臀大肌,松解髂股韧带,从前上的髋臼上松解股直肌反折头,松解髂腰肌,这些便于髋臼的暴露。
- 取出股骨柄也可能改善髋臼的暴露。骨水泥性锥形股骨柄可以从完整的水泥套中敲击出来,使用骨水泥在骨水泥内技术重建。
- 使用传统的假体取出技术取出髋臼假体。特别要注意避免额外骨丢失。
- 任何残留的骨水泥和纤维组织都应该被取出,可使用小的磨钻和刮匙,注意保留薄的髋臼壁(技术图1)。
- 内侧缺损情况下,膜保留完整,否则取出后会增加损伤骨盆内结构的风险。

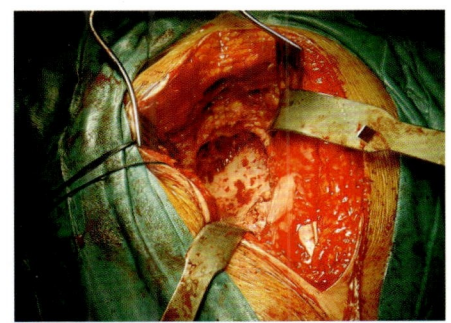

技术图1 在评估前清除髋臼软组织。

- 辨认髋臼横韧带,如果存在的话,可以作为翻修假体定位的标志。
- 暴露之后,要评估骨性解剖和判断髋臼骨缺损。
- 一旦完成骨缺损的评估,确认是否需要AIG。建议从冰箱取出自体股骨头,在温盐水中解冻。

髋臼准备

- 用髋臼锉保持最小限度地锉磨髋臼，避免去除宿主骨和损坏薄的髋臼壁。如果硬化骨面没有渗血，可以轻柔打磨，或者钻多个2 mm直径的孔，改善移植物融合。
- 为了评估髋臼缺损和明确是否需要包容物，可以维持试模在横韧带水平，保持所需的前倾和俯倾角（技术图2A）。
- 对于腔隙性骨缺损，不需要使用钢网重建，可以开始打压植骨。
- 外周性节段型骨缺损要求包容物不锈钢髋臼缘钢网（X-change Revision Instrument System, Stryker Orthopaedics, Mahwah, NJ），剪切到合适大小，确保锋利的边缘不放置在后方，防止损伤坐骨神经。使用多枚小骨块螺钉间隔1 cm，沿着髋臼壁将钢网固定到髋臼缘。开始时把钢网安放在顶部，在旋转钢网到合适的前倾后，螺钉固定在前角和后角，接着间隔一段距离再继续螺钉固定（技术图2B）。
- 多孔金属楔形块可用于外周骨缺损，形成包容性骨缺损，便于打压植骨。
- 当安放外周钢网时，放置合适大小的打压器在髋臼内，确保钢网或楔形块方向正确，足够包容缺损。
- 内侧节段性骨缺损很常见，要求在打压植骨前加强。特制内侧钢网修剪到合适大小，轻柔地向内侧打压。薄的股骨头骨片和松质骨条放置在内侧，稳定钢网。必须时，使用2～3枚小骨块螺钉增强稳定性。

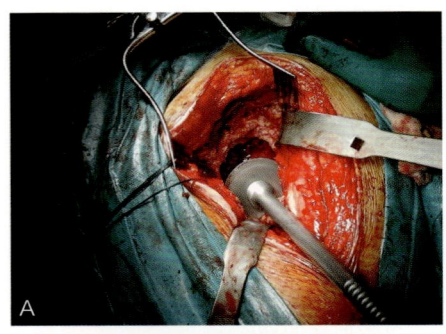
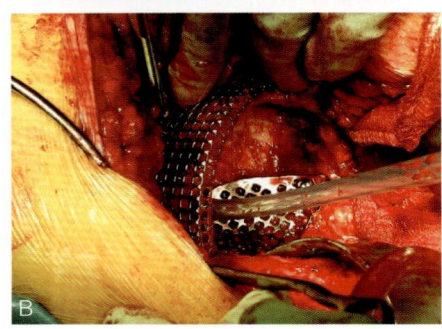

技术图2　A. 髋臼打压器在臼杯内，便于明确骨缺损。B. 安放大的上方钢网。前侧钢网是之前放置的。

- 前壁缺损可以用小的钢网包容，虽然在这种情况下，钢网可以安放到髋臼内面。
- 巨大的骨缺损使用大的髋臼缘钢网之前要评估骨缺损，因为更大的髋臼缘钢网有更高失败率，可能是因为要获得稳定的包容存在困难[5,18]。这些病例需要替代的重建方法。

骨移植的准备

- 翻修术中，很难获得足够的自体移植骨。这些情况下，手术可使用新鲜深冻股骨头作为优先选择的材料。
- 移植骨使用大咬骨钳或者商用的骨锯进行准备，获得合适大小的骨片。
- 与股骨打压植骨使用更小的骨颗粒相反，髋臼打压植骨推荐使用更大的骨片和7～10 mm大小的骨颗粒[1]。
- 大多数商用的骨磨器不能获得更大的骨片，因此笔者推荐手工制作骨片。
- 除了获得较大的骨颗粒之外，用脉冲冲洗器冲洗移植骨，也能起到增加髋臼的初始稳定性的作用[1,4]。

髋臼骨重建

- 骨片放入髋臼，分层打压。
- 首先要使用小的打压器填充小的上方腔隙性骨缺损，螺钉可以穿过骨缺损。
- 向内放置太多的移植骨是一个技术上的错误，会导致最终的髋臼假体外置。
- 不要髋臼反向锉磨。这样会导致骨移植稳定性差。
- 使用半球形髋臼打压器需要用力打击，确保获得稳定的移植骨床，但不能导致髋臼骨折。

- 一旦填充完主要的骨缺损，在外周放置更多的骨片并打压，直到不能再放入更多的骨片（技术图3B）。为了便于这样操作，最终的打压器要返回1～2 cm。一旦外周打压完成，把打击器敲击回位。
- 为了确保足够的骨水泥鞘厚度，最后打压的打压器直径必须比植入髋臼假体的直径大4～6 mm。
- 一旦打压植骨完成后，骨床不可有骨皮质（技术图3C）。
- 脉冲清洗髋臼移植骨床，但使用钢网和带槽勺保护。

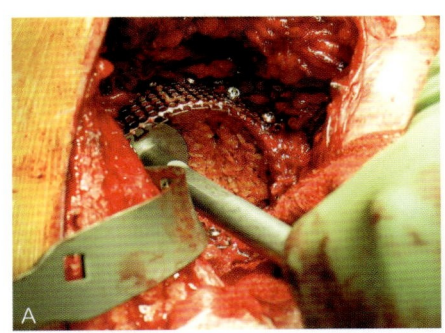
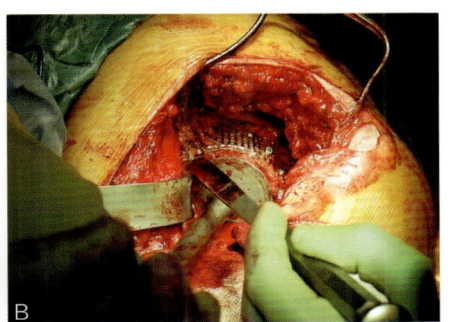
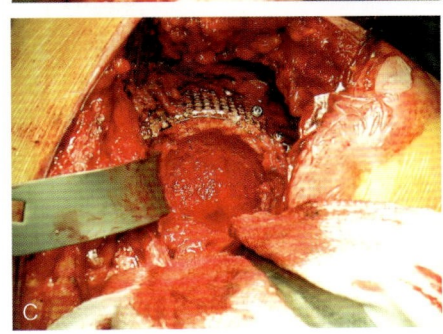

技术图3　A. 在钢网下上方放置移植骨。B. 打压器被维持在臼杯内，同时进行外周打压植骨。C. 在清洗和放骨水泥前完成打压植骨。

骨水泥杯植入

- 当混合骨水泥时，将双氧水浸泡的纱布放入髋臼，清理移植骨表面。
- 当骨水泥处于黏性期时，将骨水泥注入髋臼，在植入杯前加压数分钟。
- 笔者优先使用带凸缘全聚乙烯髋臼假体。
- 植入臼杯后。维持加压固定臼杯，直至骨水泥固化（技术图4）。

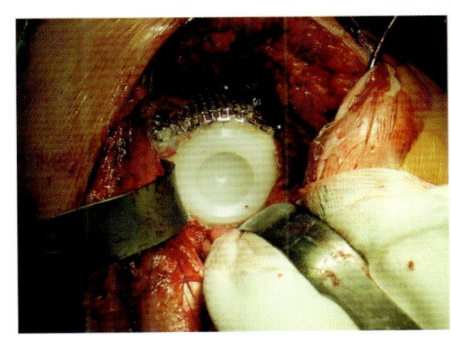

技术图4　插入臼杯后完成重建。

要点与失误防范

髋臼暴露	• 整个骨性髋臼缘的良好暴露对于明确骨缺损的程度是必需的
髋臼的准备	• 对需要使用大的髋臼缘钢网的骨缺损最好是使用替代技术 • 钢网和移植骨的稳定性是成功的关键 • 打压植骨需要骨皮质一致性
骨移植准备	• 新鲜冰冻股骨头被认为是金标准 • 去除所有的软组织和软骨 • 移植骨片 7～10 mm • 商用的骨磨器常产生更小的移植骨片
髋臼的骨重建	• 特制的打压器有力打压是必需的,可提供移植骨初始的稳定性 • 过度打压会导致骨折 • 这项技术不应该使用髋臼锉进行反锉 • 骨水泥从上外的移植骨和钢网结构内溢出表明打压不足
骨水泥杯植入	• 带凸缘髋臼假体植入加压良好的骨水泥内是金标准

术后处理

- 术后方案要根据医生习惯。推荐围手术期使用抗生素。
- 预防异位骨化也是需要考虑的。
- 患者在前6周采用足尖负重方式,接下来6周可借助助行器或拐杖进行部分负重锻炼。
- 推荐定期行放射学检查。

结果

- Schreurs 等[12]报道了连续的58人中的62例使用打压植骨和骨水泥髋臼的髋臼翻修结果。在平均16.5年的随访中,总体髋臼假体生存率为79%,而当以无菌松动为统计终点时,髋臼假体生存率达84%。
- 在年龄<50岁的患者中,以无菌松动为统计终点,Schreurs 等[13]的报道有91%的假体生存率。当以任何原因导致的翻修为终点时,这组病例总的生存率为80%。
- 当将这项技术用于类风湿关节炎患者时,在一组35个髋平均8年随访的报道中,以无菌松动为终点,Schreurs 等[15]报道的假体生存率达90%。
- Pitto[8]报道了81例采用打压植骨和髋臼加强环治疗的病例。在平均6.5年的随访中,仅1人因脱位进行翻修。所有患者都在3个月时呈现出植骨材料的骨整合。
- Gilbody 等[5]报道304例使用AIG技术的髋关节翻修术,最少随访10年,平均随访12.4年,无菌性松动作为终点,假体生存率是85.6%。

并发症

- 感染、脱位、血肿、神经血管损伤等与髋关节翻修相关的并发症都有可能发生。
- 广泛的髋臼暴露有可能损伤臀上血管神经等结构。
- 对颗粒骨的过度打压有可能导致术中骨折。如果发生的话,应在完成打压植骨前固定骨折。
- 可能发生臼杯移位,但X线立体测量分析研究表明术后第一年发生率减少。大的骨缺损失败机制是由于移植骨基层的剪切。如果使用了大的骨片,剪切发生可能性减少。如果使用大的髋臼缘钢丝重建骨缺损发生明显移位,可能是出现钢网的疲劳断裂。

致谢

所有图片均由 The Exeter Hip Unit publishers 惠允引用。

(程涛 译,王琦 审校)

参考文献

[1] Arts JJ, Verdonschot N, Buma P, et al. Larger bone graft size and washing of bone grafts prior to impaction enhances the initial stability of cemented cups: experiments using a synthetic acetabular model. Acta Orthop 2006;77:227-233.

[2] Bolder SB, Schreurs BW, Verdonschot N, et al. Particle size of bone graft and method of impaction affect initial stability of cemented cups: human cadaveric and synthetic pelvic specimen studies. Acta Orthop Scand 2003;74:652-657.

[3] Duncan WW, Hubble MJ, Howell JR, et al. Revision of the cemented femoral stem using a cement-in-cement technique. J Bone Joint Surg Br 2009;91(5):577-582.

[4] Dunlop DG, Brewster NT, Madabhushi SP, et al. Techniques to

improve the shear strength of impacted bone graft: the effect of particle size and washing of the graft. J Bone Joint Surg Am 2003; 85A:639-646.

[5] Gilbody J, Taylor C, Bartlett GE, et al. Clinical and radiographic outcomes of acetabular impaction grafting without cage reinforcement for revision hip arthroplasty: a minimum 10 year follow-up study. Bone Joint J 2014;96-B(2):188-194.

[6] Gill K, Wilson MJ, Whitehouse SL, et al. Results using Trabecular Metal™ augments in combination with acetabular impaction bone grafting in deficient acetabular. Hip Int 2013;23(6):522-528.

[7] Ornstein E, Franzen H, Johnsson R, et al. Five-year follow-up of socket movements and loosening after revision with impacted morselized allograft bone and cement: a radiostereometric and radiographic analysis. J Arthroplasty 2006;21(7):975-984.

[8] Pitto RP, Di Muria GV, Hohmann D. Impaction grafting and acetabular reinforcement in revision hip replacement. Int Orthop 1998;22:161-164.

[9] Roffman M, Silbermann M, Mendes DG. Viability and osteogenicity of bone graft coated with methylmethacrylate cement. Acta Orthop Scand 1982;53:513-519.

[10] Rudelli S, Uip D, Honda E, et al. One-stage revision of infected total hip arthroplasty with bone graft. J Arthroplasty 2008;23(8):1165-1177.

[11] Schimmel JW, Buma P, Versleyen D, et al. Acetabular reconstruction with impacted morselized cancellous allografts in cemented hip arthroplasty: a histological and biomechanical study on the goat. J Arthroplasty 1998;13:438-448.

[12] Schreurs BW, Bolder SB, Gardeniers JW, et al. Acetabular revision with impacted morsellised cancellous bone grafting and a cemented cup: a 15- to 20-year follow-up. J Bone Joint Surg Br 2004;86B:492-497.

[13] Schreurs BW, Busch VJ, Welten ML, et al. Acetabular reconstruction with impaction bone-grafting and a cemented cup in patients younger than fifty years old. J Bone Joint Surg Am 2004;86A:2385-2392.

[14] Schreurs BW, Slooff TJ, Buma P, et al. Acetabular reconstruction with impacted morsellised cancellous bone graft and cement: a 10- to 15-year follow-up of 60 revision arthroplasties. J Bone Joint Surg Br 1998;80B:391-395.

[15] Schreurs BW, Thien TM, de Waal Malefijt MC, et al. Acetabular revision with impacted morselized cancellous bone graft and a cemented cup in patients with rheumatoid arthritis: three to fourteen-year follow-up. J Bone Joint Surg Am 2003;85A:647-652.

[16] van der Donk S, Buma P, Slooff TJ, et al. Incorporation of morselized bone grafts: a study of 24 acetabular biopsy specimens. Clin Orthop Rel Res 2002:131-141.

[17] Walde TA, Weiland DE, Leung SB, et al. Comparison of CT, MRI, and radiographs in assessing pelvic osteolysis: a cadaveric study. Clin Orthop Relat Res 2005;(437):138-144.

[18] Wilson MJ, Whitehouse SL, Howell JR, et al. The results of acetabular impaction grafting in 129 cemented total hip replacements. J Arthroplasty 2013;28(8):1394-1400.

第30章 合并髋臼骨缺损的全髋关节翻修术：防内陷髋臼加强杯

Revision Total Hip Arthroplasty with Acetabular Bone Loss: Antiprotrusio Cage

Patrick Kane, Matthew S. Austin, James J. Purtill, and Brian A. Klatt

定义

- 髋臼骨缺损主要由原发性（如发育不良、炎症性关节或者血清学阴性关节病）和继发性（如无菌性或感染性髋臼假体松动、创伤，或者取出固定良好假体后的医源性骨丢失）因素所致。
- 当非骨水泥多孔涂层髋臼假体无法获得可靠的初始稳定性时，可使用防内陷髋臼加强杯。

解剖

- 髂骨、坐骨和耻骨融合形成半球形的髋臼，构成髋臼前后壁和前后柱。
- 手术的标志点包括前后壁、臼顶和内侧壁"泪滴"。
- 髋臼的正常位置相对骨盆平面外展45°，前倾15°。

发病机制

- 髋臼骨缺损，主要是由髋臼发育不良引起。通常这种类型骨缺损无需使用髋臼加强杯。
- 特定疾病下（例如类风湿关节炎、幼年类风湿关节炎、强直性脊柱炎、Paget病）可导致髋臼内陷，但通常不需要使用防内陷髋臼加强杯。
- 髋臼加强杯最常应用在继发性严重骨缺损，以至于无法使用非骨水泥压配型髋臼假体的情况下。

自然病程

- 需用髋臼加强杯来进行治疗的严重髋臼骨缺损患者的自然病程尚不清楚，通常需要翻修手术来恢复功能性活动。

病史和体格检查

- 通过病史可以确定疼痛是源于髋关节的固有疾病还是髋关节以外的疾病。
- 疼痛可能是髋关节以外的疾病（如腰神经根病、盆腔内疾病），行翻修手术不能完全缓解疼痛。
  - 这种疼痛经常是位于腹股沟区，但并非总是这样。
- 感染的评估应当包括：以前的感染史、发热、寒战、伤口引流及静息痛的情况。
- 起步痛是假体松动的一个表现。
- 必须评估内科合并症，以确定是否会影响手术效果或存在增加并发症的风险。
- 必须仔细检查皮肤情况，以判断以前的手术切口和感染的情况。
  - 需要为手术入路选择合适的切口，留出足够宽（6 cm）的皮桥。

影像学和其他诊断性检查

- 平片，包括骨盆前后位片、髋关节前后位及侧位片，以方便对骨缺损进行分类和制订完善的术前计划（图1）。
- CT可以用于评估骨缺损的情况。
  - 对于可能需要同种异体骨重建髋臼上方或后方骨缺损时，CT尤为重要。
  - CT能够帮助决定是否需要同种异体骨重建骨缺损，也可以在必须进行后柱重建或钢板固定的病例中指导手术入路的选择。
- 当先前的植入物位于Kohler线内侧，且植入物与血管或腹腔内容物距离不清楚的情况下，可使用增强CT扫描明确血管情况。
- 红细胞沉降率和C反应蛋白是检测感染的有效筛查指标。
- 当红细胞沉降率或C反应蛋白升高，或临床上怀疑感染时，髋关节穿刺检查有助于评估感染。

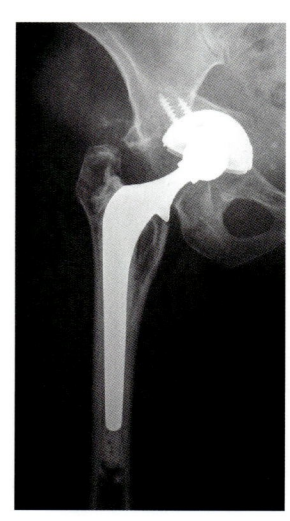

图1　髋关节前后位X线片显示臼杯内移，髋臼处严重骨缺损。

- 核医学的一些研究方法,如锝-99亚甲基磷酸盐与枸橼酸镓结合、铟-111示踪白细胞、PET-^{18F}FDG和硫胶体扫描,有助于辨别松动是无菌性的还是感染性的。

鉴别诊断

- 以下情况可导致疼痛及成为术后持续疼痛的原因:
  - 腰部神经根病
  - 椎管狭窄
  - 骶髂关节退行性疾病
  - 腹腔内疾病
  - 盆腔内疾病
  - 神经病变
  - 感觉异常性股痛
  - 复杂性区域疼痛综合征
  - 血管源性跛行
  - 原发性骨肿瘤
  - 转移性骨肿瘤

非手术治疗

- 有手术禁忌证的严重髋臼骨缺损的患者可以采用非手术治疗,包括有重大的内科合并症和活动性感染的患者。

手术治疗

- 手术治疗首先要进行术前计划。
- 评估影像学资料,决定是否能用非骨水泥髋臼假体修复缺损,或者需要使用防内陷髋臼加强环来修复。
- 计划手术入路。
  - 如果预期需要修复后柱,则采用后侧入路。
  - 如果不需要修复后柱,可直接采用外侧入路或后侧入路,这取决于术者的习惯。
- 暴露髋臼,评估骨缺损,制订合适的重建方法。

术前计划

- 防内陷髋臼加强杯手术计划的制订首先需要合适的影像学资料。
  - 影像学资料可用于对缺损分类及制订翻修计划。
- 笔者发现Paprosky分类法可以界定骨缺损的程度,指导重建的方法(图2)[3]。
  - Paprosky 1型髋臼骨缺损量最少,通常仅用非骨水泥假体就可以完成重建。
  - Paprosky 2A型具有完整的上缘,且髋臼为椭圆形,前柱和后柱完整,假体移位<2 cm。这些缺损可以用所谓的Jumbo臼杯重建,或使用非骨水泥臼杯结合植骨或骨小梁金属垫块进行重建。臼杯可能需要放置在较高的位置,以便与自体骨有较大的接触。
  - Paprosky 2B型髋臼骨缺损除了上缘缺损外与2A型缺损相似,假体移位<2 cm。上缘可用非骨水泥臼杯结合植骨或骨小梁金属垫块进行重建。
  - Paprosky 2C型有内侧壁骨缺损,但前后柱完整。内侧壁骨缺损可以用移植骨或金属骨小梁进行重建。
  - Paprosky 3A型髋臼骨缺损通常向上外侧移位>2 cm,内侧壁和坐骨支存在,但都有缺损。这类缺损可使用植骨或骨小梁金属垫块结合非骨水泥臼杯进行重建。
  - Paprosky 3B型缺损通常向上内侧移位>2 cm,有泪滴缺失和严重的坐骨骨溶解。应该怀疑存在骨盆不连续。这类缺损可以用大的异体移植骨、骨小梁金属、防内陷髋臼加强杯或联合的方法重建。对急性损伤致后柱不连续的患者需要用后柱钢板修复后柱,此时应选择后侧入路。

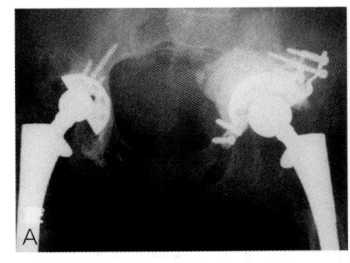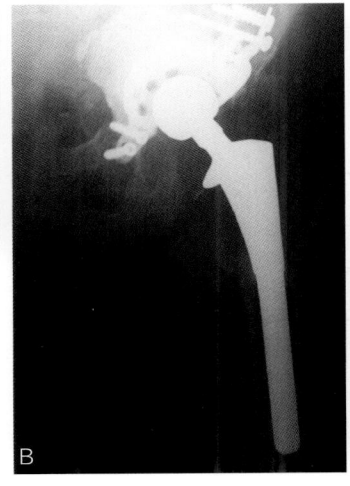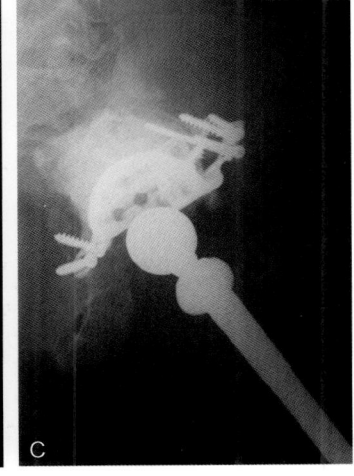

图2 术前X线片显示由于假体向内上方移位造成的严重髋臼骨缺损,同时伴有骨盆不连续(Paprosky 3B型缺损)。A. 骨盆前后位X线片。B. 髋关节前后位片。C. 髋关节蛙式位片。少数情况下,为了评估髋臼前后柱的完整性,可能需要拍摄特殊体位的骨盆片,例如Judet位。

- 如果骨折累及前后柱，下半骨盆移向上半骨盆的内侧，或者下半骨盆相对于上半骨盆出现了旋转移位，就应该怀疑存在骨盆连续性中断。
- 较大的后柱缺损可导致髋臼加强环手术失败，所以术前计划应包括如何重建骨缺损。
- 应该选择合适的植入器械。
  - 髋臼加强杯的翼部应当可以塑形，使其与骨面能良好贴合。
  - 植入物必须有足够的强度。
  - 笔者认为，把加强杯的下缘固定在坐骨上优于用钩固定在泪滴上。

体位

- 根据术者的习惯确定患者体位。铺巾时应保证手术区有足够的暴露。

入路

- 如果术者计划进行后柱的复位内固定或重建，则应选择后侧入路。否则应选择最为熟悉和舒适的体位。
- 传统或延长的转子截骨能改善髋臼和骨盆显露。
- 术者决定是否需要显露坐骨神经（后侧入路）。

髋臼暴露

- 显露髋臼，取出失败的假体，清除影响视野的软组织（技术图1A～E）。
- 辨明前后壁/柱、髋臼顶/上缘、内侧壁、泪滴和坐骨，观察骨缺损的情况（技术图1F～H）。

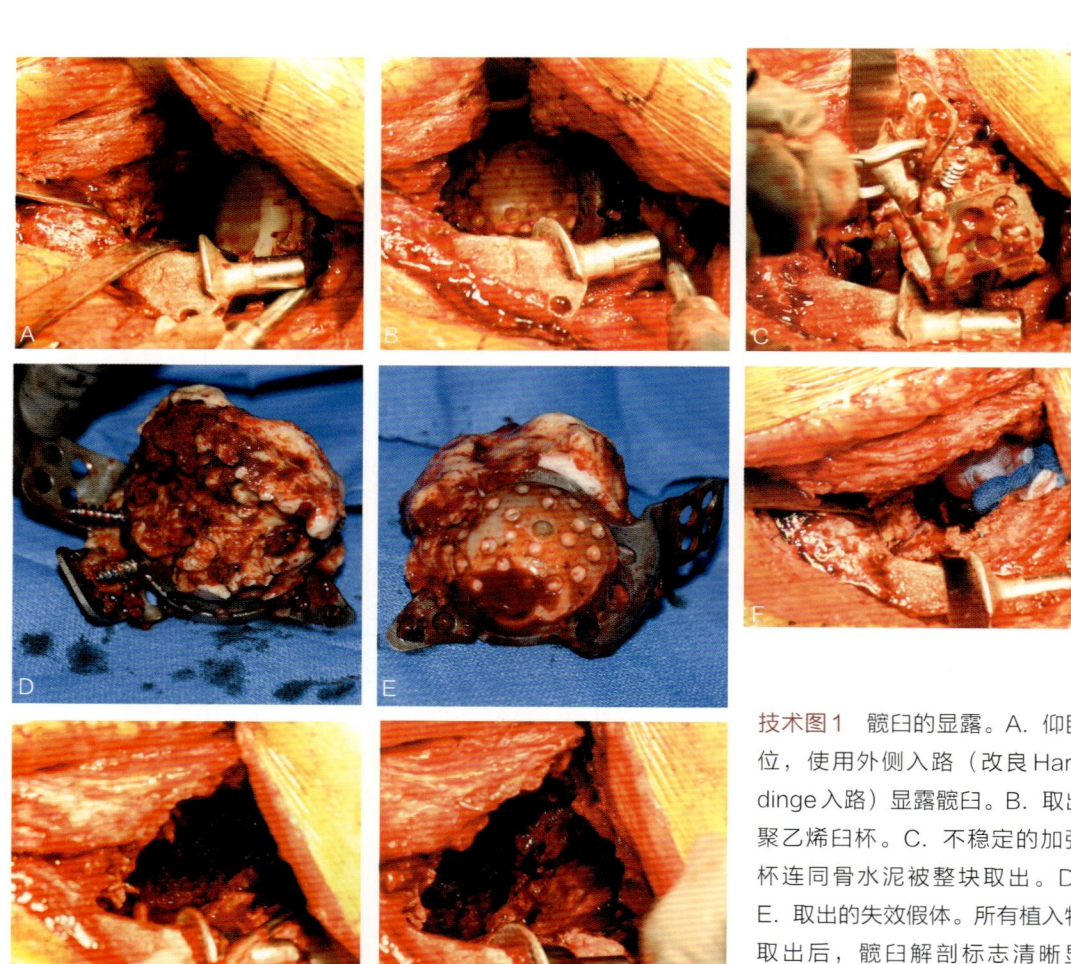

技术图1　髋臼的显露。A. 仰卧位，使用外侧入路（改良Hardinge入路）显露髋臼。B. 取出聚乙烯臼杯。C. 不稳定的加强杯连同骨水泥被整块取出。D、E. 取出的失效假体。所有植入物取出后，髋臼解剖标志清晰显露：泪滴（F）、后柱（G）、上壁顶部/上缘（H）。

术中决定重建技术

- 评估剩余骨量,验证术前评估所确定的骨缺损量。
  - Paprosky 1型、2A、2B、2C及3A型缺损通常能使用非骨水泥髋臼假体重建,可使用或不使用植骨或骨小梁金属垫块。
  - 所有髋臼,尤其是Paprosky 3B型缺损,应检查是否存在骨盆不连续。
- 如果存在骨盆不连续(技术图2),术者可选择使用髋臼加强杯,可根据需要使用或不使用后柱钢板或额外植骨。
  - 或者,术者可以选择用一个非骨水泥的臼杯拉住分开的骨盆,以这种方式桥接骨缺损。
- 评估髋臼剩余骨质是否具备支撑非骨水泥假体的能力。为了支撑非骨水泥臼杯,剩余骨质应至少为髋臼锉或试模提供部分固有稳定性。
  - 如放入髋臼锉和试模内在的不稳定,则不适于进行非骨水泥重建。
- 最初使用髋臼锉并非为了塑形髋臼,而是用来评估剩余骨质是否具有支撑臼杯的能力。
- 如果确定剩余骨质无法支撑臼杯,则应使用防内陷髋臼加强杯。

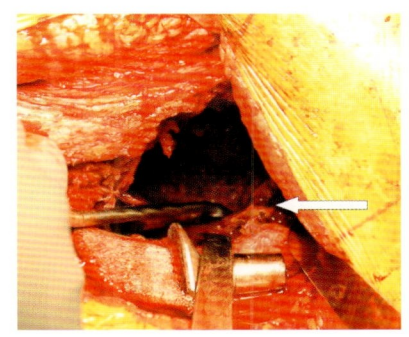

技术图2 术中确定重建技术。假体取出后可见中央区域一个较大的缺损。后柱骨折导致骨盆连续性中断(箭头)。

骨准备

- 显露髂骨时必须小心,以避开臀上血管神经束(技术图3A)。
- 可使用一个标准髋臼锉确定缺损的尺寸。然后使用髋臼锉清除可能会阻碍假体完全就位的少量骨质(技术图3B)。
  - 由于使用这种器械的指征就是严重骨缺损,所以不必清除过多骨质。
- 用与髋臼匹配最好的髋臼锉外径确定加强杯的外径。
  - 可使用加强杯试模或实际假体确定是否需要去除阻碍加强杯完全就位的少量骨质(技术图3C)。

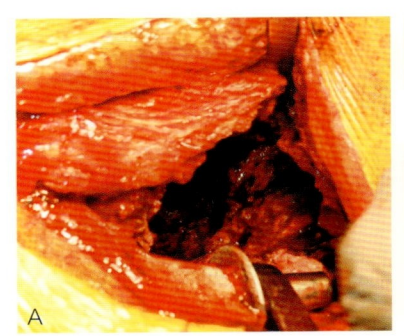 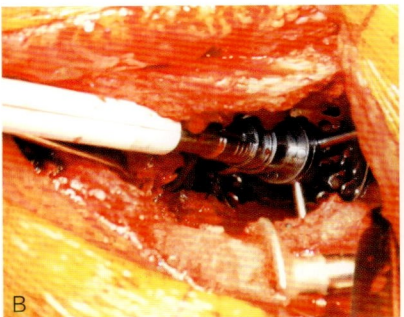 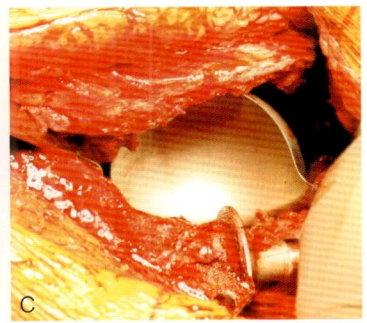

技术图3 骨准备。A. 显露髂骨。B. 使用髋臼锉适当锉磨,使加强杯能够就位。C. 装入加强杯的试模,确定实际假体是否能够就位。去除阻碍加强杯就位的少量骨质。

骨移植和骨小梁金属增强块

- 当存在严重的髋臼顶或后壁骨缺损时,加强杯无法获得稳定。
  - 可能需要使用块状或颗粒状骨移植物加强髋臼(技术图4),或使用骨小梁金属支撑加强杯。
  - 严重的髋臼顶或者后壁或者后柱骨缺损可使用结构性植骨,异体骨可取自股骨远端、胫骨近端或髋臼。
- 骨小梁金属制成的髋臼部件可用于臼杯-加强杯结构。
  - 如果自体骨接触面<50%,则需要使用加强杯支撑骨小梁金属髋臼部件。这项技术超出了本章讨论的范围。

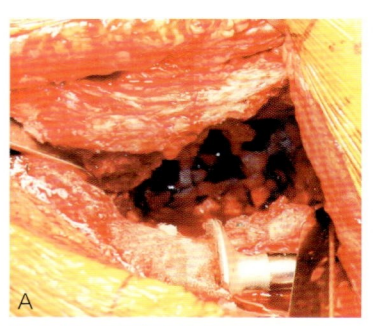
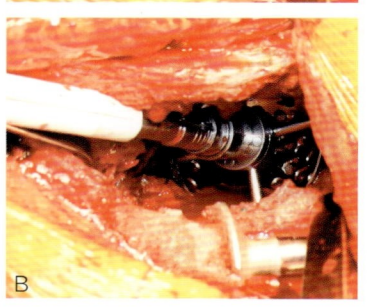

技术图4　植骨和骨小梁金属垫块。A. 将同种异体骨松质植入准备完成后的髋臼。B. 使用大号髋臼锉反转压紧移植骨。

加强杯植入

- 坐骨翼置于坐骨上方或内部(技术图5A、B)。
  - 将坐骨翼置于坐骨上方的优势是可使用螺钉将加强杯固定于坐骨上(技术图5C、D)。
  - 将坐骨翼置于坐骨内的优势是可有效避开坐骨神经(技术图5E)。
  - 两种方法都能提供稳定的固定。
- 加强杯根据髂骨和坐骨的轮廓塑形,使加强杯的臼杯部分能嵌入到剩余髋臼。通常情况下,坐骨翼必须沿坐骨轮廓向外侧弯曲。
- 根据术者习惯将加强杯坐骨翼部分固定于坐骨。
- 加强杯的臼杯部分必须完全放入髋臼内,以获得最大限度的稳定性。

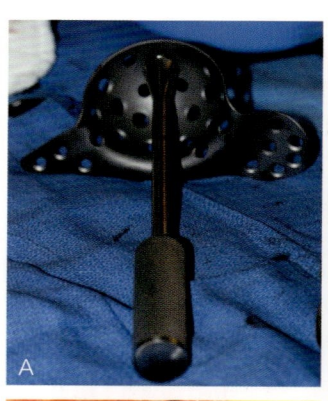
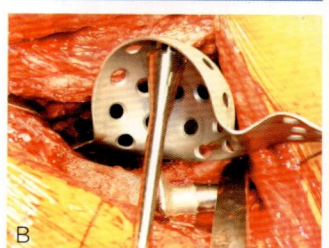
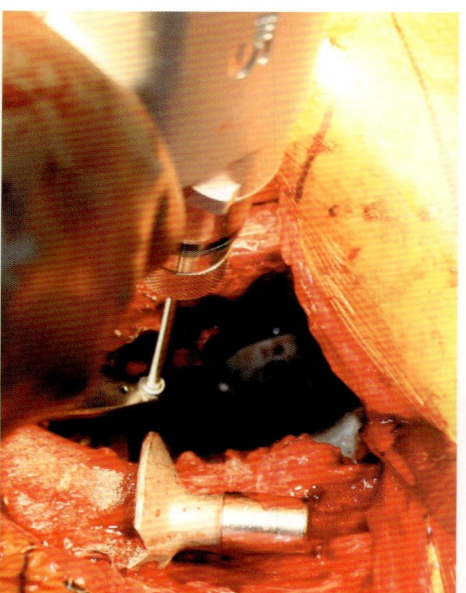
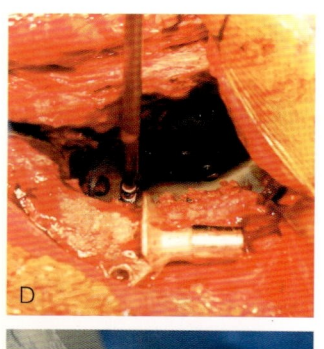
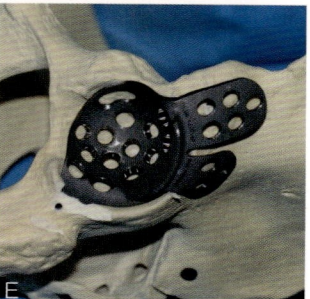

技术图5　植入髋臼加强杯。A. 准备植入的加强杯。B. 加强杯植入中。C、D. 使用螺钉将加强杯固定于坐骨。E. 坐骨翼采用刃板插入的方式固定。

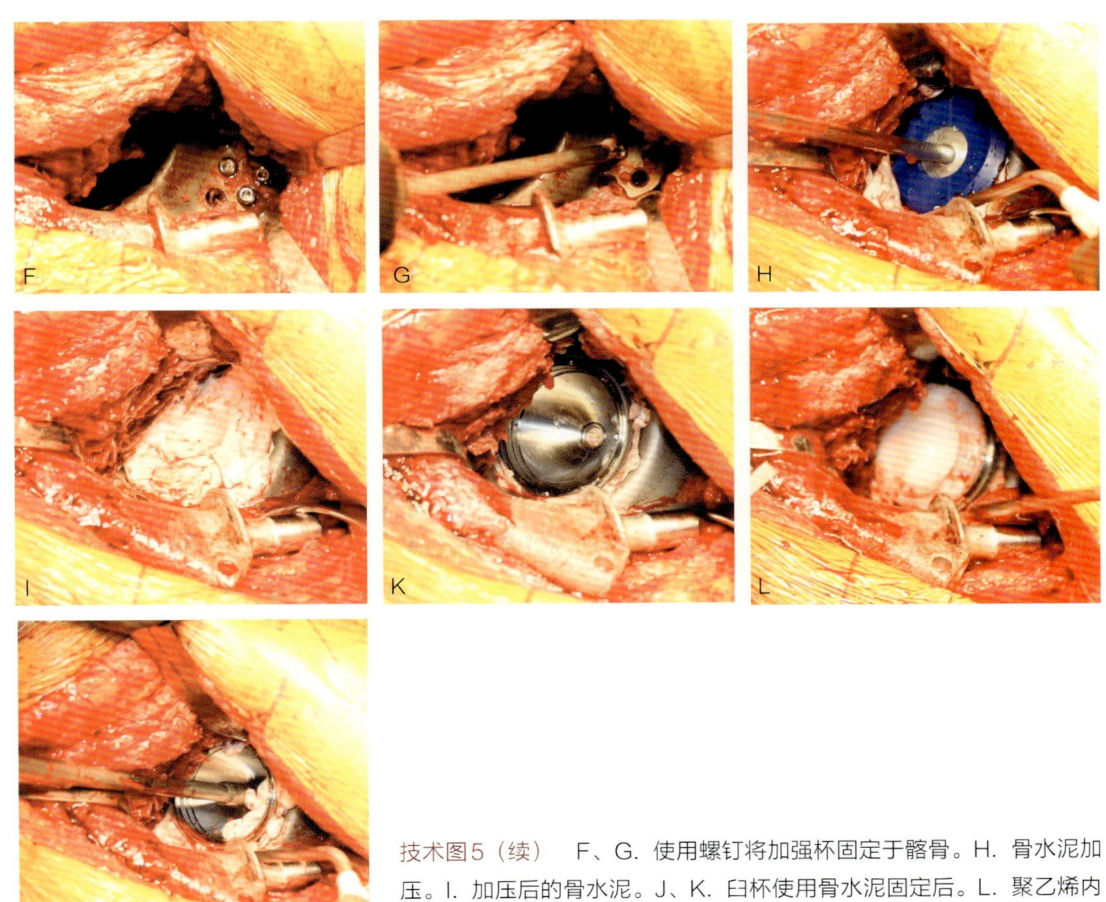

技术图5（续）　F、G. 使用螺钉将加强杯固定于髂骨。H. 骨水泥加压。I. 加压后的骨水泥。J、K. 臼杯使用骨水泥固定后。L. 聚乙烯内衬植入臼杯。

- 加强杯的髂骨翼部分需根据髂骨轮廓进行塑形，以使加强杯活动度降至最低。通常需要将翼部向内侧弯曲并带一些旋转。
- 一旦加强杯塑形至坐骨、髂骨和髋臼的轮廓并固定于坐骨，使用螺钉穿过加强杯的顶部进行固定。
  - 通常通过后柱和前柱获得固定，注意在确认的安全区域内进行操作。
- 另外用数枚螺钉穿过加强杯的髂骨翼上方固定至髂骨（技术图5F、G）。使用螺钉的数量取决于能够提供安全固定的骨量。
- 然后将聚乙烯内衬用骨水泥固定于加强杯结构内。
- 将骨水泥置入加强杯并加压（技术图5H～K）。
- 将骨水泥型内衬或经改良的适合骨水泥固定的内衬用骨水泥固定于加强杯结构内，并注意正确的位置和角度（技术图5L）。
- 形成2 mm的骨水泥壳是最理想的。
- 小心操作，以防出现内衬较大面积未被骨水泥覆盖。

要点与失误防范

术前计划	• 详尽的术前计划包括合适的器械、假体、移植骨、手术人员和护士 • 一个完整的术前计划还包括当原定计划不允许或术中骨缺损比预期严重时的应对方案
术前检查	• 必须排除感染 • 患者全身情况达到最佳化 • 患者依从性必须良好
术中骨组织的评估	• 必须评估剩余的髋臼是否支撑生物型臼杯。如果无法获得一定程度的固有稳定性，则应使用防内陷髋臼加强杯

骨准备	• 尽可能减少额外骨组织丢失 • 加强杯应由足够的上部和后部骨组织支撑，这可能是需要加强的部分
加强杯的固定	• 坐骨翼部分可以固定在坐骨上或坐骨内 • 加强杯的髋臼杯部分必须完全插入 • 髂骨翼部分必须符合髂骨的轮廓 • 螺钉应穿过臼顶和髂骨翼部分 • 注意保持在"安全区"内

术后处理

- 拍摄X线片确定加强杯处于正常位置(图3)。术中摄片可在最后固定加强杯前确认其正确的位置。
- 如未进行植骨加强重建，则允许患者在耐受范围内进行保护下负重。
- 如进行过植骨加强重建，则限制患者仅能进行足趾轻触地面的负重，持续6～12周。然后允许患者根据个体的具体情况逐步增加负重。

结果

- 防内陷髋臼加强杯的短中期存活率较为理想。

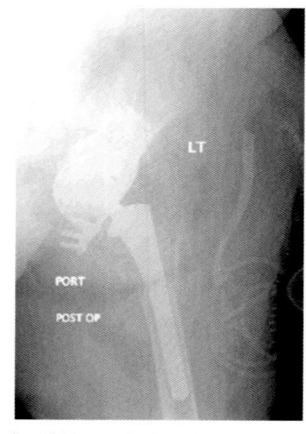

图3　术后拍摄X线片，确定加强杯的位置。

  ○ 一系列研究显示术后5年和7.3年存活率为100%[1,7]，10.9年存活率为93.4%[3]。
  ○ 然而，由于加强杯无法达到生物学固定，会随着时间推移出现松动。长期随访结果存在差异。有一项系列报道显示21年存活率达到92%[6]，而更多的近期研究表明14年生存率61.75%[5]。
- 这些内植物是否成功也取决于其植入的环境。
  ○ 在北美，大多数术者只有在遇到髋臼存在严重骨缺损无法使用压配式非骨水泥臼杯的病例时才使用加强杯。这种严重的骨缺损使加强杯更容易失效。
  ○ 最近的一项研究显示，在骨盆不连续的病例中使用髋臼加强杯，随访46个月翻修率为31%[2]。
  ○ 更近期的一项长期研究骨盆不连续患者，发现类似的生存率，16.6年72.2%[4]。

并发症

- 防内陷髋臼加强杯的使用伴随一些重大翻修手术固有的并发症：
  ○ 失血
  ○ 感染
  ○ 神经血管损伤
  ○ 内植物结构失败
  ○ 麻醉和药物并发症

（程涛　译，王琦　审校）

参考文献

[1] Lamo-Espinosa J, Duart Clemente J, Diaz-Rada P, et al. The Burch-Schneider antiprotrusio cage: medium follow-up results. Musculoskelet Surg 2013;97:31-37.

[2] Paprosky WG, Sporer S, O'Rourke MR. The treatment of pelvic discontinuity with acetabular cages. Clin Orthop Relat Res 2006; 453:183-187.

[3] Pieringer H, Auersperg V, Bohler N. Reconstruction of severe acetabular bone-deficiency: the Burch-Schneider antiprotrusio cage in primary and revision total hip arthroplasty. J Arthroplasty 2006;21:489-496.

[4] Regis D, Sandri A, Bonetti I, et al. A Minimum of 10-year follow-up of the Burch-Schneider cage and bulk allografts for the revision of pelvic discontinuity. J Arthroplasty 2012;27(6):1057-1063.

[5] Symeonides PP, Petsatodes GE, Pournaras JD, et al. The effectiveness of the Burch-Schneider antiprotrusio cage for acetabular bony deficiency. J Arthroplasty 2009;24(2):168-174.

[6] Wachtl SW, Jung M, Jakob RP, et al. The Burch-Schneider antiprotrusio cage in acetabular revision surgery: a mean follow-up of 12 years. J Arthroplasty 2000;15(8):959-963.

[7] Winter E, Piert M, Volkmann R, et al. Allogeneic cancellous bone graft and a Burch-Schneider ring for acetabular reconstruction in revision hip arthroplasty. J Bone Joint Surg Am 2001;83A:862-867.

第31章 全髋关节翻修术：骨盆不连续
Revision Total Hip Arthroplasty: Pelvic Discontinuity

Paul B. McKenna and Matthew S. Austin

定义

- 前柱和后柱缺损导致骨盆上方和下方连续性丢失,会发生骨盆不连续。

解剖

- 见图1。

发病机制

- 占全髋关节翻修术中的0.9%。
- 骨丢失导致骨盆不连续,可能是由于磨损颗粒和髋臼假体移位导致的骨溶解。
- 其他原因包括创伤,应力骨折,感染,医源性骨折,初次髋关节置换或翻修术中过度锉磨。
- 风险因素包括女性、类风湿关节炎、既往射线暴露和严重骨盆骨丢失。

自然病程

- 骨盆不连续导致骨盆上方和下方之间的活动。骨盆不连续通过保守治疗很难治愈。

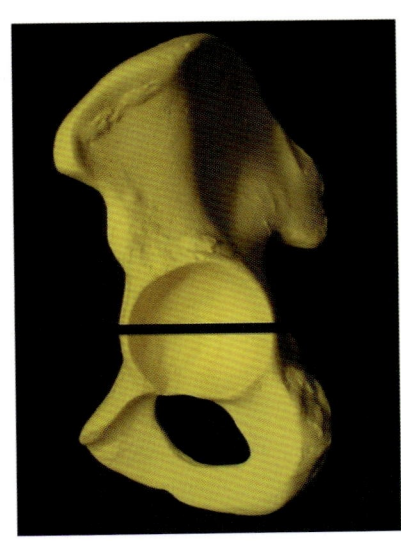

图1 骨盆不连续定义为半骨盆上部和下部的连续性丢失。

病史和体格检查

- 既往史包括既往髋关节手术,翻修的原因,手术和术后结果,以及并发症的详情。
- 尤其要获得关于既往手术的情况,特别注意感染相关风险因素,比如延长的切口引流。
- 应该询问患者创伤史。
- 首先要获得既往手术记录;信息包括手术入路、术中所见、假体类型。
- 常有明显疼痛,尤其是急性不连续,通常位于腹股沟,但也可出现在臀部或大腿。
- 无明显原因的发热和静息痛提示感染的可能性。
- 应该评估和记录下下肢神经血管状况。患者有血管损伤的话,应请血管外科专家会诊评估。
- 应该评估外展肌功能。外展肌损伤;继发于向上移位的力臂短缩;或者髋臼假体内移、臀上神经损伤,以及疼痛抑制,都可导致外展肌无力。
- 应测量和记录下肢长度。与患者沟通术后肢体不等长和合理期望。

影像学和其他诊断性检查

- 骨盆平片可发现骨盆不连续;然而,术前也可能无法辨别。伴有一定程度的骨丢失的话,必须保持警惕。Paprosky等[13]报道147例骨盆不连续的患者中有11%是术中诊断的,而不是X线上发现的。
- 骨盆正位片(图2)表明骨盆不连续,其中包括:
  - 髋臼前后柱明显的骨折线或骨缺损。
  - 相对上半骨盆,下半骨盆内侧移位或旋转。
  - 中心拍摄X线上发现闭孔不对称。
- 除了骨盆正位片,拍摄髂斜位(图3)和Lequesne位片,可增加发现骨盆不连续的敏感性。
- 金属伪影抑制技术的CT检查可以确认骨盆不连续,进一步明确骨丢失程度,有助于术前计划,定制假体(图4)。
- 对于假体朝Kohler线的向内移位,增强CT可以明确骨盆内容物与假体的距离。

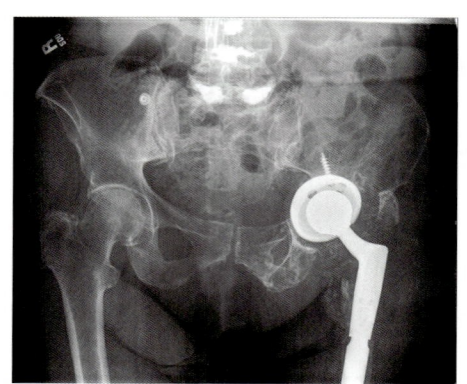

图2　骨盆不连续的骨盆正位片。注意髋臼假体向上内移位，Kohler 线消失，坐骨溶解，闭孔不对称。X 线发现提示可能存在骨盆不连续。

- 应该做血清学检查（ESR 和 CRP）筛查排除感染。如果 ESR 或 CRP 明显升高，影像引导下抽吸，获得关节液做白细胞计数、分类及培养。

鉴别诊断

- 磨损颗粒、医源性损伤、创伤、感染或肿瘤导致的无菌性松动和骨溶解，这些可能是骨盆不连续的原因。

非手术治疗

- 可用于严重骨溶解的患者，骨缺损不可能进行重建。
- 也可用于不愿意接受手术风险的患者。
- 治疗包括活动时使用助步器和轮椅，矫正鞋纠正下肢不等长，使用止痛药。

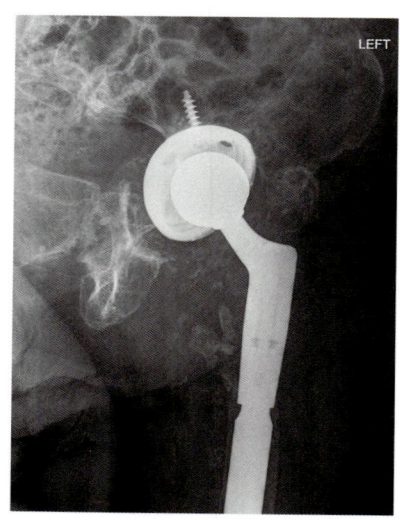

图3　髂骨斜位片显示骨盆不连续患者髋臼假体移位。在髋臼内壁严重骨溶解，半骨盆上部和下部缺乏骨性接触。

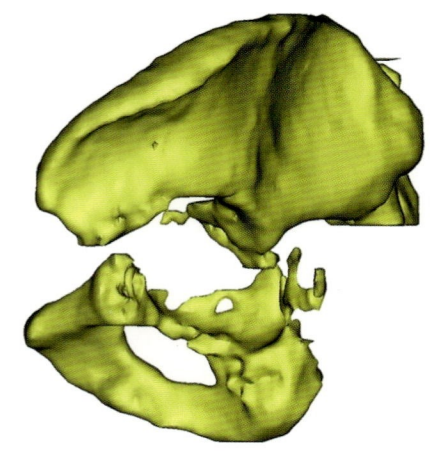

图4　金属减伪影 CT 扫描显示严重的骨丢失和骨盆不连续。

手术治疗

- 骨盆不连续的手术治疗目标：
  - 半骨盆稳定
  - 获得稳定的髋臼假体固定
  - 恢复髋关节生物力学
  - 合适的软组织平衡
  - 最佳化肢体长度

术前计划

- 骨丢失的程度和类型以及骨盆不连续持续的时间会影响治疗和预后。
  - 急性（愈合潜力）
  - 慢性（愈合潜力下降）
- 骨盆正位片明确骨缺损的程度。有四个因素有助于对髋臼骨丢失分型：
  - 髋关节中心向上移位的存在和程度
  - 坐骨溶解的存在和程度
  - 泪滴骨溶解的存在
  - 髋臼假体相对 Kohlerx 线的位置
- 这些因素可以预测骨丢失的程度和位置以及计划重建。
- Paprosky 分型是最常用的分型系统，有助于明确骨丢失和指导后期的重建术[13]。
- Paprosky 分型没有一个骨盆不连续的亚型；然而，大多数骨盆不连续属于 3B 型，X 线片示广泛的坐骨溶解和泪滴消失，髋臼假体向上内移位 >3 cm，突破 Kohler 线。通常 <50% 宿主骨用于骨整合。
- 已报道了几项手术技术用于处理骨盆不连续。技术的选择基于骨丢失程度、骨盆不连续慢性化和费用。

- 术中骨盆内固定物需要逆腹膜入路取出，避免损伤重要的结构。
- 手术技术包括以下：
  - 后柱钢板和生物型髋臼假体，加或不加多孔金属增强块/结构性骨移植。
  - 髋臼牵开。
  - 使用成品化的重建钛笼，加或不加多孔金属增强块/结构性异体骨移植，加或不加后柱钢板。
  - 三翼假体（定制）。
  - 杯-钛笼结构。

体位

- 根据术者的习惯和标准手术原则，选择患者体位。

- 铺单要便于切口延长，如果发生血管并发症，便于实施的逆腹膜入路。

入路

- 入路选择根据术者习惯，但也可以根据骨丢失模式和重建计划。
- 髋臼，包括坐骨、髂骨、耻骨、通过以下入路获得足够的暴露：
  - 后路
  - 直接外侧（Hardinge）
  - 经转子
- 后路便于暴露后柱和钢板固定。
- 转子滑移或延长转子截骨有助于术中股骨移动。

后柱钢板和生物型髋臼假体，加或不加多孔金属增强块和结构性异体骨移植

- 相对慢性不连续而言，钢板对于急性不连续更有用途。
- 钢板依靠骨愈合能力，但在慢性不连续伴有严重骨丢失和不利的生物环境时，骨不连是常见的结果。
- 后柱的切开复位内固定是主要的操作。
- 髋臼磨锉原位放置恢复髋关节中心。磨锉/试模应获得两个固定点（前向后，前下向后上，或者前上向后下）。
- 多孔金属增强块或者结构性异体骨移植可用于恢复髋臼环，增强压配固定。增强块的位置和方向依靠骨丢失的模式。多孔金属增强块的不同大小和形状便于手术中灵活选择。增强块可以在假体植入之前或之后使用。为了减少增强块和髋臼假体之间的微动磨损，建议两者之间用骨水泥固定。
- 接着颗粒性骨移植放置在剩余的间隙或缺损中。
- 推荐使用螺钉增强髋臼假体的固定。

髋臼牵开

- 存在慢性骨盆不连续时，可以选择髋臼牵开术。对于慢性不连续，常常存在骨量差和不足以骨愈合的生物环境，导致内固定和钛笼技术高失败率。
- 髋臼牵开术原则依靠骨盆的弹性。不连续被牵开，骨盆的弹性提供某些内在的假体稳定性。假体被嵌入半骨盆的上方和下方。骨整合提供了假体长期固定。
- 从髋臼去除所有的纤维组织，显露渗血活性骨组织。
- 半骨盆磨锉原位放置在髋臼内，恢复原始的髋关节中心。磨锉依次增加尺寸直到半骨盆和上方和下方接触。务必避免过度锉磨，因为目的不是去除骨组织，而是获得两点固定，提供假体的初始假体稳定性和不连续的稳定。
- 多孔金属增强块或结构性异体骨移植有助于填充巨大的腔隙骨缺损或者增强髋臼假体的初始稳定性。
- 颗粒性骨移植用于填充腔隙性骨缺损。
- 建议使用骨水泥固定多孔金属增强块和髋臼假体的界面，避免微动磨损。
- 选择比最后一把磨锉大 6～8 mm 的多孔金属髋臼假体，打压使得髋臼下面顶住坐骨。接着假体旋转到合适位置。大出的假体产生牵开力，对抗骨盆的弹性，形成初始稳定性（技术图1）。
- 推荐使用多枚螺钉增强固定。
- 骨水泥固定聚乙烯假体到金属外杯上。骨水泥使得螺钉发挥角稳定作用，增强结构的稳定性。

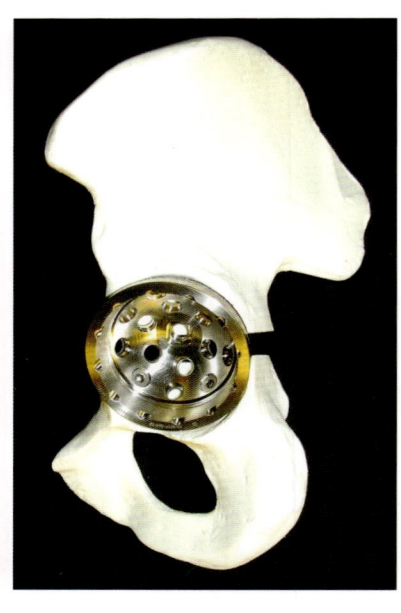

技术图1 髋臼牵开技术依赖半骨盆上部和下部的弹性。植入比最后磨锉大6～8 mm的杯，牵开髋臼，多枚螺钉增强固定。

成品化的重建笼，加或不加多孔金属增强块/结构性异体骨移植，加或不加后柱钢板

- 钛笼相对便宜且易获得。
- 这些巨大金属杯有带螺孔的可塑翼，用于固定坐骨和髂骨（技术图2A）。
- 钛笼常用于连接异体骨移植或后柱钢板，当异体骨融合和骨不连愈合时，对结构起到机械性的保护作用。
- 钛笼也可以作为内固定装置，尤其在急性骨不连时。
- 潜在的缺点包括：
  - 骨整合潜力有限或无。
  - 可塑性翼易发生疲劳骨折。
  - 预先决定的形状和尺寸不易匹配宿主骨，导致应力面积增大，额外的术中操作增多。
- 髋臼需要暴露，使得髂骨、坐骨、髋臼窝、其余的柱均在术中可见。
- 暴露髂骨时务必仔细，不要损伤臀上神经和血管。臀

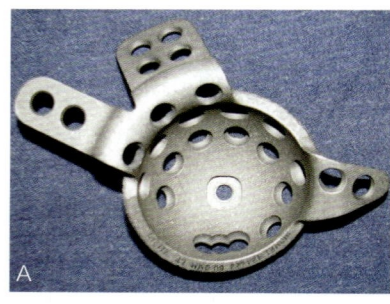

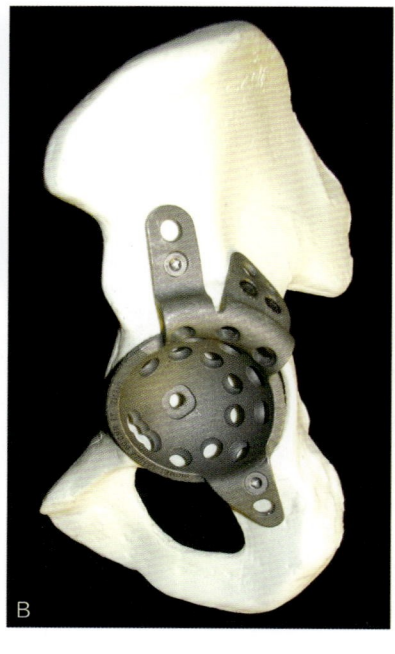

技术图2 A. 髋臼钛笼。成品化钛笼有多个螺钉孔用于固定，并使用可塑性翼。B. 髋臼钛笼固定。坐骨翼可用螺钉固定或者在坐骨上的滑槽固定。小心将螺钉植入坐骨，避免损伤坐骨神经。

- 上动脉深支和臀上神经在臀中肌深部穿过,在髋臼缘上方4~6 cm。
- 从髋臼去除所有纤维组织。
- 如果需要结构性异体骨移植,需要准备如下:
  - 确认剩余的髂骨,以提供异体移植骨支撑。
  - 髋臼锉用于估计腔隙的范围,辨明潜在支撑性骨组织的量和位置。
  - 结构性异体骨移植提供钛笼上方的支撑。
  - 使用多枚大骨块螺钉和垫圈将异体骨移植固定到髂骨上。
  - 与异体移植骨同样的方式使用多孔金属增强块。
  - 选择大小合适的钛笼匹配重建的髋臼,桥接坐骨和髂骨,故而可以保护异体骨移植物/增强块。
- 将翼折弯,以确保增大骨接触。将翼折弯次数应最小化,因为过度的折弯会导致金属疲劳和早期失败。
- 坐骨翼固定可以使用坐骨内的滑槽,也可以使用螺钉。滑槽固定更安全,因为钛笼移位相关的螺钉断裂概率可增加坐骨神经损伤的风险。
- 为了提供坐骨翼滑槽,需要暴露坐骨。操作时仔细保护附近的坐骨神经。
- 后下方钻孔为翼提供最佳的方向。使用小骨刀增宽孔洞,允许下方的翼滑槽卡入骨组织中。
- 优先坐骨固定,以避免钛笼失败。
- 多枚双皮质螺钉固定髂骨翼。小心避免术中钻头和螺钉穿孔。建议使用钛笼髋臼部分的臼顶螺钉。使用螺钉受到可用于固定的骨组织限制(技术图2B)。
- 骨水泥固定聚乙烯内衬到钛笼上。小心地获得正确的前倾角和外展角。

定制三翼假体

- 定制三翼假体常用于3B型骨缺损伴有骨盆不连续。
- 定制三翼相比非定制钛笼的优点在于:
  - 潜在改善与宿主骨匹配性。
  - 更大的结构刚度,更少概率疲劳失败。
  - 多孔骨长上表面,可以发生骨整合(某些非定制钛笼也有有限的涂层)。
- 三翼的缺点包括:
  - 获取困难,需要高级影像,制作时间长和成本高。
  - 不能术中调整钛笼。
- 三翼钛笼髋臼重建的目标:通过结构性宿主骨和髂骨、坐骨、耻骨翼的紧密接触,获得初始稳定固定,螺钉加强固定。
- 三翼假体设计是基于金属减伪影、假体特异性CT扫描序列的定制过程。

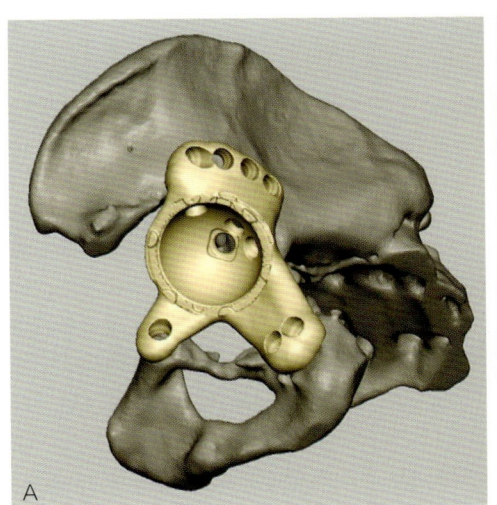
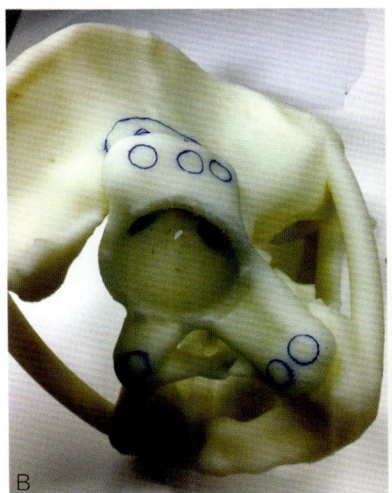
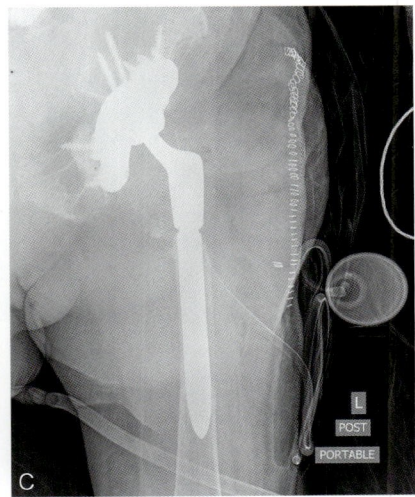

技术图3 A. 用3D金属减伪影CT扫描设计定制的三翼假体。假体的大小和位置要考虑到剩余的骨量和骨盆方向。B. 制作假体的物理模型。确定螺钉孔位置和方向,最大化宿主骨接触。厂商和医生都参与真实假体的制作。C. 定制三翼假体的X线片。注意多枚螺钉固定,最大化利用有限的剩余宿主骨。

- 3D CT产生一对一患者半骨盆的物理模型(技术图3B)。
- 从剩余的解剖标志(髂骨、闭孔、耻骨联合),确定患者的髋关节中心、杯的方向、翼的几何形状。可能需要去除少量的宿主骨,便于假体坐落在合适的位置。在模型上可以详细计划。
- 确定杯和翼上的螺钉孔,可采用标志或锁定结构。
- 髋臼暴露类似于前面所述的。去除剩余髋臼骨的所有纤维组织。需要暴露髂翼和坐骨,确保翼的安放。正如前所述,可能需去除少量的宿主骨,便于假体坐落在合适的位置。
- 在此位置上安放异体骨移植物。
- 坐骨翼放置在坐骨表面,螺钉固定。操作时小心避免医源性坐骨神经损伤。
- 推荐第一枚髂骨螺钉为非锁定,使得翼与宿主骨密切接触,有助于减少骨盆不连续,旋转半骨盆下半部到合适的位置。接着放置耻骨螺钉(技术图3C)。

杯-笼结构

- 杯-笼结构的原理是使用髂坐钛笼提供骨盆不连续的初始稳定性,保护多孔金属髋臼假体不受到机械应力,便于生物性稳定,半骨盆的上面和下面都结合到多孔金属假体。生物固定使得这个结构获得长期稳定性。
- 不连续暴露和确认与之前的技术类似。
- 小心暴露髂骨,避免损伤臀上神经和臀上动脉。
- 髋臼依次锉磨,直到两点接触,骨面渗血(通常是前上和后下)。类似的技术在后柱钢板和生物型髋臼假体中有描述。然而,这项技术仅用于更严重的骨缺损的病例。
- 颗粒骨移植打压入骨缺损,反向锉磨。小心确保骨盆没有被穿破。
- 测量髋臼尺寸便于选择合适的多孔髋臼假体。优先使用非组配多孔金属假体,便于成品化钛笼髋臼部分压配在多孔金属髋臼假体。接着钛笼从髂骨到坐骨跨过骨缺损。
- 打压多孔金属假体,螺钉增强固定。如果必要的话,在骨组织附近多孔金属内钻新的孔(技术图4A)。
- 如果严重骨丢失不能获得压配或者上方的杯很大部分没有获得覆盖,可以放置多孔金属增强块增强固定,作为壁支撑。
- 接着放置钛笼,确保与髂骨翼和坐骨翼的接触。另外,螺钉通过多孔金属杯横穿固定钛笼(技术图4B)。
- 用骨水泥聚乙烯假体固定到钛笼上。骨水泥需要加压,消除钛笼和骨小梁金属假体之间的间隙。减少钛笼的半骨盆部分和髋臼假体之间的微动。

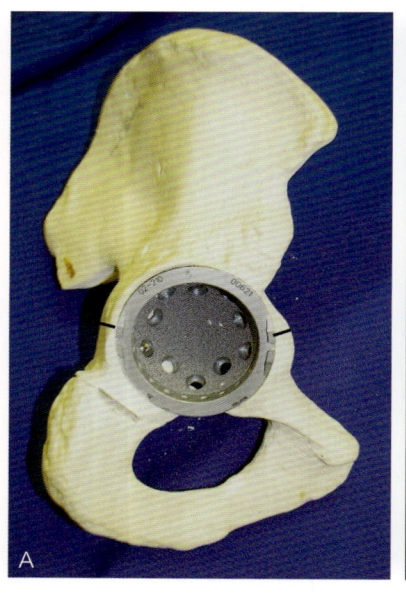 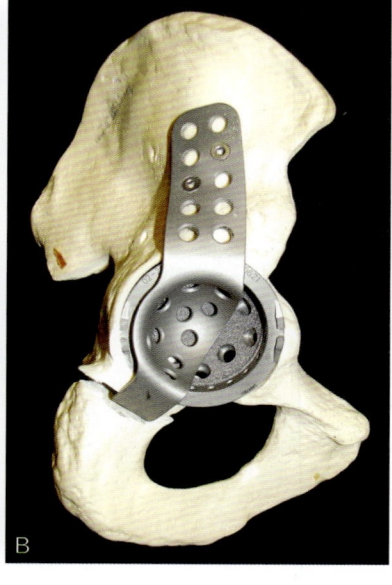

技术图4 A. 杯-钛笼结构。多孔金属杯打入骨缺损,确保两点接触。最终的骨长入会发生在杯的两个半球,获得最终的稳定性。注意坐骨的骨槽用于坐骨翼的固定。B. 杯-钛笼结构。钛笼植入并多枚螺钉固定。接着聚乙烯杯以正确的俯倾角和前倾角植入,骨水泥固定。骨水泥不仅固定聚乙烯杯而且消除钛笼和多孔金属杯之间的微动,螺钉增强固定。

术后治疗

- 根据结构的不同,可能限制6~12周负重。逐步增加负重。负重的程度和时间要根据骨缺损、骨量、医生习惯而个体化。
- 笔者推荐手术创伤大的术后急性期要实施髋关节预警

要点与失误防范

术前计划是至关重要的	• 骨缺损分型和估计需要的器械,有效处理骨盆不连续。形成一个有序和逐步的重建术计划
足够的暴露是至关重要的	• 没有很好地暴露髂骨、坐骨、耻骨会增加手术困难,可能导致假体位置不良
必须从髋臼上去除纤维界面	• 不能去除纤维界面可能无法很好判断骨缺损和导致骨整合失败
获得牢靠固定是关键的	• 没有获得牢靠固定可能导致早期失败
空间意识是重要的	• 常规解剖学标志可能是模糊的或消失的,这可能导致医源性骨组织和软组织结构的损伤
考虑到最坏的情况	• 如果假体进入骨盆,需要咨询普外科和血管外科医生

措施。根据手术入路选择预警措施。
- 术后常规随访。笔者推荐术后6周,3个月,6个月,以后每年一次。

结果

- 对于骨盆不连续没有完美的选择方法,尤其是存在明显骨缺损的时候。每个骨盆不连续都有其特点,没有一种方法能解决所有问题。骨盆不连续的手术治疗结果包括:
  ○ 并发症高
  ○ 早期和晚期的假体失败
  ○ 不能持续恢复骨量
- 后柱加压钢板和3.5 mm重建钢板、多孔金属杯治疗急性骨折获得相对不错的结果,18～36个月生存率高达100%[15,18,20]。这表明在急性骨盆不连续时,骨的确有骨折愈合潜能。
- 一般情况下,慢性骨盆不连续有高失败率(14%～50%)[1,5,7,9,14]。一般认为骨不连会导致失败。
- 非定制成品化髋臼钛笼桥接骨缺损,用于连接巨大的结构性异体骨移植,有助于恢复骨量。骨整合潜力受限,由于微动发生失败。有报道由于机械性松动或翼疲劳性断裂的失败率为50%～60%[7,16,25]。通常发生在术后18个月内,影像学证据明显。常见的失败类型是坐骨螺钉松动和坐骨翼移位。后柱钢板或结构性异体骨移植不能改善结果。Goodman等[7]报道了10例骨盆不连续的病例,采用大块异体骨移植和支撑钛笼,5例失败,其中3例松动,2例持续有骨盆分离,2个翼断裂,3个患者发生髋关节脱位。
- 使用非定制钛笼相对的差的结果以及缺乏生物性骨长入支撑结构导致了定制三翼假体的使用。机械稳定性和多孔骨长上表面是一个很有吸引力的选择,有这项技术成功的报道[3,4,22]。Taunton等[22]报道了57例患者使用定制三翼。最少随访2年,仅有1例(1.7%)有松动迹象,但骨盆不连续愈合。DeBoer等[4]平均随访10年,20例骨盆不连续愈合18例。这些结果是令人鼓舞的。然而,手术花费和耗时制作模型,限制了常规使用。
- 异体骨移植和自体骨移植技术失败驱使医生寻找其他材料,比如多孔金属,可以跨越骨盆不连续,提供半骨盆上部和下部的内固定。使用多孔金属跨越骨盆上部和下部(杯-笼结构或牵开)已获得一些成功[4,10,15,17,19,22]。
- Hanssen和Lewallen等[8]首先描述了杯-笼技术,没有试图恢复骨量而是使用了多孔金属。钛笼被看作临时固定措施,而骨小梁金属杯获得骨盆上部和下部的骨愈合,提供了长期稳定性。总体来说,中期结果是不错的。Kosashvili等[10]报道了26例患者,平均随访44个月,88.5%没有发生假体移位。Rogers等[15]报道了9例患者,8年有86.3%生存率。
- 骨盆不连续存在时,金属骨小梁金属杯获得初始稳定性是很困难的,这是因为在髋臼两个骨块之间相对微动和骨丢失的程度。Sporer等[17]首次描述的替代技术——髋臼牵开术受到了欢迎。平均随访20例患者4年,19例影像学上获得了稳定,17例没有疼痛。4例早期有假体移位的患者后期获得了稳定,也无症状。这些患者大多数是Paprosky 3B型骨缺损。

并发症

- 研究表明骨盆不连续的重建术有很高的并发症,范围从25%～80%[3,5,7]。大多数并发症是脱位、感染、神经损伤、固定丢失、假体失败。
- 脱位发生率在15%～30%(图5)[3,4,6,22,23]。由于高的发生率,一些学者报道了在所有伴有骨盆不连续的翻修术中使用限制性内衬。限制性假体潜在的缺点是增加结构的应力,因此可能增加骨不连和失败的风险。
- 其他学者主张选择性使用限制性内衬,比如严重外展肌无力或广泛组织瘢痕和损伤、近端股骨缺损、大转子骨不连,或者反复脱位[3,23]。

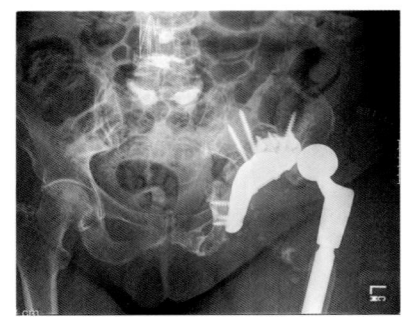

图5 脱位率高达30%。一些学者建议对某些患者不限制使用限制性内衬。

- 神经损伤是一个顾虑,可能损伤臀上神经或者坐骨神经。
- 臀上神经损伤可能是手术切除的结果或者放置假体造成的。可能是术后屈氏步态、外展肌功能不全、髋关节不稳的病因。
- 坐骨神经损伤最常发生在坐骨暴露,放置钛笼下方翼固定时。
- 有报道骨盆不连续相关的感染发生率范围从6%～10%[1,7,11,14,19,21]。

（程涛 译,王琦 审校）

参考文献

[1] Berry DJ, Lewallan DG, Hanssen AD, et al. Pelvic discontinuity in revision total hip arthroplasty. J Bone Joint Surg Am 1999;81:1692-1702.

[2] Chahal J, McCarthy T, Safir O, et al. Late presentation of sciatic neuropathy after failure of acetabular reconstruction rings in revision hip arthroplasty: a report of two cases. Curr Orthop Pract 2008;19:688-690.

[3] Christie MJ, Barrington SA, Brinson MF. Bridging massive acetabular defects with the triflanged cup: 2 to 9 years result. Clin Orthop Relat Res 2001;393:216-227.

[4] DeBoer DK, Christie MJ, Brinson MF, et al. Revision total hip arthroplasty for pelvic discontinuity. J Bone Joint Surg Am 2007;89:835-840.

[5] Eggli S, Muller C, Ganz R. Revision surgery in pelvic discontinuity. Clin Orthop Relat Res 2002;398:136-145.

[6] Garbuz D, Morsi E, Mohamed N, et al. Classification and reconstruction in revision acetabular arthroplasty with bone stock deficiency. Clin Orthop Relat Res 1996;(324):98-107.

[7] Goodman S, Sastamoinen H, Shasha N. Complications of ilio-ischial reconstruction rings in revision total hip arthroplasty. J Arthroplasty 2004;19:436-446.

[8] Hanssen AD, Lewallen DG. Modular acetabular augments: composite void fillers. Orthopedics 2005;28:971-971.

[9] Holt GE, Dennis DA. Use of custom triflanged acetabular components in revision total hip arthroplasty. Clin Orthop Relat Res 2004;429:209-214.

[10] Kosashvili Y, Backstein D, Safie O, et al. Acetabular revision using an anti-protrusion (ilio-ischial) cage and trabecular metal acetabular component for severe acetabular bone loss associated with pelvis discontinuity. J Bone Joint Surg Br 2009;91:870-876.

[11] Lietman SA, Bhawnani K. The partial pelvic replacement cup in severe acetabular defects. Orthopedics 2001;24(12):1131-1135.

[12] Moed BR, McMichael JC. Outcomes of posterior wall fractures of the acetabulum. J Bone Joint Surg Am 2007;89:1170-1176.

[13] Paprosky WG, Perona PG, Lawrence JM. Acetabular defect classification and surgical reconstruction in revision arthroplasty. A 6-year follow-up evaluation. J Arthroplasty 1994;9:33-44.

[14] Paprosky WG, Sporer S, O'Rourke MR. The treatment of pelvic discontinuity with acetabular cages. Clin Orthop Relat Res 2006;453:183-187.

[15] Rogers BA, Whittingham-Jones PM, Mitchell PA, et al. The reconstruction of periprosthetic pelvic discontinuity. J Arthroplasty 2012;27:1499-1506.

[16] Sembrano JN, Cheng EY. Acetabular cage survival and analysis of factors related to failure. Clin Orthop Relat Res 2008;466:1657-1665.

[17] Sporer SM, Bottros JJ, Hulst JB, et al. Acetabular distraction. Clin Orthop Relat Res 2012;470:3156-3163.

[18] Sporer SM, O'Rourke M, Paprosky WG. The treatment of pelvic discontinuity during acetabular revision. J Arthroplasty 2005;20(4)(suppl 2):79-84.

[19] Sporer SM, Paprosky WG. Acetabular revision using a trabecular metal acetabular component for severe acetabular bone loss associated with a pelvic discontinuity. J Arthroplasty 2006;21:87-90.

[20] Springer BD, Berry DJ, Cabanela ME, et al. Early postoperative transverse pelvic fracture: a new complication related to revision arthroplasty with an uncemented cup. J Bone Joint Surg Am 2005;87(12):2626-2631.

[21] Stiehl JB, Saluja R, Diener T. Reconstruction of major column defects and pelvic discontinuity in revision total hip arthroplasty. J Arthroplasty 2000;15:849-857.

[22] Taunton MJ, Fehring TK, Edward P, et al. Pelvic discontinuity treated with custom triflange component: a reliable option. Clin Orthop Relat Res 2012;470:428-434.

[23] Udomkiat P, Dorr LD, Won YY. Technical factors for success with metal ring acetabular reconstruction. J Arthroplasty 2001;16:961-969.

[24] Wendt MC, Adler MA, Trousdale RT, et al. Effectiveness of false profile radiographs in detection of pelvic discontinuity. J Arthroplasty 2012;27:1408-1412.

[25] Winter E, Piert M, Volkmann R, et al. Allogeneic cancellous bone graft and a Burch-Schneider ring for acetabular reconstruction in revision hip arthroplasty. J Bone Joint Surg Am 2001;83:862-867.

第32章 半髋关节置换
Hemiarthroplasty of the Hip

Hari P. Bezwada

定义

- 股骨颈骨折可根据Garden分型进行分类(表1)[9]。
  - 这个分型可以进一步简化分为移位骨折和非移位骨折。本章不介绍非移位股骨颈骨折的处理。
- 半髋关节置换术的适应证包括移位的股骨颈骨折和髋关节翻修术中髋臼大量溶骨性骨缺损的补救措施。理想情况下,半髋关节置换术适用于功能需求低的并伴有移位的股骨颈骨折的老年患者。更年轻、更活跃的患者行全髋关节置换术可能会预后更好[16]。
- 以往的报道将双极头半髋关节置换术作为退变性关节病变初次置换方法,预后并不理想,因此,现在已不推荐。同样,股骨头坏死的治疗效果也很差[11]。
- 半髋关节置换术包括两种假体:单极头(如Austin Moore,图1A)和双极头(图1B)。
  - 双极头假体曾经很流行,假体内侧头和外侧头之间的运动可减少植入假体与髋臼界面的活动,因此,理论上可以减少髋臼侧的磨损[13]。

解剖

- 成人颈干角为130°±7°,不同性别之间没有明显的差异。
- 在白种人,股骨颈相对股骨干有10.4°±6.7°前倾。
  - 有些人种(如亚洲人)有高前倾角的特性,甚至可以高达30°。
- 股骨头直径范围从40~60 mm。
- 股骨颈的长度和形状变异较大。
  - 在横截面上股骨颈呈凸轮形,前后径(AP)较内外侧径短。
- 股骨距是一段致密的垂直方向的板层骨,从大转子开始向后与股骨颈后方的骨皮质相融合。
- 股骨头的血供主要来源于旋股内侧动脉的骺外侧动脉分支。
  - 其他血供包括来源于旋股外侧动脉的干骺端下动脉,以及通过股骨头韧带、来源于闭孔动脉的骺内侧动脉。

表1 股骨颈骨折的Garden分型

Garden分型	描述
I	内翻错位的不完全骨折
II	通过股骨颈的无移位骨折
III	通过股骨颈的不完全移位的骨折
IV	完全移位的骨折,骨折端无接触

发病机制

- 老年患者股骨颈骨折通常由摔伤引起。
- 有几种损伤的机制:
  - 跌倒后,暴力直接作用于股骨大转子外侧。
  - 在髋臼内相对固定的股骨头,突然受到外侧应力或旋转力的作用,导致股骨颈后方撞击髋臼。
  - 疲劳性骨折进展致跌倒。
  - 当骨密度下降致骨质疏松水平,股骨颈骨折的发生率增高。
- 典型的年轻人股骨颈骨折多是高能量损伤所致。
  - 损伤机制是应力由股骨远端或膝关节伸直时从足底沿轴向传导至股骨颈。

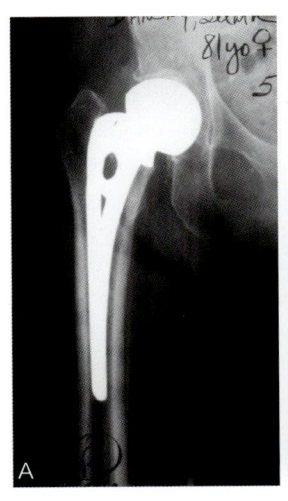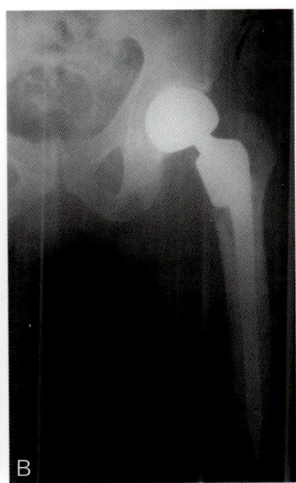

图1 A. Austin-Moore假体。B. 骨水泥型双极头假体。

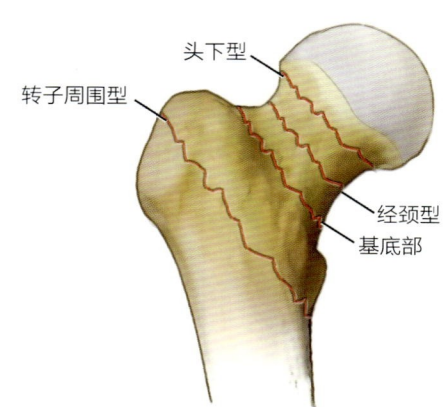

图2 股骨近端骨折的分布图。

- Barnes等[1]报道,在术后第1个月内的死亡率,男性患者高达13.3%,女性达7.4%。
  - 更重要的是,>72小时以后进行的延期手术,死亡率还会明显上升。
- 在骨水泥型双极头髋关节成形术,影响死亡率的因素还包括心脏病史、在康复院的住院时间、慢性肺部疾病、血清肌酐水平、肺炎、心肌梗死、手术时间以及性别等[8]。
- 相关的损伤可能还包括硬膜下或硬膜外血肿,以及低能量骨折的同侧上肢损伤。
  - 高能量损伤性骨折复合伤发生率高,包括闭合性颅脑损伤、血气胸、脊柱骨折、内脏损伤和同侧下肢骨损伤等[5]。

病史和体格检查

- 老年患者主诉跌倒后腹股沟、大腿近端或较少见的髋关节外侧疼痛,应高度警惕低能量损伤性股骨颈骨折。
- 如果患者跌倒后不能行走,也应高度警惕股骨颈骨折可能。
- 询问病史时,必须确认患者伤前的肢体活动情况。术前的肢体活动水平可以帮助术者选择最适合的手术方案。
- 必须仔细评估髋部损伤的可能原因,以及伴随的同侧肢体损伤。
  - 骨盆骨折:伴随骨盆骨折比较常见,放射学摄片有助于这些伴随损伤的诊断。
  - 髋臼骨折:在低能量损伤中,股骨颈骨折伴随髋臼骨折并不常见,但高能量损伤伴随髋臼骨折的可能性大,薄层CT扫描有助于诊断。
  - 转子间或转子下骨折:损伤导致的转子间骨折在老年患者比较常见,但转子下骨折较少见。通常是肢体在伸直位,而不是屈曲位,伸直位旋转暴力引起的,同样,放射学摄片有助于对这些损伤的评估。
- 全面的体格检查必须包括:
  - 观察下肢,是否有肢体短缩、外旋,以及因疼痛所致的活动受限。是否有骨折端血肿引起的关节肿胀,以及相应的关节间隙增大。
  - 翻滚试验是最敏感的物理检查,阳性是在腹股沟区诱导出疼痛,主要是由于下肢的左右活动产生剪切力经过股骨颈骨折端,引起极度疼痛。
  - 轴向应力试验,如果手法可以诱导腹股沟区疼痛为阳性。此法的特异性不及翻滚试验。
  - 活动范围检查,活动终点的疼痛可能是非移位隐性骨折的唯一线索。

- 骨折移位程度及软组织损伤多较严重。
- 移位的股骨颈骨折可以导致股骨颈血供障碍。
  - 由于血供障碍使这种损伤的股骨头缺血性坏死发生率较高。
- 当股骨颈骨折出现时,股骨颈部的骨内血供将受到影响。
  - 股骨头缺血性坏死的风险通常与股骨颈骨折初始时的移位程度有关。
  - 在移位的骨折,多数支持带血管断裂,股骨头的血供依赖于残留的一些支持带血管,主要是位于股骨头韧带内。
  - 早期固定或关节囊切开预防股骨头坏死的作用还存在争议。
- 有些报道认为移位股骨颈骨折非手术治疗骨不愈合率高达60%。
- 股骨颈骨折根据骨折部位可以分为头下型骨折、经颈型骨折和股骨颈基底部骨折(图2)。
  - 股骨颈基底部骨折的处理方法与转子间骨折固定的方法相似(图2)。

自然病程

- 股骨颈骨折多见于50岁以上患者[14]。
- 单侧股骨颈骨折,支撑侧髋部骨折的风险增加。
- Bateman[2]和Gilberty[10]报道应用双极头假体治疗股骨颈骨折。
  - 理论上髋臼的骨溶解和内陷较少出现,因为活动发生在金属头和聚乙烯内衬之间,属于内磨损。
  - 通过减少髋臼软骨与低摩擦系数的金属臼杯外层的活动可以减少髋臼的磨损。
  - 由于组合的承重表面,整个髋关节的运动量还是很大的。

影像学和其他诊断性检查

- 骨盆前后位片以及伤侧髋关节必须摄片。
  - 如果可能,下肢应置于内旋位拍摄。
  - 侧位片对判断骨折片的移位程度是有帮助的,特别是对一些在前后位片上移位较小的骨折片。
- 如果移位的骨折片妨碍判断骨折类型,那么轴向牵引下摄片有助于观察股骨颈骨折的位置。
- 当临床上有复合伤而怀疑非移位性骨折时,CT扫描有助于诊断。但实际上,对单独的、低能量损伤性股骨颈骨折,临床很少采用CT扫描。
- 放射性核素骨扫描有助于临床隐性股骨颈骨折的诊断,但需要到伤后72小时才能清楚显示。
- 磁共振检查对隐性股骨颈骨折的诊断,在伤后72小时内比CT扫描和核素骨扫描更为敏感。
  - 磁共振检查对同侧转子间的隐性骨折也高度敏感。

鉴别诊断

- 转子间骨折
- 转子下骨折
- 骨盆骨折
- 髋臼骨折
- 髋部挫伤或创伤性转子滑囊炎

非手术治疗

- 股骨颈骨折很少采用非手术治疗,对移位性骨折和非移位性骨折,手术治疗都可以获得更好的功能和治疗结果。
  - 非手术治疗的相对指征是患者具有多种严重的内科疾病,不能耐受手术麻醉。
  - 因为非移位性骨折可以在局麻和监控镇静下,通过经皮技术进行内固定,因此,非手术治疗不是这类骨折治疗的指征。
- 在多数情况下,非手术治疗仅用于手术固定前的初始治疗。
  - 膝关节下方置软垫,使患者下肢置于舒服的位置。
- 所有股骨颈骨折的患者必须绝对卧床,留置导尿,住院静脉输液。
- 股骨颈骨折进行伤侧下肢轴向牵引是有争议的,因为牵引可能会增加骨折块的移位。

手术治疗

- 股骨颈骨折手术治疗最佳的方案一直存在争议。关于内固定、半髋关节置换或是全髋关节置换术的争论,不在本章进行介绍。
- 半髋关节置换术的一般手术指征包括老年患者、对功能要求不高、骨质量较差不适合进行内固定的患者。
- 移位性股骨颈骨折进行半髋关节置换术的手术指征需符合以下标准:
  - 相对健康的患者。
  - 病理性髋部骨折。
  - 神经性疾病,如帕金森病,之前有脑卒中或偏瘫。
  - 年龄>75~80岁。
  - 严重的骨质疏松,股骨头主要的骨小梁丢失。
  - 无法闭合复位的骨折。
  - 移位骨折。
  - 之前在股骨侧存在病变,也就是骨坏死,髋臼侧没有病变。
- 禁忌证包括以下几个:
  - 之前存在化脓性感染。
  - 年轻患者。
  - 内固定失败,多数情况下是出现髋臼侧损坏。
  - 之前存在髋臼病变。即使患者术前髋臼软骨间隙正常,术后5年,由于金属与髋臼软骨之间的磨损也会出现髋臼软骨磨损的症状。
- 应用股骨水泥柄的指征各个术者及各个医院掌握都不同。
  - 接受这类手术的主要是骨质量较差的病例,如烟囱型或Dorr C型股骨髓腔[6],这些病例使用非骨水泥型假体非常困难,因为这需要大的可以填满髓腔的非骨水泥假体,而那又会在近端产生应力遮挡;或者是需要用近端固定的非骨水泥假体,而那又很难精确调整肢体长度。
  - 对一些高危病例建议使用抗生素骨水泥,例如需要透析的病例,他们有易发生化脓性感染的倾向,因此,应该考虑使用抗生素骨水泥。
  - 适当的抗生素包括妥布霉素、万古霉素、头孢唑啉和红霉素等。
  - 病理性骨折也应该考虑使用骨水泥柄,对于这类病例,不管年龄和骨质量如何,使用骨水泥型置换假体可能是最好的选择。
  - 第一代骨水泥技术是应用指压填充技术,并没有应用加压和减少孔隙。现代骨水泥技术是应用髓腔刷、骨水泥限制器、髓腔脉冲灌注,插入肾上腺皮质激素浸泡海绵,低骨水泥孔隙率(真空搅拌),骨水泥中心定位器和使用骨水泥枪进行骨水泥退行放入。然后,术者用戴手套的手指或楔形的加压器械进行加压。
  - 因为加压会加重血栓栓子的负荷,所以对有心肺疾病的患者,很多医生主张避免使用骨水泥假体。

术前计划

- 在术前计划中,术前X线阅片以及通过模板测量来选择适当的假体尺寸以及固定方式非常重要。
- 在此期间,选择什么样的假体也应考虑在内,如是否选择锥形柄假体、全涂层的髓腔锁定柄或骨水泥柄等。
- 患者还需要进行适当的术前评估,如内科评估、心脏评估和麻醉评估等。
  - 应该准备库存血。
  - 重要的术前实验室检查包括全血细胞计数、电解质及凝血功能等。
  - 其他检查包括总蛋白、白蛋白及肝功能检查,以评估患者的营养状态。
- 心电图、胸片,包括超声心动图等进一步的心脏检查在术前是必要的。
- 股骨头的大小必须评估,以便正确选择假体的大小。
  - 如果假体过大,会出现赤道撞击现象,导致关节过紧,活动范围减小以及疼痛。
  - 如果假体过小,会出现两极撞击现象,导致接触应力增加,因而磨损增加以及可能的向内上部移位。
- 模板测量股骨颈长度和偏心距同样重要。
  - 如果股骨颈过长,复位困难,导致软组织张力增加及相应的髋臼软骨压力增加。
  - 术后应当恢复偏心距,股骨头中心到大转子最高点的距离对术后外展肌力的恢复及减少跛行很重要。
- 手术可以在腰麻或腰麻联合硬膜外麻醉下进行,因为控制性降压麻醉可以减少术中出血。
- 术前预防性应用抗生素。
- 手术必须在清洁的层流手术室进行。垂直的层流手术单元以及术者身体空气隔离系统对手术有益。
- 在可能的情况下,相关性伴随损伤需要同时处理。

体位

- 患者的体位很重要,必须小心摆放。
- 通常体位摆放的原则是,所有的骨性突起需要用棉垫垫好,假体置换要在稳定的体位下进行,而且,需要提供一定的活动范围以供假体植入时需要,以及术中检查关节的稳定性。

仰卧位直切口(Smith-Peteresn入路)

- 充分麻醉后,患者置仰卧位,这样可以直接测量下肢的长度。
- 手术台水平放置。
- 患者摆放至大腿中部以下下垂到手术台下的位置。为

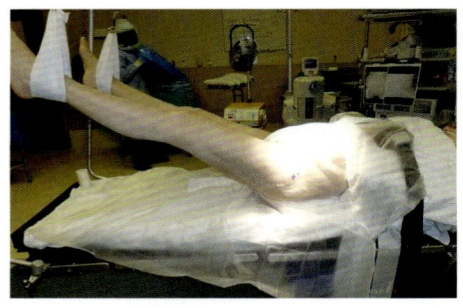

图3 骶骨下面垫软垫的体位图。

了便于这种体位,夹子通常放在床脚。

- 骶骨下面要垫软垫,骶骨垫由折叠的巾单做成,1.5～2 in(1 in = 2.54 cm)高,长宽12 in×10 in。
  - 当测量和检查髋臼时,适度抬高臀部可以让股骨后吊。
  - 同时需要在伸直位检查髋关节的稳定性。
- 将双上肢外展90°固定于上肢挡板上。

仰卧位直接外侧入路(改良的Harding入路)

- 充分麻醉后,患者置仰卧位,这样可以直接测量下肢的长度。
- 手术台水平放置。
- 患者摆放至手术台边,使患侧稍微超出手术台边缘。
- 由折叠的巾单做成的骶骨垫直接置于骶骨下方。骶骨垫由折叠的巾单做成,1.5～2 in(1 in = 2.54 cm)高,长宽12 in×10 in。
- 适度抬高臀部让上面大转子处的脂肪及软组织向后坠远离手术切口,以最大限度地减少外侧入路需要切开的组织。
  - 同时需要在伸直位检查髋关节的稳定性。
- 将踏板固定于手术台上,使手术侧髋关节可以屈曲40°。
- 将双上肢外展90°固定于上肢挡板上。
- 手术台离术者5°倾斜以改善髋臼侧的手术视野。

外侧入路

- 外侧位用于髋关节的后外侧入路,也可用于前外侧入路。
- 充分麻醉后,插入导尿管,轻柔地有组织分工地将患者摆放至需要的体位。
  - 麻醉师控制患者的头和颈部,并保护气管内导管安全。
  - 一位手术人员控制患者的手和肩部,其他人控制患者的髋部。
- 同侧上肢前屈不超过90°,并轻度外展。
- 抬起患者胸部置入腋窝垫,腋窝垫要放在对侧腋窝

- 远端。
- 对侧上肢必须在前屈不超过90°固定。
- 肢体所有骨性突起部位垫棉垫。
- 手术台必须保持绝对水平,平行于地面。
- 大量的固定装置可以用来保持患者的侧卧位。
  - 可以使用布袋,尽管它没有其他固定物牢靠。耻骨和骶骨必须用固定物牢固定。
  - 必须小心放置耻骨夹,并用纱垫保护耻骨联合。
    - 放置纱垫位置过低可能会阻断或影响对侧下肢的血管,这是容易被忽视的。
    - 放置纱垫位置过高可能会影响同侧下肢的血管,妨碍下肢的充分屈曲和内收。
- 骶骨纱垫放在骶骨中心的位置,离手术切口后缘至少3~5 in(7.62~12.7 cm)(图3A)。
- 当侧卧位安全摆放好后,检查骨盆的位置,确保前后方向不倾斜(图3B)。
- 两上肢之间的胸部固定器及枕头有助于防止躯干前移。
- 会阴部用U形粘贴型塑料薄膜手术巾隔开。

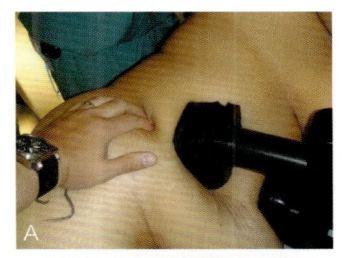
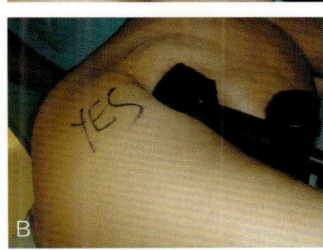

图4　A. 侧卧位下触诊髂前上棘。B. 体位摆好后要确保有足够的活动空间。

入路
- 半髋关节置换术可以通过多种手术入路完成。
- 髋关节手术有四种常用的手术入路:
  - 前侧入路(Smith-Petersen)
    - 该入路利用缝匠肌与阔筋膜张肌之间的间隙和深部的股直肌与筋膜张肌之间的间隙。
    - 风险包括股外侧皮神经损伤。
    - 此入路术者可以直接打开髋关节前方关节囊。
    - 股骨准备比较困难,可能需要牵引、髋关节伸直,以及使用拉钩来暴露髋关节前方进行准备。
  - 前外侧入路(Watson-Jones)
  - 外侧入路(改良的Hardinge入路)
  - 后侧入路(Southern)
- 手术入路的选择主要取决于术者的偏好。
  - 笔者采用改良的Smith-Petersen,Heuter和Judet所述的直接前方入路。在此之前,笔者倾向于采用Hardinge所述的外侧肌劈开入路,并使用非骨水泥的锥柄。[3]
- 各种手术暴露方法也都可完成骨水泥柄的植入。

前侧入路(改良的Smith-Petersen入路)

手术区域的准备
- 双下肢都消毒,粘贴型塑料薄膜手术巾用于隔离手术区与会阴及周围邻近的皮肤。
  - 用1块大的U形手术巾将髋部与会阴及腹部皮肤隔开,对侧同样准备。
  - 第2块手术巾横跨髂前上棘上方水平,完全将手术区域与胸腹部隔开,非手术侧也准备。
  - 另外巾单压实中间(会阴)部分。
- 用洗必泰刷洗双下肢,然后用洗必泰和酒精消毒(技术图1A)。
- 切口区擦干燥以利于更好地粘贴Ioban手术巾(3M, St. Paul, MN)。
- 铺中单,并在肛门和会阴处放置一条手术巾。将双下肢从支撑器上移开,术者抓起足部,以双层厚的布袋进行包裹。
  - 不通透的手术单从手术台尾铺至患者的臀部。这个U形单是双侧放置的。第二个U形单仅铺在手术侧。条状单密封手术部位的上部(技术图1B)。
  - 非手术侧袜套要求展开至大腿上段水平,双侧巾单铺在双下肢上,但不超过袜套。应用Coban手术巾(3M)安全保护(技术图1C)。
- 手术部位剪一个长方形的窗口,两边用皮钉固定。手术部位用洗必泰和酒精或聚维酮碘和酒精溶液准备(技术图1D)。

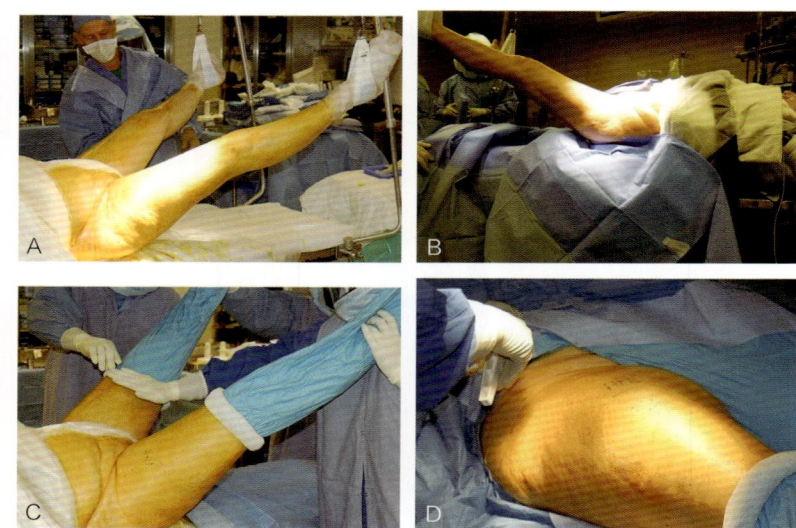

技术图1　A. 双下肢准备。B. 第一块无菌U形单。C. 双侧袜套。D. 手术侧隔离。

皮肤切口

- 标记髂骨前上棘（ASIS）和大转子，在ASIS的远端和外侧一横指做一长3～4 in（7.62～10.16 cm）的斜行皮肤切口标记。然后用IOBAN巾将此窗口密封（技术图2A）。
- 切开皮肤、皮下组织至阔筋膜，辨清肌肉上面的筋膜，筋膜切口直接在肌肉上，而不是在肌间隙处。太靠内侧在间隙上和太外侧在阔筋膜上（技术图2B）。
- 切开筋膜，钝性向内侧提。用手指做分离，手指必须放在肌腱内侧，向下到阔筋膜张肌和股直肌之间的间隙，行钝性分离（技术图2C）。
- 钝性Hohmann拉钩放置在股骨头外侧，第二个双角Hohmann牵开器放置在股骨外侧（大转子）。将Hibbs拉钩置于股直肌的内侧。辨清环股外侧血管的升支并电凝或结扎（技术图2D）。
- 松解阔筋膜张肌和股直肌间隙的筋膜，允许股直肌向内侧滑动，并在股骨颈内侧放置第二个钝性Hohmann牵开器。然后用Cobb拉钩将股直肌从前髋关节囊中分离出来，并在前柱上放置一个钝性的眼镜蛇拉钩。

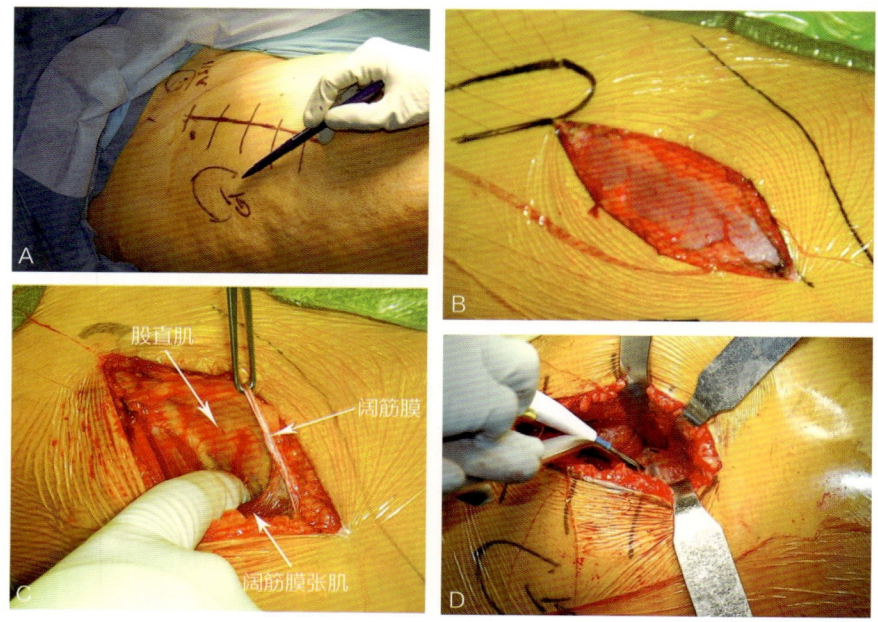

技术图2　A. 皮肤标记ASIS、大转子和皮肤切口。B. 筋膜覆盖的阔筋膜张肌肌腹。C. 将筋膜从阔筋膜张肌上剥离，钝性分离至阔筋膜张肌和股直肌之间的Smith-Petersen间隙。D. 识别旋股外侧血管的升支（B、D图版权：Jonathan Yerasamides, MD）。

髋臼的准备

- 充分暴露髋关节前侧关节囊。电凝穿支血管,H形切开关节囊并切除。2个钝性Hohmann牵开器均置入囊内,确定股骨颈骨折,在骨折远端做45°角的股骨颈截骨术。通常,在截骨和骨折部位都可以使用钝性骨刀来切除骨折颈。如有必要,也可在头下区域进行近端截骨,以切除该部分。股骨头用动力丝锥取出。
- 然后在小转子下方用点状Hohmann拉钩牵开,将腿置于4字形位以评估截骨水平并进行内侧关节囊松解。(小转子上方的关节囊从股骨距上松解)。一旦截骨水平被确定是满意的,腿被放回一个中立的位置。必要时进行额外的股骨颈部切除。
- 在髋臼周围放置3个牵拉钩。将钝头眼镜蛇拉钩放置在关节盂唇上,关节囊和股直肌下;在髋臼横韧带水平放置双角Hohmann拉钩;在髋臼后部放置点状Aufranc拉钩(技术图3)。
- 检查髋臼以取出任何骨碎片和碎片,然后测量大小。髋臼的大小应该用双极或单极假体试模来确定,以确保在不过度填充髋臼的情况下有良好的匹配。
- 这可以通过放置试件时有良好的吸紧感来实现。

股骨准备

- 然后将注意力放在股骨上。

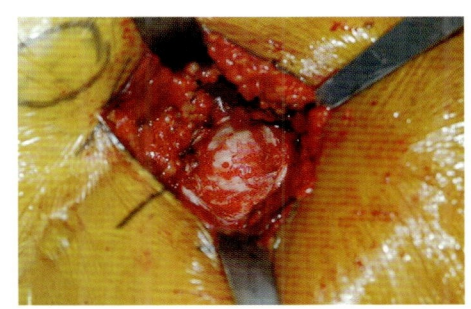

技术图3 用3个牵拉钩显露髋臼。

- 将桌腿延长30°。非手术的腿放在一个有衬垫的Mayo支架上。将术侧腿摆成4字形位置于非术腿下方(技术图4A)。
- 第二助手把一只手放在膝关节上,下推并内收小腿,从而使手术的股骨产生外旋、伸展和内收。双足拉钩沿股骨颈后部放置,双角拉钩沿股骨颈前部放置(技术图4B)。
- 下一步是进行股骨松解做股骨准备。松解包括上关节囊或外侧关节囊,当腿处于外旋位置时,该关节囊悬垂在大转子内侧前方。应显露大转子的内侧。此外,下孖肌、闭孔内肌和上孖肌组成的联合腱可能需要松解。偶尔,挛缩的髋部的梨状肌腱可能需要松解(图4C)。

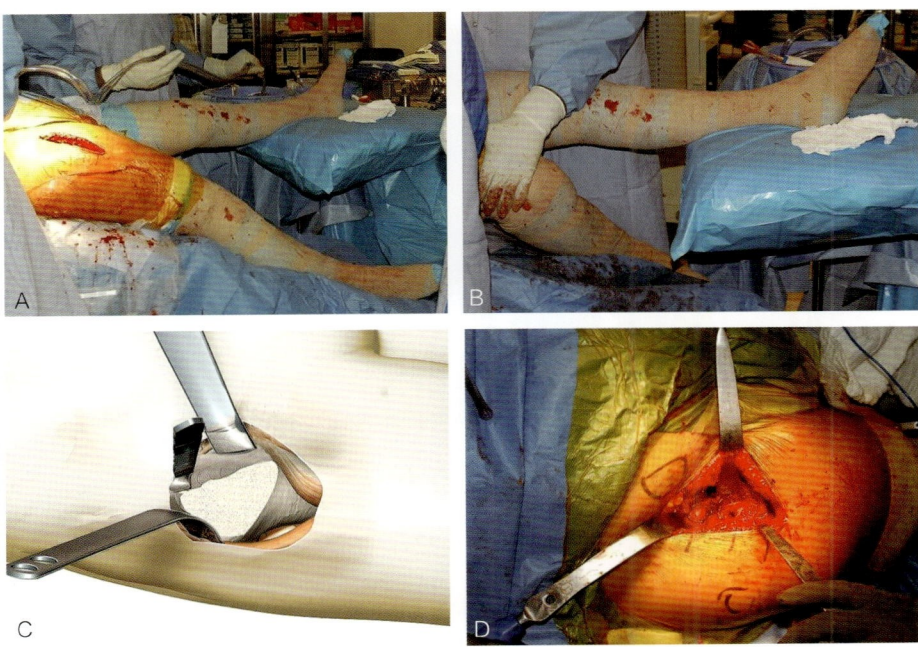

技术图4 A. 股骨准备手术台的位置。B. 非手术腿的位置和第二助手操作的手术侧腿。C. 右髋关节上部关节囊松解示意图。D. 松解后股骨近端的暴露。

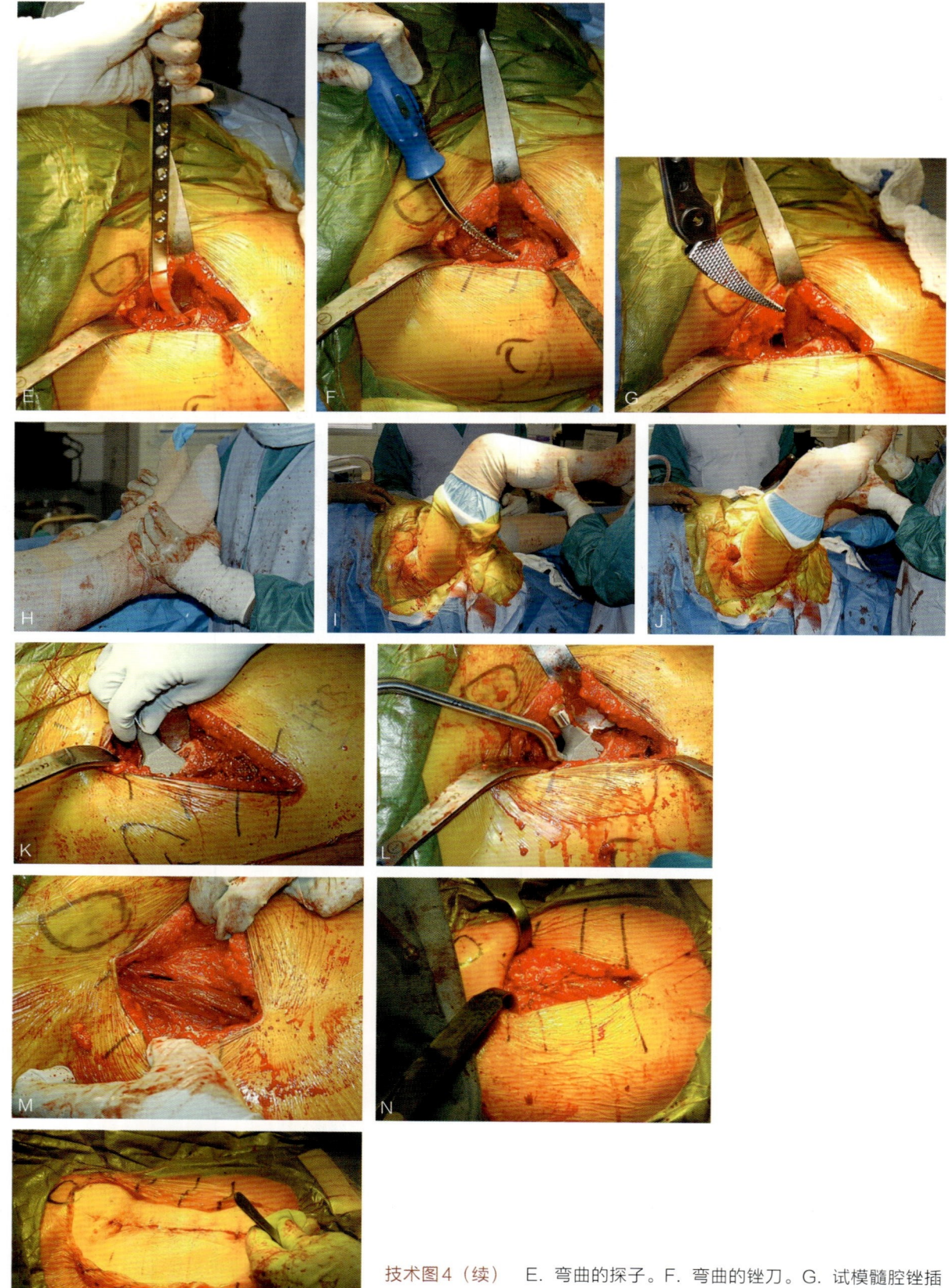

技术图4（续） E. 弯曲的探子。F. 弯曲的锉刀。G. 试模髓腔锉插入。H. 直接腿长评价。I、J. 稳定性评价。K. 最后用手放置柄。L. 偏心打击器。M. 阔筋膜张肌和筋膜。N. 筋膜闭合。O. 皮下组织闭合。

- 一旦股骨近端充分暴露，股骨近端有时用偏距式骨刀开槽。更常见的是用一条弯曲的开髓器开口。用弯锉和咬骨钳进一步打开髓腔，在此区域用刮匙、咬骨钳再次清除股骨转子内侧。弯锉刀开髓来感觉骨皮质和了解股骨的方位（技术图4D-F）。
  - 按顺序扩髓直到有紧实感为止。髓腔锉应能有旋转稳定性。
    - 中立位扩髓，并根据膝关节、股骨距以及股骨颈后部的位置来判断旋转中立位（技术图4G）。
- 扩髓从最小的髓腔锉开始，然后逐渐增大，直到达到合适压配为止。这可以通过术前模板测量和触觉反馈来衡量。
- 每次扩髓时，髓腔锉都要达到其最大深度。
  - 如果有明显阻力，髓腔锉应连续进行一系列的小的打进打出。
  - 继续扩髓直到完成全部皮质接触。打出的变化提示髓腔锉固定了。
- 最后的固定和大小是通过打出、触觉反馈和不能进展来决定。
- 以最短的颈和标准的股骨颈偏心距试模来复位。股骨头部要小心复位，需要屈曲、牵引、内旋。术者必须小心地转动双极头，使其在股直肌和前方软组织袖套下复位。如果复位困难，通常是太长，需要较小髓腔锉扩髓，股骨颈重新截骨。如果太容易复位，则试模可能太短或偏心距不足。
- 一旦试模合适，腿的长度直接在内踝和足跟附近测量。在中立位和内收位时用外旋和伸直位检查前稳定性，屈曲和内旋来检查后路稳定性。一旦达到满意的稳定性，最后放置假体（技术图4H～J）。
  - 用手将最后的柄放置并打压，直到完全固定。双极人工股骨头是在后台组装，并在干净的台子上压紧（技术图4K、L）。
  - 假体经屈曲、牵引内旋后复位。将手术台放置在水平位置，并铺新的单子，彻底冲洗伤口，并放置一条有远端出口的中等引流量的引流管。
- 关闭切口从用可吸收缝线间断缝合阔筋膜张肌开始，间断可吸收缝线缝合皮下组织。皮肤钉适用于皮肤，用Dermabond密封，最后密封的水纤维敷料包扎（技术图4M～O）。

外侧入路（改良的Hardinge入路）

手术区域的准备

- 粘贴型塑料薄膜手术巾用于隔离手术区与会阴及周围邻近的皮肤。
  - 用1块大的U形手术巾将髋部与会阴及腹部皮肤隔开。
  - 第2块手术巾横跨髂前上棘上方水平，完全将手术区域与胸腹部隔开。
  - 足部包裹后，用1块10 in×10 in（25.4 cm×25.4 cm）手术巾在踝关节上方隔开。
- 手术区域用洗必泰擦洗，然后用洗必泰和酒精准备（技术图5A）。
  - 切口区干燥以利于更好地粘贴Ioban手术巾。
- 将下肢从支撑器上移开，术者抓起足部，以双层厚的袜套进行包裹。
  - 不通透的手术护肤巾粘贴的范围从手术台尾端横跨至患者的臀部。
  - 袜套要求展开至大腿中部水平，应用Corban手术巾安全保护。
- 下肢的铺巾，应用两层无菌的长巾单从下肢、臀部铺到髂棘水平。
  - 以两层巾单在髂棘上方水平横跨腹部。

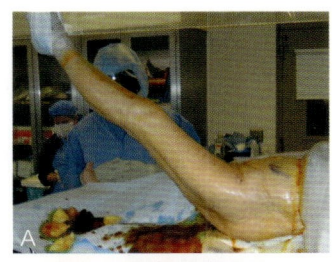
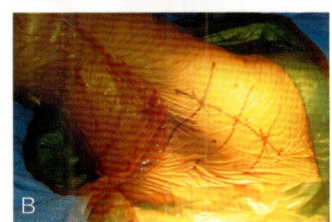

技术图5 A. 髋关节外侧（Hardinge）入路的皮肤准备。B. 外侧皮肤切口。

- 在手术床无菌铺巾铺好后封闭有干净空气的房间。
- 髋部用消毒笔标记。
  - 画出大转子的轮廓。
  - 触及髂嵴及股骨干的位置,以长的十字形交叉线画出以大转子为中心稍偏前方的皮肤切口线(技术图5B)。
- 髋关节屈曲40°,轻度内收,足部置于脚垫上。

手术切口

- 皮肤切口长约5 in(12.7 cm)。
  - 切口位于股外侧肌嵴顶点稍前方。
  - 切口的长度受患者肥胖程度影响。
- 切开皮肤、皮下组织至阔筋膜张肌(TFL)(技术图6A)。
- 尽量小地切开筋膜,能满足后续的手术操作即可。
  - 通过电凝或钳夹进行皮下止血。
- 阔筋膜张肌的切开与皮肤切口的方向一致。
  - 使用手术刀刺穿阔筋膜张肌,并通过安全的入路进入间隙。
  - 用梅氏剪进行筋膜切口的延长,剥离不超过皮肤切口,或超过皮肤切口远端或近端的组织(技术图2B)。

近端分离

- 拇指手法分离近端臀大肌纤维。
  - 用Hibbs拉钩,牵开前方的阔筋膜张肌肌瓣。
  - 牵开后,臀中肌、大转子及股外侧肌清晰可见。

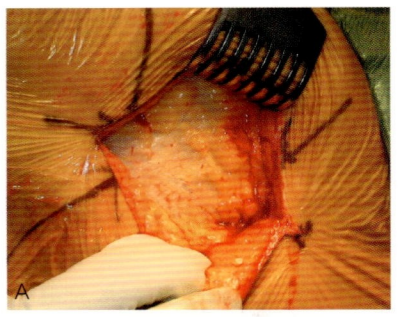
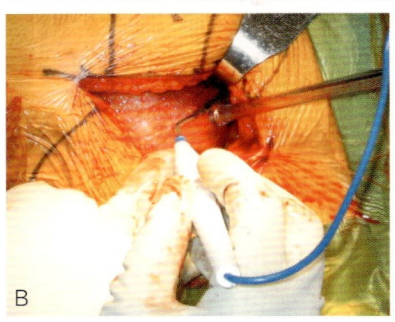

技术图6 A. TCL暴露。B. 切开阔筋膜张肌。

- 外展肌群的切开。
  - 改良的Hardinge入路的前提是分离出有前部股外侧肌、前方关节囊、臀中肌前1/3,以及大部分臀小肌组成的前方组织瓣,暴露髋关节。
  - 通常从臀中肌前1/3处进行切开。
  - 应用电刀切开臀中肌(技术图7A、B)。

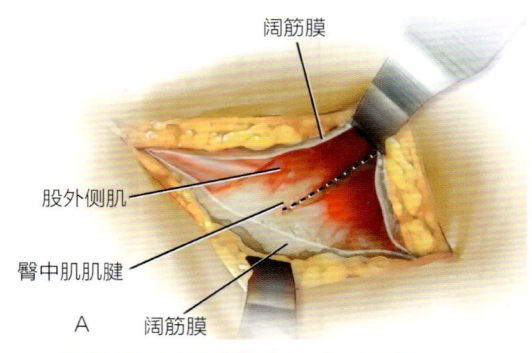
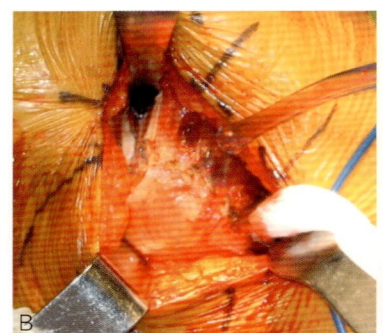
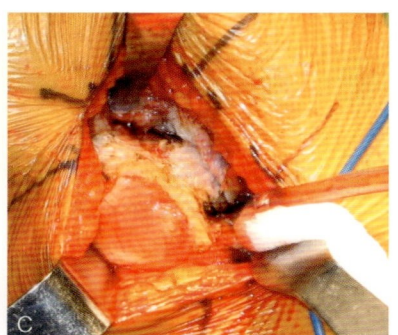
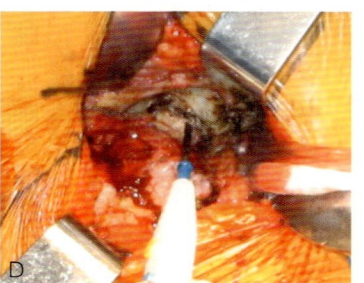

技术图7 A. 外展肌群分离示意图。B. 显露外展肌群。C. 剥离外展肌群。D. 暴露股骨颈。

- 臀中肌切开后，下方是一层脂肪层，脂肪层下方是臀小肌。
  - 臀小肌分开后，应用电刀在后缘水平切开臀小肌及髋臼上面的关节囊(技术图7C)。
- 后方放置一钝头的Hohmann拉钩显露臀小肌及关节囊。钝头的Hibbs拉钩向前方牵开臀中肌。
- 暴露切口深处的关节囊。
  - 平行于股骨颈方向切开关节囊，切口延伸至髋臼骨性边缘，但不要损伤髋臼盂唇。
  - 然后，手术区域以纱布进行填塞(技术图7D)。

远端分离

- 接下来要注意的是切口远端和股外侧肌。
- 用电刀在股外侧肌前1/3处沿纵轴切开，从转子间嵴开始向远侧延伸2～3 cm。
- 当分离至前方骨膜下时，将钝头的Hohmann拉钩插入股骨内侧，将股外侧肌牵向前方。
- 前缘的软组织由臀中肌、臀小肌及关节囊纤维组成，沿大转子位于股外侧肌切口和臀中肌及关节囊切口之间。
  - 通过肌腱沿大转子前缘弧形切开此软组织，连接切口。
  - 两侧的健康组织必须保留，以便于闭合切口时可以有效地缝合。
- 用电刀分离软组织，形成一个连续的肌瓣，由臀小肌的前部组成，并环绕臀中肌、前方关节囊和臀小肌。暴露股骨头和股骨颈。
  - 切口向内侧延伸直至暴露出股骨颈(技术图8)。
- 暴露必须充分，可以允许将髋关节脱位，并暴露出股骨颈和股骨近端。
  - 将骨钩从前方绕过股骨颈将其钩住，下肢外旋(即髋关节呈4字形放置)，使髋关节脱位。
- 这时候，如果是股骨颈骨折，股骨近端会从股骨颈脱出。
- 根据术前模板测量可以进行股骨颈的初步截骨。
  - 用2把拉钩保护股骨颈周围软组织。
  - 用电刀标记出股骨颈截骨线，再用电锯进行截骨。

髋臼拉钩的放置

- 注意力转向髋臼。
  - 第1把拉钩放在髋臼前方。
  - 用Cobb剥离器，在髋臼前壁及关节囊之间建立一个小的空间。
- 钝头的Hohmann拉钩在关节囊下方插入髋臼前壁12点钟的位置。
  - 这样助手可以容易地牵开前方的软组织。
- 第2把Mueller点状髋臼拉钩置于髋臼上方，将上方关节囊牵向头侧。
  - 在右髋拉钩放10点钟的位置，在左髋放在2点钟的位置。
  - 拉钩的确切位置是放在髋臼盂唇和关节囊之间。
- 术者使用打击器将牵开器向头侧方向轻轻打入髂骨。
  - 牵开器不要垂直于身体轴线打入，因为这样可能打穿髋臼顶部。
- 为了适当暴露第3个牵开器的位置，以及允许股骨近端向后方移动，必须进行内侧关节囊松解。
  - 将弯头血管钳插入髂腰肌和关节囊之间，向前平行于耻股韧带或稍前方。
  - 将关节囊由内向外切开，以利于股骨向后方活动。
- 第3把双角髋臼牵开器置于坐骨下方。
  - 拉钩置于股骨颈水平，而不是切口表面。

股骨头切除和假体尺寸确定

- 这时股骨头颈结构在髋臼内清晰可见。
- 股骨头和骨折的股骨颈可以用取头器和Cobb钳取出。
  - 操作需要小心，以免损伤髋臼软骨或髋臼盂唇(技术图9A、B)。
- 当股骨头切除后，需测量其大小，以便术者可以初步评估髋臼的大小。

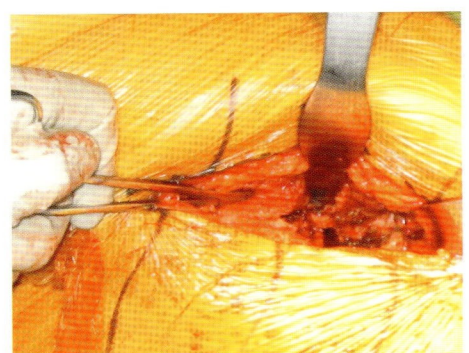

技术图8 股骨近端更多的暴露。

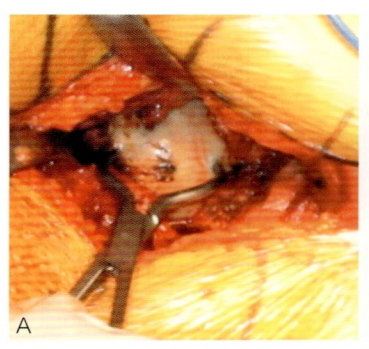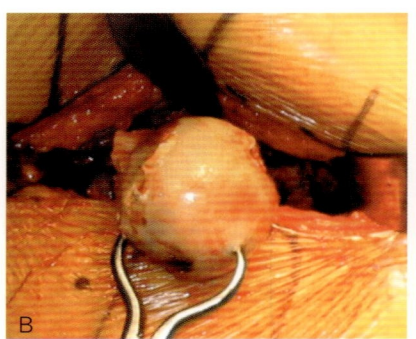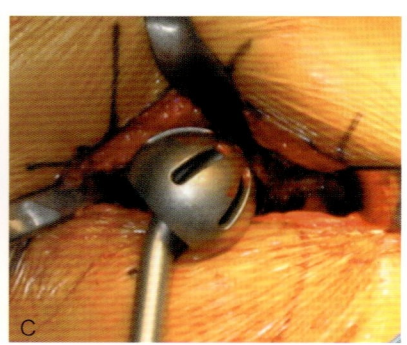

技术图9　A. 在股骨头周围放置点式钳。B. 从髋臼取出股骨头。C. 插入假体头试模。

- 需要用双极头或单极头试模来测量髋臼尺寸，确保股骨头假体和髋臼能很好地匹配，防止股骨头过度填充髋臼。
  - 试模假体安装后，有良好的"吸紧感"。
  - 关节可自由活动，无抵挡。
  - 如果试模假体在髋臼内漂移，说明试模假体偏小（技术图9C）。

股骨扩髓

- 应用2个双脚拉钩暴露股骨，一个放在大转子下方，另一放在股骨距处。
- 下肢的位置呈4字形放置，需交叉过对侧大腿。
  - 股骨应该比较容易暴露。
  - 如果暴露有困难，应当将下肢置于更大角度的4字形体位，并加大外旋角度。
- 大转子顶点处多余的软组织都需要清除，以便进行开口和扩髓。这也有利于预防假体的位置出现内翻。
- 用一把大的咬骨钳动作轻柔地进行股骨开口。
- 用一把小的直刮匙探查股骨髓腔中心方向。
  - 第2助手用一只手在股骨远端做定位指示股骨轴线。
  - 当术者手持小刮匙时，第2助手用另一只手顶住患者的膝关节，以帮助小的金属刮匙在髓腔内正确定位（技术图10A）。
- 将开口锥外翻置入股骨髓腔，当穿过大转子时要确保置入的位置正确（技术图10B）。
- 使用骨锉或者刮匙清除髓腔入口外侧大转子区域周围的骨组织（技术图10C）。

股骨锉髓

- 股骨的髓腔锉需要在中立位进行扩髓，旋转的中立位需根据膝关节的位置调整。
- 髓腔锉先从最小号开始，然后逐渐扩大，直到达到最佳的压配和填充。这可以根据术前模板测量以及扩髓时术者的感觉进行调整。

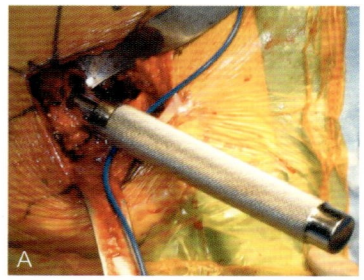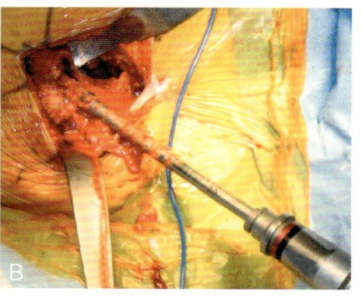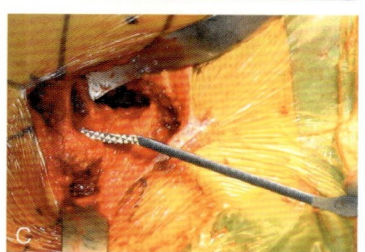

技术图10　A. 使用刮匙定位股骨方向。B. 股骨髓腔扩髓。C. 用外侧锉刀将股骨髓腔外扩。

- 每次锉髓腔时，髓腔锉的深度都需要完全插入。
  - 如果遇到明显的阻力，应当用髓腔锉一进一出敲击。
  - 扩髓一直要达到完全的骨皮质支撑为止。当完全支撑时敲击髓腔锉的声音会发生改变。
  - 最终髓腔锉的位置及尺寸需根据敲击时的声音、术者的感觉以及髓腔锉无法继续下沉等情况来决定（技术图11A）。
- 当最终的髓腔锉确定后，安装合适的双极头或单极头假体试件，进行髋关节初步复位（技术图11B）。

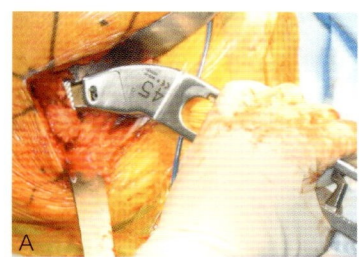

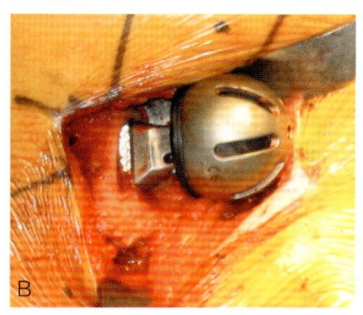

技术图11 A. 股骨髓腔锉。B. 将试模头放置到试模股骨假体上。

试模假体的评估

- 将髋关节复位进行评估。
  - 下肢完全屈曲，内、外旋评估髋关节的稳定性。
  - 将一只手指放在关节处，检查是否有前方撞击。
  - 外旋、内收和后伸位检查关节的前方稳定性。
  - 测量下肢长度。
  - 必须评价骨盆、肩关节及膝关节的位置作为帮助定位的参考（技术图12）。
- 同时应用下肢轴向牵拉试验来评估关节的稳定性，目标是可牵拉1～2 mm。
  - 髋关节周围软组织过紧会导致髋关节伸直困难或不能完全伸直。过度松弛会导致关节脱位。
  - 若软组织张力不够而肢体长度却已恢复，可以增加外侧的偏距。
  - 关节的稳定性很重要，优先于肢体长度的恢复。

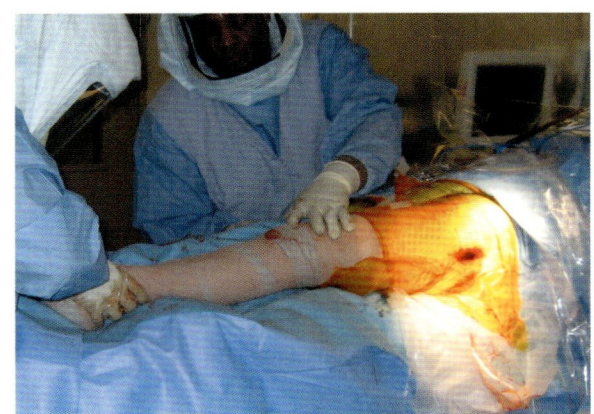

技术图12 术中评估试模假体下的肢体长度。

股骨柄的置入

- 当稳定性检测满意后，取出试模假体。
- 切口及股骨应用脉冲冲洗枪进行冲洗。
  - 去除组织碎屑。
  - 再次进行股骨准备，用刮匙清除股骨髓腔外侧的软组织碎屑。
  - 充分清洗股骨髓腔。
  - 术者及助手更换外层手套。
- 用打压器将适当大小的股骨假体敲入股骨髓腔。
  - 必须避免内翻位置入假体，可以预防性将假体稍外翻位插入髓腔。同时必须注意维持适当的前倾角。
  - 使用锤子用力敲击使股骨假体充分插入髓腔。
  - 敲击过程中一段时间的暂停可允许股骨髓腔产生适当的弹性形变。
  - 假体最终植入髓腔的情况由最终的髓腔锉型号、术者的手感、敲击时的音调改变、敲击后不能再下沉等因素综合决定（技术图13）。

完成假体的植入

- 当股骨柄插入完成后，可以用双极头杯试模，再次将髋关节复位进行检查。如果柄的位置与最终的髓腔锉的位置一致，也可以直接安装双极头杯假体。

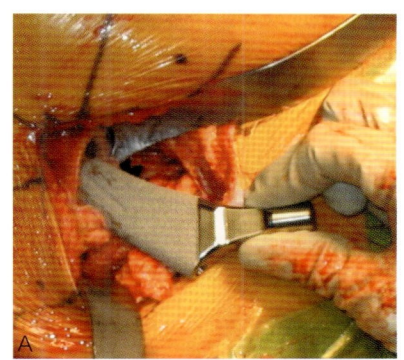

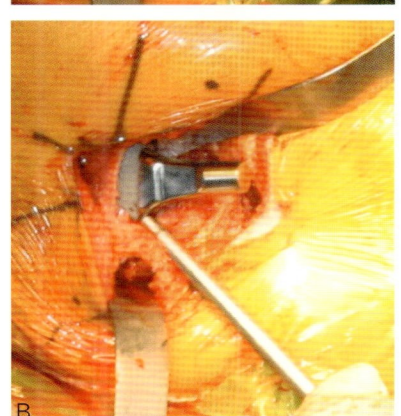

技术图13 A. 最终股骨柄的放置。B. 打压股骨柄。

- 如果双极头杯假体试模很理想,可再次将髋关节复位检查。
- 复位时由第1助手和第2助手来固定患者的体位。
- 术者进行牵引、内旋和内收。
- 手术技师可以进行下肢牵引辅助复位。
- 在一旁的辅助操作台上将双极头杯和适当大小的股骨头假体组装到一起。
  - 股骨头直径有22 mm、28 mm和32 mm大小不等,不同的系统有所不同,配以聚乙烯内衬和双极头外杯(技术图14A)。
- 当安装好后,清洗、擦干股骨头-颈结合部,然后,将双极头杯安装至股骨假体的颈上。
- 在最后一次清理手术区碎屑和软组织前,对髋臼做最后一次检查(技术图14B)。
- 检查、清洗结束后,将髋关节复位、双极头杯复位并检查假体位置是否合适(技术图14C)。之后,对切口用脉冲冲洗枪做最后的彻底清洗。
- 这时候,可以根据术者的偏好选择是否放置引流。笔者偏向不放置引流。

切口修复和缝合

- 修复外展肌群。
- 用可吸收缝线(1号线)将股外侧肌按8字缝合法缝合至残留的组织袖。
- 将臀中肌腱和关节囊在大转子边缘缝合至残留的组织袖。
  - 用粗的可吸收线8字缝合。
  - 在臀中肌转角处进行缝合,然后,再从远端向近端进行简单的缝合(技术图15A)。

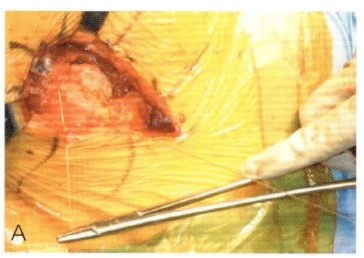
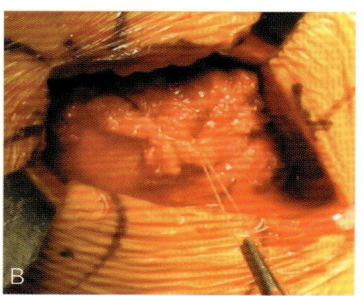
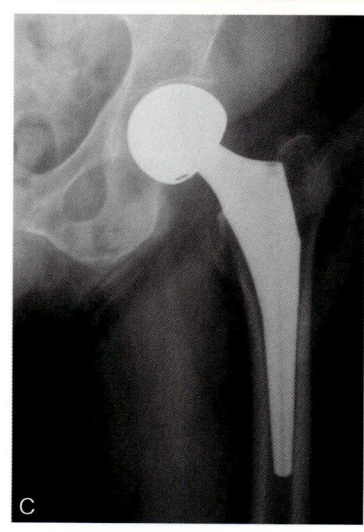

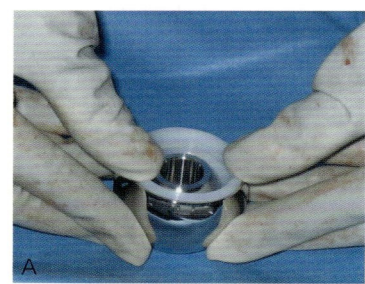
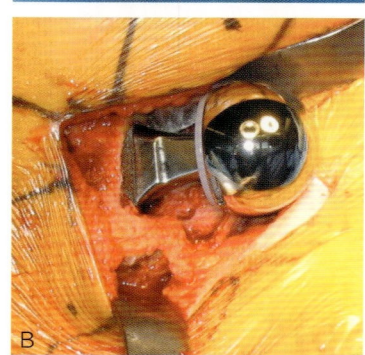
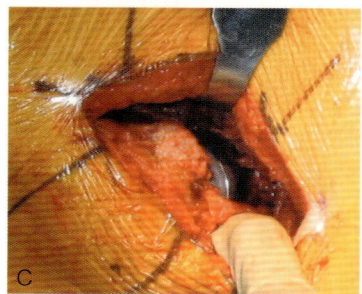

技术图14 A. 双极头的装配。B. 将双极头安装在股骨柄假体上。C. 将假体髋复位到自体髋臼。

技术图15 A. 修复外展肌群。B. 修复TFL。C. 植入双极头假体的AP位片。

- 当外展肌群充分修复后,用可吸收线对阔筋膜张肌进行8字缝合。
  - 阔筋膜张肌的近端和远端都必须进行缝合。
- 用粗的可吸收缝线缝合和闭合潜在的死腔,然后,应用2-0的缝线缝合皮下组织(技术图15B)。
- 可以应用皮钉缝合皮肤。
- 消毒纱布(3M)包扎。
- 外展枕置于两腿之间松弛地保护。
- 只要情况稳定,麻醉苏醒后,可转入复苏室。
- 在复苏室进行术后摄片(技术图15C)。

后侧入路(Southern入路)

切口和解剖

- 暴露髋关节前先确定正确的骨性标志。
  - 标记出大转子后外侧角,以及大转子下10 cm的近端股骨干前缘和后缘(技术图16A、B)。
- 切口由这点开始斜跨过股骨大转子后外侧角,向近端延伸,使髋臼位于切口的中心。
  - 患者的体型不同,切口会有变化,但通常需要长15~20 cm(技术图16C)。
- 当皮下组织分离后,沿切口走行切开阔筋膜张肌。
  - 直接用手指钝性分离臀大肌肌腹(技术图16D、E)。

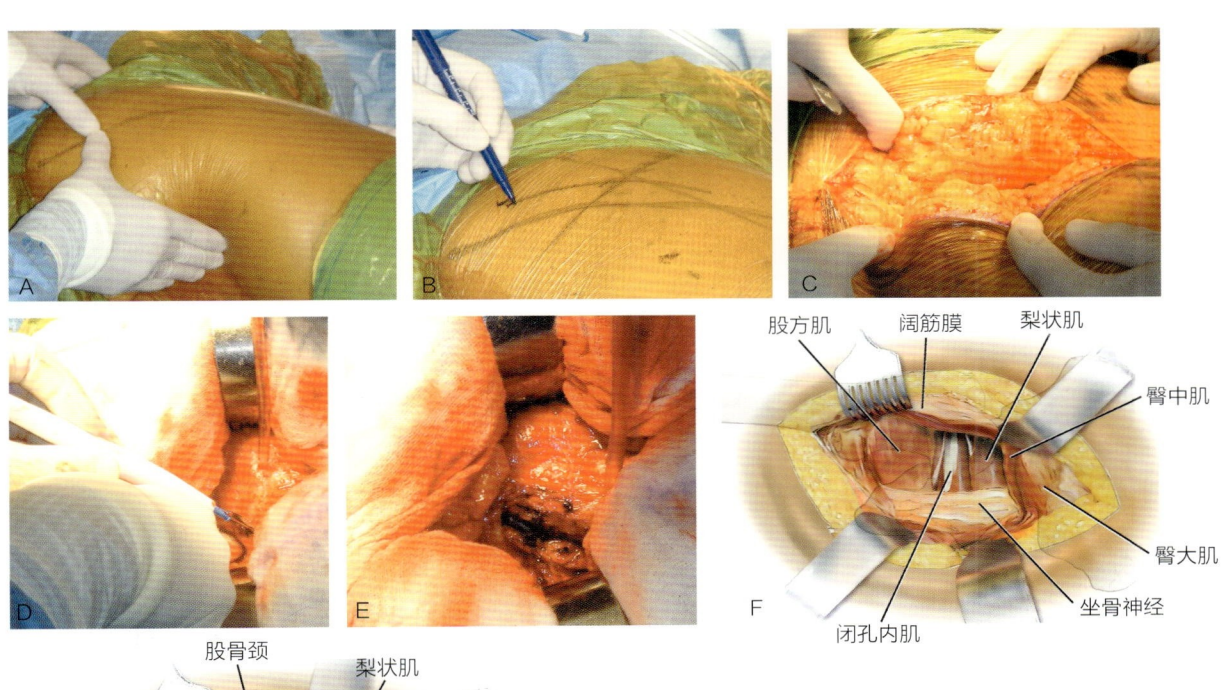

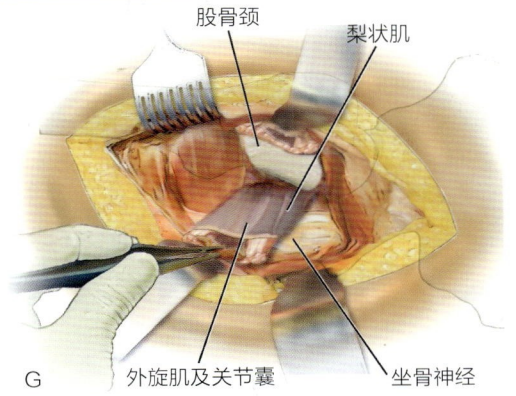

技术图16 A. 触诊后侧入路的骨性标志,该点位于髂前上棘与坐骨结节的中点。B. 切口线。标记股骨的轴线,大转子近端范围及骨性标志的前缘线。C. 皮肤切口。D. 阔筋膜张肌的标识及切口。E. 钝性分离臀大肌,暴露髋关节后方深部结构。F. 髋关节后方深部结构。G. 显露短外旋肌群(A~E图版权:Norman A.Johanson, MD)。

- Charnley 自动拉钩牵开臀大肌和阔筋膜张肌,臀大肌股骨端可能需要进行松解。
- 髋关节内旋以暴露后侧结构。
- 触诊梨状肌,将弧形拉钩插入梨状肌上缘的外展肌深层(技术图 16F)。
  - 然后,在下方股骨颈下缘插入 Cobra 拉钩。
- 短外旋肌及梨状肌可能需要在关节囊上进行松解和标记。
  - 梨状肌及联合肌腱尽可能在止点处切断。
  - 或者,把外旋肌和关节囊作为连续的袖套从大转子和股骨颈上进行剥离(技术图 16G)。
- 短外旋肌切开后,通过置入上、下两把拉钩,暴露关节囊。
  - 上方应用弯头拉钩插入相当于股骨颈和关节囊上缘的臀小肌深部。

切口区域准备

- 沿外展肌后缘,自髋臼后上方至大转子顶点切开关节囊。
- 继续沿着股骨颈方向向下切开关节囊,而不是沿关节囊后界斜行切开。以连续袖套的形式显露关节囊至小转子水平(技术图 17)。
- 股方肌可以连同关节囊一起进行松解,并留有部分肌性袖口,以利于后期缝合。关节囊应用缝线进行标记。
- 通过屈曲、内收、内旋轻柔将髋关节脱位。

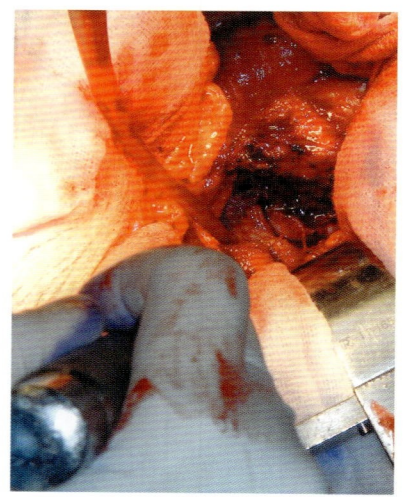

技术图 17　显露髋关节囊（版权：Norman A. Johanson, MD）。

- 下肢内旋 90°,以使股骨颈与地面平行。
- 这时候,通常会发现股骨头-颈部与股骨近端分离,股骨头-颈部常位于髋臼内。
  - 在股骨近端放置两把拉钩,用摆锯行股骨颈截骨。
  - 如果是低位股骨颈骨折,可以应用咬骨钳处理,使骨颈部平整。然后再处理髋臼侧。
- 这时拉钩放在髋臼周围,可以用一把弯拉钩插入髋臼前缘。将股骨近端牵开出髋臼视野。
  - 手术侧肢体轻度屈曲以辅助暴露。
  - 有时,股直肌反折头止点需要进行松解。
- 向髂骨内插入斯氏针以翻转外展肌群,下方的关节囊做小切口,以允许把 Cobra 拉钩插入到深部的髋臼横韧带处。
  - 后方插入一把弯头的 Hohmann 拉钩。首先要小心避免触及坐骨神经,以确保不至于损伤坐骨神经。
- 髋臼已经暴露,用丝锥或 Cobb 撬杆取出股骨头。
  - 小心操作以避免损伤髋臼软骨。

假体的放置

- 测量股骨头的大小,如同改良的 Hardinge 入路一样,通过应用髋臼试模选择大小合适的假体。
- 一旦髋臼假体大小确定后,将下肢屈曲、内旋以暴露股骨近端。
  - 将下肢保持在大约内旋 90°,屈曲 70°,以便将股骨颈暴露给术者截骨。
  - 将带齿的转子间撬杆置入股骨颈前缘下方并将其撬出伤口外,股骨颈侧的准备不受影响(技术图 18A)。
- 股骨侧的准备也与改良的 Hardinge 入路相似(技术图 18B～F)。
- 如果偏爱应用骨水泥柄,先用试模假体测试肢体长度恢复情况,再插入带骨水泥的股骨假体。
  - 假体的骨水泥必须适量,假体的颈部必须坐入股骨颈,必要时应用股骨距锉进行准备。

手术的完成

- 当假体安装完成后,将髋关节复位,在大转子后方钻 2 个孔,用于修复关节囊和短外旋肌。
- 用 2 根不可吸收线修复关节囊瓣。
  - 将关节囊和短外旋肌标记线穿过钻好的孔,然后与大转子进行分层缝合。

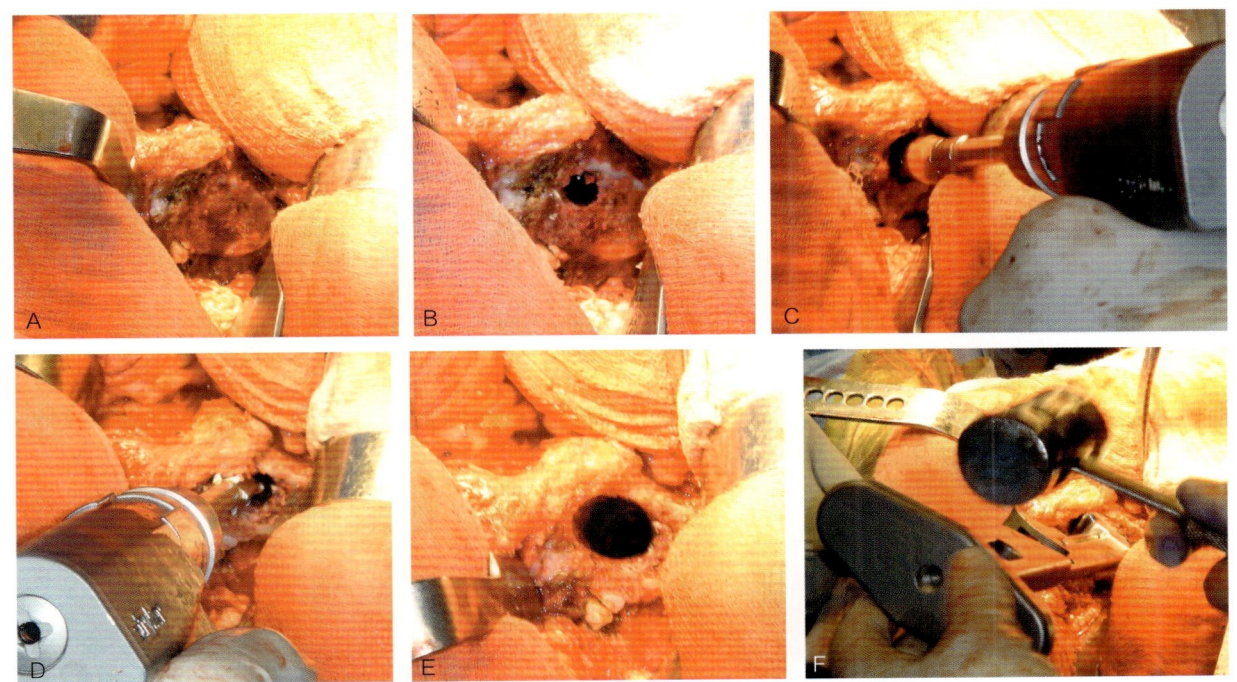

技术图18　A. 显露股骨近端。B. 股骨准备的导向孔。C. 股骨髓腔扩髓。D. 应用髓腔钻进行侧方扩髓。E. 扩髓后的股骨干，注意髓腔的侧方。F. 股骨髓腔打磨（版权：Norman A.Johanson, MD）。

- 如果术者喜好，可以将股方肌与臀大肌腱同时缝合（技术图19）。
- 接着，移除Charnley拉钩，修复阔筋膜张肌与臀大肌。
- 用可吸收线闭合皮下脂肪死腔，可吸收线留在皮下组织内。
- 应用皮肤钉闭合切口，无菌敷料加压包扎。
- 髋关节必须保持外展位，应用外展枕。手术结束后患者应由侧卧位放到平卧位。

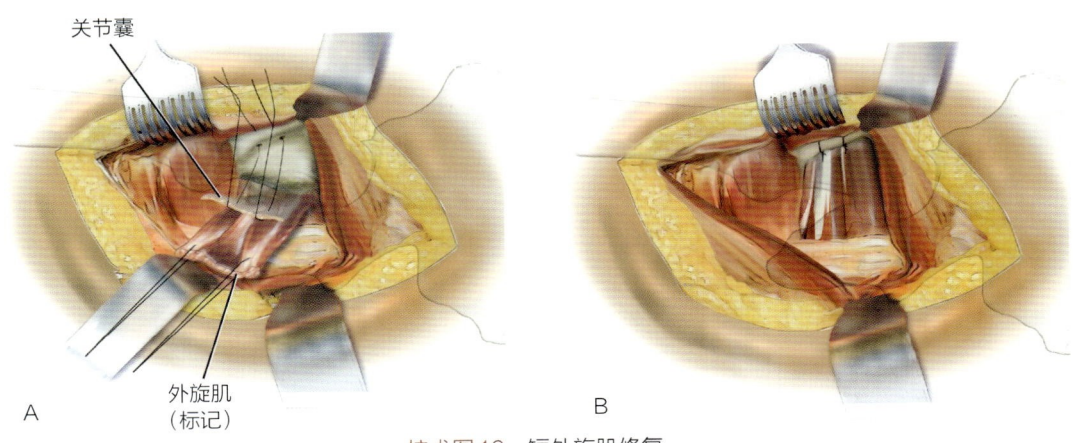

技术图19　短外旋肌修复。

骨水泥技术

- 清除转子间窝的软组织，用金属刮匙制造导引孔。
  - 髓腔开口钻由导引孔沿股骨髓腔的轴线插入。
- 应用咬骨钳或骨刀去除残留的股骨颈部，有时需要应用侧方扩髓钻以确保与髓腔直接相通，以尽量减少假体内翻位置入的可能性。
- 股骨髓腔的打磨通常会大于最终使用的假体，这样能保证假体周围有一层薄的水泥鞘。
  - 股骨髓腔的最终打磨程度需要根据近端髓腔能否得到充分填充来决定。也要根据假体试模复位后的情况来决定。
- 当关节稳定性、肢体长度、偏心距满意后，可以进行骨水泥固定。用刮匙轻柔地去除松动的骨松质。
- 髓腔应用长的脉冲冲洗枪进行冲洗。
  - 冲洗后高质量的骨松质保留在髓腔内。
  - 假体中心位置入以及确保周围骨水泥不间断的填充非常重要。
- 髓腔冲洗结束后髓腔内插入髓腔塞。
  - 笔者喜欢在假体尖部远端有1～2 cm的骨水泥填充，正好是水泥塞的位置。
  - 抗压能力必须足够安全。
  - 需要用3袋40 g的骨水泥，应用真空搅拌机进行混合。
- 用海绵填塞骨髓腔，以使在骨水泥固定时保持干燥，或者应用吸引器进行持续吸引。
- 骨水泥的黏滞性是需要重点考虑的因素。需要在成团期应用骨水泥枪注入。
  - 当骨水泥不再黏附手术手套时，骨水泥已达到适合的黏度。
- 当骨水泥达到适合的黏度，填塞的海绵可以移除，吸引髓腔，骨水泥以退行的方式注入髓腔。
- 当髓腔骨水泥填充完成后，可以用加压装置或者戴手套的手指使股骨近端保持一定的压力，直到骨水泥固化。
- 应用中心定位器将股骨假体柄插入成团期的骨水泥中。
- 假体插入后，下肢应放在安全的位置。
  - 假体插入时必须有适当的前倾角。
  - 笔者习惯假体插入后不再进行旋转，以免出现不希望出现的骨水泥腔隙。
  - 假体置入时，必须充分重视避免放在错误的内翻位。
- 去除多余的骨水泥，保持柄的位置不变，直到骨水泥固化。这时股骨颈的锥度部需要清洁干净，将半髋关节置换的其他组件安装至柄部。
- 将髋关节复位，闭合切口。

前外侧入路 Watson-Jones 技术

- 手术入路技术的主要困难是处理臀中肌与臀小肌。
  - 髋关节外展肌群跨过关节囊前方，过于充分暴露可能会破坏这些结构。
  - Charnley最早采用这种入路，患者取平卧位，并要求进行转子的截骨。这种方法并不常用，因为这会使转子重新复位固定较为困难。
- 在自髂前上棘至大转子顶点后方2.5 cm水平做皮肤切口，向下垂直延长至大转子前缘。
- 神经间隙位于阔筋膜张肌与臀中肌之间。沿髂胫束下方切开，将阔筋膜张肌牵向内侧，臀中肌牵向外侧。
- 深部剥离可能需要松解臀中肌和臀小肌前部，将之从股骨上分离，并牵向后方。
  - 当显露出髋臼缘上部股直肌折返头部，可以看到关节囊的上部。
  - 然后，可能需要切开以进一步分离关节囊。
- 走行于肌肉深层的旋股外侧动脉升支及伴行静脉需要进行结扎。
- 沿着股骨颈及跨过的股骨近端，纵行切开关节囊。
- 可以用骨钩向外侧拉开骨折的股骨颈，然后小心从髋臼内取出股骨头。
- 髋臼大小测量如前所述。
- 下肢内旋、内收、后伸进行股骨侧准备。
  - 在此入路，进行股骨侧准备需要应用特殊的器械。
- 考虑到臀上神经位于大转子顶点上4.5 cm及后方2 cm水平，从臀中肌前1/3进行切开和分离，以减少臀上神经损伤的风险。

要点与失误防范

髋臼锉磨	• 不推荐进行髋臼锉磨,这样会导致预后很差。术中选择适当大小的股骨头,避免髋臼锉磨
内翻错位	• 必须注意沿股骨近端外侧进行扩髓,以预防内翻位置入假体
假体方向(前倾)	• 理想情况下,髋关节假体的方向与髋关节自然位置一致。在成人,理想的髋部前倾角一般为10°~30°,需要根据患者的具体情况来决定。如果髋关节存在病理性改变影响髋的位置(如DDH的发育型脱位),可以考虑应用全髋关节置换的假体模板
骨水泥技术	• 笔者推荐,如果可能,在多数患者使用非骨水泥、近端固定、多孔包被的假体。对骨质量差,股骨近端干骺端和髓腔呈"烟囱"形,股骨近端的角度或旋转变形的病例使用骨水泥假体。适合的骨水泥技术包括骨水泥真空搅拌技术、加压灌注、适当骨髓腔准备、骨水泥限制塞、指压骨水泥以及骨水泥与假体之间稳定的压力等。理想的骨水泥鞘是假体周围包裹2 mm左右厚度
后侧入路	• 必须注意拉钩的位置,以避免损伤坐骨神经和股神经。加强后关节囊的修复对减少脱位的风险很重要

术后处理

- 所有患者必须放置软的髋关节外展枕,双下肢穿有连续静脉加压装置的长筒防血栓弹力袜。
- 预防血栓的开始时间根据术者的偏好来决定。
  - 这些患者可以考虑采用多种方法进行血栓预防。

结果

- 20世纪70年代开始应用双极头半髋关节置换,目的是为了预防和减缓髋臼磨损。
  - 这些股骨假体配有22~32 mm直径的股骨头以及相应的聚乙烯内衬。
  - 内衬被与髋臼软骨相匹配的抛光金属外壳覆盖。
  - 根据假体设计的不同,在假体颈部与衬垫发生撞击之前通常可有大约45°的运动角,轴向旋转活动是受限的。
- 理论上,髋关节的运动最初出现在假体的关节,然后再出现在金属与软骨的界面。
  - 聚乙烯内衬通过缓解关节界面之间的高接触应力有利于对固有髋臼软骨的保护。
- LaBelle等[13]报道49例股骨颈骨折进行骨水泥型双极头半髋关节置换5~10年的随访结果,没有发现髋臼内陷或关节软骨磨损>2 mm。
- Wetherell和Hinves[15]报道,与单纯单极头半髋关节置换相比,双极头骨水泥型半髋关节置换髋臼软骨的磨损减少50%。
- 关于双极头假体的活动范围显示不同的研究结果。
  - Drinker和Murray[7]对10例13个髋因股骨头缺血性坏死行双极头置换的病例进行X线透视研究,发现假体内界面之间仅有较小的活动范围,后期活动范围会进一步减少。
  - 进一步研究证实,此组病例的功能与单极头置换病例相似。活动发生在最小摩擦系数的界面。他们也发现此部位在髋关节炎与髋关节骨折有所不同。
  - 髋部急性骨折的病例,具有正常的关节软骨,初次手术中假体的活动仅占25%,多数功能结果与单极头置换相似。
- Brueton等[4]对75例双极头半髋关节置换进行放射学研究,根据股骨头假体大小分为22 mm股骨头和32 mm股骨头两组。结果显示较小的股骨头可获得较大的关节活动范围。

并发症

- 血栓栓塞(深静脉血栓、肺栓塞)。
- Kenzora等[12]报道,髋部骨折后1年的死亡率为14%。
  - 与相似年龄组9%的死亡率相比,半髋关节置换术后的死亡率为10%~40%。
- 术中股骨骨折的发生率为4.5%,多数为非移位性骨折,主要发生在转子或股骨距处。
  - 发生股骨骨折时治疗的选择,包括应用甲基丙烯酸甲酯骨水泥和长柄假体,或替代的方法,应用非水泥柄结合钢缆固定。
- 关节脱位的发生率<10%,在假体位置安放不正确、后关节囊切除、术后内收位、过度屈曲和旋转等情况下较常发生。
- 术后败血症的发生率为2%~20%,后侧入路手术感染可能更常见,包括浅表感染和深部感染。
- 术后假体移位或松动可通过术后假体周围的X线透亮区进行推测。
  - 如果临床体征和症状明显,又有松动和移位的影像学表现,需要考虑关节翻修。
- 骨水泥可能产生某些危害,在某些病例,应用骨水泥加压灌注可能会引起骨水泥相关的栓塞性疾病(单体、聚甲基丙烯酸甲酯成分或脂肪等)。这些成分的栓塞可能会引起缺氧、心脏停搏或死亡。
- 危险因素包括老年患者或卵圆孔未闭的患者。
- 脉冲冲洗可以通过清除脂肪和髓腔骨髓而减少栓塞的发生率。
- 伴有多种基础疾病的老年患者,避免在髓腔内加压灌注骨水泥是明智的,因为加压灌注会增加急性栓塞的风险。

(毛昕 译,张先龙 审校)

参考文献

[1] Barnes JT, Brown JT, Garden RS, et al. Subcapital fractures of the femur: a prospective review. J Bone Joint Surg Br 1976;58:2-24.

[2] Bateman JE. Single assembly total hip prosthesis preliminary report. Orthop Dig 1974;2:15.

[3] Bezwada HP, Shah AR, Harding SH, et al. Cementless bipolar hemiarthroplasty for displaced femoral neck fractures in the elderly. J Arthroplasty 2004;19(7 Suppl 2):73-77.

[4] Brueton RN. Effect of femoral component head size on movement of the two-component hemi-arthroplasty. Injury 1993;24:231-235.

[5] Dedrick DK, Mackenzie JR, Burney RE. Complications of femoral neck fractures in young adults. J Trauma 1986;26:932-937.

[6] Dorr LD, Faugere MC, Mackel AM, et al. Structural and cellular assessment of bone quality of proximal femur. Bone 1993;3:231-242.

[7] Drinker H, Murray WR. The universal proximal femoral endoprosthesis: a short- term comparison with conventional hemiarthroplasty. J Bone Joint Surg Am 1979;61:1167-1174.

[8] Eiskjaer S, Ostgard SE. Risk factors influencing mortality after bipolar hemiarthroplasty in the treatment of fracture of the femoral neck. Clin Orthop Relat Res 1991;270:295-300.

[9] Garden RS. Stability and union in subcapital fractures of the femur. J Bone Joint Surg Br 1964;46:630-647.

[10] Gilberty RP. Bipolar endoprosthesis minimizes protrusio acetabuli, loose stems. Orthop Rev 1985;14:27.

[11] Ito H, Matsuno T, Kaneda K. Bipolar hemiarthroplasty for osteonecrosis of the femoral head. A 7-18 year followup. Clin Orthop Relat Res 2000;(374):201-211.

[12] Kenzora JE, McCarthy RE, Lowell JD, et al. Hip fracture mortality. Relation to age, treatment, preoperative illness, time of surgery, and complications. Clin Orthop Relat Res 1984;186:45-56.

[13] LaBelle LW, Colwill JC, Swanson AB. Bateman bipolar arthroplasty for femoral neck fractures. A five-to ten-year follow-up study. Clin Orthop Relat Res 1990;251:20-25.

[14] Robinson CM, Court-Brown CM, McQueen MM, et al. Hip fracture in adults younger than 50 years of age—epidemiology and results. Clin Orthop Relat Res 1995;312:238-246.

[15] Wetherell RG, Hinves BL. The Hastings bipolar hemiarthroplasty for subcapital fractures of the femoral neck. J Bone Joint Surg Br 1990;72:788-793.

[16] Yu L, Wang Y, Chen J. Total hip arthroplasty versus hemiarthroplasty for displaced femoral neck fractures: meta- analysis of randomized trials. Clin Orthop Relat Res 2012;470:2235-2243.

第 33 章 关节切除成形术和间隔植入术
Resection Arthroplasty and Spacer Insertion

Mark J. Spangehl and Christopher P. Beauchamp

定义

- 关节切除成形术和骨水泥间隔植入术是用于治疗髋关节假体周围的慢性深部感染。
- 本章讨论慢性感染的诊断和治疗。与下章所述的急性感染有着不一样的临床表现、诊断方法以及治疗流程。
- 载抗生素的骨水泥间隔是治疗深部感染的一个辅助措施,它能在局部组织释放抗生素[6]。
  - 长期以来,假体周围深部感染往往采用单一的关节切除术来治疗。
  - 依据类型不同,间隔假体能够在关节切除术后和再次植入新的人工假体之间改善关节功能活动,它能够提供软组织的张力和一个关节面,并在大多数的患者中允许下肢负重。
- 间隔假体可以分为关节型间隔假体和非关节型(固定)间隔假体。
  - 关节间隔假体可以与全髋关节置换假体类似,在髋臼和股骨侧安置载抗生素的间隔假体,或者安置一个半关节间隔,仅仅在股骨侧装入一个载抗生素的间隔假体。
  - 固定型间隔假体是把用销钉连接的大块载抗生素骨水泥放在去除感染假体后的髋臼和股骨髓腔中。

解剖

- 相关的髋关节解剖如图 1 所示。
- 阔筋膜覆盖在髋部的肌肉组织之上。
  - 远端的纤维组织结构致密,形成了髂胫束,并且附着到近端胫骨的外侧部分(Gerdy 结节)。
  - 近端筋膜分裂开包绕臀大肌(臀下神经)和阔筋膜张肌(臀上神经)。
- 在阔筋膜的深部,髋关节外侧部分的上方是主要的外展肌群:臀中肌和臀小肌(臀上神经)。
- 在更后方,臀大肌的深部是外旋短肌。
  - 从近到远:梨状肌(S1、S2 的分支)、上孖肌(闭孔内神经)、闭孔内肌(闭孔内神经)、下孖肌(股方肌神经);更深部为闭孔外肌(闭孔神经后支);远端是股方肌(股方肌神经)。
- 坐骨神经通常发自梨状肌下缘、外旋短肌的后方。

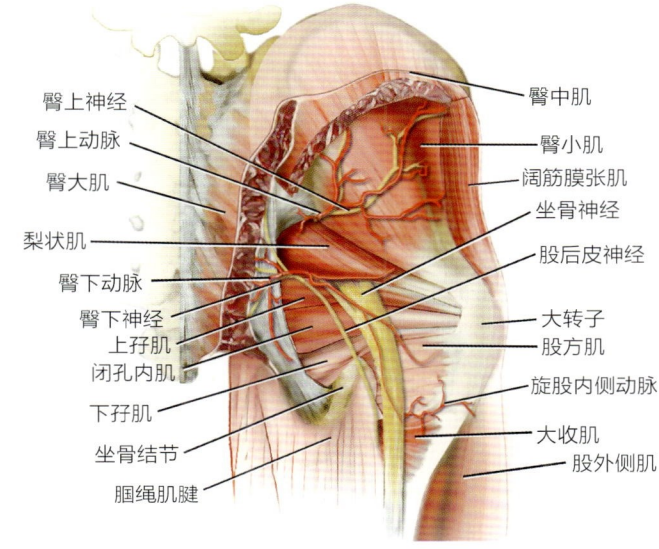

图 1 髋关节后外侧的解剖。

  - 从后侧切口进入髋关节时,把外旋短肌向后方牵拉有助于保护坐骨神经。
- 旋股内动脉的升支从股方肌的后方经过,在手术中切开的时候可能会导致出血。
- 髋关节关节囊的前方是髂腰肌腱,股神经依附于它,并从腹股沟韧带下方穿过并进入大腿。
  - 拉钩如果放在前壁的话应直接放在股骨上,以免损伤神经。

发病机制

- 假体周围感染分为急性和慢性感染(表1)[9,30]。
- 急性感染可以是术后急性感染或者急性(慢性)血源性感染。
  - 如果能早期诊断,急性感染可以采用清创术和灌洗术并保留假体。
- 慢性感染通常是以迟发性的方式发生,通常在初次手术的几个月内,或偶然在初次手术后的几年内发生。感染很有可能从最初的手术开始就一直存在,由于感染病原菌的低毒性,使得缺乏典型的感染表现,可能唯一的症状就是髋部的疼痛。

- 慢性感染也包括了一类漏诊的或者延迟诊断的急性感染。这一类漏诊的或者延迟诊断的急性感染也必须按照慢性感染来处理。

自然病程

- 慢性假体周围感染会持续导致疼痛和功能障碍。
- 症状的严重程度主要取决于病原菌的毒力、患者的整体健康情况或者合并疾病情况，以及假体和周围软组织的情况。
- 低毒力的病原菌（如凝固酶阴性的葡萄球菌）可能导致慢性的疼痛，而毒力更高的病原菌（如金黄色葡萄球菌）或患者免疫系统受损，可以导致更加明显的感染症状。
- 未接受治疗的患者可能有病原菌播散到其他置换的关节上的风险。这种播散的概率目前不清楚，但有可能与病原菌的毒力以及宿主的合并疾病相关。

表1　假体周围深部感染的分类（分类依据症状出现的时间）

感染类型	症状出现时间	治疗
术后急性感染	初次手术后4周内	清创术和保留假体
急性血源性/迟发感染	功能完好的关节出现突发的疼痛	清创术和保留假体
晚期的慢性感染	感染时间是初次手术后1个月以上（包括漏诊和急性感染的延迟诊断）	去除并再次植入假体

- 合并多种疾病的患者或者感染了较高毒力的病原菌的患者，更有可能发生全身感染的症状，并且导致血源性感染，播散到其他关节。
- 随着时间的推移，慢性感染可以导致骨量丢失以及假体松动。
  - 除了假体松动会增加疼痛，感染和松动还可以导致骨溶解，从而增加假体周围骨折的风险。

病史和体格检查

- 在大多数的病例中，详尽的病史可以引导医生发现慢性感染。
- 通常患者诉伤口愈合不佳、长时间渗出、延长使用抗生素、进行过清创手术。
  - 出现这些情况说明术后急性感染未被发现或者治疗失败。同样，未诊断出的急性血源性远期感染也会变成慢性感染，这种感染会有突然的关节功能恶化的病史，并且没有其他明显的失败的机械原因。
- 另外一小部分慢性感染的患者仅仅出现疼痛症状，这种疼痛通常从初次髋关节置换术后就一直持续着。
  - 也可能有伤口愈合不佳或者长时间渗出的病史。
  - 感染相关的疼痛通常和术前关节炎的活动相关疼痛在特点上不同。前者疼痛持续更久，静息时候也会出现，以钝痛为特点。疼痛可能会随着活动而恶化，但比起纯粹的机械相关疼痛，植入体松脱后的疼痛更持续。
- 体检对于发生慢性感染的患者一般没有特异性。
  - 体检结果区别较大，可以从近乎正常、仅仅随着关节活动角度增加而出现的轻微疼痛，一直到更加明显的感染征象，比如出现慢性流脓的窦道。
- 所需要检查的项目如下。
  - 观察走路步态。疼痛或者肌力降低可以导致跛行。躯干可能受到髋关节的影响而发生倾斜。
  - Trendelenburg征。阳性结果可能提示外展肌功能障碍，疼痛或者神经方面的问题（臀上神经或者L5神经根）。
  - 检查陈旧的手术切口以及周围的皮肤。新切口计划要尽量包含老的手术切口。流脓的窦道通常提示深部感染。
  - 检查软组织的厚度和延展性。软组织延展性差会影响切口闭合以及愈合。软组织覆盖不完整可以采用旋转皮瓣的方法来关闭切口。
  - 被动活动的度数。严重关节僵直会使得手术暴露更加困难。过度的活动度可能增加术后关节不稳定的风险。
  - 由于感染，假体松动或髋关节屈肌腱炎而产生的疼痛，直腿抬高试验受限。
  - 测量实际的和外观上肢体的长度。
  - 进行神经血管检查。需要在术前检查并记录运动神经的功能、感觉和脉搏情况，以便在术后出现任何改变时可以作为参照。

影像学和其他诊断性检查

- 放射学检查
  - 在大多数的病例中，X线片无法显示慢性感染的征象。但放射学检查对于术前计划以及排除其他导致无菌性松动的原因来说是必要的。
  - 在长期慢性感染的患者病例中，X线片会显示深部感染。骨膜反应是深部感染的一种特有的表现。偶尔能看到通到骨骼的窦道（图2）。
- 实验室检查
  - 用来确诊和排除疑似诊断为深部感染的最有用的实验室检查是血沉和C反应蛋白。
    - 不同的数值都被认为是阳性的（提示感染）。目前通常认为，血沉＞30 mm/h以及C反应蛋白＞10 mg/L能够提示潜在的感染，前提是患者没有诊的数据。虽然结果各不相同,但通常如果关节液白细胞计数>3 000/μl或者多核白细胞分类>70%,提示感染[1,5,23,29]。

- 冰冻切片是非常有用的术中检测方法,但和其他检查结果一样,必须结合临床表现以及其他检查的结果才能够加以判断,因为没有一种单独的方法是百分之百可信的。冰冻切片的敏感性和特异性分别为0.80和0.90[25]。
  - 送检冰冻切片的组织要求是从看上去感染最为严重的部位获取。如果看到>5个多核白细胞/高倍视野,能够作为提示感染的阳性结果[18]。
- 术中的革兰染色不能用来确定是否存在感染。在晚期慢性感染中,该方法有着极其低的敏感性[26]。
- 2010年,美国矫形外科学会(AAOS)发布了第一套关于髋关节和膝关节假体周围感染诊断的临床实践指南。诊断逻辑基于感染的预测试概率。感染的预试概率(高或低)是根据患者的临床表现而定的。指南建议和观察算法可在AAOS网站上查阅[1]。
- 慢性假体周围感染的诊断是通过对临床资料的解释和前面提到的检测而做出的。肌肉骨骼感染学会建立了假肢周围关节感染的诊断标准[20]。最近,在假体周围关节感染国际共识会议上更新了这些标准[33]。关于假体周围关节感染的最新定义概述于表2。

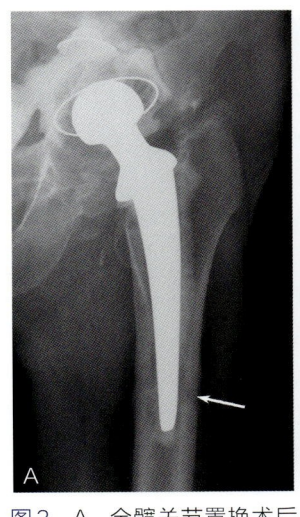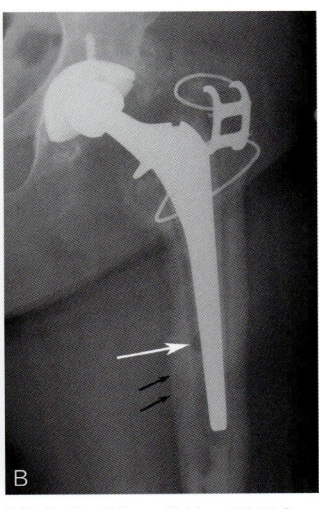

图2　A. 全髋关节置换术后感染的前后位X线片,显示有一个窦道通到外侧皮质(箭头)。B. 全髋关节置换术后感染的前后位X线片,显示骨膜反应(黑箭头)以及通到股骨后内侧皮质的窦道(白箭头)。

断出其他使炎性指标上升的疾病[27]。
- 如果在慢性、无毒力且无痛的感染中分别使用血沉和C反应蛋白,它们各自的敏感性会降低[22]。如果两者联合使用,两者结果都是强阴性(远低于正常),那么患者不太可能发生感染,需要考虑其他的诊断。

○ 白细胞计数在慢性感染中很少出现异常,对于诊断深部感染没有帮助。

○ 如果临床上有任何疑似感染的征象,或者在血沉和C反应蛋白中有任一数值增高,需要采用髋关节穿刺培养和关节液的白细胞计数。为了减少培养结果的假阴性,患者在穿刺培养前至少2～3周需要停止使用一切抗生素[2]。

  - 进行培养的标本应该分成2份或者最好3份为佳。如果所有培养都得到了一致的病原菌阳性结果,并且培养的结果和临床表现以及炎性指标的增高相符合,那么可以确诊感染。
  - 穿刺的标本常规应该送去做需氧和厌氧菌的培养。如果对那些曾经诊断为感染,或者培养结果为阴性的接受过治疗的疑似感染患者,以及那些免疫缺陷的患者(如器官移植、艾滋病病毒阳性或者接受化疗的肿瘤患者),穿刺的标本也要同时送真菌和分枝杆菌培养。

○ 关节液白细胞计数已经成为帮助诊断深部感染的一个有用的方法。关节液细胞计数诊断感染主要基于膝关节穿刺的结果,只有一项研究报道了髋关节穿刺

表2　关节假体周围感染国际共识会议对关节假体周围感染的定义

两种表型相同的假体周围阳性培养物
与关节相通的窦道
下列次要标准中的三项：
　升高的血清ESR(>30 mm/h)或CRP(>10 mg/L)
　升高的关节液WBC(>1 100/μl,膝关节；>3 000/μl,髋关节)
　升高的中性粒细胞百分比(>64%,膝关节；>80%,髋关节)
　假体周围组织的阳性组织学分析单个阳性培养

ESR：红细胞沉降率；CRP：C反应蛋白；WBC：白细胞。

经允许引自Zmistowski B, Della Valle C, Bauer TW, et al. Workgroup 7: diagnosis of periprosthetic joint infection. In: Parvizi J, Gehrke T, eds. Proceedings of the International Consensus Meeting on Periprosthetic Joint Infection. Brooklandville, MD: Data Trace Publishing, 2013:158.

鉴别诊断

- 关节内原因：
  ○ 无菌性松动
  ○ 纤维长入(采用非骨水泥假体)
  ○ 聚乙烯磨损产生滑膜炎症
  ○ 部件之间不匹配
  ○ 肌腱炎症(如腰大肌肌腱撞击)
  ○ 滑囊炎或退变性外展肌撕裂

- 异位骨化
- 应力性骨折
- 关节外原因：
  - 脊柱疾病（如L2神经根影响）
  - 血管源性跛行
  - 疝
  - 股外侧皮神经影响

非手术治疗

- 一旦发生慢性感染，非手术处理很少作为最终治疗。
- 一旦明确了病原菌，抗生素治疗可以作为暂时的治疗措施。
  - 抗生素治疗可以抑制感染，如果手术不得不延期进行的时候可以用来防止菌血症的发生。
  - 抗生素抑制治疗在预计寿命非常短并且关节功能相对良好的患者中可以考虑使用。使用的条件是病原菌已经明确，并且感染可以使用不易产生耐药的口服抗生素来抑制。
  - 单一使用抗生素无法消除已经发生的慢性感染。如果以治愈感染作为最终目标的话，不能仅仅使用抗生素。

手术治疗

- 处理髋关节假体周围慢性感染的最好方法是两期关节置换术：首先取出所有的假体和异物，然后延期行假体翻修术。
  - 在两期关节置换的间隔期内允许医生观察患者对治疗的反应。使得医生可以评估停用抗生素以后以及假体翻修术前这段时间内感染复发的可能性。
- 一期手术治疗的原则是通过对关节的清创取出假体和所有的异物，并插入一个载高浓度抗生素的骨水泥间隔（可活动的关节间隔假体或者固定间隔假体）。
- 患者在这之后除了接受内科治疗和营养支持治疗以外，还应接受恰当的抗生素治疗。此后需经过足够长的时间使得抗生素完全释放，才可以确保临床上完全消除感染，在这之后可以行假体二期翻修术。
- 二期置换重建的原则和无菌性翻修的原则类似，不必因为感染而采用特殊的方法。
  - 如果在翻修时仍然出现疑似感染的迹象，那么不能采取翻修手术。患者需要再一次接受清创术并植入骨水泥间隔。
  - 如果翻修术前检查阴性，术中也没有疑似感染的迹象，那么可以认为患者的感染已经得到了治愈。翻修术要遵循给予患者稳定的假体固定和长期最好的预后这样的原则来进行。
- 大多数情况下更倾向于使用非骨水泥假体的翻修术[7,8,17,19,28]。采用两期翻修的治疗策略时，在二期置换术中并无特殊证据提示需要使用骨水泥。
- 文献中提到了在假体取出后采用许多不同的制作骨水泥间隔的技术[3,7,8,11,16,24]。常用的方法包括在骨水泥中加入大剂量的抗生素来获得局部高浓度的释放。
  - 目前使用的预先制作好的商用骨水泥间隔仅仅包含了低剂量的抗生素（通常是预防剂量）。使用时，这些间隔物通常加入高剂量的抗生素骨水泥。目前笔者不推荐使用这种商用的间隔假体，而是推荐术中制作载高剂量针对特定微生物的抗生素间隔假体。
  - 笔者用的是含抗生素的丙烯酸骨水泥假体［Prostalac模具（Depuy Synthes, Warsaw, Indiana）］[5]，这将在下文详述。这种技术同样也可以运用于其他的模具。

术前计划

- 术前计划和其他髋关节翻修术类似。同时也要准备好处理感染和植入骨水泥间隔假体的准备。
  - 具体来说术前计划包括确保患者可以平稳地耐受手术，有恰当的设备可以取出假体（比如高速磨钻、薄刃的锯、超声去除骨水泥仪器、环锯、髋臼取出装置）以及术中制作载抗生素骨水泥关节间隔的设备。
- 要想治疗一例慢性的髋关节置换术后感染，需要尽一切努力在术前明确病原菌。
  - 在大多数病例中，在骨水泥中加入的抗生素是一致的，如果偶然在术前明确了一例非典型的病原菌，需要改变混入骨水泥的抗生素组分。
- 对于有慢性感染而没有免疫抑制的患者，如果停用很短一段时间的抗生素，患者不太可能发生菌血症。所以患者在术前2~4周应该停用原来使用的抗生素，以增加术中培养的阳性率。
  - 偶尔在术中可能发现第2种病原菌，或者虽然是同一种病原菌却有着不一样抗生素敏感结果，这需要根据术中培养来鉴别。
- 为了在术中制作间隔假体，需要准备好合适的模具以及混入骨水泥的抗生素。
  - 最常用的抗生素是万古霉素、庆大霉素或者妥布霉素。也可以使用其他抗生素（表2，表3）。
- 如果骨盆内存在骨水泥，需要在术前就明确好。
  - 少量的骨水泥可以从髋臼底部的缺损处取出。

表3 在骨水泥中混入的抗生素

可以和骨水泥混合的抗生素	
阿米卡星	红霉素
阿莫西林	庆大霉素（粉剂）
氨苄西林	林可霉素
杆菌肽	甲氧西林
头孢孟多	新生霉素
头孢唑林	苯唑西林
头孢呋辛	青霉素
头孢唑南	多黏菌素B
头孢噻吩	链霉素
克林霉素（粉剂）	妥布霉素
黏菌素	万古霉素
达托霉素	

由于骨水泥放热会降低活性的抗生素
氯霉素
甲磺酸黏菌素
四环素

对骨水泥的固化会产生不良影响的抗生素
利福平
液态抗生素（庆大霉素、克林霉素）的液体成分

经允许引自 Joseph TN, Chen AL, Di Cesare PE. Use of antibiotic-impregnated cement in total joint arthroplasty. J Am Acad Orthop Surg 2003;11:38-47.

- 大量的骨水泥需要术前行增强CT来评估骨水泥与盆腔内结构的位置关系。做好准备可能需要另做一个切口从腹膜后进入。
- 对X线透光的骨水泥也需要在术前行CT检查，来确定其远端在股骨髓腔或者骨盆内位置。

表4 载抗生素骨水泥中的抗生素剂量（每40 g骨水泥）

抗生素	骨水泥间隔的剂量(g)	用于假体固定的剂量(g)
阿米卡星	2	1
头孢唑林	4～8	无报道
头孢噻吩	无报道	3
头孢呋辛	无报道	1.5～3
克林霉素	4～8	无报道
红霉素	无报道	0.5～1
庆大霉素	2～5	1
替卡西林	5～13	没有合适的
妥布霉素	2.4～9.6	1.2
万古霉素	3～9	1

经允许引自 Joseph TN, chen AL, Di cesare PE. Use of antibiotic-impregnated cement in total joint arthroplasty. J Am Acad Orthop Surg 2003;11:38-47.

体位

- 患者手术体位与其他髋关节翻修术相同。
- 最佳体位是以患侧髋关节在上，侧卧位。铺无菌巾时要留有足够的皮肤以方便延长切口。
- 如果需要经腹膜后入路取出骨水泥，那么患者此时先放置为仰卧位。

入路

- 手术入路取决于假体固定的形式、骨水泥柱的长度、骨的质量，以及髋关节僵硬程度。
- 手术暴露的首要目标是允许安全、有效、彻底地取出内植物和骨水泥或者其他异物，并且对感染关节行彻底的清创。
- 通常需要转子延长截骨术。这种方法可以提供髋臼的最佳暴露并且可以安全地取出股骨假体。
- 如果股骨假体松动，并且近端只有很少的固定，那么也可以使用标准的入路。需要仔细地研究放射学资料并且确保股骨假体可以从上方取出。
- 如果近端股骨有内翻畸形，或者骨水泥远端比近端更宽并且骨水泥在髓腔中和假体固定十分牢靠，会阻碍股骨柄的取出和增加骨折的风险（图3）。
  - 理想的入路是后方入路，因为这一入路更加方便延长切口，在假体取出比预计的要困难的时候，还可以采取截骨术。

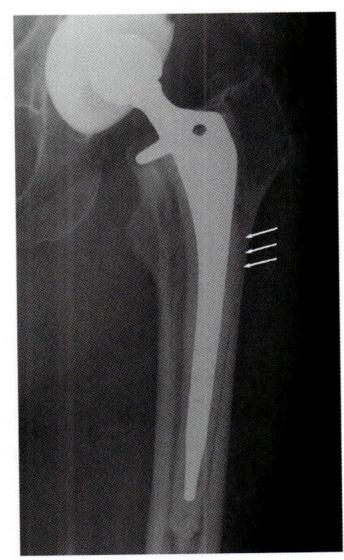

图3 松动的股骨柄的前后位X线片。股骨柄已经在骨-水泥骨界面失去了固定效果，而骨水泥和假体之间仍然固定得十分牢固。由于骨水泥在干骺端的区域增宽（白色箭头），要从上方取出股骨柄就变得十分困难，为了安全地取出股骨柄需要行转子延长截骨术。

- 除非旧的切口严重影响深部组织的暴露,皮肤切口需要沿着以前的切口进行。一部分旧的切口可以和新的切口联合在一起,当联合在一起的时候要注意避免形成锐角,锐角会增加伤口边缘坏死的风险。
  - 切除旧的手术切口,生成新鲜的、无瘢痕的皮肤边缘可以促进伤口愈合。
- 窦道应该通过椭圆形切口切除。
- 暴露到关节之后,至少需要获得3个标本进行培养。
- 然后和无菌性翻修病例的操作技术一样,开始取出假体,这里不详述,(可以参考相应的章节)。
  - 和无菌性翻修病例相比,取出假体和清创要更加彻底。要尽最大努力去除所有的异物以及可能的感染的组织。

关节型抗生素骨水泥间隔

- 在暴露和取出假体后,关节已经得到了充分的清创。清除所有的异物是非常重要的,这些异物都被潜在地感染了。
  - 残留骨水泥或者其他异物会使感染治愈的失败率增加。
- 术中透视可以用来检查骨水泥残留,也可以使用关节镜深入到股骨髓腔来观察是否有残留的骨水泥。
- 使用模具系统来制作关节型间隔假体并最优化治疗效果的步骤如下:
  - 取出感染的股骨假体(如果可行的话也取出骨水泥)。
  - 测量并用适当的模具来制作载抗生素的股骨间隔。
  - 当股骨间隔在模具中硬化时,取出髋臼假体并清创。
  - 把髋臼部件用载抗生素的骨水泥固定到髋臼处。
  - 从模具中取出股骨间隔,并装入到股骨髓腔中。
  - 牵引关节复位。
  - 如果股骨间隔在髓腔中不稳定,并且股骨间隔有明显旋转和下沉的风险,需要混合第3批抗生素骨水泥。当骨水泥到面团期的时候,把它安放在股骨间隔的近端部分周围,以便股骨间隔重新插入髓腔理想高度时提供旋转和轴向稳定性。确保外侧骨水泥不要太多,否则会阻碍截骨术的闭合。
  - 复位髋关节,闭合伤口。

间隔假体的制作

- 对于大多数的感染,包括耐甲氧西林病原菌,在骨水泥中添加的剂量是每包骨水泥(40 g)中加入庆大霉素或妥布霉素3.6 g、万古霉素3 g,以及头孢唑林2 g。使用Palacos骨水泥为佳,大多数研究证实与其他骨水泥相比,它具有更好的抗生素释放性能[21]。可选头孢唑啉,可作为致孔剂增加其他抗生素的释放,还可能增强对甲氧西林敏感病原体的效果。
- 大多数的病例中,总共需要2次混合骨水泥(一次制作髋臼,一次制作股骨模具)。如果需要混合2次以上,而且患者肾功能异常(血肌酐>1.5 mg/dl),抗生素的剂量降低为每包骨水泥中加入庆大霉素(或妥布霉素)2.4 g、万古霉素2 g,以及头孢唑林2 g。
- Prostalac的模具有着不同尺寸和长度(120、150、200、240 mm)。制作间隔的长度取决于行转子延长截骨的长度(如果做截骨)、骨量丢失的程度、髓腔的大小。
  - 大多数的病例中选择一个中号(200 mm)或者长号(240 mm)的模具,因为较长的长度可以使假体在髓腔里有更好的旋转以及轴向稳定性。
- 抗生素与一批骨水泥在一个容器中混合,然后放入模具中。
- 把模具合拢但不完全封闭(允许骨水泥可以挤出),然后插入股骨柄。之后把模具完全关闭,从外侧部分去除挤出来的骨水泥(技术图1)。
- 也可以在模具中填入骨水泥后,把匹配的假体放入模具中,然后再合上模具。

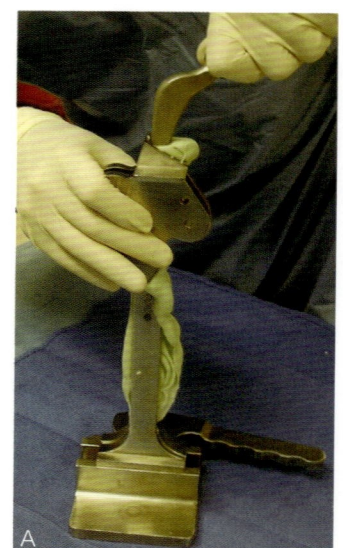
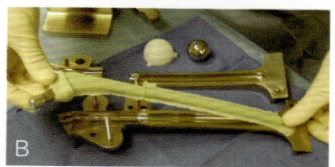

技术图1 A. 把股骨柄插入到模具中,在模具闭合前已经填充了载抗生素的骨水泥。B. 从模具中取出股骨柄。在假体内侧及外侧所见的挤压出的骨水泥可以用血管钳去除。

假体的安放

- 当股骨柄模具中的骨水泥硬化时,取出感染的髋臼假体,并对髋臼窝进行清创。髋臼锉可以用来帮助清创,但要避免锉掉过多的骨量。
- 与此同时第 2 次混合载抗生素骨水泥,当其处于面团期的时候,把聚乙烯髋臼内衬用骨水泥固定到髋臼窝。
  - 为了防止翻修术时间隔假体取出困难,应避免把骨水泥浇铸得过实。
  - 等待骨水泥进入面团期的时候,将内衬放入骨水泥中,适当加压但不要使用过大的力量,可以获得一个容易取出的、稳定的臼杯。
- 如果有巨大的髋臼缺损,可以把股骨模具中剩下的骨水泥放在大小合适的髋臼锉上,做成一个"防内陷"的臼杯,可以在骨水泥固定聚乙烯内衬前放入髋臼的底部(技术图2A)。
  - 可以在髋臼中倒入温生理盐水来减少固化时间。
- 一旦髋臼骨水泥硬化,可以从模具中取出股骨间隔(见技术图1B),并且插入到股骨髓腔中。
- 在许多病例中,股骨间隔能够很好地和髓腔压配,并能获得良好的旋转和轴向稳定,不需要额外调整。
- 在一些病例中,由于和周围骨质压配太紧,使得无法把载抗生素的假体放到理想的位置。
  - 可以使用高速钻头去除影响股骨间隔安放的突起点或者突起区域,把间隔放到理想的位置。另外,如果有足够的骨量,软钻能够用来扩大股骨髓腔。
- 在另一些病例中,特别是伴有严重骨缺损或者髓腔巨大的病例,股骨间隔在股骨髓腔中会很松。
  - 先牵拉关节复位来评估腿的长度,在股骨髓腔上记录下柄的理想位置。
  - 混合另一批载抗生素骨水泥,当骨水泥处于面团期时,把骨水泥涂在间隔物的近端,假体重新插到需要的水平来提供旋转和轴向的稳定性(技术图2B~D)。
- 一旦股骨柄在髓腔中稳定了,可以复位来评估肢体的长度和稳定性。
- 然后把合适的股骨头放在柄上,复位关节,关闭切口。
- Prsotalac 关节型抗生素间隔采用全聚乙烯带卡扣的臼杯假体,当复位的时候股骨头可以和臼杯卡紧,增强髋关节稳定性(技术图2E)。
  - 特别是对于股骨近端骨或软组织有较大缺损的患者,这种带卡扣的聚乙烯内衬可以降低脱位的风险。

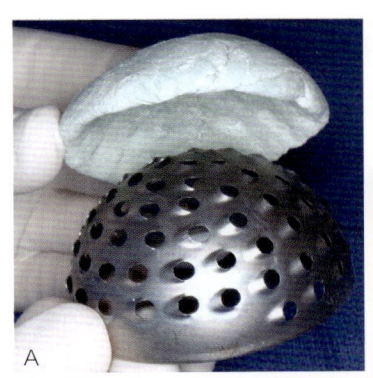
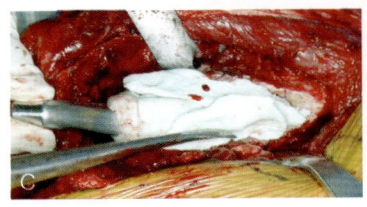
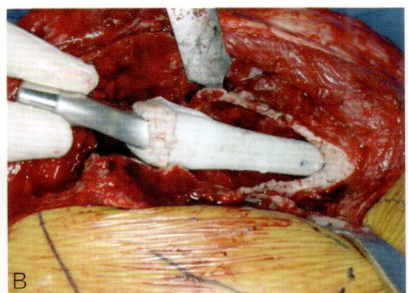
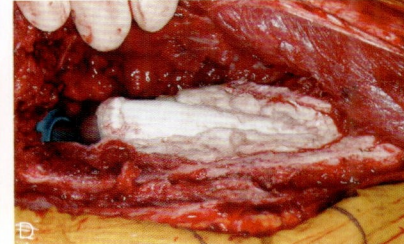
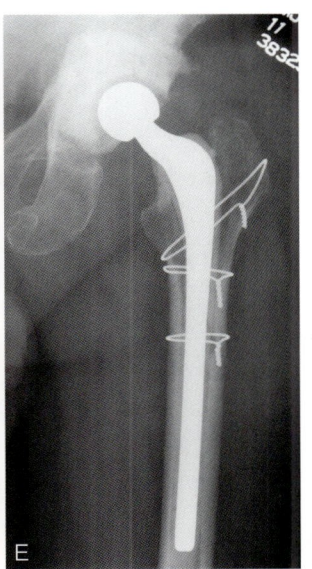

技术图2 A. 如果髋臼中间存在缺损,可以制作一个"骨水泥防内陷装置",以防止插入髋臼间隔的时候骨水泥漏到骨盆里。这个装置可以通过制作股骨组件多余的骨水泥来制作。把骨水泥放在一个大小恰当的髋臼锉上来成型。B. 股骨间隔插入到髓腔里。在本病例中,一个大的股骨髓腔产生了间隔轴向和旋转的不稳定。C. 在间隔前方和后方放置载抗生素骨水泥,使假体获得轴向和旋转稳定性。D. 一旦骨水泥固化,股骨柄牢固,可以最终牵拉复位关节。股骨柄在轴向和旋转上在髓腔内稳定。E. 术后Prostalca关节间隔假体的前后位X线片。

非活动抗生素间隔物

- 使用非活动间隔物的初始步骤和使用活动的关节间隔一样。
  - 这包括确保所有异物都取出，髋关节得到彻底的清创。
- 在骨水泥中使用抗生素的浓度一致。
  - 对于特殊的病原菌，可以调整使用抗生素，使得对病原菌有特异性，但对于大多数的感染，使用上述的组合。
- 需要2次混合载抗生素骨水泥。一次用于髋臼，一次用于股骨。
- 髋关节清创完成后，混合第一批载抗生素的骨水泥，当骨水泥部分聚合成面团状态时候，放入髋臼中。将骨水泥在髋臼中塑形，使其能够与髋臼的骨质形态匹配，并获得一定的稳定性，防止骨水泥下沉或移位。
- 第二批混合的抗生素骨水泥用来制作锥形的股骨间隔，当其硬化后，把该股骨间隔置入到股骨髓腔中。
- 制作锥形的股骨间隔非常重要，这样可以在翻修的时候非常容易地拔出。
  - 骨水泥枪的喷头可以用来做长的锥形的股骨间隔（技术图3）。
  - 另外一种替代的方法可以使用骨水泥包绕螺纹针，同样要确保用骨水泥制作一个近端大的锥形结构，这样可以防止股骨间隔顺着髓腔下沉。
- 插入间隔假体后，关闭切口。

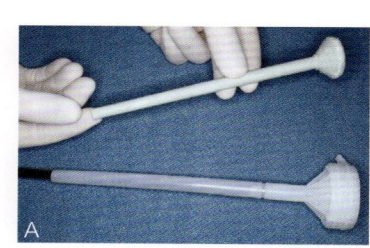
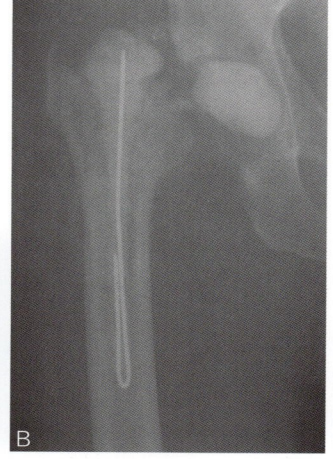

技术图3 A. 非活动的间隔假体可以使用一个骨水泥枪的喷嘴来制作。骨水泥枪的喷嘴可以制作出一个逐渐变细的锥形，并且在假体近端提供一个较大的接触面积，防止骨水泥和其内的斯氏针顺着髓腔下沉。B. 非活动骨水泥间隔前后位X线片。可见髋臼处的载抗生素骨水泥团块，以及位于股骨髓腔内包绕斯氏针的载抗生素骨水泥。

要点与失误防范

用骨水泥浇铸关节型间隔假体的聚乙烯内衬	• 应避免过度挤压。过度挤压可能会增加取出时的困难 • 应使用部分聚合成面团期的骨水泥，对聚乙烯内衬施加适度的力量
髋臼内侧巨大的缺损	• 避免骨水泥从髋臼内侧巨大的缺损进入到骨盆，可以制作一个"防内陷"的骨水泥间隔。这个间隔可以把骨水泥放在一个大小合适的髋臼锉上来成型。在放入聚乙烯臼杯前，把间隔放入髋臼中，覆盖髋臼的缺损
股骨柄旋转不稳定	• 股骨间隔可能在很大的髓腔中发生旋转或者轴向不稳定。需要额外混合载抗生素骨水泥，当骨水泥部分聚合到面团期，将其包绕股骨间隔的近端部分，确保旋转和轴向稳定
股骨近端严重骨缺损	• 当股骨近端严重骨缺损或者缺失时，在牵引复位的时候把假体放在理想的位置上。脱位以后，把假体放在方才标记的位置上，然后取混合好的达到部分聚合至面团期的载抗生素骨水泥，放在假体和患者骨的界面处。把骨水泥重叠放到患者骨上来确保假体旋转和轴向的稳定（图4）
非活动的股骨间隔	• 骨水泥枪的喷嘴逐渐变细，可以用它作为制作股骨间隔的模具

在骨水泥中混入抗生素	• 当把大量的抗生素混合到骨水泥中时，由于抗生素选择的不同（比如加入大量粉剂的硫酸妥布霉素），会因为黏性变差而使操作步骤变得困难。严重时会使骨水泥手感变干燥和粉状，增加操作的难度 • 有两个技巧可以帮助改善骨水泥的操作特性： 　○ 从另一包骨水泥中加入几毫升额外的液态单体 　○ 使用略少于一包的聚合物粉末（约为一包的7/8），以提高液体粉末比率 　○ 把略微冷却的液态单体和聚合体混合，当混合充分但仍然处于液态阶段的时候，把抗生素加入到混合的骨水泥中

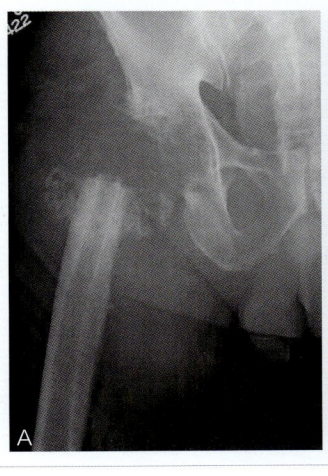 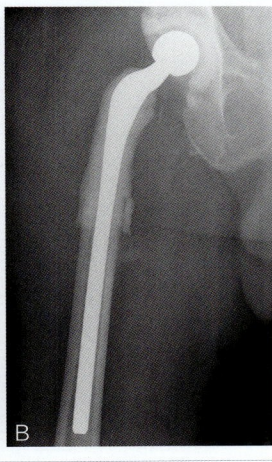

图4　A. 深部感染伴严重的股骨近端骨缺损的病例。术前X线片显示近端股骨骨缺损严重，周围伴感染骨。B. 关节间隔假体术后X线片。股骨间隔放在了理想的高度，并且另外在股骨和假体的结合处放置了额外的载抗生素骨水泥，以提供旋转和轴向的稳定性。

术后处理

感染的治疗

- 感染的治疗包括内科治疗、营养支持、合适的抗生素治疗。
- 最佳的抗生素方案、使用持续时间及方法还有一定争议。
  - 尽管文献报道的时间区别较大，静脉用药从0～9周，口服用药从不使用到不超过2年，但大多学者推荐6周的静脉抗生素治疗[14]。
  - 抗生素的使用主要取决于病原菌，但存在着联合使用多种抗生素起协同杀菌作用（如使用万古霉素和利福平）这样一个趋势[10]，诸如对于耐甲氧西林的葡萄球菌感染[12]。
- 笔者喜欢在术后使用6周抗生素，然后停用。炎症指标（血沉和C反应蛋白）在术后6周时复查（停用抗生素的时候）。此时炎症指标往往都恢复正常或有明显下降趋势，从植入间隔物后3个月左右可以准备进行翻修术。
- 如果血沉和C反应蛋白在6周时候仍然升高，笔者会停用抗生素，并对患者进行临床随访。
  - 血沉和C反应蛋白以后每隔4周复查一次。如果指标回到正常或者和术前很高的水平相比明显降低到接近正常，并且临床上没有活动感染的征象，可以在间隔物植入后3～4个月准备进行翻修术。
- 如果炎症指标在3个月后仍然升高，可以选择如下处理：
  - 继续对患者临床随访，尤其患者的间隔假体功能良好时。计划翻修手术前复查血沉和C反应蛋白以及关节穿刺液细胞计数。
  - 再次清创植入新的抗生素间隔物。
- 应避免仅仅因为炎症指标升高而在短期内反复清创。
- 由于术后假体周围的抗生素浓度往往在3月仍然高于最小抑菌浓度，所以常规反复做穿刺液的培养价值不大。关节液白细胞分类对于确定再植前有无感染可能更有价值，尽管支持常规使用的数据有限[24]。

髋关节的处理（间隔物）

- 术后负重和活动的时间取决于使用间隔物的种类。
- 大多数采用活动关节型间隔假体的患者在两期治疗之间可以获得良好的功能，常常仅有很少的疼痛，在翻修术前可以使用手杖或助步器近乎完全负重地行走。
- 采用载抗生素的关节型间隔假体的患者如果有稳定的压配、良好的旋转稳定性，在术后6周允许部分负重（50%），在随后允许耐受程度内负重。特别是6周影像学无移位征象的患者。
- 如果担心髓腔内股骨间隔物的稳定性（比如患者巨大的髓腔无法获得股骨间隔良好的轴向和旋转稳定性），患者在翻修术前要保持部分（50%）负重。
- 如果使用非活动骨水泥间隔，由于肢体短缩患者通常无法负重,直到翻修术后才能负重。

结果

- 总体上采用二期关节置换技术治疗髋关节假体周围感染的成功率接近89%~93%[3,4,7,8,10,14,17,31,32]。
- 影响治疗成功率的因素包括:
  - 感染的深度
  - 感染离初次手术的时间
  - 假体情况(假体的固定以及位置)
  - 软组织情况
  - 患者身体情况(合并症)
  - 病原菌(毒力大小)
  - 术者的技术
  - 患者的期望值
- 在不采用载抗生素骨水泥间隔并且在翻修的时候不使用载抗生素骨水泥的情况下,使用二期(延期)关节重建术,其感染的治愈率约为82%[10]。
  - 这种方法的治愈率和一期关节翻修(直接置换)相近。后者在一期直接采用载抗生素的骨水泥进行置换。以上提示二期重建术和采用载抗生素骨水泥的方法,对于提高治疗髋关节置换假体感染的成功率起到了一部分作用。
- 另外一部分患者接受了二期(延期)重建术,虽然不采用抗生素间隔,但是在翻修的时候采用了载抗生素的骨水泥,其成功率大约90%[10]。
  - 患者采用二期(延期)关节重建术,使用载抗生素骨水泥间隔和非骨水泥翻修术,与那些采用间隔和载抗生素骨水泥的翻修术相比,治疗的成功率类似。总体的治疗成功率在90%~93%[3,4,10,31,32]。
  - 采用载抗生素骨水泥间隔,翻修术使用非骨水泥固定,没有导致感染治愈率降低[7,8,17]。而且非骨水泥的重建术能提供假体更好的长期的力学使用寿命。
- 采用关节间隔假体Prostalac载抗生素骨水泥间隔有93%的感染治愈率(45/48名患者)[32]。在这些患者中,3例感染,2例分离出新的病原菌,1例证实是原病原菌。
- 采用关节型间隔假体可以让患者获得更好的功能活动,因此可以减少进行翻修术的迫切程度。这样关节切除术和翻修术之间的间隔期允许医生监测患者,并且评估停用抗生素后感染复发的可能性。
- 一期关节切除术到二期翻修术的最佳间隔时间仍然有争论。患者在间隔物植入到翻修术之间,临床上没有感染征象的时间越长,感染被治愈的可能性越大。

并发症

- 常见的并发症和其他翻修术类似(如血栓栓塞症、术后肠梗阻、心肌缺血),在此不详述。
- 局部的并发症常常在取出假体或者间隔物的时候发生。
  - 当取出假体的时候,特别是固定非常牢固的假体(像其他翻修手术一样),会导致骨量丢失、骨折,或者髓腔穿孔。这些并发症的发生率与在感染和无菌性翻修术相比,并无升高。
- 与间隔相关的并发症主要取决于间隔物使用的种类。
  - 固定的关节间隔除了会导致功能问题,也会造成翻修时的困难。这是由于周围组织挛缩以及肢体过度短缩,可能会使重建患肢的长度变得更加困难。
  - 活动的关节型间隔假体可能会导致骨内膜的磨损及硬化增厚,导致翻修时不适合采用骨水泥固定。非骨水泥固定目前应用广泛,且不增加感染的风险。笔者很少在翻修术时使用骨水泥股骨假体,仅对要求很低、期望寿命不长的患者使用。
  - 和普通关节置换一样,活动关节间隔假体也会导致关节不稳。在有骨或软组织缺损的患者中更为常见。笔者在Prostalac系统中使用带卡扣的聚乙烯内衬,可以有效降低这个问题的风险。
- 感染的并发症是感染无法治愈以及使用抗生素的毒副反应。虽然文献报道有差异,但结果显示感染的治愈率是89%~93%[4,7,8,17,31,32]。
  - 治愈感染的概率和许多因素相关,如局部软组织的情况、全身合并症、病原菌的毒力、手术技术等。
- 术者可以通过明确病原菌种类,彻底清创,在骨水泥间隔中使用合适的高剂量抗生素来改善治疗结果。如前所述,对于肾功能异常患者需调整抗生素剂量。恰当的内科及营养支持可改善预后。根据选用的不同抗生素,需检测血清指标来避免抗生素的毒性反应。

(毛昕 译,张先龙 审校)

参考文献

[1] American Academy of Orthopaedic Surgeons. Clinical practice guidelines on the diagnosis of periprosthetic joint infections of the hip and knee. http://www.aaos.org/research/guidelines/PJIguideline.asp. Published June 18, 2010. Accessed February 11, 2014.

[2] Barrack RL, Jennings RW, Wolfe MW, et al. The value of preoperative aspiration before total knee revision. Clin Orthop Relat Res 1997;345:8-16.

[3] Ben-Lulu O, Farno A, Gross AE, et al. A modified cement spacer technique for infected total hip arthroplasties with significant bone loss. J Arthroplasty 2012;27(4):613-619.

[4] Biring GS, Kostamo T, Garbuz DS, et al. Two-stage revision arthroplasty of the hip for infection using an interim articulated Prostalac hip spacer: a 10 to 15 year follow-up study. J Bone Joint Surg Br 2009;91:1431-1437.

[5] Duncan CP, Beauchamp C. A temporary antibiotic-loaded joint replacement system for management of complex infections involving the hip. Orthop Clin North Am 1993;24:751-759.

[6] Duncan CP, Masri BA. The role of antibiotic-loaded cement in the treatment of an infection after a hip replacement. J Bone Joint Surg Am 1994;76A:1742-1751.

[7] Fehring TK, Calton TF, Griffin WL. Cementless fixation in 2-stage reimplantation for periprosthetic sepsis. J Arthroplasty 1999;14:175-181.

[8] Haddad FS, Muirhead-Allwood SK, Manktelow AR, et al. Two-stage uncemented revision hip arthroplasty for infection. J Bone Joint Surg Br 2000;82B:689-694.

[9] Hanssen AD, Osmon DR. Evaluation of a staging system for infected hip arthroplasty. Clin Orthop Relat Res 2002;403:16-22.

[10] Hanssen AD, Spangehl MJ. Treatment of the infected hip replacement. Clin Orthop Relat Res 2004;420:63-71.

[11] Hsieh PH, Shih CH, Chang YH, et al. Two-stage revision hip arthroplasty for infection: comparison between the interim use of antibioticloaded cement beads and a spacer prosthesis. J Bone Joint Surg Am 2004;86A:1989-1997.

[12] Isiklar ZU, Demirors H, Akpinar S, et al. Two-stage treatment of chronic staphylococcal orthopaedic implant-related infections using vancomycin-impregnated PMMA spacer and rifampin-containing antibiotic protocol. Bull Hosp Jt Dis 1999;58:79-85.

[13] Joseph TN, Chen AL, Di Cesare PE. Use of antibiotic-impregnated cement in total joint arthroplasty. J Am Acad Orthop Surg 2003;11:38-47.

[14] Kuzyk PR, Dhotar HS, Sternheim A, et al. Two-stage revision arthroplasty for management of chronic periprosthetic hip and knee infection: technique, controversies and outcomes. J Am Acad Orthop Surg 2014;22:153-164.

[15] Mason JB, Fehring TK, Odum SM, et al. The value of white blood cell counts before revision total knee arthroplasty. J Arthroplasty 2003;18:1038-1043.

[16] Masri BA, Duncan CP, Beauchamp CP. Long-term elution of antibiotics from bone-cement: an in vivo study using the prosthesis of antibiotic-loaded acrylic cement (PROSTALAC) system. J Arthroplasty 1998;13:331-338.

[17] Masri BA, Panagiotopoulos KP, Greidanus NV, et al. Cementless twostage exchange arthroplasty for infection after total hip arthroplasty. J Arthroplasty 2007;22:72-78.

[18] Mirra JM, Amstutz HC, Matos M, et al. The pathology of joint tissues and its clinical relevance in prosthesis failure. Clin Orthop Relat Res 1976;117:221-240.

[19] Mitchell PA, Masri BA, Garbuz DS, et al. Cementless revision for infection following total hip arthroplasty. Instr Course Lect 2003;52:323-330.

[20] Parvizi J, Zmistowski B, Berbari EF, et al. New definition for periprosthetic infection. From the Workgroup of the Musculoskeletal Infection Society. Clin Orthop Relat Res 2011;469:2992-2994.

[21] Penner MJ, Duncan CP, Masri BA. The in vitro elution characteristics of antibiotic loaded CMW and Palacos-R bone cements. J Arthroplasty 1999;14:1141-1145.

[22] Sanzen L, Sundberg M. Periprosthetic low-grade infection hip infections: erythrocyte sedimentation rate and C-reactive protein in 23 cases. Acta Orthop Scand 1997;68:461-465.

[23] Schinsky MF, Della Valle CJ, Sporer SM, et al. Perioperative testing for joint infection in patients undergoing revision total hip arthroplasty. J Bone Joint Surg Am 2008;90(9):1869-1875.

[24] Shukla SK, Ward JP, Jacofsky MC, et al. Perioperative testing for persistent sepsis following resection arthroplasty of the hip for periprosthetic infection. J Arthroplasty 2010;25(6)(suppl 1):87-91.

[25] Spangehl MJ, Masri BA, O'Connell JX, et al. Prospective analysis of preoperative and intraoperative investigations for the diagnosis of infection at the sites of two hundred and two revision total hip arthroplasties. J Bone Joint Surg Am 1999;81A:672-683.

[26] Spangehl MJ, Masterson E, Masri BA, et al. The role of intraoperative Gram stain in the diagnosis of infection during revision total hip arthroplasty. J Arthroplasty 1999;14:952-956.

[27] Spangehl MJ, Younger AS, Masri BA, et al. Diagnosis of infection following total hip arthroplasty. Instr Course Lect 1998;47:285-295.

[28] Toms AD, Davidson D, Masri BA, et al. The management of periprosthetic infection in total joint arthroplasty. J Bone Joint Surg Br 2006;88B:149-155.

[29] Trampuz A, Hanssen AD, Osman DR, et al. Synovial fluid leukocyte count and differential for the diagnosis of prosthetic knee infection. Am J Med 2004;117:556-562.

[30] Tsukayama DT, Estrada R, Gustilo RB. Infection after total hip arthroplasty. A study of the treatment of one hundred and six infections. J Bone Joint Surg Am 1996;78A:512-523.

[31] Wentworth SJ, Masri BA, Duncan CP, et al. Hip prosthesis of antibioticloaded acrylic cement for the treatment of infections following total hip arthroplasty. J Bone Joint Surg Am 2002;84A(suppl 2):123-128.

[32] Younger AS, Duncan CP, Masri B, et al. The outcome of two-stage arthroplasty using a custom-made interval spacer to treat the infected hip. J Arthroplasty 1997;12:615-623.

[33] Zmistowski B, Della Valle C, Bauer TW, et al. Workgroup 7: diagnosis of periprosthetic joint infection. In: Parvizi J, Gehrke T, eds. *Proceedings of the International Consensus Meeting on Periprosthetic Joint Infection*. Brooklandville, MD: Data Trace Publishing, 2013:158.

第34章 髋关节假体再植入手术
Hip Reimplantation Surgery

Peter N. Misur, Winston Y. Kim, and Bassam A. Masri

定义
- 髋关节假体再植入手术是指除去原有的、感染的关节假体后,再置入另一关节假体的手术。可分为一期或二期翻修术,使用骨水泥或非骨水泥假体。

解剖
- 假体再植入手术最常使用的是后外侧或直接外侧(经臀肌)入路。任何一种入路都可能需要行转子延长截骨术提供进一步的视野暴露。
- 通过后外侧入路行髋关节置换手术容易损伤坐骨神经。对于髋关节有严重瘢痕的患者,关节置换前有必要充分暴露坐骨神经。坐骨神经通常走行在梨状肌下方的深处,然后经过上方的闭孔内肌。然而,坐骨神经在其走行过程中容易发生明显的变异,在一些患者中,可能出现在梨状肌腹的近端,甚至穿行于梨状肌腹。
- 采用直接外侧入路时,要避免损伤位于大转子近端约5 cm 的臀上神经,如损伤该神经将影响外展肌的功能。
- 对于髋臼重建,螺钉固定是必要的。为了避免神经血管结构,髋臼螺钉的安全置入区为髋臼的后上象限[18]。

发病机制
- 初次人工髋关节置换术后感染率为0.7%~2%,翻修后感染率为3%~4%[1,10]。
- 人工髋关节置换术后感染最常见的细菌为金黄色葡萄球菌、表皮葡萄球菌和革兰阴性菌,耐药菌的流行率呈上升趋势[2,19]。
- 感染假体可分为以下几种类型[17]:
  - Ⅰ型:原本正常关节术中细菌培养阳性。
  - Ⅱ型:术后早期感染(发生于初次手术后4周内)。
  - Ⅲ型:急性血源性感染(发生于4周以内有症状且关节功能正常的患者)。
  - Ⅳ型:迟发慢性感染(症状持续超过4周)。
- 术中意外发现细菌培养阳性的患者最初可能仅需用抗生素治疗。Ⅱ型和Ⅲ型感染通常可以通过关节清创、内衬更换然后保留假体成功治疗。Ⅳ型(即慢性)感染通常要取出所有假体和完全翻修。
- 治疗方式的不同是由感染的慢性程度决定的,而这又是基于假体生物膜的形成,因为假体上细菌生物膜的存在可能会导致在不取出假体前提下不能有效清除感染。生物膜的形成在一定程度上取决于所涉及的特定细菌种类。以下所述的外科治疗主要涉及需要翻修的病例。

病史和体格检查
- 假体周围感染的主要症状是疼痛,尤其是持续的静息痛。
- 初次置换术后伤口延迟愈合、伤口持续渗出、有浅表伤口感染史,均高度提示感染可能。
- 感染的高危因素包括:糖尿病、慢性皮肤损害、皮质激素的运用、免疫功能不全及初次手术持续时间[1]。
- 最初的评估应从全面的髋关节检查开始。
- 检查髋关节伤口,查看有无皮温增高、红斑、波动感、窦道渗出和血肿。
- 对外展肌进行触诊并评估其功能。
- 对脉搏进行触诊,并进行全面的神经学检查,特别注意坐骨神经的功能。

影像学和其他诊断性检查
- 通过血沉(ESR,正常<30 mm/h)和C反应蛋白(CRP,正常<10 mg/ml)的一系列检查监测感染。正常的CRP可95%排除感染[16]。
- 患者合并其他系统炎性疾病(如类风湿疾病),ESR 和CRP也可升高。因此,诊断感染并不能仅依靠这些检查结果。
- 髋关节穿刺术中,白细胞数>3 000/μl,中性粒细胞>80%,可高度怀疑感染。革兰染色对感染的敏感性很低[5]。
- 行髋关节穿刺术时,应取3份样本。当其中2份独立的样本培养为阳性时提示感染。
- X线片检查包括骨盆正位(AP位),髋关节侧位和Judet位,必要时评估髋臼柱的完整性(图1)。在一些病例中,需要拍摄股骨全长正侧位片。通过平片评估骨缺损和选择合适的假体。
- CT平扫有助于确定髋臼骨缺损量。

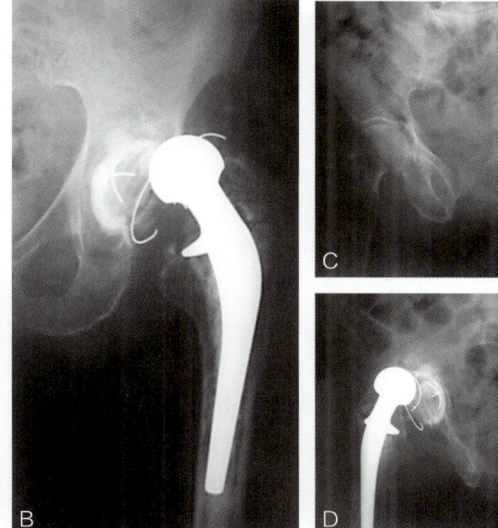

图1 术前X线片。A. 骨盆正位。B. 股骨正位。C. 闭孔斜位。D. 髂骨斜位。

鉴别诊断

- 对金属离子的不良反应可表现为与感染假体相似的症状和体征,但这些病例通常可根据血清学检测、影像学研究和关节穿刺术进行鉴别。

非手术治疗

- 对于一些伴有严重合并症或之前多次翻修失败的患者,进一步的手术可能不是一个合适的选择。对于这些病例,可以将感染的假体留在原位,并使用长期的抑制性抗生素治疗。

手术治疗

- 手术治疗的主要目的是彻底清除感染,最大限度降低致残率,恢复功能。
- 翻修可以在移除感染假体后立即进行,即一期翻修;也可以在移除感染假体后的几周或几个月后行二期翻修。在这两种情况下,确保髋关节置换术的无菌条件是至关重要的。
- 一期翻修中,至少有一种假体(通常是股骨部件)需要用含抗生素的骨水泥植入。
- 许多医生倾向于采用二期翻修,通常是在两次手术过程之间在原位放置一个载有抗生素的间隔物。关节间隔物既可作为局部高剂量抗生素的载体,也可作为一种保留关节间隙的方法,同时在最终翻修前保留整个肢体功能(图2)。
- 在两阶段手术中,一旦患者完成抗生素疗程并显示出炎症指标趋于正常化,就可以安排髋关节再植术。大多数病例不需要常规的术前髋部穿刺。
- 股骨和髋臼重建假体的选择由多种因素决定,包括用于骨整合或骨水泥固定的残留宿主骨的质量和数量,周围软组织的状况,以及术者的偏好。

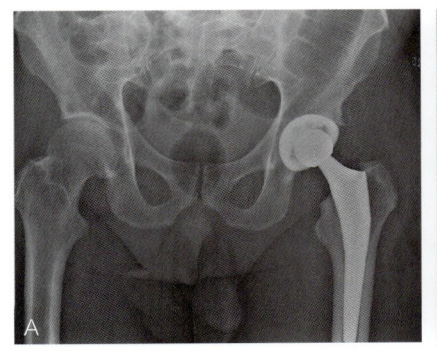 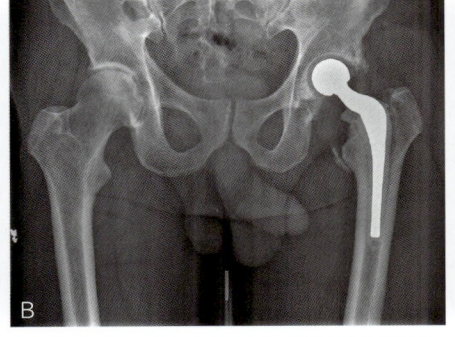 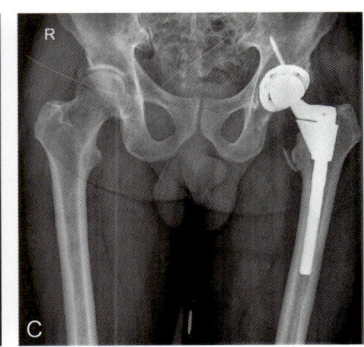

图2 A. 骨盆正位片显示感染的初次假体。B. 用抗生素浸渍骨水泥的临时关节型间隔物。C. 同一患者二期翻修,使用组配式假体。注意在第一次手术和最终翻修手术之间发生的额外骨损失最小。

- 在一些低需求的患者和那些有前次再植术失败史的患者，可以考虑切除关节成形术。

术前计划

- 术前需要准备特殊的植入假体和工具，注意诸如偏心距、下肢不等长、骨量和关节稳定性等因素，这很重要。
- 术前仔细地进行模板测量对评估假体大小、长度和偏距是十分重要的（图3）。
- 髋关节外展肌力不足需要使用限制性的髋臼假体或大直径股骨头或双动杯。
- 对是否存在感染难以确定时，需要病理实验室进行术中冰冻组织切片检查。这些组织样本从取出的间隔假体和邻近的软组织界面取得。此外，如果获得了术中标本，微生物实验室应注意需要14天培养。
- 要有候选手术方案应对术中可能出现的情况和并发症，包括可能需要重新植入抗生素间隔物假体（如果有持续感染的证据）。

体位

- 患者取侧卧位，前后予以支撑（图4）。
- 骨盆必须垂直于手术台，确定支撑稳固。患者保持背部挺直，双肩垂直。
- 在术前要对腿部长度差异进行临床记录。以便术中测量腿部长度来进行调整。
- 术者需监督患者体位摆放的过程，因为体位摆放错误将导致髋臼假体位置不佳。

入路

- 以下因素在术前选择手术入路时要慎重考虑：
  ○ 前次手术入路
  ○ 骨缺损的解剖部位和程度
  ○ 预期可能会出现的不稳定
  ○ 外展肌功能
  ○ 术者的偏好和训练情况
- 主要可选择的入路：
  ○ 后外侧入路
  ○ 直接外侧入路（经臀大肌入路）
  ○ 大转子截骨
  ○ 大转子滑移截骨
  ○ 转子延长截骨（ETO）

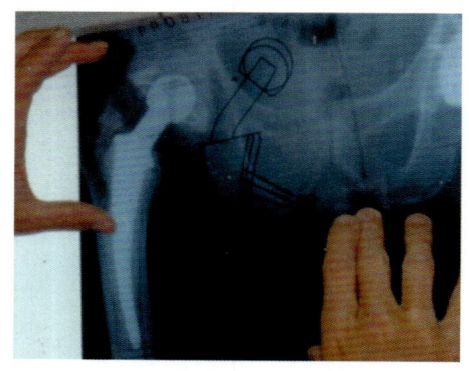

图3 术前模板测量对术中决定假体的直径和长度十分重要。

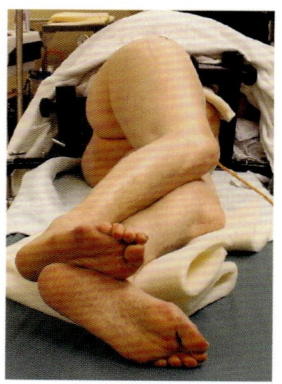

图4 患者置于侧卧位。

髋关节暴露及抗生素间隔物取出

- 手术显露常使用后入路
- 辨别坐骨神经，手术过程中加以保护。暴露过程中，将膝关节屈曲髋关节轻度外展，足部放在有衬垫的搁腿架上，以保护坐骨神经。
- 手术初始，神经常常被以前手术留下的瘢痕组织所掩盖而看不清，因此应注意检查神经的精确位置。
- 辨别外旋短肌和后侧关节囊，并以复合组织瓣的形式加以切断。以缝线加以标记，方便后期修复。许多病例臀大肌腱止点需要松解，以利于股骨活动。
- 从髋关节中获取组织标本进行细菌学检查，笔者不建议常规做冰冻切片。
- 屈曲内旋股骨，将髋关节脱位。
- 切除前关节囊的瘢痕组织改善显露。在切口内放一个股骨拉钩将股骨向前拉，松解前侧股骨关节囊，进一步显露（技术图1A）。

第34章 髋关节假体再植入手术

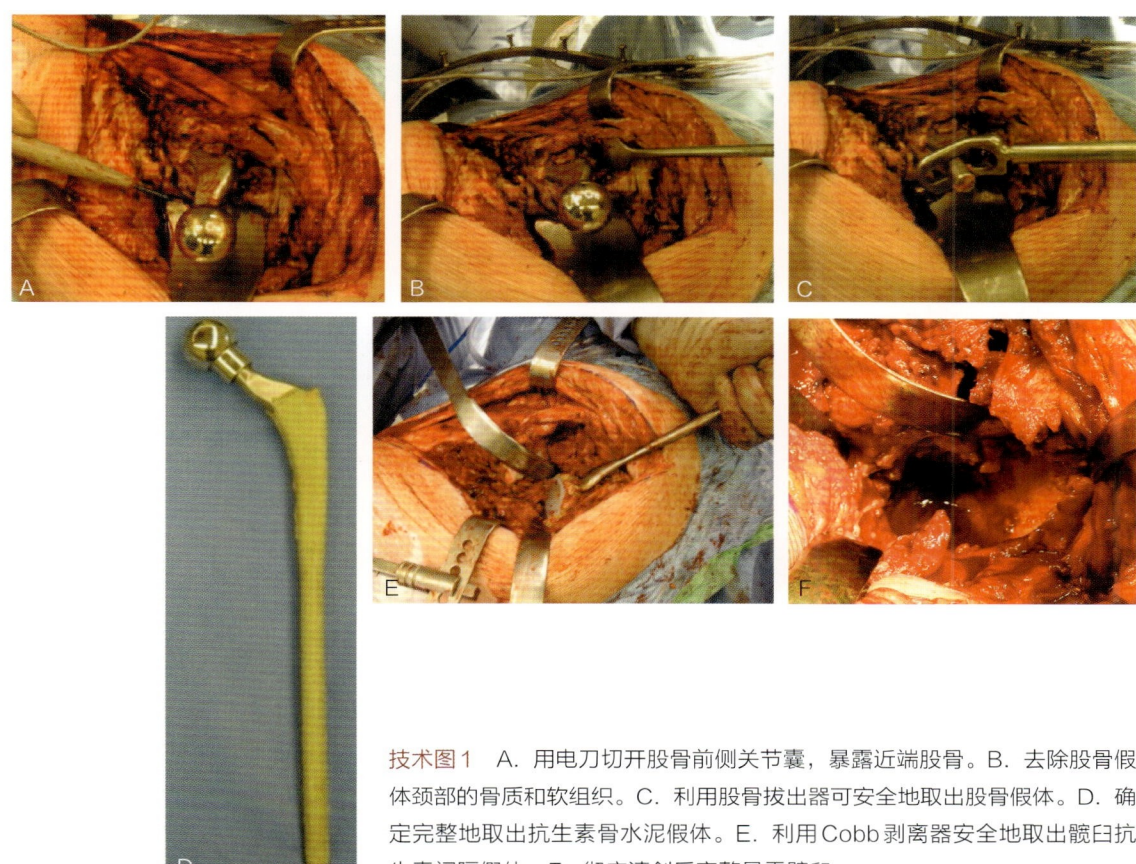

技术图1 A. 用电刀切开股骨前侧关节囊，暴露近端股骨。B. 去除股骨假体颈部的骨质和软组织。C. 利用股骨拔出器可安全地取出股骨假体。D. 确定完整地取出抗生素骨水泥假体。E. 利用Cobb剥离器安全地取出髋臼抗生素间隔假体。F. 彻底清创后完整暴露髋臼。

- 将假体肩部和大转子的骨水泥、软组织和骨质去除，这样更容易将抗生素骨水泥间隔物取出，降低大转子骨折的风险（技术图1B）。
- 利用股骨拔出器取出股骨抗生素间隔物（技术图1C），确保完全取除骨水泥（技术图1D）。
- 小心地取出髋臼抗生素间隔物，用骨凿打碎骨水泥，用圆凿去除内衬。仔细操作确保不再发生骨质流失（技术图1E）。
- 用倒钩、刮匙、刷子和脉冲冲洗，彻底股骨清创。
- 使用刮匙、咬骨钳和Cobb剥离器等去除残留软组织，清创髋臼，确保髋臼完整地显露（技术图1F）。
- 触诊确定髋臼后壁骨量。

髋臼翻修

- 逐步对髋臼进行锉磨，形成一半球状的同心圆面，注意保留髋臼缘的完整性（技术图2A）。
- 选择比最后一把髋臼锉直径大1~2 mm的髋臼假体压配打入髋臼窝。
- 假体植入时维持外展角40°方向以及前倾角10°~20°方向（技术图2B）。
- 确保假体与下方的宿主骨均匀地接触。
- 大多数病例中需要辅助螺钉固定，放置在杯的后上象限。
- 髋臼中置入合适的试模内衬，便于股骨髓腔处理结束后试装复位。

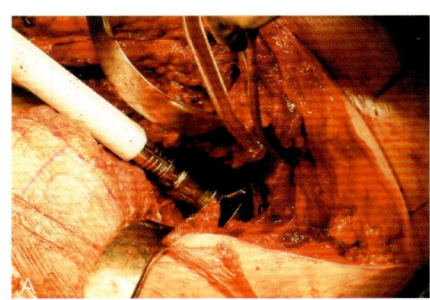
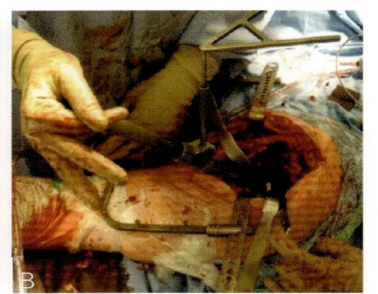

技术图2　A. 逐号进行髋臼锉磨。　B. 利用外定位架确定髋臼假体对线。

二期翻修使用非骨水泥、广泛的多孔涂层股骨柄

- 股骨髓腔的长度和直径、偏心距术前应仔细测量。
- 对股骨髓腔进行逐号扩髓，直到钻头在至少5～6 cm长度范围内遇到骨皮质抵抗（技术图3A）。
- 通过髓腔锉柄轻轻地扭转股骨试模，可以保证植入物的扭转稳定性。
- 尝试复位，评估肢体长度、软组织张力、活动范围和髋关节稳定性（技术图3B）。
- 股骨髓腔扩髓后的直径要比股骨假体的实际直径小0.5 mm，可测量后确认。
- 广泛多孔涂层股骨假体柄植入至少需要与5～6 cm的骨干皮质接触（即抓持压配），使假体获得轴向和旋转的稳定性。
- 最后将假体植入股骨腔中。徒手将其插入尽可能接近它的最终位置，否则，应将其扩大，以避免不慎造成股骨骨折（技术图3C）。
- 假体最终固定是通过用锤子轻轻地敲击来实现。

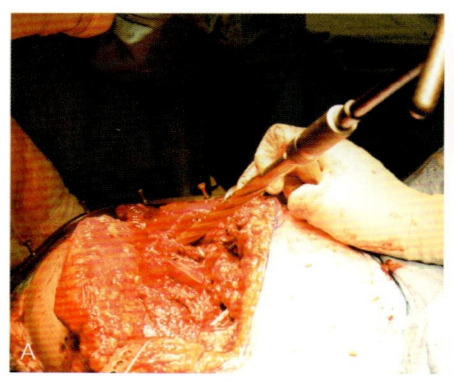
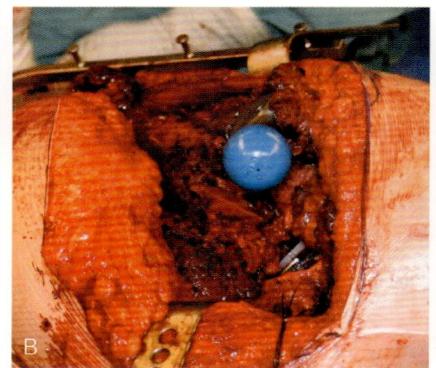
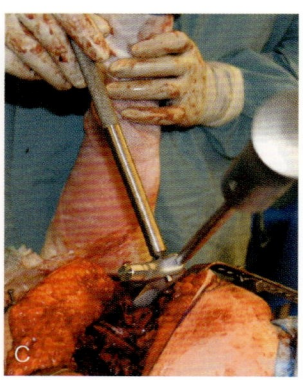

技术图3　A. 用扩髓钻进行股骨髓腔的准备。B. 置入试模假体。C. 置入最终的广泛多孔涂层股骨假体。

二期翻修用非骨水泥型锥形带凹槽股骨柄

- 利用倒钩和刮匙清理股骨髓腔的纤维组织（技术图4A）。
- 根据术前测量的髓腔深度和直径，利用锥形扩髓钻对股骨髓腔进行扩髓，直到与骨内壁接触（技术图4B）。
- 对骨干进行扩髓的目的是维持假体稳定，防止假体下沉。
- 术前模板测量所测定的假体柄长度，远端应该超过应力可能增高的部位（如转子延长截骨的顶点）至少2个髓腔宽度的距离。
- 与全多孔涂层圆柱假体柄不同，不建议术中股骨髓腔扩髓比股骨假体实际直径小0.5 mm，而更倾向于号对号扩髓。
- 利用圆锥形锉处理股骨近端。
- 通过髓腔锉柄轻轻地扭转股骨试模，可以保证植入物的扭转稳定性。
- 尝试复位，评估股骨假体柄的前倾角度、肢体长度、软组织张力、活动范围和髋关节稳定性（技术图4C）。
- 非骨水泥型锥形带凹槽股骨柄可以调整股骨前倾角度（技术图4D）。

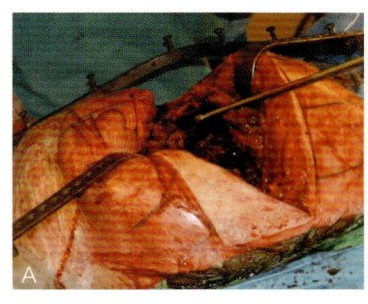
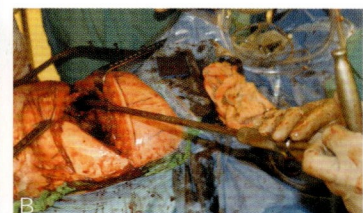
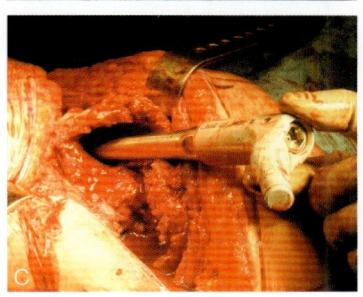
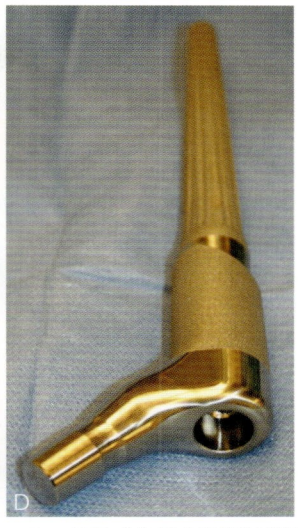

技术图4 A. 进行股骨髓腔清创。B. 用扩髓钻进行股骨髓腔准备。C. 置入试模假体。D. 组配式非骨水泥锥形带凹槽股骨柄。

要点与失误防范

假体取出及髋臼重建	● 去除髋臼水泥可能要求从水泥-骨界面开始连续地敲碎骨水泥 ● 轻柔地锉磨髋臼可以作为一种机械清创的手段
广泛多孔涂层股骨柄的翻修	● 处理股骨时,对股骨髓腔进行同心性中央扩髓非常重要 ● 至少需要5～6 cm的抓持压配才能提供假体的即时稳定性 ● 使用孔规检查股骨假体和最终扩髓钻直径的差异,可以降低术中股骨骨折的发生率
非骨水泥型锥形带凹槽股骨柄的翻修	● 在骨干区有足够的骨量是使用非骨水泥型带凹槽的股骨柄的先决条件 ● 在应力可能增高的部位以远至少达到长度为髓腔直径2倍的固定,对于假体的固定至关重要 ● 非骨水泥柄需要严格的扭转稳定性,这可以通过在助手保持腿不动的情况下扭转股骨试模来验证
骨水泥型假体翻修术	● 可行一期或二期手术(见结果部分) ● 在欧洲的一些地区行髋关节翻修时更偏好使用这一类假体,但在北美地区却很少使用

术后处理

- 术后处理需要个体化,视翻修手术的复杂程度而定。
- 假体固定的质量、术前骨缺损的严重程度、术中髋关节稳定性以及患者依从性,都会影响患者可允许的负重程度和髋关节活动范围的限制程度。
- 如果使用经臀肌入路(直接外侧入路),则需要限制患者髋关节主动外展。
- 术后明确的康复指导以及多学科团队之间的经常交流沟通是十分必要的。康复指导包括术后血液检查、深静脉血栓预防和围手术期抗生素使用。
- 所有在二期翻修时送去的术中微生物学标本必须仔细检测是否有阳性培养物生长。

结果

- 行非骨水泥型假体二期翻修术,能够成功治愈89%～93%的感染病例[2,7,8,11]。
- 联合使用抗生素骨水泥,单纯行一期翻修术的手术成功率为77%～91%[3,4,6,15]。
- 联合使用抗生素骨水泥,行二期翻修术的手术成功率为90%～95%[9,13]。

并发症

- 翻修术后感染复发是十分严重的并发症,预后不佳[14]。
- 感染耐甲氧西林菌与较高的治疗失败率有关[12]。
- 感染复发可能为初次感染复发,也可能是不同细菌引起的新发感染,通常为患者具有多种危险因素导致感染[11]。
- 髋关节脱位、双下肢不等长、静脉血栓、神经血管损伤、骨折以及一定的致死率都是潜在并发症,这同其他关节翻修置换手术一样。

(毛昕 译,张先龙 审校)

参考文献

[1] Aggarwal VK, Tischler EH, Lautenbach C, et al. Mitigation and education. J Arthroplasty 2014;29(2 suppl):19-25.

[2] Biring GS, Kostamo T, Garbusz DS, et al. Two-stage revision arthroplasty of the hip for infection using an interim articulated Prostalac hip spacer. J Bone Joint Surg Br 2009;91B:1431-1437.

[3] Buchholz HW, Elson RA, Engelbrecht E, et al. Management of deep infection of total hip replacement. J Bone Joint Surg Br 1981;63B:342-353.

[4] Callaghan JJ, Katz PR, Johnston RC. One-stage revision surgery of the infected hip: a minimum 10-year follow-up study. Clin Orthop Relat Res 1999;369:139-143.

[5] Dinnenn A, Guyot A, Clements J, et al. Synovial fluid white cell and differential count in the diagnosis or exclusion of prosthetic joint infection. Bone Joint J 2013;95-B:554-557.

[6] Elson RA. One-stage exchange in the treatment of the infected total hip arthroplasty. Semin Arthroplasty 1994;5:137-141.

[7] Faddad FS, Muirhead-Allwood SK, Manktelow AR, et al. Two-stage uncemented revision hip arthroplasty for infection. J Bone Joint Surg Br 2000;82B:689-694.

[8] Fehring TK, Calton TF, Griffin WL. Cementless fixation in 2-stage reimplantation for periprosthetic sepsis. J Arthroplasty 1999;14:175-181.

[9] Garvin KL, Evans BG, Salvati EA, et al. Palacos gentamicin for the treatment of deep periprosthetic hip infections. Clin Orthop Relat Res 1994;298:97-105.

[10] Garvin KL, Hanssen AD. Infection after total hip arthroplasty: past, present, and future. J Bone Joint Surg Am 1995;77:1576-1588.

[11] Kraay MJ, Goldberg V, Fitzgerald SJ, et al. Cementless two-staged total hip replacement for deep periprosthetic infection. Clin Orthop Relat Res 2005;441;243-249.

[12] Leung F, Richards CJ, Garbuz DS, et al. Two-stage total hip arthroplasty: how often does it control methicillin-resistant infection? Clin Orthop Relat Res 2011;469:1009-1015.

[13] Lieberman JR, Callaway GH, Salvati EA, et al. Treatment of the infected total hip arthroplasty with a two-stage reimplantation protocol. Clin Orthop Relat Res 1994;301:205-212.

[14] Pagnano MW, Trousdale RT, Hanssen AD. Outcome after reinfection following reimplantation hip arthroplasty. Clin Orthop Relat Res 1997;338:192-204.

[15] Raut VV, Siney PD, Wroblewski BM. One-stage revision of total hip arthroplasty for deep infection: long-term follow-up. Clin Orthop Relat Res 1995;321:202-207.

[16] Spangehl MJ, Masri BA, O'Connell JX, et al. Prospective analysis of preoperative and intraoperative investigations for the diagnosis of infection at the sites of two hundred and two revision total hip arthroplasties. J Bone Joint Surg Am 1999;81-A:672-683.

[17] Tsukayama DT, Estrada R, Gustilo RB. Infection after total hip arthroplasty. A study of the treatment of one hundred and six infections. J Bone Joint Surg Am 1996;78(4):512-523.

[18] Wasielewski RC, Cooperstien LA, Kruger MP, et al. Acetabular anatomy and the transacetabular fixation of screws in total hip arthroplasty. J Bone Joint Surg Am 1990;72A:501-508.

[19] Zimmerli W, Moser C. Pathogenesis and treatment concepts of orthopaedic biofilm infections. FEMS Immunol Med Microbiol 2012;65:158-168.

第35章 胫骨高位截骨
Upper Tibial Osteotomy (High Tibial Osteotomy)

Tomoyuki Saito, Yasushi Akamatsu, and Ken Kumagai

定义

- 胫骨高位截骨术（HTO）是一种从用于治疗内侧间室膝关节炎发展而来的恢复力线的手术[7]。
- 膝关节骨性关节炎的主要病因之一是由于下肢膝内翻畸形导致局部的生物力学负荷过度。
- 过度的生物力学负荷可作用于膝关节的任一间室，所以这种超负荷很可能导致关节软骨随着年龄的增长而退化。
- HTO的目的是纠正肢体的力线不齐，将承重从退化的内侧间室转移到相对健康的外侧间室。
- 通过纠正下肢力线可以改善受累膝关节的稳定性，减少滑膜炎，及阻止软骨退化。
- HTO的适应证包括伴或不伴膝关节不稳定或骨坏死的内侧间室膝关节炎。

解剖

- 为了获得成功的结果和避免并发症，胫骨近端截骨有几个重要的解剖标志值得注意。
- 在胫骨近端前方，以胫骨结节最为突出。截骨应在结节的近端进行。
- Gerdy结节位于胫骨结节外侧2～3 cm处，为髂胫束止点。Gerdy结节由于其骨皮质较厚，是最适合放置固定装置的部位。
- 胫骨近端内侧可见筋膜覆盖的鹅足肌腱、股薄肌和半腱肌，并且后内侧有内侧副韧带浅层附着。在内侧软组织紧张的情况下，以上组织可行骨膜下剥离。
- 胫骨和腓骨近端的前方是胫骨前肌、趾长伸肌和腓骨长肌的起点。
- 腓总神经位于腓骨颈外侧。在闭合楔状截骨术中切除腓骨头或分离上胫腓联合韧带时，应注意避免神经损伤。
- 胫骨后方截骨时，应保护后神经血管结构，包括腘动脉、静脉和胫神经。
- 胫骨近端横截面呈三角形。在开放楔形胫骨高位截骨术（OW-HTO）时，截骨部位的后侧部分应比前半部分抬高得更多，以避免能预计到的胫骨后倾的增加。
- 当行闭合楔形高位胫骨截骨术（CW-HTO）腓骨截骨时，腓骨干可在腓骨头远端约16 cm处安全截骨。

发病机制

- 膝关节骨性关节炎是老年人常见的一种关节疾病，可导致膝关节进行性功能障碍。
- 膝关节骨性关节炎的发生和发展与遗传、体重、年龄、性别、重复性应力损伤和高冲击性运动等危险因素有关。
- 虽然膝关节骨性关节炎的病因是多因素的，但内侧间室膝关节骨性关节炎表现为内翻畸形，机械轴从膝关节很内侧穿过，内侧软骨受到过大的应力负载被认为是主要病因。
- 过度负荷更容易导致关节软骨退行性变，滑膜包裹的软骨碎片可诱发滑膜炎症，导致关节软骨进一步退行性变。
- 滑膜炎症反应在退化的关节软骨周围明显，与关节肿胀和激惹疼痛有关。

自然病程

- 一旦膝关节受到骨性关节炎的影响，这种疾病会随着时间的推移而发展，成骨细胞的变化，包括软骨下骨硬化和骨赘的形成，都是清晰可见的。进一步软骨变性发生，导致关节间隙狭窄或闭塞。
- 运动范围（ROM）逐渐受到限制，出现屈曲挛缩或膝关节活动受限。
- 然而，加强四头肌锻炼或减轻体重可以改变该病的临床病程。这些措施可以稳定膝关节和减少软骨退化部分的过载，较好地缓解疼痛。
- 随着病情的发展，关节软骨的缺失会导致内翻-外翻不稳定，即所谓的"外推"。这种不稳定性会进一步促进软骨退化，导致胫股内侧关节骨磨损，内翻畸形增加。
- 髁间切迹周围形成骨赘，可导致前交叉韧带损伤，并向外侧和髌股间室扩展。
- 由于严重的疼痛和有限的活动范围，膝关节受到破坏，膝关节功能明显丧失。

病史和体格检查

- 膝关节骨性关节炎的诊断可以根据患者的症状、体格检查和影像学检查确定。
- 临床检查膝关节应从完整的病史开始,既往病史包括骨折、半月板撕裂等外伤史、糖尿病或高血压等疾病史和职业史。
- 膝关节疼痛是膝关节骨性关节炎的重要临床表现之一。患者从椅子上站起来开始走路时,膝关节周围会感到疼痛。这种疼痛的形式,称为启动疼痛,是膝关节骨性关节炎非常特征性的表现。体力活动,如上下楼梯,也会加重疼痛。
- 有些患者抱怨晚上疼痛,早上僵硬。
- 询问患者疼痛的开始情况、持续时间和频率,以及加剧疼痛的活动的方式,对于帮助做出鉴别诊断至关重要。
- 体格检查应包括姿势、步态、受累肢体、膝关节内外侧间室、脊柱,特别是髋关节,因为髋关节病变也会引起膝关节疼痛。
- 在步态的早期站立相可以看到明显的膝关节内翻畸形、疼痛保护步态和外摆,可见关节积液和股四头肌萎缩。
- 压痛可提示胫股关节和髌股关节周围疼痛的确切位置。通过让患者用一个手指指出疼痛的部位,就可以很容易地确定疼痛区域。当关节积液存在时,可观察到浮髌。膝关节骨性关节炎患者在体检过程中可感到关节有捻发感,表现为爆裂或研磨声。
- 由于膝关节内侧间室骨性关节炎中滑膜炎和骨赘的形成更为明显,内侧关节间隙疼痛更加明显。

影像学和其他诊断性检查

- 膝关节骨性关节炎的常规影像学检查包括站立(负重)前后位片(AP)、侧位和切向轴位片。其他体位包括隧道体位片、45°屈曲负重后前位片、内翻或外翻应力位以及全长站立X线片(机械轴位)。
  - 站立前后位片比仰卧位片能更准确地评估膝关节力线和关节间隙宽度(图1A)。
  - 侧位片显示伸肌装置的状态,包括髌骨高度(高位或低位髌骨)、股四头肌和髌腱、胫骨后倾、股骨远端和胫骨近端。
  - 髌股关节的形态学变化可以用切线位片来评估(Merchant位)。
  - 隧道片显示髁间切迹后方形成骨赘。
  - 膝关节屈曲负重后前位片可显示胫股关节后方关节间隙宽度。关节软骨的早期退行性改变可以用这一体位片来检查发现。
  - 机械轴位片提供了整个下肢的精确力线,通常用于HTO的术前计划(图1B)。
  - 内翻和外翻应力位片有助于观察膝关节内侧骨性关节炎的内外侧稳定性,并确认外侧间室几乎完好无损(图1C)。
- 磁共振可提供膝关节整体结构的多平面病理评估,包括软骨、滑膜、韧带、半月板和骨髓。

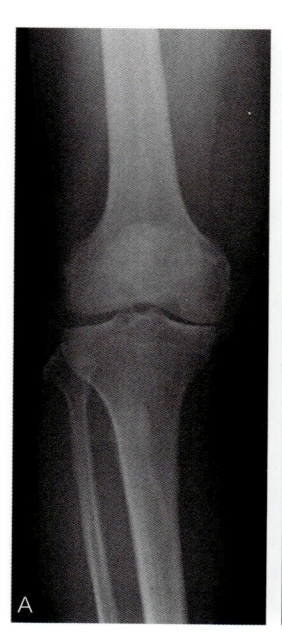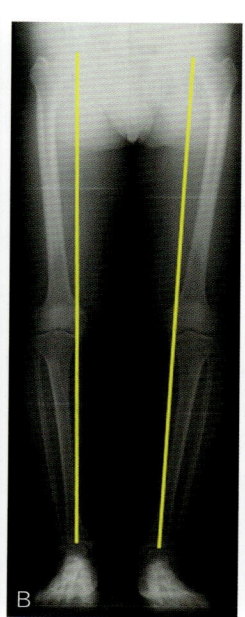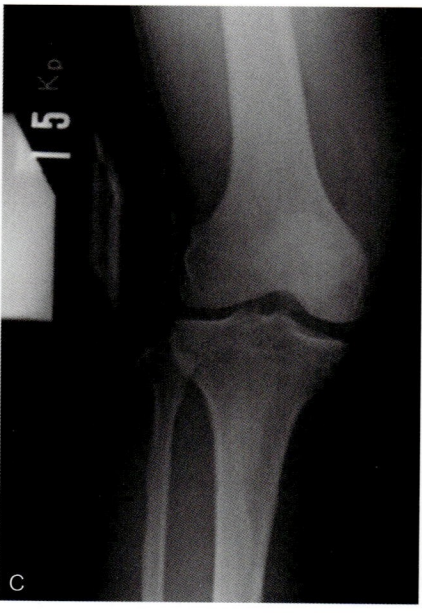

图1 术前X线片。A. 右膝AP平片显示内侧关节间隙明显狭窄,伴有骨赘形成。B. 双下肢机械轴位片,显示双下肢内翻畸形。注意这样获得机械轴:(1)标记股骨头中心。(2)标出踝关节中心。(3)在它们之间画一条直线(即图中最中间的那条线)。C. 外翻应力AP片显示全层关节软骨,外侧关节间隙完整。

- 在膝关节内侧间室骨性关节炎，随着疾病的进展，磁共振可以通过显示不规则的关节表面令人满意地显示关节软骨的形态学变化，较好地显示滑膜增生、软骨下骨增厚、内侧半月板蜕变、前交叉韧带和内侧副韧带的状况，以及骨髓水肿显示关节面负荷过重。
- 其他诊断成像工具包括使用氟化葡萄糖或氟化钠（18F-NaF）的骨闪烁成像和正电子发射断层扫描。

鉴别诊断
- 股骨髁骨坏死
- 胫骨平台骨坏死
- 夏科关节炎
- 特发性关节卒中
- 老年发病类风湿关节炎
- 晶体性关节炎
- 化脓性关节炎

非手术治疗
- 临床实践中建议采用药物和非药物治疗相结合的方法（国际骨关节炎研究会髋关节和膝关节骨性关节炎治疗建议）[25]。
- 患者应被告知治疗的目的和改变生活方式、活动节奏、减肥的重要性，以及需要使用助行器来减少关节过载。
- 膝支具可以减轻轻微或中度不稳定性膝骨性关节炎的疼痛。外侧楔形鞋垫可以缓解部分内侧间室膝关节炎患者的症状。
- 作为一种药物治疗，对乙酰氨基酚常被用作镇痛药。非甾体抗炎药（NSAIDs）被推荐以最低的有效剂量使用，以防止胃肠道风险的增加。COX-2选择性药物应谨慎用于有心血管危险因素患者。氨基葡萄糖或软骨素、弱阿片类药物和麻醉性镇痛药可改善膝关节炎患者症状。
- 关节内注射皮质类固醇或透明质酸可用于膝关节骨性关节炎的治疗。

手术治疗

适应证
- HTO的主要适应证是通过非药物和药物治疗不能充分缓解疼痛和改善功能的膝关节内侧间室骨性关节炎[17,18]。
- 伴有膝外摆的膝关节OA患者很可能需要行HTO。
- 膝关节骨坏死患者是HTO很好的适应证。
- 理想的患者在生理上是年轻的（<55岁）。然而，肥胖或65岁以上的老年患者的失败率并不总是很高，老年和超重患者并不是HTO的禁忌证。
- 膝关节内侧间室OA合并解剖性内翻角度<15°，固定屈曲畸形<15°是CW-HTO的适应证，其他情况，CW-HTO可以作为一个外科备选方案。
- 要行HTO，前交叉韧带的功能必须完整。CW-HTO能明显减小胫骨后倾，适合治疗前交叉韧带受损的膝关节骨性关节炎。
- 同时累及内侧和外侧间室的炎症性膝关节炎或膝OA不适合HTO。

术前准备
- 在术前规划之初，检查膝关节外翻应力位AP片外侧关节间隙宽度是否保持是非常重要的。因为术后主要负重部位变成为外侧间室。
- 在制订截骨计划时，确定截骨线的位置和方向以及所需的矫正角是一个基本原则。
- 通过站立位膝关节AP位X线片，从膝内侧关节线下35 mm处的胫骨内侧皮质至上胫腓关节画一条截骨线。
- Bauer等[4]提出的理想的术后膝关节力线是站立位股骨胫骨角（SFTA）170°（解剖外翻角10°）。所需的校正角（θ°）是通过将受累膝关节的SFTA减去170°计算得到的角度。
- 从截骨线与胫骨外侧骨皮质的交点，画一个三角的底边（θ），测量此点至截骨线与胫骨内侧骨皮质的交点的长度，这个长度可作为术中打开胫骨宽度的参考。

体位
- 患者仰卧于手术台上，垫高同侧臀部区域，使下肢处于中立位置（图2）。
- 大腿根部使用充气止血带。
- 术前应透视检查股骨头中心、踝关节及膝关节位置是否能显示。

入路
- OW-HTO入路为髌骨下段至胫骨结节远端3 cm的髌旁内侧切口（图3）。
- 当关节内操作需要行关节切开时，包括骨赘切除和重塑关节软骨，要从髌骨上部到胫骨结节远端要做一个较长的皮肤切口，通常采用股肌下入路。

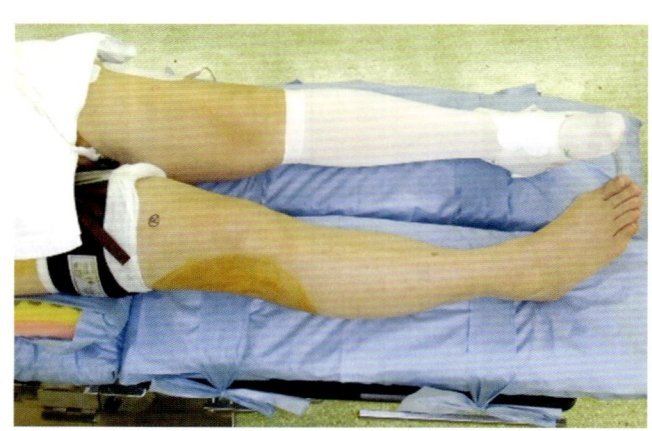

图2 体位。患者仰卧位,在大腿根部放置止血带。

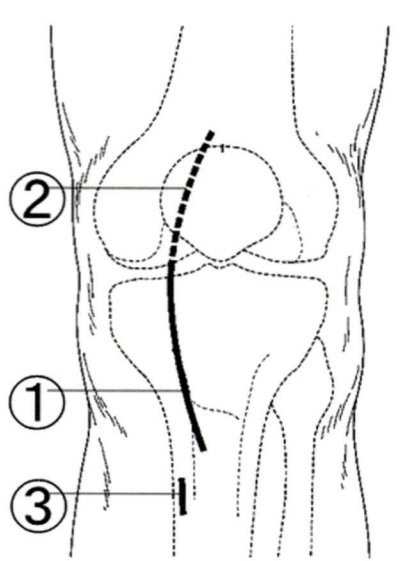

图3 开口楔形 OW-HTO 的入路。①平行于髌韧带内侧边界的微斜行皮肤切口,起于髌骨下极水平,远端至胫骨结节水平。②关节内手术皮肤近端延长切口。③单独的切口用于微创钢板内固定(MIPO)技术固定远端螺钉。

关节镜

- 常规的关节镜检查是通过前内侧或前外侧入路来确定关节内的病理改变。
- 由于关节软骨的紊乱影响到 HTO 的长期临床疗效,因此检查外侧间室关节面状态非常重要(技术图1A,B)。
- 由于 OW-HTO 有可能加重髌股关节炎,因此需观察前交叉韧带和髌股间室的情况。
- 在关节镜检查中,可以取出游离体,必要时修整撕裂的半月板。骨髓刺激可以用克氏针或锥子进行。

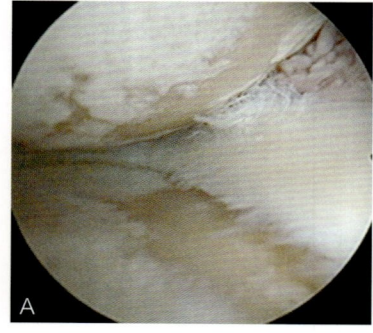 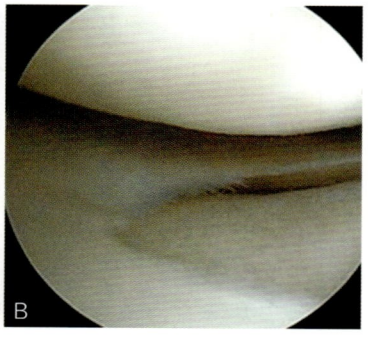

技术图1 关节镜检查。A. 关节镜下显示股骨内侧髁和胫骨的软骨下骨的内侧间室图像。B. 关节镜下关节面完整的外侧间室图像。

OW-HTO

初步解剖分离

- 行髌腱松解,皮肤标记胫骨结节、关节线和 Gerdy 结节在内的骨解剖标志。
- 内侧髌旁皮肤斜切口从髌骨下段至胫骨结节远端 3 cm。
- 切开皮肤、皮下组织,直到缝匠肌筋膜覆盖的胫骨近端前部显露出来。
- 沿髌腱的内侧和外侧边缘纵向切开筋膜,清除肌腱的后止点,使胫骨结节处形成凸形。胫骨近端的前外部行骨膜下剥离以利截骨(技术图2)。

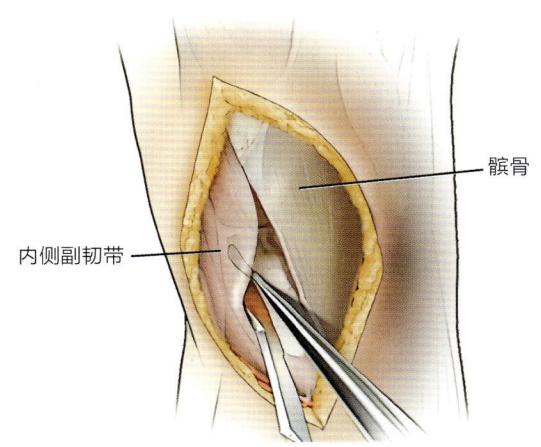

技术图2　骨膜下剥离。从内侧到后部剥离内侧副韧带浅层。

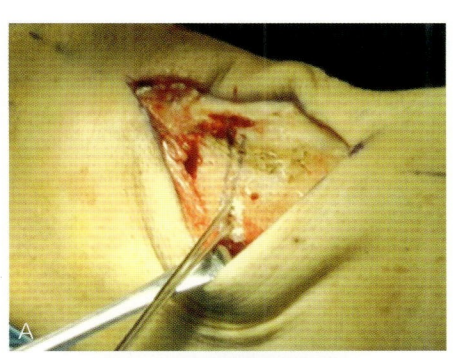

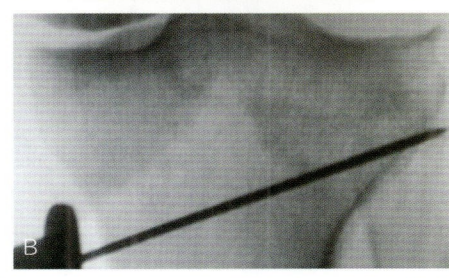

技术图3　放置导针。A. 两枚克氏针平行放置于胫股关节面远端35 mm的内侧至近端胫腓关节上三分之一处。B. 在透视监控下平行插入两根导针。

- 腘绳肌和内侧副韧带浅层的止点行骨膜下松解，用Cobb剥离器从内侧至后方剥离胫骨近段骨膜直到轻微膝反屈。
- 胫骨后部骨膜厚而坚固，附着肌肉和软组织，仔细剥离避免意外的神经血管损伤。

置入导针

- 在透视下，将2根直径2 mm的克氏针插入内侧皮质，位于内侧关节面下方3.5 cm处（技术图3A），几乎平行指向胫腓近端关节，形成截骨平面（技术图3B）。

截骨

- 截骨时，用小摆锯沿2根克氏针进行内侧和前部骨皮质切割（图4A），用薄骨刀进行后侧、后外侧和前外侧皮质切割（图4B）。截骨加深。此时，胫骨外侧皮质应保持完整。

- 在胫骨结节处进行L形截骨术，使凸缘高度约为2 cm。高度是根据开口来决定的。然后进行不完全截骨。
- 从截骨部位（技术图4C）至外侧皮质10 mm以内（技术图4D）插入撑开器。使用撑开器逐渐分离近端骨和远端骨，直到间隙宽度与术前X线片测量的距离相同（技术图4E）。肢体力线应校正到170°SFTA（解剖外翻角度10°）。校正后的力线也可以用电凝来验证，下肢机械轴和胫骨平台62%处重叠。

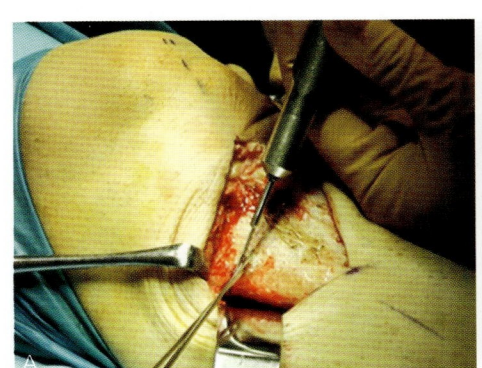 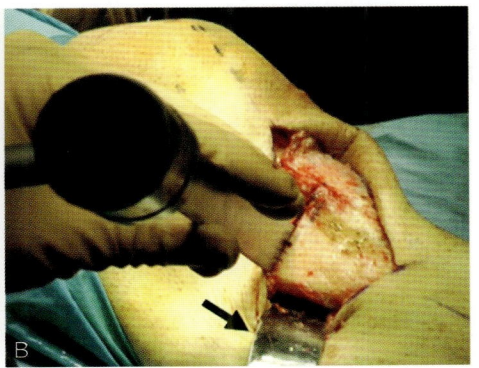

技术图4　截骨术及截骨间隙的打开。A. 截骨时使用摆锯沿克氏针方向斜截骨。B. 注意后部应用拉钩保护（箭头）。

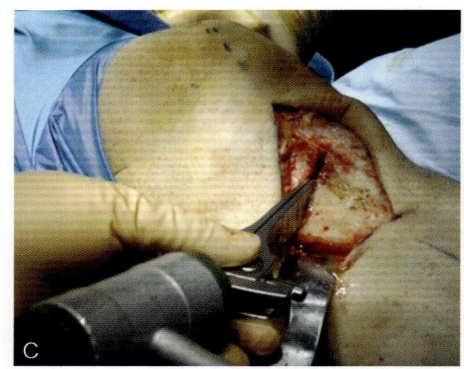
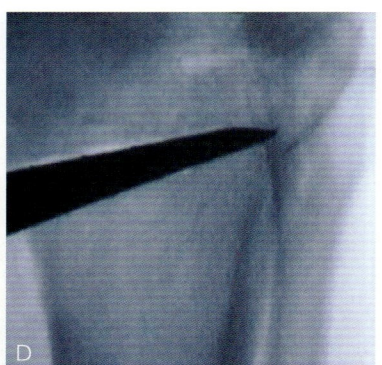
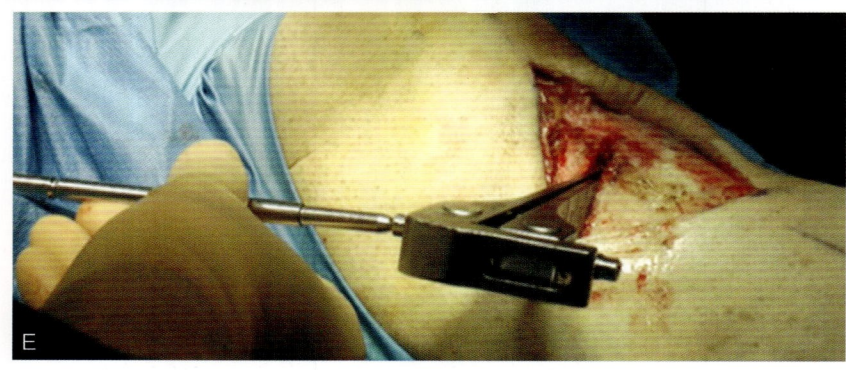

技术图4（续） C. 插入撑开器。D. 注意撑开器的插入距离外侧皮质边缘5 mm，保持外侧皮质完整。E. 使用撑开器逐步打开截骨间隙，直到获得术前计划的撑开距离。

植骨

- 该空间由插入前侧和后侧的2个扩张器维持（技术图5A、B）。将2块由β-TCP（磷酸三钙）制成的楔形骨替代物插入开口空间，其孔隙率为60%，也可以从髂嵴取骨移植物。从而增强抗负重的机械强度，并保持校正后的力线（技术图5C、D）。
- 为了保持胫骨的自然后倾，第一块楔形骨替代物或同种异体骨移植物应放置在胫骨最后的角，随着膝关节的伸展，植入骨的基部后方应高于前方（技术图5E）。再植入调好大小的第二块骨替代物或骨移植物。

钢板固定和闭合创口

- 骨膜与剥离前一样缝合，并在骨膜上放置一块有锁定装置的TomoFix钢板（Synthes, Paoli, PA），远端和近端骨块均用螺钉固定（技术图6A、B）。远端螺钉固定通常需要在钢板远端约2 cm处再做一个切口。
- 在截骨部位放置一个Hemovac引流管，按照标准方式关闭皮下组织和手术伤口。使用无菌敷料。不需要膝关节制动器。

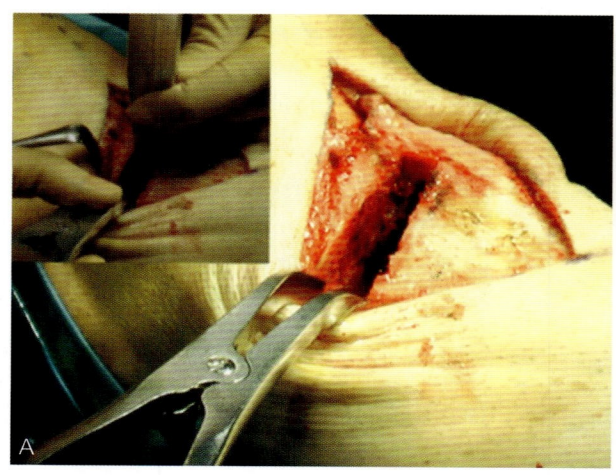
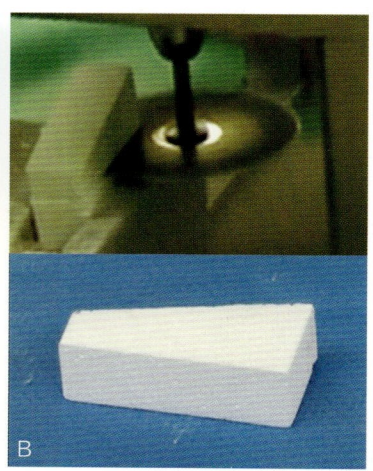

技术图5　使用撑开器维持截骨间隙。A. 截骨后截骨间隙的维持。B. 楔形骨替代物是由矩形骨替代物制成的。

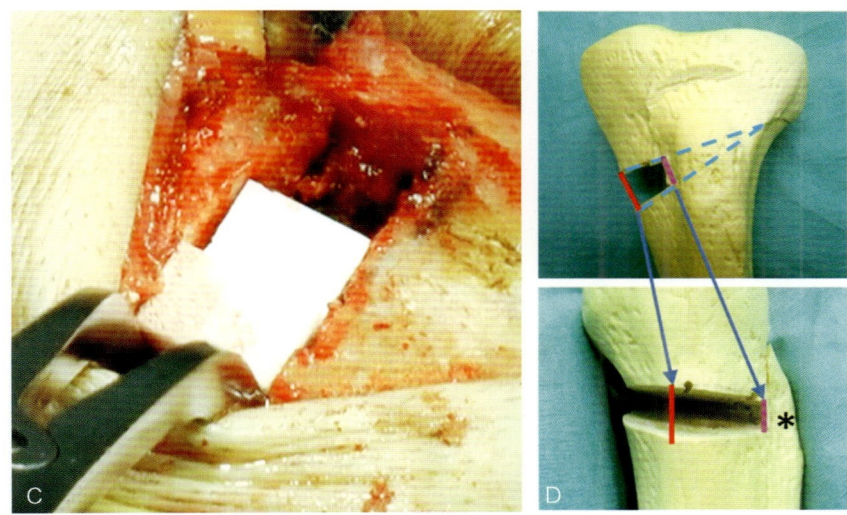

技术图5（续）　C. 将2个楔形骨替代物插入开口间隙。D. 注意保持前开口间隙约为后开口间隙的2/3，以避免矢状面后倾的角度增加（星号）。

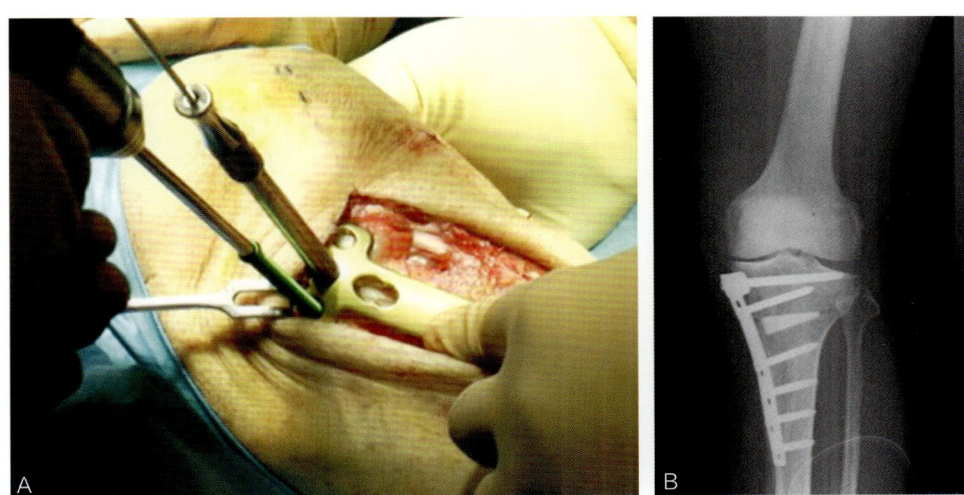

技术图6　骨块固定。A. 在皮下用TomoFix钢板和锁定螺钉对截骨部位进行固定。B. 术后正侧位片。

OW-HTO在另一种膝关节病变中的应用

双截骨术治疗内侧间室膝骨性关节炎合并髌股骨性关节炎

- 结合OW-HTO和胫骨结节前内侧截骨术。

入路

- 从髌骨上极起至胫骨结节远端5 cm处做正中纵行皮肤切口。
- 向内侧拉开皮下组织，在髌韧带内侧松解内侧支持带。远端沿胫骨结节内侧缘延长切口，内侧副韧带及鹅足行皮下剥离。
- 切开外侧支持带，从髌骨完全松解到股外侧肌的水平。

截骨

- 第一次截骨术是一种内侧开口楔形斜截骨术，保留胫骨结节完整。从髌腱止点后方开始，平行于胫骨前皮质进行近端结节截骨。
- 第二次截骨是在完成楔形开口截骨后，胫骨结节行前内侧移位。在胫骨近端距髌韧带止点远端4~5 cm处进行截骨，厚8~10 mm。远端不完全切开，骨膜保持完整。

植骨和固定
- 胫骨结节的近端以骨膜远端为铰链移向内侧。髌骨半脱位的程度决定了内移的距离。然后将胫骨近端向前抬高10 mm,在胫骨结节部分分离的骨块下放置带2个螺钉孔的楔状人工骨替代物。最后,用2个4.5 mm空心皮质螺钉对骨块进行固定(技术图7)。

OW-HTO联合软骨镶嵌术治疗膝关节大的伴有软骨缺损的骨坏死

入路
- 除了简单的OW-HTO皮肤切口外,内侧髌旁皮肤切口延伸至髌骨近端。
- 关节面通过股肌下切开关节显露。

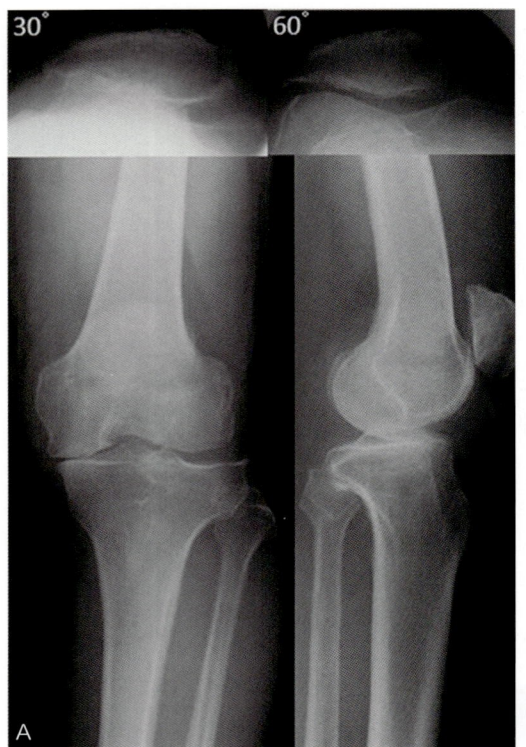
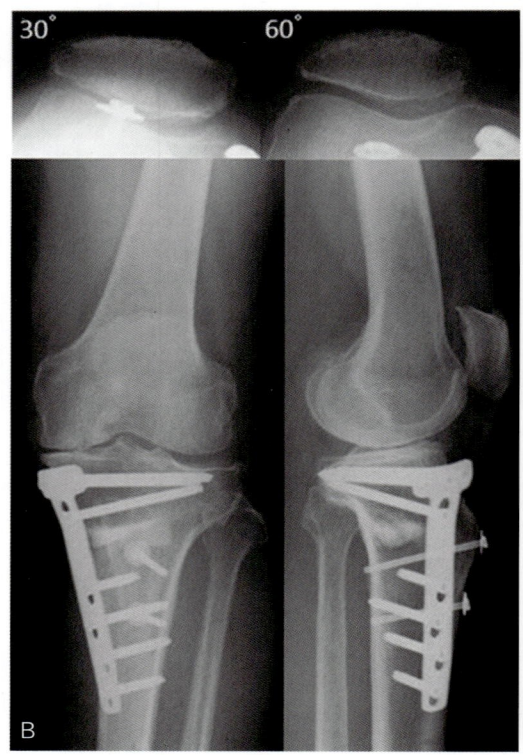
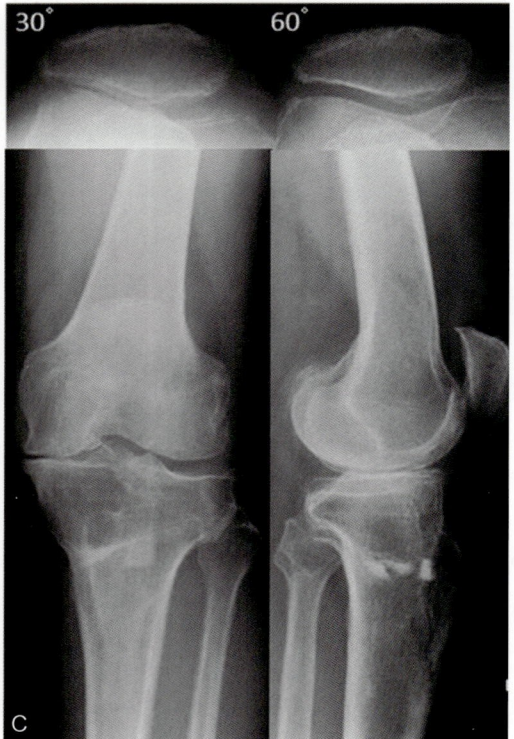

技术图7 OW-HTO联合胫骨结节前移。A. 术前X线片显示内侧室OA和髌股OA伴髌骨半脱位。B. 术后1年的X线片显示校正后外翻的膝关节和前内侧髌骨。C. 术后3年X线片显示髌股关节良好。

供体获取
- 常用的供区是负重较轻的部位,包括股骨滑车的内侧和外侧边缘。
- 用管状凿子手工采集几个小的 20 mm 深的圆柱形骨软骨栓。

移植物植入
- 从缺损处清除残余软骨和软骨下损伤。
- 膝关节屈曲,用钻头钻出与关节表面垂直的受体孔。
- 对供体骨软骨栓进行压配移植。所有的骨软骨栓应放置在健康软骨的同一水平面上(技术图8)。

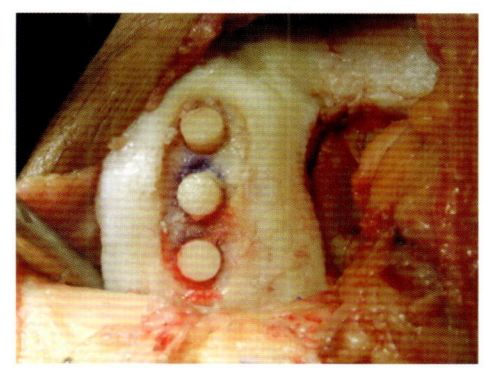

技术图8　软骨修复过程。图示股骨内侧髁自体骨软骨镶嵌植骨。

要点与失误防范

暴露与解剖	• 确保暴露胫骨近端整个前表面 • 按照计划的截骨线松解剥离胫骨后段的厚骨膜 • 在后侧插入拉钩以保护神经血管结构
截骨	• 在伸直的膝关节插入2根克氏针,透视检查它们是否平行 • 制作一个足够长的凸缘来桥接近端和远端骨端之间的间隙 • 在完成不完全截骨后,要确保截骨部位能在轻微外翻应力的情况下打开
打开间隙	• 将撑开器尽可能靠近外侧皮质,以防止胫骨平台外侧断裂 • 如内侧软组织仍然紧绷阻碍开口,可以用手术刀做多个小口来缓解这种紧绷 • 将人工骨替代物的第一个楔块放置在间隙底部的最后角 • 使前间隙长度为后间隙长度的2/3,保持胫骨自然后倾,膝关节轻度外翻
钢板固定	• 在骨膜上放置一块 TomoFix 钢板 • 螺钉尖端不要穿出到关节间隙或后皮质 • 选择合适的螺钉长度是至关重要的 • 远端骨块螺钉固定时要伸直膝关节,以实现膝关节能完全伸直

术后处理
- 术后即刻处理中,患者在麻醉状态下接受股神经阻滞,并在第一个晚上使用患者含罗哌卡因的可控的镇痛泵。
- 拔除导管后,使用非甾体抗炎药来控制疼痛。
- 住院期间使用包括足泵在内的连续加压装置(A-VImpulse System, Covidien, Mansfield, MA),以降低深静脉血栓形成的风险。
- 术后48小时内拔除引流管,术后第一天开始主动地膝关节屈伸锻炼。
- 允许进行直腿抬高和固定练习,并观察膝关节完全伸展。
- 患者术后可不负重挂拐杖行走,1周后允许部分负重。
- 术后1周开始使用T形拐杖进行负重步行锻炼。
- 患者达到上下楼梯的康复水平后,即可出院。

结果
- 许多研究报道HTO为膝关节OA提供了良好的功能结果,术后长期随访的临床效果令人满意,尤其是在术后肢体力线良好的情况下[20]。
- HTO后内翻畸形的矫正可减少滑膜炎症反应,并可诱导受累关节软骨的再生。
- 然而,HTO有几个潜在的缺点,如患者选择有限、技术上的困难、寿命短(5~7年)[1,24]和神经血管损伤的可能性。
- 近年来,OW-HTO因其手术简单,术中能精确校正力线,骨暴露快速、安全,无任何肌肉附着、无腓神经麻痹风险等优点而越来越受欢迎。
- 既往关于OW-HTO的研究已显示出良好的短中期临床功能结果(表1)[3-6,8,9,11,13-15,19,21]。

表1 开口楔形胫骨高位截骨的临床结果

研究	病例数	随访时间(年)	结果
Asik 等,2006	65	1.5~5(平均2.8)	平均Knee Society膝关节评分85.6
Benzakour 等,2010	118	5~27(平均15)	平均Knee Society膝关节评分(膝评分和功能评分)在15年时为101/200
Brosset 等,2011	51	1.8~2.1(平均2)	平均IKS膝关节评分90
DeMeo 等,2010	20	平均8.3	70%的生存者中有42%在8年时评定膝关节良或优
El-Azab 等,2011	50	2.5~3.8(平均3)	平均Lysholm评分85
Floerkemeier 等,2013	533	2.4~4.7(平均3.6)	平均Oxford膝关节评分43(0:差,48:好)
Haviv 等,2012	22	平均6.3	平均Oxford膝关节评分37
Hernigou 等,1987	93	10~13(平均11.5)	5年时90%优,10年时45%良到优
Kolb 等,2009	51	2.8~5.5(平均4.3)	最终随访82%良到优
Niemeyer 等,2010	69	至少3年	平均International Knee Documentation Committee评分72.7
Saito 等,2014	78	5~10(平均6.5)	平均Knee Society评分88.1

IKS: International Knee Society。

并发症

- HTO被认为是一种技术要求很高的手术;其并发症发生率相对较高,且因术者的经验、手术过程和术后管理而异。

术中并发症

- 对线对位不良
  - 矫正不足或矫正过度会导致术后临床和功能结果不满意。
- 内侧或外侧皮质的骨折。

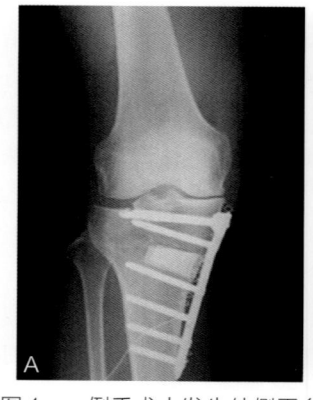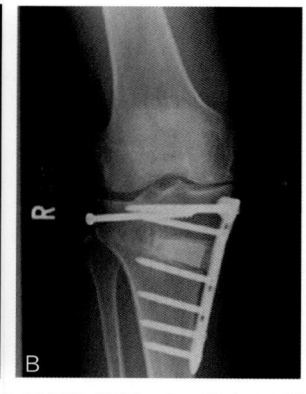

图4 一例手术中发生外侧平台骨折的病例。A. 患者69岁,在OW-HTO术后即刻的前后位片上观察到外侧平台骨折。B. 从胫骨外侧置入松质螺钉。术后6个月拍摄的X线片显示截骨部位有骨组织愈合,未丢失矫正角。

- 在OW-HTO中,外侧铰链骨折的发生率很高(图4)[23]。
- 在OW-HTO中,不希望看到的胫骨后倾增加。
- 在OW-HTO中,不希望看到的螺钉关节内突出。
- CW-HTO患者腓总神经麻痹或血管损伤。
  - 据报道,腓总神经麻痹的发生率为2%~16%,血管损伤的发生率为0.4%[10,12]。

术后早期并发症

- 血肿
- 早期感染
  - 在系统的文献综述中,表浅感染发生率为1%~9%,深部感染发生率为0.5%~4.7%[2,16]。
- 筋膜室综合征
- 静脉血栓栓塞
  - HTO后静脉血栓栓塞的报道非常有限。在笔者最近的研究中,使用止血带后,深静脉血栓形成的发生率为12.5%,无症状肺栓塞的发生率为9.4%。

术后晚期并发症

- 低位髌骨
- 假关节
  - 据报道,假关节的发生率为0.7%~4.4%[22]。
- 植入失败
- 矫正丢失,内翻畸形复发

(毛昕 译,张先龙 审校)

参考文献

[1] Aglietti P, Buzzi R, Vena LM, et al. High tibial valgus osteotomy for medial gonarthrosis: a 10- to 21-year study. J Knee Surg 2003; 16:21-26.

[2] Anagnostakos K, Mosser P, Kohn D. Infections after high tibial osteotomy. Knee Surg Sports Traumatol Arthrosc 2013;21:161-169.

[3] Asik M, Sen C, Kilic B, et al. High tibial osteotomy with Puddu plate for the treatment of varus gonarthrosis. Knee Surg Sports Traumatol Arthrosc 2006;14:948-954.

[4] Bauer GC, Insall J, and Koshino T. Tibial osteotomy in gonarthrosis (osteo-arthritis of the knee). J Bone Joint Surg Am 1969;51:1545-1563.

[5] Benzakour T, Hefti A, Lemseffer M, et al. High tibial osteotomy for medial osteoarthritis of the knee: 15 years follow-up. Int Orthop 2010;34:209-215.

[6] Brosset T, Pasquier G, Migaud H, et al. Opening wedge high tibial osteotomy performed without filling the defect but with locking plate fixation (TomoFix) and early weight-bearing: prospective evaluation of bone union, precision and maintenance of correction in 51 cases. Orthop Traumatol Surg Res 2011;97:705-711.

[7] Cass JR, Bryan RS. High tibial osteotomy. Clin Orthop Relat Res 1988;230:196-199.

[8] DeMeo PJ, Johnson EM, Chiang PP, et al. Midterm follow-up of opening-wedge high tibial osteotomy. Am J Sports Med 2010;38:2077-2084.

[9] El-Azab HM, Morgenstern M, Ahrens P, et al. Limb alignment after open-wedge high tibial osteotomy and its effect on the clinical outcome. Orthopedics 2011;34:e622-e628.

[10] Flierl S, Sabo D, Hornig K, et al. Open wedge high tibial osteotomy using fractioned drill osteotomy: a surgical modification that lowers the complication rate. Knee Surg Sports Traumatol Arthrosc 1996;4:149-153.

[11] Floerkemeier S, Staubli AE, Schroeter S, et al. Outcome after high tibial open-wedge osteotomy: a retrospective evaluation of 533 patients. Knee Surg Sports Traumatol Arthrosc 2013;21:170-180.

[12] Georgoulis AD, Makris CA, Papgeorgiou CD, et al. Nerve and vessel injuries during high tibial osteotomy combined with distal fibular osteotomy: a clinically relevant anatomic study. Knee Surg Sports Traumatol Arthrosc 1999;7:15-19.

[13] Haviv B, Bronak S, Thein R, et al. Mid-term outcome of opening wedge high tibial osteotomy for varus arthritic knees. Orthopedics 2012;35:e192-e196.

[14] Hernigou P, Medevielle D, Debeyre J, et al. Proximal tibial osteotomy for osteoarthritis with varus deformity. A ten to thirteen-year followup study. J Bone Joint Surg Am 1987;69:332-354.

[15] Kolb W, Guhlmann H, Windish C, et al. Opening-wedge high tibial osteotomy with a locked low-profile plate. J Bone Joint Surg Am 2009;91:2581-2588.

[16] Koshino T. The treatment of spontaneous osteonecrosis of the knee by high tibial osteotomy with and without bone grafting or drilling of the lesion. J Bone Joint Surg Am 1982;64(1):47-58.

[17] Marti RK, Verhagen RA, Kerkhoffs GM, et al. Proximal tibial varus osteotomy. Indications, technique, and five to twenty-one-year results. J Bone Joint Surg Am 2001;83-A:164-170.

[18] Matthews LS, Goldstein SA, Malvitz TA, et al. Proximal tibial osteotomy. Factors that influence the duration of satisfactory function. Clin Orthop Relat Res 1988;229:193-200.

[19] Niemeyer P, Schmal H, Hauschild O, et al. Open-wedge osteotomy using an internal plate fixator in patients with medial-compartment gonarthritis and varus malalignment: 3-year results with regard to preoperative arthroscopic and radiographic findings. Arthroscopy 2010;26:1607-1616.

[20] Odenbring S, Egund N, Hagstedt B, et al. Ten-year results of tibial osteotomy for medial gonoarthrosis: the influence of overcorrection. Arch Orthop Trauma Surg 1991;110:103-108.

[21] Saito T, Kumagai K, Akamatsu Y, et al. Five- to ten-year outcome following medial opening-wedge high tibial osteotomy with rigid plate fixation in combination with an artificial bone substitute. Bone Joint J 2014;96-B:339-344.

[22] Spahn G. Complications in high tibial (medial opening wedge) osteotomy. Arch Orthop Trauma Surg 2003;124:649-653.

[23] Takeuchi R, Ishikawa H, Kumagai K, et al. Fractures around the lateral cortical hinge after a medial opening-wedge high tibial osteotomy: a new classification of lateral hinge fracture. Arthroscopy 2012;28:85-94.

[24] Yasuda K, Majima T, Tsuchida T, et al. A ten- to 15-year follow-up observation of high tibial osteotomy in medial compartment osteoarthritis. Clin Orthop Relat Res 1992;282:186-195.

[25] Zhang W, Moskowitz RW, Nuki G, et al. OARSI recommendations for the management of hip and knee osteoarthritis, Part II:OARSI evidence-based, expert consensus guidelines. Osteoarthritis Cartilage 2008;16:137-162.

第 36 章 膝关节单髁置换
Unicondylar Knee Arthroplasty

Danielle Y. Ponzio, Eric A. Levicoff, Robert J. Ponzio, and Jess H. Lonner

定义

- 膝关节单髁置换（UKA）是一种替代全膝关节置换（TKA）的手术治疗方法，用于痛性局部关节炎或骨坏死而需行膝关节内侧或外侧胫股间室置换的患者[4]。
- UKA 的主要目标是缓解疼痛和改善下肢力线和功能。
- UKA 植入物设计、聚乙烯质量以及植入物力线和固定方法在持续发展。遵循严格的手术指征和恰当的患者选择，结合精细的手术操作，提高了 UKA 的功能预后和假体生存率[10]。
- 尽管 UKA 具有许多潜在的临床优势，但在实现假体组件一致、精确的对线和软组织平衡方面的技术挑战，促进了计算机和机器人技术的发展和应用[13,15,16,25]。

解剖

- 膝关节分为三个间室。内侧、外侧胫股间室和髌股间室。关节炎治疗可以采用膝关节单髁置换（UKA）。
- 膝关节的力线是相对于下肢的机械轴来描述的，下肢的机械轴是一条从股骨头中心到踝关节中心的直线。
  - 当膝关节的中心位于机械轴上时，膝关节处于中立对线状态，这允许膝关节内侧和外侧间室之间进行适当的负荷分配。
  - 如果机械轴通过膝关节中心的内侧，有内翻畸形；如果轴线经过膝关节中心的外侧，有外翻畸形。
- 正常的膝关节对线是由不对称的膝关节骨骼的解剖来确定的，这会产生 5°~7°的胫股外翻角，产生韧带张力，以及贯穿整个膝关节活动范围的内外侧间室一致的关节间隙[19,38]。
  - 胫骨近端关节面与胫骨机械轴呈 3°内翻。
  - 在矢状面上，胫骨向后倾斜 5°~7°，以适应膝关节屈曲时股骨的后滚。
  - 远端的股骨髁与股骨的机械轴线呈 3°外翻，与股骨的解剖轴线呈 9°外翻。
  - 屈曲时，股骨内髁向后的延伸大于股骨外髁[34]。
- UKA 的目标是通过植入与丢失或切除的骨和软骨厚度相匹配的假体来恢复受累的胫股关节的力线，从而用平衡的软组织矫正或部分矫正畸形，使膝关节在整个活动范围内有 1~2 mm 的松弛度。

发病机制

- 关节软骨退变的病因包括原发性骨关节炎（OA），骨坏死，以及继发于创伤、感染的关节炎，或者是一种炎症过程。
- 退变过程导致了膝关节负重面的退化和丧失，其特征是软骨和骨软骨连接处断裂、软骨下微骨折和囊肿形成，以及导致骨赘形成的骨应力增加[1]。
- 当累及胫股内侧或外侧间室时，关节退变减小了受累间室的关节间隙，导致膝关节整体力线不良。
- 在前交叉韧带（ACL）完整的内侧间室 OA 中，软骨丢失通常发生在前内侧，而胫骨后软骨和股骨软骨得以保留[17,39]。
  - 胫骨后内侧磨损提示 ACL 功能不全，可能是 UKA 的禁忌证。
- 在外侧间室 OA 中，磨损典型地发生在股骨外侧髁的后表面（屈曲），同时保留了股骨远端的软骨。
- 单间室关节炎最常累及内侧间室，导致内翻畸形。

自然病程

- 膝关节软骨退变是进行性的，如 Outerbridge 分级系统所描述。
  - Ⅰ级：软性表面褪色
  - Ⅱ级：碎裂＜1.3 cm²
  - Ⅲ级：碎裂＞1.3 cm²
  - Ⅳ级：侵蚀软骨下骨（骨质象牙化）
- 成角性下肢力线不良加重了受损关节软骨的应力，引起疼痛和单间室关节炎的进展，并且增加了膝关节的成角畸形[20]。
  - 对于一个机械轴中立的单腿站立姿势，内侧间室的负荷约为 60%。在出现 4°~6°内翻畸形时，负荷逐渐增加到 90%[19]。
- 晚期，退变过程导致膝关节韧带不稳定，ACL 失效，关节不协调持续存在，关节炎向胫股关节后方发展，在疾病的末期，发展到膝关节的相邻间室[17]。
  - 然而，许多病例（15%~35%）始终不会进展超过一个间室[5]。

病史和体格检查

- 单间室膝关节炎最常见的临床症状是与活动有关的局限于受累间室的疼痛,通过休息可以缓解[20]。
  - 相关症状包括肿胀,不稳定、僵硬和活动受限。
  - 弥漫性膝痛和静息痛提示多间室受累和更晚期的关节炎。
  - 爬楼梯、长时间坐着或蹲着引起的前外侧疼痛提示髌股关节受累。
  - 机械性症状,如交锁或抓牢,可能与关节面不规则、游离体、病变的半月板有关,这些情况通常会和关节炎伴发。
  - 了解以往治疗的反应,如非甾体抗炎药(NSAIDs)、注射或支具,有助于指导进一步的治疗。
- 与膝单间室关节炎相一致的体格检查结果包括关节线压痛、肿胀、捻发音、力线不正和假性关节松弛。
  - 单间室内侧或外侧退变可分别引起膝内翻或外翻畸形。
    - 适合行UKA手术的内侧间室关节炎患者的膝内翻畸形可达10°,在屈膝0°时可被动矫正到正常力线。
    - 适合行UKA手术的外侧间室关节炎患者的膝外翻畸形可达15°,可被动矫正到正常力线而不会随着进一步的外翻应力而在幅度上增加(提示内侧副韧带功能不全)。
  - 评估关节活动范围和屈曲挛缩的存在和程度。
    - UKA要求最小90°的屈曲和不超过5°～10°的挛缩[23]。
  - 行UKA时韧带的稳定性必须考虑。
    - ACL失效而不伴有功能性不稳不是UKA的禁忌证。然而,活动中功能性ACL不稳定和胫骨向前半脱位引起的胫骨后侧磨损是UKA的禁忌证[17]。
  - 其他体检注意事项包括:
    - 既往切口
    - 髌股关节或邻近胫股关节压痛或摩擦音
    - 体型
    - 脊柱或同侧髋关节的病变
    - 神经血管状态

影像学和其他诊断性检查

- 术前X线片包括负重位的前后位片(AP)、半屈曲位的后前位片(PA),侧位片和髌骨轴位片,以评估胫股关节力线和膝关节其他间室的状况(图1A～D)。
  - 单间室膝关节炎的影像学表现可能包括关节间隙狭窄、软骨下骨硬化和囊性变、骨赘和患侧下肢力线不良。
  - 在没有软骨磨损的情况下也可以看到小的髌骨骨赘或其他胫间室周围的骨赘,但这并不是UKA的禁忌证。
  - 大的软骨下囊肿不要行UKA,因为骨支撑可能受到损害。

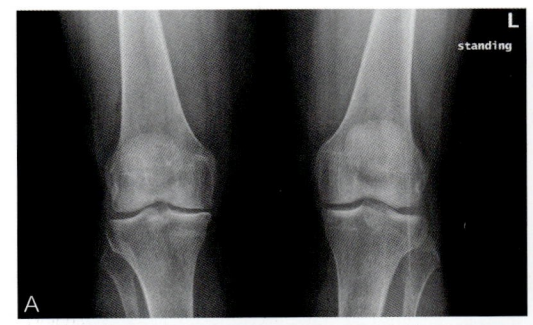
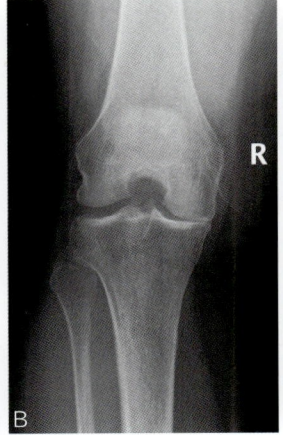
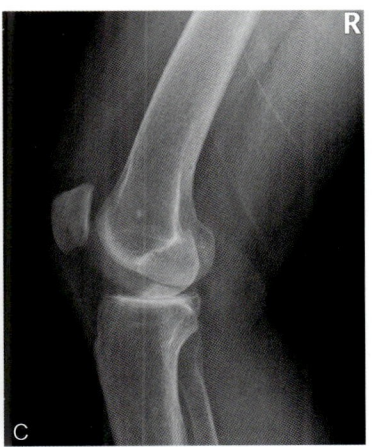
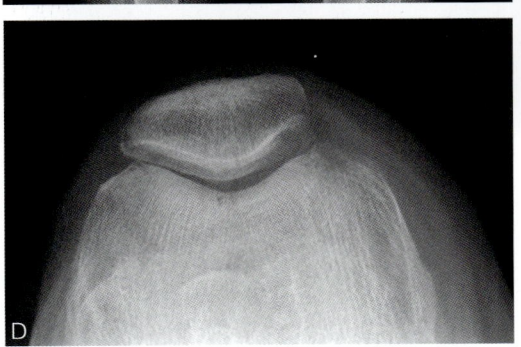

图1 术前X线片。A. 前后位片显示右侧膝关节间隙狭窄和内翻畸形。B. 后前位图。C. 侧位显示胫股后关节间隙存在。D. 髌骨切线位图。

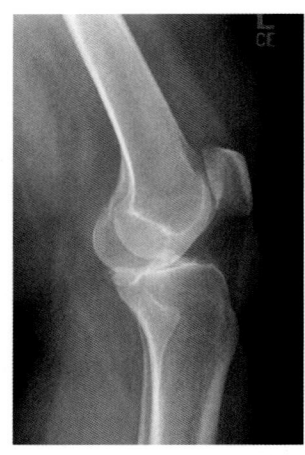

图2　在膝关节侧位 X 线片上显示的胫骨后内侧磨损,提示 ACL 失效,这可能是 UKA 的禁忌证。

- ○ 侧位 X 线片上的胫股接触是 ACL 功能完整的间接指标。胫骨平台前 2/3 的凹陷性损害表明 ACL 完整（95%的概率）。后方接触和磨损是慢性 ACL 松弛的特征（图2）[17]。
- 有些医生进行应力透视 X 线片检查来确定未受累的胫股关节间室是否有隐匿性全层软骨丢失,以及如何纠正畸形。
- 对于怀疑患有单间室关节炎的患者,除非病史和体格检查与 X 线片检查有明显差异,否则磁共振成像（MRI）和计算机断层摄影（CT）在标准检查中不常使用。

鉴别诊断

- 单间室 OA
- 双间室或三间室 OA
- 骨坏死
- 半月板撕裂
- 骨软骨损伤
- 鹅足滑囊炎
- 髂胫束综合征
- 隐神经炎
- 化脓性关节炎
- 髋关节或脊柱病变

非手术治疗

- 多种非手术治疗方案可用于治疗单间室膝关节 OA,每一种都有不同程度的成功[4]。这些措施包括:
  - ○ 改变生活方式,包括减肥和低冲击运动
  - ○ 非甾体抗炎药
  - ○ 止痛药物
  - ○ 物理治疗
  - ○ 步行辅助设备
  - ○ 减压支架
  - ○ 滑液补充注射
  - ○ 关节内皮质类固醇注射
  - ○ 氨基葡萄糖和硫酸软骨素补充剂

手术治疗

- UKA 是一种替代 TKA 或关节周围截骨术的外科治疗方法,适用于痛性的单间室膝关节退变的患者。
- 坚持明确的适应证和患者的选择标准是 UKA 治疗成功的关键。
  - ○ 保守的数据表明,6%～15%的关节置换患者适合行 UKA 治疗,尽管这些数字可能高达30%或更多[5,32,37]。
- UKA 的典型适应证和必需条件包括[9,10,23,27,35]:
  - ○ 有症状的、诊断为非炎症性单间室 OA 或自发性骨坏死,不愿非手术治疗的。
  - ○ 膝关节其他间室完好的影像学证据。
  - ○ 膝关节无疼痛,其他间室无骨外露。
  - ○ 低要求患者。
  - ○ 年龄60岁以上。
  - ○ 体重<82 kg（181 lb）。
  - ○ 最小活动范围90°。
  - ○ 屈曲挛缩<5°。
  - ○ 完整的 ACL。
  - ○ 膝关节成角畸形最大10°内翻或15°外翻,且能够被动的部分矫正。
- UKA 的扩大适应证包括[6,30]:
  - ○ 年轻,活动多的患者作为过渡。
  - ○ 中度肥胖（体重指数35～40或以下）。
    - UKA 在病态肥胖患者中使用要谨慎,这种肥胖是由多种疾病造成,潜在增加无菌性松动和磨损的风险（在文献中有争论）[6,7,11]。
    - 最近的研究并不支持体重与 UKA 后不良结果之间的相关性[11]。
  - ○ 前交叉韧带缺损,如果没有功能不稳定,胫股关节接触在前方[17]。
  - ○ 无症状Ⅳ级髌股软骨软化症,如果外侧关节面和外侧滑车无磨损。
- 其他考虑因素包括年龄和职业或娱乐需求。进行 UKA 的决定需要基于多因素的审慎的风险-收益分析[24]。
- 尽管进行 UKA 的决定通常在手术前做出,但患者是否适合 UKA 最终取决于关节切开后。
  - ○ 在事先不能完全明确 UKA 是否合适的情况下,可事

先告知患者同意接受可能的 TKA 或 UKA 与髌股关节置换的联合治疗。

术前计划
- 高质量的 X 线片可以提供适当的术前评估。包括站立位 AP、半屈曲位 PA、侧位片、轴位片和应力位片（由术者决定）。
- 从髋部到踝部的全长负重位 AP X 线片有助于确定下肢的机械和解剖轴线，评估异常的弯曲或畸形，评估髋部或踝部的隐匿性病变，尽管这种 X 线片不是常规使用的。
- 模板测量可以用来估计假体的大小和骨缺损。

体位
- 患者仰卧在手术台上，用滚筒或可活动的腿体位架固定到桌上，以便膝关节屈曲时支撑患者的足跟。
- 在术侧下肢尽可能近端使用大腿止血带。
- 采用手术巾隔离无菌手术区域。
- 如果使用止血带，下肢先用橡胶驱血带驱血再上止血带。

入路
- 注：为了本章的目标，手术细节的重点将集中在更常见的内侧 UKA。
- 膝关节适当屈曲，从髌骨近端内侧缘的近端至胫骨结

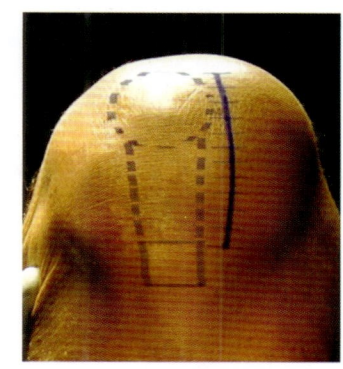

图 3　UKA 的手术入路是从髌骨上极内侧缘到胫骨结节内侧的纵行皮肤直切口。

节的内侧做皮肤切口（图 3）。显露下面的伸肌装置和关节囊。
- 从髌骨近端到胫骨结节内侧，经过内侧髌旁切开关节囊进入膝关节。切开关节囊上半部分要非常小心以避免损伤滑车的完整软骨。沿髌骨内侧缘完整地保留关节囊袖套组织以便随后的切口缝合。
  - 另一种较少见的方法是用于外侧间室外侧 UKA 的外侧切口和外侧髌旁关节囊切开。外侧关节切开必须向近端延伸，以便髌骨向内侧半脱位[31]。
  - 在非常紧或肌肉发达的膝关节，将切口向近侧延伸，在股内侧肌的正下方横向切开内侧关节囊 1 cm，或采用股中间肌或股肌下入路，可能有助于手术显露。

显露
- 在关节切开术后，检查膝关节的所有三个间室以确定是否继续行 UKA。
- 膝关节屈曲时，髌骨向外侧半脱位以暴露内侧关节。
- 切除一部分髌骨后脂肪垫以利显露。
- 在内侧半月板的前角切开冠状韧带，沿关节线从胫骨前内侧提起，锐性骨膜下分离包括深部内侧副韧带在内的软组织袖套。
  - 对于外侧间室的置换，在中线外侧切开冠状韧带，从胫骨前外侧将骨膜袖套剥离至 Gerdy 结节。
- 用骨刀或咬骨钳去除髁间切迹和边缘的可能引起撞击或干扰正常内侧副韧带平衡的骨赘。

远端股骨髁截骨
- 当膝关节屈曲 90° 时，在股骨远端后交叉韧带起点（PCL）前方 1 cm 处钻一个进入孔，正好在髁间切迹前方，以适应股骨髓内力线和截骨导板（技术图 1A）。
- 根据股骨的解剖轴线，将髓内导杆插入股骨髓腔。截骨导板与股骨远端平齐，旋转至平行于已截骨的胫骨面，垂直于胫骨干（技术图 1B）。
- 股骨远端截骨模块装在髓内导杆上，并允许调整相对于股骨解剖轴线的截骨角度技术图（1C）。
  - 股骨远端截骨的解剖角度通常为 4°～7° 外翻。
  - 股骨远端截骨的另一种方法是使用间隙板技术，以确保与胫骨切口平行。
- 拉钩放在可以保护侧副韧带和软组织的位置。用窄的摆锯或往复锯片通过适当的截骨导板槽来截除远端股骨髁（技术图 1D）。
- 在伸直间隙中插入一个 8 mm 的间隔块，以确保足够的间距而不会过度填充或过度校正。

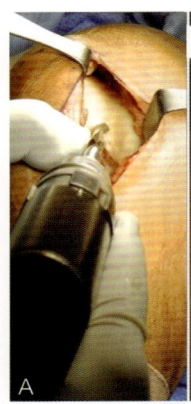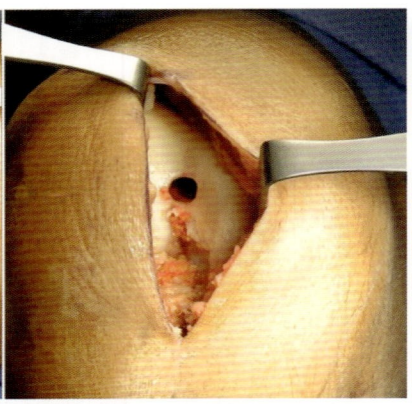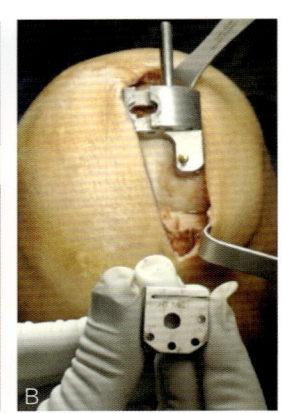

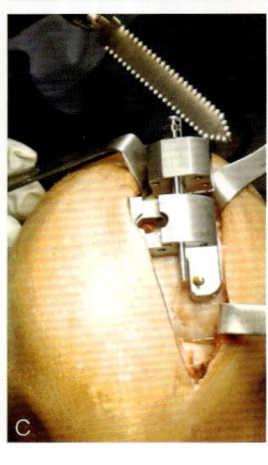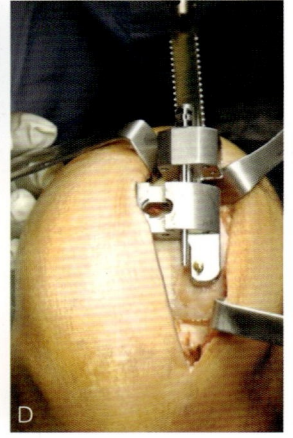

技术图1　A. 在股骨远端后交叉韧带起点（PCL）前方1cm处钻一个进入孔，正好在髁间切迹前方。B. 根据股骨的解剖轴线，髓内导杆装上截骨导向器插入股骨髓腔。股骨远端截骨导板与股骨髁远端平齐，平行于胫骨关节面，垂直于胫骨干，准备装股骨远端截骨模块。C. 股骨远端截骨模块装在髓内导杆上，并允许调整相对于股骨解剖轴线的截骨角度。D. 通过适当的截骨导板槽来截除远端股骨髁。

股骨后髁截骨

- 插入手柄附着于测量股骨大小和后髁截骨的导向器上，其平面的位置定位于股骨远端髁截骨的平面（技术图2A）。
- 测试各种导向器以选择合适的大小，因此，当导向器位于股骨后髁上时，在导向器前缘和软骨标记之间会露出2 mm的骨质（技术图2B）。这样可以最大限度地降低膝关节屈曲时髌骨撞击股骨假体的风险。
- 后侧/斜面截骨导向器固定好位置，使导向器的后表面平行于胫骨近端的预截骨平面。它向外朝向髁间切迹，使股骨假体在胫骨上方居中。
- 钻前后支托孔。
- 通过导向器中的截骨槽进行股骨后髁和斜面的截骨，并在适当位置放置拉钩以保护侧副韧带（技术图2C）。

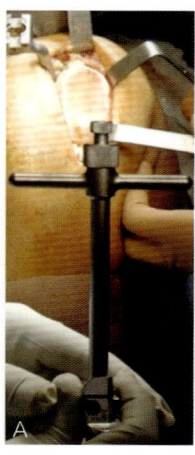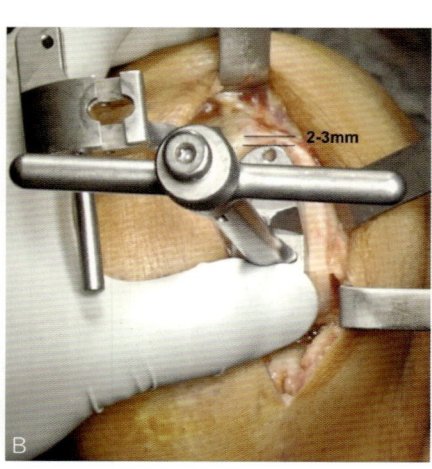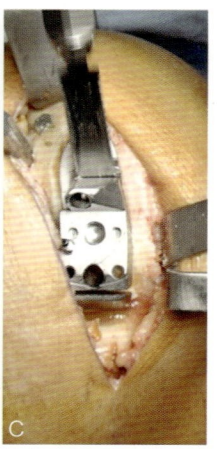

技术图2　A. 插入手柄接在测量股骨大小和后髁截骨的导向器上，其平面的位置位于股骨远端髁截骨的平面。B. 将导板前移，使其与后髁接触在导板前缘暴露2 mm的骨质。C. 通过导板的切槽，切出后斜面和股骨后髁，并钻出孔。

胫骨近端截骨

- 在切口的远端从胫骨平台边缘到胫骨结节暴露胫骨的前部。
- 胫骨髓外对线截骨导向器放在其截骨柄在冠状面上平行于胫骨机械轴的位置,使其柄直接位于胫骨结节的近端中内1/3端和远端的胫骨嵴。
  - 尽管理想情况下导板与整个胫骨嵴平行,但由于胫骨弓的存在而不可能完全平行。
  - 当踝夹固定在远端时,导向器通常指向足中立位置的第二跖骨。
- 截骨导向器的后倾设置为模拟原有胫骨平台的后倾。
  - 矢状位的后倾应在手术前的X线片上测量。如果后倾>7°,应限制在不超过7°(技术图3A)[18]。
- 当膝关节屈曲90°~100°时,用一条窄的往复锯在矢状面上做垂直于胫骨的截骨,其与胫骨髁间棘平行,并刚好在胫骨髁间棘的顶点外(技术图3B)。
  - 截骨不应深过水平截骨的预定深度,因为这可能导致胫骨平台骨折。
  - 注意避免损伤ACL或PCL附着点。
- 采用拉钩保护侧副韧带和软组织,在冠状面上垂直于胫骨机械轴用摆锯做保守的水平截骨,轻度后倾如技术图3C所示(技术图3C)。
  - 胫骨近端截骨的水平由胫骨损害的深度决定,所以截骨应去除硬化面并延伸到损害最深处以下2~4 mm。
  - 当存在较大的骨赘和大的但可部分矫正的畸形时,一般切除较少的胫骨(2 mm)。当骨赘很少时,可能需要稍微多截一些胫骨(4 mm)。
  - 在外侧UKA,胫骨截骨应高度保守。
- 从胫骨平台截骨平面放置一根胫骨力线杆,使其与胫骨的机械轴保持一致,以确保胫骨截骨的正确方向(技术图3D)。
  - 目标是股骨远端截骨和胫骨近端截骨在完全的屈伸时产生一种平行的关系。
- 去除半月板和任何剩下的骨赘。

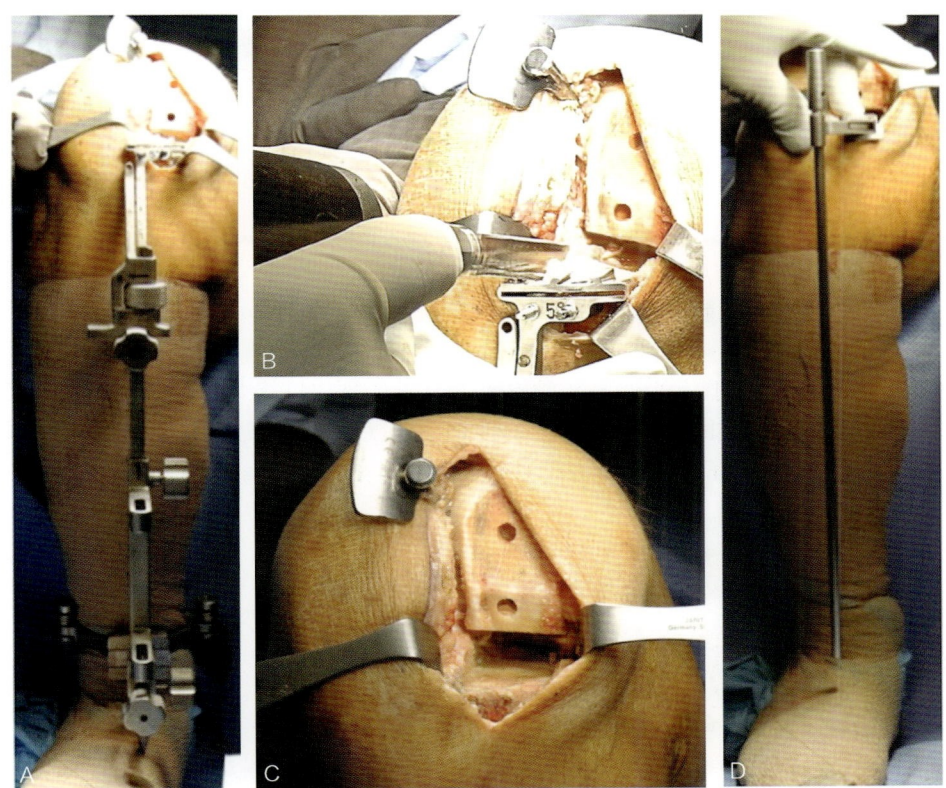

技术图3 A. 胫骨髓外对线截骨导向器放在其截骨柄在冠状面和矢状面上平行于胫骨机械轴的位置,导向器远端的踝夹位于胫骨远端的中心,大约是内踝到内外踝间距离的40%。B. 在膝关节屈曲时,在胫骨髁间棘底部的矢状面做一垂直于胫骨的截骨,并在AP平面平行于胫骨嵴。C. 在冠状面上垂直于胫骨的机械轴,矢状面轻度后倾做水平截骨后,在冠状面上,股骨远端髁部截骨与胫骨近端截骨呈平行关系。D. 从胫骨平台截骨平面放置一根胫骨力线杆,使其与胫骨的机械轴保持一致,以确保胫骨截骨的正确方向。

平衡屈伸间隙

- 移除所有拉钩和植入物。
- 不同胫骨关节表面厚度的间隙板用来评估屈伸间隙。
- 如果关节间隙屈伸都紧,则胫骨加截或聚乙烯垫片厚度减少。
- 如果关节间隙屈伸都松,则聚乙烯垫片的厚度逐渐增加。
- 如果关节间隙屈伸是不对称的,伸直紧而屈曲是可接受的,股骨远端加截,或者通过去除一些胫骨前的骨来减少胫骨后倾。
- 如果关节间隙屈伸是不对称的,屈曲紧而伸直是可接受的,则应增大胫骨后倾角或通过多切除股骨后髁缩小股骨假体。
- 在做任何调整或额外的截骨后,都要重新检查屈伸间隙。
- 注意不要过度填充间室。在适当平衡了屈伸间隙后,1~2 mm的松弛度是合适的。过度填塞可能会限制运动和(或)力线矫枉过正,并导致对侧胫股间室的过载。

装入试模假体复位

- 为了确定合适的胫骨假体大小,胫骨试模放在胫骨近端的截骨面上,使直的边缘放在沿胫骨棘的矢状位表面。
  - 试模的大小应选择最大限度地覆盖胫骨近端表面,同时最大限度地减少悬挂。
  - 如果胫骨假体从内侧到外侧覆盖了胫骨表面,但从前到后没有完全覆盖,那么假体应该放置在胫骨前部皮质,以减少胫骨前部下陷的风险。
- 将适当大小的胫骨平台试模放在胫骨的截骨面,并且用打击器将中心的翼打到骨质中,使试模平台坐实于胫骨表面,沿着胫骨嵴的矢状位截骨,并且从前向后平移定位,使得前表面与前皮质对齐(技术图4A)。
- 股骨试模在适当位置打击(技术图4B)。
- 插入胫骨试模垫片。
- 试模假体装好后,膝关节要通过全方位的活动来证实关节的稳定性,包括平衡的屈伸间隙、1~2 mm的松弛度、恢复力线(没有矫枉过正)、负重的安全性(活动平台的情况下)、股骨部件与胫骨部件的可接受的接触,以及假体前缘没有髌骨撞击。
- 一旦试模复位完成,所有的试模组件都取出来。

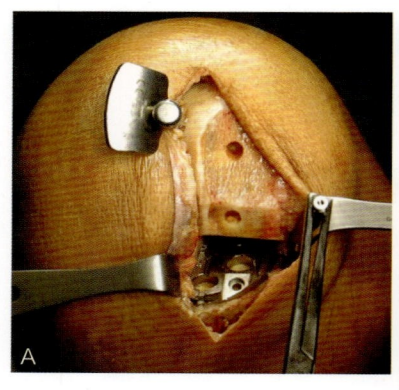
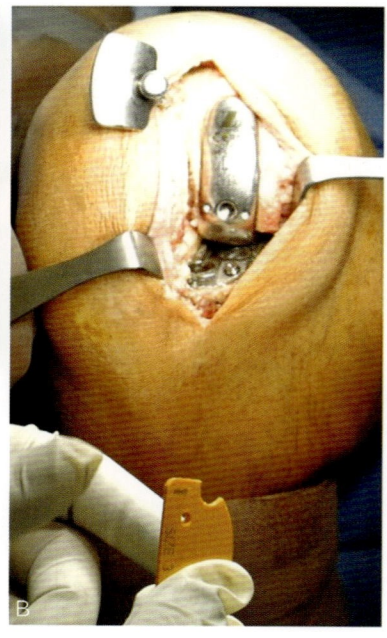

技术图4 A. 将适当大小的胫骨平台试模放在胫骨的截骨面,并且打压到胫骨表面,使其与胫骨的长轴在冠状面上垂直。B. 股骨假体试模位于股骨髁的中心。胫骨试模可插入胫骨底板。

植入最后的假体

- 股骨和胫骨骨表面使用脉冲冲洗,然后干燥。
- 聚甲基丙烯酸甲酯用于固定最后的假体。
- 膝关节屈曲,胫骨外旋,使胫骨近端显露最佳以便进行骨水泥固定。
- 一层非常薄的骨水泥压入胫骨,少量的骨水泥涂在胫骨组件的下表面。压下胫骨组件并打压到位,先向后再向前,以便多余的骨水泥先向前挤出。从金属胫骨平台边缘清除多余的骨水泥(技术图5A)。
- 干燥的股骨表面用骨水泥覆盖,并少量涂在股骨部件的下表面。打压到位(技术图5B),多余的骨水泥从股骨部件的边缘清除。
- 在将聚乙烯胫骨垫片装入胫骨托之前,冲洗关节间隙并将胫骨托擦干(技术图5C、D)。
- 在骨水泥硬化时,膝关节保持在大约30°屈曲的位置,以便向各组件施加同心载荷。骨水泥固化时,1~2 mm垫片可帮助各组件加压。
  - 在骨水泥固化过程中保持膝关节完全伸直,可能会导致部件稍微向后抬起,应避免。
- 骨水泥固化后,对关节进行重新评估,以确保植入物边缘以外不存在可见的骨水泥。冲洗膝关节以确保没有骨或骨水泥碎屑残留。
- 通过全范围的运动再次评估膝关节,以证明关节的稳定性、负重面的安全性(如果使用移动平台),以及没有撞击。
- 随后常规缝合伤口。

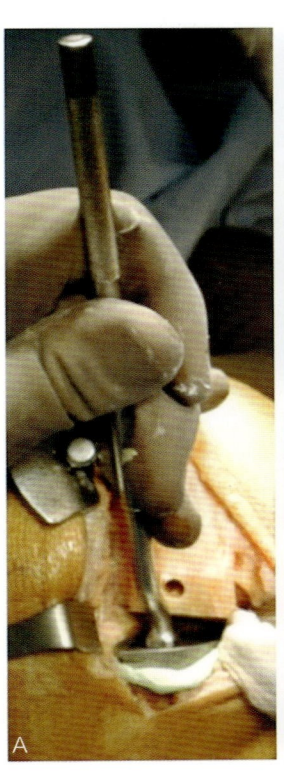
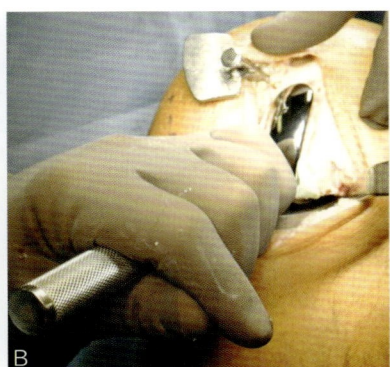
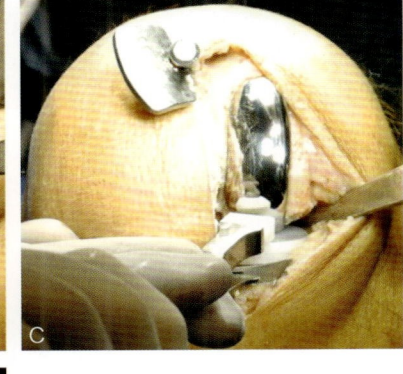
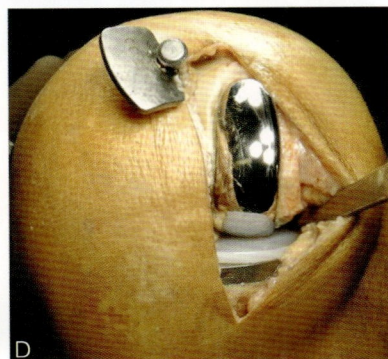

技术图5 A. 将骨水泥用于胫骨组件并压下,先向后再向前,使过量的骨水泥向前挤出。B. 将股骨部件固定在股骨髁上,并进行打压。C. 骨水泥固化后,将聚乙烯胫骨垫片固定在胫骨平台上。D. 显示最终假体。

机器人辅助的膝关节单髁置换

- 机器人辅助已经被证明可以提高UKA截骨、假体的力线和软组织平衡的准确性[13,15,21,25,36,37,26]。
  - 目前还不能确定这种精确度的提高是否意味着UKA假体的临床效果或假体生存时间的提高。然而,中期数据显示,至少2年的随访翻修率不到1%[25]。
- 根据所使用的系统,术前CT扫描有助于术前定位。
- 更新一代的无图像机器人技术Navio Precision Freehand Sculpting 系统 (NavioPFS, Blue Belt Technologies, Inc., Plymouth, MN),可实现精确的骨准备和软组织平衡,无需术前CT扫描(技术图6A、B)。
- 植入计划、截骨和间隙平衡在术中完全可以通过精确的注册和解剖标志定位以及膝关节运动学的测定实现。
- 术中数据由系统的软件算法用于确定冠状位、矢状位和轴位骨的轴线和形态。

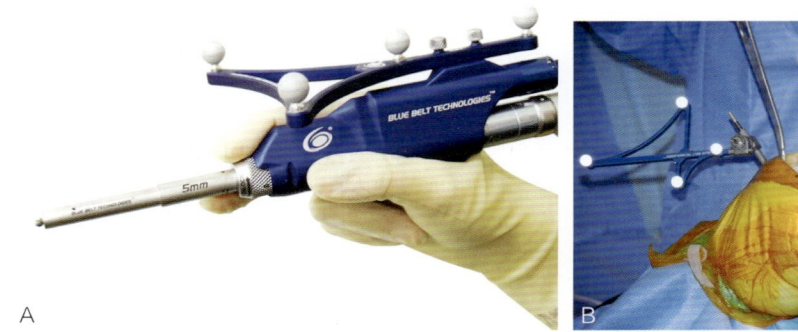
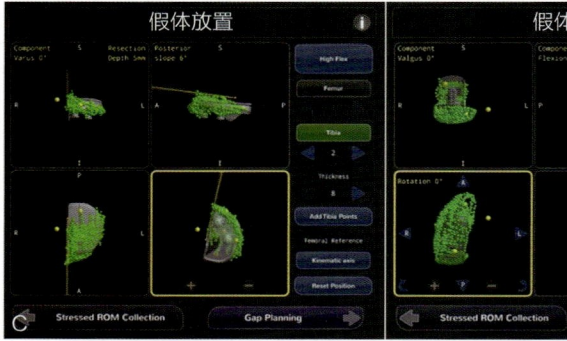
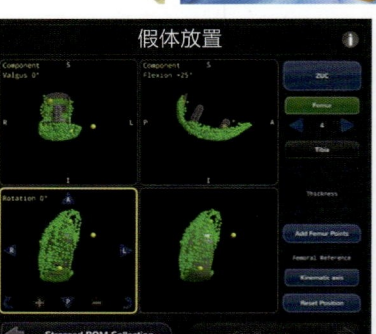
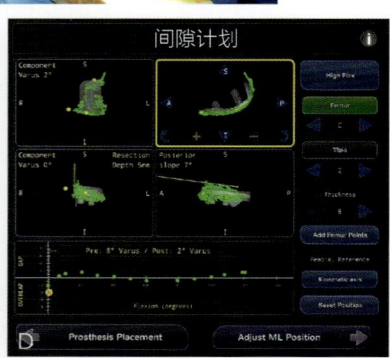
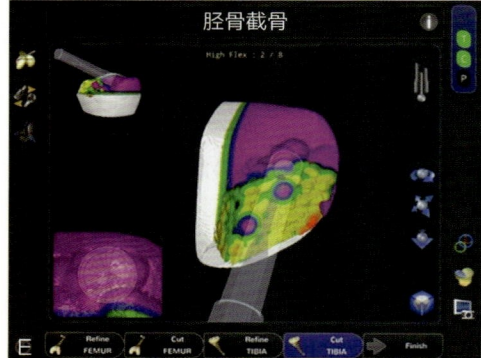
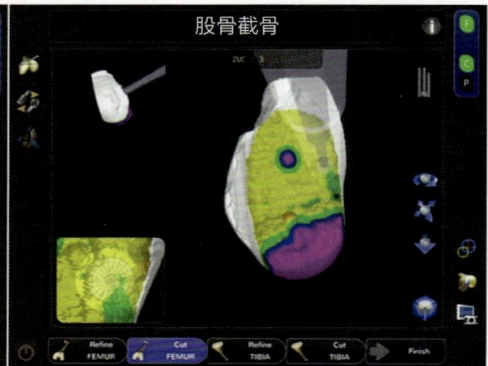
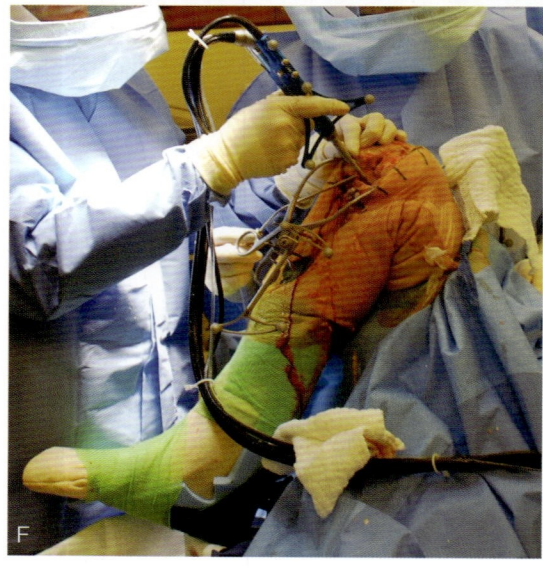

技术图6　A. NavioPFS手持式器械。B. 术中组装和使用手持式器械。C. 术者选择最适合患者解剖的假体型号，在冠状面、矢状面和旋转面的位置最匹配股骨髁大小的假体。D. 术者决定间隙和韧带平衡的参数。E. 胫骨和股骨截骨，虚拟显示。F. 使用NavioPFS的手持器械装置有条不紊地去除关节炎的关节软骨和骨。

- 术者选择最适合患者解剖的假体型号,在冠状面、矢状面和旋转面的位置最匹配股骨髁大小的假体(技术图6C)。
- 随后的步骤旨在确定虚拟植入定位后的间隙和韧带平衡、骨赘的去除、韧带和软组织应力(技术图6D)。在开始截骨之前,可以调整假体的位置和大小,以优化软组织平衡、假体的轨迹和位置。
- 在计划了大小、位置、力线、骨量和间隙平衡后,关节软骨和骨用NavioPFS的手持器械依次切除(技术图6E、F)。
- 与通过机械臂提供触觉约束的第一代技术不同,这一较新的系统结合了速度和安全的显露控制,这通过一种轻便的、手持的、由术者驱动的半自动机器人雕塑工具来完成。
- 一旦所需的骨头被切除,当处于显露模式时,机器磨头缩进防护罩中,如果处于速度模式,则停止旋转。
- 尽管完全依赖于术中表面定位和绘图,NavioPFS提供了与早期机器人设备相当的精度(表1)[26]。

表1 单髁机器人和传统技术的均方根误

	NavioPFS(Lonner等[26])	MAKO io(Dunbar等[15])	Acrobot(Karia等[21])	传统(Dunbar等[15])
屈/伸(°)	1.7	2.1	1.7	6.0
内翻/外翻(°)	2.4	2.1	2.1	4.1
内旋/外旋(°)	1.7	3.0	3.4	6.3
内侧/外侧(mm)	1.3	1.2	1.0	2.6
前/后(mm)	1.3	1.6	1.8	2.4
近端/远端(mm)	1.0	1.0	0.6	1.6

要点与失误防范

必要时延长切口	• 使用传统的UKA器械行微创入路,可能导致假体定位和力线难以精确 • 力线不正可能导致植入物的无菌性松动
避免下肢力线矫枉过正	• 矫形过度导致过度负荷转移到邻近的胫股间室,会潜在加速软骨退变
避免关节间隙过度填充	• 调节组件厚度,使内翻或外翻应力下的关节松弛达到1~2mm,是保护相邻隔室和聚乙烯不受增加的应力影响的理想方法
避免股骨假体前置	• 过大的股骨假体增加了假体前缘超过标记的风险,有可能造成髌骨撞击、髌股关节疼痛和损害
保留骨量	• 骨切除过多可导致假体置换失效。对于将来可能的翻修TKA保留骨量也很重要,这样就不会过度降低关节线

术后处理

- 对大多数患者来说,手术是在门诊进行的。
- 预防性静脉注射抗生素。
- 实施标准的静脉血栓栓塞症预防措施。
- 优化疼痛管理以促进活动和加速康复。
- 患者如果能耐受,术后即刻就可下地负重,并开始物理治疗,重点是积极辅助肌肉强化和运动范围的练习。
- 在办公室安排常规随访,以进行术后初步评估,并进行假体和肢体对线的影像学评估(图4A~C)。

结果

- UKA是一种可预测的选择性手术。在适当选择的患者中,它比TKA的潜在优势包括以下几点[33]:
  ○ 更保守的手术操作
    - 更少的广泛侵入和剥离。
    - 保留自身解剖和骨量。
    - 减少失血。
    - 更少的并发症。

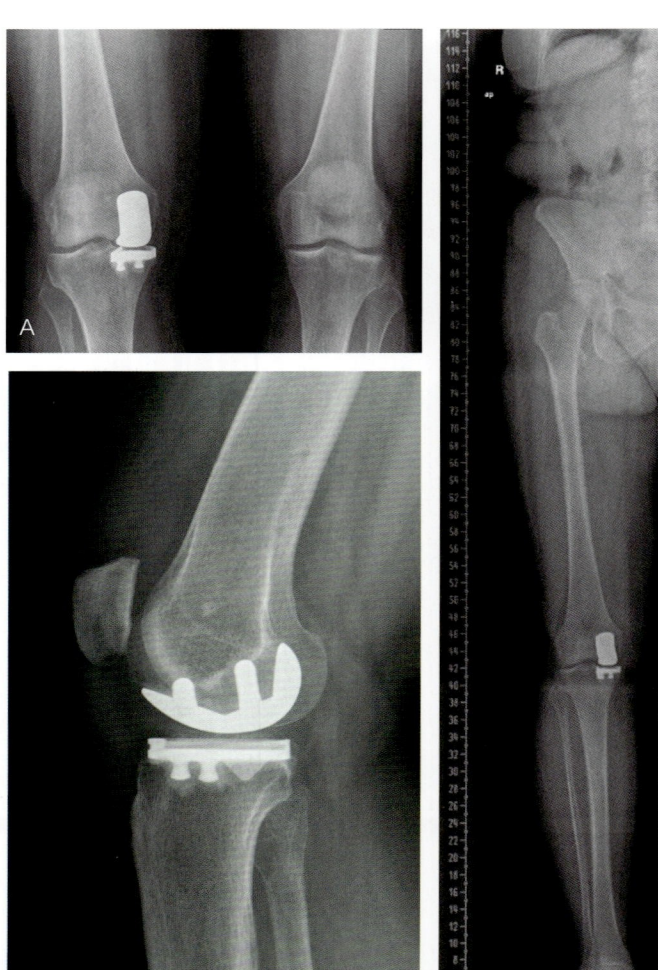

图4 术后X线片。A. 前后位。B. 侧位。C. 全长、负重前后位X线片。

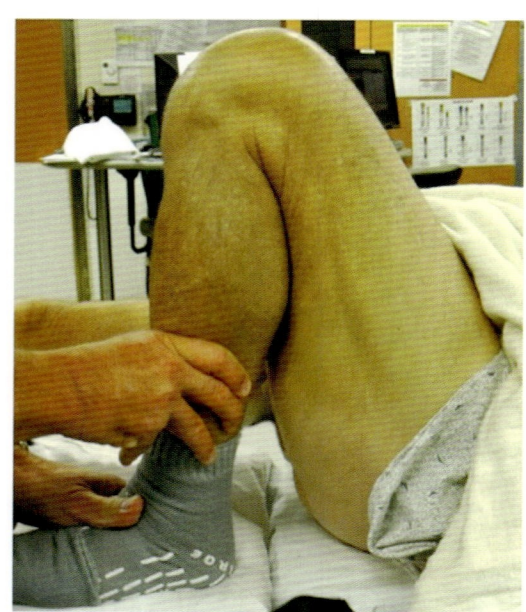

图5 UKA后的迅速恢复深受患者喜爱,在正常膝关节运动的情况下可达到高度屈曲。

- 改善康复
  - 增加术后活动范围(图5)。
  - 降低麻醉下的操作率。
  - 保留运动学和本体感觉。
  - 改善步态。
- 改善管理
  - 缩短住院时间且手术经常在门诊进行。
  - 更常见的出院回家。
  - 降低再住院率。
  - 降低费用。
- 在比较研究中,UKA与TKA相比,患者有更好的满意度和更少的残留症状[14]。
- UKA的10年生存率>90%(表2)。

并发症

- 胫骨、股骨假体和(或)肢体力线在UKA中的耐受性差,并且由于聚乙烯磨损增加、疾病进展到邻近间室和假体松动,可能危及植

表2 膝关节单髁置换生存率

年份	作者	假体	数量	生存率
2005	Berger 等[8]	Miller-Galante(Zimmer,Warsaw,IN)	62	10年98%,3年95.7%
2004	Keblish 和 Briard[22]	Low Contact Stress(LCS)(Johnson&Johnson/DePuy, Warsaw,N)	77	1年82%
2004	Naudie 等[128]	Miller-Galant(Zimmer, Warsaw, IN)	113	5年94%,10年90%
2005	O'Rourke 等[29]	Marmor(Richards, Memphis, TN)	136	20年84%,25年72%
2004	Rajasekhar 等[32]	Oxford(Biomet, Warsaw, IN)	135	5年96.73%,10年94.04%

入物的长期生存[12]。
- 聚乙烯磨损是骨溶解的主要原因,至少有以下几点可减轻[2,3]:
  - 使用厚度>6 mm的聚乙烯。
  - 使用高度交联、氧化稳定的聚乙烯。
  - 适当的假体位置。
- 邻近间室的退变是由以下几点引起[33]:
  - 疾病进展。
  - 组件撞击(髌股关节)。
  - 下肢机械轴矫枉过正。
- 无菌性松动与以下几点有关[12]:
  - 不良的骨水泥技术。
  - 组件对位不良。
  - 过度的胫骨后倾。
- 其他潜在的并发症包括以下几点:
  - 感染。
  - 骨折。
  - 聚乙烯脱位(活动平台UKA)。
  - 静脉血栓栓塞。

(毛昕 译,张先龙 审校)

参考文献

[1] Adouni M, Shirazi-Adl A. Evaluation of knee joint muscle forces and tissue stresses-strains during gait in severe OA versus normal subjects. J Orthop Res 2014;32(1):69-78.

[2] Argenson JA, O'Connor JJ. Polyethylene wear and meniscal knee replacement. J Bone Joint Surg Br 1992;74:228-232.

[3] Argenson JA, Parratte S. The unicompartmental knee: design and technique considerations in minimizing wear. Clin Orthop Rel Res 2006;452:137-142.

[4] Argenson JA, Parratte S, Bertani A, et al. The new arthritic patient and arthroplasty treatment options. J Bone Joint Surg Am 2009;91(suppl 5):43-48.

[5] Arno S, Maffei D, Walker PS, et al. Retrospective analysis of total knee arthroplasty cases for visual, histological, and clinical eligibility of unicompartmental knee arthroplasties. J Arthroplasty 2011;26(8):1396-1403.

[6] Berend KR, Lombardi AV Jr, Adams JB. Obesity, young age, patellofemoral disease, and anterior knee pain: identifying the unicondylar arthroplasty patient in the United States. Orthopaedics 2007;30(5 suppl):19-23.

[7] Berend KR, Lombardi AV Jr, Mallory TH, et al. Early failure of minimally invasive unicompartmental knee arthroplasty is associated with obesity. Clin Orthop Relat Res 2005;440:60-66.

[8] Berger RA, Menegini RM, Jacobs JJ, et al. Results of unicompartmental knee arthroplasty at a minimum of ten years of follow-up. J Bone Joint Surg Am 2005;87:999-1006.

[9] Billante MJ, Diduch DR. Knee replacement in aging athletes. In: DeLee JC, Drez D, Miller MD, eds. DeLee and Drez's Orthopaedic Sports Medicine, ed 3. Philadelphia: W.B. Saunders, 2009: chap 23.

[10] Borus T, Thornhill T. Unicompartmental knee arthroplasty. J Am Acad Orthop Surg 2008;16:9-18.

[11] Cavaignac E, Lafontan V, Reina N, et al. Obesity has no adverse effect on the outcome of unicompartmental knee replacement at a minimum follow-up of seven years. Bone Joint J 2013;95-B(8): 1064-1068.

[12] Collier MB, Eickmann TH, Sukezaki F, et al. Patient, implant, and alignment factors associated with revision of medial compartment unicondylar arthroplasty. J Arthroplasty 2006;21(6 suppl 2):108-115.

[13] Conditt MA, Roche MW. Minimally invasive robotic-arm-guided unicompartmental knee arthroplasty. J Bone Joint Surg Am 2009; 9(1suppl 1):63-68.

[14] Dalury DF, Fisher DA, Adams MJ, et al. Unicompartmental knee arthroplasty compares favorably to total knee arthroplasty in the same patient. Orthopaedics 2009;32(4).

[15] Dunbar NJ, Roche MW, Park BH, et al. Accuracy of dynamic tactileguided unicompartmental knee arthroplasty. J Arthroplasty 2012;27(5):803-808.

[16] Fitz W. Unicompartmental knee arthroplasty with use of novel patientspecific resurfacing implants and personalized jigs. J Bone Joint Surg Am 2009;9(1 suppl 1):69-76.

[17] Goodfellow JW, O'Connor JJ. The anterior cruciate ligament in knee arthroplasty. Clin Orthop Relat Res 1992;276:245-252.

[18] Hernigou P, Deschamps G. Posterior slope of the tibial implant and the outcome of unicompartmental knee arthroplasty. J Bone Joint Surg Am 2004;86:506-511.

[19] Hsu RW, Himeno S, Coventry MB, et al. Normal axial alignment of the lower extremity and load-bearing distribution at the knee. Clin Orthop Relat Res 1990;255:215-227.

[20] Iorio R, Healy WL. Unicompartmental arthritis of the knee. J Bone Joint Surg Am 2003;85:1351-1364.

[21] Karia M, Masjedi M, Andrews B, et al. Robotic assistance enables inexperienced surgeons to perform unicompartmental knee arthroplasties on dry bone models with accuracy superior to conventional methods. Adv Orthop 2013;2013:481039.

[22] Keblish PA, Briard JL. Mobile-bearing unicompartmental knee arthroplasty: a 2-center study with an 11-year (mean) follow-up. J Arthroplasty 2004;19(7 suppl 2):87-94.

[23] Kozinn SC, Scott R. Unicondylar knee arthroplasty. J Bone Joint Surg Am 1989;71:145-150.

[24] Laskin RS. Unicompartmental knee replacement: some unanswered questions. Clin Orthop Relat Res 2001;392:267-271.

[25] Lonner JH, John TK, Conditt MA. Robotic arm-assisted UKA improves tibial component alignment: a pilot study. Clin Orthop Relat Res 2010;468:141-146.

[26] Lonner JH, Smith JR, Picard F, et al. High degree of accuracy of a novel image-free handheld robot for unicondylar knee arthroplasty in a cadaveric study. Clin Orthop Relat Res 2015;473(1):206-212.

[27] Mihalko WM. Arthroplasty of the knee. In: Canale ST, Beaty JH, eds. Campbell's Operative Orthopaedics, Vol 1, ed 12. Philadelphia: Mosby, 2012:chap 7.

[28] Naudie D, Guerin J, Parker DA, et al. Medial unicompartmental knee arthroplasty with the Miller-Galante prosthesis. J Bone Joint Surg Am 2004;86:1931-1935.

[29] O'Rourke MR, Gardner JJ, Callaghan JJ, et al. Unicompartmental knee replacement: a minimum twenty-one-year followup, end-result study. Clin Orthop Relat Res 2005;440:27-37.

[30] Pandit H, Jenkins C, Gill HS, et al. Unnecessary contraindications for mobile-bearing unicompartmental knee replacement. J Bone Joint Surg Br 2011;93(5):622-628.

[31] Pennington DW, Swienckowski JJ, Lutes WB, et al. Lateral unicompartmental knee arthroplasty: survivorship and technical considerations at an average follow-up of 12.4 years. J Arthroplasty 2006;21:13-17.

[32] Rajasekhar C, Das S, Smith A. Unicompartmental knee arthroplasty 2- to 12-year results in a community hospital. J Bone Joint Surg Br 2004;86:983-985.

[33] Ritter MA, Faris PM, Thong AE, et al. Intra-operative findings in varus osteoarthritis of the knee: an analysis of pre-operative alignment in potential candidates for unicompartmental arthroplasty. J Bone Joint Surg Br 2004;86(1):43-47.

[34] Scott RD, Santore RF. Unicondylar unicompartmental replacement for osteoarthritis of the knee. J Bone Joint Surg Am 1981;63(4):536-544.

[35] Servien E, Merini A, Lustig S, et al. Lateral unicompartmental knee replacement: current concepts and future directions. Knee Surg Sports Traumatol Arthrosc 2013;21:2501-2508.

[36] Sisto DJ, Blazina ME, Heskiaoff D, et al. Unicompartment arthroplasty for osteoarthritis of the knee. Clin Orthop Relat Res 1993;286:149-153.

[37] Smith JR, Picard F, Rowe PJ, et al. The accuracy of a robotically-controlled freehand sculpting tool for unicondylar knee arthroplasty. J Bone Joint Surg Br 2013;95B(suppl):68.

[38] Stern SH, Becker MW, Insall JN. Unicondylar knee arthroplasty: an evaluation of selection criteria. Clin Orthop Relat Res 1993;286:143-148.

[39] White SH, Ludkowski PF, Goodfellow JW. Anteromedial osteoarthritis of the knee. J Bone Joint Surg Br 1991;73:582-586.

第 37 章 骨水泥型全膝关节置换术
Cemented Total Knee Arthroplasty

Eric A. Levicoff and Robert P. Good

定义
- 全膝关节置换术（TKA）是一种成功的手术方式，能够明显缓解膝关节退行性关节病（DJD）患者的疼痛并改善关节功能。
- 目前，全膝关节置换手术骨水泥固定是最常用的方法。

解剖
- 膝关节是一个能够轻度旋转活动的铰链式滑膜关节。
- 膝关节的稳定性是由骨和软组织的约束提供的，特别是侧副韧带和交叉韧带。
- 下肢机械轴是指从股骨头中心到胫距关节中心的一条直线，构成下肢负重轴。
- 胫骨的机械轴和解剖轴是一样的。而股骨机械轴和股骨解剖轴不一样，它们之间的夹角约为6°（图1A）。
  - 股骨的机械轴和解剖轴之间的夹角大小因股骨颈偏心距大小和股骨长度而略有不同（即股骨越短偏心距越大，那么夹角越大）。
  - 相对于股骨和胫骨的髓腔，产生了大约6°的股骨胫骨外翻角。
  - 股骨髁上轴垂直于机械轴。
  - 在髁水平，胫骨平台通常存在平均3°的内翻和股骨代偿性的外翻，踝关节线与股骨干之间共有9°外翻。
- 胫骨关节线的内翻与髋关节旋转中心的偏心距，使得在单腿站立时胫骨负重面与地面平行。
- 股骨髁远端的不对称性延续到了其后侧。当正常的膝关节屈曲时，关节仍然和地面平行。在胫骨平台内翻时，为了维持这种平行，势必会有股骨髁后侧形态的不对称。屈膝位观察时，内侧髁比外侧髁更偏向后侧约3°。
- 胫骨关节面在矢状位的力线也是非常重要的。在矢状位，胫骨有5°～7°后倾（图1B）。对于正常的膝关节来说，骨性结构的不对称维持关节的力线和韧带的张力[2]。

发病机制
- 膝关节炎一般可分为骨性关节炎（OA）和炎症性关节炎（RA）：
  - OA是DJD中最常见的一种，可以分为两大类：
    - 原发性OA：没有任何明显潜在原因的关节退行性变。
    - 继发性OA：其他原发病因（如创伤后关节炎）引起的关节退行性变（图2）。
    - 在原发性OA中，内侧间室是最常受影响的，而外侧间室疾病则被认为是由创伤或异常解剖引起的，常常是股骨外侧髁发育不全。
  - 风湿性关节炎（RA）是一种全身炎症性疾病，通常在生命早期影响多个关节。

自然病程
- DJD自然病程的典型表现为随着疾病的进展出现疼痛加重和功能障碍。尽管临床症状的程度可能不同，但随着时间的推移，它们通常会变得更严重、更频繁。进展速度因人而异。
- 虽然药物可以控制类风湿关节炎和其他炎性疾病的进展，但是目前仍未发现经临床证实能够对膝关节OA起改善病情作用的药物。

病史和体格检查
- DJD的临床发现通常包括以下内容：
  - 疼痛：一般来说，休息时疼痛缓解，活动时疼痛加重
  - 僵硬
  - 肿胀
  - 主观的膝关节不稳或乏力
  - 夜间疼痛和休息时疼痛可能预示着更严重的疾病
  - 既往膝关节受伤史或手术史
  - 进展性膝关节内外翻畸形
- 体格检查通常包括以下内容：
  - 内翻或外翻膝畸形，特别是负重时
  - 跛行
  - 肌萎缩
  - 渗出
  - 关节线或髌股关节压痛
  - 疼痛，活动范围（ROM）受限
  - 摩擦音

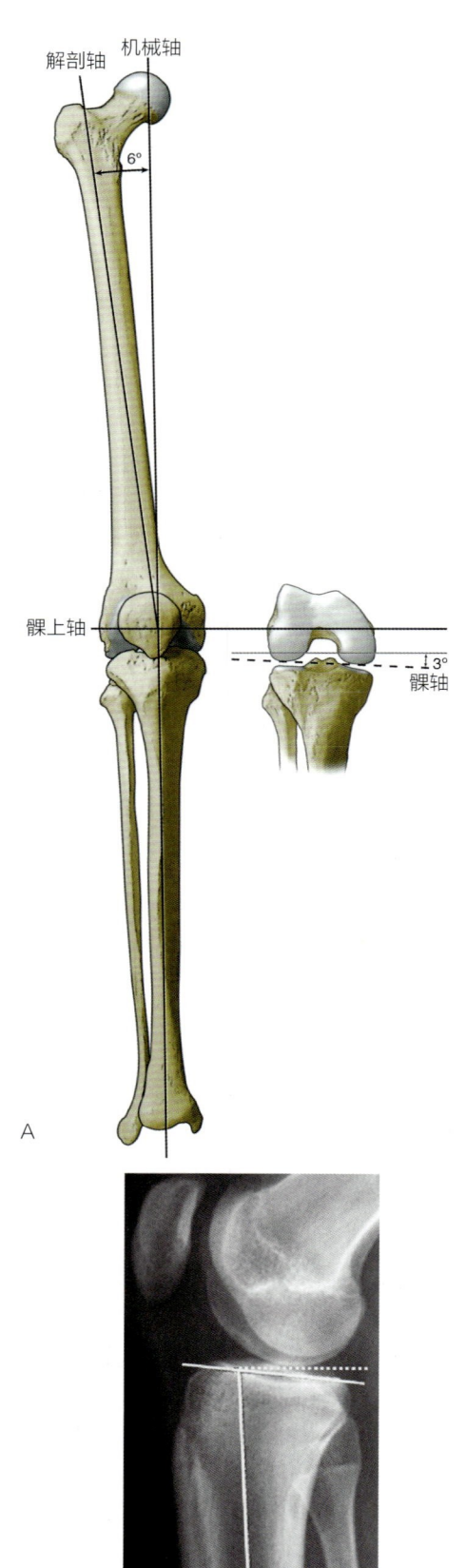

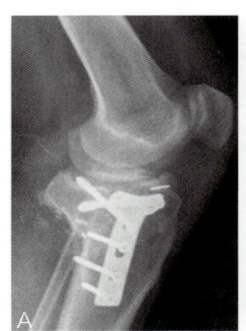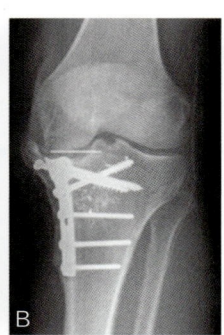

图2 内侧胫骨平台损伤引起的创伤后关节炎。A. 正位片。B. 侧位片。

- 在考虑膝关节置换手术时,需要注意以下几点:
  - 皮肤情况,包括陈旧性瘢痕和银屑病病变等。
  - 韧带的稳定性。
  - 主动和被动活动范围。
  - 内外翻畸形。
  - 肌肉强度。
  - 神经和血管情况。
- 膝关节置换术前对存在骨性关节炎的膝关节的其他特殊检查:
  - >15°的Q角常会引起髌骨半脱位/脱位、髌股关节疼痛和关节炎。
  - 前抽屉试验:与对侧相比,胫骨前移幅度增加,加之存在不确定的终止点,表明存在前交叉韧带(ACL)功能不全。
  - 后抽屉试验:胫骨相对股骨髁后移>10 mm,应高度怀疑膝关节多发韧带损伤和后交叉韧带(PCL)功能不全。
  - 内外翻应力试验:膝关节屈曲30°时不稳定提示只有侧副韧带损伤。而膝关节在0°和30°均不稳定时表明有多发韧带损伤。
  - 髌骨恐惧试验:有髌骨不稳定病史的患者会有一种髌骨即将发生脱位的感觉。
  - 髌骨倾斜试验:髌骨外侧倾斜>15°说明松弛。髌骨无法倾斜提示外侧过紧。
  - 髌骨研磨试验阳性表现为疼痛或者摩擦音。
  - 股四头肌收缩试验:试图伸膝时胫骨向前方移位为阳性,表明后交叉韧带(PCL)功能不全(胫骨后移的复位)。
- 评估同侧髋关节和腰椎是至关重要的,以排除髋关节或脊柱病病变是造成膝关节疼痛的主要原因。可能的髋关节或脊柱病变包括:
  - 不能定位的膝关节或大腿疼痛。
  - 症状放射到小腿和足。
  - 久坐或久卧会加重疼痛。

图1 A. 下肢的机械轴和解剖轴。B. 在矢状位,胫骨平台后倾5°~7°。

- 伴随麻木或刺痛。
- Trendelenburg步态(站立相时患肢倾斜)。
- 在髋关节ROM或被动直腿抬高试验下反复发作的膝关节疼痛。
- 膝部无肿胀或压痛。
- 膝反射减弱或消失。
- 疼痛程度与影像学检查不符。

影像学和其他诊断性检查

- 标准X线片包括以下内容:
  - 站立前后位片(AP)能很好显示关节间隙狭窄和动力性不稳定、有或无边缘骨赘、软骨下骨硬化、成角畸形。
  - 站立后前位(PA),通常30°~45°屈曲,显示股骨髁功能区软骨磨损,显示AP位未见的隐匿性畸形。
  - 膝关节站立伸直侧位:显示髌骨、胫骨后端和股骨后髁骨赘、胫骨固有后倾和髌骨高度。
  - 髌骨轴位片:显示髌骨位置、髌股关节间隙和骨赘、滑车是否发育不良。
- 可能必需的其他影像学资料包括:
  - 下肢站立全长平片,特别是在之前下肢长骨有损伤或畸形的情况下。
  - 骨盆及脊柱影像,如果怀疑有反射痛时。
- 进一步的影像学检查,如CT、MRI和骨扫描通常是不必要的,除非病史和体格检查结果强烈提示病变而X线检查却是阴性。

鉴别诊断

- 在膝关节骨性关节炎的鉴别诊断中,应当考虑到任何能引起膝关节局部或弥漫性疼痛的疾病,包括:
  - 髋关节炎
  - 下腰痛/脊柱硬化
  - 髌股综合征
  - 半月板撕裂
  - 滑囊炎
  - 感染性关节炎
  - 痛风、假性痛风
  - 髂胫束综合征
  - 侧副韧带或交叉韧带损伤

非手术治疗

- 一系列非手术方法可以治疗膝关节骨性关节炎。这些方法可以明显减轻疼痛和改善功能障碍,但不能从根本上改变疾病进展。
  - 健康和行为模式改变:包括患者教育、物理治疗、减轻体重和膝关节支具。
  - 药物治疗:包括对乙酰氨基酚、非甾体抗炎药(NSAIDs),氨基葡萄糖和(或)硫酸软骨素。
- 关节腔内注射。
  - 皮质激素注射对于有明显炎性反应的膝关节(如肿胀)有效。
  - 透明质酸(补充滑液)。

手术治疗

- 截骨术:适用于伴有力线不良的单间室膝关节OA,或者用于矫正症状明显的创伤后膝关节周围畸形愈合。
- 关节镜清创和灌洗:在治疗膝关节OA中作用甚微,除非在机械症状(如交锁)占绝大部分症状的情况下。
- 关节置换术:全膝或部分膝关节置换术。

适应证

- 对于日常疼痛严重并有影像学关节炎证据的患者,全膝关节置换术(TKA)是一种有效的治疗方法。
- 多种非手术治疗方法失败患者。

禁忌证

- 绝对禁忌证
  - 活动性或潜在的(<1年)膝关节脓毒病。
  - 身体的其他部位存在活动性感染。
  - 股四头肌或者伸膝装置无力。
- 相对禁忌证
  - 神经源性关节病(Charcot关节病)。
  - 软组织覆盖或者皮肤条件差:如邻近膝关节切口且未能控制的银屑病性病变。
  - 功能良好且无痛的、位置良好的融合膝。
  - 病态肥胖(BMI>40 kg/m^2)。
  - 精神疾病引起的不依从:如痴呆、攻击性人格或者酒精、药物成瘾患者。
  - 重建所需的骨量不足。
  - 健康状况差或者所患其他疾病不允许患者承受大手术和麻醉。
  - 患者接受手术的愿望不强或期望值不切实际。
  - 严重外周血管疾病。

术前计划

- 必须全面了解诊疗史和药物使用情况,确保患者能够承受较大手术和麻醉。
- 获得如前所述的高质量X线片。

- 模板测量：估算假体尺寸和骨缺损程度和可能需要的垫块。

体位

- 在手术室外的准备区将膝关节周围皮肤的体毛剃除，同时保护皮肤的完整性不受损。
- 患者取仰卧位，躯干上部用保护带固定，以允许手术台在需要时倾斜。在患者足跟放置巾单卷成的阻挡物可靠地固定于手术台，这样当膝关节屈曲时可以解放助手的双手(图3A)。
- 侧位和(或)骶部固定物可用于防止术中髋关节外展或外旋。
- 止血带尽量往大腿近端舒适地放置，对于肥胖或者下肢较短的患者，为了保证充足的手术区域，可以使用消毒的止血带。
- 将足跟悬吊在吊腿架上(图3B)。
- 在止血带远端粘上巾单，防止消毒液滴到止血带深面。
- 在皮肤切开前30~60分钟和止血带充气前10分钟使用抗生素。通常，这些抗生素包括第一代头孢菌素。有时使用万古霉素或克林霉素等替代药物，特别是对β-内酰胺过敏的患者。

- 手术区域皮肤准备：使用广谱杀菌溶液。
- 仔细安全的铺巾技术对于减少感染的发生非常重要。大量重叠的布巾会使内外踝和跖骨等骨性标志变得难以触摸清楚，而这些标志常用在膝关节置换时为精确地截骨、旋转和力线测量提供参照。
- 在膝关节切口前方标记一些水平线以利于关闭伤口时更好地对齐皮肤(图3C)。
  - TKA通常使用前正中纵切口。这个切口可能会损伤隐神经的髌下支，引起膝关节外侧区域的麻木，因此在术前应告知患者此种可能性。
  - TKA切口的原则包括：
    - 膝关节前方皮肤的血液供应主要来自于内侧。
    - 在选择切口时应考虑到原有瘢痕以保留血供。
    - 如有可能，应使用先前存在的纵行瘢痕。
    - 如果膝关节前方有平行的纵行瘢痕，尽量选择最外侧的作为手术切口。
    - 上述条件无法达到时，要保证新切口和原有瘢痕之间有8 cm宽的有完整皮肤的皮桥。
    - 水平瘢痕可以垂直通过。较短的斜行瘢痕可以忽略。
    - 必须避免切口间成锐角。

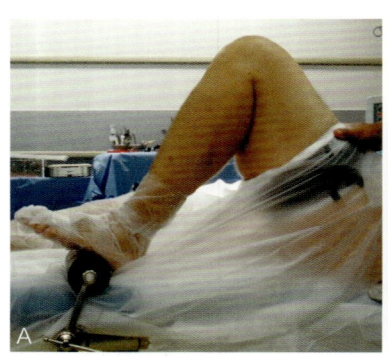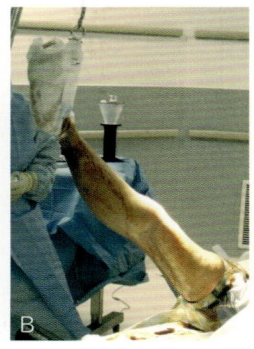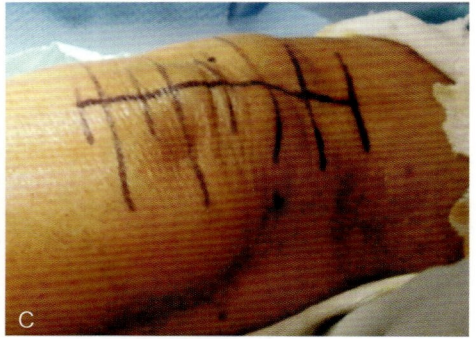

图3 A. 当膝关节屈曲时，手术台上有一个阻挡物来支撑足跟。B. 将足跟悬吊在一个抬腿架上进行皮肤消毒。C. 在膝关节前方标记手术切口，同时画几条水平标记线。

初步显露

- 如果使用止血带，下肢驱血后充气。
- 经典的切口是从股四头肌肌腱近端的上边缘(髌骨上极上面一手宽)到胫骨结节下内侧(技术图1)。
- 直接切开皮肤、脂肪、筋膜，到达伸肌装置，保护内外侧皮瓣的血运，在确保充分暴露的前提下减少暴露。
  - 做全厚皮瓣减少皮肤坏死风险。
- 显露深筋膜后，切开髌前滑囊，牵向内外侧。暴露并保护髌腱旁边的腱组织。

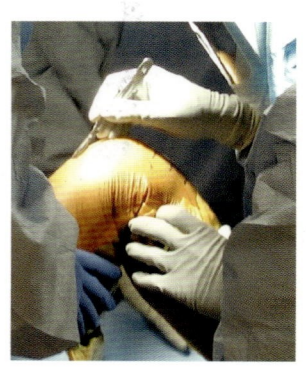

技术图1 膝关节伸直或屈曲做切口。

关节切开术

- 关节切开可采用髌旁内侧入路、股四头肌内侧头下入路（Southern 入路）或经股四头肌内侧头入路（技术图2）。
- 最新的数据表明，使用这三种方法中的任何一种，TKA 之后的结果都是相似的[3,16]。

髌旁内侧入路

- 沿股四头肌肌腱内缘由近至远纵行切开，保留肌腱袖 5~10 mm 然后沿髌骨内侧和髌腱进一步显露。
- 关节切开时经过内侧支持带、关节囊和滑膜，髌骨内侧保留 5 mm 内侧支持带袖以利于术后缝合。切口远端止于髌腱止点的下缘，即胫骨内上缘靠近鹅足止点的近侧。

股四头肌内侧头下入路（Southern 入路）

- 沿内侧肌间隔钝性分离。注意保护膝降动脉的肌间隔支或关节支。将近端分离限制在 10 cm 或更少可以避免损伤上述分支。
- 在髌骨中部水平经内侧支持带做横行切开，切口位于股内侧肌下方。
- 切口止于髌腱。沿髌腱内侧1cm 和胫骨结节内侧缘做第2个切口。

经股四头肌内侧头入路

- 自髌骨内上极开始用手指在股内侧肌内钝性分离，经过股内侧肌全层，沿肌纤维延伸，向近端内侧最长延伸 4 cm。为避免损伤支配股内斜肌的隐神经，这种分离不能向内侧进一步延伸。这样膝上内侧动脉和膝降动脉肌支得到了保留。

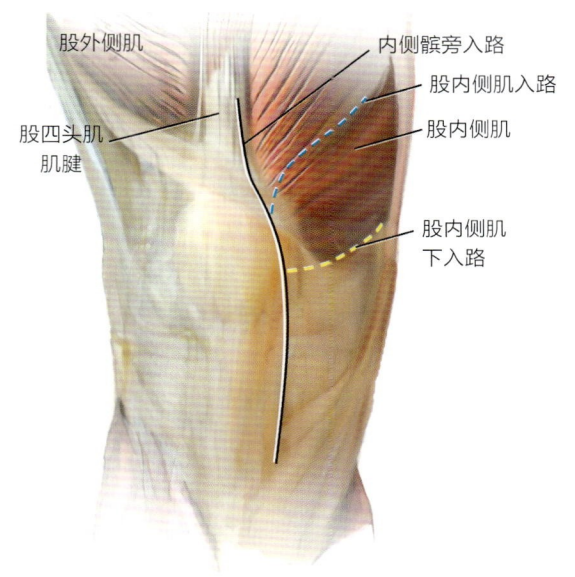

技术图2　内侧髌旁入路、经股四头肌内侧头入路和股四头肌内侧头下入路的切开平面图。

膝关节暴露

- 根据膝关节内翻或外翻畸形的程度，自胫骨干骺端近段内侧剥离软组织袖（技术图3A）。
  - 膝关节内翻时需更广泛地剥离，而对于外翻膝，就应少或不剥离内侧软组织。
- 用锐性分离或电刀，自胫骨内侧至胫骨矢状位中线仔细行骨膜下剥离（包括内侧副韧带深层）。剥离时远端不能超过内侧关节线远侧 2~3 cm。
- 切除髁上区域的部分前侧滑膜以便观察股骨前皮质，以利正确测量股骨的大小。
- 切除部分髌下脂肪垫，使胫骨外侧平台充分暴露。
- 髌骨外翻或半脱位到外侧沟（技术图3B、C），膝关节屈曲。

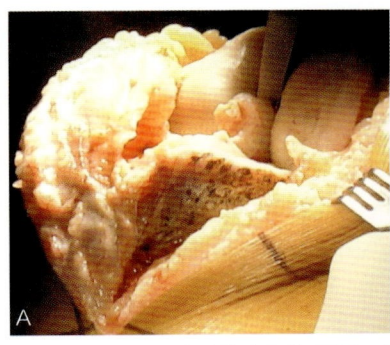 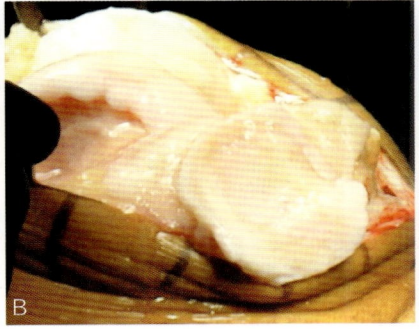 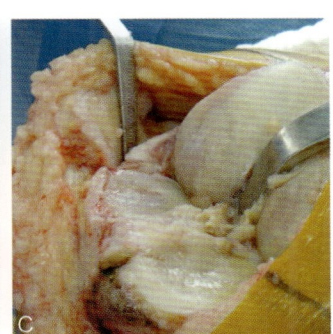

技术图3　A. 根据矫正膝关节内翻的需要，自胫骨干骺端近端内侧剥离软组织袖。B. 髌骨翻转，膝关节屈曲。C. 髌骨半脱位，使用 Hohmann 拉钩插在外侧牵开软组织，另一 Hohmann 拉钩插在平台后侧前推胫骨。

- 目前的资料未显示在TKA期间髌骨外翻和不外翻其结果有任何差异[13,23]。
- 股四头肌内侧的皮瓣需从股骨表面向内侧翻转。髌腱止点处不应有过度的张力。在特别紧的膝关节可以在胫骨结节处打入1枚无螺纹针以防止髌腱撕脱,但在初次的TKA中通常不需要。
  - 松解部分髌腱内侧部分,剥离紧邻髌腱止点的小部分骨膜是有帮助的。
- 在外侧半月板外侧插入拉钩。
- 第二把拉钩沿内侧关节线放置,用于内侧暴露。

胫骨准备

- 切除前交叉韧带,允许胫骨进一步前移。
- PCL可以保留(在后交叉韧带保留型TKA中),也可以切除(在后交叉韧带替代型TKA中)。
  - 这种选择取决于术者的偏好、畸形程度和PCL的状态。
  - PCL替代型TKA的优点包括易于暴露(增加胫骨前移位),更可预测的股骨"后滚",更少的韧带结构参与TKA平衡。
  - PCL保留型TKA的优点包括保留股骨骨量(不需要做股骨开口截骨),保留原有解剖结构,避免"髌骨弹响"现象。
  - 然而比较两种手术方式的数据来看,两种手术方式对膝关节置换手术后的效果并无明显差异[9,24]。
- 膝关节屈曲同时外旋时,股骨下的胫骨完全位于前侧半脱位状态,可以很好地显露胫骨平台和半月板后角的止点。
  - 有时关节的屈曲外旋可能被骨赘或内侧囊结构的松解不足所阻断。
- 胫骨平台后侧放置拉钩,以利胫骨平台前脱位,并在胫骨近端截骨术中保护腘窝。
- 胫骨向前完全半脱位时,切除内外侧半月板,暴露后交叉韧带,根据术者喜好保留或者切除后交叉韧带。在软组织和骨切除过程中,注意保护腘肌腱。
- 如果不能充分暴露,应首先行股骨截骨,这样就可以更容易地显露关节后方。

截骨

- TKA的5个标准截骨如下:
  - 胫骨上端的水平截骨
  - 股骨髁远端截骨
  - 股骨髁前后截骨
  - 股骨远端前后斜行截骨
  - 髌骨截骨(髌骨成形)
- 髁间窝截骨仅适用于后方稳定型假体。
- 术者可以根据自身喜好及技术先行股骨截骨或者胫骨截骨。
- 截骨可以使用开放型或者有槽型截骨导向器(技术图4)。
- 通常来说,截骨的目的是使置入的膝关节垂直于下肢的机械轴,从而在内侧和外侧间室之间均匀分布负重力。

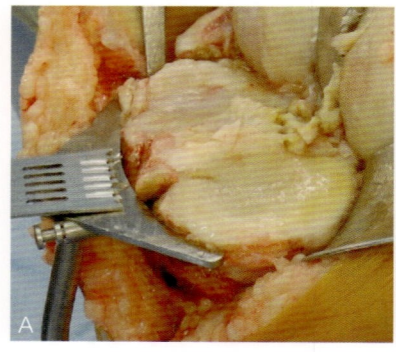 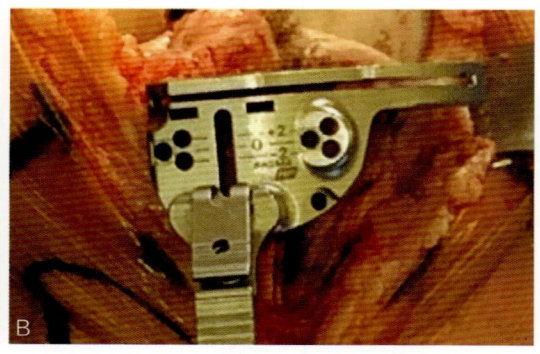

技术图4 A. 开放型截骨导向器。B. 有槽型截骨导向器。

- 这项技术利用骨的固有解剖或计算机辅助以及截骨导向器,以利膝关节正确对线。
- 运用这项技术,TKA 的临床成功和假体的生存率与假体相对于机械轴的正确方向有关。
- >3°的冠状面对线不良将会增加关节置换的失败率。
- 最近,一些学者提倡相对于膝关节三维运动轴进行截骨。
  - 该技术旨在恢复自然的胫骨内翻和股骨外翻,而不是参照下肢的机械轴。
  - 在这些病例中,术前骨准备通常要获得进一步的影像学资料并设计患者专用的截骨导板。
  - 虽然 TKA 使用该技术的短期结果证明了其可行性,但目前尚缺乏长期的数据[8]。
- 以下将介绍依据经典的机械对线技术进行的截骨术,这也是笔者目前首选的方法。

胫骨近端截骨

- 胫骨近端截骨的目的是创造一个垂直于胫骨机械轴的平面。
- 因为胫骨机械轴通常与胫骨解剖轴平行,如果胫骨干没有畸形、弯曲、偏心距或者髓腔堵塞等情况,不论使用髓外(EM)或髓内(IM)定位杆均可以帮助定位截骨。
  - 总体来说,髓外(EM)定位更有利,因为它可以降低脂肪栓塞发生率,并且可以在严重胫骨弯曲或阻塞的情况下使用。
  - 而当外部骨标志难以触摸时,例如肥胖患者,IM 定位尤其适用。
- 使用髓外(EM)定位装置时:
  - 将力线导向器远端的皮带固定在踝关节上,近段固定于近侧胫骨干骺端。调整导向器,使其位于胫骨结节近端内侧 1/3 位置,并与胫骨崎平行,作为胫骨机械轴的标志(技术图 5A)。
  - 调整导向器近端使其在矢状位后倾 3°~5°(技术图 5B)。
  - 当有足够的解剖标志存在时,沿着胫骨平台近端内侧平台放置一个"翼状架"来设置后倾以匹配患者胫骨平台的自然后倾。
    - 特别是做不保留 PCL 的 TKA 时,避免胫骨过度后倾尤其重要,因为过多的胫骨后倾会引起屈曲不稳定,并在伸展时造成对股骨开口截骨处的撞击。
- 近端截骨板与胫骨皮质贴紧,提高截骨的精确度。
- 从胫骨平台上去除适量软骨和骨。
  - 切除骨的厚度应与最终胫骨假体的厚度相同,胫骨假体包括金属托和聚乙烯衬垫。
  - 当判断截骨深度时,通常参考胫骨平台的最小受累部分,因为相对来说这提供了一个更恒定的参考点。
- 使用髓内(IM)定位装置行胫骨截骨。
  - 准确选择进针点,该点位于前交叉韧带的胫骨止点和外侧半月板前角交汇处(技术图 5C)。
    - 冲洗吸引髓腔,插入带有凹槽的中空杆,钻孔,孔比 IM 杆稍大,允许物质流出,这样可以减小脂肪栓塞的风险。
  - 插入 IM 杆,在所需位置固定截骨板,移除 IM 杆和其外悬架。
- 在合适的位置放置拉钩,保护 MCL 和(外侧副韧带)LCL。
- 摆锯截骨。为保护后方神经血管束,当截骨还剩几毫米时,停止使用摆锯,改用撬动骨块的方法或者用骨刀切除剩余骨质。

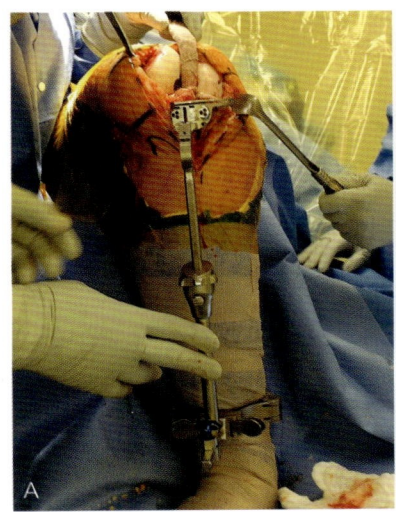 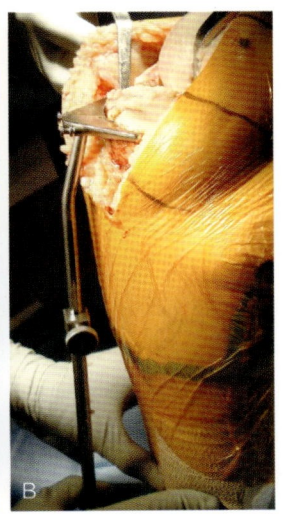

技术图 5 A、B. 髓外定位装置远端皮带固定于踝关节上,微调完成后,用钉子将近端固定于胫骨上端干骺端。

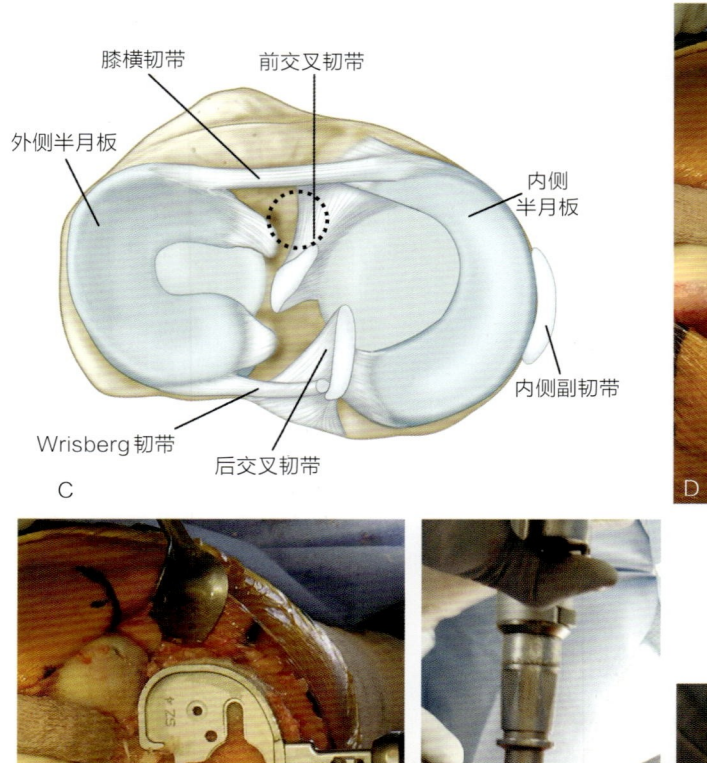
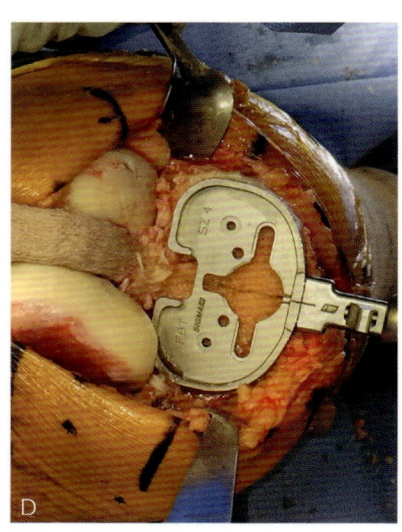
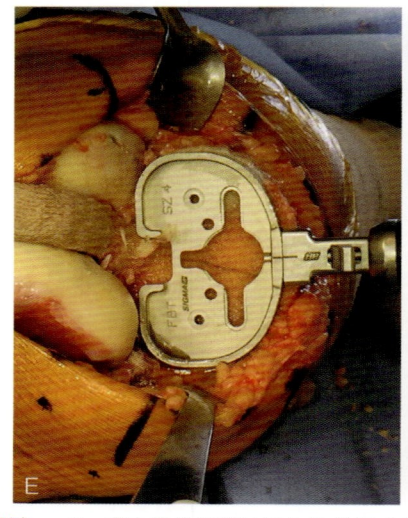
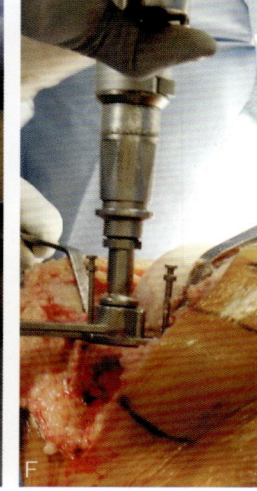
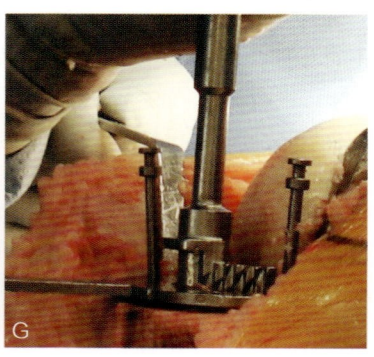

技术图5（续） C. 髓内定位装置的进入孔位于 ACL 在胫骨的止点和外侧半月板前角交汇处。D. 正确的胫骨旋转对位，定位装置的旋转顶点指向胫骨结节的内侧 1/3。E. 错误的胫骨旋转对位，定位装置的旋转顶点指向胫骨结节的内侧。F. 为胫骨假体柄锉髓。G. 敲击龙骨锉到合适的深度。

- 将半月板残体和截除的骨质一并切除。去除骨赘，重建胫骨干骺端的解剖边界。
  - 胫骨近端骨赘通常类似于真实的关节面，但必须去除所有骨赘，以保证膝关节的平衡。
- 然后正确测量胫骨近端大小，通过将胫骨轴线对齐胫骨结节的中内1/3处来设置旋转（技术图5D）。
- 或者，可以通过试模测试阶段固定的股骨组件来匹配决定浮动的胫骨组件的旋转，从而实现胫骨旋转的定位。
  - 无论如何设置旋转，重要的是避免胫骨组件的内旋，因为这会导致严重的髌骨轨迹问题（技术图5E）。
- 如果有必要，将适当大小的髓腔杆安装在胫骨托上，然后进行钻孔（技术图5F）。
- 将合适大小的胫骨锉安装在冲击器上。将冲击器放置在胫骨平台试模上，打压到适当的深度（技术图5G）。在植入最终假体前打压带杆的胫骨试模以确保大小合适。

股骨远端截骨

- 由于缺乏可靠的可触及的外部标志，股骨截骨的时候 IM 定位优于 EM 定位，除非有股骨过度弯曲、既往骨折、Paget 病或者同侧做过长柄全髋关节置换术。
- 在 PCL 起点前方 1 cm，髁间切迹中部的稍偏内侧处钻孔（技术图6A）。另一手触摸股骨干前面，引导钻孔方向。

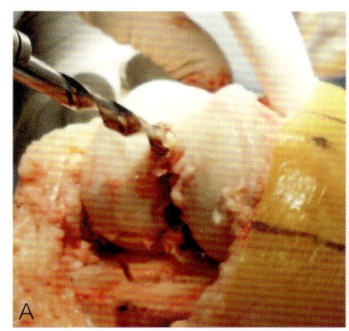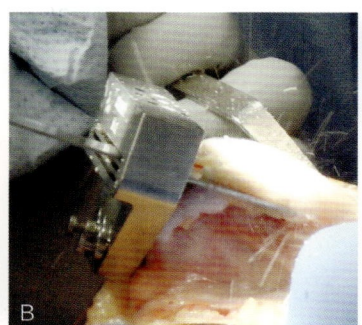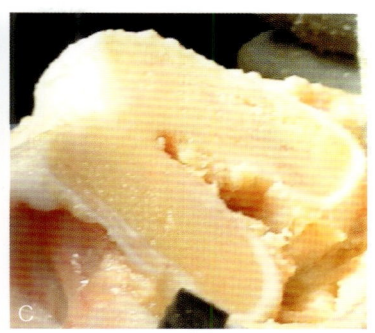

技术图6　A. 股骨髓内导杆的进针点在PCL起点前方1cm处，髁间切迹中部的稍内侧。B、C. 股骨远端截骨。

- 和插入胫骨IM定位杆一样，在插入定位杆前，推荐轻微扩大钻孔，使用有槽的IM定位杆和冲洗髓腔。这些措施可以减小髓腔压力，进而降低脂肪栓塞的风险。
- 插入IM定位杆，在髓腔中心走行，不与股骨皮质相接触，否则会改变截骨的角度。连接截骨板，调整到所需的外翻（通常是5°～6°外翻）的位置，然后固定截骨板。
  - 股骨远端截骨外翻的角度取决于股骨机械轴和解剖轴的差异大小。
- 移除IM杆并截骨。沿截骨线截骨时，避免锯片弯曲或者方向错误，尤其是在切除硬化骨时。
- 股骨截骨的厚度应该与假体的厚度完全吻合。在矢状位，股骨远端截骨面与机械轴成90°。平衡软组织后，膝关节伸直时股骨远端截骨面应平行于胫骨近段截骨面（技术图6B、C）。

股骨髁前后截骨

- 精确截骨对于最终获得合适大小和旋转的股骨假体是至关重要的。
  - 这一步对于平衡屈曲间隙和实现适当的髌骨轨迹至关重要。
- 设置股骨旋转有4种基本技术，其中3种使用股骨解剖标志：
  - 以后髁为参照时，AP位上使股骨截骨导板相对于后髁轴线有3°外旋。
    - 这是由于后髁的自然的不对称所导致。
    - 增加外旋是必要的，尤其是外翻膝伴股骨外侧髁发育不良。
  - 将AP位上截骨导板平行于股骨髁上轴。
  - 截骨平面垂直于Whiteside线（股骨髁间凹的上端到股骨滑车最低点的一条线）。
- 这些被称为测量截骨技术，以实现适当的股骨旋转。
  - 这些技术的优点包括操作上的简易以及不论是先截股骨还是胫骨均可。
  - 缺点是不同个体解剖标志不一致。
- 第四种技术称为间隙平衡技术，独立于股骨解剖标志，根据胫骨近端的截骨平面以及韧带平衡来调整股骨旋转。
  - 在胫骨近端和股骨远端截骨后，通过适当切除骨赘和必要的韧带松解，使膝关节在伸直时保持平衡。
  - 膝关节屈曲，用间隙板使侧副韧带紧张，股骨可以自由旋转。
  - 股骨AP截骨导板与胫骨截骨平面平行。
  - 该技术的优点包括：不依赖可能不一致的股骨解剖和保证一致的屈曲间隙。
  - 该技术的缺点包括在股骨后方截骨前难以实现平衡的伸屈间隙，以及依赖于胫骨近端完美的截骨。
- 结合使用所有四种技术和多个参考点（例如后髁的截骨应平行于通髁线，垂直于Whiteside线，平行于胫骨上端截骨面）可以帮助术者减少股骨假体旋转方面的错误（技术图7A～C）。
- 调整指示股骨前方截骨穿出位置的探针来测量假体的大小。
- 股骨假体的大小可以通过以下两种方法确定：
  - 在前参照技术中（自上向下），股骨假体的前面设置为与股骨前皮质齐平并保持恒定，另外假体的增大或减小会改变屈曲间隙。
    - 该技术的主要优点是避免了切入股骨。
    - 这种技术的主要缺点是可能造成不对称的屈曲间隙。

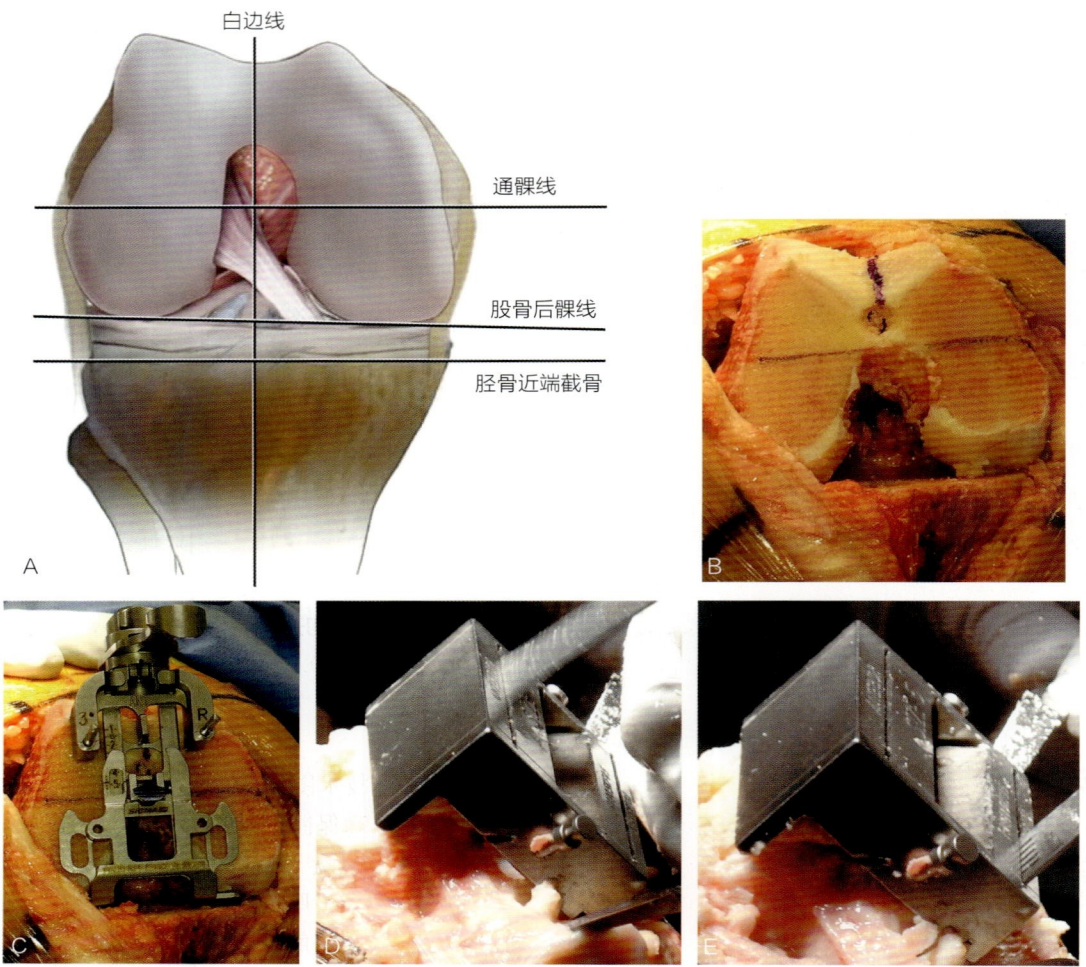

技术图7 A. 股骨部件旋转是由用于执行股骨远端切割的参考线确定的。B. 术中参考线的视图。C. 放置对准导向器,使旋转孔平行于上髁轴,垂直于白边线,并向外旋转到后髁部3°。D、E. 股骨前、后髁截骨。

- 在后参照技术中(自下向上),股骨假体的后面被设置并保持不变,增大或减小股骨假体的尺寸会改变股骨假体相对于股骨前皮质的位置。
  - 该技术的主要优点是能够设置和保持预先确定的屈曲间隙不变。
  - 该技术的主要缺点是如果假体大小不合适,可能会造成股骨前切入和髌股关节的过度填充。
- 行后侧截骨时最大限度地弯曲膝关节,以减少损伤后方神经血管束的概率,并使用锯片进行引导截骨(技术图7D、E)。

前后斜面截骨

- 前后斜面截骨是假体覆盖股骨远端所必需的。
- 斜面导向器装在股骨远端。在一些系统中,这一步骤与用于股骨前、后截骨模块整合在一起(技术图8A、B)。
- 当截骨完成时,使用骨刀去除未切到的一小部分骨(技术图8C)。
- 一旦进行了截骨,用撑开器撑开屈曲间隙,并从膝关节后部移除剩余的骨赘、游离体或未切除的半月板和骨。
  - 在一个恰当平衡的膝关节上,撑开器上的张力在内侧和外侧相等,屈曲间隙是矩形的(技术图8D)。
- 如有必要此时可以松解后关节囊,小心避免对腘窝神经血管结构的损伤。
- 为了适应后稳定假体中的后凸轮机构,将最后的导板放在股骨远端以进行髁间截骨。将导向器居中放置,用圆针或螺钉将其固定。
  - 使用往复式锯从切口中截骨。用凿子或骨刀完成截骨。
  - 股骨组件外移可以帮助优化髌骨轨迹。

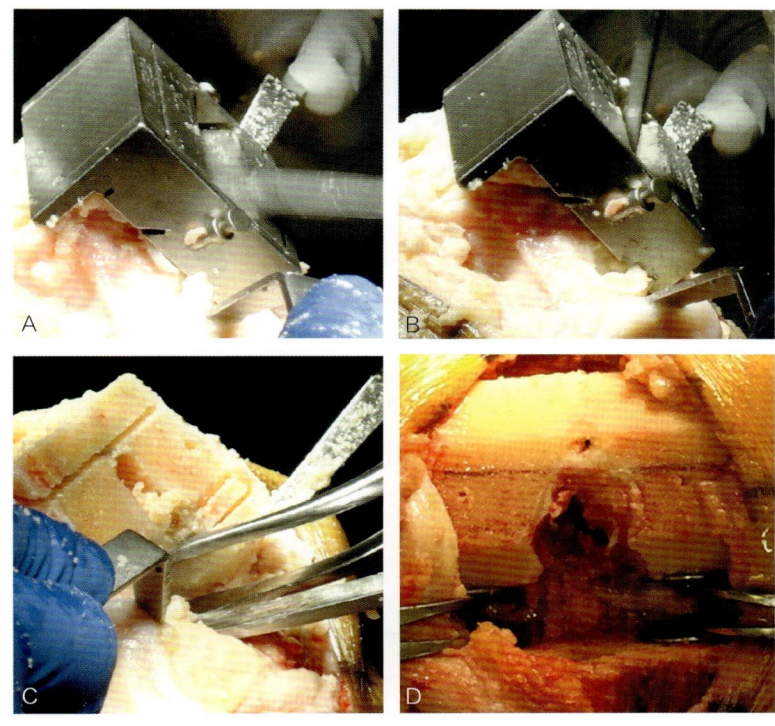

技术图8　A、B. 前后倒角切割。C. 用一把骨刀清除未切开的残留的一小部分骨质和重新移动后的骨赘。D. 在骨质切除后，椎板张开器显示出一个平衡的、矩形的屈曲间隙。

髌骨准备

- 髌骨表面置换经常在TKA中进行，但并不总是。
- 髌骨准备可以在手术中的任何时候进行，但通常在胫骨和股骨准备之后，或者在最初的显露后立即进行，以便于暴露。
- 去除骨赘、滑膜和脂肪来辨清髌骨的解剖边缘。
- 使用卡尺（技术图9A）在截骨前和髌骨成形后评估髌骨厚度，以确保髌骨厚度等于原始厚度，并且至少保留12 mm的骨量[20]。
  - 为了获得髌骨厚度的精确测量，应分离髌前滑囊以完全暴露髌骨的前表面。
- 使用髌骨截骨夹具、磨钻或徒手技术。将髌骨截骨面

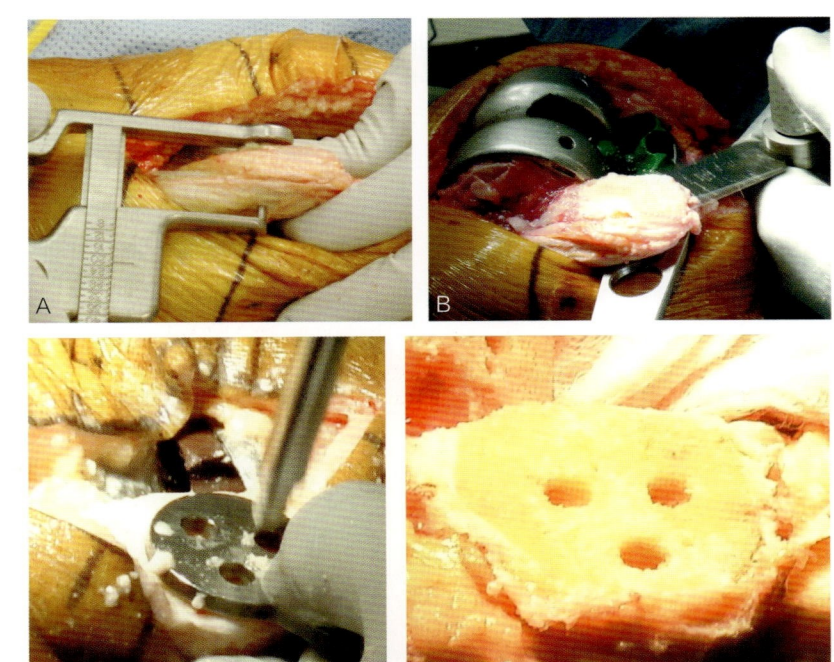

技术图9　A. 卡尺用于测量髌骨后截骨前的髌骨厚度。B. 髌骨后截骨平行于髌骨前表面。C、D. 以三角形的布局钻3个孔。

平行于髌骨的前表面,通过软骨-骨结合部完全切除所有面(技术图9B)。在近端,截骨面通过股四头肌起点略表浅处;在远端,它穿过髌骨下部,到达髌腱表浅处。
- 水平截骨,去除任何残留软骨。
- 居中适当抓紧钻孔导向杆钻孔以便于髌骨固定(技术图9C、D)。
- 将髌骨假体向内上放置可以在股骨滑车优化髌骨轨迹。

软组织和韧带平衡

- 软组织和韧带平衡是手术过程的重要部分[11,21]。
- 为了达到适当的韧带平衡,首先去除胫骨和股骨边缘的所有骨赘是至关重要的。
- 轻度畸形的膝关节,通常可以通过最小限度的软组织松解、截骨来实现平衡。通过试模假体的放入来验证平衡。
- 然而,对于复杂或严重畸形的膝关节,谨慎地逐步松解是必要的。
  - 间隙板可以在截出每个间隙之后使用,以检查屈曲和伸直的平衡(技术图10A、B)。
  - 如果不需要松解,进行下一步。
  - 一旦创建并平衡了屈伸间隙,确保这些间隙的大小相等。
  - 如果间隙不对称,则可能需要垫块(参见下文)。
  - 当畸形严重并导致侧副韧带的完整性丧失时,可能需要限制假体。

术前屈曲挛缩的矫正

- 术前屈曲挛缩可由各种不同的原因引起,通常是多因素的。
  - 股骨后或胫骨后骨赘
  - 软组织挛缩
  - 后关节囊瘢痕
  - 神经肌肉病变(例如帕金森病)
- 按步骤纠正这些畸形的方法包括:
  - 在膝关节处于屈曲位时,使用弯骨刀松解并去除股骨后髁骨赘。
  - 在将胫骨向前移位时,观察胫骨的后缘并去除任何骨赘。
  - 确保清除任何骨赘和所有游离体,特别是那些卡在交叉韧带保留型膝关节的PCL后方的游离体。
  - 小心剥离股骨后方的关节囊附着点。为充分松解后关节囊,有时需要松解PCL。
  - 如果这时仍然存在股骨远端屈曲挛缩,则可以加截股骨远端。
    - 只有在前面的步骤不能解决挛缩的情况下,才执行此步骤,因为截除更多的股骨可能会提高关节线,并导致不同程度的低位髌骨、撞击和中屈不稳定。
    - 间隙板也可以在这些步骤之后装入检测,以确保在装入试模和最终假体部件之前没有屈曲挛缩残留。
- 对于术前有严重屈曲挛缩的膝关节,可能需要横切后关节囊并松解腓肠肌的起点。

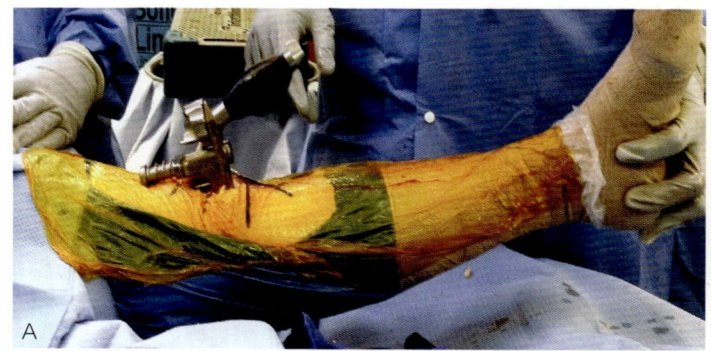 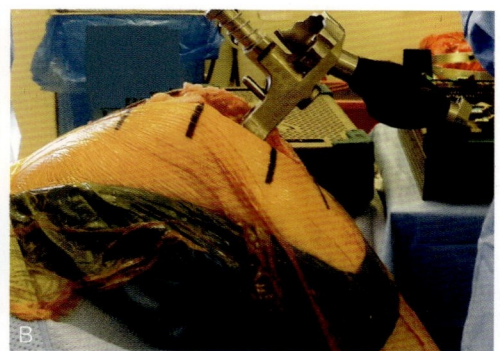

技术图10 A、B. 在插入试模之前,与膝盖一起插入的间隙板在伸展(A)和屈曲(B)时可以帮助平衡间隙。

内翻畸形的矫正

- 在手术显露时,通过内侧关节囊切开和内侧骨膜下松解,能矫正轻度内翻畸形
- 如果膝内侧仍紧,平衡需要以下步骤:
  - 确保所有的骨赘都被移除。
    - 股骨边缘骨赘可被卡在内侧副韧带下。
    - 胫骨边缘骨赘与关节面相似。
  - 内侧骨膜下松解增加 2~3 cm。
  - 如果膝内侧仅在屈曲时是紧的,松解内侧副韧带浅层的前部。
  - 如果膝内侧仅在伸直时紧:
    - 确保腘绳肌已从胫骨后缘充分松解。
    - 松解内侧副韧带浅层后斜纤维束。
- 可能有必要检查胫骨近端截骨,以确保截骨无外翻。
- 如果膝内侧仍然紧,MCL 可以"拉花"或彻底松解。
  - 如果执行此步骤,通常需要使用限制性假体。

外翻畸形的矫正

- 外翻性关节炎患者的膝关节外侧紧是不常见的。
  - 如果出现这种情况,应首先检查胫骨截骨,以确保胫骨近端没有内翻。
- 在处理外侧紧的外翻膝时,平衡涉及以下几个方面:
  - 依次松解髂胫带、腘肌腱、LCL,最后松解后关节囊。
  - 如果膝关节外侧伸直时紧,先松解髂胫带,然后松解腘肌。
  - 如果膝关节外侧屈曲时紧,先松解腘肌,然后股骨髁骨膜下松解 LCL。
- 如果膝关节外侧仍然明显紧,必要时松解股二头肌腱。

外翻膝合并内侧副韧带功能不全的矫正

- 外翻膝合并内侧副韧带功能不全见于长期存在的重度膝关节外翻畸形。
- 这种情况通过适当的体检术前就要明确。
- 处理策略包括:
  - 使用限制型假体
  - 内侧副韧带前移
  - 内侧副韧带重建

假体组件装入和试模复位

- 安装大小合适的胫骨、股骨和髌骨临时假体(技术图 9A)。
  - 避免组件悬挂。
  - 如果这是不可能的,允许发生在外侧面,因为内侧悬挂经常导致软组织撞击和术后疼痛。
- 插入适当高度的间隙板并复位关节。检查 ROM 和韧带的稳定性。在屈曲、中屈(约 40°)和伸直时施加内翻和外翻应力,以确定膝关节的稳定性和胫骨垫片的适当厚度。
- 如果不是在这一过程中早期使用间隙板,确保间隙对称是很重要的(技术图 11)。
  - 如果两个间隙相等,则无需进一步调整。
  - 如果两个间隙都是松动的,则需要更厚的聚乙烯垫片。
  - 如果两个间隙都很紧,则应使用较薄的胫骨垫片,或切除更多胫骨。
  - 如果伸直间隙紧而屈曲间隙适当,请使用前面列出的步骤纠正屈曲挛缩。
  - 如果伸直间隙是适当的,但屈曲间隙紧(通常表现为屈膝插入胫骨垫片时胫骨前方抬起),则可能需要增大股骨远端并使用更薄的聚乙烯垫片,或者前移或缩小股骨组件以实现间隙对称。

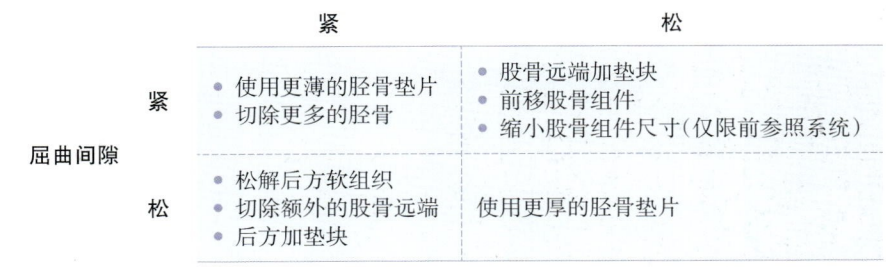

		伸直间隙	
		紧	松
屈曲间隙	紧	• 使用更薄的胫骨垫片 • 切除更多的胫骨	• 股骨远端加垫块 • 前移股骨组件 • 缩小股骨组件尺寸(仅限前参照系统)
	松	• 松解后方软组织 • 切除额外的股骨远端 • 后方加垫块	使用更厚的胫骨垫片

技术图 11 图表描述了在屈曲和伸直间隙不对称时需要采取的纠正措施。

髌骨轨迹

- 髌骨应位于滑车沟中央,在膝关节完全屈曲时,无向外半脱位或向外倾斜(技术图12)。
- 复位髌骨行无拇指试验,在未关闭内侧关节囊和拇指不施加任何内侧应力的前提下全范围屈伸膝关节,保持髌骨在位。
- 如果无拇指试验表明髌骨倾斜或者轻度半脱位,在髌骨上极缝合内侧支持带1针。如果膝关节完全屈曲时缝线没有开裂,就没有必要松解外侧,在手术的这个阶段也不应该进行外侧松解。
- 为了提高伸膝装置平衡评估的准确性,这些试验应在止血带放气后进行。因为充气的止血带通过捆绑伸膝装置,会导致感觉上的髌股轨迹不良。
- 可以通过以下方法改进轨迹:
  - 适当的股骨和胫骨旋转。
  - 股骨假体外侧放置。
  - 髌骨假体的内移上移。
- 止血带松开后持续的脱开或半脱位可能需要外侧松解。

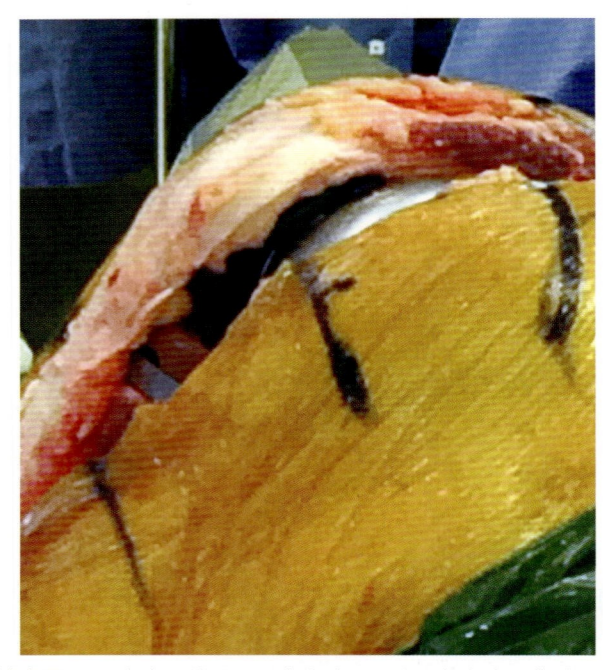

技术图12　术中照片显示适当的髌骨跟踪,在充分屈曲过程中没有髌骨倾斜。

假体固定

- 准备骨水泥之前,应准备好所有假体组件和安装假体所需的基本器械(技术图13A、B)。
- 用一个小的(1/8 in,3.175 mm)钻头,钻入胫骨平台的硬化区域(1~2 mm深),以获得足够的胫骨部件的固定。
- 用小的松质骨块堵塞股骨远端的IM孔(技术图13C)。
- 使用脉冲灌洗用生理盐水彻底冲洗截骨面,以清除所有的碎片,并增加骨水泥渗透到骨小梁的深度。用吸引器和干燥纱布完全干燥骨面。
- 聚甲基丙烯酸甲酯用于骨水泥型人工膝关节置换假体组件的固定。
  - 真空搅拌系统通常用于去除任何可能阻碍骨水泥生物力学强度的气泡,并确保骨水泥粉末和单体的彻底混合。
- 当骨水泥处于面团期时,将其应用于胫骨平台(技术图13D)。这时,手指填塞可以提高骨水泥覆盖。加入一层薄薄的骨水泥,打压胫骨组件和聚乙烯衬垫到位(技术图13E)。

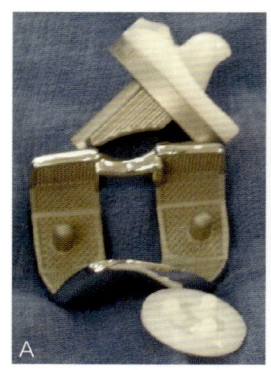 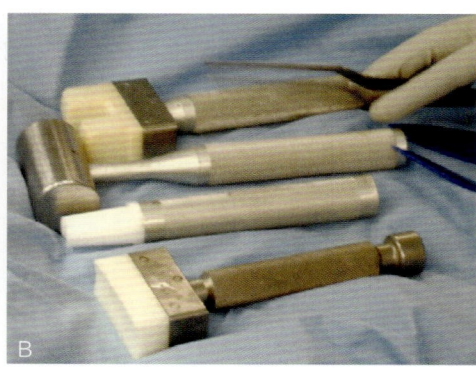 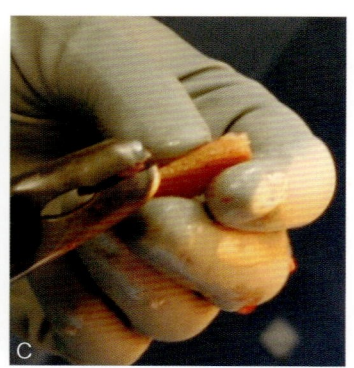

技术图13　A. 在骨水泥制备过程中准备好所有组件。B. 用于组件插入的基本器械。C. 股骨远端的IM孔用骨松质小碎片堵塞。

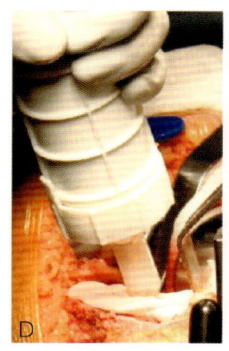
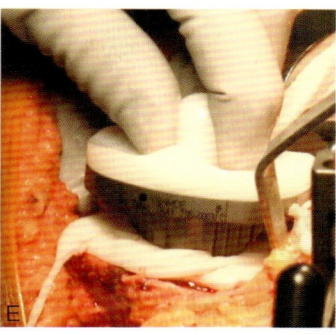
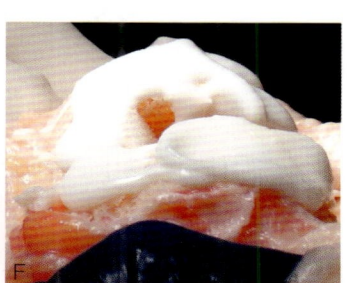
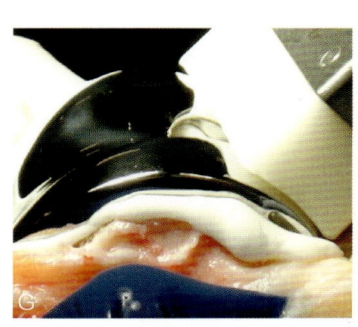
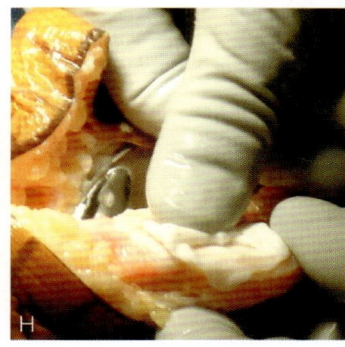
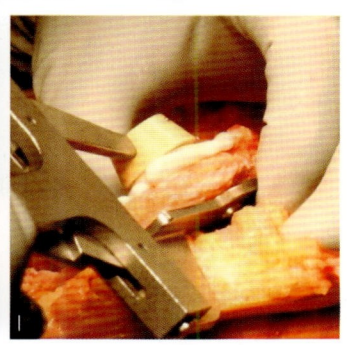

技术图13（续） D. 骨水泥应用于胫骨平台。E. 在胫骨托盘上添加一层骨水泥，并且胫骨组件和聚乙烯衬垫被打压到位。F. 骨水泥应用于股骨切割面和股骨构件。G. 股骨部件被敲击到正确的位置。H. 骨水泥适用于髌骨。I. 将髌骨部件插入并牢固地夹紧。

- 修整去除多余的从平台下挤出的骨水泥。
- 将骨水泥涂于股骨截骨面（技术图13F）。
  - 在股骨后髁上放置骨水泥是很困难的，因此通常在植入前将骨水泥直接涂在假体的股骨后髁部。
- 将股骨部件敲击到位，去除假体周围多余的骨水泥（技术图13G）。
- 复位膝关节使其充分伸直。在这个阶段，在足踝下放置一个垫子以确保膝关节完全伸直可能是有用的。
- 膝关节伸直后，在髌骨上涂上骨水泥（技术图13H）。植入髌骨假体并将其夹紧固定到位（技术图13I）。修整并除去多余的骨水泥。
- 保持膝关节完全伸直，直到骨水泥完全固化。检查关节的所有角落，特别是后部，确保没有多余的骨水泥、游离的骨碎片或骨水泥残渣。
- 彻底冲洗膝关节。在关闭关节前最后一次检查ROM、膝关节稳定性和髌骨轨迹。

关闭切口

- 大量水冲洗膝关节，确保无骨和骨水泥碎屑残留。
- 确定先前做的标记。关闭关节产生一个不透水的密闭腔。
- 全范围活动膝关节确保缝合足够牢固在康复治疗时不会撕开，确保髌骨轨迹正常。
- 2号薇乔（Vicryl）缝线单层间断缝合皮下组织和浅筋膜（肥胖患者缝合两层）。
- 快速吸收缝线或皮钉关闭皮肤。

要点与失误防范

胫骨截骨导杆应该与胫骨嵴对齐,并且在远端它应该落到踝关节中点的稍内侧	• 如果不放置于内外踝连线中心线的内侧3～5 mm处,会导致胫骨内翻截骨
胫骨截骨导向器应设置3°～7°后倾角	• 如果定位装置内旋或者外旋,后倾就会相应地变成外翻或者内翻
胫骨假体应置于胫骨平台的外侧缘	• 胫骨假体偏内放置会增加Q角(导致髌骨轨迹不良)和内侧悬挂
股骨IM杆插入的起点大约在PCL止点前1 cm	• 插入点太靠外或靠内会相应增加外翻或者内翻角度
股骨假体的大小应适当,并应认识到自下而上或自上而下技术的后果,以帮助避免并发症	• 尺寸偏小时会增加前方切迹风险或者股骨髁后方切除过多 • 尺寸偏大时,根据矢状位位置不同,会使屈曲间隙过紧或髌股关节过度填塞
密切注意矢状面的股骨远端切口,避免过屈或过伸	• 过伸截骨会增加切痕风险,而过屈截骨会导致髌骨轨迹不良和交叉韧带替代型设计的凸轮/立柱撞击
冠状面股骨远端截骨外翻不应>7°	• 冠状面股骨外翻截骨不能>7°,否则会增加Q角,导致髌骨轨迹不良
结合多个参考线评估股骨旋转	• 仅使用一个参考可导致股骨部分旋转不良,尤其是在外翻关节炎或股骨髁糜烂或发育不良的情况下
如果以后髁线为参照,在外翻膝截骨前增加1°～2°外旋	• 如果不能辨别,这些患者的外髁发育不良会导致股骨假体内旋
股骨假体的外置可以优化髌骨轨迹	• 股骨假体向内悬挂会通过增加Q角引起严重的组织刺激和髌骨轨迹不良
髌骨截骨的目标是去除相同厚度的骨,用假体来替代	• 过度切除会导致髌骨骨折或骨坏死。减小髌骨的整体厚度会导致伸膝装置无力
所有病例均应留下至少12～14 mm的骨	• 切除不足会导致髌股关节的过度填充,导致外侧软组织张力过大、髌骨轨迹不良、膝关节前方疼痛以及屈曲受限
髌骨假体放置于内上方能优化髌骨轨迹	• 靠外会增加Q角,导致髌骨轨迹不良

术后处理

- 当手术结束时,用加压绷带包扎。
- 目前的镇痛策略为多模式镇痛。
  - 术前、围手术期应用抗炎药物及神经调节剂治疗。
  - 术中局部镇痛注射或放置关节内镇痛泵。
  - 术后静脉注射环氧合酶(COX)抑制剂和对乙酰氨基酚。
  - 麻醉性和非麻醉性口服止痛药。
- 抗生素通常在术后使用1～2个剂量。
- 开始适当的血栓预防。
- 术后康复方案各不相同,但通常包括以下内容:
  - 早期活动和开始负重活动。
  - 早期ROM。
  - 适当的疼痛管理。
  - 允许足够的休息时间,以帮助抑制过度肿胀和炎症反应。
  - 在耐受的情况下停止使用辅助设备。
  - 常见的治疗练习包括:
    - 主动、主动辅助和被动ROM锻炼。
    - 股四头肌锻炼。
    - 直腿抬高。
    - 职业疗法(例如移动训练、爬楼梯)。
- 患者通常在手术后1～3天出院,患者可以回家或去康复中心。
- 早期随访重点在伤口愈合和力量及ROM的进展。
  - 早期伤口并发症需要密切跟踪。
  - 早期僵硬必须进行监测,如果僵硬持续存在,应在手术后6～8周进行麻醉下手法松解。
- 一旦恢复了力量、活动能力和平衡,患者就可以恢复低冲击的体育活动(例如骑自行车、游泳、温和的有氧运动、步行、徒步旅行、高尔夫或保龄球)。
- 高冲击的活动,如篮球、英式和美式足球通常是不鼓励的,但目前的数据并不支持这是绝对禁忌。

结果

- TKA是一种可靠和可预测的手术,最近报道的10年假体生存率>95%,23年的生存率>85%。TKA术后疼痛和功能的改善得到广泛的报道[10,14]。
- 对于绝大多数患者来说，手术的总体满意度是良到优[10,14]。
- 满意度可能倾向较低的患者，在手术前需要特别考虑和咨询包括[12,19]：
  - 年轻患者（年龄<50岁）膝关节炎。
  - 病理性肥胖患者（BMI>40 kg/m²）。
  - 既往进行过膝关节重建手术（如截骨、髌骨重排）的患者。
  - 领取工伤补偿的患者。

并发症

- TKA后的总体死亡率非常低，而且该手术并没有显著降低OA患者的预期寿命。

感染

- 对于既往功能良好的TKA，任何持续性的疼痛或者发生急性疼痛都应该考虑感染。
- 感染的检查至少应该包括[15]：
  - 可靠的病史和体格检查。
  - X线检查。
  - 实验室检查，包括血沉（ESR）和C反应蛋白（CRP）。
  - 渗出液送检细胞计数、革兰染色、培养。
- 感染的体格检查包括：
  - 进展性或持续性红斑。
  - 持续渗液，尤其是术后7天以上。
  - 切口渗脓性分泌物。
- 感染的影像学证据包括：
  - 进展性透光线或假体周围溶解。
  - 进展性假体松动或下沉。
- 实验室检查多变，但典型表现如下：
  - 升高的CRP和ESR。
  - 正常到升高的白细胞计数；
  - 革兰染色和培养有帮助，但有较高的假阴性率[26]。
  - 滑膜细胞白细胞计数及中性粒细胞百分率升高[1,6]：
    - 在急性情况下（术后6周前），滑膜白细胞计数>20 000和中性粒细胞百分比>89%，高度怀疑感染。
    - 在慢性情况下，滑膜白细胞计数>1 500和中性粒细胞百分比>65%，高度怀疑感染。
  - 滑膜组织中出现白细胞酯酶[18]。
- 表浅的切口部位感染的特征是红斑、伤口干燥、无脓液，既无小腔，局部也无硬结。可以用全身抗生素治疗，但要认识到，一旦开始抗生素治疗，就可能失去准确诊断深部感染的机会。
  - 局部伤口护理和固定可以观察到长达1周的引流，但>1周的引流就需要开放清创。
- 相反，引流或皮肤坏死的伤口通常可得益于迅速的手术清创，此时，如果尚未开始抗生素治疗，可获得可靠的培养材料[25]。

不稳定

- TKA术后不稳定占手术失败原因的10%～20%。这些患者中许多得到了成功的矫正。但如果没有找出不稳定的原因，术者可能再次重复和初次TKA同样的错误[17]。
- TKA术后可能发生3种类型的不稳定：
  - 伸直不稳定。
  - 屈曲不稳定。
  - 膝反屈。
- 通常需手术治疗，目的是恢复屈伸间隙的平衡。对于这一小部分患者，选择性使用限制型或者旋转铰链型设计的假体是合适的[17]。

骨溶解

- 骨溶解是晚期膝关节翻修手术最重要的原因，是机体对假体磨损颗粒异物反应的结果，最终导致假体松动。
- 骨溶解通常无症状。
- 症状性骨溶解通常表明一个活动进展的过程，并出现以下症状[7]：
  - 疼痛，通常在开始走路时情况严重（开始疼痛）
  - 肿胀
  - 不稳定
  - 捻发音
- 根据临床情况，无症状性骨溶解可通过一系列X线片随访，而症状性骨溶解通常需要翻修。

血管损伤

- TKA中腘动脉损伤少见但却是灾难性的。
- 这种损伤可有急性或者迟发性表现。
- 原因包括：
  - 应用止血带导致动脉血栓形成。
  - 术中操作引起动脉扭结。
  - 动脉的直接损伤。

- 一般认为动脉的直接的锐性伤预后优于动脉栓塞。
- 为了取得良好的结果需要及时识别血管损伤，并由经验丰富的血管外科医生进行处理[4]。

神经损伤
- TKA术中，胫神经和腓总神经都可能受损。
- 术前屈曲挛缩尤其是伴有外翻畸形是术后神经麻痹的危险因素之一。
- 术后血肿也增加了腓总神经损伤的风险。
- 确认神经麻痹后的初步治疗包括：
  - 屈曲膝关节和髋关节20°～45°，立即放松过紧的敷料。
- 如果损伤后3个月神经功能没有恢复的迹象，可行神经探查术[22]。

（毛昕 译，张先龙 审校）

参考文献

[1] Bedair H, Ting N, Jacovides C, et al. The Mark Coventry Award: diagnosis of early postoperative TKA infection using synovial fluid analysis. Clin Orthop Relat Res 2011;469(1):34-40.

[2] Benjamin J. Component alignment in total knee arthroplasty. Instr Course Lect 2006;55:405-412.

[3] Bonutti PM, Zywiel MG, Ulrich SD, et al. A comparison of subvastus and midvastus approaches in minimally invasive total knee arthroplasty. J Bone Joint Surg Am 2010;92(3):575-582.

[4] Da Silva MS, Sobel M. Popliteal vascular injury during total knee arthroplasty. J Surg Res 2003;109:170-174.

[5] Eisenhuth SA, Saleh KJ, Cui Q, et al. Patellofemoral instability after total knee arthroplasty. Clin Orthop Relat Res 2006;446:149-160.

[6] Ghanem E, Parvizi J, Burnett RS, et al. Cell count and differential of aspirated fluid in diagnosis of infection at the site of total knee arthroplasty. J Bone Joint Surg Am 2008;90(8):1637-1643.

[7] Gupta SK, Chu A, Ranawat AS, et al. Osteolysis after total knee arthroplasty. J Arthroplasty 2007;22:787-799.

[8] Howell SM, Howell SJ, Kuznik KT, et al. Does a kinematically aligned total knee arthroplasty restore function without failure regardless of alignment category? Clin Orthop Relat Res 2013;471(3):1000-1007.

[9] Kim YH, Choi Y, Kwon OR, et al. Functional outcome and range of motion of high-flexion posterior cruciate-retaining and high-flexion posterior cruciate-substituting total knee prostheses. A prospective, randomized study. J Bone Joint Surg Am 2009;91(4):753-760.

[10] Kim YH, Kim JS, Choe JW, et al. Long-term comparison of fixedbearing and mobile-bearing total knee replacements in patients younger than fifty-one years of age with osteoarthritis. J Bone Joint Surg Am 2012;94(10):866-873.

[11] Lombardi AV Jr, Berend KR. Posterior cruciate ligament-retaining, posterior stabilized, and varus/valgus posterior stabilized constrained articulations in total knee arthroplasty. Instr Course Lect 2006;55:419-427.

[12] McElroy MJ, Pivec R, Issa K, et al. The effects of obesity and morbid obesity on outcomes in TKA. J Knee Surg 2013;26(2):83-88.

[13] McPherson EJ. Patellar tracking in primary total knee arthroplasty. Instr Course Lect 2006;55:439-448.

[14] Meftah M, Ranawat AS, Ranawat CS. Ten-year follow-up of a rotating-platform, posterior-stabilized total knee arthroplasty. J Bone Joint Surg Am 2012;94(5):426-432.

[15] Mihalko WM, Manaswi A, Cui Q, et al. Diagnosis and treatment of the infected primary total knee arthroplasty. Instr Course Lect 2008;57:327-339.

[16] Nestor BJ, Toulson CE, Backus SI, et al. Mini-midvastus vs standard medial parapatellar approach: a prospective, randomized, doubleblinded study in patients undergoing bilateral total knee arthroplasty. J Arthroplasty 2010;25(6 suppl):5-11.

[17] Parratte S, Pagnano MW. Instability after total knee arthroplasty. J Bone Joint Surg Am 2008;90:184-194.

[18] Parvizi J, Jacovides C, Antoci V, et al. Diagnosis of periprosthetic joint infection: the utility of a simple yet unappreciated enzyme. J Bone Joint Surg Am 2011;93(24):2242-2248.

[19] Parvizi J, Nunley RM, Berend KR, et al. High level of residual symptoms in young after total knee arthroplasty. Clin Orthop Relat Res 2014;472(1):133-137.

[20] Patel J, Ries MD, Bozic KJ. Extensor mechanism complications after total knee arthroplasty. Instr Course Lect 2008;57:283-294.

[21] Peters CL. Soft-tissue balancing in primary total knee arthroplasty. Instr Course Lect 2006;55:413-417.

[22] Schinsky MF, Macaulay W, Parks ML, et al. Nerve injury after primary total knee arthroplasty. J Arthroplasty 2001;16:1048-1054.

[23] Umrani SP, Cho KY, Kim KI. Patellar eversion does not adversely affect quadriceps recovery following total knee arthroplasty. J Arthroplasty 2013;28(4):591-594.

[24] Verra WC, van den Boom LG, Jacobs W, et al. Retention versus sacrifice of the posterior cruciate ligament in total knee arthroplasty for treating osteoarthritis. Cochrane Database Syst Rev 2013;10:CD004803.

[25] Vince K, Chivas D, Droll KP. Wound complications after total knee arthroplasty. J Arthroplasty 2007;22(4 suppl 1):39-44.

[26] Zywiel MG, Stroh DA, Johnson AJ, et al. Gram stains have limited application in the diagnosis of infected total knee arthroplasty. Int J Infect Dis 2011;15(10):e702-705.

第38章 全膝关节置换术后股骨假体周围骨折的固定
Fixation of Periprosthetic Fractures Above Total Knee Arthroplasty

Frank A. Liporace and Derek J. Donegan

定义

- 骨折发生在全膝关节置换术(TKA)股骨假体周围或上面的骨折。
- TKA假体周围骨折的发生率不同。
- 据报道,初次TKA后的发生率为0.3%~5.5%,翻修TKA后的发生率为30%[3,5,6,13]。
- 股骨髁上骨折是最常见的类型,广泛报道在初次TKA后发生率为0.3%~2.5%,而TKA翻修后发生率为1.6%~38%[5,6,8,13]。
- 稳定的假体以及不稳定的假体均可能发生。
- 假体周围骨折对治疗和预后是巨大的挑战。
- 复位和固定这类骨折是一个复杂的任务,主要是因为先前的假体阻碍了骨折复位以及固定装置的置入[2]。

解剖

- 股骨远端形状呈梯形。
- 股骨远端外侧前后径大于内侧前后径。
- 股骨外侧髁有一个10°的倾斜角。
- 股骨内侧髁有一个25°的倾斜角(图1)。
- 腓肠肌起于股骨远端,作为一种变形力,会导致反屈畸形。
- 内收肌止于股骨远端,作为一种变形力,会导致内翻畸形。

发病机制

- 大多数股骨假体周围骨折通常在年龄大的患者由低能量的跌倒引起,而在年轻的患者由高能量的创伤引起。
- 多种危险因素已被确定。
- 骨代谢因素,如骨质疏松是TKA后假体周围骨折发展进程中的高危因素。
- 许多研究证实了TKA后骨矿物质密度减少[11]。
- 手术技术是相关因素,尤其是股骨远端的凹槽。
- 股骨远端前侧骨皮质缺损已经被认为是TKA后股骨假体周围骨折的重要危险因素。
- 股骨几何形状的变化以及曲率半径的减少导致股骨远端承受较高的应力,理论上增加了假体周围骨折的风险。

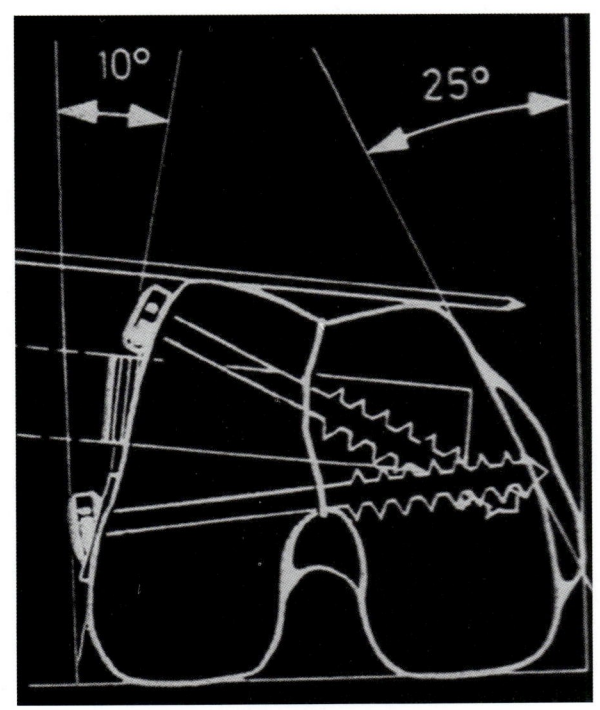

图1 股骨远端解剖轴向的示意图。注意股骨远端梯形的形状和内外侧角度的差异。

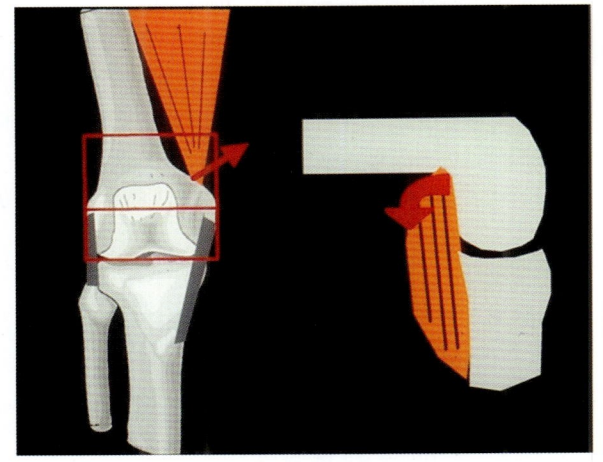

图2 股骨远端骨折主要肌肉作用力的示意图(分别为内收肌和腓肠肌)。

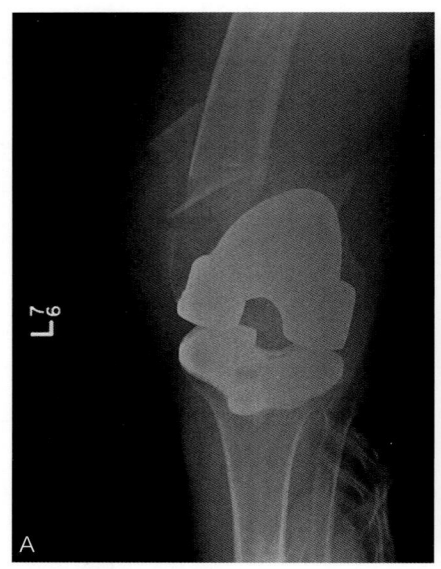 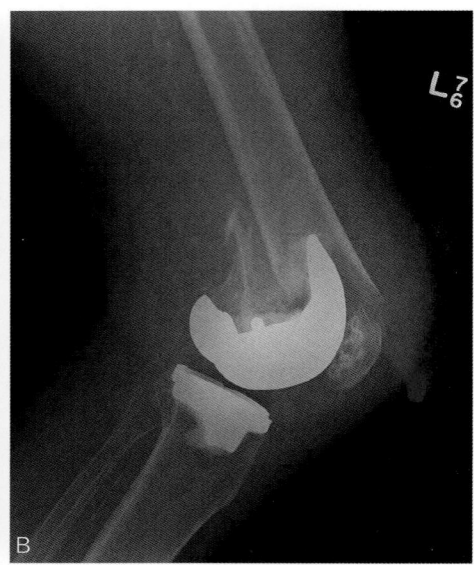

图3 典型的股骨远端假体周围骨折的正位（A）侧位（B）片。注意骨折发生在全膝关节置换股骨远端前面，向后延伸，伴有不同程度的粉碎。

自然病程

- 无论是外科治疗或保守治疗，治疗目标是促进骨折愈合，恢复和维持膝关节活动范围，能无痛地活动。
- 良好的结果是至少90°的膝关节活动范围，骨折短缩≤2 cm，内翻/外翻角度偏差≤5°，屈伸角度偏差≤10°。
- 非手术治疗包括骨牵引、石膏固定或石膏支具固定，用于初次假体周围骨折的患者。然而，由于长期的固定和相关风险，除非患者身体状态无法接受手术，否则首选手术干预。

病史和体格检查

- 获取病史并尝试找出任何早先可以提示假体是否松动的症状很重要，包括疼痛、膝关节不稳等。
- 医疗记录有助于确定手术入路以及假体类型。
- 如果基于早先症状以及伤前影像学检查提示的松动怀疑感染，进一步的检查应包括全血细胞计数（CBC）、血沉（ESR）和C反应蛋白（CRP）。
- 如果感染的诊断可疑，则应计划术中活检标本或分期手术。
- 经过全身检查后，对患肢进行详细检查。
- 皮肤状况和神经血管状态应记录在案。
- 另外，踝臂指数（ABI）应该进行测量和记录。
- 踝臂指数（ABI）<0.90应进行下一步检查[9]。

影像学和其他诊断性检查

- 患肢进行标准的前后位和侧位X线片（图3）。
- 常规行伤处上下关节部位的影像学检查。
- 下肢机械轴线对特定的病例有益。
- 进一步的检查能帮助确定骨量，但不是常规要求（图4）。

鉴别诊断

- TKA后假体松动
- TKA后感染
- 假体周围胫骨周围骨折
- 假体周围髌骨周围骨折
- 人工全髋关节置换术（THA）后假体周围骨折

非手术治疗

- 非手术治疗适应证包括假体稳定的无移位性骨折或者无法耐受手术创伤的患者。
- 非手术治疗包括骨牵引、石膏或石膏支具。
- 非手术疗法可以避免手术风险如出血、感染、固定失效和麻醉剂并发症。
- 非手术疗法应保持患肢伸直位固定4~6周，并避免承重。

手术治疗

- 一旦确定进行手术治疗，首先明确假体是否稳定。
- 对于假体稳定的股骨骨折通常用髓内钉（IMN）或外侧锁定钢板。
- 逆向髓内钉（IMN）置入适用于骨量充足以及股骨侧假体有开放开口的患者。
- 锁定钢板固定是治疗股骨远端假体周围骨折的重要方式。

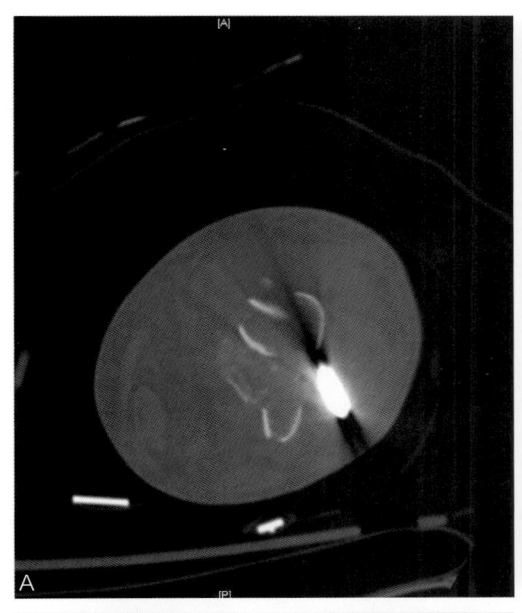
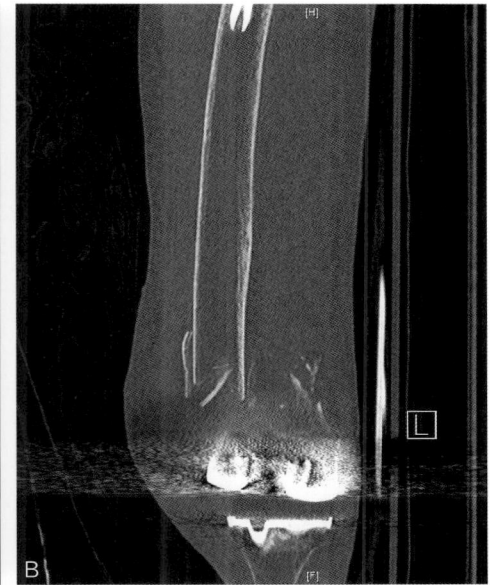
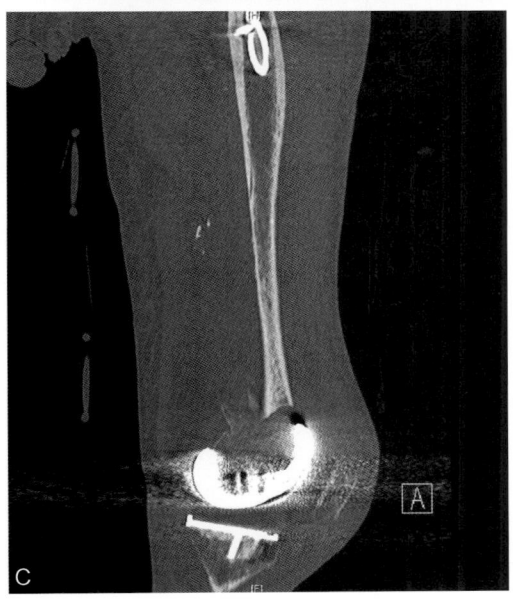

图4 股骨远端假体周围骨折的轴位（A）、冠状位（B）和矢状位（C）CT扫描，显示骨折的位置和粉碎情况。

- 锁定钢板的优点包括可以在骨质疏松性的骨中多角度多点固定，比传统钢板增强了生物力学强度，并可以用小切口微创技术植入钢板。
- 当使用微创技术时，避免典型的远侧端外翻畸形和过伸畸形是至关重要的。
- 当TKA后股骨假体周围骨折发生在松动的假体时，应予翻修术。

术前计划

- 回顾病史和体格检查。
- 如果对损伤前的X线片进行检查，可以确定是否有任何假体松动或感染的证据。
- 如提示感染需要进一步确定，如先前所述。
- 获取先前的手术记录，特别是确定假体的类型和型号，以确定该假体股骨髁间是否有开口（表1）。
- 检查损伤的影像学检查，并进行分类（表2）。
- 手术治疗决策过程的关键因素：
  - 骨量是否充足？
  - 假体股骨侧髁间是开放还是闭合的开口？
  - 假体稳定或已松动？
- 如果假体稳定且有足够的骨储备，则可选择切开复位内固定（ORIF）治疗：
  - 如果假体股骨侧髁间有开口，则髓内钉（IMN）优于外侧锁定钢板；
  - 如果假体股骨侧髁间无开口，则选择锁定钢板。
- 如果假体松动，则选择翻修术。

表1 常用假体品牌及髁间宽度（髁间宽度限制了股骨远端假体周围骨折中逆行髓内钉的型号）

假体	型号	尺寸	髁间宽度(mm)
Biomet	Maxim Primary		13.3
		PS Open Box	15.2
		PS Closed Box	Closed
	AGC 3000		18.0
		PS	18.0
		HPS	15.4
	Ascent Primary		18.4
		PS Open box	20.3
		PS Closed box	Closed
	Vanguard		
		PS	16.2
		CR	13.3
Smith & Nephew	Genesis I		
		CR	20.1
		PS	17.9
	Genesis II		
		CR 1–2	16.0
		CR 3–9	18.5
		PS	16.3
	Profix		
		CR	19.8
		PS	14.6
	Tricon M and C		17.0
Stryker Howmedica	Duracon		18.5
	Stabilizer		Stemmed
	Kinemax		
		XS	17.0
		S	18.5
		M	19.5
		L	21.0
		XL	22.5
		XXL	22.5
		Modular Condylar and Plus	Stemmed
		Modular Stabilizer and Plus	Closed
	Kinematic II		21.0
		Condylar	Stemmed
		Stabilizer	Closed
	PCA		
		S	16, 18
		M	15, 18
		M/L	15, 16
		L	13, 15
		XL	12, 15
	Scorpio		
		CR/PS 3	16.5
		CR/PS 5	16.5
		CR/PS 7	18.5
		CR/PS 9	18.5
		CR/PS 11	20.5
		CR/PS 13	20.5
		TS	Stemmed
	Series 7000 PS		20.5
		Modular	Stemmed
		Omnifit	20.5
		PS	Closed
	Triathlon CR/PS		16.0

（续表）

假体	型号	尺寸	髁间宽度(mm)
Zimmer, Centerpulse, Sulzermedica	Nexgen CR		
		A	11.9
		B	12.1
		C	12.2
		D	12.5
		E	12.8
		F	12.9
		G	13.3
		H	13.4
	Nexgen PS/LPS		
		A	13.7
		B	13.7
		C	16.6
		D	16.6
		E	17.8
		F	17.8
		G	21.2
		H	21.2
	1/8 I PSCK		
		55	15.7
		58	15.5
		65	17.0
		66	17.1
		70	18.8
	1/8 II PSCK		
		54	15.3
		59	16.7
		64	18.2
		69	19.6
		74	21.0
	M/G I		
		S	10.6
		S+	10.6
		Reg	12.1
		Reg+	12.3
		L	14.4
		L+	14.3
		L++	17.4
	M/G II		11.9
	Natural Knee I		
		0–1	12
		2	16
		3	19
		4	20
		5	22
	Natural Knee II		17
	Apollo		17
Dow Corning & Wright Medical	Axiom Primary		
		55	14
		60	15
		65	17
		70	18
		75	19
		80	20
		85	22
		PS 55	16
		PS 60	18
		PS 65	18
		PS 70	20
		PS 75	21
		PS 80	23
		PS 85	24
		Modular	Closed

（续表）

假体	型号	尺寸	髁间宽度(mm)
Dow Corning & Wright Medical	Advance Primary		
		PS 1	15
		PS 2	17
		PS 3	18
		PS 4	19
		PS 5	21
		PS 6	22
	Advantium		
		TC	19
		Open house	16
		PS	Closed
	Ortholoc		
		Standard	21
		Large	25
		Ex Large	25
	Ortholoc Ⅱ		24
Depuy and J&J	PFC		
		CR	20
		CS 1	14.3
		CS 2	15.1
		CS 3	17.0
		CS 4-6	20.0
	PFC Sigma		
		CR	12.7, 17.8
		CS	17.8
	AMK		
		CR 1	14.2
		CR 2	16.4
		CR 2+	16.5
		CR 3	18.5
		CR 3+	17.9
		CR 4	17.6
		CR 5	20.6
	CS Congruency		
		1	18.7
		2	19.7
		3	21.9
		4	22
		5	24.8
	LCS Complete CR		
		Sm	14.4
		Sm+	15.7
		Med	16.6
		Std	17.5
		Std+	18.8
		Lrg	20.3
		Lrg+	21.9

注：经允许引自 Heckler MW, Tennant GS, Williams DP, et al. Retrograde nailing of supracondylar periprosthetic femur fractures: a surgeon's guide to femoral component sizing. Orthopedics 2007; 30(5): 345-348。

体位

- 当对TKA术后股骨假体周围骨折进行手术内固定（钢板或IMN）时，患者通常仰卧位于可透视平板Jackson床上（图5）。
- 患者摆放于平板床同侧。
- 将一个卷起的圆筒形巾单放置在同侧臀部下面。
- 把同侧手臂固定于胸前。
- 对侧肢体使用连续性加压装置（SCDs）。
- 确保患者在腹部水平用约束带固定以及对侧腿上的蓝色布巾用2 in（5.08 cm）的丝带固定。
- 确保所有的骨突起部位都有衬垫。

表2　股骨远端假体周围骨折常用的分类方法

髁上假体周围骨折：分类系统

研究	型号/组	描述
Neer 等	Ⅰ型	无移位（<5 mm 移位和(或)<5°成角）
	Ⅱ型	移位>1 cm
	Ⅱa型	股骨干外侧移位
	Ⅱb型	股骨干内侧移位
	Ⅲ型	移位、粉碎性
DiGioia 和 Rubash	Ⅰ组	关节外无移位（<5 mm 移位和<5°成角）
	Ⅱ组	关节外有移位（>5 mm 移位和>5°成角）
	Ⅲ组	严重移位（失去皮质接触）或成角（>10°）；可用髁间T形垫块
Chen 等	Ⅰ型	无移位（Neer Ⅰ型）
	Ⅱ型	移位和(或)粉碎性（Neer Ⅱ型和Ⅲ型）
Lewis 和 Rorabeck	Ⅰ型	无移位骨折；假体完好
	Ⅱ型	移位骨折；假体完好
	Ⅲ型	移位或无移位骨折；假体松动或失败

经允许引自 Su ET, DeWal H, Di Cesare PE. Periprosthetic femoral fractures above total knee replacements. J Am Acad Orthop Surg 2004;12（1）：12-20.

- C臂机从对侧进入，垂直于手术床。
- 置入钢板时，可在同侧腿下放置黑色斜坡衬垫。
- 在钻钉时，使用可透性的三角形支撑物支撑股骨。
- 对于难以复位的骨折，可以放置无菌骨牵引装置，并将重量挂在床尾的弯曲部位。

入路

- 对于外侧锁定钢板，可以采用标准的股骨外侧入路。如果需要向近端扩大切口，可以延长到股肌下入路切口。
- 对于逆行髓内钉，可使用标准正中切口，内侧髌旁入路切开关节囊。

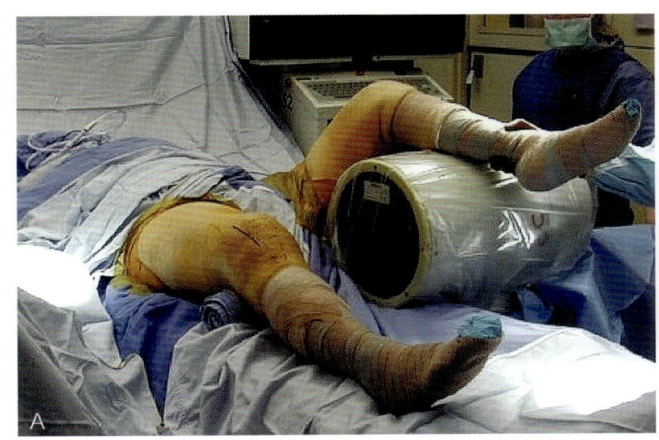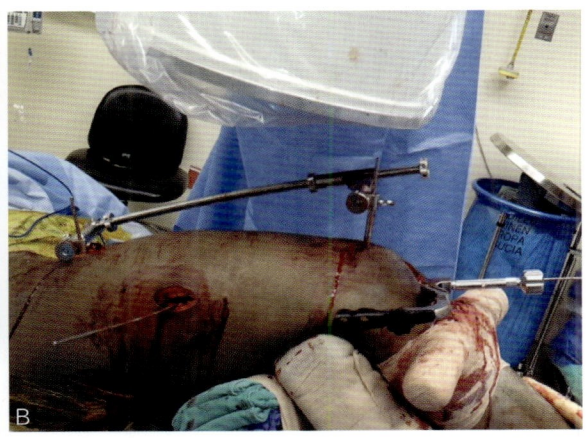

图5　A. 患者置于仰卧位用远端钢板固定。双下肢无菌准备，以允许不受影响地抬高肢体和防止手术时肢体移动，从而准确地侧位透视，避免潜在的复位后移位。注意外侧切口。注意骨折部位下方用无菌隆起物辅助矢状位下复位。B. 逆行髓内钉定位。注意经皮复位外侧切口，股骨牵引器用来恢复长度，胫骨近端骨钉牵引用于用手牵引，矢状面上隆起物用于矢状位定位。股骨牵引装置置于前侧和内侧，指示逆行髓内钉最终的位置。

外侧锁定钢板

暴露——股骨外侧入路

- 标出关节和股骨干/髁的标志点(技术图1A)。
- 与股骨干一致标记外侧切口,从Gerdy结节开始,向近端延伸,包括骨折部位(技术图1A)。
- 沿标记切开皮肤至髂胫束(IT)筋膜水平。
- 筋膜切开位置与皮肤一致。
- 暴露假体股骨侧边界的位置。
- 注意保护关节外结构,避免破坏关节囊。
- 如计划桥接骨折,请勿暴露骨折部位。
- 如计划直视下解剖复位,向近端延长至股外侧肌下,直接显示骨折。

复位/固定

- 透视机监视下评估长度、对线和旋转。
- 垫子是用来控制矢状位平衡的。应有策略地放置,以对抗腓肠肌的力量和防止反屈(技术图1B、C)。
- 使用手动牵引或骨牵引纵向牵引以恢复和维持长度。
- 当长度、对线和旋转角度都足够就可以确定钢板长度。在骨折部位近端侧的钢板上至少应有6个钉孔(技术图1D)。
- 然后,钢板从股骨外侧肌下沿着股骨外侧界置入。在整个过程中,钢板与股骨表面的接触至关重要。
- 使用前后位透视,确定合适的钢板高度。

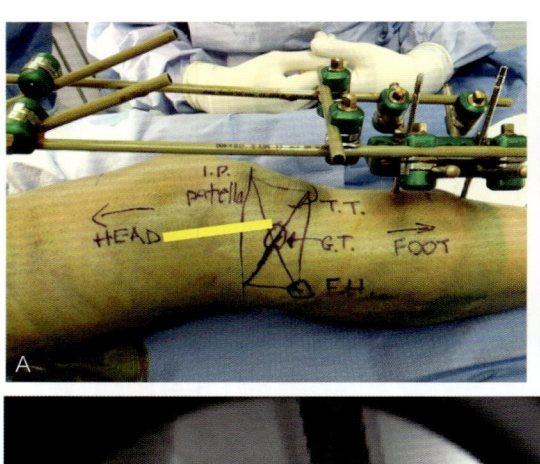
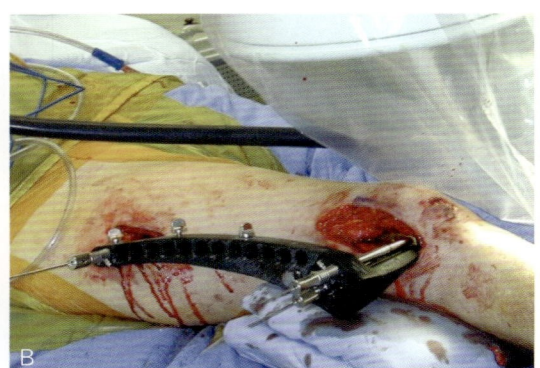
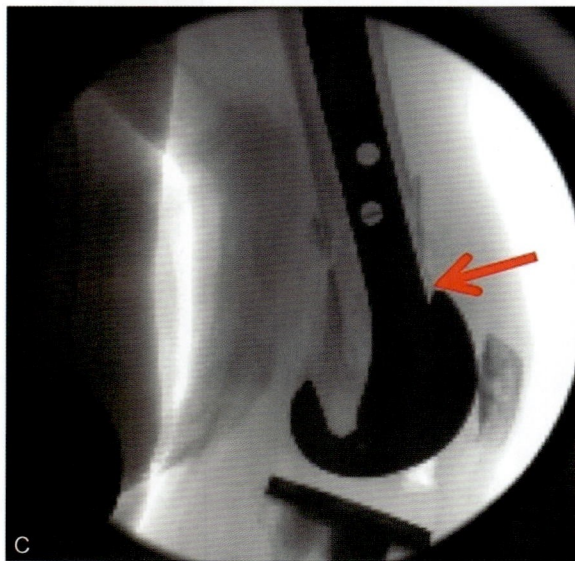
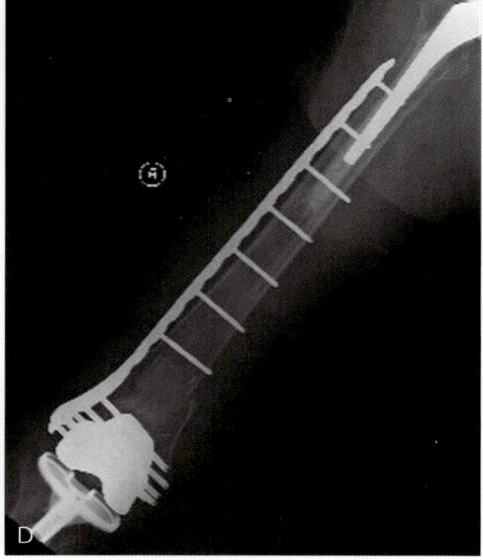

技术图1 A. Gerdy结节定位。髌骨下极、腓骨头、胫骨结节,以及髌骨下极与腓骨头垂直截面的交点形成一个盒形(box),该盒的中心为Gerdy结节。黄线显示一个实用的皮肤切口,用于股骨远端骨折钢板固定,从Gerdy结节开始,向近端延伸(约7 cm)。B. 远端侧方切口用于钢板置入和通过导引器产生近端临时固定以产生一个"盒"。C. 股骨远端钢板的术中外侧定位。注意:钢板尽可能向前放置,以匹配假体前凸缘的后方。这里用红箭头表示。D. 同一个患者最终的正位片。注意远端螺钉与股骨髁平行使其更好地对位。

- 然后，通过钢板的中心孔使用克氏针将钢板接到股骨远端。最终，用与远端股骨髁平行的螺钉替换，以实现冠状位对齐(技术图1D)。
- 使用透视机检查获得良好的侧位片，评估和调整钢板矢状位的位置。
- 然后，通过正圆技术以及外架套筒，使用克氏针将钢板从股骨近端第二孔至钢板远端最后一孔钉于股骨。
- 用X线正侧位片检查钢板高度和平衡。
- 在远端用非锁定螺钉将钢板固定在股骨上，以便将钢板加压固定在股骨上。
- 邻近骨折部位的近端，用1个非锁定螺钉将钢板加压于股骨，并微调至冠状位平衡。
- 最终确定股骨长度、骨折对位对线、旋转角度，以及钢板的位置。
- 用锁定螺钉将钢板远端固定。重要的是记住股骨远端梯形的形状，避免放置过长的螺钉。
- 用非锁定和锁定螺钉混合固定钢板，并均匀地分布在钢板上。最近端的固定点使用单面锁定螺钉或双侧非锁定螺钉，以缓解从钢板固定的股骨部位传递到无钢板固定的股骨的刚性力。如果同时行髋关节置换，则钢板与螺钉应至少重叠2个股骨皮质直径(技术图1D)。
- 最后进行透视评估。

关闭切口

- 必要时使用引流装置。
- 冲洗伤口。
- 1号薇乔线缝合筋膜层。
- 2-0号薇乔线缝合皮下组织。
- 3-0号尼龙线缝合皮肤。
- 足趾到大腿无菌敷料包扎。

逆行髓内钉

暴露

- 在同侧腿下放置无菌可透性三角形衬垫，使膝关节屈曲为30°~40°。
- 标记标志：髌骨下极，胫骨结节，髌腱内侧和外侧缘，先前的TKA切口。
- 通过先前的TKA切口做新的手术切口，长度约3 cm(髌骨下极以下2指宽至髌骨下极以上1指宽)。
- 切开皮肤至膝关节髌腱旁组织。
- 牵开小的内外侧皮瓣，以确定髌腱的内侧和外侧边界。
- 行内侧髌旁入路切开关节囊，显露髁间。
- 去除瘢痕组织以清晰显露假体股骨髁间位置的开口。

复位/固定

- 透视机监视下评估长度、对位对线和旋转。
- 垫子是用来控制矢状位平衡的。应有策略地放置，以对抗腓肠肌的力量和防止反屈(技术图见图5B)。
- 使用手动牵引或骨牵引纵向牵引以恢复和维持长度。
- 将导丝通过切口插入到适当的起始点，并进行透视检查(技术图2A、B)。
  - 正位片观察：中偏外瞄向髓腔。
  - 侧位片观察：偏前瞄向髓腔。
- 插入导针，直到导针穿过骨折部位并进入股骨干骺端。
- 透视下确定导针位置并复位骨折。
- 用合适的开口器开髓。根据髓内钉装置设计，有时需用金属磨钻扩大开口使其适合髓内钉尺寸并允许通过。
- 移除开口装置和导针。
- 将球形导针穿过开口部位并向上至股骨的整个长度。
- 使用测深尺以确定髓内钉的长度。
- 使用末端切割髓腔钻扩髓，每次钻头直径增加0.5 mm，直到比髓内钉直径大1 mm以上的钻头能置入。
- 将钉子和瞄准架在辅助手术台装配好。
- 用手将髓内钉通过导针插入髓腔内，越远越好，然后用锤子敲击直到完全固定为止。
- 确保髓内钉被深埋于股骨假体内。

锁定钉子

- 通过定位器装入套筒，并在螺钉插入部位做小切口。
- 在导向器下用钻头钻穿双层皮质，使用钻头上的刻度测量螺钉长度，并用测深尺确认。注意股骨远端梯形形状，避免使用长螺钉。
- 钻入合适长度螺钉。
- 根据骨折部位的不同，重复这一步骤置入2~3枚锁钉。
- 在使用近端锁定螺钉之前，确认股骨长度、骨折端对位对线和旋转。
- C臂机向近端移动，并获得近端正位正圆锁孔的影像。
- 在螺钉插入部位做小切口。要在透视下钻孔，并在正侧位下分别确认钉道位置后再钻孔。
- 钻双皮质孔。
- 使用测深尺测量螺钉长度，并在透视下确认。
- 钻入合适长度的螺钉。
- 第二个锁钉重复上述步骤。

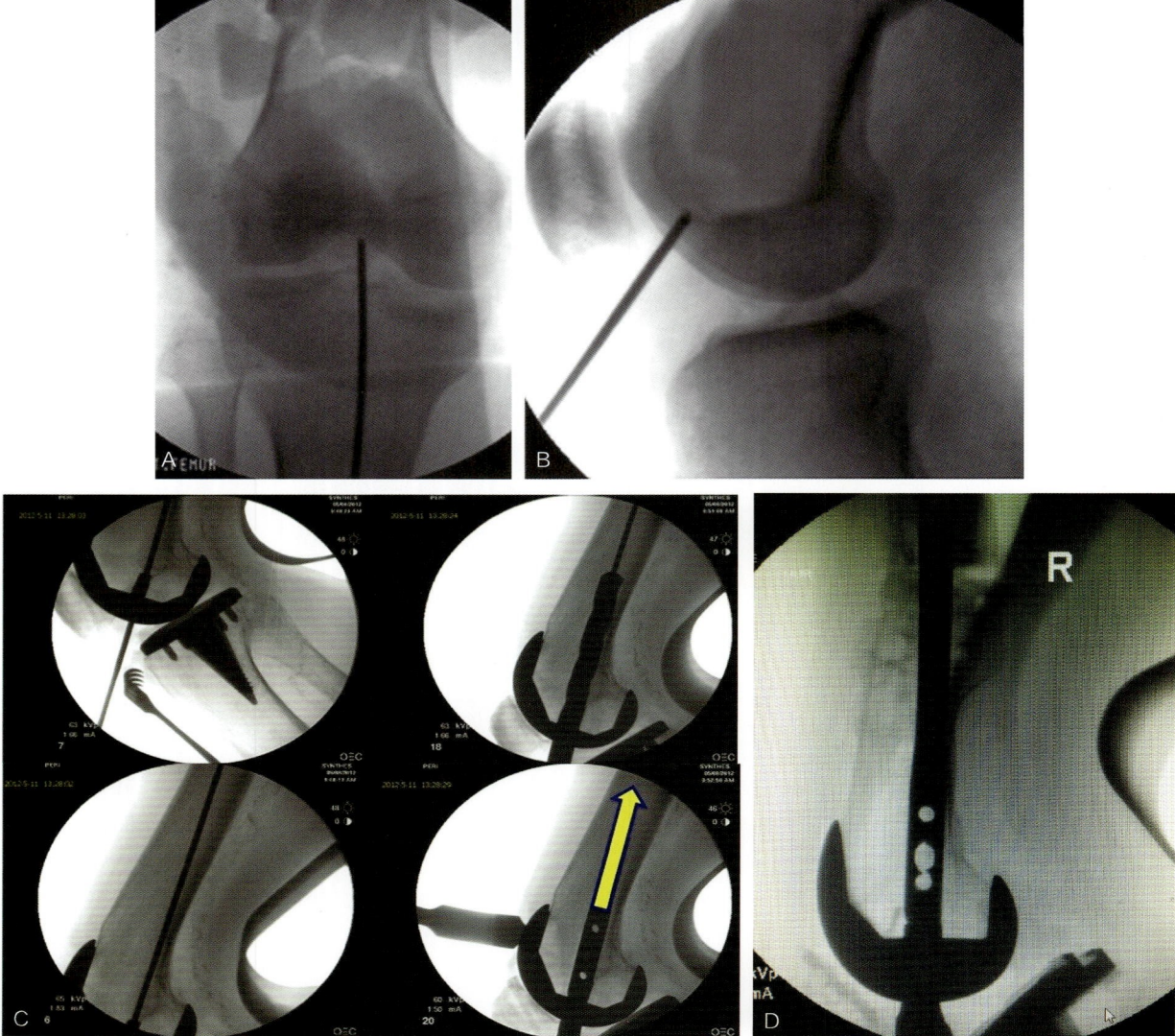

技术图2 未行全膝关节置换的患者行逆行髓内钉手术时入点典型的正位片（A）和侧位片（B）。全膝关节置换术后不改变定位。C. 已存在的全膝关节置换术使入点在外侧更靠后侧。即使使用的是交叉韧带保留的假体，假体的滑车部分表明入点更靠后侧。D. 结果出现后方凸起（伸）畸形，这是因为假体选择的靠后方的入点造成的。

关闭切口

- 冲洗伤口，并确保膝关节内无碎片以防止第三体磨损。
- 1号薇乔线缝合关节囊。
- 2-0号薇乔线缝合皮下组织。
- 3-0号尼龙线缝合皮肤。
- 足趾至大腿近端无菌敷料包扎。

术后护理

- 在唤醒患者之前，获取术后X线片。
- 对于外侧锁定钢板，足趾点地负重6周。
- 对于逆行髓内钉，耐受就可负重。
- 可承受范围内进行膝关节运动。
- 膝关节铰链式支具避免膝关节内翻/外翻。
- 根据术后指南，预防深静脉血栓形成（DVT）。
- 24小时静脉滴注Ⅳ代抗生素。
- 疼痛控制。
- 物理治疗/职业治疗。
- 术后随访：
  - 2周的伤口检查。
  - 6周X线正侧位片。

要点与失误防范

在适当的情况下获得完整的X线片,包括机械轴片	• 股骨、膝关节和胫骨的正侧片,术前计划考虑CT
如果假体是稳定的,考虑间接复位技术	• 取得受伤前TKA后有关的疼痛或功能障碍病史
使用逆行髓内钉,先检查假体股骨髁间开口的状况	• 获取手术记录,以确定假体生产厂商
使用多轴锁定钢板	• 允许在假体周围设置多个固定点
不能接受轴向偏移	• 术中使用透视机透视和拍平片确定机械轴
不能保留松动的假体	• 假体松动时,除治疗骨折外,还应翻修TKA
不能用不牢固的固定	• 确保足够的固定和稳定性。根据骨质量和骨折类型决定锁定结构
术后功能锻炼不能延迟	• 术后立即开始活动。确保适当的理疗顺序,并考虑使用连续被动运动(CPM)
年纪大的患者不能延迟手术	• 医疗干预患者,使手术尽可能快地进行。与内科同事沟通外科治疗的迫切性

- 3个月X线正侧位。
- 6个月X线正侧位。
- 1年X线正侧位。

结果

- 逆行髓内钉畸形愈合率16.4%(见技术图2C、D)。
- 锁定钢板畸形愈合率7.6%[12]。
- 逆行髓内钉骨不愈合率3.6%[12]。
- 锁定钢板不愈合率8.8%[12]。
- 逆行髓内钉二次手术率9.1%[12]。
- 锁定钢板二次手术率13.3%[12]。

- 与初次全膝关节置换术相比,长期并发症和生存率相当[7]。
- 与初次全膝关节置换术相比,中期功能差[7]。

并发症

- 感染。
- 畸形愈合。
- 骨不愈合。
- 功能下降。
- TKA失败。

(毛昕 译,张先龙 审校)

参考文献

[1] Berry DJ. Epidemiology: hip and knee. Orthop Clin North Am 1999;30:183-190.

[2] Della Rocca GJ, Leung KS, Pape HC. Periprosthetic fractures: epidemiology and future projections. J Orthop Trauma 2011;25 (suppl 1):S66-S70.

[3] Figgie MP, Goldberg VM, Figgie HE III, et al. The results of treatment of supracondylar fracture above total knee arthroplasty. J Arthroplasty 1990;5:267-276.

[4] Haidukewych GJ. Innovations in locked plate technology. J Am Acad Orthop Surg 2004;12:205-212.

[5] Healy WL, Siliski JM, Incavo SJ. Operative treatment of distal femoral fractures proximal to total knee replacements. J Bone Joint Surg Am 1993;75:27-34.

[6] Inglis AE, Walker PS. Revision of failed knee replacements using fixedaxis hinges. J Bone Joint Surg Br 1991;73:757-761.

[7] Lizaur-Utrilla A, Miralles-Muñoz FA, Sanz-Reig J. Functional outcome of total knee arthroplasty after periprosthetic distal femoral fracture. J Arthroplasty 2013;28(9):1585-1588.

[8] Merkel KD, Johnson EW Jr. Supracondylar fracture of the femur after total knee arthroplasty. J Bone Joint Surg Am 1986;68:29-43.

[9] Mills WJ, Barei DP, McNair P. The value of the ankle-brachial index for diagnosing arterial injury after knee dislocation: a prospective study. J Trauma 2004;56(6):1261-1265.

[10] Nauth A, Ristevski B, Bégué T, et al. Periprosthetic distal femur fractures: current concepts. J Orthop Trauma 2011;25(suppl 2): S82-S85.

[11] Plazter P, Schuster R, Aldrian S, et al. Management and outcome of periprosthetic fracture after total knee arthroplasty. J Trauma 2010;68:1464-1470.

[12] Ristevski B, Nauth A, Williams DS, et al. Systematic review of the treatment of periprosthetic distal femur fractures. J Orthop Trauma 2014;28(5):307-312.

[13] Ritter MA, Faris PM, Keating EM. Anterior femoral notching and ipsilateral supracondylar femur fractures in total knee arthroplasty. J Arthroplasty 1988;3:185-187.

[14] Rorabeck CH, Taylor JW. Periprosthetic fractures of the femur complicating total knee arthroplasty. Orthop Clin North Am 1999; 30:265-277.

第39章 合并股骨骨缺损的全膝关节翻修术：金属垫块

Revision Total Knee Arthroplasty with Femoral Bone Loss: Metal Augments

Gwo-Chin Lee

定义

- 全膝关节翻修手术的数量以每年19.3%的速度增长[13]。
- 股骨骨缺损在初次TKA术中并不常见，但在膝关节翻修手术中非常常见。
- 组配式股骨垫块在中等大小的骨缺损中十分有用，可以让术者在恢复关节线和（或）后髁偏距时，使骨与假体最大化地接触。
- 假体设计和生物材料的改进，增加了金属垫块在处理大的骨缺损时的用途和灵活性，特别是那些非包容性的骨缺损。
- 在应用垫块处理股骨缺损时，系统的术前计划、术中评估和重建是至关重要的。

解剖

- 翻修手术中最常遇到的骨缺损是股骨远端和后方的骨缺损（表1）。
- 除了填充缺损外，重建胫股关节线和后髁偏距十分重要。上述两者或其中之一的显著改变都会影响假体的功能。

表1 Anderson Orthopedic Research Institute 股骨骨缺损分型

分型	描述	图示	重建
Ⅰ	完整的干骺端 微小骨缺损，不影响假体稳定性	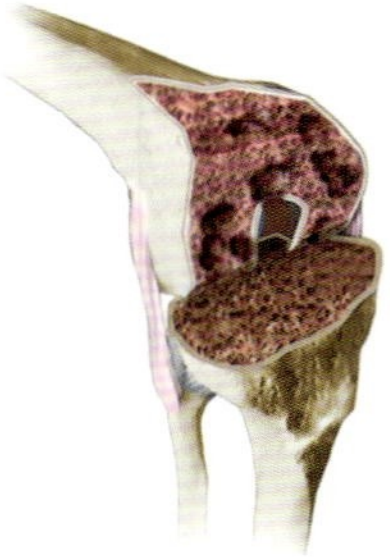	骨水泥或颗粒骨植骨
Ⅱ	干骺端缺损 骨松质缺损需要使用骨水泥填充、垫块或植骨以恢复合适的关节线水平 缺损可累及一侧髁（ⅡA）或两侧髁（ⅡB）	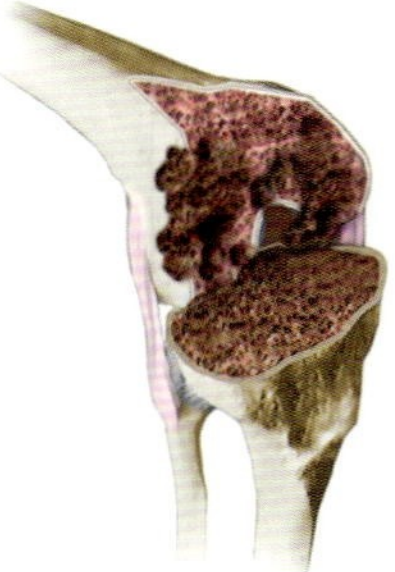	缺损<5 mm：骨水泥或植骨 缺损5~10 mm：金属垫块（远端或后方），植骨或不植骨
Ⅲ	干骺端缺损累及任一股骨髁的大部分，需要结构植骨、铰链膝或定制假体	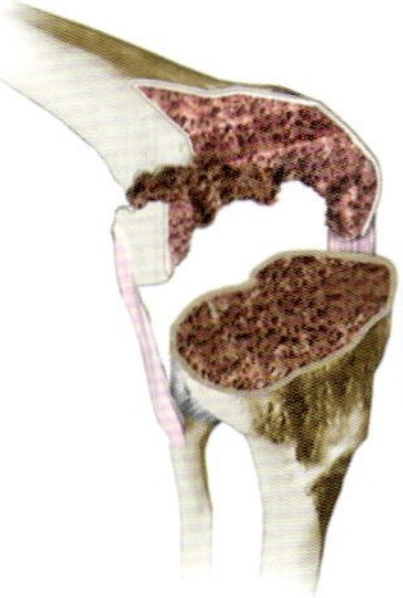	单侧髁：金属垫块或异体股骨头 双侧髁：金属垫块，双侧股骨髁缺损需要或不需要股骨远端异体骨植骨

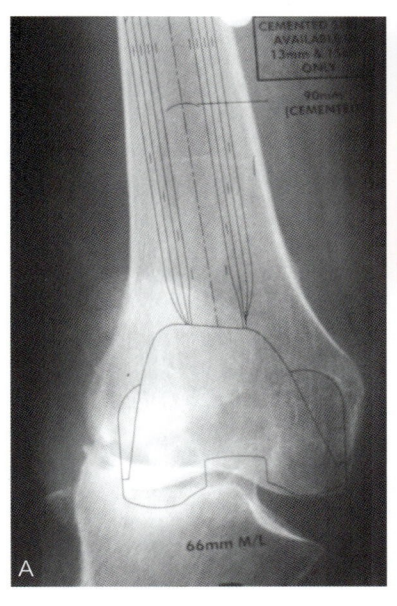
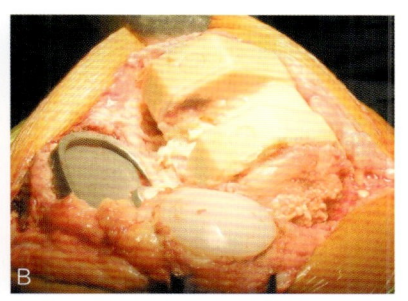

图1 A. 膝关节前后位X线片，严重畸形导致严重骨缺损。B. 翻修手术中所见严重骨溶解导致的严重缺损。

- 关节线一般位于股骨上髁远端25 mm，而股骨后髁偏距平均为距离股骨后方皮质25.8 mm[1,2]。

发病机制

- 在未经手术的膝关节中，股骨侧的骨缺损可因为以前的骨软骨缺损、缺血性骨坏死、严重的内外翻畸形、创伤后关节炎和Charcot关节病所致（图1A）。
- 在翻修手术中，继发于磨损碎屑的骨溶解和去除固定良好的假体部件或骨水泥是导致股骨骨缺损的最常见原因（图1B）。
- 少数情况下，在由于以往的创伤导致重度成角畸形的患者中，可能需要使用垫块来进行关节的重建和肢体力线的恢复。

自然病程

- 膝关节中未经治疗的骨缺损可导致进行性的关节塌陷、韧带松弛和进行性骨丢失。
- 由磨损碎屑导致的骨溶解可以进行性发展并影响假体的支撑，最终导致假体松动。
- 术中骨缺损处理不当可影响假体固定，明显改变膝关节运动学，导致关节失稳，以及早期假体失败。

病史和体格检查

- 任何全膝关节翻修术前必须进行完整的病史采集和体格检查。前次关节置换手术的详细情况，包括疼痛缓解和手术后出现假体失败所经历时间必须记录。另外，必须了解术后出现过的问题，如摔倒或手术切口并发症等都必须详细了解。

- 股骨假体松动的患者通常表现为疼痛的TKA。疼痛通常出现在启动、从坐位站起以及登楼梯时。这些患者通常主诉有膝关节的肿胀或积液。
- 必须拍骨盆前后位X线片（AP），并且进行仔细的腰椎和髋关节体检，以排除同时存在的脊柱或髋关节疾病所导致的患者膝关节疼痛。

影像学和其他诊断性检查

- 必须检查膝关节X线片，包括患膝站立位前后位、侧位和Merchant位。对于有畸形的患者，必须拍摄患肢全长片。
- 在翻修病例中，连续的X线片可有助于评估骨溶解、放射透亮线和假体移位的进展。当在连续的X线片上有证据显示植入物位置改变、移位或下沉时，表明膝关节假体有明确的松动。如果在连续的X线照片上有明显的渐进性透光线，则可能是植入物松动。
- 膝关节CT扫描允许评估假体的旋转，并且能更精确地帮助评估骨溶解的大小和部位[7]。近来，MRI被认为能更有效地定量评估骨溶解造成的缺损[14]。
- 血液检查，包括全血细胞计数和分类、血沉（ESR）、C反应蛋白（CRP）都必须检查，以排除感染。
- 核素检查，包括骨扫描（检查假体松动）以及铟和硫胶体扫描（检测感染），在缺乏明显失败征象的患者中对术前计划的制订有时是有帮助的。重要的是要记住，这些检查是技术依赖性的，骨扫描可以持续显示活动增加，直到关节置换18个月[10]。
- 如果有任何可疑感染或炎症指标增高（比如ESR或CRP），必须进行穿刺。滑膜液应检查白细胞的数量和分类，并培养检查是否有微生物存在[5]。

鉴别诊断

- 感染
- 髋关节和脊柱关节炎
- 屈曲失稳
- 髌股轨迹不良和伸膝装置功能不全
- 胫骨假体松动
- 假体周围骨折

非手术治疗

- 除非患者有明显的假体位置不良、松动、骨折或感染的征象，否则必须首先进行保守治疗。主要针对股四头肌肌力训练，尤其是加强股内斜肌的训练，是非手术治疗的基础。
- 对X线片有晚期骨溶解和聚乙烯磨损的证据但没有临床症状或疼痛的患者，应当要求其每年进行系列X线片检查以了解病灶的进展情况。
- 对于有放射学骨溶解证据但没有症状的膝关节是否进行翻修或植骨，目前尚没有统一认识。然而，为了避免骨丢失的进展和恶化，应该在出现症状后立即进行翻修。

手术治疗

- 在翻修术中成功地重建骨缺损需要系统的方法。

术前计划

- 完整的术前计划是成功重建的关键。
- 仔细阅读X线片、CT片和模板测量可预判术中可能遇到的问题（图2A、B）。
- 大多数骨缺损可以通过使用金属垫块和带柄假体处理（图2C）。使用带柄骨水泥假体进行翻修的临床结果与未使用骨水泥的压配假体的临床结果没有差别。为了将假体松动的风险降到最低，骨干需要用压配柄[6]。
- 对于较大的非包容性的骨缺损，必须预先准备特殊的垫块（比如锥形垫块或袖套）、股骨头和异体骨，以备术中重建所用（技术图4B和录像1）。
- 在所有翻修手术中，必须事先考虑使用并准备好带延长柄的假体和限制性假体（或有时候需要铰链假体）。

体位

- 全膝关节翻修术的标准体位是仰卧位。
- 需要注意准备较大的消毒铺巾范围以备需要时延长手术切口。术中消毒气囊止血带可能是有用的。

入路

- 采用标准的内侧髌旁入路显露膝关节。
- 术中保护髌韧带至关重要。
- 广泛的滑膜切除和内外侧沟的清理对关节减压至关重要。
- TKA翻修术中通常髌骨不能翻转。
- 对于严重僵直的膝关节，股四头肌斜切、外侧松解和胫骨结节截骨等技术有助于显露。术者必须了解这些松解的适应证并在手术结束时正确修复或重建。
- 骨缺损可通过使用骨水泥（较小病灶）、金属垫块或结构植骨重建，对于大的非包容性骨缺损可以用干骺端垫块（锥形垫块或袖套）。关键是重建关节线，获得正确的力线和韧带平衡。重建同样需要恢复稳定的平台，供假体的安放和固定。

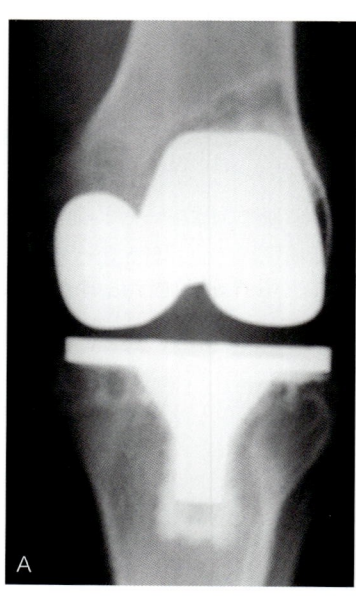
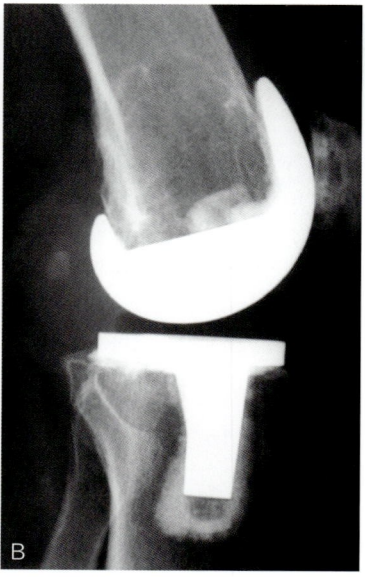
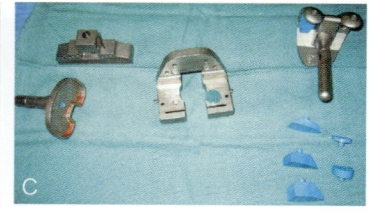

图2　A、B. 翻修术前膝关节前后位及侧位片。可见股骨和胫骨大范围骨溶解导致的骨缺损。术前需要仔细计划如何处理遇到的骨缺损。C. 大多数伴有骨缺损的膝关节翻修可以使用长柄假体和金属垫块来处理。

金属垫块

- 组配式金属垫块可恢复股骨远端、后方甚至干骺端缺损。
- 大多数系统,最大的股骨垫块可恢复8~10 mm的骨缺损。有报道使用骨水泥连接垫块填充30mm的缺损[8]。
- 大多数翻修系统均有髓内系统从而使截骨可参照压配髓内杆进行。
- 股骨远端截骨需要修整,为新假体提供稳定的平台。
- 下一步是选择股骨假体大小。术前模板测量可为选择合适假体大小提供线索。一般来说,股骨假体需要增大尺寸以更好适应屈曲间隙(技术图1A)。
- 确定股骨假体的旋转对于成功重建十分重要。股骨假体必须平行于股骨的通髁线(技术图1B)。其他参考线包括胫骨近端截骨线(平行)和股骨髁间线(垂直)。
- 股骨假体的旋转不良也可能放大骨缺损的严重程度。通常,需要后外侧垫块和股骨远端垫块以确保正确的旋转和关节线。
- 接下来的重建根据所使用的翻修膝关节系统而有所不同。但应当有一个系统的方案。在有些系统中,试模部件上有开槽允许截骨以更加精确适应组配垫块(技术图1C)。
- 带延长柄的股骨试模假体连同所需的垫块被安装并装入。试装必须集中关注膝关节伸直和屈曲的整体稳定性,以及髌股轨迹(技术图1D)。
- 最终的假体组装完毕并使用标准技术骨水泥固定。

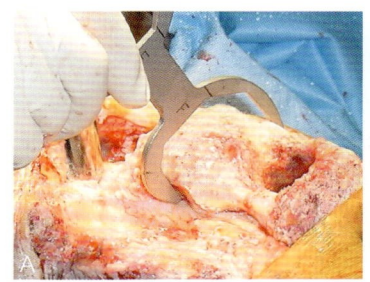 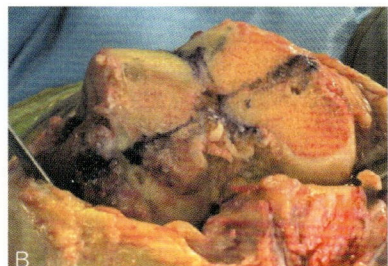 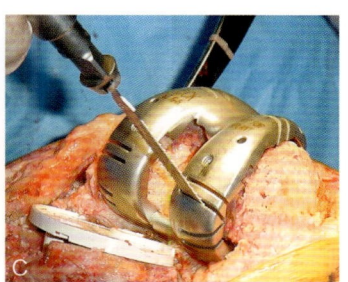
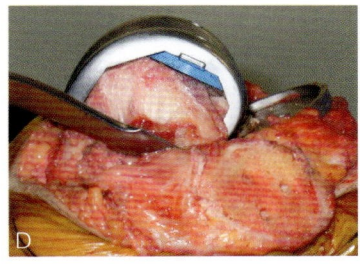

技术图1 A. 股骨假体的测量是翻修术的重要部分。B. 使用通髁线和Whiteside线评估正确的旋转。注意因为骨缺损导致的后髁连线的改变。C. 有些假体有带槽的试模,允许更精确地测量和组配式垫块的准备。D. 连接垫块和延长柄的股骨试模。

骨水泥

- 骨水泥用于较小的、特别是包容性的缺损,深度可达5 mm。
- 其局限性包括较低的弹性模量和不能恢复骨量。
- 在取出现有的假体后,所有的表面必须彻底清创。在旧的骨-骨水泥界面通常会形成一层膜。硬化骨必须使用高速磨钻清理并打孔至出血。
- 股骨的准备必须使用特殊的翻修系统工具,注意关节线的恢复、旋转和后髁偏距的恢复。使用带柄的假体可以分散关节的应力,在有骨缺损的翻修手术中几乎总是需要的。
- 新股骨假体单独使用骨水泥固定,骨水泥在直视下固化。

颗粒状自体或异体骨移植

- 适用于较大包容性骨缺损，尤其是年轻患者。这项技术的主要优点在于可恢复骨量。
- 局限性：不可用于非包容性骨缺损，并且不能恢复一个可支撑假体的稳定平台。
- 使用刮匙或高速磨钻对宿主骨进行清理，建立一个植骨整合的适合环境。
  - 可见的缺损使用自体或异体颗粒骨填充。
  - 可使用打紧器械将植骨颗粒打紧。
- 使用特定系统的翻修工具准备股骨。
- 股骨准备完毕，装入带柄的股骨试模，股骨假体上可带或不带楔形垫块。
- 在最终打击试装假体前，将柄周围和后髁的骨粒打紧。打击试模假体到位可有效地对新的股骨远端塑形。
- 新的带柄股骨假体单独用骨水泥固定以减少假体位置不佳的机会。

结构植骨（股骨半髁）

- 结构性异体骨植骨适用于较大的非包容性单侧股骨髁缺损。侧副韧带止点在取出股骨假体后通过薄骨壳得到保留。
- 宿主骨–异体骨界面如前述准备。
- 使用半球形髋臼锉轻柔地锉磨骨缺损部位以容纳股骨头（技术图2A）。
- 使用相应的阴锉锉磨异体股骨头，去除表面的软骨碎屑（技术图2B）。
- 股骨头使用带螺纹的斯氏针由近端向远端固定于骨缺损内（技术图2C）。
- 然后使用特定的翻修系统的工具准备股骨远端。
- 异体股骨头使用4.5 mm短螺纹骨松质螺钉由近端向远端固定于宿主骨（技术图2D）。
- 最后，骨水泥固定带柄的股骨假体。

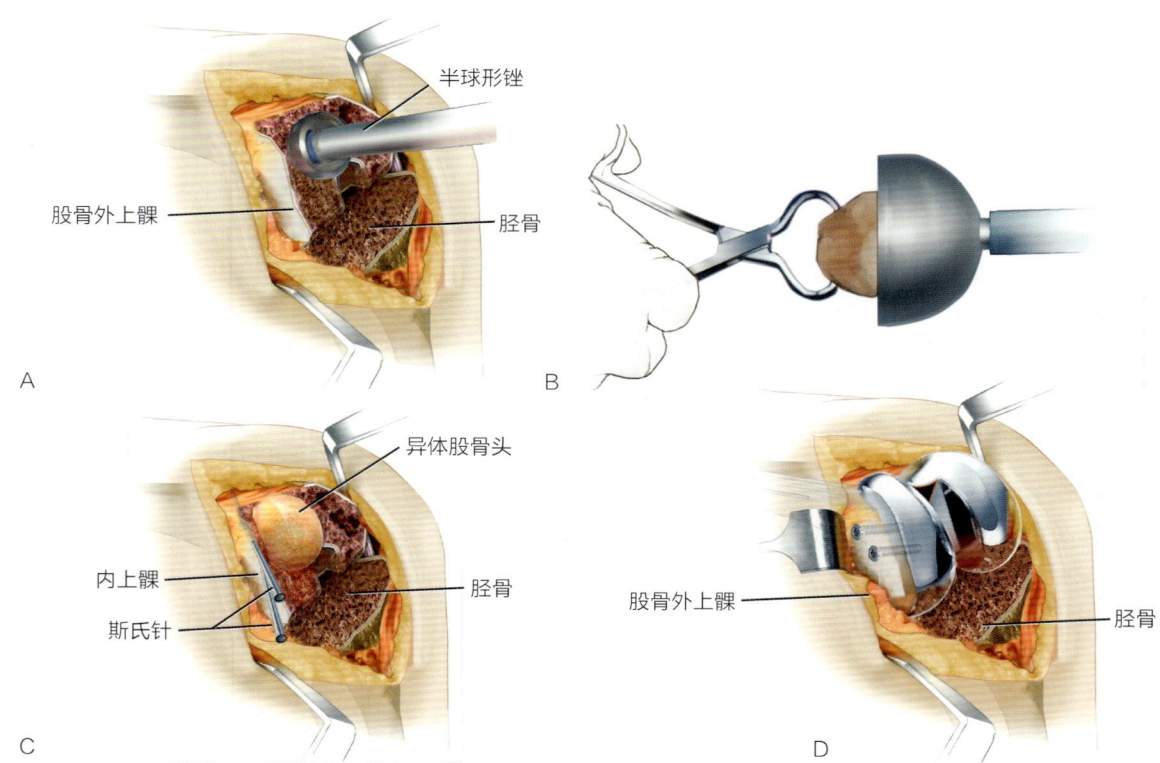

技术图2　A. 半球形锉用于准备自体骨面。B. 使用匹配的阴锉，去除异体股骨头表面软骨以显露骨松质。C. 异体骨使用带螺纹斯氏针临时固定。D. 假体植入前，异体骨最终使用2枚短螺纹4.5 mm骨松质螺钉从近端向远端固定。

股骨远端骨移植

- 适用于累及双侧股骨髁远端和股骨远端干骺端的巨大溶骨性骨缺损。可以保留侧副韧带止点并恢复骨量。
- 当需要使用股骨远端异体骨植骨时,术前测量宿主股骨和异体移植骨的大小十分重要。
  - 比较异体移植骨和宿主股骨的X线片(如果有条件可测量未手术侧)可增加匹配度,减少大小不匹配的机会。
- 自身的股骨在仔细保留侧副韧带止点的前提下进行充分准备以匹配异体骨(技术图3A)。
- 异体骨成形以允许其嵌入自体股骨。这一步骤中,牢固固定异体骨是关键(技术图3B)。
- 使用传统的股骨远端截骨导板对股骨侧进行准备,以使其适合安装带柄的假体(技术图3C~E)。
- 在宿主-异体移植骨的交界处填上一圈去矿化骨基质。这样做一方面可以填充两者之间的间隙,另一方面也为防止骨水泥侵入间隙提供了一道屏障(技术图3F)。
- 骨水泥固定带柄的股骨假体就位(技术图3G、H)。

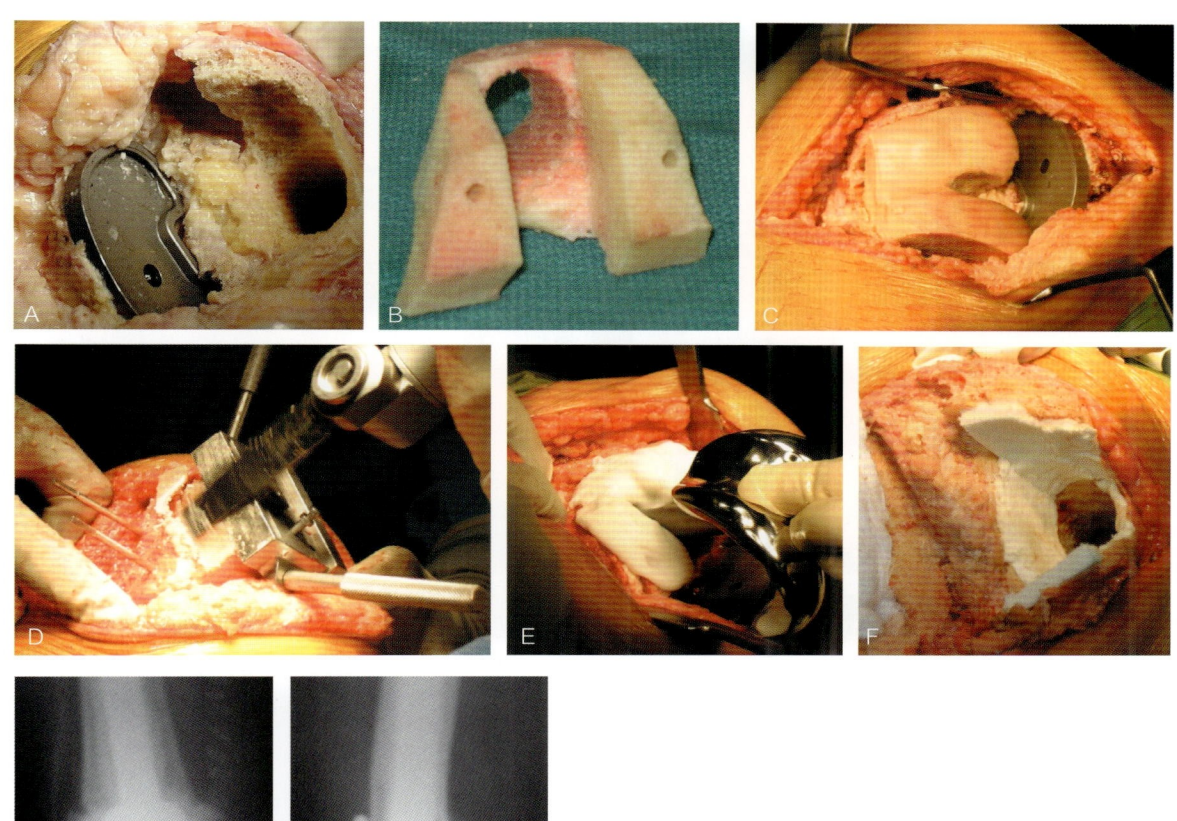
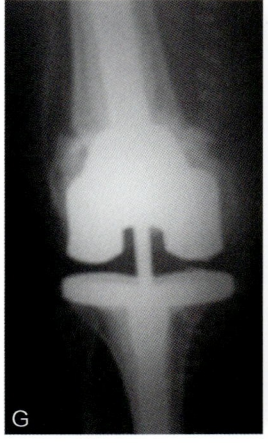
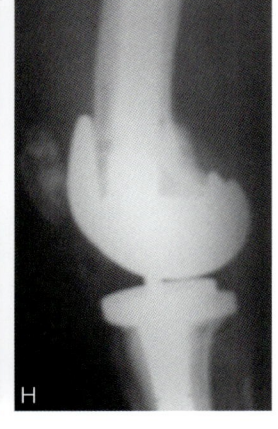

技术图3 A. 术中所见严重骨缺损。因为侧副韧带仍然完好,可以使用异体骨结构植骨重建是合适的。B. 异体骨切成合适的大小以适应缺损。C~E. 使用标准器械进行余下的截骨以获得良好成形的异体骨。准备好的植骨块能精确填充缺损。F. 异体骨和自体骨间的界面可以使用去矿化骨基质。G、H. 长柄假体使用骨水泥固定于植骨块。

干骺端垫块（锥形垫块或袖套）

- 适用于大的、非包容性的干骺端缺损，这种缺损应用骨水泥、颗粒状移植物或其他结构性移植物都不能实现股骨假体旋转稳定。
- 与结构性同种异体骨移植相比，它的优势包括：可使用工具、无疾病传播风险、骨整合无吸收风险。
- 在取出旧的股骨假体后，宿主骨清创，确定骨缺损的性质、大小和形态。
- 采用高速钻孔器（锥形垫块）或锉（袖套），股骨缺损准备植入干骺端垫块。垫块应该牢固地植入宿主骨，以最大限度地增加骨骼长入的机会（技术图4A、B）。
  - 应特别注意垫块相对于关节线的深度以及这些垫块的旋转。如果垫块是埋头的，它将不能支持正确的关节线的恢复。同样，如果垫块或袖套严重旋转不良，则不能使翻修的股骨假体恢复正常旋转。
- 在股骨假体植入前独立地插入锥形垫块。当使用股骨袖套时，应与股骨部件结合并作为最终植入的一部分植入（技术图4C）。

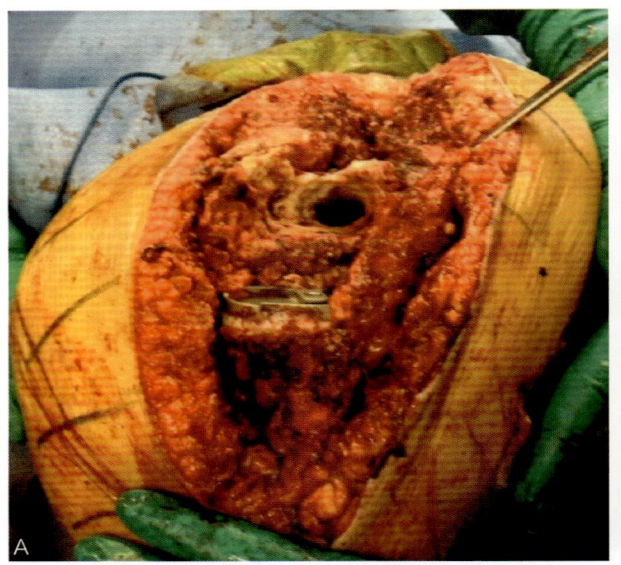
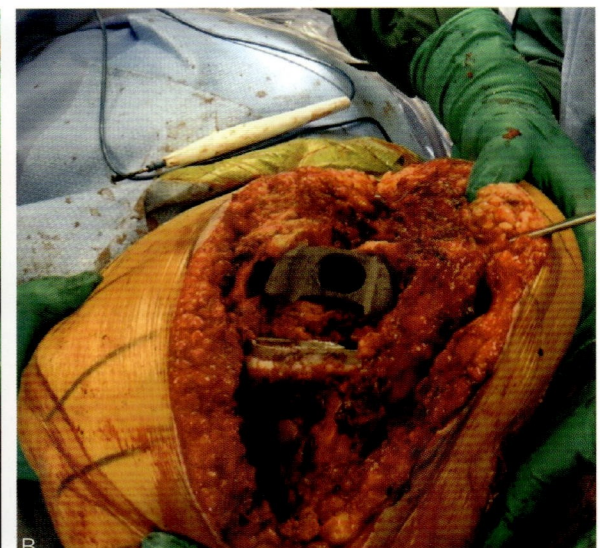
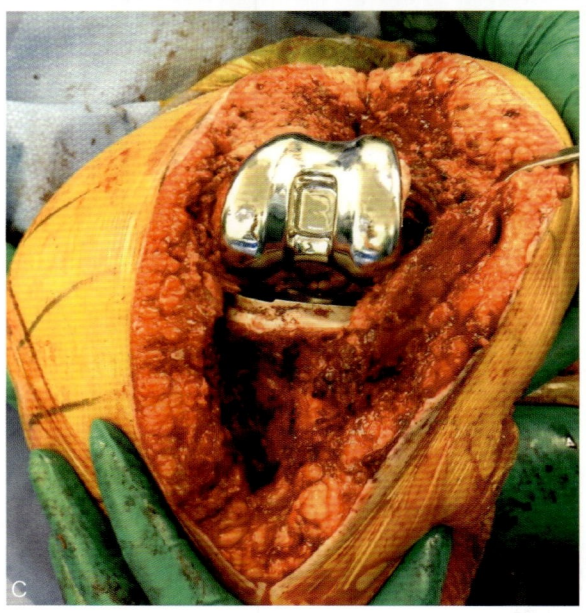

技术图4　A. 一个大的非包容性的股骨缺损的术中照片。在这种情况下，为最终的股骨部件恢复结构支撑是成功的关键。B. 一个大的非包容性的股骨干骺端缺损内的多孔金属结构垫块的术中照片，该垫块为最终的股骨假体提供了稳定的基础。垫块的位置和旋转是至关重要的，因为垫块的位置决定了假体的最终位置。C. 一旦垫块就位，股骨假体就被骨水泥粘固到垫块中，从而将这些结构结合为一体。

要点与失误防范

术前计划	• 需要进行翻修的所有TKA患者，术前必须完成全面的术前评估，包括感染和其他导致膝关节疼痛的原因（髋和脊柱） • 膝关节CT扫描有助于评估假体旋转和骨缺损程度 • 术前模板测量对成功重建至关重要
显露	• 取出以前的假体是翻修TKA手术造成骨缺损的常见原因 • 仔细显露假体，注意假体后部和宿主骨之间的界面可以预防不必要的骨缺损
骨缺损	• 小的包容性骨缺损可以用骨水泥或颗粒骨移植处理 • 金属垫块对于处理股骨远端和后方<1 cm并有良好结构支撑的缺损十分有用 • 使用大小合适的股骨假体，带偏距的延长杆及正确的假体旋转可以减小骨缺损的程度 • 累及一侧或两侧股骨髁的较大结构性非包容性股骨缺损，需要使用干骺端袖套锥形垫块或结构性同种异体移植物
重建	• 自体骨需要彻底清创以优化自体骨和异体骨或骨水泥间的界面 • 关节线和股骨后髁偏距的重建对于整个翻修术的成功至关重要。未恢复后方偏距可能导致关节活动度的丢失[11] • 当使用金属垫块时，是否使用股骨远端垫块应在手术早期做出决定。翻修工具将根据使用的垫块进行后续的截骨 • 当使用同种异体股骨远端移植时，准备同种异体骨时首先去除上髁，并在移植物的前皮质上做临时截骨。这将允许同种异体骨嵌入宿主骨
试模部件	• 无论使用压配或骨水泥固定延长柄，股骨试模部件必须安装延长柄以确认股骨试模的轴线和旋转稳定性 • 一旦试模安装满意，使用记号笔标记翻修股骨部件的前界，这可以为最终假体的安装固定提供导向（图3） • 术中摄片有助于评估假体的整体力线以及相对胫股关节线的位置 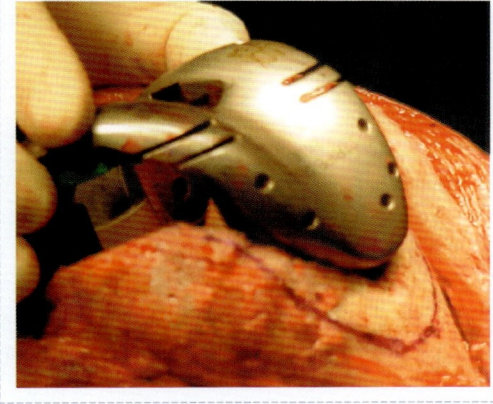 图3 使用记号笔标记试模假体部件的满意位置，标记可以为假体植入时确定植入深度提供导向。
固定	• 每个部件必须分别使用骨水泥固定，以防止假体位置的意外变化 • 在最终打入假体时，注意其相对试模假体的位置关系，过度打击可造成骨折、结构植骨的固定失效以及屈曲和伸直间隙的改变

术后处理

- 大多数患者在术后即刻使用连续被动活动器（CPM）设定为0°～60°进行早期活动训练。
- 对于手术较大的患者，术后使用Robert Jones包扎。制动24～48小时。
- 翻修TKA术后，通常允许患者在耐受的情况下负重。
- 改变负重状况以及限制膝关节屈曲通常类似关节置换同时进行的其他手术，如胫骨结节截骨、股四头肌斜切或V-Y翻转等。

结果

- 总体来说，使用金属楔形垫块同时使用或不使用结构植骨的股骨翻修假体，8年假体生存率为79.4%[8]。
- 对于仅需要骨水泥或颗粒骨植骨的小的包容性腔隙性缺损的膝关节，10年假体生存率接近初次膝关节置换[11]。
- 使用组配型股骨垫块重建Ⅱ型缺损的11年假体在位率为92%。金属垫块周围非进展性放射透亮线是十分常见的[12]。
- 早期的钽股骨锥形垫块和多孔金属袖套的结果表明，

- 这些装置可以在复杂的翻修TKA中实现可靠的固定和骨整合[4,9,15]。
- 结构性异体骨植骨的股骨翻修，10年假体生存率为75%[3]。

并发症

- 翻修TKA的传统并发症包括感染、伤口愈合问题和松动。
- 髌骨轨迹不良和伸膝装置失功能也可能发生，尤其是假体旋转不良的情况。
- 膝关节失稳可能由于屈曲伸直间隙不平衡导致。
- 大块结构异体骨的吸收导致继发假体松动也有报道。

（毛昕 译，张先龙 审校）

参考文献

[1] Banks SA, Harman MK, Bellemans J, et al. Making sense of knee arthroplasty kinematics: news you can use. J Bone Joint Surg Am 2003;85(suppl 4):64-72.

[2] Bellemans J, Banks S, Victor J, et al. Fluoroscopic analysis of the kinematics of deep flexion in total knee arthroplasty. Influence of posterior condylar offset. J Bone Joint Surg Br 2002;84:50-53.

[3] Clatworthy MG, Ballance J, Brick GW, et al. The use of structural allograft for unconstrained defects in revision total knee replacement. A minimum five-year review. J Bone Joint Surg Am 2001;83:404-411.

[4] Daines BK, Dennis DA. Management of bone defects in revision total knee arthroplasty. Instr Course Lect 2013;62:341-348.

[5] Della Valle C, Parvizi J, Bauer TW, et al. American Academy of Orthopaedic Surgeons clinical practice guideline on: the diagnosis of periprosthetic joint infections of the hip and knee. J Bone Joint Surg Am 2011;93(14):1355-1357.

[6] Fehring TK, Odum S, Olekson C, et al. Stem fixation in revision total knee arthroplasty: a comparative analysis. Clin Orthop Relat Res 2003;(416):217-224.

[7] Gonzalez MH, Mekhail AO. The failed total knee arthroplasty: evaluation and etiology. J Am Acad Orthop Surg 2004;12:436-446.

[8] Hockman DE, Ammeen D, Engh GA. Augments and allografts in revision total knee arthroplasty: usage and outcome using one modular revision prosthesis. J Arthroplasty 2005;20:35-41.

[9] Howard JL, Kudera J, Lewallen DG, et al. Early results of the use of tantalum femoral cones for revision total knee arthroplasty. J Bone Joint Surg Am 2011;93(5):478-484.

[10] Kitchener MI, Coats E, Keene G, et al. Assessment of radionuclide arthrography in evaluation of loosening of knee prostheses. Knee 2006;13(3):220-225.

[11] McAuley JP, Engh GA, Ammeen DJ. Revision of failed unicompartmental knee arthroplasty. Clin Orthop Relat Res 2001;(392):279-282.

[12] Patel JV, Masonis JL, Guerin J, et al. The fate of augments to treat type-2 bone defects in revision knee arthroplasty. J Bone Joint Surg Br 2004;86:195-199.

[13] Saleh KJ, Rand JA, McQueen DA. Current status of revision total knee replacements: how do we assess results. J Bone Joint Surg Am 2003;85(suppl 1):S18-S20.

[14] Vessely MB, Frick MA, Oakes D, et al. Magnetic resonance imaging with metal suppression for evaluation of periprosthetic osteolysis after total knee arthroplasty. J Arthroplasty 2006;21:826-831.

[15] Werle JR, Goodman SB, Imrie SN. Revision total knee arthroplasty using large distal femoral augments for severe metaphyseal bone deficiency: a preliminary study. Orthopedics 2002;25:325-327.

第40章 伴有胫骨骨缺损的全膝关节翻修术：金属垫块

Revision Total Knee Arthroplasty with Tibial Bone Loss: Metal Augments

R. Michael Meneghini

定义

- 全膝关节翻修术中的骨缺损以及使用金属垫块处理骨缺损的适应证通常以骨缺损的分型以及术中所见为指导。
- Anderson Orthopedic Research Institute（AORI）骨缺损分型系统可能是最常用的分型系统，它根据干骺端的X线检查情况将股骨远端或胫骨近端骨缺损分为三种类型[5,6]。
  - 胫骨近端干骺端缺损分为Ⅰ型（TⅠ），Ⅱ型（TⅡ）和Ⅲ型（TⅢ）。
  - 胫骨近端Ⅰ型缺损有完整的干骺端骨，无假体下沉或原先重建关节线的破坏。
    - 可能存在微小缺损但不影响翻修手术时胫骨假体的稳定性；这种情况一般可以使用初次关节置换假体，而不需要使用垫块。
  - 胫骨近端Ⅱ型缺损干骺端受损，假体下沉或因为干骺端骨缺损而导致关节线的改变。
    - Ⅱ型缺损可以累及外侧，但更多见于内侧平台，或整个胫骨近端。
    - 缺损重建需要使用骨水泥、金属垫块或植骨，从而在合适的水平重建关节线，通常需要使用带延长柄的翻修假体。
    - TⅡ型缺损侧副韧带起止点完整。
  - 胫骨近端Ⅲ型缺损的骨缺损累及胫骨近端的大部。
    - 这一类型缺损可以累及胫骨结节，从而导致髌韧带失去附着点，伸膝装置功能丧失。
    - 内侧副韧带可能因为骨缺损导致附着点丧失或功能不全。
    - 内侧副韧带胫骨止点范围较广，而其在股骨内上髁的止点范围较小，因此，与股骨髁骨缺损相比，胫骨骨缺损导致韧带功能不全或完全丧失附着点的可能性更小。
- 总之，胫骨近端缺损分型为完整（TⅠ）、破坏（TⅡ）以及缺损（TⅢ）。
  - 根据定义，金属垫块的使用限于TⅡ或TⅢ型缺损。大块骨缺损的TⅢ缺损经常需要使用大块结构植骨，或者使用新型高孔隙率金属干骺端垫块。

解剖

- 尽管自然膝关节的解剖与初次TKA相关，本节将重点关注与需要使用垫块的复杂膝关节翻修术相关的解剖结构特点。
- 腓骨头尖端约在外侧胫骨平台下方1 cm[2]，是翻修TKA中重建关节线最常用的骨性参考标志。
  - 有证据表明，关节线抬高<8~10 mm，临床结果明显改善[9,12]。
- 胫骨结节在关节面下25~40 mm，髌韧带止点在胫骨平台远端平均29 mm。
  - 髌骨下极平均位于关节面上方15 mm，范围从12~16 mm。
- 初次和翻修TKA术中神经血管损伤并不常见。
  - 腘血管神经束在膝关节伸直时位于胫骨关节面后方3~12 mm，膝关节屈曲90°时，距离6~15 mm[18]。
  - 在胫骨截骨水平，上述距离约为截骨面后缘后方2 cm，在这一水平，腘动脉和静脉在胫神经前方[14]。
  - 大多数翻修手术不会危及胫动脉分叉，除非需要切除胫骨近端30 mm。
  - 大多数初次和翻修TKA的神经血管损伤是因为有周围血管疾病的患者在术中使用止血带。
- 由于导致TKA失败的机制各异，以及通过显性损失或骨改建对膝关节骨量的影响，需要接受翻修TKA手术的胫骨近端解剖变异很大[17]。

发病机制

- 初次全膝关节置换术失败导致的胫骨近端骨缺损可能归因于以下因素：以假体位线不良为主或由于骨塌陷；无菌性松动伴假体移位；磨损颗粒造成的骨溶解；二期翻修治疗慢性感染时由于骨水泥占位器过度活动造成的骨缺损；术中假体取出时所致骨缺损[8]。
- 如果存在骨溶解，骨溶解的严重程度受到假体设计、聚乙烯质量及宿主对磨损颗粒的反应和宿主骨质量等因素的影响。
- 胫骨近端的骨溶解是组织细胞和巨噬细胞对假体活动

界面以及"背面"磨损产生的聚乙烯颗粒的反应所致[4]。
- 骨溶解可以是局灶性的,也可以是广泛性的,这取决于亚微米级的磨损颗粒的数量以及宿主对颗粒的反应,并且通常沿着植入物胫骨部件周围阻力最低的通路扩散[6]。
- 胫骨假体的无菌性松动随着固定界面的失效而发生。通常可以看到X线片上连续的放射学透亮线。对于骨水泥型胫骨假体,松动发生于骨水泥-骨之间的界面,而对于非骨水泥型假体,松动发生于假体-骨之间的界面。
  - 无菌性松动也有可能发生于假体-骨水泥之间的界面,这一过程称之为"脱粘"(debonding)。广泛的骨溶解和假体松动均会导致假体下沉,通常为内翻位,这是最常见的需要使用金属垫块的情形。
- 胫骨骨缺损也可以发生于假体周围感染病例当中,或是由于慢性感染的侵蚀性破坏,或是由于急性或慢性感染治疗过程中假体取出时造成的骨量丢失。
- 大多数慢性假体感染采用二期膝关节翻修处理,在翻修第一期使用静止或可活动关节型间隔物。
  - 从骨量不足的胫骨干骺段取出固定良好的假体可导致严重的骨缺损。
- 由于假体再植入之前的间隔期内反复发生相对移动,两期手术之间使用的关节内抗生素骨水泥占位器可能造成骨缺损。
- 一项比较静止型和关节型间隔物的研究显示,静止型间隔物较关节型间隔物有更大的骨缺损[7]。
- AORI分型同样适用于二期翻修时存在或预期的骨缺损的分型。

自然病程

- 骨溶解进程无临床症状,直到出现假体松动。然而,有些患者可能会在假体真正发生松动之前由于聚乙烯磨损而出现疼痛性滑膜炎。
- 在没有骨折或明显移位的情况下,松动的假体导致起步痛以及循环负荷痛。
  - 随着负重,假体重新就位,骨-假体界面的活动减少,疼痛减轻,这种情况称之为"起步痛(start-up pain)"。
- 广泛的骨溶解和假体下沉或者干骺段骨折可导致严重的下肢畸形,通常为内翻畸形,偶尔如果假体以前倾的位置下沉,可同时存在过伸。
- 接受过关节假体植入的膝关节如果怀疑存在松动,必须定期进行放射学检查,以了解是否存在骨溶解及进展情况。
- 围手术期TKA感染性失败的发生率约0.5%。
- 整个假体寿命期内,迟发型血源性TKA感染的发生率为1%~2%。
- 区分胫骨假体的感染性和无菌性松动至关重要,因为其处理截然不同,误诊可能导致肢体不保。

病史和体格检查

- 病史采集和体格检查着重于区分感染性和无菌性松动,了解骨破坏的程度,是否有韧带缺失以及膝关节失稳的程度。
- 症状性骨溶解或胫骨假体松动的患者通常表现为逐渐出现的疼痛,运动启动时加剧,如起床或从椅子或车内站起。
  - 他们通常描述起步的前几步疼痛,当假体进入胫骨近端残余的骨内,疼痛减轻。
  - 休息时无疼痛或疼痛很轻。
- 感染TKA可导致静息痛,深部感染的患者会描述其疼痛从手术起至临床评估,持续存在或者加剧,从未间断。
  - 晚期血源性感染表现为之前功能良好的假体突然出现疼痛、活动度减少和僵硬。
- 必须对患肢进行彻底的神经血管检查,并对膝关节局部进行检查。
- 对于感染的患者,应当常规肉眼检查是否有肿胀和局部发红。
- 评估关节活动度、髌骨轨迹、韧带稳定性以及整体下肢力线。主动和被动伸膝差异提示伸膝迟滞或屈曲挛缩。
- 需要特别注意评估内侧副韧带的功能状况以及膝关节的总体稳定性。
  - 伸直、微屈以及屈曲90°位内外翻应力试验对于判断侧副韧带稳定性有用。如果存在不稳定,可根据松弛度对不稳定进行分级。
  - 膝关节屈曲90°位胫骨过度前移、鹅足止点压痛,以及膝关节肿胀提示存在屈曲不稳定。

影像学和其他诊断性检查

- 患膝的X线片是必要的,应当包括负重状态的前后位、侧位以及髌骨轴位片。
- 将射线对准假体-骨界面的切线位十分重要,以正确评估放射学透亮线以及假体固定状态。
- 如果认为平片低估了真实骨溶解的程度,可以考虑做CT或金属减影磁共振[19]。
  - 相反,如果怀疑假体是否真的松动,锝-99m骨扫描显示高骨转换提示胫骨假体可能松动。
  - 如果怀疑感染,骨扫描可与铟-111标记白细胞扫描进

- 行比较。
- 在提示感染的血清学标志物升高时,膝关节穿刺抽液分析滑液白细胞计数、中性粒细胞百分比并培养出明确的微生物是证实TKA感染的有力证据。

鉴别诊断

- 骨溶解
- 感染
- 胫骨假体松动或脱粘
- 胫骨假体下沉
- 胫骨假体周围骨折

非手术治疗

- 如果翻修手术危及患者生命或使其生活质量还不如目前状况,以及因为骨溶解伴有或不伴有下沉和骨折的胫骨假体松动,才考虑非手术治疗。
- 低毒感染的患者同样适用上述原则。化脓性微生物可以导致败血症和脓毒血症。可能需要急诊取出假体以防止感染性休克和死亡。

手术治疗

术前计划

- 在平片上评估假体位置和骨缺损分型是术前计划的关键。
  - 需要评估干骺段的骨质量以及预估术中骨缺损的程度。
  - 模板测量主要集中在用干骺端填充块(必要时)重建胫骨平台,平衡屈伸间隙并尽可能恢复关节线。除非术前体检发现有内侧副韧带功能不全,否则,内侧副韧带宽阔的止点只有在严重骨缺损的情况下才会出现问题。必须密切关注计划的截骨水平及其与伸膝装置的关系。
  - 尽可能避免使用楔形垫块,因其在固定界面上较高的剪切应力,会导致更高的放射学透亮线发生率和失败率。由于骨水泥对抗压力的表现优异,而非剪切应力,骨缺损应当尽可能被修整为接受块状垫块的形状。
- 体检中必须仔细评估患者的皮肤条件。
  - 必须注意以前的皮肤切口和时间。
  - 最好使用前正中切口。但是为了避免切口间可能的皮肤坏死,可能必须使用最外侧的切口。在有可能的情况下,切口间应当保留至少7cm宽的皮桥。
- 在手术前需要确认先前植入的假体型号,并且获得先前手术的手术记录。

体位

- 良好衬垫、非消毒气囊止血带尽可能置于患肢的近端。所有骨性突起需护垫保护。
- 根据术者的喜好,在手术侧髋和骨盆下方置放软垫。
- 沙袋、水平柱或类似于Alvarado小腿支架等把持小腿的装置,可用于在手术中保持膝关节屈曲位。

入路

- 最好使用标准正中切口,内侧髌旁关节切开,在翻修的情况下,注意需要做内外侧全厚皮瓣分离。

假体取出

- 一旦关节打开,需要松解瘢痕组织以获得足够的显露。尤其是内外侧沟必须恢复,注意避免损伤侧副韧带止点[20]。通过切除股四头肌肌腱以下以及股骨假体近侧、股骨远端前方的瘢痕组织来恢复髌上囊。
- 骨膜下分离胫骨近端和前内侧面,允许显露整个胫骨假体和胫骨近端。
- 取出胫骨金属底座上的垫片,获得足够的显露。
- 在显露过程中需要特别注意保护伸膝装置,尤其是髌韧带。膝关节屈曲状态下外旋胫骨有利于显露胫骨,并且通过降低髌韧带止点的张力,来保护伸膝装置。
- 小心松解后方关节囊有利于胫骨近端的显露,并允许安全的放置胫骨后方的拉钩从而将胫骨干骺端表面推向前方。
- 然后使用第43章介绍的方法(必要时)取出胫骨金属托,对胫骨骨缺损严重程度进行评估。
- 在使用垫块时建议使用带延长柄的胫骨翻修假体以获得假体的进一步稳定性,这样可从破坏或缺损的胫骨干骺段传递一部分负荷至骨干。

内侧或外侧块状或阶梯状垫块

- 扩髓后插入髓内定位杆,安装胫骨截骨模块后行胫骨近端水平截骨,仅削磨少量骨质。
- 块状垫块截骨导向器可以单独安装,也可以整合到大多数膝关节翻修系统都有的髓内定位截骨导向器当中。应当特别注意胫骨假体的旋转,使得垫块的矢状位截骨方向与最终假体的正确旋转方向相一致(技术图1A、B)。
- 大多数术者都会避免使用楔形或斜坡状垫块;已有证据表明,块状垫块比楔形垫块在生物力学上表现更优异,能够获得更加稳定和坚固的胫骨组合结构[3]。
- 胫骨近端面准备完毕,安装连接好垫块的带柄试模假体。
- 当获得合适的骨性支撑、恢复了关节面、平衡屈曲后,组装需要植入的假体,然后使用骨水泥固定(技术图1C)。

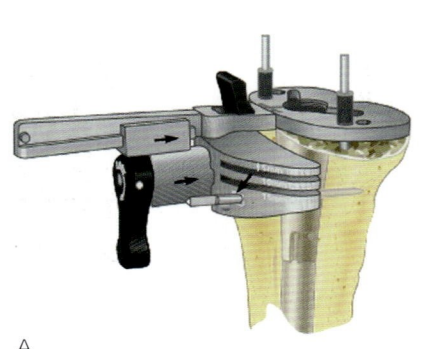
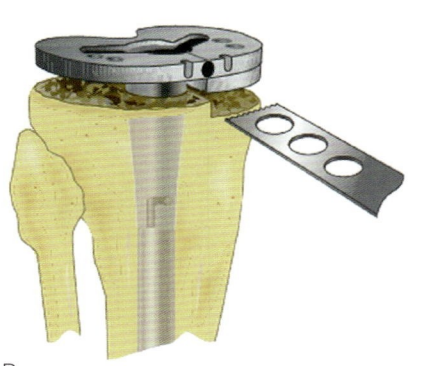
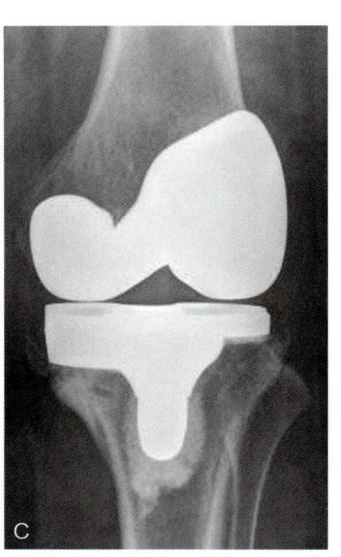

技术图1 内侧或外侧块状垫块。A. 如前所述扩髓和少量截骨。然后将截骨导板安装至髓内定位杆或试模上面进行阶梯状截骨。B. 安装试模并评估其吻合情况。在所有示例技术中,可用徒手的方法清理以改善骨-假体的对合。C. 带有块状垫块和骨水泥型延长杆的翻修假体的术后X线片(B图版权:DePuy Orthopaedics, Inc., Warsaw, IN)。

干骺端锥形(袖套)增强块

- 扩髓至所使用的翻修系统能提供的柄的深度,以使胫骨托能被放到合适的水平。大多数干骺端袖套是与非骨水泥延长杆配合使用的,因此需要使扩髓钻和延长杆与骨干内髓腔紧密匹配。
- 一旦选择了合适大小的骨干固定柄,胫骨近端即使用系列骨锉锉磨,为了保持正确的力线,骨锉需连接合适大小的试模柄(技术图2A)。
  - 一些系统允许胫骨底座与干骺端袖套之间有一定的旋转自由度,这使得术者可以更专注于如何获得干骺端的最佳固定。但是,术者应该事先了解所用的系统提供的旋转自由度大小,以确保胫骨假体的理想旋转对位。
  - 骨锉锉磨至获得旋转和纵向稳定性,通常此时干骺端缺损的绝大部分已经被袖套增强块所填充。
- 一些系统使用骨锉的近端表面作为截骨导向。这需要将骨锉安放至术前计划和术中评估所确定的水平。理想状态是仅截除<2 mm的胫骨近端骨面(技术图2B)。
- 胫骨近端截骨及锉磨完毕,装入试模干骺端袖套,在胫骨前方标记旋转位置,组装合适大小的胫骨底座和延长柄,经过锥形垫块装入。确认两者不存在严重的旋转不匹配,并标记好胫骨的旋转位置。
- 根据胫骨试模组装胫骨假体,将胫骨锥形垫块打入翻修胫骨底座的Morse锥度,注意与试模上锥形垫块的旋转一致(技术图2C)。
- 骨水泥只选择性地涂在装配好的假体的胫骨金属托背面,因为大部分锥形垫块都有多孔表面涂层,允许骨组织长入,骨干部分的延长杆是压配固定,而金属托是用骨水泥固定到胫骨近端的。允许干骺端袖套与骨直接接触,便于多孔涂层获得骨整合(技术图2D、E)。

第40章 伴有胫骨骨缺损的全膝关节翻修术：金属垫块

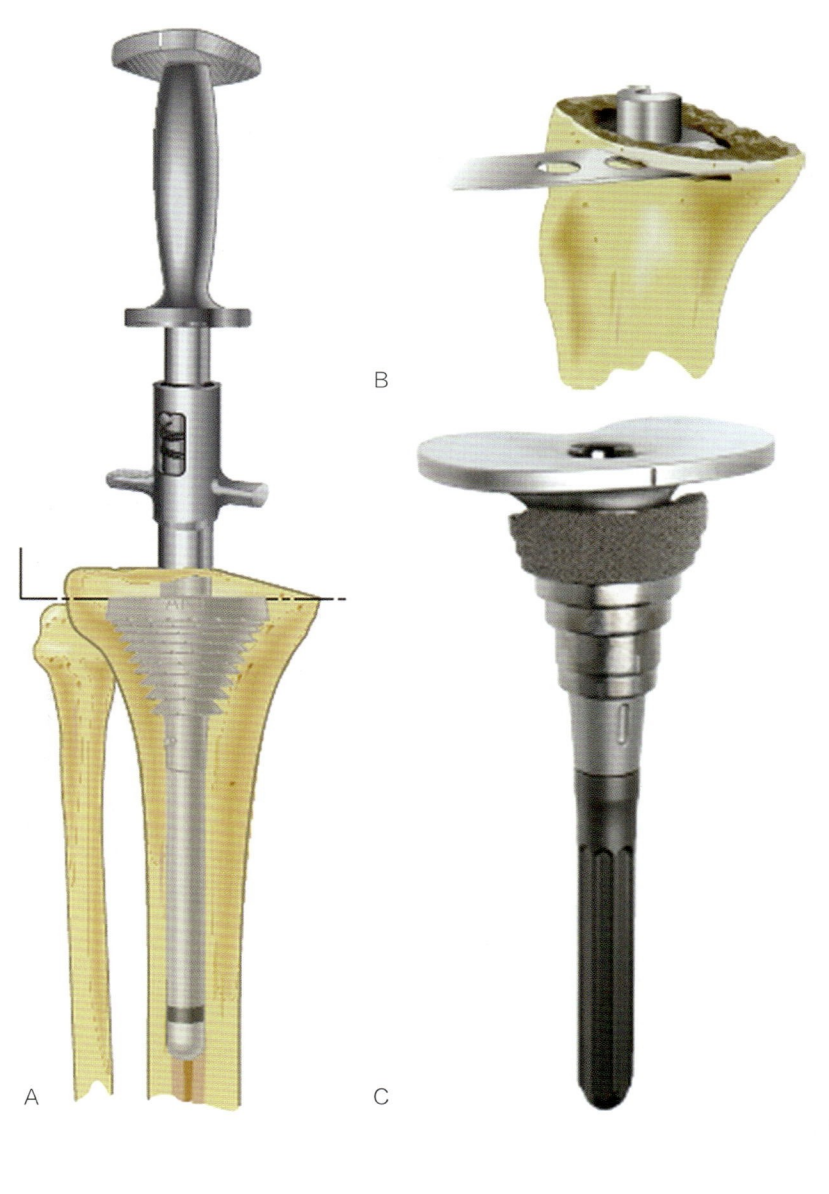
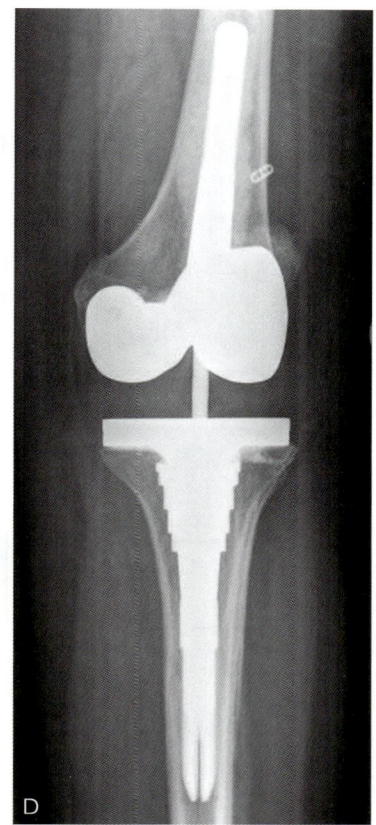
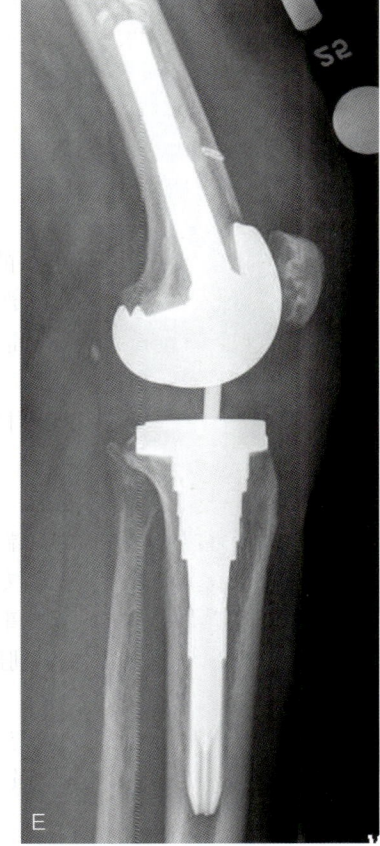

技术图2 干骺端袖套增强块。A. 扩髓后，合适长度的试装柄连接至干骺端骨锉。进行系列锉磨直至获得良好的干骺端填充，骨锉的顶端位于计划的截骨水平。取下手柄，留下骨锉。B. 切除骨锉顶端少量骨。锉磨时必须注意确保骨锉近端位于计划的"清理"截骨水平。C. 组装最终的胫骨假体，如图所示。图中可以看到多孔的近端袖套用于骨长上的表面。在插入和打击时需注意干骺端锥形增强块骨长入表面不要有骨水泥。术后正位（D）和侧位（E）X线片显示固定良好的TKA，由于中度的中央型和包容性骨缺损而使用的干骺端袖套增强块。注意近端的干骺端袖套是不用骨水泥固定的，只有胫骨金属托用骨水泥固定。

多孔钽干骺端填充块

- 垂直于胫骨解剖轴行胫骨近端水平截骨，仅削磨少量骨质。然后将胫骨近端腔隙性缺损用刮匙刮干净，清除所有假膜组织。
- 选择最接近缺损病灶大小和形态的金属骨小梁增强块，使用高速磨钻去除少量骨质使增强块能紧密压配。
- 植入垫块。在垫块不能完全接触周围骨质的情况下，可使用异体骨松质颗粒结合脱钙骨基质填充周围空隙（技术图3A）。
- 为了尽可能降低术中骨折的风险，术者应当避免过度暴力敲击最终的植入假体。翻修患者的胫骨干骺端骨质通常都存在硬化、骨质破坏，机械强度下降，容易发生意外骨折。多孔钽植入假体的摩擦系数使得植入过程中会碰到更大的阻力，同时也会形成更好的稳定性。
- 如果选择带偏距柄以获得良好的胫骨覆盖，或垫块放置偏离骨干轴线以获得最佳填充，可使用高速金属磨钻打磨垫块中央。高速金属磨钻也可以用来在垫块上切割出槽口，以容纳金属托的龙骨并获得最佳旋转稳定性。

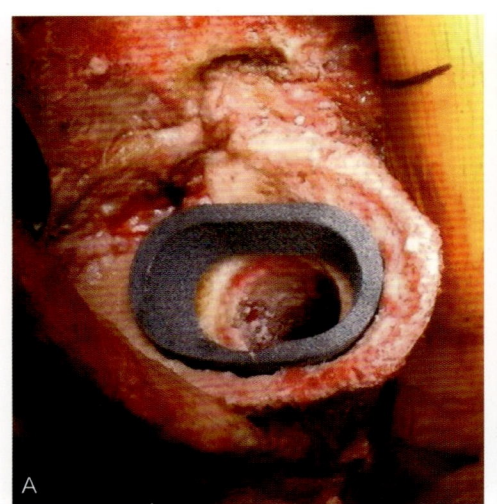
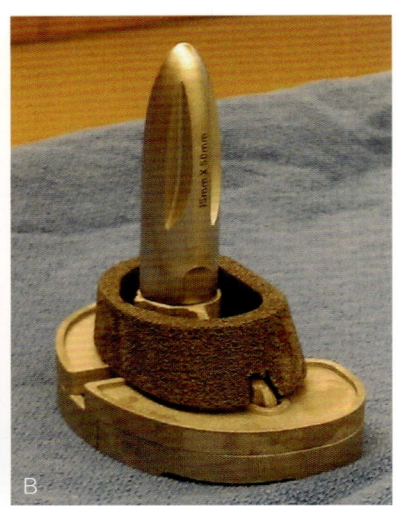
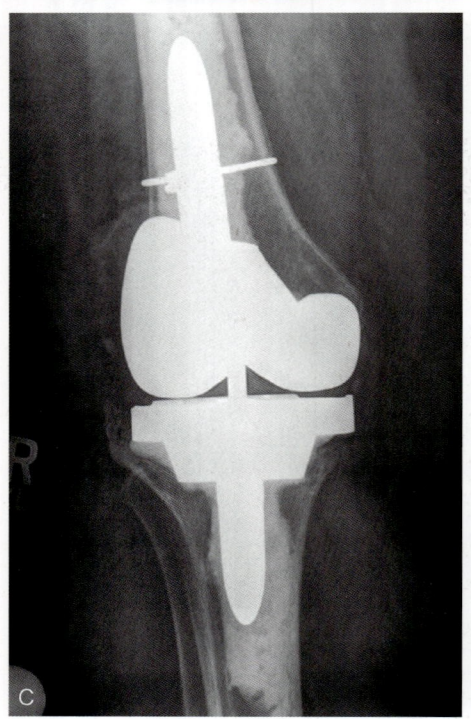
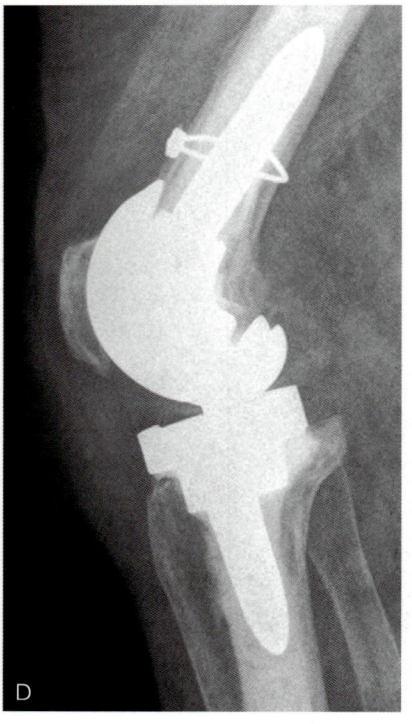

技术图3 干骺端多孔钽锥形增强块。A. 一旦插入试模获得满意的匹配，即可轻轻打入最终的增强块。力量过大可能造成胫骨近端骨折。干骺端与增强块之间残留的缺损可以植骨填充。可以使用打压植骨技术。该术中照片显示了多孔钽锥形增强块的稳定固定就位。B. 用高速金属磨钻在多孔钽干骺端锥形增强块内侧和外侧切割出来的槽口。这些槽口的作用是容纳胫骨金属托的龙骨以使假体的旋转稳定性最佳。牢固固定并获得良好骨整合的多孔钽干骺端锥形填充块用来进行全膝关节翻修术，术后的正位（C）和侧位（D）X线片。

- 金属垫块通路开通后，带延长柄的胫骨底座试模通过金属垫块插入胫骨骨干，来确认是否最终匹配（技术图3B）。
- 获得满意的骨性支撑后、恢复关节面、平衡屈曲后，组装需要植入的假体，然后使用骨水泥固定（技术图3C、D）。
- 胫骨延长柄近端使用骨水泥固定于骨小梁金属垫块，延长柄远端根据术前计划使用压配或骨水泥固定于胫骨骨干。
- 新设计研发的多孔钽锥形增强块体积更小，可以被植入骨干部位或干骺端。如果胫骨近段骨缺损程度中等并被具有支撑力的骨皮质边缘包围，但干骺端中心部位不足以为胫骨假体提供旋转稳定性，骨干部位的锥形增强块可以被植入到干骺端来提供旋转稳定性。

要点与失误防范

块状垫块外悬	垫块悬挂于胫骨干骺端骨质可能激惹内侧副韧带或软组织套，尤其是膝关节前侧和内侧。可能需要减小胫骨假体或使用带偏距柄
关节线抬高	同时使用内外侧垫块需要在仔细评估关节可能抬高的前提下使用。如果关节线恢复，最好能使用内外侧垫块和较薄内衬，以减少聚乙烯的内外翻力臂
胫骨柄与底座不匹配	能较好覆盖胫骨近端的带垫块胫骨底座可能无法中置于胫骨骨干。这种情况下，中立的柄将使胫骨底座处于悬挂位置，或需要减小尺寸但无法获得满意的胫骨近端骨面覆盖。偏距柄或较短的骨水泥柄的使用可解决这种不匹配
胫骨假体内旋	安装胫骨截骨模块固定针时必须注意其旋转位置。与一些初次全膝关节技术不同，垫块截骨后无法调整旋转。因此必须通过解剖标志来确认合适的旋转，包括胫骨结节、胫骨前嵴以及第二跖骨
伸膝装置/胫骨结节	对于严重的胫骨近端骨缺损，必须十分关注处理伸膝装置及其骨性附着。膝关节的显露必须在不施加过分张力于髌韧带的前提下完成。在进行阶梯状截骨时，必须注意保留胫骨结节周围的骨质。避免伸膝装置的撕脱至关重要

术后处理

- 术后处理根据术中所见以及新装假体的稳定性决定。
- 如果近端骨水泥固定的带柄假体坐于骨皮质上，使用垫块后缺损均已包容，即可允许立即负重。
- 如果膝关节前方皮肤条件在术后情况良好，切口无张力缝合，关节活动度训练也可立即进行。
- 当胫骨假体没有完全的自体干骺端骨直接支撑时，等到与垫块联合使用的异体骨发生整合之前，都只能进行足趾触地的部分负重。
- 如果使用骨长上锥形增强块或多孔钽金属增强块，并且未获得完全骨性支撑，考虑延迟负重直至骨长入。
- 在术后部分负重6周后可逐渐过渡至完全负重。

结果

- 多项研究报道了使用组配型胫骨垫块系统用于膝关节翻修的成功中期临床结果[10,15,16]。Patel等[15]报道了102例伴有TⅡ型骨缺损并使用垫块和延长杆进行处理的膝关节翻修病例的前瞻性随访结果。平均随访时间是7年，在14%的病例中观察到垫块周围的非进展性放射学透亮线，但与假体生存率降低或失败率增高并不相关。随访11年的总体生存率为92%[15]。
- Rand[16]前瞻性研究了41例使月组配式垫块的膝关节翻修病例。其中2例仅在股骨远端使用组配式垫块，16例仅在股骨后髁使用组配式垫块，12例在股骨远端和后髁都使用垫块。13例使用了胫骨侧垫块。平均随访3年时，96%的膝关节显示出优良结果，无一例发生无菌性松动[16]。
- 多位学者报道了全膝翻修术中使用高度多孔干骺端锥形增强块处理巨大胫骨骨缺损的早期结局[11,13]。Meneghini等[13]报道了使用多孔金属干骺端锥形增强块的膝关节翻修病例，最短随访2年。所有胫骨锥形增强块在末次随访时都获得了影像学和临床骨整合，在整个研究队列中没有报道失败病例。
- 在16例伴有胫骨侧严重骨缺损的膝关节翻修病例中，Long和Scuderi[11]报道在最短2年的随访时16例中有14例获得良好的结果，多孔钽锥形增强块骨整合良好。2例病例的干骺端锥形增强块由于复发感染而需要取出，术中均发现固定良好[11]。这些早期结果与大块结构性异体骨植骨、定制假体或大型组配式金属垫块在同一随访时间长度内的结果相等同。进一步的临床和影像学随访有望能够提供这些高度多孔增强块的长期耐久性相关结果。

- 最近，多孔金属钛质干骺端袖套在全膝关节翻修中的短期临床随访结果也有了相关报道[1,2]。Barnett等[2]报道了使用阶梯状干骺端袖套的36例全膝关节翻修病例，平均随访38个月。末次随访时，所有干骺端袖套均展示出良好的影像学骨整合，没有出现松动或移位[2]。

并发症

- 使用胫骨金属垫块进行翻修TKA的并发症可分为两类：早期和晚期。
- 围手术期或早期并发症包括术中神经血管结构损伤、伸膝装置和侧副韧带损伤以及早期术后感染。
- 晚期并发症最常见为骨溶解、无菌性松动和关节晚期感染。

（王俏杰　译，沈灏　审校）

参考文献

[1] Alexander GE, Bernasek TL, Crank RL, et al. Cementless metaphyseal sleeves used for large tibial defects in revision total knee arthroplasty. J Arthroplasty 2013;28(4):604-607.

[2] Barnett SL, Mayer RR, Gondusky JS, et al. Use of stepped porous titanium metaphyseal sleeves for tibial defects in revision total knee arthroplasty: short term results. J Arthroplasty 2014;29(6):1219-1224.

[3] Chen F, Krackow KA. Management of tibial defects in total knee arthroplasty. A biomechanical study. Clin Orthop Relat Res 1994;(305):249-257.

[4] Collier MB, Engh CA Jr, McAuley JP, et al. Osteolysis after total knee arthroplasty: influence of tibial baseplate surface finish and sterilization of polyethylene insert. Findings at five to ten years postoperatively. J Bone Joint Surg Am 2005;87(12):2702-2708.

[5] Engh GA, Ammeen DJ. Bone loss with revision total knee arthroplasty: defect classification and alternatives for reconstruction. Instr Course Lect 1999;48:167-175.

[6] Engh GA, Ammeen DJ. Classification and preoperative radiographic evaluation: knee. Orthop Clin North Am 1998;29(2):205-217.

[7] Fehring TK, Odum S, Calton TF, et al. Articulating versus static spacers in revision total knee arthroplasty for sepsis. The Ranawat Award. Clin Orthop Relat Res 2000;(380):9-16.

[8] Fehring TK, Odum S, Griffin WL, et al. Early failures in total knee arthroplasty. Clin Orthop Relat Res 2001;(392):315-318.

[9] Figgie HE III, Goldberg VM, Heiple KG, et al. The influence of tibialpatellofemoral location on function of the knee in patients with the posterior stabilized condylar knee prosthesis. J Bone Joint Surg Am 1986;68(7):1035-1040.

[10] Haas SB, Insall JN, Montgomery W III, et al. Revision total knee arthroplasty with use of modular components with stems inserted without cement. J Bone Joint Surg Am 1995;77(11):1700-1707.

[11] Long WJ, Scuderi GR. Porous tantalum cones for large metaphyseal tibial defects in revision total knee arthroplasty: a minimum 2-year follow-up. J Arthroplasty 2009;24(7):1086-1092.

[12] Lotke PA, Ecker ML. Influence of positioning of prosthesis in total knee replacement. J Bone Joint Surg Am 1977;59(1):77-79.

[13] Meneghini RM, Lewallen DG, Hanssen AD. Use of porous tantalum metaphyseal cones for severe tibial bone loss during revision total knee replacement. J Bone Joint Surg Am 2008;90(1):78-84.

[14] Ninomiya JT, Dean JC, Goldberg VM. Injury to the popliteal artery and its anatomic location in total knee arthroplasty. J Arthroplasty 1999;14(7):803-809.

[15] Patel JV, Masonis JL, Guerin J, et al. The fate of augments to treat type-2 bone defects in revision knee arthroplasty. J Bone Joint Surg Br 2004;86(2):195-199.

[16] Rand JA. Modularity in total knee arthroplasty. Acta Orthop Belg 1996;62(suppl 1):180-186.

[17] Smith DE, McGraw RW, Taylor DC, et al. Arterial complications and total knee arthroplasty. J Am Acad Orthop Surg 2001;9(4):253-257.

[18] Smith PN, Gelinas J, Kennedy K, et al. Popliteal vessels in knee surgery. A magnetic resonance imaging study. Clin Orthop Relat Res 1999;(367):158-164.

[19] Vessely MB, Frick MA, Oakes D, et al. Magnetic resonance imaging with metal suppression for evaluation of periprosthetic osteolysis after total knee arthroplasty. J Arthroplasty 2006;21(6):826-831.

[20] Younger AS, Duncan CP, Masri BA. Surgical exposures in revision total knee arthroplasty. J Am Acad Orthop Surg 1998;6(1):55-64.

第41章 伴股骨骨缺损的全膝关节翻修术：股骨远端置换

Revision Total Knee Arthroplasty with Femoral Bone Loss: Distal Femoral Replacement

B. Sonny Bal

定义

- 全膝关节置换翻修术中，取出股骨假体时股骨远端骨缺损不可避免。
- 股骨远端骨缺损可以用多种植入物填充：骨水泥（聚甲基丙烯酸甲酯）、与股骨翻修假体连接的金属垫块、颗粒性植骨、骨替代物、大块异体骨移植填充一侧或两侧股骨髁、设计用于提供结构性支撑的多孔金属锥形增强块，以及完全用异体骨或金属假体进行股骨远端置换。

解剖

- 全膝关节翻修术中，与骨缺损相关的解剖包括股骨干骺端，股骨内、外上髁，股骨内、外侧髁。
- 可以认为，股骨髁支撑股骨翻修假体手术的目的之一就是重建股骨髁的解剖结构，支撑新的假体。

发病机制

- 翻修术中取出原有假体及骨水泥会造成股骨远端骨缺损。股骨假体通过骨水泥或骨长入与骨面固定，在假体取出过程中，需要将假体与骨面凿开，会丢失部分骨量。
- 即便是用很薄的骨刀或锯片来凿开，也会使股骨远端假体及股骨远端骨面之间空间被占据，从而造成骨缺损。如果不先在假体及骨面凿出一个分隔界面，而是直接用暴力取出假体，会造成一个或两个股骨髁的医源性撕脱骨折，加重骨缺损。
- 翻修术中纠正原先假体内旋，重新确定股骨假体旋转位置会引起股骨前方、后方骨缺损。
- 股骨假体周围应力性骨量减少及磨损颗粒造成的骨溶解，均会造成股骨远端空洞样病变，引起严重骨缺损。

自然病程

- 严重股骨远端骨缺损可导致股骨结构不完整。一旦这种情况发生，假体将出现内翻、外翻。
- 手术治疗的目的是在取出原来松动、不稳定的假体之后，填补加强这些骨缺损。
- 如果不处理骨缺损，不断产生的磨损颗粒及松动假体和骨面之间的相对活动会引起患者持续性的症状，引起进一步的骨缺损，最终导致TKA失败。

病史和体格检查

- X线片是诊断由股骨骨缺损引起TKA失败的可靠依据。
- 以下相关的病史资料提醒医生术中可能遇到明显骨缺损：初次TKA距离时间久远、假体类型和固定方式、骨质疏松、高龄、使用皮质类固醇或细胞毒类药物、接受过放疗、有类风关病史、发生过假体周围骨折。
  - 股骨假体松动伴骨缺损的患者会有膝关节疼痛、肿胀、关节不稳定，而且这些症状随着活动加剧。
- TKA失败伴股骨远端骨缺损的患者有股骨远端压痛。
  - 体检发现膝关节肿胀也是股骨远端骨缺损的证据之一。
  - 仔细体检可发现由于假体明显松动造成的膝关节不稳定。

影像学和其他诊断性检查

- 高质量的膝关节摄片有助于股骨远端骨缺损的诊断及分类。标准的膝关节侧位片可以确定股骨远端骨溶解、骨缺损的部位、范围。不标准的膝关节侧位片中，股骨远端的一些细节信息被金属假体遮挡。因此，应该拍标准的膝关节侧位片，屈膝90°，整个下肢（包括膝关节、踝关节）平放在摄片床上。
- 常规CT以及减金属伪影的MRI扫描对TKA翻修手术的意义还不确定，但可能有助于确定股骨远端骨缺损范围。
- 手术中，取出假体以后，清除骨溶解病灶和炎性假膜是确定骨缺损性质及范围的最好方法。
- 因为术前拍片可能低估股骨假体周围的骨缺损程度，所以医生在术前一定要做好应对最差局面的准备。

- 因此，术中植入材料要准备齐全：异体骨、合适的翻修假体、金属垫块、多孔金属重建增强块和配套的翻修工具。
- TKA 翻修术前，充分评估股骨骨缺损的常规检查必须排除膝关节感染。
  - 术前行核医学检查、实验室检查、膝关节穿刺、术中取假体周围组织冰冻切片检查，有助于排除感染。

鉴别诊断

- 膝关节深部感染容易引起假体周围骨缺损，是翻修手术的相对禁忌证。翻修手术在植入假体前必须排除感染。
- 股骨假体周围应力遮挡会引起股骨远端骨缺损。此类患者中，取出股骨假体后，可以发现大量骨缺损。
- 骨质疏松导致骨量减少、良性骨肿瘤引起的溶骨性病变、神经源性病变、恶性病变都可以导致股骨远端骨缺损，增加翻修手术的难度。

非手术治疗

- TKA 失败伴严重股骨远端骨缺损的非手术治疗只适用于全身情况很差，无法耐受手术的患者。
- 在 TKA 翻修术前，必须仔细评估全身情况，是否有严重内科疾病、伸膝装置的完整性、软组织的条件、骨坏死的范围、是否存在免疫抑制、有无代谢性骨病，从而确定患者是否适合行股骨远端重建手术。
- 如果手术禁忌，可以保守治疗，如镇痛、限制活动、使用助行器、轮椅或膝关节支具等。
- 严重深部感染引起骨缺损，且有手术禁忌的患者可考虑长期用抗生素抑菌治疗。

手术治疗

- 股骨远端骨缺损的手术治疗包括：用骨水泥（必要时可以用螺钉打入残留的骨质中进行增强）、颗粒异体骨、连接于翻修假体上的金属垫块、设计用于恢复股骨远端解剖形态的多孔金属锥形增强块、大块异体骨重建内侧髁、外侧髁的非包容性骨缺损、用大块异体骨或特制假体置换股骨远端。

术前计划

- 术前计划包括：明确患者的内科情况适合接受大型择期手术，排除膝关节深部感染。医生应该评估患者的陈旧性手术瘢痕、小腿血运、神经功能和全身情况。
- 术前、术中评估膝关节侧副韧带有助于选择合适的假体。
  - 对于不稳定的膝关节，适合选择限制性假体或旋转铰链型翻修假体。
- 如果医生对术中可能出现的最差情况有充分准备，手术器械齐全，假体合适且人性化，那么出现任何情况都能从容应对。实际上，严重股骨远端骨缺损与一般膝关节翻修术的骨缺损不同，术中需要特殊的工具，且要求医生有丰富的经验。因此，这类复杂手术适合在软件、硬件较好的大医院进行。
- 手术核心人员（主刀、一助、器械厂商代表）共同参与术前计划，讨论可能出现的问题及相应解决方法，是非常重要的。术前计划的顺利实行有赖于医生和骨库、器械厂商代表及手术室人员的沟通。
- 结构性骨移植重建股骨远端，需要准备若干个异体股骨头。
  - 通常选用新鲜冰冻股骨头，因为具有良好的力学性能[7]。
- 如果术前能对异体组织拍片并测量大小就更完美了，但这既不实际也不可行。
  - 然而，术中可以用特殊的设备，如 Allogrip 系统（DePuy Synthes, Warsaw, IN）可以将异体骨塑形成合适的形状，避免软组织撞击且有助于关闭伤口[4]。
- 齐全的翻修工具对手术成功至关重要，包括薄骨刀（用以分离金属和骨面）、刮匙、打击器、扩髓器、线锯及清理股骨髓腔的工具。
  - 带气动、电动力的高速磨钻有助于分离固定良好的假体，同时保护骨组织。
  - 大厂商都有整套经典的 TKA 翻修工具，将需要的工具打包在一起，便于使用。
- 现已有可用于在膝关节翻修术中重建胫骨近端和股骨远端的多孔钽金属锥形增强块（以及由多孔钛金属制成的类似的锥形增强块）[6]。这种垫块的优势在于骨长入迅速。初始的机械稳定性是通过将这些增强块打入股骨远端有活力的残留骨质中来实现的。这些金属增强块提供了定制化重建的可能性，允许负重并支撑骨水泥固定的翻修假体。根据骨缺损的程度，术者可以选择与缺损最佳匹配的金属锥形增强块类型，必要时可以对两个股骨髁都进行置换。这类重建的近中期临床结果良好。

手术体位

- 患者取仰卧位，患侧臀部下方垫布巾以保证屈曲的膝关节处于中立位。用 Stulberg 踏脚或其他设备维持膝关节屈曲。
- 消毒范围尽可能靠近大腿近端。

- 笔者在任何TKA术中都不用止血带,但大多数医生术前借助重力驱血或用绷带驱血,然后在大腿近端使用充气止血带。
  - 在止血带使用期间术者必须保持警惕,特别是对于需要手术时间长的复杂手术。

入路

- 如果患膝有多条手术瘢痕,那么选择最接近膝前正中线的手术切口,有利于广泛暴露膝关节远、近端。最靠外侧的切口最明智,因为保留了膝前皮瓣的血运。对大多数需要股骨远端重建的TKA翻修术,标准的髌旁内侧关节切开可以充分暴露股骨远端。
- 屈曲膝关节、避免翻转髌骨可使暴露更简便。伸膝位完成髌骨假体处理,然后将髌骨推入股骨外侧沟,可以安全地将髌骨牵开。
  - 根据笔者的经验,避免翻转髌骨,可以更好地暴露股骨远端。
- 为了明确骨缺损的范围,覆盖在股骨远端的炎性假膜必须切除。电刀可以方便地切除这些假膜。重建股骨远端以前必须彻底清除假膜和肉芽肿。
- 在膝关节前方,为了能够安全地牵开伸膝装置及充分暴露股骨远端,可以行股四头肌成形[3,9]、胫骨结节截骨[2]或其他组织切开。
  - 手术入路的选择主要取决于股骨远端显露的难度、需要清创的范围及股骨远端重建时所需的操作空间。

颗粒异体骨植骨或骨水泥

- 股骨髁小范围的包容性骨缺损可以用骨水泥、颗粒异体骨或颗粒自体骨填充。这些移植物不可负重,只适合局灶性的囊性病变,周围骨性结构完整(技术图1)。
  - 磨钻或刮匙可以有效地清除病变组织,显露骨缺损。
- 切除炎性假膜,去除残留的金属、骨水泥颗粒,创造有活性、健康的骨床可以改善异体骨-宿主骨的接触。
- 用小号髋臼锉打磨异体股骨头,将打磨后的异体颗粒骨填入缺损区域,然后用骨水泥固定翻修假体。
  - 或者用骨水泥、人工合成骨材料也可以填充假体与宿主骨之间小范围、包容性的骨缺损。

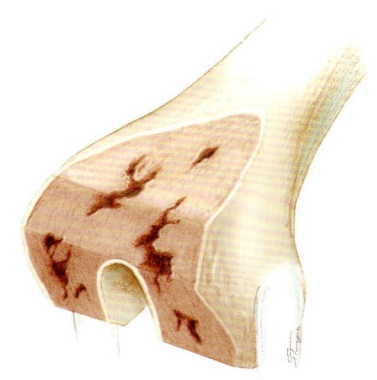

技术图1 腔隙性/包容性骨缺损不影响股骨远端结构的完整,可以用骨水泥、颗粒自体骨、颗粒异体骨或人工合成骨材料填充骨缺损。

股骨翻修假体的金属垫块

- 清除残留骨水泥和炎性肉芽组织后,去除少量股骨远端和股骨后髁的骨组织,显露有活力的骨床(技术图2A、C)。
  - 股骨远端和股骨后髁的小范围骨缺损可以用翻修假体的金属垫块填补[8](技术图2B、D)。
- 确定关节线的依据:股骨内、外上髁的位置,原来股骨假体的位置,髌骨相对股骨的位置,对侧膝关节摄片,在侧位片上股骨后髁的形态。
  - 综合考虑这些因素,才能准确判断关节线位置并重建关节线。
  - 去除股骨远端过多的骨质,将会使关节线抬高。
- 确定假体外旋角度,装股骨远端假体试模,测量金属和股骨髁前方、股骨后髁及股骨远端骨面之间的骨缺损程度。
  - 安装合适厚度的试模垫块,确认试模与骨缺损部位匹配。重新安装假体试模。
- 翻修术中使用的垫块有不同厚度,可以适合股骨髁前方皮质、股骨后髁及股骨髁远端各种形态的骨缺损。
  - 翻修假体的垫块使假体与宿主骨面接触稳定,而不需要根据每个患者具体情况定制个性化假体。
- 如果使用金属垫块,需要将髓腔延长杆连接到股骨翻修假体,以达到假体初始稳定[8]。

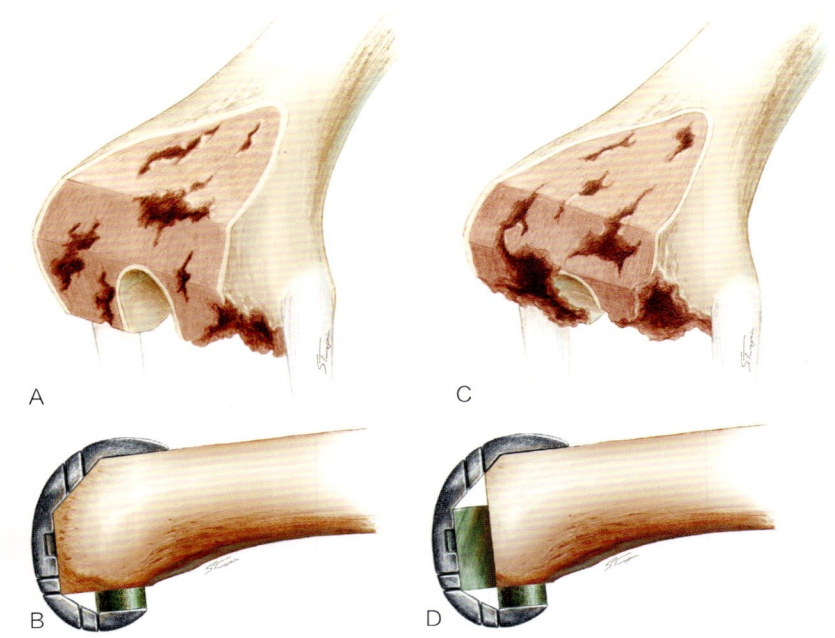

技术图2 骨缺损破坏远端股骨髁结构时，可以用翻修假体的金属垫块重建骨缺损。图示的骨缺损（A）需要用后髁金属垫块（B）来重建。图C所示的骨缺损需要同时用后髁金属垫块和股骨远端金属垫块（D）来重建。

大块异体股骨头重建股骨髁缺损

- 如果一侧股骨髁或双侧股骨髁无法用金属垫块重建，可以用异体骨重建结构性缺损（技术图3A、B）。
- 用Allogrip系统（DePuy Synthes, Warsaw, IN；技术图3C）的小直径髋臼凸面锉打磨股骨髁缺损部位。
- 用直径相匹配的髋臼凹面锉打磨异体股骨头表面（技术图3D）。
- 将异体股骨头置入打磨过的股骨髁骨缺损区，用半个或整个股骨头填充骨缺损区，并用2枚空心螺钉固定（技术图3E）。
- 修整股骨髁骨缺损区与异体骨，使之形状与股骨翻修假体匹配。
- 异体股骨头重建股骨髁之后，用金属垫块填补残余骨缺损或重建关节线。
  - 金属垫块处理残余骨缺损的方法前文已有介绍。
- 必须始终注意关节线高度及股骨假体外旋角度，后者与髌骨稳定性有关。

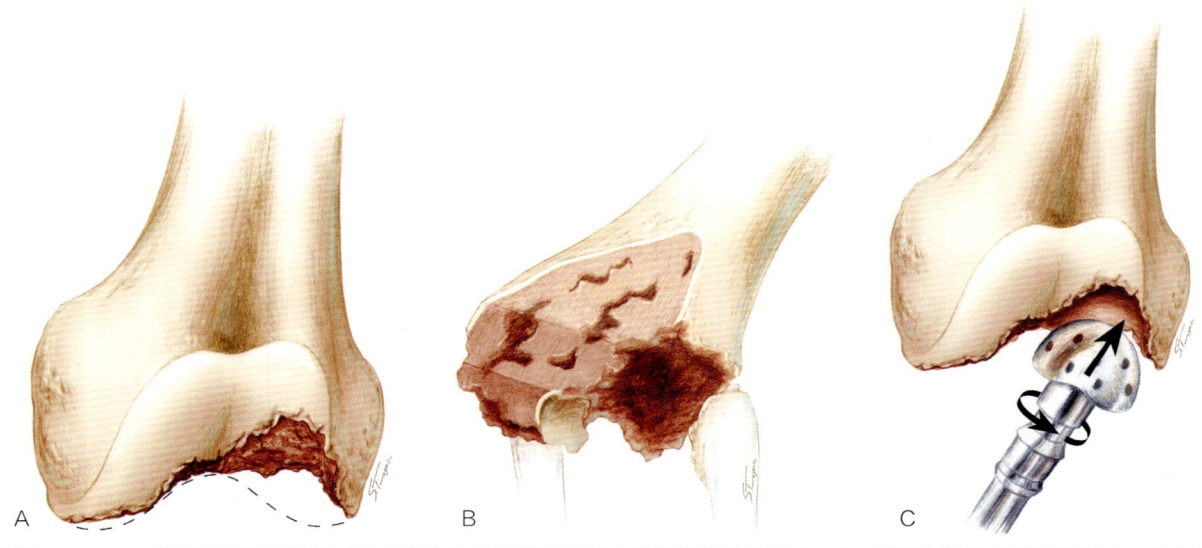

技术图3 A、B. 股骨髁严重骨缺损或完全结构性骨缺损可以用大块异体股骨头重建。C. 用髋臼锉准备股骨髁骨床，使之与异体骨匹配。

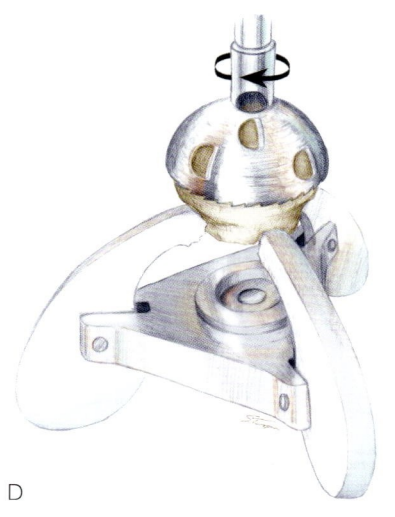
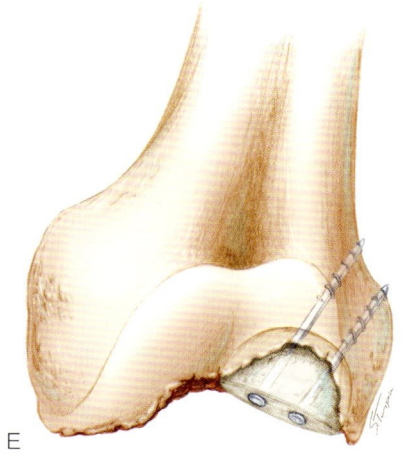

技术图3（续） D. 此图为Allogrip系统的示意图：夹钳抓持异体股骨头，髋臼锉打磨异体股骨头暴露松质骨面，并测量大小，直至与股骨髁缺损区匹配。E. 股骨髁缺损用半个异体股骨头紧密压配填充，并用2枚加压螺钉固定。

大块异体骨置换股骨远端

- 用大块异体骨重建广泛股骨远端缺损被证明是可行的[1]。
- 如果广泛骨缺损区剩下完整的股骨远端骨皮质，可以使用体积比股骨远端略小的大块异体骨重建骨缺损，异体骨通过宿主骨的骨皮质外壳固定在股骨远端（技术图4A）。
- 异体骨近端与有活力的宿主骨靠拢，保证宿主骨-异体骨固定稳定且接触面最大，从而促进骨性愈合。
  - 行股骨远端截骨以匹配异体骨形态，使宿主骨-异体骨有良好接触。
- 完成异体骨块固定后，修整异体骨使其与股骨翻修假体匹配。
  - 如果侧副韧带完整，在宿主皮质骨外壳周围保留侧副韧带。
- 另外有种方法，行股骨上髁截骨，再用大块异体骨置换骨缺损区股骨远端（技术图4B、C）。
  - 异体骨-宿主骨接触面做台阶状成形，可以获得旋转稳定。
- 在所有异体骨重建股骨远端的手术中，利用翻修假体的髓内杆保证假体稳定性，减少异体骨受到的应力。

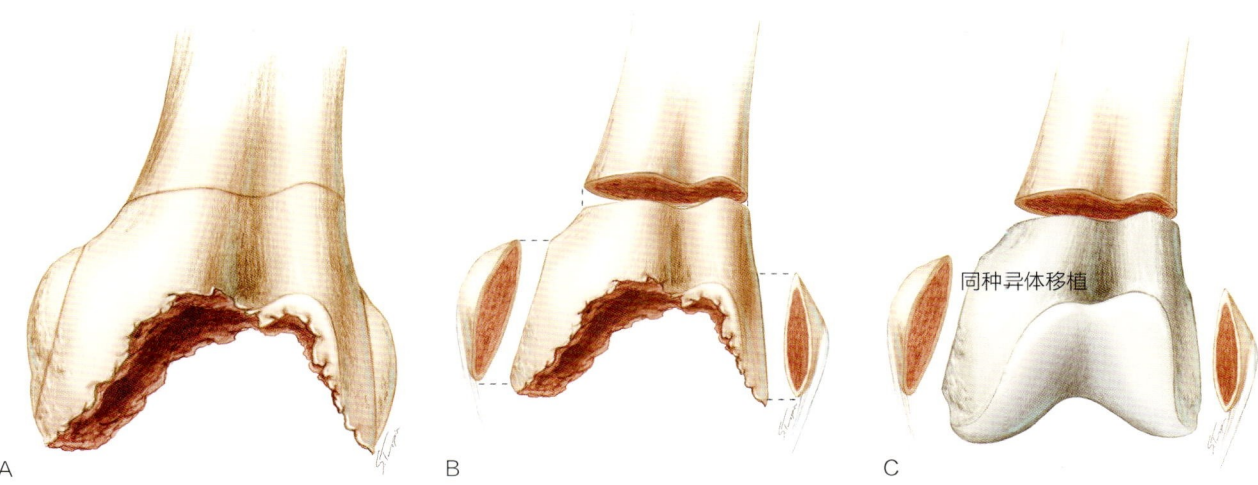

技术图4 A. 双侧股骨髁严重骨缺损的患者可以用体积略小的股骨远端异体骨来重建骨缺损区域，同时保留周围宿主骨的骨皮质外壳。用螺钉固定大块异体骨与宿主骨，完成异体骨-宿主骨复合体成形并使之与股骨翻修假体匹配。B. 异体骨置换股骨远端之前，先行股骨内、外上髁截骨，去除股骨远端缺损区以暴露有活力的、稳定的宿主骨。此例显示用大块股骨远端异体骨重建股骨。C. 此示意图显示股骨远端异体骨以及宿主骨的股骨内、外上髁和股骨远端。

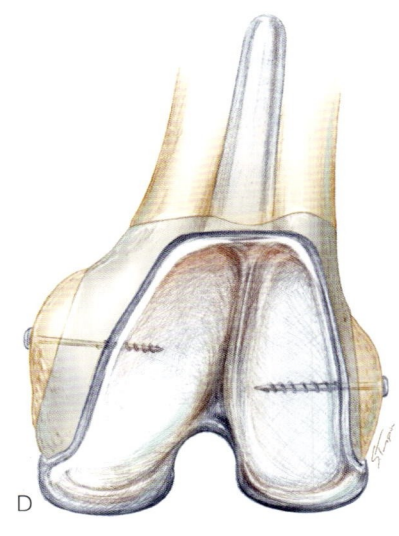

- 如果需要,可以用骨水泥固定假体髓内杆与异体骨-宿主骨复合体。但应避免骨水泥渗入宿主骨与异体骨的连接部位而影响骨性愈合。
- 异体骨植入后(技术图 4D),截骨去除异体骨块上的内、外上髁,用骨松质螺钉及垫圈固定宿主骨股骨内、外上髁与异体骨。
- 翻修假体植入之前,检查周围软组织,确定异体骨没有过大。

技术图 4(续) D. 修整大块异体骨,使之与翻修假体匹配,安装翻修假体。髓内定位杆提供股骨远端额外的稳定性。恢复股骨内、外上髁解剖位置并与异体骨固定。

肿瘤重建假体置换股骨远端

- 用于保肢手术的组配型假体是重建严重股骨干骺端和骨干骨缺损(如肿瘤切除)的唯一假体选择。
  - 适应证:股骨远端广泛骨缺损且无法使用大块异体骨移植。
- 有 X 线假体模板、合适的重建系统、各种长度的组配部件用以重建股骨骨缺损。
- 行股骨截骨,暴露有活力、适合负重的骨。
- 准备股骨髓腔,用骨水泥固定髓内杆。与初次全髋关节置换术中固定股骨假体的骨水泥技术类似。
- 用假体试模恢复肢体长度、软组织张力、假体旋转角度。先做胫骨侧重建可以使操作更简单方便,这样仅更换股骨假体试模就能评估下肢长度、软组织张力、旋转对线等参数。
- 旋转对线及肢体长度确定以后,在宿主骨和假体上做标记,恢复已经确定的旋转对线,用骨水泥将假体固定在合适的高度及旋转位置。
  - 有些重建系统可以用非骨水泥固定股骨远端假体。
- 安装人工关节(这些假体通常是旋转型铰链膝,有多方向限制)。
- 对于严重的病例,或股骨近端不适合用髓内杆固定的病例,可以用金属跨越整段股骨。
  - 在全股骨置换的病例中,在股骨远端行旋转铰链型膝关节置换,在股骨近端行限制性髋关节置换。

要点与失误防范

术前准备	术前准备是关键,手术人员开会讨论分析影像学资料,评估股骨重建所需的手术仪器设备、手术工具、手术人员是否齐全。实际骨缺损范围可能比影像资料显示的范围大得多,要对可能出现的最差情况做好充分准备
假体	准备多种类型假体,包括金属垫片、髓腔内延长杆、偏心距及限制性假体
移植物	要准备几个异体股骨头、打磨和塑形的器械。移植的异体股骨头与宿主骨之间用加压螺钉固定。股骨远端异体骨移植需要至少2块异体骨,可以挑选大小最合适的异体骨用于置换手术
测量大小	术前将异体骨重叠在患侧膝关节拍X线片,测量异体骨大小,或者术中测量。植入的异体骨过大,会引起切口关闭困难,异体骨与宿主骨固定前必须检查软组织张力
经验和资源	术者对进行复杂的股骨远端重建手术所需要的经验、支持条件、设备和资源要有切合实际的认识。由于缺乏专业化的训练、齐全的设备以及人员配备要求,使得小型医疗机构的医生无法进行此类手术
手术时间	避免使用止血带。如果使用止血带,应避免膝关节置换术中长时间使用。如有必要,可以在部分操作时放松止血带,减少肢体缺血时间

术后处理

- 股骨远端重建的目的在于达到力学稳定。因此，术后应该让患者尽早负重。
- 异体骨-宿主骨的愈合需要很长时间，如果需要异体骨重建股骨，应延长在保护下负重的时间。
- 股骨远端重建术后嘱患者使用助行工具，如拐杖、助步器，避免意外摔倒或扭伤患膝，加快异体骨-宿主骨愈合。
- 应在术中评估膝关节活动范围。通常，在力学稳定的情况下，活动范围取决于软组织质量和伸膝装置的完整性。如果需要一段时间内限制膝关节活动，可以在膝关节支具限制保护下，在医生规定的范围内活动。
- 直腿抬高、等长肌肉收缩训练、踝关节及小腿功能锻炼均应在股骨远端重建术后尽早开始。
- 术后制订多模式的深静脉血栓预防计划，适当监督患者完成深静脉血栓预防计划。

结果

- 术后定期复查、拍片，评价手术效果。影像学检查可以评估膝关节重建后的稳定性和异体骨-宿主骨的愈合情况。
- 长期随访表明，大块异体骨与有活力的宿主骨愈合的过程中，远离异体骨-宿主骨交界面的异体骨仍没有活性。在负荷均衡区域，异体骨因为受宿主骨或金属架体支撑，长期随访结果良好。
- 如果异体骨用于负重区，可以预见反复负重引起异体骨无活力，从而导致翻修手术晚期失败。
  - 应力刺激对异体骨没有塑形作用，因此股骨重建手术中有必要使用髓腔内杆桥接跨越异体骨，将负荷直接传递到宿主骨。
- 一些复杂的股骨重建手术，术中用大块异体骨移植或使用保肢假体，术后应嘱患者使用拐杖或助步器。

并发症

- 使用异体骨植骨进行复杂的股骨远端重建术后，如果发生感染，将会是一项灾难性的并发症。早期诊断和积极清创在某些情况下可能挽救这一情况，但是通常情况下都必须手术取出所有的异体移植物、骨水泥和假体，为分期重建做准备。
- 大量骨缺损、通过异体植骨进行重建的膝关节，如果发生晚期化脓性细菌的深部感染，可能不得不接受截肢手术。
- 如果手术没有能够使膝关节获得初始机械学稳定性，通常会发生股骨远端重建的机械性失败。此时必须进行再次手术，重建股骨远端，并获得旋转和轴向的稳定性，以允许术后在保护下进行负重。
- 由于股骨远端重建-膝关节翻修术后必须进行抗凝治疗来预防深静脉血栓形成，术者应当注意监测患者术后出血的情况。
- 如果形成了张力较大的血肿，或者伤口出现新的渗出，应当考虑早期积极手术减压，以避免感染的风险。

（王俏杰 译，沈灏 审校）

参考文献

[1] Bezwada HP, Shah AR, Zambito K, et al. Distal femoral allograft reconstruction for massive osteolytic bone loss in revision total knee arthroplasty. J Arthroplasty 2006;21:242-248.

[2] Clarke HD. Tibial tubercle osteotomy. J Knee Surg 2003;16:58-61.

[3] Della Valle CJ, Berger RA, Rosenberg AG. Surgical exposures in revision total knee arthroplasty. Clin Orthop Relat Res 2006;446:59-68.

[4] Engh GA, Herzwurm PJ, Parks NL. Treatment of major defects of bone with bulk allografts and stemmed components during total knee arthroplasty. J Bone Joint Surg Am 1997;79A:1030-1039.

[5] Harrison RJ Jr, Thacker MM, Pitcher JD, et al. Distal femur replacement is useful in complex total knee arthroplasty revisions. Clin Orthop Relat Res 2006;446:113-120.

[6] Levine BR, Sporer S, Poggie RA, et al. Experimental and clinical performance of porous tantalum in orthopedic surgery. Biomaterials 2006;27:4671-4681.

[7] Pelker RR, Friedlaender GE. Biomechanical aspects of bone autografts and allografts. Orthop Clin North Am 1987;18:235-239.

[8] Radnay CS, Scuderi GR. Management of bone loss: augments, cones, offset stems. Clin Orthop Relat Res 2006;446:83-92.

[9] Trousdale RT, Hanssen AD, Rand JA, et al. V-Y quadricepsplasty in total knee arthroplasty. Clin Orthop Relat Res 1993;286:48-55.

[10] van Loon CJ, de Waal Malefijt MC, Verdonschot N, et al. Morsellized bone grafting compensates for femoral bone loss in revision total knee arthroplasty. An experimental study. Biomaterials 1999;20:85-89.

第42章 伴胫骨骨缺损的全膝关节翻修术：植骨
Revision Total Knee Arthroplasty with Tibial Bone Loss: Bone Grafting

Emmanuel Thienpont

定义

- 膝关节翻修术经常面临骨量丢失与骨缺损的问题。伴胫骨侧骨缺损的全膝关节置换术失败是复杂而且棘手的问题。
- 医生意识到骨缺损并通过骨水泥、金属、植骨等正确处理骨缺损，是假体稳定和假体长期生存的关键。

解剖

- TKA翻修术中胫骨骨缺损很常见。最常见的骨缺损区域为胫骨内侧平台和后外侧平台。
- 骨质丢失通常并不显著且多为包容性；即使是在假体取出之后，骨质丢失仍可仅限于散在的骨松质缺损。
- 小范围的包容性骨缺损可以用颗粒性植骨或骨水泥处理。大范围的非包容性骨缺损需要使用金属楔形垫块或用异体骨行结构性植骨。

发病机制

- TKA术后骨缺损的病因是多因素的。骨缺损可能有以下几点原因：
  - 无菌性松动。无菌性松动可继发于假体位置不良或韧带不平衡，会造成胫骨平台压力侧的塌陷以及张力侧的翘起。
  - 假体周围骨溶解。TKA术后的磨损碎屑通常是由于假体设计缺陷、假体位置不良或韧带不平衡导致的局部高接触应力造成的。
  - 感染。
  - 取出固定良好的假体。即便有精湛的技术，要取出固定牢固的假体，也会导致一定程度的骨缺损，尤其是假体固着的区域[7]。

自然病程

- 无论是何种原因引起骨缺损，一旦X线片上发现骨破坏，骨破坏很有可能持续进展直到全膝关节置换术失败。
- 在这一朝着假体失败进展的螺旋形进程中，患者初期可能没有明显症状，当假体失败出现明显胫骨骨缺损时，会出现疼痛、肿胀、不稳定（包括胫骨高度丢失引起的膝关节过伸）。

病史和体格检查

- 术前评估从完整的病史询问和全面的体格检查开始。
- 在术前评估中，至关重要的一点是明确失败的原因，这样才能避免重复导致第一次TKA失败的错误。
- 应当排除其他导致疼痛的原因，例如脊柱或髋关节疾病。
- 必须排除手术禁忌证，例如感染、全身情况不佳、夏科关节病或神经肌肉性疾病。
- 必须拿到前一次手术的手术记录，以获取前次手术的相关信息，例如软组织松解的情况以及植入假体的类型和型号大小。

影像学和其他诊断性检查

- 全膝关节翻修术前必须做全面的临床和影像学评估，包括骨缺损的部位和程度、残留骨的质量、骨皮质的连续性及是否存在感染。
- 应当拍摄站立位下肢全长正位X线片，以评估冠状位的下肢力线，以及检查是否在骨干部位有畸形或残留内固定物。
- 膝关节站立位前后位、侧位和髌骨轴位X线片可以让医生能够测量股骨和胫骨假体的大小，并评估骨量情况、假体位置和固定情况，以及髌骨高度和冠状位对位情况（图1）。

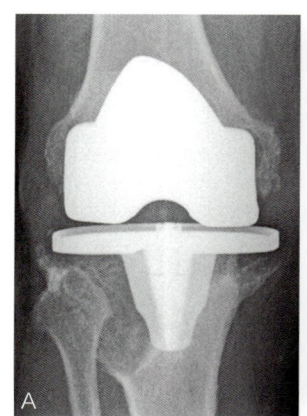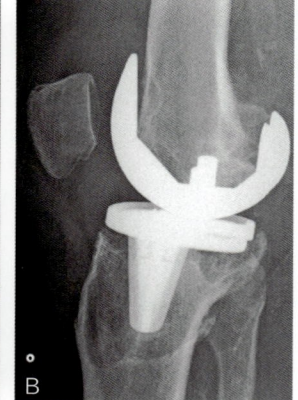

图1　A、B．术前正、侧位摄片显示全膝关节置换术失败，胫骨假体下沉、松动。

- 骨量丢失的程度在平片上经常会被低估。CT可以更精确地评估骨缺损的程度，尤其是对大量骨缺损和解剖结构异常的患者，同时，CT也有助于发现股骨或胫骨假体的旋转不良[14]。
- 所有患者应做与感染相关的实验室检查（血常规、C反应蛋白、血沉），膝关节穿刺做关节液培养以及关节液细胞计数和分类。关节滑液白细胞计数≥2 500/mm³加上中性粒细胞百分比＞60%则提示存在感染[11]。

鉴别诊断

- TKA术后患者肢体疼痛可能会有多种非手术性原因：
  - 髋关节、大腿或小腿相关的疼痛
  - 复杂区域疼痛综合征
  - 鹅足滑囊炎
  - 腘绳肌腱炎
  - 晶体沉积症（即：痛风或假痛风）
  - 神经、血管病变：神经病变、神经根病、椎管狭窄
  - 肿瘤（需要考虑）
  - 血管性跛行
  - 血栓性静脉炎或深静脉血栓
  - 纤维肌痛

非手术治疗

- TKA术后膝关节疼痛或X线片提示有胫骨侧骨缺损的患者不适合保守治疗。如果患者全身情况差，或其他原因不适合行翻修手术，那么可以选择保守治疗，具体方法与终末期骨性关节炎的治疗方法类似。
- 治疗方法根据症状决定，包括限制活动、使用助行器、非甾体镇痛药物、使用支具。

手术治疗

- 有多种关节重建方法可以处理骨缺损，重建方法的选择很大程度上取决于骨缺损的类型（即包容性或非包容性骨缺损）、骨缺损的部位及范围（表1）。
  - 骨水泥和螺钉重建
  - 自体或异体颗粒骨打压植骨[16]
  - 假体配套的垫块
  - 组配型铰链假体
  - 干骺端袖套或锥形增强块
  - 结构性异体骨植骨
- 包容性骨缺损四周有完整的骨质，并有完整的骨皮质边缘，可采用颗粒骨植骨或骨水泥加螺钉治疗[2,12]。
- 非包容性骨缺损没有骨皮质边缘支撑，通常需要使用组配式块状垫块、大块异体骨植骨或金属干骺端袖套或锥形增强块进行重建[2]。

术前计划

- 术前应系统评估膝关节假体周围骨缺损，包括股骨髁、双侧胫骨平台以及髌股关节处的骨缺损。
- 标记关节线位置。参考腓骨头、股骨内、外上髁。关节线一般位于股骨外上髁远端20～25 mm[4]。
- 骨缺损的程度对治疗方案有指导意义：是否植骨、是否使用假体垫块、假体大小的选择、是否选择限制性关节假体、是否需要增加延长柄增强固定[5]。

表1　AORI骨缺损分型指南

分型	描述	术前影像学表现	处理方法[15]
I	干骺端骨质完整	胫骨结节平面以上干骺端骨质完整无假体下沉	单纯使用骨水泥 金属垫块 异体骨松质植骨
II	干骺端骨质破坏	假体下沉至腓骨小头水平或以下	骨水泥联合其他方法 金属垫块 异体颗粒骨植骨 打压植骨 结构性异体骨植骨 干骺端袖套 多孔金属锥形增强块
III	干骺端骨缺损	骨质破坏或假体下沉至胫骨结节水平	打压植骨 结构性异体骨植骨 干骺端袖套 多孔金属锥形增强块 组合式异体骨植骨 定制假体

AQRI: Anderson Orthopaedic Research Institute.

手术体位
- 全膝关节翻修术中患者通常采取仰卧位。

入路
- 对于膝关节翻修手术来说，充分的手术显露是至关重要的。在翻修术中，由于存在大量的瘢痕组织，软组织层次通常是不清晰的。因此，应当在必要时延长切口，以保证充分的显露和清晰的术野，术者应当尽量从正常组织中进行操作，重建软组织层次。
- 采用标准的膝关节髌旁内侧入路。但对于某些病例，仍然可以使用股四头肌下入路。
- 随后，彻底清理关节内的滑膜，显露假体，重建外侧沟。
- 如果非包容性骨缺损术中需使用钢丝网，通常需要扩大显露。充分暴露胫骨近端，确保金属网与胫骨之间固定可靠。外旋胫骨并剥离内侧软组织袖可以充分显露胫骨近端骨皮质。
- 术者在取出假体之前应当评估侧副韧带的稳定性。
- 内侧松解完成之后，脱位膝关节，取出聚乙烯衬垫。将髌骨向外侧半脱位，而不是翻转髌骨，这样可以尽可能降低伸膝装置上的张力。如有需要，可以进行股四头肌斜切，从而降低医源性伸膝装置断裂的风险，同时不需要在术后对患者进行运动活动的限制[3]。
- 假体充分显露之后，对其进行检查，然后开始取出。用弹簧骨刀和窄的摆锯锯片来松解假体-骨或者骨水泥-骨之间的界面。
- 标记出腔隙性缺损的轮廓。如果存在分叶状多房性缺损，需要将间隔刮除干净。另外，对于硬化的区域，需要用高速磨钻清除硬化的骨质。
- 在取出假体的时候，仔细和规范的手术操作技术可以使医源性骨量丢失降到最低。

异体颗粒骨植骨
- 骨缺损分型为 AORI 分型 1 型和 2 型的病例，干骺端骨皮质边缘完整，可以使用异体颗粒骨植骨[15]。
- 主要优点是可以重建骨量，而且无需自体取骨。这一点对于年轻患者尤为重要，因为这些患者将来可能需要再次翻修。
- 作为清创过程的一部分，通常会使用高速磨钻/扩髓钻或刮匙来去除硬化的骨质，直到出现渗血的骨床。
- 彻底清创之后，植入最终假体之前在包容性骨缺损内植入异体骨。

打压植骨[8]
- 打压植骨的适应证是 AORI 分型 2 型和 3 型缺损。
- 打压植骨的目的是为了试图重建骨量，并尽量避免出现与使用超大或超长的非骨水泥延长杆相关的问题。
- 对于年轻患者尤其适用。
- 与使用垫块不同，打压植骨可以用在形状不规则的骨缺损区域。尽管在干骺端加上金属网之后可以让打压植骨的适应证扩大到非包容性骨缺损，但这一技术主要还是用在包容性骨缺损中。
- 一层一层的打压植骨是比较耗时的。
- 打压植骨医源性术中骨折或干骺端及骨干穿孔的风险相对较高。

包容性骨缺损
- 将延长杆试模插入胫骨髓腔内，测定合适的直径和长度。试模可以大于最终所用的延长杆。需要注意沿正确的方向插入延长杆。
- 包容性骨缺损需要将植骨颗粒直接打压到缺损部位（技术图1）。
- 沿胫骨试模柄一层一层打压植入颗粒骨，直到干骺端充填满意。
- 术者应当做好准备来正确处理有可能在干骺端或骨干部位发生的医源性骨折或者穿孔。
- 打压植骨完成后，取出胫骨试模柄。插入最终的假体并用骨水泥固定，清除多余的骨水泥。

非包容性骨缺损
- 非包容性骨缺损术中需要用钢丝网来恢复骨皮质的解剖（技术图2）。
- 将钢丝网塑形成接近正常胫骨近端的结构，并用骨皮质小螺钉固定。
- 将带有骨水泥限制器的髓内定位杆插入髓腔，保留骨假体柄以远2 cm的间隙。
- 胫骨假体试模柄插入胫骨髓腔，使之位于髓腔中立位。为保留假体柄周围有2 mm间隙用于骨水泥固定，

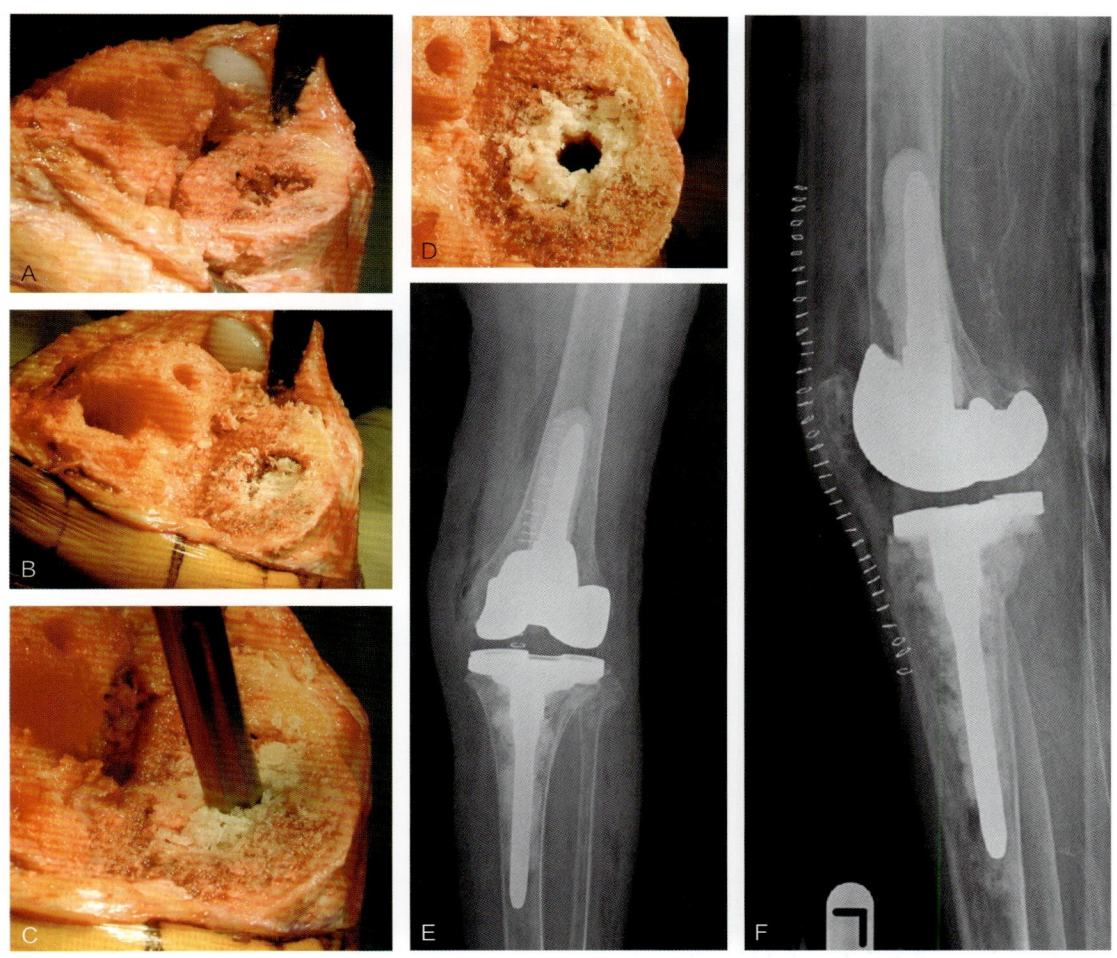

技术图1 图1所示的同一个胫骨侧包容性骨缺损的病例。A. 取出假体，发现骨缺损区域骨皮质完整。B. 将松质异体骨植入胫骨髓腔。C、D. 将胫骨试模柄沿正确的力线插入胫骨髓腔，在试模柄周围打压植骨，当植骨填满骨缺损区后，取出试模柄。E、F. 术后正、侧位摄片显示打压植骨后的胫骨及骨水泥固定的假体。

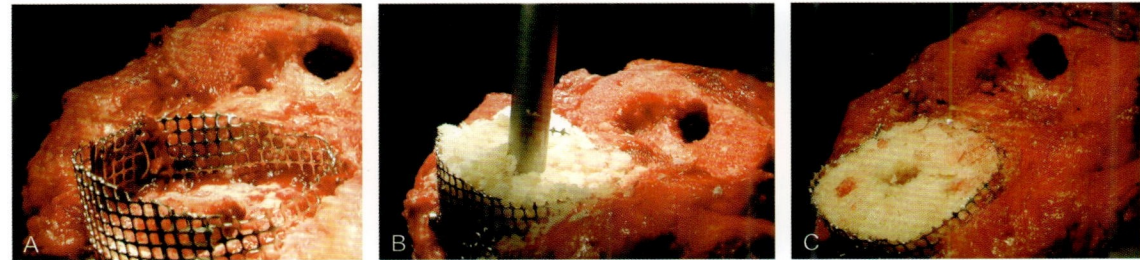

技术图2 胫骨侧非包容性骨缺损病例。A. 术中照片显示用已塑形的钢丝网重建胫骨近端解剖结构，并用小螺钉固定。B. 沿正确力线插入假体试模柄，再在试模假体柄周围打压植骨（试模柄应比最终假体柄大一号，从而保留骨水泥固定的空隙）。C. 取出试模假体柄。

最终选择比试模小一号的胫骨假体柄。
- 将新鲜冰冻的颗粒性松质异体骨植入胫骨髓腔，用空心或标准的打击器和锤子将异体骨压紧在胫骨柄周围。
- 取出胫骨假体试模柄，保留重建好的周围骨松质。
- 按照标准的方法用骨水泥固定带柄的胫骨假体。

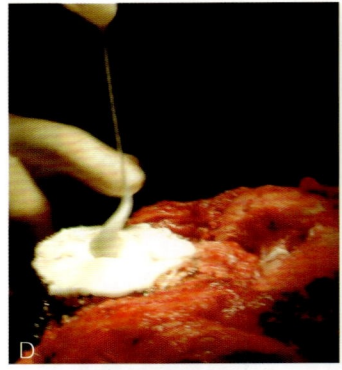
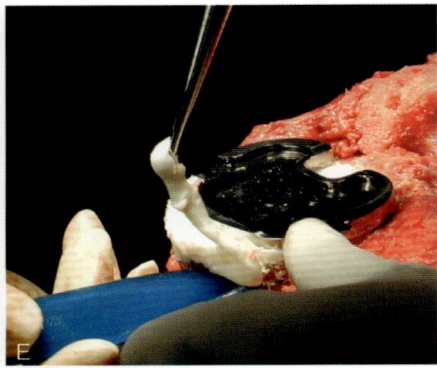
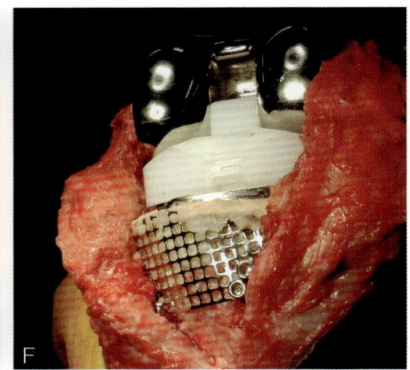
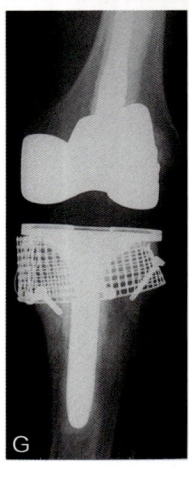
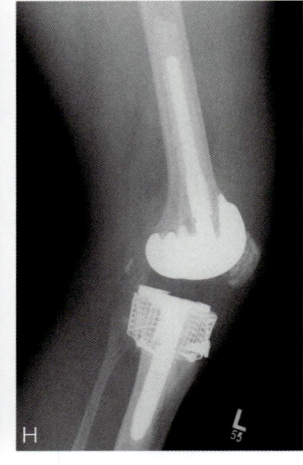

技术图 2（续） D、E. 将骨水泥涂在打压植骨区域，插入真假体，去除多余骨水泥。F. 术中照片显示最终假体固定。G、H. 术后正、侧位拍片显示用钢丝网和打压植骨重建的胫骨平台。

结构性异体股骨头移植

- 结构性或大块异体骨植骨适用于 AORI 分型为 2 型和 3 型的骨缺损[5]。
- 结构性异体骨植骨通常用于翻修术中无法用金属增强块重建的骨缺损病例。
- 结构性异体骨植骨是一种重建骨量的方法，因而尤其适用于年轻患者。
- 术前，评估骨缺损大小，准备大小合适的异体股骨头。移植物的大小应当尽可能接近骨缺损的大小。
- 清创后，将干骺端锉磨成半球形。注意避免磨穿干骺端菲薄的骨皮质而形成非包容性骨缺损。
- 受区骨床准备完成之后，在器械台上用髋臼凹面锉处理异体股骨头（技术图 3A）。应当以脉冲冲洗器用 2 L 以上的生理盐水（依移植物的体积大小而定）冲洗异体股骨头。
- 打磨宿主骨的髋臼凸面锉应比异体股骨头的直径小（技术图 3B）。打磨宿主骨，直到暴露出健康、出血的骨松质，清除残留纤维假膜及骨水泥。
- 硬化骨会造成磨锉摇晃。在这种情况下，可以用高速磨钻去除硬化骨。
- 移植物修整的目标是使得移植物与宿主骨之间的接触面积最大化，以获得移植物和宿主骨之间最佳的机械交锁，利于假体的稳定固定并重建解剖参数。
- 用克氏针和斯氏针临时固定异体骨和骨缺损区的宿主骨，注意克氏针和斯氏针的位置不妨碍带柄假体的植入（技术图 3C、D）。
- 用翻修手术的截骨导向器修整异体骨，使之与假体匹配，按标准手术操作植入假体。
- 最后，取出克氏针，用半螺纹的 4.0 mm 或 4.5 mm 的骨松质螺钉替换克氏针，用标准技术以骨水泥固定胫骨假体或压配固定胫骨假体（技术图 3E～G）。

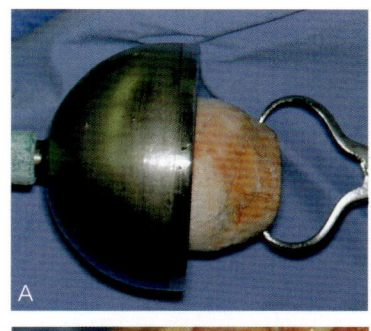
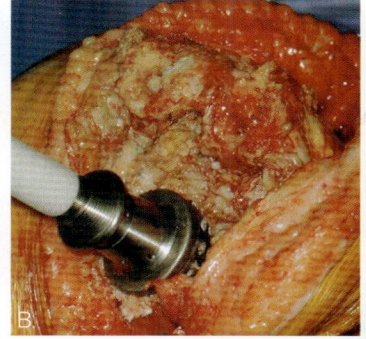
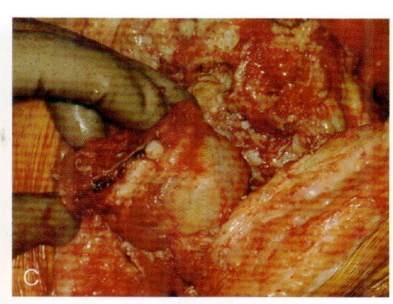
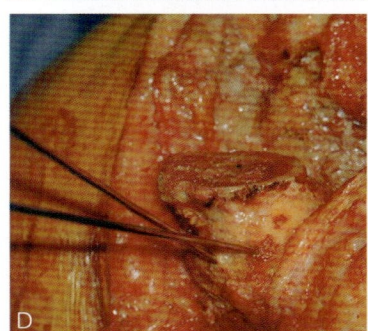
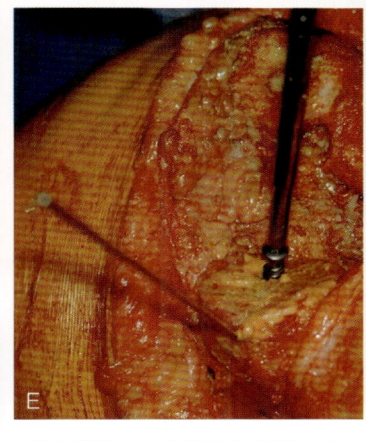
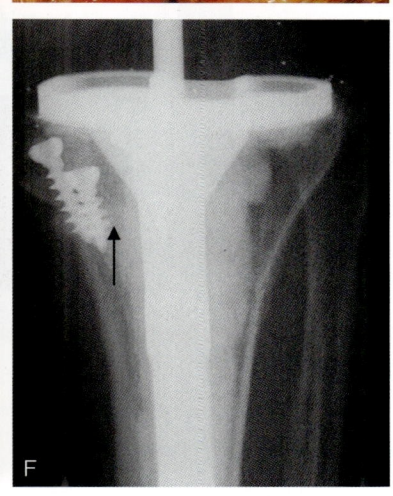
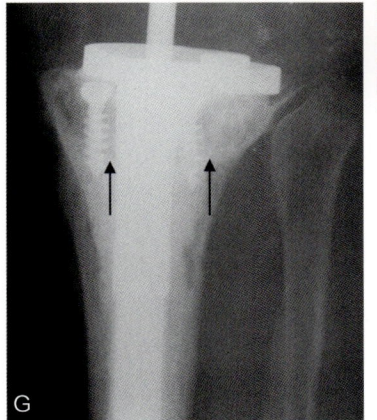

技术图3　异体股骨头移植。A. 夹持器固定异体股骨头，用髋臼凹面锉去除股骨头表面软骨和软骨下骨。B. 用髋臼凸面锉打磨宿主骨形成容纳异体股骨头的球窝结构。C、D. 克氏针临时固定异体骨。E. 修整异体骨至适合高度，并用骨松质螺钉固定。F、G. 正、侧位片显示用螺钉固定异体股骨头，重建内侧胫骨平台（经允许引自：Hanssen A. Managing severe bone loss in revision knee athroplasty. In: Lotke PA, Lonner JH, eds. Knee Arthroplasty, 2nd ed. Philadelphia: Lippincott Wilkins, 2003:321-344）。

大段胫骨异体骨移植

- 大段胫骨异体骨移植适用于AORI分型为3型的骨缺损，伴或不伴伸膝装置失效（技术图4）[8]。
- 当存在累及胫骨近端较大部分的非包容性骨缺损，且无法用骨水泥、增强块或结构性异体骨移植进行处理时，植入异体骨-假体复合物（APC）是一项富有挑战的挽救性手术。
- 可将其视为肿瘤性假体的替代方案。
- 根据彻底清创后对宿主胫骨近端的仔细测量，将胫骨APC修整到合适的大小。
- 对宿主胫骨清创并仔细测量之后，移植物在长度上应当选择稍微长一点。如有必要，可以修整到需要的大小。
- 移植物-宿主骨的连接部位应当以压配式固定的延长杆跨越桥接，跨过连接部位约5 cm。
- 为了获得最佳的假体旋转稳定性，宿主骨和移植骨的接触面应当修整成斜面或阶梯状。
- 置入试模假体，确认解剖定位，同时确认髌骨高度和髌骨轨迹良好之后，移植物的位置就确定下来了。
- 应当用电刀或记号笔来标记假体的最终位置，以此在最终植入APC时作为正确的定位参考。
- 如果伸膝装置由于骨缺损而出现缺失，或者存在髌韧带断裂或伸膝装置侵蚀的情况，可以同时进行伸膝装置的重建。

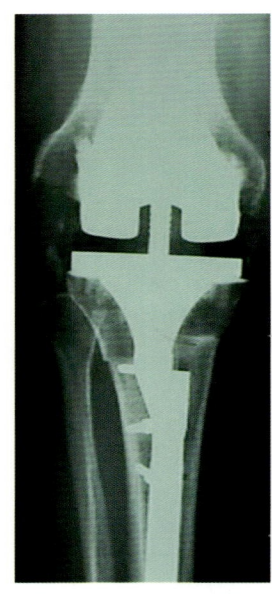

技术图4 胫骨近端异体骨移植，采用阶梯状截骨，配合使用髁限制性膝关节假体（CCK）。

要点与失误防范

术前计划	• 尽可能明确胫骨骨缺损的原因 • 排除感染 • X线片和CT能够帮助评估和量化骨缺损的程度
清创	• 对所有骨缺损区域彻底清创。用高速磨钻清除残留骨水泥、硬化骨及假膜组织
机械塑形	• 目的是重建胫骨近端，恢复原有解剖结构，为翻修假体提供稳定的胫骨平台 • 按患者局部解剖结构，测量所需的结构性异体骨和钢丝网的大小，并做塑形，最后用螺钉固定
打压植骨	• 用大一号的试模柄做髓腔准备，从而保留2 mm骨水泥填充间隙 • 颗粒性植骨必须打压紧密
异体颗粒骨植骨	• 仔细清除硬化骨直至底面渗血的骨床
打压植骨	• 用大一号的试模柄做髓腔准备，从而保留2 mm骨水泥填充间隙 • 颗粒骨在试模柄的周围逐层打压紧实 • 颗粒性植骨必须打压紧密
结构性植骨	• 选择体积接近的异体骨处理非包容性骨缺损 • 避免异体骨体积过大引起挂出和软组织刺激 • 用克氏针临时固定异体骨，植入假体后，用骨松质螺钉替换克氏针
大段胫骨异体骨移植	• 极富挑战性的手术 • 利用解剖标志（例如胫骨结节、髌韧带以及髌骨轨迹）将APC放置在正确旋转的位置上

术后处理

- 术后处理方案应当根据不同的患者情况来量身定制，依据包括骨缺损的程度、假体和移植物的初始稳定性、软组织质量以及伸膝装置是否受损。
- 伤口愈合和移植骨-宿主骨愈合是术后康复的关键。如果使用了大块异体骨移植技术，在移植物骨整合完成之前应当限制负重。通常推荐至少6～8周的部分负重，直到影像学上出现移植骨和宿主发生骨愈合的征象[1]。

结果

- Lotke等[12]最近报道了一项前瞻性研究，对48例患者行翻修术中打压植骨治疗软骨下骨骨缺损。没有发现机械力学失败，术后摄片显示移植骨-宿主骨愈合。KSS评分从52.3提高到80.3。术后6例（14%）患者出现并发症，包括2例感染和2例假体周围骨折。
- Engh和Ammeen[6]报道了49例伴有严重胫骨侧骨缺损的膝关节翻修病例平均7.9年随访的结果。有3例患者无法接受评估。4例翻修病例出现失败并接受再次手术。没有出现移植物塌陷或者与结构性植骨相关的无菌性松动病例。
- Naim and Toms[13]发表了11例采用打压植骨和骨水泥短柄处理巨大胫骨骨缺损的翻修病例随访结果。在最短2年的随访时间里，没有出现机械性松动，所有病例的影像学检查均出现移植物的整合与改建，没有患者需要再次手术。记录了1例并发症（手术瘢痕周围的浅表感觉障碍）。

并发症

- 移植骨吸收
- 移植骨塌陷
- 感染
- 关节不稳定
- 关节线抬高
- 关节僵直
- 假体周围骨折
- 胫骨延长杆尖端疼痛[1]
- 移植物不愈合[2]

（王俏杰　译，沈灏　审校）

参考文献

[1] Barrack RL, Rorabeck C, Burt M, et al. Pain at the end of the stem after revision total knee arthroplasty. Clin Orthop Relat Res 1999;(367):216-225.

[2] Daines BK, Dennis DA. Management of bone defects in revision total knee arthroplasty. Instr Course Lect 2013;62:341-348.

[3] Della Valle CJ, Berger RA, Rosenberg AG. Surgical exposures in revision total knee arthroplasty. Clin Orthop Relat Res 2006;446:59-68.

[4] Dennis DA. A stepwise approach to revision total knee arthroplasty. J Arthroplasty 2007;22:32-38.

[5] Elia EA, Lotke PA. Results of revision total knee arthroplasty associated with significant bone loss. Clin Orthop Relat Res 1991;(271):114-121.

[6] Engh GA, Ammeen DJ. Use of structural allograft in revision total knee arthroplasty in knees with severe tibial bone loss. J Bone Joint Surg Am 2007;89:2640-2647.

[7] Engh GA, Parks NL. The management of bone defects in revision total knee arthroplasty. Instr Course Lect 1997;46:227-236.

[8] Kuchinad RA, Garbedian S, Rogers BA, et al. The use of structural allograft in primary and revision knee arthroplasty with bone loss. Adv Orthop 2011;2011:578952.

[9] Lonner JH, Lotke PA, Kim J, et al. Impaction grafting and wire mesh for uncontained defects in revision knee arthroplasty. Clin Orthop Relat Res 2002;(404):145-151.

[10] Lotke PA, Carolan GF, Puri N. Impaction grafting for bone defects in revision total knee arthroplasty. Clin Orthop Relat Res 2006;446:99-103.

[11] Mason JB, Fehring TK, Odum SM, et al. The value of white blood cell counts before revision total knee arthroplasty. J Arthroplasty 2003;18:1038-1043.

[12] Morrison JC, Reilly DT. Allograft in revision total knee arthroplasty. In: Bono JV, Scott RD, eds. Revision Total Knee Arthroplasty. New York: Springer Science_Business Media, Inc, 2005:81-96.

[13] Naim S, Toms AD. Impaction bone grafting for tibial defects in knee replacement surgery. Results at two years. Acta Orthop Belg 2013;79:205-210.

[14] Nicoll D, Rowley DI. Internal rotational error of the tibial component is a major cause of pain after total knee replacement. J Bone Joint Surg Br 2010;92:1238-1244.

[15] Stock GH, Austin MS, Meneghini RM. Management of bone loss in revision total knee arthroplasty. In: Parvizi J, ed. Principles and Techniques in Revision Total Knee Arthroplasty. Rosemont, IL: American Academy of Orthopaedic Surgeons, 2012:49-60.

[16] Stulberg SD. Bone loss in revision total knee arthroplasty: graft options and adjuncts. J Arthroplasty 2003;18:48-50.

第43章 假体固定牢固的全膝关节翻修术
Revision Total Knee Arthroplasty with Removal of Well-fixed Components

Adeel Husain, Matthew S. Austin, and Charles L. Nelson

定义

- 预计到2030年初次全膝关节置换术病例将达到348万例,翻修术病例亦会达到26.82万例[1]。
- 移除固定牢靠的全膝关节组件的适应证包括感染、对位对线不良、不稳定、假体周围骨折、关节僵硬或其他部位无菌性松动等。
- 为了在全膝关节置换翻修术中安全移除固定牢固的组件,慎重的手术操作和适合的手术器械是必要的条件。从很多方面考虑,这些是全膝关节置换翻修术中最重要的部分。如果操作不小心,剩下的骨质会遭到破坏,会发生医源性骨折,出现软组织损伤,最终影响翻修重建的质量和疗效。

解剖

- 移除固定牢固的全膝关节组件需要充分的暴露。
- 保护神经血管结构和伸膝装置至关重要。内侧髌旁入路可以延伸显露,结合滑膜切除、外侧支持带松解和股四头肌斜切,大部分病例可以获得安全取除假体和随后重建所需要的良好显露。扩大暴露的方法如胫骨结节截骨术、股四头肌斜切术或V-Y股四头肌成形术在第37章和第39章有描述。

发病机制

- 移除固定牢固的全膝关节组件的适应证包括感染、对位对线不良、不稳定、假体周围骨折、僵硬或其他部件无菌性松动等。

病史和体格检查

- 病史和体格检查应当能够确定患者的疼痛相对于全膝关节置换术是内源性还是外源性的。
- 外源性疼痛(如腰部神经根病变、髋部牵涉痛)应该在鉴别诊断中考虑。
- 来自全膝关节置换术内部的疼痛应该结合病史、体格检查和放射学检查结果来判断,以确定通过全膝关节置换翻修术所纠正的病因。
- 如果患者疼痛的原因在全膝关节置换翻修术前未能得以确认,预后会较差。
- 体格检查包括如下内容:
  - 对首次手术留下的切口和周围皮肤进行观察。应该选择最适当的,尽量靠近外侧的切口来避免伤口坏死,并加大愈合的可能性。
  - 测定关节被动或主动活动范围。术后关节活动范围主要取决于术前关节活动范围。正常的全膝关节置换术后关节活动范围从完全伸直到120°～135°。重要的是告诉患者,全膝关节置换翻修术可能不会提高关节活动范围。膝关节僵硬需要以伸肌暴露技术或关节囊松解术来解决。
  - 在膝完全伸直和屈曲30°的状态下,检测内侧和外侧副韧带。冠状面不稳定需要移除固定牢固的组件,并植入新的大小、位置良好的假体,有时需要使用限制性假体。
  - 测定膝关节前后向稳定性。矢状位不稳定需通过移除组件来改善屈伸间隙平衡,或在交叉韧带保留设计的患者中代偿缺如的后交叉韧带。
  - 冠状面上的对线情况在患者站立位上测定。股胫角通常为5°～7°外翻。可能需要通过移除固定良好的组件来纠正力线不良。

影像学和其他诊断性检查

- 必须进行站立前后位、侧位和髌股轴位放射线检查。
- 全身站立前后位放射线片有助于确定下肢的总体力学对线情况。
- 放射线片必须显示股骨假体上方的骨干及胫骨假体下方的骨干。
- 放射线片是用于评价对位对线、组件的位置和大小、关节线位置、假体松动、骨量和骨溶解情况。
- CT检查可能有利于了解溶骨性病变和股骨或胫骨组件的旋转情况。
- 测定炎性标志物红细胞沉降率(ESR)和C反应蛋白(CRP)来确认感染的存在与否。
- 如果ESR或CRP升高或临床怀疑感染,则有指征行膝关节穿刺。

鉴别诊断

- 腰部神经根病变
- 髋关节病变
- 神经病变
- 复杂性局部疼痛综合征
- 血管性跛行
- 原发性骨肿瘤
- 转移性病变
- 炎症性关节炎
- 感染

非手术治疗

- 全膝关节置换术失败后的非手术疗法包括改变生活方式、物理治疗、携带辅助器和咨询疼痛治疗专家等。

手术治疗

- 手术治疗的第一步是术前计划。
- 术前要详细查阅病史、体格检查、放射线片和实验室检查,要有充足的准备时间。
- 查清楚全膝关节置换术失败的原因。
- 制订手术计划:先做好初步计划,再定应变计划。
- 订购合适的器械、植入物及骨移植物(如果需要)。
- 暴露膝关节,如果需要可延伸切口。
- 骨水泥型假体取出时需要松解假体-骨水泥之间的界面。
- 非骨水泥型假体取出时需要松解假体-骨之间的界面。
- 小心移除组件,尽量保留骨质和软组织。
- 随后重建膝关节。
- 逐层仔细关闭切口。

术前计划

- 全膝关节置换翻修术成功的关键是术前计划。通过术前病史、体格检查、影像学检查和实验室检查结果确定原手术失败的原因。
- 决定是不是要移除全部股骨、胫骨和髌骨组件,或者只需原位移除单个组件。
- 查阅上次手术的记录,特别注意手术入路、实施的松解和使用的植入物。
- 如果术前计划要做部分翻修,需要详细查阅手术记录和植入物标签,确认是否有可兼容的假体部件或者胫骨聚乙烯衬垫。应当查明胫骨聚乙烯组件是不是模块化的,以及采用何种消毒方法。如果确定一些全膝关节置换术组件可以原位保留,术者必须确定是否可以获得兼容的组件。另外,对于某些假体,使用配套的取除工具能够方便取出假体。
- 查阅放射线片以了解骨骼的质和量。
- 特别要注意组件的固定方法。如果之前使用的是带有骨水泥固定的延长杆的假体,使用超声骨水泥取出工具能够便于骨水泥的取出。

术中需要用到的手术工具器械

- 通用或专用配套的股骨和胫骨部件取出工具
- 弹性和刚性骨刀。
- 宽、窄骨刀。
- 摆锯、往复锯和小动力摆锯。
- 线锯。
- Moreland骨水泥和非骨水泥取出工具。
- 高速磨钻。
- 虎钳夹持器。
- 超声骨水泥取出装置。

体位

- 患者在手术台上取仰卧位。
- 放置两个圆筒在下方,用于在膝关节屈膝90°和过伸位固定足部。
- 手术单按照可延伸手术切口来准备。
- 在整个活动范围内进行各个方向的应力试验测试膝关节的稳定性。

入路

- 尽管有时可能需要延长切口,首选的手术入路是标准的内侧髌骨旁入路(参照第45章和第46章)。
- 胫骨内侧骨膜下剥离并将胫骨外旋有利于降低髌韧带的张力。相比于髌骨翻转,髌骨半脱位能够降低髌韧带撕脱的风险。
- 充分显露非常重要,可以让术者的操作无阻挡地进入到假体和骨或骨水泥之间的界面,允许轴向拔除假体,保护重要结构。
- 按照如下顺序移除植入物(如果要移除所有的组件):胫骨聚乙烯衬垫、股骨组件、胫骨托盘、髌骨组件。
  - 取出组配式胫骨聚乙烯衬垫之后能够提供更大的操作空间,有利于显露其他部件。
  - 先取出股骨假体能够为胫骨部件轴向拔出提供更大的空间。
  - 如果胫骨部件的取出方向不会受到股骨部件的阻挡,也可以先取胫骨部件后取股骨部件。

显露

- 必须把伸膝装置向外侧半脱位,小心操作,防止撕裂髌腱附着点。笔者使用一把髋臼拉钩放在胫骨平台外侧牵开股四头肌腱来保护伸膝装置。
- 彻底切除滑膜,再造内侧沟和外侧沟。
- 如果外侧有瘢痕或支持带挛缩使得髌骨向外侧脱位困难,外侧支持带松解将有助于髌骨外侧脱位。
- 股四头肌斜切也有助于降低近端外侧的张力,利于显露。
- 辨认并保护好侧副韧带。
- 必须看清楚股骨、胫骨和髌骨组件与骨组织之间的界面,并能够进行无阻碍的操作。

胫骨聚乙烯衬垫的移除

- 先移除胫骨聚乙烯衬垫,增加操作空间,以便术者移除其他组件。
- 如果是组配式部件,用骨刀插入聚乙烯衬垫和托盘间隙,撬动并移除聚乙烯衬垫。这种方法甚至可以用于移除非组配式假体(技术图1)。
- 有些后稳定性设计的植入物立柱内含有强化金属针,将聚乙烯衬垫与金属托固定在一期。其他一些设计则采用夹子或螺钉来固定聚乙烯衬垫。必须要去除这些装置才能撬出聚乙烯衬垫。
  - 可能需要从植入物制造商预定特殊的器械,以便于移除聚乙烯衬垫。
  - 如果没办法拿到特殊器械,也可以用锯打开植入物立柱,然后用咬骨钳移除金属针。
  - 实在没有办法的时候,金属托和聚乙烯衬垫可以作为一个整体取出。但需要注意清除这两个部件一起取出方向上的阻挡物。

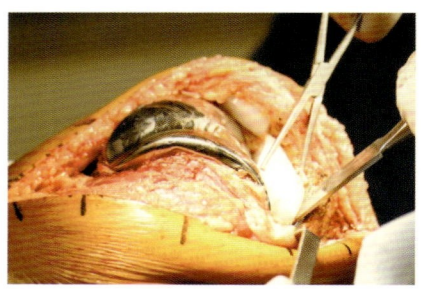

技术图1 从托盘移除胫骨聚乙烯衬垫的方法:用骨刀插入聚乙烯衬垫和托盘间隙,撬动并移除聚乙烯衬垫。

股骨组件的移除

- 第一步,使用骨刀、刮匙或磨钻,清理瘢痕组织、骨和骨水泥,获得对固定界面的清晰显露。
- 破坏假体–骨水泥界面的方法如下:
  - 开始的时候使用薄锯片,小心保护软组织。
  - 笔者通常在股骨假体的前方、前斜面以及远端使用往复锯沿着界面进行松解(技术图2A)。
  - 然后笔者用骨刀继续松解后斜面和后髁的界面(技术图2B、C)
  - 良好固定的非骨水泥假体建议使用薄骨刀,尽可能减少骨量丢失。

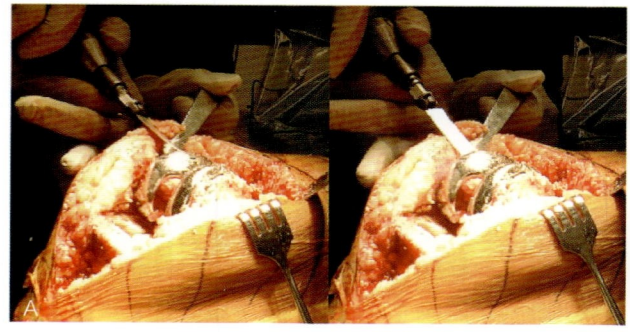 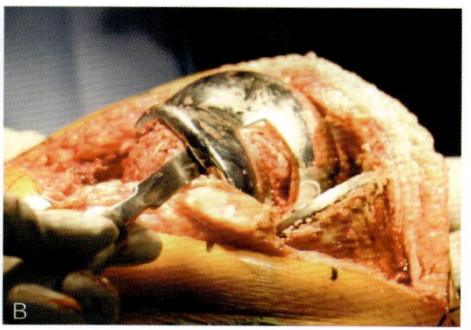

技术图2 A. 笔者通常在股骨假体的前方、前斜面以及远端使用往复锯沿着界面进行松解分离股骨组件和骨水泥之间的界面。B. 用骨刀松解股骨假体–骨水泥之间的界面。骨刀应该和组件平行。斜面切割和对组件远端有短钉的假体的处理用窄的骨刀进行。弧形或弯角的骨刀有助于分离后方股骨髁界面。

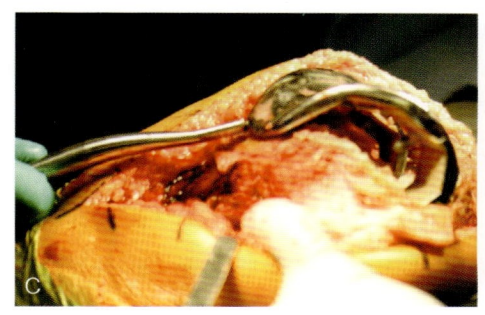
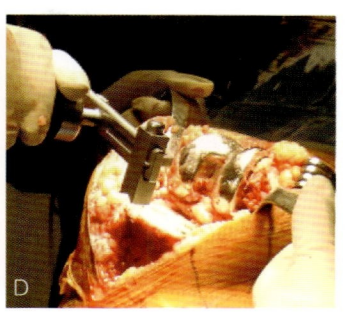

技术图2（续） C. 有可能徒手或用打击器轻敲就可以很容易将假体取出。如果轻柔的力量无法取出假体，就需要继续用骨刀进行松解。D. 可以用一个抓住股骨组件远端的打拔器来轻柔地取出假体。如果轻柔的力量无法取出假体，就需要继续进行松解。

- 对于骨水泥假体来说，硬的骨刀更容易控制，通常可以更有效率，将骨刀正确地置于假体和骨水泥之间的间隙，通常能将假体从骨水泥上撬出来。但是，需要注意，过度用力的撬拨可能会造成股骨远端的压缩或骨折。
- 直的骨刀适合于清理前脸、后髁以及内侧髁和外侧髁的外侧部分。
- 窄的骨刀适合于清理斜面截骨面以及带有假体远端加强柱的假体。
- 后髁界面的松解可以使用弧形、弯角或带偏距的骨刀。
- 某些假体（尤其是带有髁间盒的PCL切除型假体）在松解了所有可以松解得到的界面之后仍然很难去除，这时有可能必须使用金属切割工具。这样可以暴露出内侧的界面，然后用骨刀进行松解。
- 使用线锯的时候需要小心，与小心使用骨刀相比，线锯会导致更多的骨量丢失。
- 界面的松解应当从内侧和外侧分别进行，而不是从一边直接贯穿整个假体。这样可以更加可控地进行界面松解，使医源性骨量丢失最小化。
- 小心操作器械，使之和组件平行，避免不必要的额外骨丢失。
- 松解完假体-骨水泥之间的界面之后，有可能徒手、用打击器从股骨部件前脸轻敲或者使用打拔器，就可以很容易将假体取出。
  - 或者，可以用一个抓住股骨组件远端的打拔器来轻柔地取出假体（技术图2D）。用力过猛会导致不必要的骨丢失或骨折。
  - 如果假体拔出仍存在困难，术者必须重新检视并确认所有界面是否已被松解。在这些病例当中，轴向拔除是非常重要的。
- 用电锯、磨钻、骨刀和刮匙移除剩下的骨水泥。半圆凿和骨水泥劈裂骨刀可以用来破坏骨水泥鞘和远端髓腔骨水泥栓。
- 超声设备有助于在骨水泥移除过程中保留骨量，尤其是骨水泥固定的带延长杆的假体。某些特殊情况下，超声设备也可以用来破坏非骨水泥假体与骨组织之间的界面。

胫骨组件的移除

- 松解假体-骨水泥之间的界面的方法如下：
  - 首先用骨刀或锯片来分离假体-骨水泥之间的界面。如果假体不能从骨水泥鞘-骨组织上轻松分离下来，就必须要用锯片或骨刀进行进一步的松解。过度暴力操作会导致不必要的骨量丢失或骨折。
  - 小心保护软组织，使用薄的摆锯破坏位于髌韧带内侧的界面（技术图3A）。摆锯有可能是松解界面最容易的方法，但是必须要小心保护髌韧带和侧副韧带。
  - 位于髌韧带后方和外侧的金属托背面的区域无法使用摆锯进行安全的操作，而可以使用窄的往复锯或者骨刀进行松解（技术图3B）。
  - 使用窄骨刀和宽骨刀比较有效，但是如果使用骨刀作为杠杆翘起的方法取出假体，必须注意避免造成下方骨质的压缩或骨折（技术图3C）。
  - 层叠骨刀法能够松解假体与骨水泥之间的界面，方便胫骨假体的取出。在使用层叠骨刀法时，很重要的一点是将最宽的一把骨刀放在最接近胫骨骨质的那一层，使得力量分布到最大面积上，降低胫骨压缩或骨折的风险（技术图3D）。
- 假体取出之前，界面松解完成之后，必须获得胫骨组件拔出方向上的通畅无阻挡的通道。
- 可以最大限度外旋胫骨来暴露组件后方。注意保护后方神经血管结构。

- 可以将膝关节高度屈曲和向前半脱位或脱位来显露胫骨的后外侧。胫骨组件后外侧不应被后外侧股骨髁阻挡。要注意避免损伤髌韧带和内侧副韧带。
- 一旦假体与骨水泥之间的界面松解完全，就可以轻松地用打击器或通用或配套的特殊取出工具将胫骨假体取出。
  - 在徒手取出有困难时，笔者推荐使用股骨打拔器来取出胫骨假体（技术图3E、F）。这使得拔起胫骨假体的时候力量分布均匀，可以尽量保留龙骨周围的骨量。
- 用电锯、磨钻、骨刀和刮匙移除剩下的骨水泥。半圆凿和骨水泥劈裂骨刀可以用来破坏骨水泥鞘和远端髓腔骨水泥栓（技术图3G）。可以用粗钻头在骨水泥栓的中央钻一个孔，然后用反向刮铲移除骨髓腔内的骨水泥（技术图3H）。
- 如果使用的是压配固定假体，在假体–骨之间的界面可以使用上述相似的方法进行松解。

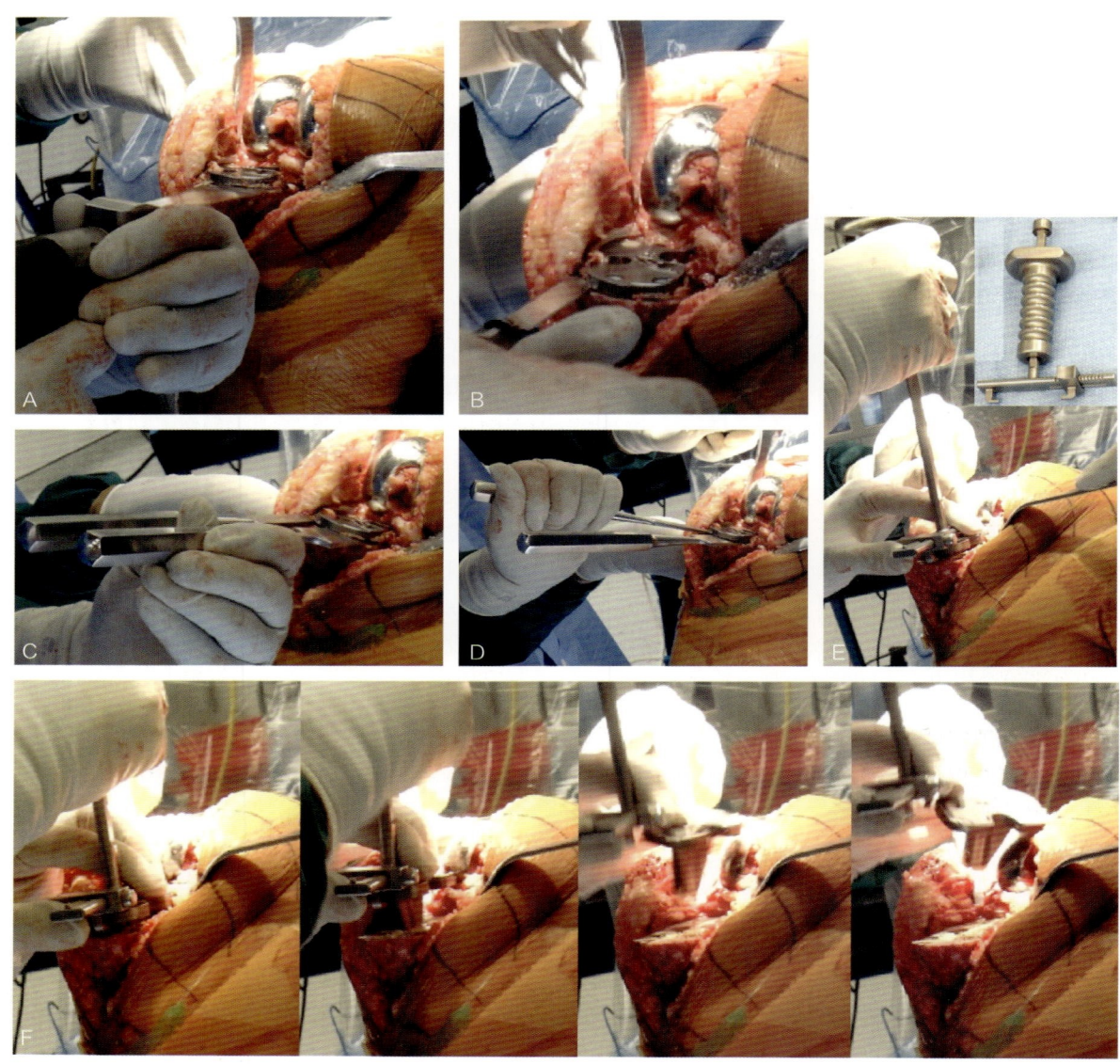

技术图3　A. 小心保护软组织，首先使用薄的摆锯松解假体–骨水泥之间的界面。B. 小心保护髌韧带，用窄的往复锯松解胫骨假体龙骨外侧的区域。C. 使用宽的骨刀松解面积较大的内侧胫骨平台区域，使用窄的骨刀松解髌韧带和龙骨之间的区域。D. 宽骨刀层叠法由于能够使力量分布到更大的面积上，降低胫骨压缩和骨折的风险，因而对于保留骨量来说是更加有效的方法。E. 一旦假体与骨水泥之间的界面松解完全，如果徒手取出有困难，使用连接在胫骨假体上的股骨打拔器就可以轻松地将胫骨假体取出。将膝关节高度屈曲、外旋和前脱位来充分暴露胫骨组件的后方。F. 使用通用型股骨打拔器取出胫骨假体的系列术中照片。如果无法获得配套的专用打拔器，就可以使用这种方法。

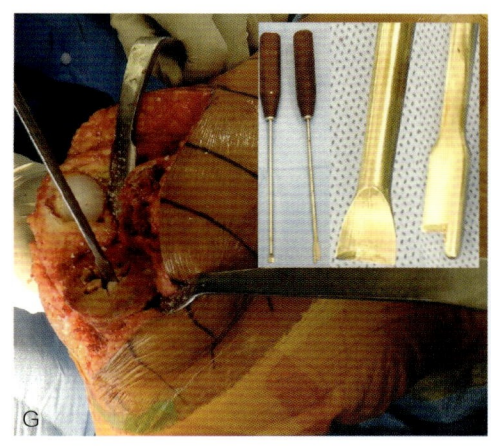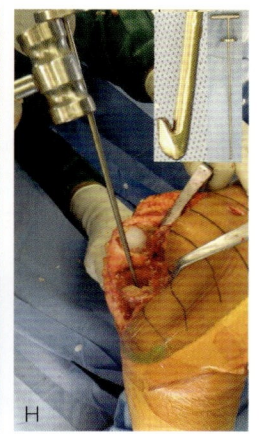

技术图3（续） G. 用电锯、磨钻、骨刀和刮匙移除剩下的骨水泥。半圆凿和骨水泥劈裂骨刀可以用来破坏骨水泥鞘和远端髓腔骨水泥栓。H. 反向刮铲可以用于安全移除髓腔内的骨水泥，而不会造成过多的骨量丢失。

移除髌骨组件

- 应该慎重考虑移除固定牢靠的髌骨聚乙烯组件。
- 剩余的髌骨骨质通常很薄、骨量少，并且有先前固定柱固定引发的一个或者多个应力集中点。髌骨通常被瘢痕组织所覆盖，在最终决定需要保留或者取除髌骨假体之前，这些瘢痕组织应当被清理干净（技术图4A）。
- 使用薄锯片来分离目标界面。
- 可用锯片分离全聚乙烯组件，接着用磨钻磨掉固定柱。非骨水泥假体可能要用金属金刚砂轮来切断固定柱。然后再用细小的磨钻来磨除固定柱（技术图4B、C）。
- 用刮匙、锯和磨钻去除剩下的骨水泥。

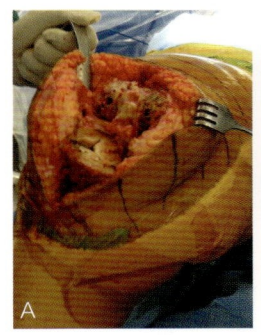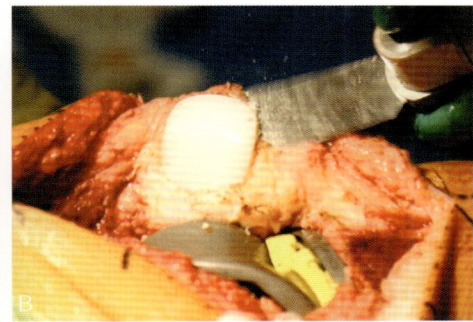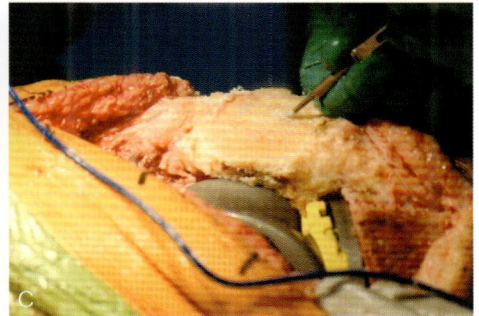

技术图4 A. 股骨和胫骨组件已被移除，髌骨组件表面覆盖着瘢痕组织。在决定是否翻修髌骨组件之前，这些瘢痕组织将会被清理干净。B. 用薄锯片来移除髌骨组件。固定柱留在骨水泥中。C. 然后再用笔尖大小的细磨钻来撬动聚乙烯固定柱并将其从骨水泥鞘中移除。细小的磨钻进入聚乙烯内，然后停下；轻松撬动聚乙烯并从骨水泥中移除。然后用较大的磨钻清除剩余的骨水泥鞘。

有柄的植入物的移除

- 股骨组件的髁部和胫骨组件的托盘与骨质之间的固定被分离开之后，可以轻松地移除有柄的植入物。
- 术前计划应该包括了解有柄植入物使用情况，因为后者可能使组件的移除变得复杂。
- 有些设计可以允许把植入物柄从其余的植入物部件上拆卸开。
- 有时可能需要用到金属切割磨钻把股骨组件的髁部或胫骨组件的龙骨部分从植入物柄上分离出来。接着，用环钻铰刀、磨钻或超声装置移除植入物柄。有些厂商制作特殊拔除装置来辅助移植物柄的移除。
- 在少数情况下，需要进行胫骨结节截骨来移除特别难以移除的植入物柄。

要点与失误防范

术前准备	• 完整周到的术前计划可以使术者拥有合适的工具、假体、骨移植物和手术团队
术前诊断及检查	• 一定要排除感染 • 患者的健康情况一定要调整到最佳状态 • 患者的依从性一定要好 • 一定要获取患者先前手术和植入物的信息
术中技术	• 一定要做到良好的术区暴露来避免医源性骨折和软组织损伤 • 应小心处理伸膝装置,以防止髌韧带的撕裂 • 先移除胫骨聚乙烯组件 • 然后移除股骨组件或者胫骨组件 • 有必要时移除髌骨组件 • 移除带柄的植入物可能需要特殊器械、金属切割磨钻或超声工具

并发症

- 骨量丢失
- 骨折
- 韧带断裂
- 肌腱断裂

(王俏杰 译,沈灏 审校)

参考文献

[1] Kurtz S, Ong KL, Schmier J, et al. Future clinical and economic impact of revision total hip and knee arthroplasty. J Bone Joint Surg Am 2007;89A:144–151.

第44章 全膝关节置换翻修术延伸显露：胫骨结节截骨

Revision Total Knee Arthroplasty with Extensile Exposure: Tibial Tubercle Osteotomy

Gregg R. Klein and Mark A. Hartzband

定义

- 全膝关节置换翻修术时用标准的入路难以获得膝关节前侧充分的显露。
- 解决显露困难可选择的方法包括股四头肌斜切（髌骨上极近侧5～8 cm处），V-Y四头肌翻转和胫骨结节截骨。
- 难度较大的全膝关节置换翻修术采用胫骨结节截骨以获得膝关节显露的延伸。
- 翻起包含胫骨结节和上段胫骨嵴在内的骨-骨膜复合结构以放松伸肌装置，允许髌骨安全外翻。
- 1983年Dolin[6]首先描述了这种技术，后来Whiteside[10]改进并推广了这种技术在全膝关节置换翻修术显露中的应用。

解剖

- 伸肌装置包括股四头肌（也就是股直肌、股外侧肌、股内侧肌、股中间肌），以及股四头肌腱、髌骨、髌韧带。
- 股四头肌通过股四头肌腱连接髌骨，髌骨通过髌韧带连接胫骨结节。
- 股内外侧肌的腱纤维分别形成髌骨内外侧支持带，这加强了膝关节前侧关节囊（图1A）。
- 胫骨结节在胫骨近端形成三角形的形状。远侧粗糙，位于皮下，可触及；近端光滑，连接髌韧带（图1B）。

发病机制

- 全膝关节置换翻修术时，股骨远端和胫骨平台前侧的满意显露，对于轻柔处理软组织、安全去除假体、骨缺损的识别以及正确放置翻修假体等至关重要。
- 全膝关节置换翻修术伸肌装置的粘连和纤维化限制髌骨外翻，也限制暴露。
- 髌旁内侧切开关节结合切除关节内纤维假关节囊，在大部分病例可以允许髌骨向外侧半脱位。
- 显露不充分时，持久用力牵拉伸肌装置会有将髌韧带从胫骨结节撕脱的危险。

自然病程

- 髌韧带撕脱是严重的并发症，因为它导致制动延长，伸直延迟，功能差。
- 为了避免这种并发症，需要延伸的暴露来放松伸肌装置，允许髌骨安全翻转。

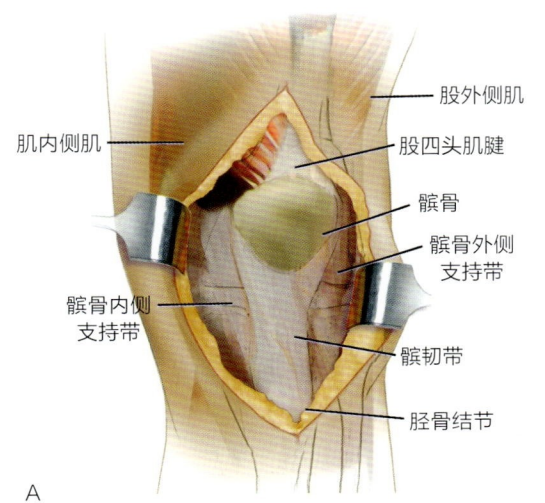 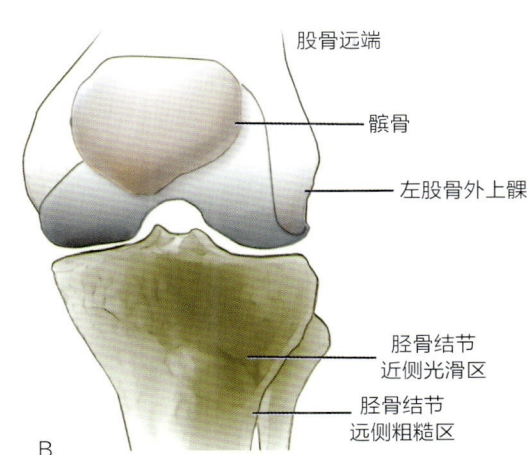

图1 A. 膝关节伸肌装置。注意髌骨内外侧支持带分别来自近侧的股内外侧肌的腱纤维。B. 胫骨结节。远侧粗糙区位于皮下，可触及。髌韧带附着在近侧光滑区。

- 全膝关节置换翻修术时获得延伸的暴露有三种方法：股四头肌斜切、V-Y 四头肌翻转和胫骨结节截骨。
- 相较于 V-Y 四头肌翻转，胫骨结节截骨是更好的方法，因为它的伸膝迟滞和股四头肌力弱的发生率都相对较低[1,7]。

病史和体格检查

- 有关节僵硬病史和初次全膝关节置换并发症（如关节纤维化、感染、血肿），提示医生需注意全膝关节置换翻修时可能遇到暴露方面的困难。
- 体检时如存在多个瘢痕、主动及被动活动减少、后交叉韧带过紧以及髌骨低位，都提示翻修 TKA 时会暴露困难。

影像学和其他诊断性检查

- 对于制订全膝关节置换翻修术延伸暴露，通常站立膝关节正侧位片就足够了。
- 特别注意 X 线上胫骨骨量减少（尤其是在胫骨结节周围）和骨溶解，这两种情况是胫骨结节截骨的相对禁忌证。

手术治疗

- 胫骨结节截骨适用于尽管开始做了充分的软组织松解，仍然担心有髌腱撕脱危险的情况。本章后面将做详细讨论。

术前计划

- 术前考虑显露的问题：病史和体检提示医生注意全膝关节置换翻修时可能需要延伸切口。
- 研究以前的手术记录和放射线片以识别初次全膝关节置换手术入路，设计去除假体的方法，以及去除假体时可能遇到的问题。
- 评估覆盖胫骨结节的皮肤质量。有多个瘢痕的患者，用最近的、合适的、已愈合的瘢痕。但在许多情况下，有胫骨结节截骨指征时，有必要和整形外科团队协商计划软组织覆盖的问题（图2）。

体位

- 患者仰卧在手术台上。
- 止血带放置在大腿上部，充气前下肢驱血。

入路

- 尽可能使用内侧髌旁入路，因为显露最易向近端（V-Y 四头肌翻转）或远端（胫骨结节截骨）延伸。

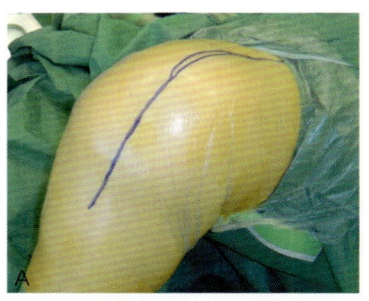
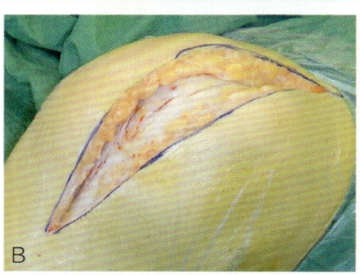

图2 皮肤切口。A. 标记以前的皮肤切口。B. 通过最近的、已愈合瘢痕的正中切口。

行胫骨结节截骨之前的初步软组织松解

- 如果内侧髌旁关节切开后髌骨不能外翻，在考虑胫骨结节截骨前先进行循序的软组织松解。
  - 内侧松解：在胫骨近端内侧周围切开，骨膜下抬高内侧支持带和内侧副韧带的深层至半膜肌的止点（技术图1A、B）。这样胫骨可以外旋，伸肌装置得到放松（技术图1C、D）。
  - 外侧沟松解和假关节囊切除。
    - 在髌骨上方松解髌上囊，分开伸肌装置和股骨前侧之间潜在的粘连（技术图1E）。
    - 在髌骨外侧松解外侧沟，分开和伸肌装置之间的粘连（技术图1F）。
    - 在髌骨下方识别前方髌腱和后方脂肪的间隔，切除介入的假关节囊至髌腱止点（技术图1G、H）。
- 如果髌骨仍然不能被合适地牵开，行胫骨结节截骨，以减少因为伸肌装置强力牵拉导致髌腱撕脱的风险。

第44章 全膝关节置换翻修术延伸显露：胫骨结节截骨

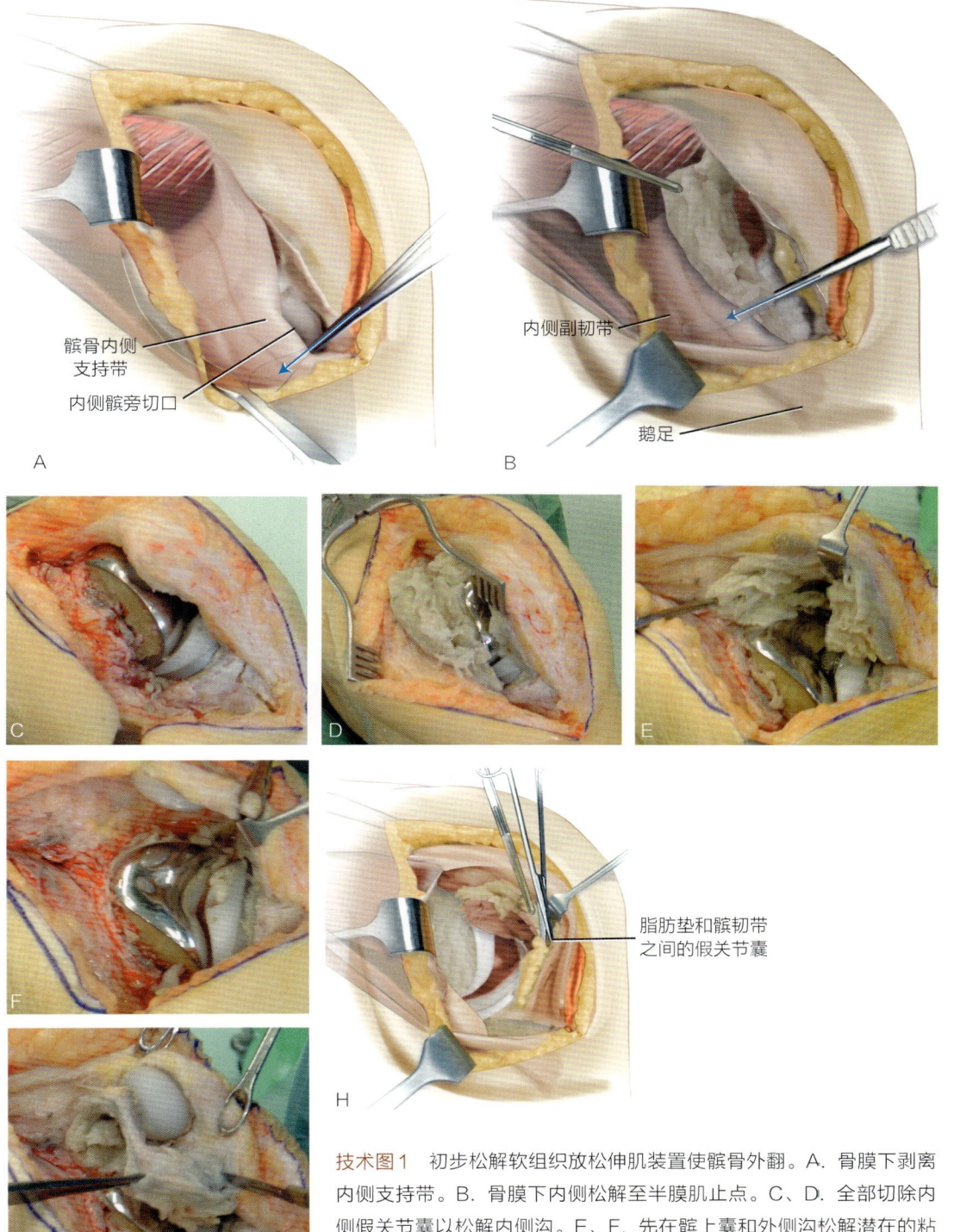

技术图1 初步松解软组织放松伸肌装置使髌骨外翻。A. 骨膜下剥离内侧支持带。B. 骨膜下内侧松解至半膜肌止点。C、D. 全部切除内侧假关节囊以松解内侧沟。E、F. 先在髌上囊和外侧沟松解潜在的粘连。G、H. 接着切除髌骨下方的假关节囊。

胫骨结节截骨

- 皮肤切口在胫骨结节下延伸8~10 cm。
- 在胫骨结节内侧1 cm处纵向切开骨膜。
- 截骨范围用电灼标出，6 cm长，2 cm宽，1 cm厚，包括胫骨结节和胫骨嵴（技术图2A、B）。
  - 截骨6 cm内侧纵向边缘向远端逐渐变薄以避免应力集中。
  - 髌腱止点近侧2 cm水平截骨可以对抗截骨块向近侧移位。
- 在计划截骨的内侧、外侧和近侧边缘用钻钻孔（技术图2C）。
- 用序列骨刀横断内侧胫骨嵴，把切开的骨块从胫骨分离。
- 截断外侧骨皮质，但外侧的骨膜和软组织保留在掀起的骨块上，作为铰链，允许伸肌装置外翻。

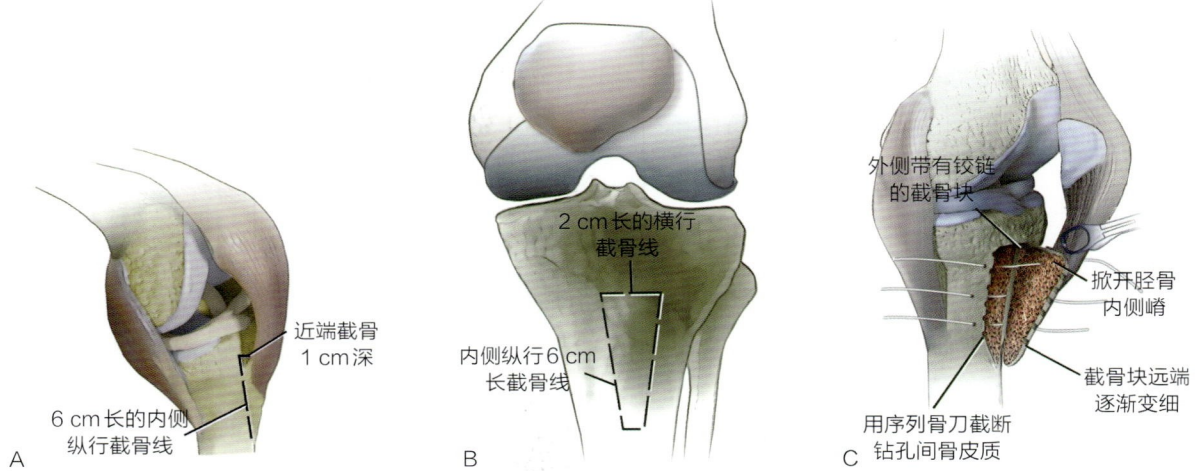

技术图2　胫骨结节截骨。A. 远端逐渐切薄以免应力集中。近侧台阶状截骨，防止截骨块向近端移位。B. 内侧纵向至少6 cm长。C. 用钻在内侧皮质钻孔，穿过外侧皮质，这样骨-骨膜块可以外侧附着的软组织为铰链。近侧截骨穿透对侧皮质，用序列骨刀掀起截骨块。

钢丝固定截骨块

- 笔者偏好用3根18号不锈钢丝穿入，在最后假体置入前不打结。
  - 最近端的钢丝通过内侧胫骨皮质钻好的孔穿过截骨块。钢丝穿过截骨块可以防止截骨块向近端移位。
  - 远端的2根钢丝通过内外侧胫骨皮质钻的孔环绕截骨块（技术图3）。
- 扭紧钢丝，剪断，转向后内侧45°，以免刺激软组织[10]。

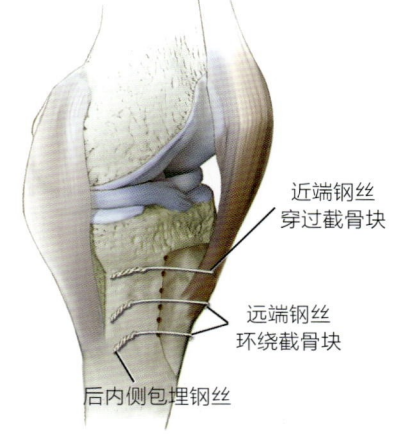

技术图3　钢丝固定截骨。最近端的钢丝穿过截骨块阻止近侧移位；远端的2根钢丝环绕截骨块。剪断钢丝，转向后内侧，以免刺激软组织。

螺钉固定截骨

- 胫骨假体置入后，至少拧入3枚骨皮质螺钉(技术图4)。
- 胫骨近端横断面呈三角形[3,9]，螺钉从胫骨假体的后内侧和后外侧穿过。

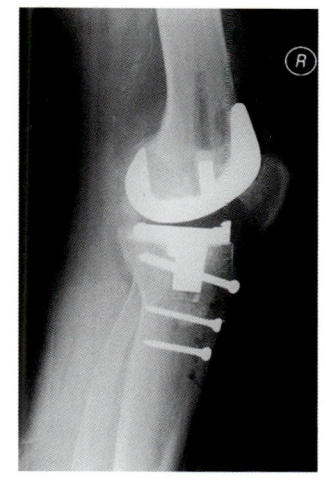

技术图4　全膝关节置换翻修术后膝关节侧位片，螺钉固定胫骨结节截骨块。

要点与失误防范

适应证	• 术前预期有延伸显露的需要 • 预期需要整形外科技术进行软组织覆盖
开始的显露	• 内侧髌旁入路 • 胫骨结节截骨前行内侧松解，细致地外侧沟松解，切除假关节囊
胫骨结节截骨	• 用长(6~8 cm)的骨-骨膜块 • 近侧台阶状截骨，防止截骨块向近端移位 • 远端逐渐切薄以免应力增高 • 用序列骨刀，不用摆锯
固定截骨块	• 解剖固定截骨块是确保截骨愈合的关键 • 至少用1根钢丝穿过截骨块，以免向近端移位

术后处理

- 如果胫骨结节截骨固定充分，佩戴铰链膝关节支具活动范围不受限制，可以允许负重。
- 如果胫骨结节截骨固定不充分，佩戴铰链支具将膝关节固定在完全伸直位进行负重，直到有放射学骨愈合依据。

结果

- Whiteside[10]报道136例全膝关节置换(其中110例翻修手术)用胫骨结节截骨方法延伸显露，取得良好结果。2年随访，平均术后活动范围94°，1.5%伸直延迟。3例胫骨干骨折，2例胫骨结节撕脱，没有骨不愈合发生。
- Mendes[8]报道64例膝关节翻修手术用胫骨结节截骨方法延伸显露，取得87%良到优的结果(基于膝关节学会评分)。平均30个月随访，平均术后活动范围107°，4.5%伸直延迟。无胫骨骨折，无胫骨结节撕脱，2例截骨不愈合。
- Barrack[1]报道和V-Y四头肌翻转相比，胫骨结节截骨法伸直延迟发生率明显降低，虽然两组在4年随访结果评分相似。
- 生物力学研究显示，虽然用螺钉固定截骨比钢丝环扎有更强的固定力，在翻修的胫骨假体柄周围放置螺钉有难度[3]。环扎钢丝易于放置，也能提供坚强的固定，尤其结合近侧台阶状截骨。
- 胫骨结节截骨法失败率高最有可能是由于截骨块小(3 cm)和没有保留外侧软组织和截骨块附着的连续性[11]。
- Bruni等[2]将接受二期翻修手术的患者前瞻性随机化分组到接受股四头肌斜切或者胫骨结节截骨。与接受股四头肌斜切相比,胫骨结节截骨组显示出具有更高的KSS评分和更高的平均最大屈曲度,伸膝迟滞的发生率也较低。
- Choi等[4]报道了接受二期翻修手术的13例患者重复行胫骨结节截骨的结果,临床和影像学结果均满意。但是,有3例病例出现了截骨块向近侧移位,1例出现了截骨块的部分撕脱。

并发症

- 伸直延迟[1,8,10]
- 胫骨骨折[8,10]
- 胫骨结节撕脱[9,10]
- 截骨不愈合[8]
- 需要行内固定物取出[9,10]

致谢

本章作者真诚感谢上一版作者 Drs. Anish K. Amin 和 James T. Patton 的贡献。他们的工作被整合到了现在的这个章节中。

(王俏杰 译,沈灏 审校)

参考文献

[1] Barrack RL, Smith P, Munn B, et al. The Ranawat Award. Comparison of surgical approaches in total knee arthroplasty. Clin Orthop Relat Res 1998;356:16-21.

[2] Bruni D, Iacono F, Sharma B, et al. Tibial tubercle osteotomy or quadriceps snip in two-stage revision for prosthetic knee infection? A randomized prospective study. Clin Orthop Relat Res 2013;471(4):1305-1318.

[3] Caldwell PE, Bohlen BA, Owen JR, et al. Dynamic confirmation of fixation techniques of the tibial tubercle osteotomy. Clin Orthop Relat Res 2004;424:173-179.

[4] Choi HR, Kwon YM, Burke DW, et al. The outcome of sequential repeated tibial tubercle osteotomy performed in 2-stage revision arthroplasty for infected total knee arthroplasty. J Arthroplasty 2012;27(8):1487-1491.

[5] Clarke HD. Tibial tubercle osteotomy. J Knee Surg 2003;16:58-61.

[6] Dolin MG. Osteotomy of the tibial tubercle in total knee replacement: a technical note. J Bone Joint Surg Am 1983;65A:704-706.

[7] Kelly MA, Clarke HD. Stiffness and ankylosis in primary total knee arthroplasty. Clin Orthop Relat Res 2003;416:68-73.

[8] Mendes MW, Caldwell P, Jiranek WA. The results of tibial tubercle osteotomy for revision total knee arthroplasty. J Arthroplasty 2004;19:167-174.

[9] Ries MD, Richman JA. Extended tibial tubercle osteotomy in total knee arthroplasty. J Arthroplasty 1996;11:964-967.

[10] Whiteside LA. Exposure in difficult total knee arthroplasty using tibial tubercle osteotomy. Clin Orthop Relat Res 1995;321:32-35.

[11] Wolff AM, Hungerford DS, Krackow KA, et al. Osteotomy of the tibial tubercle during total knee replacement. J Bone Joint Surg Am 1989;71A:848-852.

第45章 全膝关节置换翻修术延伸显露：V-Y股四头肌成形

Revision Arthroplasty with Extensile Exposure
V-Y Quadricepsplasty

Thomas C. Emmer, Jonathan Salava, and Ali Oliashirazi

定义

- 僵硬膝初次全膝关节置换和全膝关节置换翻修的显露具有挑战性。
- 接受膝关节翻修术的患者切口愈合问题、伸膝装置断裂和感染的风险尤其突出。
- 虽然90%以上的全膝关节置换翻修术能通过标准的外科入路完成，但术者应该熟悉更多的延伸技术，以备在必须运用某种技术来避免伸肌装置断裂时使用这些技术[4]。
- 如果不能获得充分的显露，有必要用逐步延伸的入路。
  - 四头肌斜切最常用，如暴露仍不够，可转换成胫骨结节截骨或V-Y股四头肌翻转。
  - 四头肌斜切的优点是不需要术后制动或者改变术后康复计划，但在非常僵硬的膝关节中并不是每次都能让术者获得足够充分的显露。
- 虽然僵硬膝不用延伸显露也可能置入假体，但股四头肌挛缩能限制伸肌装置的移动，导致术后屈曲功能不良。
  - V-Y股四头肌成形可以在假体置入后进行，以改善屈曲[13]。

标准入路

- 在皮肤准备开始前，清楚标记所有以前手术切口。
- 虽然直的前正中切口受到偏爱，但由于这里皮肤血供主要来自内侧，大多采用最外侧的原切口。
- 新切口和旧切口之间在可能的情况下尽量保持至少6～7cm的距离，以避免皮桥坏死[7,11]。
- 新的切口最好与以往的皮肤切口瘢痕垂直。如果无法实现，两者交叉的角度应不小于60°。
- 经皮氧分压研究显示，皮肤切开之后，切口的外下方氧分压最低，导致伤口愈合能力下降[2,9,10]。
- 牵开的厚皮瓣包括浅筋膜。应当避免在深筋膜的浅层进行分离，因为膝关节前方的血供来自穿过深筋膜和皮下组织的穿支血管[2,7,17]。
- 内侧髌旁关节切开通过股四头肌腱内中1/3交界。
- 从胫骨结节到胫骨后内侧角行骨膜下剥离。
- 然后重建髌上囊和内外侧沟，松解所有粘连，彻底切除滑膜。
- 去除所有髌旁瘢痕组织。
- 在屈曲膝关节之前，可以用钉子、巾钳或者小的骑缝钉将髌腱固定在胫骨结节上，来预防髌腱撕脱[11]。
- 轻轻地屈曲膝关节，将胫骨外旋，向前半脱位，从而减少伸肌装置的张力。
- 如果伸肌装置张力还是太大，向远侧剥离，松解内侧副韧带浅层，然后由内向外松解外侧支持带，确保不损伤膝上外侧动脉。
- 如果还不能充分显露，行股四头肌斜切术。
- 大多数全膝关节置换翻修术通过这些操作能够获得充分显露[11]。

胫骨结节截骨

- 胫骨结节截骨（见第44章）用于柄或骨水泥取出困难或低位髌骨的病例[5]。
- 这一术式的潜在严重并发症包括胫骨结节向近端移位，以及胫骨结节骨不连[14,16]。
- 其他常见的并发症包括胫骨结节疼痛和内固定之后的植入物凸起。这些症状通常在胫骨结节截骨愈合之后将植入物取出就可以成功解决[4,14]。

股四头肌翻转

- 股四头肌腱近侧暴露至股内、外侧肌附着点。
- 内侧髌旁关节切开向近侧延伸至股内侧肌的附着点。
- 然后沿股外侧肌的附着点向远侧和外侧呈大约45°切开股四头肌（技术图1）。
  - 倒置的V形成了一个基底位于远端包括髌骨在内的组织瓣。实质上，内侧切口连接到外侧松解处。
- 注意保留膝上外侧动脉。
- 向前外侧翻转髌骨，关节可得到极好的显露。

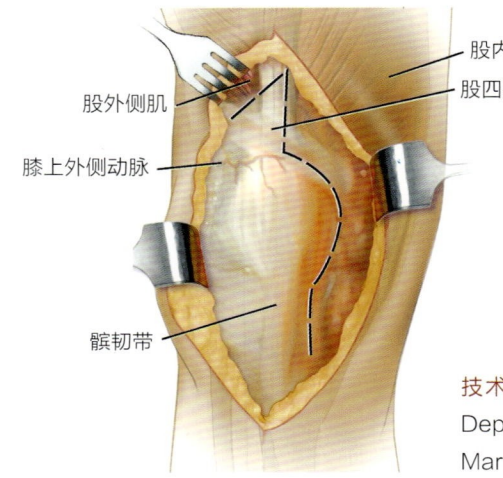

技术图1 切口线（版权：Dr. Greg Hendricks, assistant professor, Department of Orthopaedics, Joan C. Edwards School of Medicine, Marshall University, Huntington, WV）。

V-Y股四头肌成形术

- 这一术式是为了增加术后膝关节的屈曲活动度。
- 用2号不可吸收线多针间断原位修复股四头肌，并且评估活动范围。
- 如果活动范围可以接受，保持外侧支持带松解处开放，完成关闭。
- 如果需要增加被动活动范围，将V形转化为倒置的Y形。
- 屈曲膝关节，缝线或钳子放在Y形的顶端。
- 长度合适后用2号不可吸收缝线关闭股四头肌装置的内侧。
- 保持外侧支持带松解处（Y形的外侧支）开放。
- 通过把股外侧肌浅筋膜缝合到股四头肌装置来覆盖股四头肌成形的外侧支（技术图2）。
- 关闭皮肤前记录修复时不产生过度张力的膝关节最大屈曲度数。

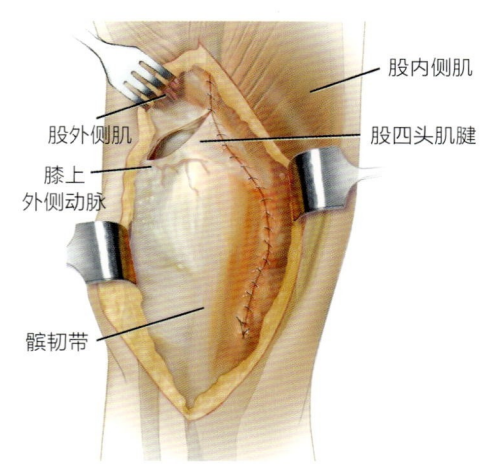

技术图2 切口缝合关闭（版权：Dr. Greg Hendricks, assistant professor, Department of Orthopaedics, Joan C. Edwards School of Medicine, Marshall University, Huntington, WV）。

要点与失误防范

- 手术前应该和患者及家庭成员协商可能需要采用这个入路,并且准备随后需要的支具
- 术中需要做逐步延伸的入路,开始用内侧髌旁入路,外侧松解,进展到股四头肌斜切,最后需要时做截骨或V-Y翻转
- 保留膝上外侧动脉
- 活动范围不要过度,尤其在最初的2周

术后处理

- 需要调整术后康复是V-Y股四头肌成形的一个缺点。
- 术中关节囊关闭后确定不会对修复产生过度张力的最大被动屈曲度数。最初的2周不要超过这个范围。
- 术后立即放置制动装置。
- 第一次更换敷料后安装铰链支具。最初2周使用屈曲限制点。
- 术后6周内做被动伸膝和主动屈膝训练。
- 术后6周内部分负重。
- 夜间以及行走活动时将支具锁定在伸直位,直到伸膝迟滞<15°。

结果

- 膝评分和那些做过全膝关节置换翻修术的患者相似,反映了需要这一入路的膝关节手术是非常困难的[1,5]。
- 有一项研究将股四头肌翻转和胫骨结节截骨的患者与用常规显露行全膝关节置换翻修术的患者进行比较,结果股四头肌翻转和胫骨结节截骨组有相同的术后评分,评分明显低于常规显露翻修组患者。翻转组比截骨组活动弧更大,但伸膝迟滞度数也更大;翻转组患者在缓解疼痛和功能恢复不良的比例更低,跪地和弯腰方面有困难的患者百分比也更低[3]。
- 一项最短随访8年的前瞻性随机对照研究,比较了采用股四头肌斜切和胫骨结节截骨进行全膝关节翻修手术治疗假体周围感染的临床结果,发现接受胫骨结节截骨的患者膝关节KSS评分更高,术后膝关节活动度更佳,术后伸膝迟滞更少。胫骨结节截骨的所有患者影像学上均显示良好的胫骨结节截骨愈合,11位患者在术后6个月时主诉在胫骨结节区域有疼痛,其中8位选择取出内固定物,术后1年疼痛消失[4]。
- 一项评价V-Y股四头肌成形疗效的研究发现术后屈曲活动平均增加49°,术后膝关节总体活动度改善52°。这些患者的术后伸膝迟滞平均为8°[13]。
- Trousdale等[15]评价了V-Y股四头肌成形术的功能结果,发现患者术后存在伸膝力弱的趋势,但只有在伸膝测试速度达到每秒120°、180°和240°时才有统计学显著性意义。总体来看,伸膝力弱并没有太显著的临床相关性[15]。
- 在初次全膝关节置换和全膝关节置换翻修混杂人群,Cybex实验揭示V-Y股四头肌成形的股四头肌更弱,但没有达到统计学显著性差异。14名患者中只有5人伸直迟滞>5°,主动伸直迟滞平均4°(0°~20°)[7]。
- 一项针对因术前膝关节僵直(术前活动度<50°)而接受TKA的患者的研究发现,术中需要行V-Y股四头肌成形的患者中术后出现伸膝迟滞>10°者的比例更高。然而,这些患者同时也存在术前膝关节功能评分更低、活动度更差以及屈曲挛缩发生率更高的情况[8]。

并发症

- 正如上文中详细介绍以及引用文献中所提到的,主要的并发症是伸膝迟滞和轻度的伸膝力弱,其临床意义尚不明确。
- 另外,一项研究中行股四头肌翻转的29名患者有8名出现髌骨坏死[12]。
- 有报道1例血友病患者用股四头肌翻转方法做全膝关节置换后,在麻醉下行手法松解时出现伤口小的裂开。

(王俏杰 译,沈灏 审校)

参考文献

[1] Aglietti P, Buzzi R, D'Andria S, Scrobe F. Quadricepsplasty with the V-Y incision in total knee arthroplasty. Ital J Orthop Traumatol 1991;17(1):23-29.

[2] Aso K, Ikeuchi M, Izumi M, et al. Transcutaneous oxygen tension in the anterior skin of the knee after minimal incision total knee arthroplasty. Knee 2012;19(5):576-579.

[3] Barrack RL, Smith P, Munn B, et al. The Ranawat Award. Comparison of surgical approaches in total knee arthroplasty. Clin Orthop Relat Res 1998;(356):16-21.

[4] Bruni D, Iacono F, Sharma B, et al. Tibial tubercle osteotomy or quadriceps snip in two-stage revision for prosthetic knee infection? A randomized prospective study. Clin Orthop Relat Res 2013;471(4):1305-1318.

[5] Clarke HD, Scuderi GR. Revision total knee arthroplasty: planning,

management, controversies, and surgical approaches. Instr Course Lect 2001;50:359-365.
[6] Della Valle CJ, Berger RA, Rosenberg AG. Surgical exposures in revision total knee arthroplasty. Clin Orthop Relat Res 2006;446: 59-68.
[7] Garbedian S, Sternheim A, Backstein D. Wound healing problems in total knee arthroplasty. Orthopedics 2011;34(9):e516-e518.
[8] Hsu CH, Lin PC, Chen WS, et al. Total knee arthroplasty in patients with stiff knees. J Arthroplasty 2012;27(2):286-292.
[9] Johnson DP. Midline or parapatellar incision for knee arthroplasty. A comparative study of wound viability. J Bone Joint Surg Br 1988;70(4):656-658.
[10] Johnson DP, Houghton TA, Radford P. Anterior midline or medial parapatellar incision for arthroplasty of the knee. A comparative study. J Bone Joint Surg Br 1986;68(5):812-814.
[11] Laskin RS. Ten steps to an easier revision total knee arthroplasty. J Arthroplasty 2002;17(4)(suppl 1):78-82.
[12] Parker DA, Dunbar MJ, Rorabeck CH. Extensor mechanism failure associated with total knee arthroplasty: prevention and management. J Am Acad Orthop Surg 2003;11(4):238-247.
[13] Scott RD, Siliski JM. The use of a modified V-Y quadricepsplasty during total knee replacement to gain exposure and improve flexion in the ankylosed knee. Orthopedics 1985;8(1):45-48.
[14] Tabutin J, Morin-Salvo N, Torga-Spak R, et al. Tibial tubercle osteotomy during medial approach to difficult knee arthroplasties. Orthop Traumatol Surg Res 2011;97(3):276-286.
[15] Trousdale RT, Hanssen AD, Rand JA, et al. V-Y quadricepsplasty in total knee arthroplasty. Clin Orthop Relat Res 1993;(286):48-55.
[16] Young CF, Bourne RB, Rorabeck CH. Tibial tubercle osteotomy in total knee arthroplasty surgery. J Arthroplasty 2008;23(3):371-375.
[17] Younger AS, Duncan CP, Masri BA. Surgical exposures in revision total knee arthroplasty. J Am Acad Orthop Surg 1998;6(1):55-64.

第46章 全膝关节翻修术中伸膝装置的重建
Revision Total Knee Arthroplasty with Extensor Mechanism Reconstruction

Alvin Ong and Fabio Orozco

定义

- 全膝关节置换术后伸膝装置断裂是灾难性的并发症，发生率为0.17%～2.5%[1,3]。
- 髌腱断裂(0.22%)较股四头肌腱断裂(0.1%)更为常见。
- 尽管有报道称患肢自体膝关节直接修复后能获得不错的结果，但在全膝关节置换术后尝试直接修复很少能成功恢复伸膝功能。
- 建议用异体组织移植物加强或者重建，以提高修复的成功率。

解剖

- 髌腱连接胫骨和髌骨，起自髌骨下极，止于胫骨结节，长5～6 cm，宽约3 cm。
- 股直肌肌腱纤维横跨于髌骨前方，止于髌骨下方的胫骨结节，形成髌腱。
- 股外侧肌纤维延伸至髌骨外上缘和胫骨近端，形成外侧支持带。
- 股内侧肌纤维止于髌骨内上缘和胫骨，形成内侧支持带。

发病机制

- 伸膝装置损伤的病因是多因素的。
- 与髌腱断裂有关的因素包括：
  - 僵直膝致显露困难
  - 手术显露时髌腱广泛松解
  - 活动受限的手法松解
  - 全膝关节翻修术
  - 假体组件旋转不良
  - 术后康复治疗过于激进
  - 远端力线重排手术
- 与股四头肌腱断裂有关的因素包括：
  - 应用皮质类固醇激素
  - 全身性疾病，例如糖尿病、慢性肾功能不全、帕金森病或痛风
  - 严重肥胖
  - 反复关节腔内注射治疗
  - 外侧松解
  - 股四头肌斜切

自然病程

- 主动伸膝功能未受损的部分断裂才可以考虑观察和保守治疗。
- 绝大多数全层撕裂都需要手术治疗。
- 全膝关节置换术后一期直接修补对伸膝功能的恢复很少是成功的。
- 通常需要自体或异体组织移植来进行加强。

病史和体格检查

- 患者主诉无力或无法主动伸膝。
- 股四头肌腱断裂
  - 撕裂通常与外伤有关，例如跌倒或暴力活动。
  - 患者出现剧烈疼痛和无力。
  - 负重困难。
  - 疼痛局限于髌骨上方。
  - 体检时，可以发现膝关节肿胀，股四头肌腱处压痛。在髌骨上极的近端有可能可以触及空虚感。
- 髌腱断裂
  - 患者可有或没有外伤史。
  - 通常发生于术中或围手术期。
  - 表现为胫骨结节区域的疼痛。
  - 正常的术后疼痛和髌腱断裂引起的疼痛有可能难于鉴别。
  - 体检时，最常见的表现是高位髌骨；髌骨下方肿胀和疼痛。
  - 在髌腱水平可能可以触及空虚感。

影像学和其他诊断性检查

- 拍摄膝关节正侧位平片。
- 与术前或术后即刻的影像学资料进行比较有助于诊断。
- 在完全性髌腱断裂病例中，可能会看到高位髌骨（图1）。
- 股四头肌腱断裂病例可能会出现低位髌骨或髌骨向远侧移位。但是，髌骨位置正常也不能排除股四头肌腱断裂的诊断。

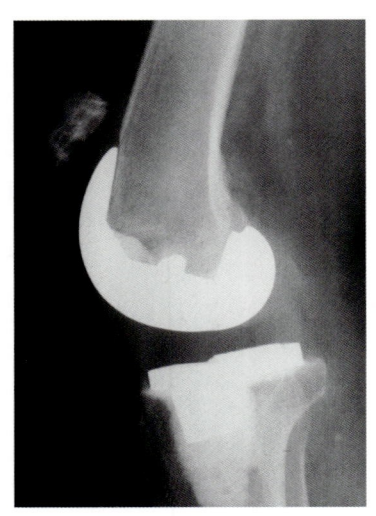

图1 膝关节侧位片显示髌腱损伤后特征性的高位髌骨。

- 在髌骨上极或胫骨结节附近的髌骨下方可能看到小骨片影,提示肌腱撕脱。

鉴别诊断

- 髌腱断裂
- 股四头肌腱断裂
- 髌骨骨折
- 髌骨挫伤
- 髌腱炎
- 髌前滑囊炎

非手术治疗

- 伸膝装置断裂很少采用非手术治疗。
- 少数肌腱部分断裂病例的主动伸膝功能尚存在,对于这些少见的病例,石膏或支具完全伸直位制动8～10周,随后进行物理治疗以重获活动度。康复锻炼进程务必缓慢,制动结束之后的首要目标是重新获得功能性活动范围。力量锻炼应该至少延迟到3个月以后。
- 手术重建的禁忌证包括:
  - 活动性感染
  - 不能依从术后制动和康复治疗

手术治疗

- 全膝关节置换术合并伸膝装置损伤是一个非常具有挑战性的难题。
- 单纯直接缝合或骑缝钉式的修复常常失败。
- 全膝关节置换术后髌腱修复的方法主要包括直接修复加上自体半肌腱移植物加强、异体跟腱移植、异体股四头肌肌腱-髌骨-髌腱复合移植,或采用人工韧带或补片。

- 本章节中描述的是使用异体跟腱移植重建TKA术后完全性断裂的伸膝装置。如果异体移植物需要跨过髌腱的胫骨止点(例如髌腱的撕脱性损伤),可能需要用到带跟骨骨块的异体移植物。

术前计划

- 患者术前评估应当包括:
  - 病史
  - 膝关节体格检查
  - 影像学检查
- 获取既往手术的手术记录。如果证实存在旋转不良或对线不佳,术者应准备行膝关节翻修手术。
- 确认准备好理想的异体移植物。
  - 新鲜冰冻异体移植物比干燥冷冻移植物更佳。
  - 应当检查异体肌腱的大小和质量是否足够好。
  - 在跟腱的远端最好有至少3 cm的跟骨骨块附着。

体位

- 患者仰卧位,置于射线可穿透的手术台上。
- 常规于大腿处上充气止血带。
  - 如果切口过于靠近近端,可以使用无菌止血带。
- 下肢按照关节置换手术常规消毒铺巾。
- 如果要使用透视机,应安排相关技术人员在手术室中,例如胫骨近端截骨,或置入固定螺钉,判断关节线和髌骨位置高低。
- 下肢驱血后上充气止血带(压力通常为250～300 mmHg)。

入路

- 应当使用原先的手术切口。如果存在多个手术切口,应当选择最中间(最容易延伸)的切口(图2)。

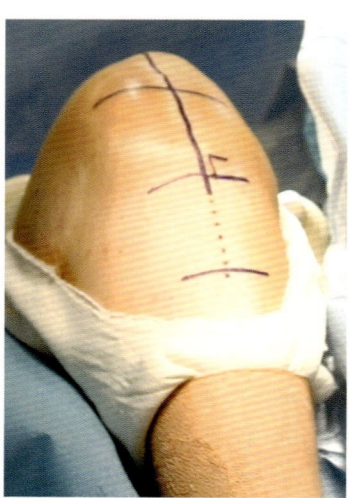

图2 患者取仰卧位,标记出先前的手术切口。

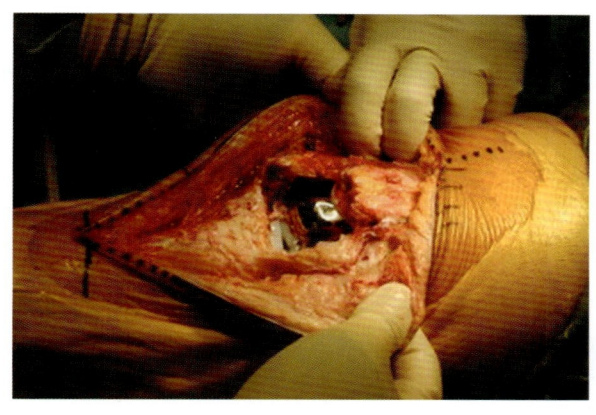

图3　形成内外侧袖，直接显露胫骨前方和胫骨结节。

- 于中线分离，分离内侧和外侧皮肤及皮下组织瓣。
- 显露伸膝装置和支持带。通常情况下，切口需要向近端和远端延伸以显露正常组织。
- 显露并确认肌腱断裂处（图3）。
- 为了帮助分离，可以做内侧髌旁入路以改善显露或进入关节腔。
- 清理关节内可能存在的血肿并用脉冲冲洗。

直接修补

- 肌腱断裂时总会尝试进行直接修补。
- 髌腱断裂时，钻2个平行通道穿过髌骨（技术图1A）。
- 在肌腱残端使用5号不可吸收线[FiberWire（Arthrex, Naples, FL）或爱惜邦]连续锁边缝合（技术图1B）。
- 将缝线穿过钻孔并在骨桥上打结。于膝关节伸直位完成上述修补（技术图1C）。
- 使用1号薇乔缝合线缝合加强，尽最大可能实现最佳端-端修复。

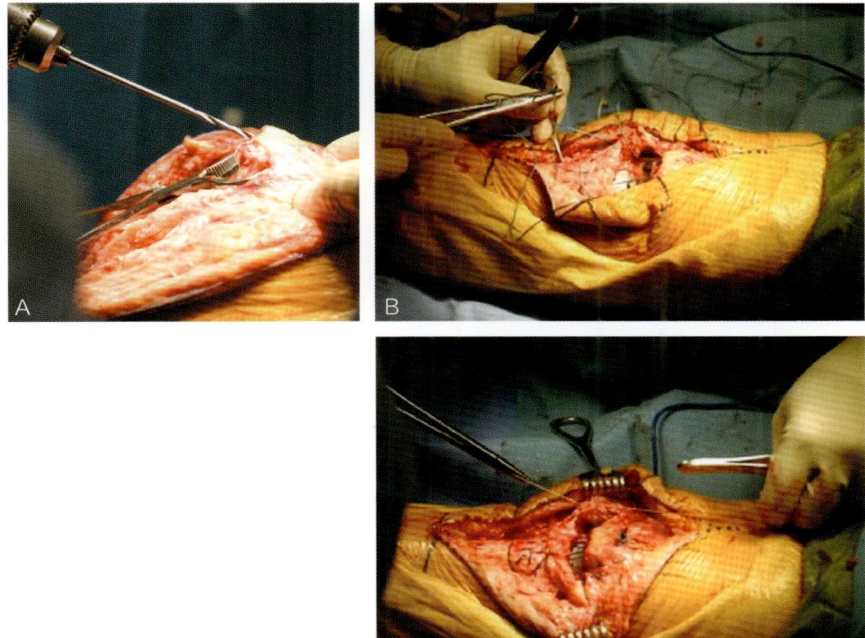

技术图1　A. 钻2个平行通道穿过髌骨。B、C. 直接修补时，使用粗2号不可吸收线连续锁边缝合。使用1号薇乔缝合线间断8字缝合加强修复。

准备胫骨和异体移植

- 使用小型电锯于胫骨近端、髌腱原始止点的稍远端偏内侧方,制造一矩形空腔,大小为 2.5 cm×1.5 cm×1 cm。注意防止胫骨近端发生医源性骨折(技术图2A~C)。
- 将异体肌腱解冻并浸泡在含有抗生素的生理盐水中。
- 在器械台上将异体跟骨修整成需要的形状。修整的目标是做成一块能够压配嵌入胫骨截骨部位的梯形骨块。最好能够实现紧密压配以获得良好的骨稳定性和骨性接触(技术图2D、E)。

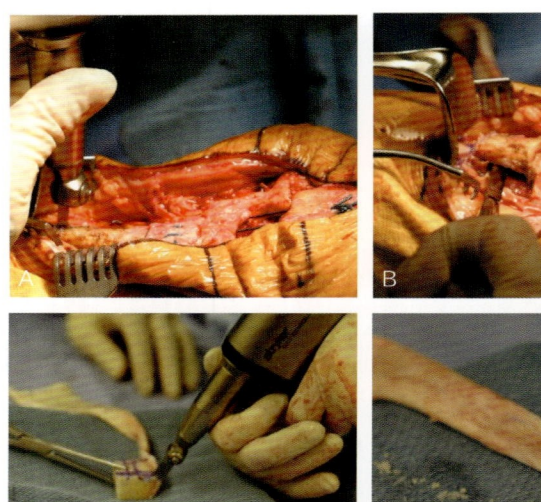
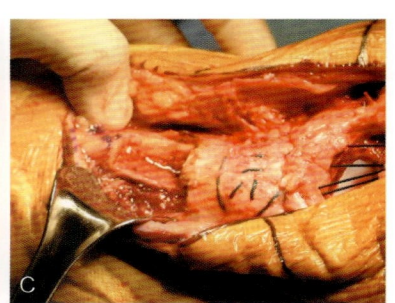
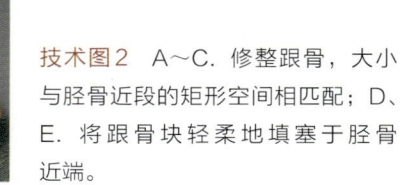

技术图2 A~C. 修整跟骨,大小与胫骨近段的矩形空间相匹配;D、E. 将跟骨块轻柔地填塞于胫骨近端。

跟骨块的复位和固定

- 将跟骨块轻柔地挤压填入胫骨近段(技术图3A)。
- 跟骨块用2枚3.5 mm螺钉固定,螺钉成角度置入,避开胫骨假体部件(技术图3B)。

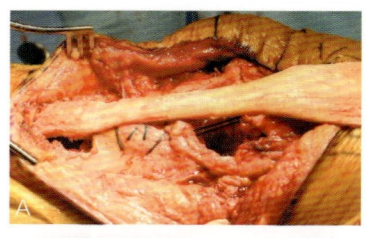
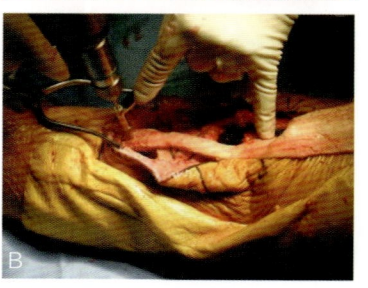

技术图3 A. 将跟骨块轻柔地填塞于胫骨近端。B. 跟骨块用2枚4.5 mm螺钉固定。

同种异体肌腱植入和固定

- 将跟腱覆盖于胫骨和髌骨前方,膝关节完全伸直。
- 牵拉肌腱,保持肌腱紧张状态,弄平肌腱,使其没有褶皱。
- 同种异体肌腱通常会有多余部分。多余的近段部分修剪下来之后可以用于加强重建(技术图4A)。
- 多余的片状异体移植物用来在断裂部位加强修复(技术图4B)。
- 用1号和2号不可吸收缝线(爱惜邦或FiberWire)将跟腱移植物缝合于下方的伸膝装置上(技术图4C、D)。
- 注意在修补过程中保持移植物上有一定的张力。同时,重建过程中保持膝关节完全伸直。

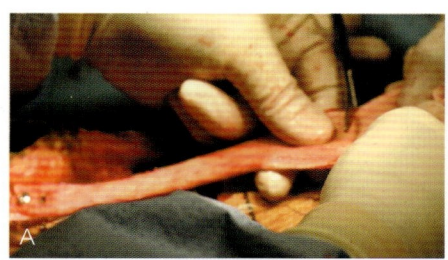
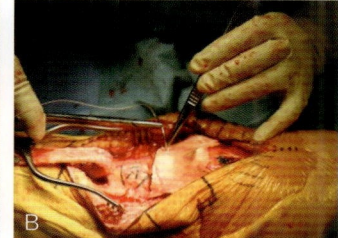
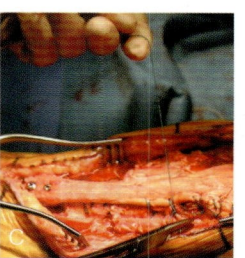
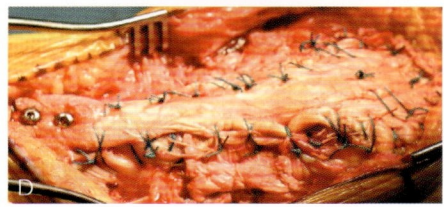

技术图4 A. 将多余的同种异体跟腱切成矩形的补片。B. 矩形的补片用来加强尝试性的直接修复。C、D. 将跟腱移植物间断缝合于下方伸膝装置上。

关闭伤口

- 使用1-0和2-0薇乔缝线常规缝合皮下组织。
- 缝皮钉缝合表面皮肤,加压包扎,之后松止血带。
- 患者配戴膝关节支具,将膝关节制动于伸直位。

要点与失误防范

指征	全膝关节置换术后髌腱断裂的直接修补鲜有成功,大多数病例需要使用自体或同种异体肌腱进行加强修补
移植物	需要新鲜冰冻、非辐照的带跟腱块的异体跟腱移植物 肉眼检查异体肌腱是否充足,在跟腱的远端有至少3 cm跟骨骨块附着
重建	术中透视有助于保证正确的胫骨截骨位置和固定螺钉的置入 使用不可吸收缝线完成移植物与自体组织之间的缝合固定 修补时保持移植物处于张力状态并保持膝关节伸直
全膝关节翻修	如果存在膝关节旋转不良或松动,则须准备行全膝关节翻修手术
术后处理	膝关节置于支具中维持伸直位8~10周 最初6周不允许负重 活动度锻炼推迟到术后8~10周以后
失败	移植物失效 感染

术后处理

- 术后在复苏室常规拍膝关节正侧位平片(图4)。
- 膝关节使用铰链式支具固定在完全伸直位制动8～10周。
- 术后3周拆除缝皮钉。
- 8～10周后允许支架调整到屈曲30°，锻炼2周后进展到屈曲60°，然后再锻炼2周。
- >90°的屈曲需要推迟到术后14～16周以后。

结果

- 短期效果令人鼓舞，但残余5°～20°的伸膝迟滞很常见[2,4]。
- 鼓励患者在术后使用支具持续固定8～10周。术后制动时间越长，伸膝迟滞越少。
- 异体跟腱重建伸膝装置断裂的患者需要长期随访。

并发症

- 移植物失效
- 感染

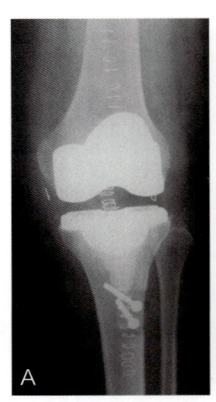
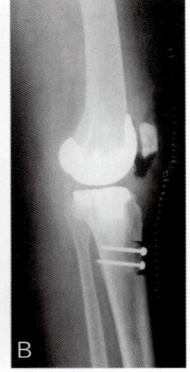

图4　术后膝关节正位（A）和侧位（B）平片。

（王俏杰　译，沈灏　审校）

参考文献

[1] Cadambi A, Engh GA. Use of a semitendinosus tendon autogenous graft for rupture of the patellar ligament after total knee arthroplasty: a report of seven cases. J Bone Joint Surg Am 1992;74(7): 974-979.

[2] Crossett LS, Sinha RK, Sechriest VF, et al. Reconstruction of a ruptured patellar tendon with Achilles tendon allograft following total knee arthroplasty. J Bone Joint Surg Am 2002;84(8):1354-1361.

[3] Lynch AF, Rorabeck CH, Bourne RB. Extensor mechanism complications following total knee arthroplasty. J Arthroplasty 1987;2:135-140.

[4] Rand JA. Extensor mechanism complications after total knee arthroplasty. Instr Course Lect 2005;54:241-250.

第47章 全膝关节翻修术治疗膝关节僵直
Revision Total Knee Arthroplasty to Correct Stiffness

Craig J. Della Valle

定义

- 当膝关节的主动屈曲<90°时,全膝关节置换术后的膝关节没有足够的关节活动范围来满足很多日常活动的需求。日常活动所需要的关节活动范围如下[4,12]:
  - 以正常步态在平地行走需要屈曲67°。
  - 向上爬楼梯需要屈曲83°。
  - 下楼梯需要90°~100°。
  - 从标准高度的椅子上站起需要屈曲93°。
  - 系鞋带需要屈曲105°。
- 屈曲挛缩会导致同等程度的功能障碍:>15°的屈曲挛缩被认为是病理性的,因其会严重阻碍正常步态。

解剖

- 全膝关节翻修术显露时的主要障碍是伸膝装置和髌骨,对于全膝关节置换术后膝关节僵直的翻修来说尤其如此。可以将这一显露过程看作是对伸膝装置的逐步松解过程。
- 伸膝装置四面连接的结构为(图1):
  - 近端:股四头肌肌腱和肌肉组织。
  - 内侧:内侧关节囊和支持带以及股内侧肌止点。
  - 外侧:外侧关节囊和支持带以及股外侧肌止点。
  - 远端:髌腱。
- 髌骨的血液供应由膝前动脉互相吻合而成的血管环提供。避免使髌骨完全失去血供是非常重要的,因其会导致缺血性坏死的发生。
- 为膝关节前方皮肤提供血供的血管是从深部组织向浅部穿过浅筋膜的,而不是在浅筋膜层内走行。如果术中需要游离皮瓣,则需要做全层皮瓣,从而避免皮肤坏死。

发病机制

- 可能造成全膝关节置换术后膝关节僵直的原因很多,在同一患者身上可能有多种因素同时起作用,导致关节活动范围不理想。
- 围手术期疼痛控制不佳或者物理康复治疗不理想。少数病例可能出现慢性区域疼痛综合征,表现为严重的疼痛、皮肤过敏、血管舒缩功能障碍和膝关节僵直。
- 与初次手术相关的手术技术方面的问题可能起一定的作用。
  - 股骨假体

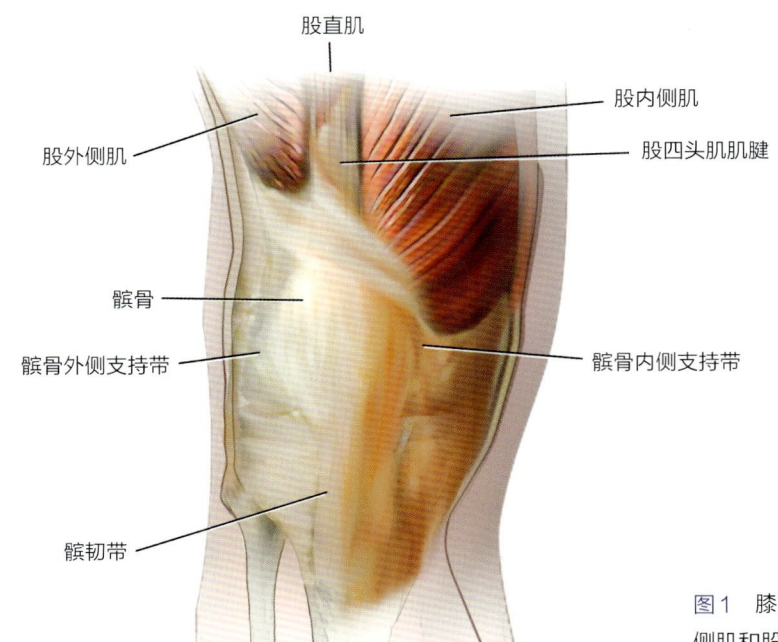

图1 膝关节前面观,可见髌骨、髌腱、股四头肌肌腱、股内侧肌和股外侧肌。

- 尺寸过大：导致屈曲时过紧。
- 股骨假体内旋：导致髌骨轨迹不良或屈曲间隙不对称。
- 股骨远端截骨不足：导致伸直间隙紧并可能造成屈曲挛缩。
- 股骨远端截骨过多：需要使用较厚的聚乙烯垫片来维持稳定，从而导致屈曲间隙过紧。
- 股骨后方骨赘清除不够：导致后方关节囊被顶起并造成屈曲挛缩，或者骨赘撞击胫骨聚乙烯垫片而限制屈曲。
- 股骨假体前置：导致髌股关节"过度填塞"。
- 胫骨假体
  - 最常见的情况是，胫骨近端截骨后倾不足或者前倾，导致屈曲间隙过紧。
  - 胫骨假体内旋放置导致髌骨轨迹不良。
  - 假体型号偏大导致软组织撞击和疼痛。
  - 胫骨近端截骨不足：导致屈曲和伸直间隙都紧。
- 髌骨假体
  - 髌骨截骨过少：导致髌股关节过度填塞。残留髌骨和髌骨假体的复合体其厚度应当与截骨之前的髌骨厚度相同。
  - 髌骨截骨过多：导致伸膝装置力弱，起初表现为伸膝迟滞，最终造成屈曲挛缩。
  - 假体内置不足：导致髌骨轨迹不良。
  - 髌骨外侧骨赘切除不充分：导致撞击和疼痛。
- 韧带不平衡：屈曲-伸直不匹配（典型的表现为屈曲间隙过紧，后交叉韧带保留型假体尤其如此）或者内外翻不稳定。
- 关节线抬高（尤其是如果＞1 cm）：由于髌股关节力学关系的改变而导致关节活动范围欠佳。
- 假体固定不良：非骨水泥假体骨长入失败或者骨水泥假体周围的骨水泥鞘缺陷，导致持续性疼痛并妨碍物理治疗。
- 患者相关的因素
  - 术前关节活动范围不佳（术后关节活动范围的最佳预测指标是术前的关节活动范围）。
  - 瘢痕形成和僵直的遗传易感性。
  - 膝关节既往手术史，导致膝关节僵直或低位髌骨（髌腱短缩）。
  - 对物理康复治疗依从性差。
  - 肥胖（大腿和小腿后方覆盖的软组织限制了膝关节屈曲）。
  - 同侧髋关节的僵直或者关节炎。
- 鉴别诊断中必须要考虑深部感染的可能性。
- 异位骨化。

自然病程

- 全膝关节置换术后膝关节僵直的自然病程是很差的。即使假以时日，患者的关节活动范围也极少能提高到能够改善他们的行走步态，并且会出现慢性疼痛。
- 屈曲挛缩和屈曲不足一样难以被患者耐受。＞15°的屈曲挛缩会限制患者直立的能力，并造成行走极度疲劳。
- 仅有轻度僵直的患者（即关节活动范围接近90°）其病情在术后最初2年时间内可能会得到轻度的改善（5°～10°），达到能耐受绝大部分日常活动的一定限度的屈曲。

病史和体格检查

- 病史是术前评估的重要组成部分，由此确定发病机制部分所列的各项因素中哪些因素导致了僵直的发生。在绝大部分病例中，起作用的因素都不止一个。
- 应当直接询问患者术后疼痛控制是否充分。
  - 患者在术后是否因疼痛剧烈而限制了其在术后进行物理康复治疗的能力？
  - 患者在术后多长时间内需要使用麻醉性镇痛药？患者是否依然在使用麻醉性镇痛药并且是否依然有严重的疼痛？
  - 患者切口前方的皮肤是否存在过敏或者其他不适主诉？这些可能提示是神经源性疼痛或者慢性区域疼痛综合征。
  - 患者的膝关节僵直在术后是如何进行处理的？
    - 患者是否在术后接受过麻醉下手法松解（MUA）？
    - 患者是否为了改善关节活动度而接受过其他手术治疗（如切开或关节镜下松解）？
  - 病史中是否有任何细节提示可能存在感染？
    - 术后伤口持续引流时间超过数天；
    - 术后抗生素使用时间超过24小时；
    - 患者术后持续性疼痛性质不同于术前的疼痛。
- 检查皮肤，查看有无提示感染的陈旧性或新鲜的窦道。严重粘连的皮肤更难缝合，发生坏死的风险更高，可能需要整形外科医生协助处理。
- 评估患者的关节活动范围。屈曲＜90°和＞15°的屈曲挛缩被视为病理性。关节活动范围的丢失会影响步态以及进行日常活动的能力。

影像学和其他诊断性检查

- 应当行站立位前后位（AP）、侧位和髌骨轴位X线摄片检查，以明确有无假体松动、位置不良或者大小不合适（图2A）。

- 同时也应当注意观察有无低位髌骨和关节线的位置（图2B）。严重的韧带不平衡在平片上可能很容易就被发现。髌骨轨迹不良和髌骨未进行表面重建同样能够在平片上被发现（图2C），这些都可以造成膝关节疼痛并导致僵直。
- 系列X线片常有助于确定有无假体松动。
- 确定股骨和胫骨假体旋转的CT扫描也是一项常做的检查（图2D~F）。如果发现假体位置不良（例如内旋），则需要翻修假体[3]。
- 在全膝关节翻修术前检查红细胞沉降率（ESR）和C反应蛋白（CRP）水平。
  - 如果两者中任一项有升高，则进行膝关节穿刺，抽出的液体进行白细胞计数、分类和培养，包括需氧菌、厌氧菌、抗酸杆菌和真菌培养。白细胞计数>3 000/μl以及中性粒细胞分类>80%提示存在感染。
  - 在进行膝关节穿刺抽液前，患者必须停用抗生素至少2周，以避免假阴性培养结果。
- 翻修术中，在关节内获取标本另外进行培养，对滑膜组织进行术中冰冻切片检查。组织内平均有>10个多形核粒细胞被认为是存在感染。
- 在有些情况下，三相骨扫描等核医学检查能够有助于发现隐匿的松动，但不作为常规检查。

鉴别诊断

- 深部感染
- 假体位置不良（如股骨或胫骨假体内旋）
- 髌骨轨迹不良或髌股关节过度壅塞
- 假体大小不合适
- 韧带不平衡（例如屈曲间隙过紧）
- 假体松动
- 慢性区域疼痛综合征

非手术治疗

- 如果患者是在术后早期（术后6~12周以内）随访就诊时被发现的，则可以结合本节所讨论的几种方法来进行处理。
- 在疼痛控制领域的专家（通常是专门从事疼痛控制的麻醉科医生）的监督指导下接受积极的疼痛控制。
  - 如果考虑是慢性区域疼痛综合征，则常需要进行交感神经阻滞。
  - 可以开始进行侧重于主动和被动关节活动范围锻炼的高强度的物理康复治疗。
  - 对于屈曲挛缩的病例，可以尝试动力性夹板或者使用连续矫正石膏来获得完全伸直。
- 可以进行麻醉下手法松解（MUA）。进行MUA时，笔者更喜欢同时留置硬膜外导管，并在术后持续留置数周，帮助给予镇痛药物。患者携带镇痛泵出院回家，由镇痛专科医生负责细心监测。
  - MUA如果是在术后3个月内进行，则效果最好，且并发症（例如假体周围骨折）发生率更低。

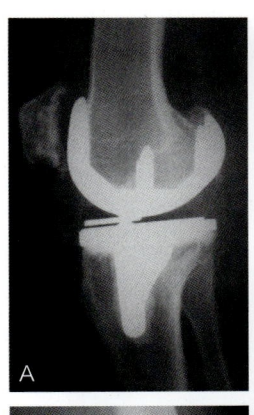
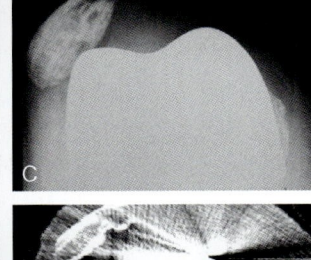
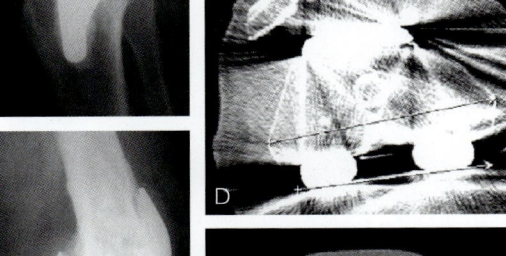
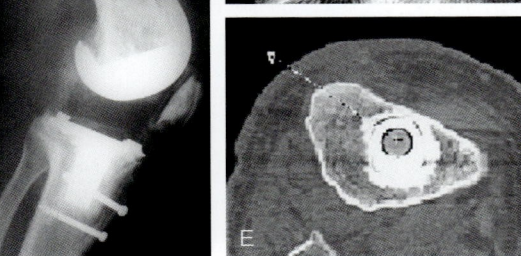
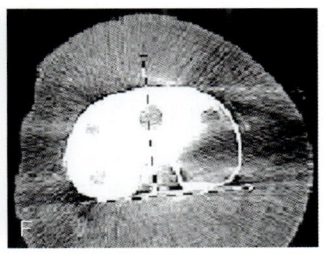

图2 A. 全膝关节置换术后僵直病例的侧位X线片，可见股骨假体型号过大。B. 全膝关节置换术后僵直伴关节线抬高和低位髌骨。C. 髌骨向外侧脱位。D. 右膝关节股骨远端CT扫描。最上面一条线为内外上髁连线，最下面一条线为后髁连线；这列患者的股骨假体存在内旋。注意看脱位的髌骨。胫骨近端CT扫描中可以看到胫骨结节尖端（E）和胫骨假体的对线情况（F）。将这些图像互相叠加来确定假体的旋转对位；正常为18°内旋，该病例的假体为内旋16°。

- 文献中对于由此获得的益处到底有多大并无清晰描述。绝大多数研究显示患者的关节活动范围在MUA后得到改善，但他们最终的关节活动范围要比同期未进行手法松解的患者差。
- MUA其他可能的并发症包括髌腱或股四头肌腱的断裂、股骨或胫骨假体周围骨折以及伤口开裂。手法松解应当在患者完全松弛的状态下进行，使用短力臂，直到硬性终止点。手法松解完成之后应当拍摄X线片以确认没有发生骨折。

手术治疗

- 对僵直膝关节做出翻修手术的决定必须慎之又慎，只有在彻底研究了造成僵直的原因之后才能做出这样的决定。必须向患者充分告知手术的风险，并告知患者即使在进行手术以后膝关节的活动范围仍有可能无法改善。与镇痛专科医生和物理治疗师的紧密协作至关重要，以保证术后不会再次出现膝关节僵直。
- 手术治疗的可选方法包括：
  ○ 关节镜下清理并手法松解[2,5,7,15]。
    - 在部分经过仔细选择的假体固定和对线良好的患者中，可以进行此项手术。该手术对技术要求较高，文献中报道的效果不一，大部分文献研究显示关节活动范围仅有轻度改善（平均15°~30°）。
    - 技术内容包括松解后交叉韧带（如果存在）、清除髌骨上方区域的瘢痕组织，瘢痕清除完成后，进行麻醉下的手法松解。
    - 屈曲挛缩较难采用关节镜手术来解决，但可以通过小的内侧和外侧切口进行后方松解。
  ○ 切开松解，更换组配式聚乙烯垫片[1,9,10,13]。
    - 这一手术同样可以用于部分经过仔细选择的假体固定和对线良好的患者。但是，要完全松解后方关节囊来治疗屈曲挛缩通常是比较困难的，而且这一技术与关节镜下松解相比是否具有优势尚不清楚。应当尽可能少用这一技术。
  ○ 全膝关节翻修术[6,8,10,11,14]。
    - 对大部分患者来说，全膝关节翻修术是最合适的治疗方法。这种方法可以为患者提供最佳的假体对线、大小和旋转，同时可以获得关节线重建和良好的软组织平衡的机会。
    - 它可以使后方关节囊得到完全的暴露，以进行关节囊切除并清除前次手术残留的骨赘。
    - 另一个好处是在必要时可以选择使用限制性更高的聚乙烯垫片，在进行广泛松解的情况下可以为膝关节提供最佳的稳定性。
    - 如果需要处理严重的屈曲挛缩，通常会碰到屈曲-伸直间隙不匹配的问题（即伸直间隙小于屈曲间隙），这时可能需要使用限制性假体甚至是铰链式假体。

术前计划

- 在最终决定是取出还是保留假体之前，必须仔细回顾患者的病史、体格检查、X线片和CT扫描结果（如果有的话）。
- 查看ESR、CRP、全血细胞分析和细菌培养的结果，明确是否有深部感染存在。
- 如果需要保留任何假体，术前必须查看前次手术的手术记录，确认假体的生产商、型号和大小，这样在手术时才能备好合适的与之匹配的替换假体和试模。
- 麻醉好之后进行查体，明确活动受限的范围。

体位

- 对患肢从髋关节到踝关节进行消毒铺巾，大腿近端放置止血带。
- 同侧髋关节下方放置一个垫子来帮助保持小腿直立。
- 小腿固定器可以将小腿维持在手术所需要的位置。
- 在小腿上缠绕弹性绷带，使内外踝更加清楚可及，并以此作为胫骨截骨对线时的参考（图3）。

入路

- 全膝关节翻修术术中暴露主要采用的入路是内侧髌旁入路，彻底切除关节内的瘢痕组织。该入路对大多数全膝关节翻修术都是适用的。
  ○ 但在僵直膝中，可能需要做扩大的入路。
- 如果需要更多显露，可以进行股四头肌斜切。
  ○ 这项操作可以帮助游离伸膝装置的近端，从而改善术野暴露。
  ○ 其优点包括实施和修复相对简单，无需改变术后康复计划，临床效果与未进行斜切而行全膝关节翻修术的患者等同。

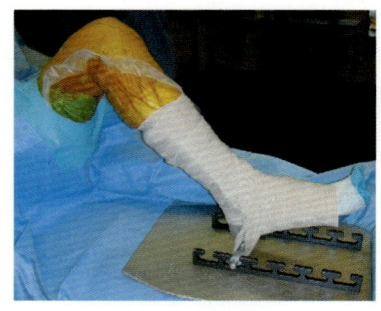

图3　下肢消毒铺巾，髋关节下方放置一个垫子。小腿位置固定器将下肢维持在所需要的体位上。

- 如果需要更广泛的显露,可以通过近端的V-Y股四头肌成形术(详见第45章)或者远端的胫骨结节截骨术(详见第44章)来彻底游离松解伸膝装置。然而,很少需要用到这些操作,而且因为进行这些操作之后需要限制术后的物理治疗,在对僵直膝进行翻修手术的时候应当尽可能避免使用这些技术。

内侧髌旁入路关节切开并关节内彻底松解

- 皮肤切口
  - 尽可能利用前次手术的皮肤切口。
  - 避免平行切口。如果需要在多个既往手术切口中进行选择,则选择最外侧的切口,因为膝前皮肤的血供主要来源于内侧。
  - 如有需要,可做全厚皮瓣游离。
- 关节切开起自股四头肌腱尖端,绕过髌骨内侧,贴着胫骨结节内侧(技术图1A)。
- 进入关节腔的时候,通常会遇到大量瘢痕组织(技术图1B);这些瘢痕组织妨碍了正常的显露,也是造成膝关节僵直的原因。
- 用电刀进行内侧松解,一路向后于骨膜下剥离一层完整连续的软组织袖,直到胫骨的后内侧角和半腱肌止点(技术图1C)。
  - 由此可以外旋胫骨,从而使伸膝装置松弛并改善显露。
- 辨别瘢痕组织和伸膝装置的界限(技术图1D)。仔细清除位于伸膝装置深面的外侧瘢痕组织(技术图1E)和位于关节囊深面的内侧瘢痕组织,直到内外侧沟得到重建(技术图1F)。
  - 在股骨远端保留一薄层软组织,一来可以防止出血过多,同时也可以预防伸膝装置在这一区域重新出现粘连。
- 辨认髌腱和其后方的瘢痕组织的界限,仔细清除髌腱后方的瘢痕组织,将髌腱从胫骨近端松解出来。
- 此时,可以取出组配式聚乙烯垫片以翻转髌骨或使髌骨半脱位。大多数情况下,最好行髌骨半脱位,因其对伸膝装置造成的张力更小,并且在绝大多数情况下都能够提供足够的显露范围。
- 如果碰到困难,可以从髌骨外侧缘剥离软组织,使髌骨活动度增大,同时可以去除所有可见的骨赘。
- 如果仍不能完成显露,则可能需要进行外侧支持带的松解。
  - 该松解范围包括沿髌骨外侧缘从胫骨近端(紧邻髌腱外侧)到股外侧肌的关节囊的全层切开。
  - 由内向外进行外侧支持带松解可以避免进行更多皮瓣的游离。

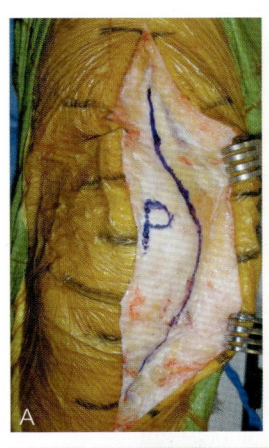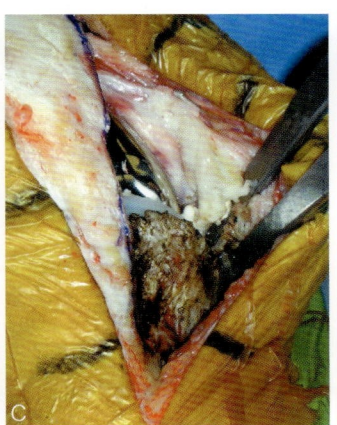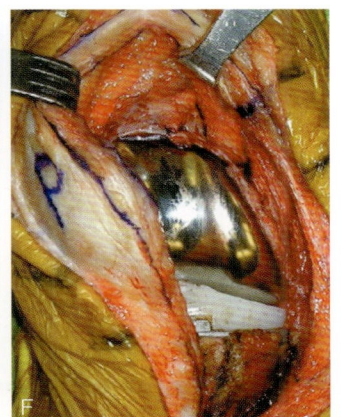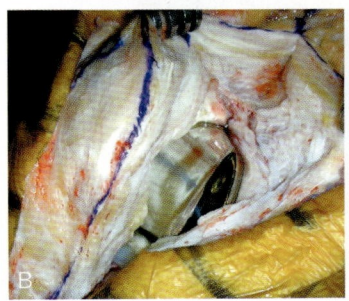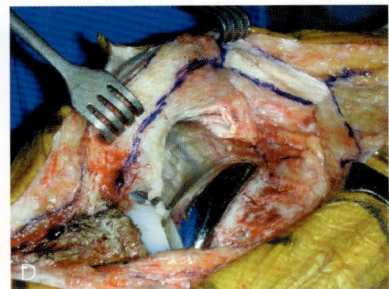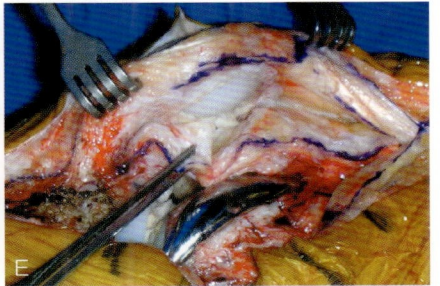

技术图1 A. 内侧髌旁入路关节切开。图中P表示髌骨。B. 髌上囊内大量瘢痕组织。C. 进行内侧松解后。D. 标记线标示了瘢痕组织和伸膝装置之间的界限。切除伸膝装置下面的所有组织。E. 使用手术刀、剪刀或电刀切除伸膝装置深面的瘢痕组织。F. 髌上囊内的瘢痕组织得到彻底清除,内、外侧沟得到重建。

股四头肌斜切

- 如果在内侧髌旁入路关节切开和彻底关节内松解之后仍无法获得充分的显露,则股四头肌斜切通常能够提供充分的显露,使手术能够安全完成。
- 斜切始于关节切开线的近端顶点,在股四头肌肌腱上沿股外侧肌肌纤维方向斜向外侧45°角(技术图2)。
- 手术结束时,用不可吸收缝线对斜切部分做侧对侧缝合修复。
- 如果术中进行过股四头肌斜切,术后康复治疗方案无需调整。

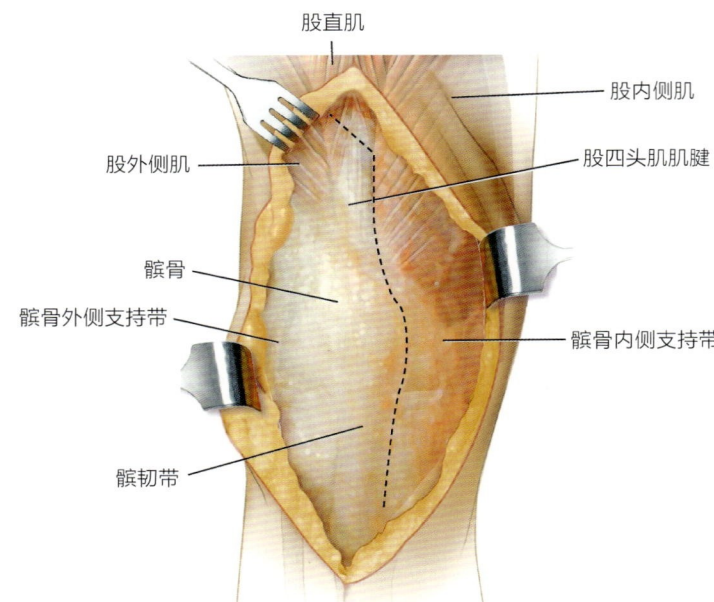

技术图2　股四头肌斜切。

移除假体

- 随后小心移除股骨和胫骨假体,方法详见第44章。
- 然后评估髌骨。测量其厚度(技术图3),如果觉得髌骨-假体复合体的厚度太厚(女性>25 mm,男性>30 mm),或者假体位置不理想(例如过度外置),则将髌骨假体移除。
- 如果要保留假体,则清除所有的骨赘或髌骨本身未行表面成形的部分。

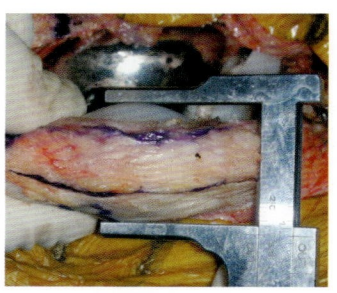

技术图3　评估髌骨的厚度。该女性患者的髌骨厚度为27 mm,髌骨假体接受了翻修。

胫骨近端重新截骨并做后方松解

- 垂直于胫骨机械轴作0°后倾的胫骨近端重新截骨。可以使用髓内或髓外定位装置。推荐做0°后倾,因此截骨的旋转角度此时并不重要。翻修所用的假体通常都自带适当的后倾角度(5°~7°),可以在后面的操作中再去设定理想的旋转位置。
- 然后在内外侧各放入一个椎板撑开器,彻底清除膝关节后方的瘢痕组织以及可能残留的后交叉韧带,重建屈曲间隙,恢复完全伸直功能(技术图4A)。
  - 此时,对韧带平衡进行评估,适当进行松解,直到内侧和外侧屈曲间隙大小相等。
- 用一把弧形骨刀从股骨后方松解残留的关节囊,清除前次全膝关节置换手术残留的所有骨赘(技术图4B)。
  - 鉴于全膝关节翻修术容易造成关节线抬高,对所有病例都要进行彻底的后方关节囊松解。

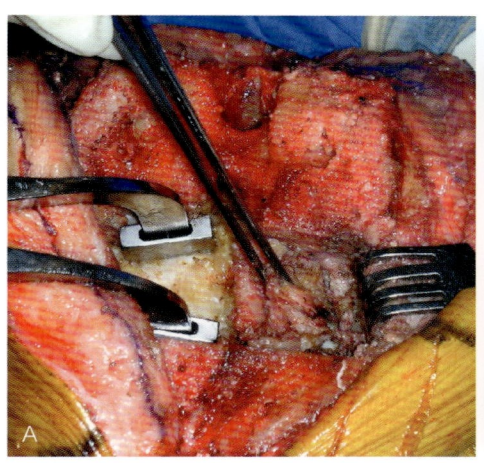 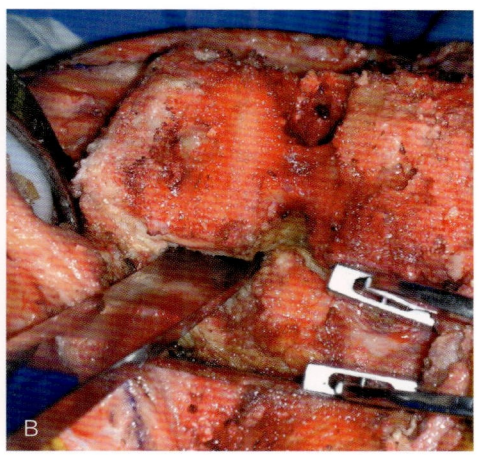

技术图4　A. 进行后方松解和关节囊切除。外侧的后方关节囊已经被切除。B. 用一把弧形骨刀于骨膜下插到股骨后方，完成后方松解，重建屈曲间隙并恢复膝关节完全伸直功能。髌骨被向外侧半脱位，但未被翻转。

胫骨平台的准备

- 首先准备胫骨侧，因为胫骨的高度决定了屈曲和伸直两个间隙。
- 然后测量胫骨假体的大小，使胫骨近端得到最大覆盖。
- 翻修假体通常会使用延长柄来提供额外的支撑。延长柄同时可以帮助假体获得正常对线。必须要记住的一点是，胫骨干相对于胫骨近端的中心存在着向后内侧的偏置，所以需要一个带偏心距的延长柄来使胫骨近端获得最佳覆盖（在大多数病例中是用延长柄将胫骨假体向前向外移）。
- 然后将胫骨试模假体安装在适当外旋的位置上；通常情况下，假体的中线与胫骨结节中内1/3交界线对齐（技术图5）。
- 更多技术细节详见第41和43章。

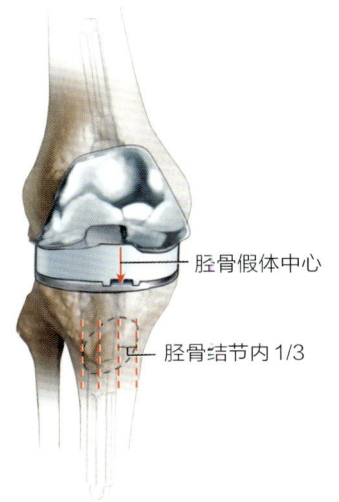

技术图5　胫骨假体的中线被放置在与胫骨结节内侧1/3对齐的位置上来获得合适的外旋。

选择股骨试模大小和金属垫片

- 测量股骨假体的大小会比较困难，但却是手术的关键步骤。如果认为原来使用的假体太大，则选择小一号的试模假体。然而，有些病例可能需要选择更大号的股骨假体来平衡屈曲间隙。
- 术者必须知道，对于膝关节僵直的患者，尽管希望让患者的膝关节在屈曲时有一定的松弛度，但是这样会存在屈曲位不稳定的风险。因此，对于僵直膝行翻修手术的病例应当考虑使用限制性更高的垫片。
- 开始时使用较长的髓内延长柄来试装假体，以帮助判断合适的外翻对线；随后如果有需要，可以替换为较短的延长柄。常规使用延长柄，既可以支撑翻修假体，也可以帮助假体对线。
- 通常最初时使用的金属垫片包括1块小的后外侧垫片，以允许翻修假体获得适度外旋，还包括内外侧同时放置的2块小的远端垫片，以使股骨假体下移，对抗全膝关节翻修术关节线抬高的趋势。
- 利用股骨内外上髁连线来检查股骨假体合适的外旋角度（技术图6A）。术者也可以检查确定股骨前方截骨面从上方看上去是否呈"三角钢琴"或"靴"形（技术图6B）。这一形状提示外侧的截骨深度比内侧要深，从而确认股骨截骨时的适度外旋。

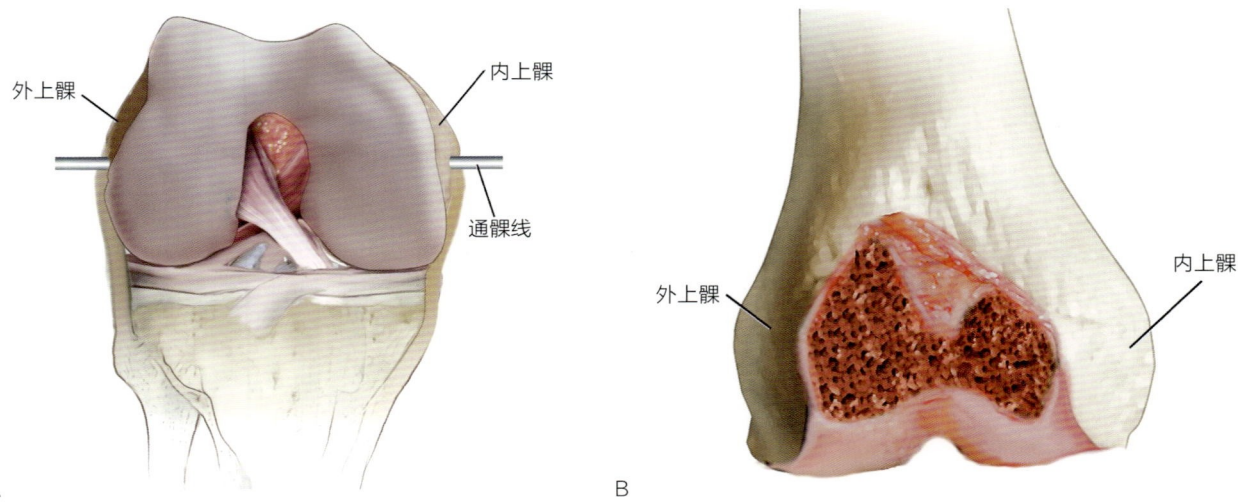

技术图6　A. 利用内外上髁连线来确认股骨假体的适度外旋。B. 从上面看股骨远端，截骨面呈"三角钢琴"或"靴"形，从而确认股骨假体的适度外旋。

试装假体和关闭伤口

- 安装试模后，用不同厚度的聚乙烯垫片来对膝关节进行测试，以保证达到如下要求：
  - 膝关节完全伸直（技术图7A）。
  - 膝关节充分屈曲（技术图7B）。术后屈曲范围的一个很好的预测指标是术中膝关节在重力作用下屈曲达到的幅度。
  - 充分的内外翻稳定性。
  - 髌骨轨迹良好。如果髌骨轨迹不良，必须仔细检查股骨和胫骨假体的旋转，必要时进行调整，直到髌骨轨迹良好。
  - 重建关节线的高度至其正常位置上下1 cm以内。评估关节线最简单的办法是比较髌骨上极和翻修股骨假体上缘之间的相对高度。
  - 应当尝试各种不同的金属垫片和聚乙烯垫片的组合，直到找到最佳的组合。这一步可能需要花费较多时间。
- 接下来就是现场装配翻修假体。根据术者的喜好，延长柄可以采用压配的方法固定到髓腔内，仅在假体干骺端部分的周围放置骨水泥（见技术图7C），或者采用全长骨水泥固定的方式。由于全膝关节翻修术具有较高的感染发生风险，推荐使用含抗生素的骨水泥。
- 在至少屈曲90°的位置上关闭膝关节伤口，因为已有研究证明这样做可以改善最终的屈曲功能。在缝合关节囊之后，再次检查确认关节活动范围和髌骨轨迹。

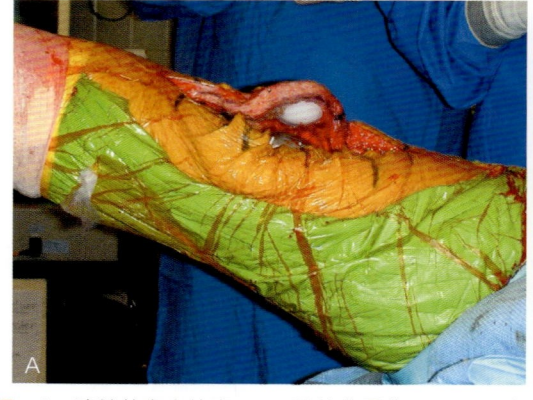 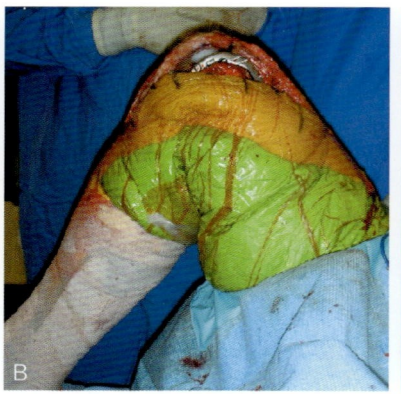 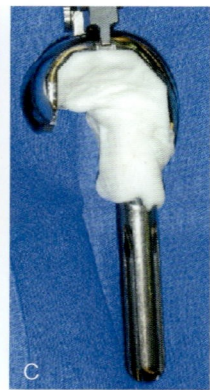

技术图7　A. 膝关节完全伸直。B. 膝关节屈曲＞120°。髌骨轨迹居中。C. 翻修假体的干骺端部分（翻修假体和延长柄交界处以远的部分）涂有骨水泥，延长柄通过紧密压配固定于髓腔内。

要点与失误防范

适应证	• 术前必须对患者进行仔细评估,而且患者必须对手术效果有合理的预期 • 患者必须愿意积极参加术后康复治疗
疼痛控制	• 疼痛控制专科医生的协助对于保证患者能够参加术后物理康复治疗是至关重要的 • 留置硬膜外导管是达到这一目标的有效辅助措施
术前计划	• 确保查阅过前次手术的手术记录,而且必要时能够获得所要更换的部件和试模
围手术期感染的评估	• 所有患者都应当接受完整的围手术期深部感染评估
假体的保留	• 只有在确定原来的假体固定良好、型号大小适合以及对线良好的情况下,术者才能尝试去进行关节镜下或者切开松解 • 如果不是这样,就应当进行完全翻修
髌腱撕脱	• 手术过程中应当十分小心地保护髌腱止点 • 如果确有必要,应当进行诸如股四头肌斜切或者胫骨结节截骨这样更加广泛的入路显露

术后处理

- 术后处理必须在疼痛控制专科医生和理疗师的密切观察下进行。
- 在复苏室内就将患者的患肢置于持续被动活动(CPM)机上,从0°~90°开始锻炼,在患者能够耐受的范围内逐步提高活动角度设置。CPM锻炼每天进行4~6小时,患者必须明白,CPM只是主动和被动关节活动范围锻炼的辅助措施,而不是替代物。
- 留置的硬膜外导管可以保留6周。患者术后6周内每周由手术医生和疼痛控制专科医生进行随访,以观察康复进程。
- 患者全力投入参与积极的物理康复治疗项目,重点强调关节活动范围、步态训练和力量训练。
- 如果患者在术后6周的时候没能达到屈曲90°,则进行麻醉下手法松解(MUA)。

结果

- 表1总结了关节镜下松解联合手法松解、切开关节松解和全膝关节翻修术治疗膝关节僵直的结果。
- 绝大多数文献提示,僵直膝再次手术可以获得关节活动范围、疼痛评分和功能的改善,但这些效果并不是很显著,而且相当一部分患者会再次出现僵直。笔者的一组35例患者随访显示,尽管75%的患者获得了>30°活动度的改善,并发症发生率还是较高的;接近50%的患者需要其他进一步干预措施来获得满意的活动度。
- 关节镜下松解最适合于经过仔细选择的假体固定良好、位置和旋转准确的患者。
- 屈曲挛缩的矫正尤其困难。

并发症

- 僵直复发
- 伸膝装置断裂(尤其是髌腱撕脱)
- 感染
- 不稳定
- 神经血管损伤
- 深静脉血栓形成

表1 关节镜下松解联合手法松解、切开关节松解和全膝关节翻修术治疗膝关节僵直的结果

手术/作者	年份	膝关节数	平均随访时间(月)	关节活动范围平均增加幅度(°)
关节镜				
Bae等[2]	1995	13	12	42
Campbell[6]	1987	8	12	11
Diduch等[9]	1987	8	20	26
Williams等[18]	1996	10	20	31

(续表)

手术/作者	年份	膝关节数	平均随访时间（月）	关节活动范围平均增加幅度（°）
关节松解并更换垫片				
Babis 等[1]	2001	7	51	19
Hutchinson 等[12]	2005	13	87	36
Keeney 等[13]	2005	12	37	26
Mont 等[16]	2006	18	30	31
股骨假体翻修				
Ries 和 Badalamente[17]	2000	6	33	50
全膝关节翻修术				
Bedard 等[3]	2011	34	22	38
Christensen 等[7]	2002	11	38	56
Haidukewych 等[10]	2005	16	42	33
Hartman 等[11]	2010	35	55	45
Kim 等[14]	2004	56	43	28

（王俏杰　译，沈灏　审校）

参考文献

[1] Babis GC, Trousdale RT, Pagnano MW, et al. Poor outcomes of isolated tibial insert exchange and arthrolysis for the management of stiffness following total knee arthroplasty. J Bone Joint Surg Am 2001;83:1534-1536.

[2] Bae DK, Lee HK, Cho JH. Arthroscopy of symptomatic total knee replacements. Arthroscopy 1995;11:664-671.

[3] Bedard M, Vince KG, Redfern J, et al. Internal rotation of the tibial component is frequent in stiff total knee arthroplasty. Clin Orthop Relat Res 2011;469:2346-2355.

[4] Berger RA, Crossett LS, Jacobs JJ, et al. Malrotation causing patellofemoral complications after total knee arthroplasty. Clin Orthop Relat Res 1998;356:144-153.

[5] Bong MR, Di Cesare PE. Stiffness after total knee arthroplasty. J Am Acad Orthop Surg 2004;12:164-171.

[6] Campbell ED Jr. Arthroscopy in total knee replacements. Arthroscopy 1987;3:31-35.

[7] Christensen CP, Crawford JJ, Olin MD, et al. Revision of the stiff total knee arthroplasty. J Arthroplasty 2002;17:409-415.

[8] Della Valle C, Parvizi J, Bauer T, et al. American Academy of Orthopaedic Surgeons clinical practice guideline on the diagnosis of the periprosthetic joint infection. J Bone Joint Surg Am 2011;90:1355-1357.

[9] Diduch DR, Scuderi GR, Scott WN, et al. The efficacy of arthroscopy following total knee replacement. Arthroscopy 1997;13:166-171.

[10] Haidukewych GJ, Jacofsky DJ, Pagnano MW, et al. Functional results after revision of well-fixed components for stiffness after primary total knee arthroplasty. J Arthroplasty 2005;20:133-138.

[11] Hartman CW, Ting NT, Moric M, et al. Revision total knee arthroplasty for stiffness. J Arthroplasty 2010;25(6 suppl):62-66.

[12] Hutchinson JR, Parish EN, Cross MJ. Results of open arthrolysis for the treatment of stiffness after total knee replacement. J Bone Joint Surg Br 2005;87:1357-1360.

[13] Keeney JA, Clohisy JC, Curry M, et al. Revision total knee arthroplasty for restricted motion. Clin Orthop Relat Res 2005;440:135-140.

[14] Kim J, Nelson CL, Lotke PA. Stiffness after total knee arthroplasty: prevalence of the complication and outcomes of revision. J Bone Joint Surg Am 2004;86:1479-1484.

[15] Laubenthal KN, Smidt GL, Kettelkamp DB. A quantitative analysis of knee motion during activities of daily living. Phys Ther 1972:52:34-43.

[16] Mont MA, Seyler TM, Marulanda GA, et al. Surgical treatment and customized rehabilitation for stiff knee arthroplasties. Clin Orthop Relat Res 2006;446:193-200.

[17] Ries MD, Badalamente M. Arthrofibrosis after total knee arthroplasty. Clin Orthop Relat Res 2000;380:177-183.

[18] Williams RJ III, Westrich GH, Siegel J, et al. Arthroscopic release of the posterior cruciate ligament for stiff total knee arthroplasty. Clin Orthop Relat Res 1996;185-191.

第48章 膝关节融合术
Knee Arthrodesis

Rajit Chakravarty, Bhaveen H. Kapadia, Julio J. Jauregui, and Michael A. Mont

定义

- 膝关节融合术为全膝关节置换术(TKA)后感染、膝关节周围肿瘤、创伤后关节炎以及膝关节慢性感染,提供了挽救性手术的极好选择。该术式可以恢复稳定且无痛的下肢行走能力。
- 膝关节融合术术后步行消耗的能量比正常行走高出30%。但融合的膝关节行走时需要的能量比膝上截肢(AKA)术后步行消耗的能量低25%。对于老年患者来说这点很重要,因为对于有内科合并症的患者截肢术后常常无法步行[14,18]。
- 对于年轻的膝关节创伤患者,膝关节融合术相对于膝上截肢术能够更好地满足患者体力活动的要求。
- 相对禁忌证包括显著的对侧肢体功能障碍、严重的后腰痛以及关节炎、对侧膝上截肢,以及严重的同侧髋关节或踝关节退行性病变。

解剖

- 相关的解剖取决于患者既往所做的手术。例如,对于TKA术后感染而需要行膝关节融合术的患者,常伴有伸膝装置连续性破坏以及膝前软组织缺损。
- 为了使膝关节融合术获得最佳的骨面接触,需要将后关节囊推离股骨远端和胫骨近端,从而可以使膝关节完全伸直,使股骨和胫骨之间获得最佳的骨性接触。
- 膝关节后关节囊后方即是腘动、静脉以及坐骨神经,坐骨神经向远端分为腓总神经和胫神经(图1)。
- 用长髓内钉固定行膝关节融合术时,梨状窝是重要的进钉点标志。

发病机制

- 目前,膝关节融合术最常见的适应证是失败且无法修复的全膝关节。这些情况可能继发于持续性感染、严重不稳定、巨大骨量丢失、软组织无法充分覆盖、伸膝装置失效,或者患者不愿意行膝关节翻修术。另外,其他需要做膝关节融合术的情况还包括关节周围肿瘤和严重的创伤后退行性关节疾病[11,18]。
- 创伤、侵袭性关节周围肿瘤破坏或者感染清创,可导致股骨远端和胫骨近端广泛的骨缺损。
- 最常用的填充骨缺损的方法就是直接短缩患肢。
  - TKA术后感染的患者行膝关节融合术平均肢体短缩4 cm,因此需要使用矫形鞋来恢复患肢长度[12]。
  - 对于明显的肢体短缩(5~6 cm)的患者,可以在股骨近端行骨延长术。
  - 对于骨量丢失更为严重(7~10 cm)且软组织及神经血管不能承受直接加压融合的患者,采用外固定支架技术行膝关节融合术,每天逐渐加压2 mm,也是一个选择,尽管这样仍然会导致肢体严重短缩。

自然病程

- 膝关节严重创伤及感染预后结果很差,下肢不稳定使得患者无法负重。
- 膝关节融合术的疗效非常持久,可持续终身[3]。
  - 然而,随着膝关节融合术后的患者的年龄增长,同侧肢体骨盆倾斜、髋关节外展以及踝关节背伸逐渐加重,可能会导致对侧肢体发生退行性关节病。
- 膝关节融合术的另一个替代方案是膝上截肢术,可以使年轻健康的膝关节创伤患者使用膝上型假肢恢复其步行能力。

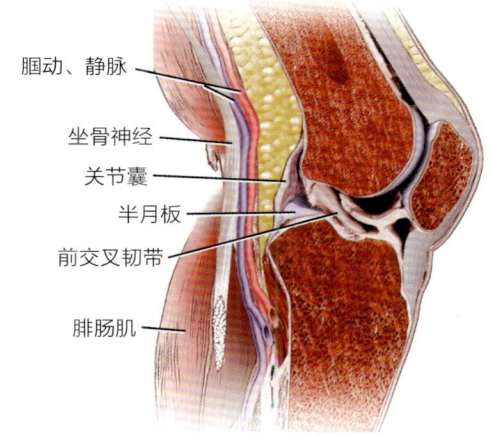

图1 膝关节平面后侧神经血管束与股骨胫骨后侧面的邻近关系。前侧的骨皮质皮下浅在,由于股四头肌和髌腱的相对缺血以及前方缺乏血供良好的肌肉,因此其血供不良。

- 而膝上截肢术对于老年TKA术后感染患者常常导致丧失步行能力[14]。

病史和体格检查

- 膝关节融合术前评估需要详细询问患者膝关节一系列创伤以及手术史。
- 评估患者的合并疾病是非常重要的，比如外周血管疾病、吸烟史、糖尿病史、步行能力、社会活动能力、激素使用史。这些合并的疾病影响患者膝关节融合处的愈合能力。
- 膝关节的体格检查应当包括评估力线、活动度、伸膝迟滞、固定畸形以及韧带稳定性。对髋关节和踝关节的体格检查评估也很重要，有助于评估膝关节融合术后其余关节的代偿能力。
  - 合并马蹄足畸形患者术中附加跟腱延长术或者腓肠肌松解术。
- 检查者应当触诊足背和胫后血管搏动。如果搏动微弱，应当对于患者的血管情况做一个细致的评估。
- 评估膝前皮肤状况比如是否存在瘢痕，是否存在皮瓣手术史以及皮肤的完整性状况。如果皮肤条件很差，术者应当考虑术后伤口关闭的其他技术，比如创面负压吸引技术或者在术前咨询整形外科医生。

影像学和其他诊断性检查

- 最重要的影像学检查是站立负重位下肢全长正侧位片（图2）。
  - 这些检查提供术者评估目前的肢体长度，预计术后双下肢的不等长程度。
- 对于膝关节区域骨缺损>5～6 cm的患者，一期加压融合技术可能引起血管扭曲导致血运障碍，因此这些影像学资料对于选择手术融合方式很重要[4]。
- 任何髓腔内残留的骨水泥在影像资料中都能得到良好的反映，术者可以预先准备相关的器械在手术中将其取出。
- MRI结果对于判断股骨远端和胫骨近端感染的范围很有帮助。但是在阅片时要注意，髓腔水肿可能被错误理解为骨髓炎的表现而导致过度的骨切除。
- 另外，如果足背动脉和胫后血管搏动微弱或者无法触及，多普勒超声可以帮助显示肢体的血供。如果没办法做超声检查，也可以进行CT血管造影检查。

膝关节融合术的指征

- TKA术后感染
- 严重的膝关节创伤，无法重建
- 肿瘤切除术后的重建

非手术治疗

- 对于创伤或者感染导致膝关节大量骨缺损的患者采用非手术治疗方法非常困难。患者常常因为下肢不稳定而无法负重，需要借助石膏或者支具支撑。
- 关节切除成形术的指征通常是对步行能力丧失患者，或者全身情况无法耐受较大手术操作的患者。
- 同侧髋/踝关节严重退行性病变或者对侧膝上截肢是膝关节融合术的禁忌证。另外，对侧髋关节或膝关节接受过融合手术也是禁忌证。

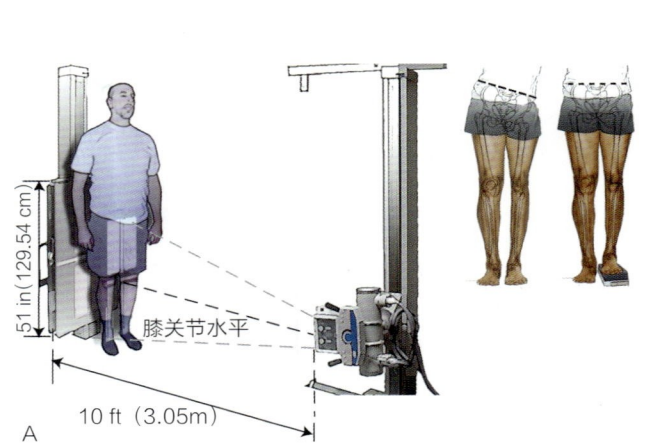 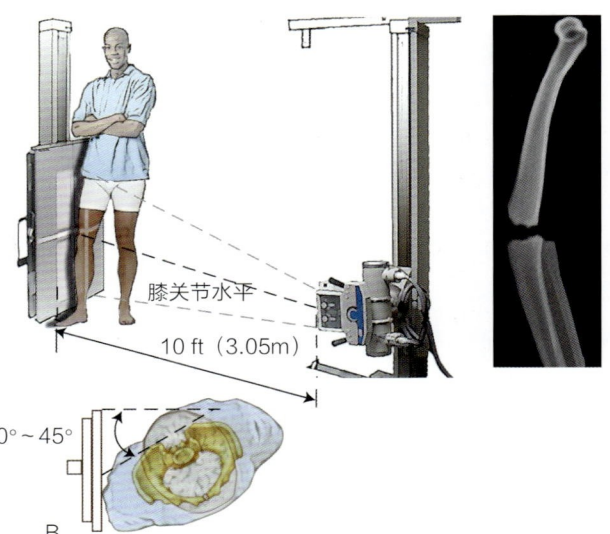

图2　下肢站立全长前后位和侧位片。图示如何投射摄片。通过这些影像可以确定下肢的力线以及肢体长短。将两侧骨盆置于同一水平以确保测量准确。对于马蹄足畸形以及膝关节屈曲畸形的患者，自身无法代偿下肢不等长。这些图像是用51 in（129.54 cm）的胶片在10 ft（3.05 m）之外投射的。

手术治疗

- 膝关节融合术要求患者全身情况稳定、能够承受2～6小时、潜在失血量为500～2 500 ml的手术操作[4]。

术前计划

- 正确的术前计划源自"病史和体格检查"及"影像学和其他诊断性检查"中介绍的要点。
- 采用正确的骨折固定原则能够有助于获得成功的关节融合。因此，获得良好的骨性接触和牢靠的固定并保留良好的血供是至关重要的。
- 获得正确的肢体力线也是非常重要的。手术目标是获得膝关节5°～7°外翻和15°±5°屈曲的总体力线[6,18]。TKA截骨工具有助于获得理想的力线，但在广泛骨缺损时，其作用有限[11,18]。
- 术前计划最重要的一点是确定术中融合区域骨缺损范围大小，尤其是存在感染的情况下（见表1）。
  - 对<5～6 cm骨缺损的患者可采用髓内钉固定直接加压融合。而超过这一长度限制的直接加压融合术可引起血管扭曲，导致下肢缺血性改变。
  - >5～6 cm的骨缺损可以采用逐步加压融合技术或者骨搬运技术填充缺损。采用外固定支架结合骨搬运技术用胫骨近端或者股骨侧健康的骨组织填充缺损，恢复理想的肢体长度（短于对侧肢体长度1 cm以内）。
  - 对于更大范围的骨缺损，可采用外固定支架逐渐加压融合，而不采用骨搬运技术，这样可以预防血管扭曲现象。但是不免会导致下肢不等长结果，患者因此可能不满意且不得不穿2～3 in（5.08～7.62 cm）高的高跟矫形鞋，步行时非常不方便。
  - 术前与患者沟通手术的目标很重要，必须了解患者是否愿意接受术后穿高跟矫形鞋行走的结果，或术中采用额外的步骤使肢体长度恢复到可接受的程度。

表1 不同程度骨缺损的治疗策略

缺损长度(cm)	治疗策略
<5	髓内钉或者外固定支架固定，也可采用肢体延长术
5～10	外固定支架固定，采用股骨或者胫骨骨搬运技术或者采用髓内钉固定骨搬运技术，逐渐加压融合
>11	髓内钉固定双平面截骨骨搬运技术；环形支架双平面骨搬运技术 在感染得到根除的情况下，在所有对接/融合部位进行植骨

- 膝关节融合术的策略应该根据每位患者的具体情况个性化制订。可以二期行肢体延长术或者术中一期延长。同期行肢体延长术，整个恢复过程速度取决于融合部位而不是骨搬运过程。意识到这一点很重要。
- TKA术后感染行膝关节融合术需要进行植骨。植骨是为了重建股骨远端或胫骨近端的骨缺损。但植骨必须在感染得到控制后才能进行。
  - 手术的时候，可以按照Klinger等[10]和Somayaji等[18]提出的分型系统对骨缺损进行分类。
    - 轻度：可以实现完全的骨性接触。
    - 中度：骨性接触不完全。
    - 重度：只有极少或没有骨性接触。
  - 在严重骨缺损的情况下，带血管的腓骨移植可以被用于桥接股骨远端和胫骨近端之间的间隙。在股骨远端巨大骨缺损病例（≥10 cm）中，常常需要进行游离腓骨移植。腓骨移植物置于表面，用钢板和螺钉固定[10,11,18]。
  - 感染情况下的膝关节融合可以一期进行，也可以分两期进行。一期融合包括彻底清除感染组织并植入内固定装置。
  - 治疗失败的感染TKA优先考虑进行二期膝关节融合。第一期手术进行彻底清创，取出假体，植入含抗生素的骨水泥占位器。随后进行数周的抗生素抗感染治疗，然后开始进行第二期手术，用所选择的固定装置进行膝关节融合术。
  - 对于采用分期手术的患者（首先清创+间隔物放置术，二期采用钢板或者髓内钉行膝关节融合术），行关节融合术同时植骨。
  - 如果患者采用外固定支架固定，在清创术后即开始加压融合，则需要另做一次手术进行植骨。
  - 无论采用哪种融合方法，感染术后的融合都要进行两次或更多次的手术。

固定器械的选择

长膝关节融合髓内钉

- 髓内钉能够允许患者早期活动、固定牢靠并能够在更短的时间内获得融合。髓内钉有长、短两种类型。长膝关节融合髓内钉是膝关节融合术合适的选择。患者耐受良好，且能够中和膝关节周围的肌肉产生的力量。
- 常见并发症是感染，髓内钉则还存在钉子移位的风险。
- Biomet,Inc:Biomet Trauma（Warsaw,IN），Smith Nephew（Memphis,TN），Stryker Orthopaedics（Mahwah,NJ）这三家厂商提供长的膝关节融合髓内钉的商用产品。
- Stryker公司提供的髓内钉具有5°外翻角设计，能够纠正直钉植入后产生的下肢轻度内翻的力线。同时也能在主钉置入和锁定后对融合区域进行加压。
  - 通过在钉近端置入加压螺栓取得加压效果，加压螺栓置入后沉入髓内杆，与动力滑槽内的近端锁钉相咬合，达到对于融合区域1cm的滑动加压效果。

短膝关节融合髓内钉
- 短膝关节融合髓内钉是在膝关节融合区域两端长度对称的髓内钉。
- 该系统可以避免在髋关节的梨状窝做手术切口。另外，膝关节手术部位同一个切口可以在清创之后插入髓内钉并进行植骨，不需要另做切口。
- 目前商用的产品称为Wichita融合髓内钉（Stryker）。这一器械由不同直径的股骨侧和胫骨侧组件组成（图3）。分别用锁钉交锁固定股骨和胫骨后再将其组合并达到加压的效果。
- 这一器械非常适用于干骺端骨量充分的初次膝关节融合术。
  - 对于干骺端骨量较差无法使髓内钉在股骨和胫骨髓腔内充分接触的患者，Wichita融合髓内钉无法提供足够的稳定性对抗跨越膝关节的长力臂作用力。
- 术前仔细计划确保胫骨和股骨侧主钉与髓腔直径髓腔有充分的接触。股骨侧钉长14cm，胫骨侧钉长为16cm。

外固定
- 对于治疗失败的感染TKA，外固定是膝关节融合术的一个切实可行的选项。
- 有许多外固定器械可供选择：单边、双边以及环形支架。
- 单边外固定支架由股骨和胫骨各两根固定钉组成，可使股骨和胫骨获得良好的骨性接触，但稳定性较差。
- 环形支架能够调整融合肢体的力线，为骨形成提供力学刺激，同时能够提供牢固的固定。但是，在使用的过程中需要相当好的手术技术，而且笨重庞大的支架会给日后生活带来麻烦。
- Orthofix LRS（Verona, Italy, 图4）双边外固定支架系统有两根光滑直杆（65 cm和80 cm）分别置于下肢的前面和外侧，杆的长度覆盖髋关节到踝关节的区域，以分散膝关节周围应力。
- 采用外固定的优势为融合完成后没有内固定器械存留，因此也不会遗留感染复发的源头，同时也可以在取出感染TKA假体或者感染病灶清创手术同时进行外固定，还可以术后即刻开始加压融合过程。
- 并不推荐在软组织稳定、感染得到控制之前行植骨术，通常在外固定术后6~8周后行植骨术。
- 采用环形或双边外固定支架固定，可以同期行股骨近端或胫骨远端截骨，采用骨搬运技术，融合完成后较好的恢复肢体长度。
- 采用环形外固定支架固定时，大腿内侧的环对于成人和老年人来说很不方便，因此采用双边Orthofix外固定支架更为便捷。
- 也可以用单边外固定支架按照双边支架的方式进行固定，使用时必须跨股骨和胫骨全长固定以达到牢固的固定。

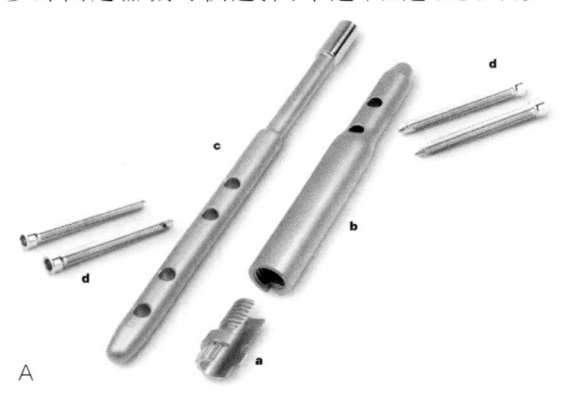

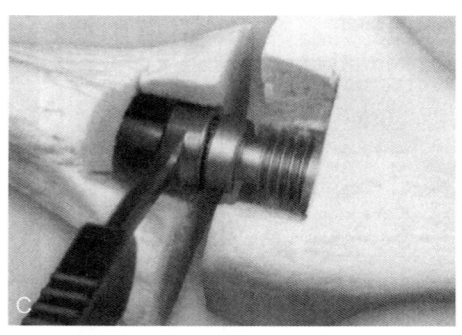

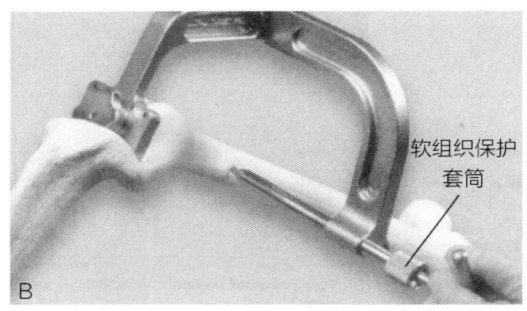

图3　Wichita融合髓内钉。从操作指南截取的几张图片显示不同的组件、插入手柄以及加压机制。注意股骨钉组件和胫骨钉组件是通过组合装置连接的。

- 该假体设计有6°外翻角，具有可定制的垫块，允许重建理想的肢体力线和长度。

体位
- 在臀部下方垫枕以利于术中侧位片透视股骨头和颈。
- 整个下肢包括足都必须包括在术野中，以帮助术中判断旋转力线并可触及动脉搏动（图5）。

入路
- 膝关节融合术最常用的是前侧入路。
  - 应当注意的是，如果采用纵行切口，肢体短缩后很难闭合切口。
- 如果膝关节融合术是作为感染（创伤性感染或者TKA术后感染）的治疗方案，通常可以在清创手术后即开始融合。
- 推荐的技术是清创和融合使用两套分开的手术器械。
  - 清创结束后，撤除污染的器械和铺巾，下肢重新消毒铺巾，更换手术服。
- 用高速磨钻对骨组织进行清创，同时用冷生理盐水持续灌洗降温，直到骨床清洁、健康创面均匀渗血，尽可能获得最佳的骨质量和最大的骨接触融合面积。
- 用喷射水刀（Smith & Nephew, London, United Kingdom）对软组织尤其是后关节囊部分进行仔细的清创。
- 通常需将后方骨表面的后关节囊仔细剥离以获得最佳的骨接触面积，但注意避免损伤关节囊后方的血管束，通常可以用骨膜剥离器小心地进行分离。
- 骨组织处理完成后，即可采用下述技术之一固定融合两端。

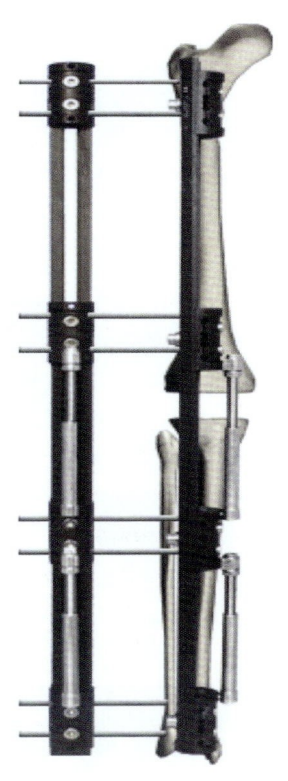

图4　采用Orthofix LRS双边外固定支架行膝关节融合术。

接骨板内固定
- 接骨板并不是膝关节融合术常用的植入物器械，因为其容积效应，膝前常没有足够的软组织覆盖。但是，对于在同侧肢体行全髋关节置换术后的患者也可选择钢板作为固定的器械。
- 理想的接骨板结构应当是采用双90°平面放置，前侧接骨板用来对抗屈伸作用力，内侧或者外侧接骨板用来对抗内外翻作用力。
- 首先采用加压接骨板技术固定，接骨板上其余的锁定孔可以采用锁定螺钉予以固定。
- 目前有很多锁定接骨板可供选择（例如Synthes, Smith & Nephew）。

融合假体
- 假体由骨水泥固定的锥形股骨和胫骨柄组成，在关节线水平利用凸轮和立柱机制锁定在一起，无需股骨远端和胫骨近端发生骨性接触。Stanmore膝关节融合假体（Middlesex, United Kingdom）是市售可用的假体[1]。
- 在肿瘤假体失败或多次膝关节翻修失败造成严重骨缺损时，传统的融合技术无法建立成功的融合所需要的充分骨接触，融合假体在这种情况下可能是有帮助的。
- 可以作为吻合血管腓骨移植、异体移植或骨搬运技术的替代方案。

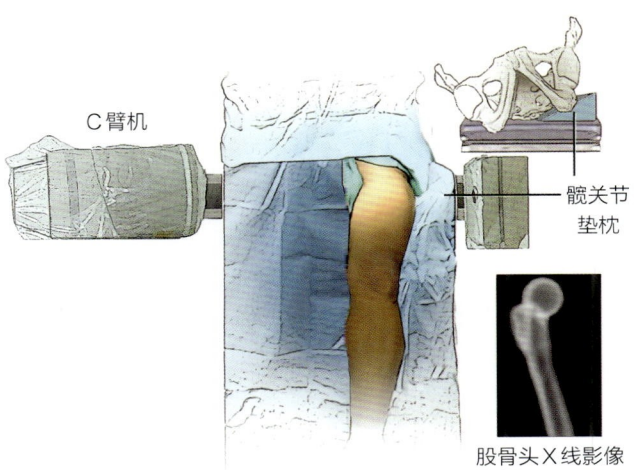

图5　膝关节融合术患者的术中体位。整个下肢消毒铺巾，在同侧臀部垫枕。臀部垫高后利于股骨近端髓内钉进针点的进入以及置入外固定支架固定钉。

长髓内钉进钉

切口以及暴露
- 首先采用X线透视,以胫骨和股骨间隙中点位置为中心做一膝关节横行切口。
- 妨碍骨面加压愈合能力的软组织都需要直接剥离,但注意不要损害融合区域的血运。
- 正如上述,这也包括用Cobb骨膜剥离器对股骨和胫骨后侧关节囊小心地剥离,以获得骨面直接接触。
- 小心地去除骨组织以减少不可避免的肢体短缩,获得最大限度的骨接触面积,但是任何坏死的骨组织都必须去除。

胫骨和股骨扩髓
- 骨面处理结束后,首先对胫骨进行扩髓。
- 将股骨扩髓扩到和胫骨扩髓相同的直径,这样可以获得最大的髓内钉固定强度。
- 过度扩髓会降低髓内钉和股骨髓腔接触的紧密性。
  - 以往的膝关节融合髓内钉有不同的股骨和胫骨直径设计,但现在已不再供应。假如采用的是这种髓内钉,股骨扩髓要达到比所使用的髓内钉直径大1 mm。(技术图1)。
- 用导针分别对胫骨和股骨扩髓。
  - 胫骨顺行扩髓而股骨逆行扩髓。
- 将导针从股骨近端梨状窝处穿出,使得在股骨近端找到进钉点位置变得非常容易。
- 但是必须要注意确保置钉点不要置于太内侧,如果发生这种情况,用1枚斯氏针固定股骨近端,以避免过于偏内置钉导致灾难性股骨颈骨折并发症。
- 逆行插入导针在梨状窝穿出,进而用一小的经皮切口将导针穿出皮外。
- 顺行膝关节融合髓内钉近端8 cm部分的直径是13~14 mm,随后顺行对股骨近端部分扩髓以保证髓内钉能够与髓腔其余部分紧密接触。

置入髓内钉
- 髓内钉置入是最重要的部分。
- 首先确保骨面两端能够顺利接合,髓内钉置入后能够产生加压效果。当髓内钉从股骨穿到踝关节后,骨面两端能够平坦接触这点非常重要,因为髓内钉在骨松质中可能会偏斜而直接接触骨皮质。骨端加压能够确保髓内钉植入后融合区域有最大限度的接触面积。
- 同时要保证旋转力线合适,这点也非常重要。最初下肢置于垫枕上,轻度内旋。当髓内钉置入时,内收下肢。最终足的位置在下肢内收位时与地面垂直。这样可以确保一旦去掉枕垫后下肢有一些外旋(技术图1B)。
- 一旦髓内钉插入胫骨髓腔后,旋转角度就被固定了,不应该再去手动旋转。由于髓内钉与胫骨髓腔的紧密接触以及正常胫骨前弓5°~7°,一旦髓内钉被完全置入胫骨,旋转胫骨可能导致胫骨骨折。
- 髓内钉一旦插入并在导引臂帮助下完成近端锁钉后,握住患者足部用锤击器敲击置钉手柄继续深入,即可对融合区域达到加压效果。
- 下肢外展位在透视下以"调圆"技术徒手行远端锁钉。
- 确保在插入交锁钉前要维持充分的加压。
- 某些膝关节融合髓内钉可在近端置入1枚加压螺钉,在远端锁钉置入后还可以额外加压1 cm。

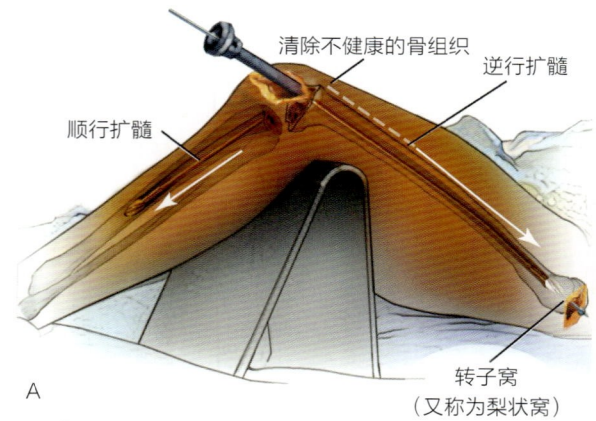 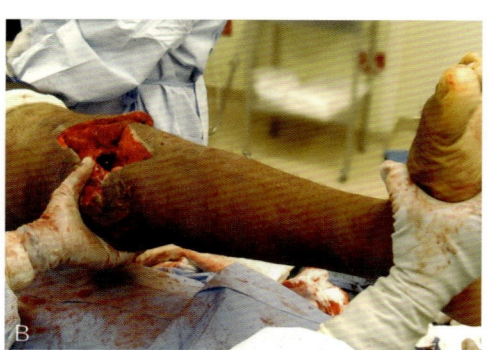

技术图1 A. 胫骨顺行扩髓的侧面示意图。随后逆行股骨扩髓。转子窝又被称为梨状窝。B. 髓内钉从髋关节置入后的下肢体位。这一步骤的重点是在臀部垫高时保持足尖位置垂直于水平面,以确保去除衬垫后轻度外旋的下肢旋转力线。

关闭伤口

- 髓内钉置入后，用可吸收缝线关闭切口。

短髓内钉置入

- 手术入路可采用标准的内侧髌旁入路。
- 融合端暴露后，随后在髓内截骨导向器的帮助下进行股骨远端和胫骨近端截骨，使得截骨端对合后膝关节位于屈曲5°、内外翻中立位力线下。
- 截骨完成后试行截骨端复位，确认骨端对合位置和力线。
- 另一点需要牢记的就是术后不可避免会出现肢体短缩，膝关节融合术平均短缩4 cm。切除过多的骨组织会引起更严重的肢体短缩，患者不免需要使用大而笨重的后跟垫。
- 另一个能够保证膝关节处于屈曲状态的方法是股骨扩髓的方向从远端后侧向近端前侧扩髓操作。由于胫骨髓腔较小，很难在胫骨扩髓时采用像股骨一样偏心性扩髓方式。
- 股骨扩髓完成后，插入股骨髓内钉用2枚锁钉固定，锁钉的方向是由外向内。
- 对于融合区域存在微小间隙的情况，可以在创面关闭之前行植骨术或BMP，或者两者一并施行。
- 将胫骨上切割出一个卡槽，用于植入连接两段髓内钉的扣锁装置，在定位器辅助下植入胫骨交锁钉。
- 切割出来的骨栓可以在手术的最后用于植骨。
- 一般有两种胫骨锁钉的方法，采用能够锁定骨质最佳部位的方法。
- 随后置入胫骨髓内钉，交锁钉的方向由内向外。
- 置入锁钉时，在腘窝处垫一膝枕，这样可以确保股骨和胫骨髓内钉锁定时屈曲成一定角度，最理想为5°。
- 一旦髓内钉置入完成锁定结束后，可以在股骨上另外开一个小槽以检查扣锁机制。取出的骨栓也可以留作手术最后进行植骨。
- 在股骨钉和胫骨钉扣锁以及加压锁钉置入完全结束之前，检查下肢旋转力线在中立位和5°外旋之间。旋紧加压锁钉以获得融合断端最佳的加压效果，注意不要过分旋紧，过紧可能会引起骨端骨折。
- 融合骨面加压后，取出骨栓植骨填充，最终关闭手术切口。
- 术中融合区域充分骨接触的患者术后允许完全负重。

外固定

使用外侧支架

- 对融合骨端做充分的暴露，清除所有残留的感染灶之后，首先要做的是安装外侧滑轨。
- 用4枚杆钉连接器固定外固定支架，2枚固定在股骨上，2枚固定在胫骨上。
- 最近端的杆钉连接器位于小转子平面，在前后位上方向与股骨干垂直，置于股骨干的当中部分。
- 向股骨干置入股骨近端支架钉时注意位置不要过于偏前，这点非常重要，否则可能引起应力集中甚至导致骨折。
- 股骨近端钉置入后，再在前后位上垂直于胫骨干方向置入最远端的固定钉。固定钉置入后注意控制下肢旋转。
- 当最近端和最远端2枚支架钉置入后，再置入中间2枚杆钉连接器（技术图2A~D）。
- 杆钉连接器的位置根据胫骨近端和股骨远端的骨质量而调整。理想情况下，杆钉连接器的跨度越远，固定的强度越好。
- 术中侧位X线透视来确认中间杆钉连接器的位置。
- 杆钉连接器常常置于偏后侧的骨皮质，根据需要向近端向远端移动支架钉的位置。
- 杆钉连接器可以通过一半或者全部的"杆杆连接器"技术将支架钉向前面移动。如果不希望将杆钉连接器向膝关节以远移动，可以选择采用杆杆连接器移动支架钉位置。
- 然后就可以用支架固定膝关节屈曲于一定角度。继续屈曲膝关节需要将中间两个杆钉连接器向前侧骨皮质调整。
- 笔者通常屈曲膝关节5°，这可以避免因为过分屈曲膝关节导致肢体短缩。在这样的体位，中间2枚杆钉连接器需要用一个杆杆连接器来和骨皮质接触。
- 将每个杆钉连接器置入1枚支架钉，再置入余下的一共8个单边钉（每个杆钉连接器有2枚支架钉置入）。
- 笔者选择使用螺纹羟基磷灰石涂层的单边钉置入，螺纹长度与股骨直径相同。
- 支架钉螺纹没有完全进入骨干内，与支架钉螺纹完全进入骨干内相比，其固定强度下降。

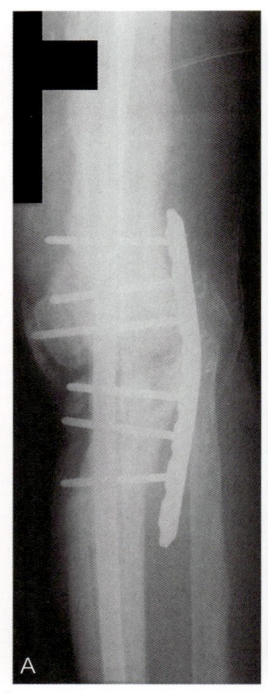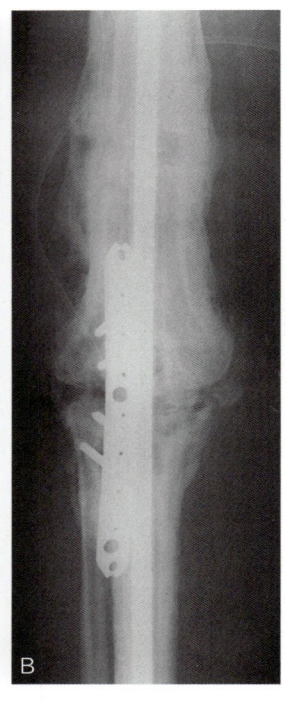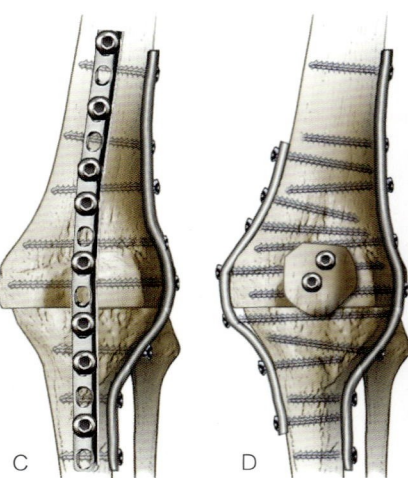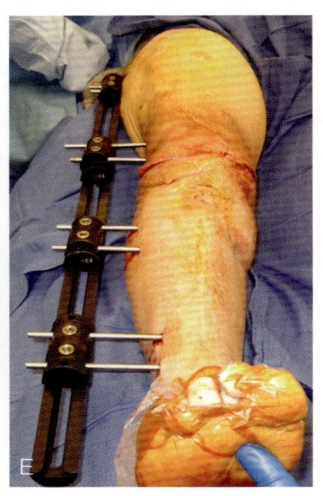

技术图2　A、B. 膝前软组织瘢痕患者后侧钢板固定膝关节融合术的X线片。C、D. 双90°钢板固定以及其他钢板的理想位置（例如内侧和外侧钢板放置）的示意图。E. 连接好单边外固定支架的滑轨（图C、D经允许引自Conway JD, Mont MA, Bezwada HP. Arthrodesis of the knee. J Bone Joint Surg Am 2004;86A:835-848）。

检查下肢力线以及机械轴

- 支架钉全部置入后，用电刀线技术检查下肢力线。下肢位置摆放于髌骨向上的位置。在X线透视下，将电刀线从股骨头中点位置拉直到踝关节中点位置。首先术中透视检查支架钉的位置，再透视电刀线或者说是下肢的力线轴与膝关节的关系。下肢力线应当通过膝关节中心位置或者稍微内侧的位置。如果不是，可以在钉杆连接器里向内侧或者外侧移动胫骨支架钉，直到下肢力线可以接受为止。
- 出现这种情况时，将支架钉固定在杆钉连接器中，用加压-牵张装置连接杆钉连接器。近端股骨侧杆钉连接器和支架固定紧密。
- 再用一个加压-牵张装置连接在胫骨和股骨杆钉连接器之间并予加压。
- 在加压过程中直视膝关节融合部位，确保融合断端之间没有软组织嵌入。

伤口关闭

- 骨端接触加压后，关闭前侧伤口并放置引流。
- 外侧外固定支架装配完成伤口关闭之后，装配前方外固定支架即变得容易。长杆置于下肢前侧，4枚支架钉如同外侧支架一样置入，前方钉杆连接器的位置要注意避免与外侧支架钉相互干扰（技术图2E）。
- 术后也可在门诊于股骨钉和胫骨钉之间用加压-牵张装置增加融合加压效果。

接骨板固定

接骨板长度

- 接骨板的长度、孔数取决于胫骨和股骨融合部位的骨量多少。
- 如果患者有THA假体，接骨板长度刚刚止于假体远端，可引起局部应力升高。在这种情况下，滑动接骨板位置跨过假体柄区域，使用单皮质螺钉固定很有必要。
- 最理想的钢板长度为11孔，5孔用于置入螺钉固定股骨，4孔用于置入螺钉固定胫骨，剩下的2个空孔位于融合区域。

暴露

- 手术暴露与前述相同。
- 采用横行切口，接骨板经皮置入前侧和内（外）侧。
- 透视下确认接骨板安全地紧贴骨面。
- 重要的是融合断端的处理以及保持骨面接触。
- 采用接骨板固定时要保证局部清洁无菌，因此需要采用分期手术方式：首先置入抗生素骨水泥假体间隔物，再使用抗生素治疗6周。
- 这一过程结束后，再通过无菌手术置入接骨板，也可使用同种异体骨以及骨形成蛋白植于融合区域。

- 骨组织准备完成后,评估下肢力线。

前侧接骨板技术

- 当融合区域骨面完全接触,下肢力线正常后,将接骨板固定。
- 首先对钢板远近端临时固定,以保证钢板的远近端和骨面尽可能贴服。
- 在使用接骨板固定时需要非常小心保证下肢的旋转力线、矢状面和冠状面力线正常。
- 在使用前侧接骨板固定时,采用4枚支架钉外侧外固定支架临时固定,对维持下肢力线很有帮助。
- 调整下肢力线正常并临时固定接骨板后,接着用2枚螺钉尽可能靠近融合断端固定接骨板,1枚位于股骨侧,1枚位于胫骨侧,螺钉采用加压模式置入。
- 这样可以达到两个目的:对融合区域进行加压以及将接骨板贴服于骨面。
- 这2枚螺钉置入后,置入其余的锁定螺钉。
- 这样接骨板植入物系统可以达到最佳的固定强度,因此术后患者可以承受部分的负重。

内侧或者外侧钢板技术

- 前侧钢板置入后,即可行内侧或者外侧钢板固定,相对前者较容易,因为下肢已经得到了可靠的固定。
- 选择采用内侧或者外侧接骨板是由软组织覆盖情况所决定的,选用最好的软组织覆盖侧使用接骨板固定。
- 极少数情况下,如果前侧软组织无法充分覆盖接骨板,可在膝关节外侧接骨板固定后采用后侧接骨板固定(技术图3)。
- 采用后侧接骨板固定时需要重新将患者摆放于俯卧位。

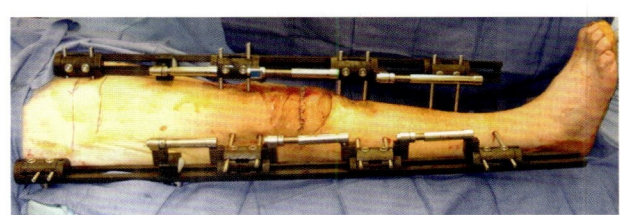

技术图3 安装完毕的Orthofix LRS外固定支架。

骨缺损的治疗策略:髓内钉骨搬运技术

- 对于长度>5 cm的骨缺损以及膝关节广泛瘢痕形成,无法通过加压融合技术消除软组织缺损的情况,骨搬运技术是最好的选择。
- 采用这项技术时首先确定骨缺损的范围,如果骨缺损范围>10 cm,需要采用双平面骨搬运技术。
- 髓内钉骨搬运技术的第一步是如上述置入融合髓内钉。
- 髓内钉置入时,首先保证下肢长度没有任何不必要的丢失。最好术前通过站立负重片准确测量需要使用的髓内钉长度。只要下肢长度短缩并不很严重,对侧肢体长度也可作为测量的参照。患侧肢体不能突然延长很多,因为膝关节周围软组织无法承受如此的张力。
- 在理想状况下,患侧肢体需要短缩1 cm以允许步行时足部与地面存在间隙。膝关节融合术后肢体平均短缩4 cm,肢体短缩到这样的程度是可以接受的。超过这一限度的肢体短缩可以通过髓内钉骨搬运技术予以纠正。
- 选用直径为10 mm的髓内钉作为骨搬运技术髓内钉。这样将髓腔扩髓至12 mm以后就可以允许搬运的骨节段在髓内钉表面滑动。
- 决定需要搬运的骨节段。
- 常常选择股骨截骨完成骨搬运技术,这是因为股骨截骨骨搬运技术只需要一次截骨即可,况且如果采用胫骨截骨近端骨搬运技术对踝关节有不利的影响(马蹄足)。
  - 如果存在大段的骨缺损而需要采用胫骨截骨向近端骨搬运技术,需要在腓骨中段截骨,下胫腓联合螺钉固定以防止腓骨向近端迁移。
- 标记骨搬运技术的截骨平面。
- 导针插入股骨和胫骨后,先退出导针超过截骨标记平面,在扩髓之前,在截骨平面预先钻许多孔。这样可以使得髓腔扩髓不干扰截骨区域,而对截骨平面反而有内植骨的效果。
- 首先将胫骨和股骨髓腔扩髓至12 mm。
- 可以通过从膝关节分别对胫骨顺行扩髓,对股骨逆行扩髓,或者从髋关节用80 cm长的扩髓器直接顺行扩髓。
- 髓内钉置入并锁定后,采用单边外固定支架行骨搬运。
- 用单边外固定支架移动搬运的骨节段需要将支架钉置入其内,要避免支架钉与髓内钉接触。采用该技术时,由于支架钉和髓内钉非常接近,引起髓内钉感染的概率约为5%[13]。
- 采用导针技术时在正位片透视下用1.8 mm克氏针垂直于髓内钉置入,但是在侧位X线透视上注意距离髓内钉数毫米。

- 常用的股骨支架钉置入位置是小转子平面的近端和后方（技术图4）。
- 克氏针置入后用X线透视确认位置，在透视片上必须看到完整的克氏针尾端。这样是为了确保在钻孔和置入支架钉时不会碰到髓内钉。
- 需要反复透视以确保支架钉和髓内钉并不接触。
- 在正位片和侧位片透视图像上克氏针的位置都满意后，用直径4.8 mm的空心钻在单侧骨皮质钻孔。随后取出钻头和克氏针，用4.8 mm的实心钻头完成钻孔过程。
- 先用空心钻头再使用实心钻钻孔很重要，因为空心钻头不够锐利无法穿透骨皮质。支架钉常常完全置于骨皮质中。
- 在钻孔时，必须保证钻头不会有明显的热效应引起骨坏死。如果发生这一情况，可能引起钉道感染，并导致死骨形成。钉道感染还增加了髓内钉感染的可能性。
- 为防止这一情况，钻头需要间歇性取出冷却，同时用湿冷的海绵清洁。
- 钻孔完成后，置入6 mm直径的羟基磷灰石涂层支架钉。
- 在Orthofix棒钉连接器导引下置入支架钉之后，临时取下支架框架，用骨刀截骨。
- 在股骨平面做一短外侧切口。通常无法通过一个切口截断髓内钉周围的全部骨皮质，需要在前方做一个附加切口截断内侧股骨骨皮质。
- 如果采用胫骨截骨，可选择前侧和内侧手术切口以分别清晰地暴露外侧和后内侧骨皮质。
- 截骨结束后，用支架钉旋转远近侧骨端，检查截骨断端是否完全分离。
- 截骨过程结束后，重新装配外固定支架，牵开截骨平面以保证断端不再接触。透视下确认后，重新使截骨断端接触。
- 术后需要每天用生理盐水清洗支架钉，更换Kelix敷料，使其紧密覆盖钉的每一部分。
- 该敷料可以预防钉道周围皮肤牵拉活动，减轻软组织创伤，降低钉道感染率。
- 术后只能允许非常轻微的负重以维持肢体平衡。
- X线片显示搬运骨的双层骨皮质出现在融合区域时，才可以开始完全负重，这样可以促进骨的加压愈合。
- 术后5天开始骨搬运技术，直到膝关节融合间隙消失。
- 当膝关节融合间隙闭合时，再次行融合区域植骨经皮锁定接骨板固定手术。锁定接骨板固定对于防止骨搬运节段骨移位很重要。
- 使用普通的髓内钉，预先钻孔锁定搬运骨这样的做法并不推荐，因为这会极大降低髓内钉固定强度。
- 植骨锁定钢板固定完成后，可去除外固定支架。
- 如果骨搬运结束后下肢仍然严重短缩，取出髓内钉最远端锁钉，保留外固定支架继续延长下肢。
- 当下肢长度恢复到理想的程度时，再次手术锁定髓内钉锁钉，去除外固定支架。
- X线片显示融合区域有两层（完全融合时有四层）骨皮质形成时，可以允许患者完全负重。

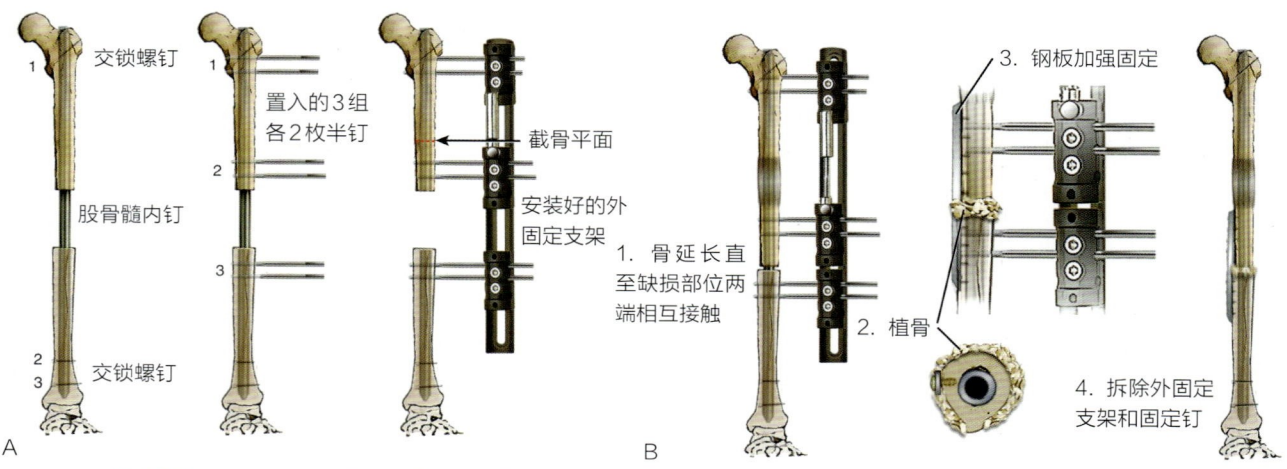

技术图4 A、B. 髓内钉骨搬运技术步骤。当骨搬运完成后局部植骨并用接骨板固定，最终去除外固定支架。

要点与失误防范

融合区域前侧或者有一面骨端接触很少	• 在融合断端的前侧常常会有骨接触不良，而内侧、外侧及后方有良好的骨接触。只要有50%面积骨面在融合时得到接触，而且这些骨组织代谢正常、有活力，融合手术就将获得成功。对于有骨缺损的区域，可采用二期植骨填充。尽可能让融合术时骨接触面积最大，但不能因此牺牲下肢长度。如果有严重的双下肢不等长发生，则需要采用其他的融合策略
髓内钉置入时难以维持膝关节的位置	• 用外固定支架临时固定（分别用1～2枚支架钉置于近端和远端），注意支架钉的位置不要影响插入髓内钉，这样在插入髓内钉时可以维持复位以及旋转力线，取得加压效果。这一技术非常有效，但是在直接加压融合时很少需要启用
股骨颈骨折	• 顺行膝关节融合髓内钉插入时，进钉点过于靠内侧可能导致股骨颈骨折。处理起来非常棘手，最好是改用长膝关节融合鹅头髓内钉固定，通过其能够用螺钉固定股骨头和股骨颈

术后处理

- 术后无论采用哪种技术。都要鼓励患者加强髋关节和踝关节活动。
- 采用外固定支架固定的患者可能会发生钉道感染，早期采用口服抗生素预防感染。
  - 术后告知所有的患者需要口服抗生素治疗，通常使用头孢菌素。在出院之前教育患者在发现钉道区域红肿压痛渗液时立即采用抗生素治疗。
- 采用骨搬运或者骨延长技术的患者术后每2周随访一次。一旦融合巩固期开始后，只需要每月随访一次。
- 对于采用外固定支架固定的患者，一旦融合彻底完成后，在取出外固定支架之前1个月将其动力化。
  - 支架动力化通常是通过取出加压-牵张装置实现的，这样骨组织承受更大的应力，在外固定支架最终去除之前变得更为坚固。
- 对于采用外固定支架固定的患者，如果融合发生时不采用植骨加强的方法，也可在感染控制的情况下采用二期植骨的方法，通常在融合6～8周之后。
- 在术后康复期，大多数患者需要加高鞋跟帮助恢复。

结果

- Harris等[5]比较了膝关节融合术和采用限制性假体的TKA术对患者功能的影响，结果发现膝关节融合术后患者关节稳定性更好，能胜任更大强度的体力活动。
- Rud和Jensen[11]随访了23例膝关节融合术患者，结果发现其中18例恢复了工作能力。
- 大多数患者可能术后行走在地毯上、上下楼梯，以及攀爬梯子有困难[12]，关节融合术前从事重体力劳动的患者术后很少能够重返之前的工作岗位。
- Rand等[10]报道了7例行膝关节融合术的成年患者术后能步行1～3个街区的距离，9例患者术后能步行超过6个街区。
- 与膝上截肢术相比，膝关节融合术能够使患者恢复一个稳定的、无痛的、不再发生感染的并且能够负重的下肢。大多数膝关节融合术患者术后能够步行。据Pring等[9]报道，在一组23例采用了膝上截肢术治疗TKA术后感染的患者中，只有7例恢复了步行能力。
- 对于手术非常困难的患者，获得最好疗效的最好方法是术前深入探讨膝关节融合术能够取得什么样的效果。
  - 患者现实生活预期对于取得成功的结果很重要。
  - 尽管TKA翻修术结果更令人期望，但很多患者由于各种原因并不适合于接受该手术，包括软组织覆盖困难、大量的骨缺损、感染持续复发。
  - 据Hanssen等[4]统计，大约有50%的TKA感染术后的患者最终接受了膝关节融合术。
- 融合的膝关节转为做TKA充满了并发症的挑战，例如感染、韧带不稳定以及需要再次融合[7,19]。

并发症

- 膝关节融合术的并发症是由于继发性髋关节、腰背部以及踝关节部位的应力增加，这些区域可能发生骨性关节炎。
  - 在这些情况下并不推荐再行膝关节融合术，据文献报道可以导致大量的并发症发生[7]。
- 其他并发症包括感染复发以及骨不连。
  - 考虑到在老年患者中往往合并各种全身疾病，这些并发症很难处理。

（王俏杰 译，沈灏 审校）

参考文献

[1] Bartlett W, Vijayan S, Pollock R, et al. The Stanmore knee arthrodesis prosthesis. J Arthroplasty 2011;26:903-908.

[2] Christie MJ, DeBoer DK, McQueen DA, et al. Salvage procedures for failed total knee arthroplasty. J Bone Joint Surg Am 2003:85(suppl 1):S58-S62.

[3] Conway JD, Mont MA, Bezwada HP. Arthrodesis of the knee. J Bone Joint Surg Am 2004;86:835-848.

[4] Enneking WF, Shirley PD. Resection-arthrodesis for malignant and potentially malignant lesions about the knee using an intramedullary rod and local bone grafts. J Bone Joint Surg Am 1977;59:223-236.

[5] Hanssen AD, Trousdale RT, Osmon DR. Patient outcome with reinfection following reimplantation for the infected total knee arthroplasty. Clin Orthop Relat Res 1995;321:55-67.

[6] Harris IE, Leff AR, Gitelis S, et al. Function after amputation, arthrodesis or arthroplasty for tumors about the knee. J Bone Joint Surg Am 1990;72:1477-1485.

[7] Henkel TR, Boldt JG, Drobny TK, et al. The knee arthroplasty after formal knee fusion using unconstrained and semi-constrained components: a report of seven cases. J Arthroplasty 2001;16:768-776.

[8] Kim YH, Kim JS, Cho SH. Total knee arthroplasty after spontaneous osseous ankylosis and takedown of formal knee fusion. J Arthroplasty 2000;15:453-460.

[9] Kim YH, Oh SH, Kim JS. Conversion of used knee with use of a posterior stabilized total knee prosthesis. J Bone Joint Surg Am 2003;85:1047-1050.

[10] Klinger HM, Spahn G, Schultz W, et al. Arthrodesis of the knee after failed infected total knee arthroplasty. Knee Surg Sports Traumatol Arthrosc 2006;14:447-453.

[11] MacDonald JH, Agarwal S, Lorei MP, et al. Knee arthrodesis. J Am Acad Orthop Surg 2006;14:154-163.

[12] Oostenbroek HJ, van Roermund PM. Arthrodesis of the knee after an infected total knee arthroplasty using the Ilizarov method. J Bone Joint Surg Br 2001;83:50-54.

[13] Paley D, Herzenberg JE, Paremain G, et al. Femoral lengthening over an intramedullary nail. A matched-case comparison with Ilizarov femoral lengthening. J Bone Joint Surg Am 1997;79(10):1464-1480.

[14] Pring DJ, Marks L, Angel JC. Mobility after amputation for failed knee replacement. J Bone Joint Surg Br 1988;70:770-771.

[15] Rand JA, Bryan RS, Chao EY. Failed total knee arthroplasty treated by arthrodesis of the knee using the Ace-Fischer apparatus. J Bone Joint Surg Am 1987;69:39-45.

[16] Rud B, Jensen UH. Function after arthrodesis of the knee. Acta Orthop Scand 1985;56:337-339.

[17] Siller TN, Hadjipavlou A. Knee arthrodesis: long-term results. Can J Surg 1976;19:217-219.

[18] Somayaji HS, Tsaggerides P, Ware HE, et al. Knee arthrodesis—a review. Knee 2008;15:247-254.

关节重建外科体格检查表
Exam Table for Joint Reconstruction Surgery

检查名称	检查方法	示意图	分级及重要性
前方撞击试验	检查者将患者髋关节屈曲90°~100°,内收20°,同时内旋5°~20°		若能诱发出与患者症状相同的髋关节疼痛则为阳性,患者通常会产生抵抗动作。无疼痛则为阴性。此试验对关节内病变具有特异性,大部分盂唇撕裂的患者具有该阳性体征
Apprehension试验(恐惧试验)	将患髋在伸直位(过伸位)过度外旋		如患者有明显的关节即将脱位感则为阳性,提示股骨头覆盖不充分
步态	暴露下肢,应在有和无助行器情况下评估步态		Trendelenburg步态提示外展肌无力或髋部不适。疼痛步态提示任何原因导致的髋关节疼痛。强直髋步态提示肥大性骨关节炎。短肢步态提示髋关节发育不良。无跛行意味着正常。轻度的外展倾斜及疼痛步态均不正常。关节内病变(盂唇撕裂或软骨损伤)均可以引起早期跛行。随着继发性骨关节炎的进展,患者常出现跛行。检查者应该注意内翻不稳。全髋关节置换术后疼痛可引起支撑相缩短或步幅缩短或骨盆异常旋转。通过步态分析有可能确定存在髋部病变或提示疼痛来源于关节外。通过步态分析也有可能发现外展肌功能存在的问题,后者影响翻修手术的成功率。疼痛或肌力减弱可能引起跛行。躯干可能会向患侧倾斜

(续表)

检查名称	检查方法	示意图	分级及重要性
外展肌肌力	侧卧位,嘱患者抬高肢体,检查者施以阻力		采用传统的5级肌力评价方法。肌力减弱提示外展肌无力,转子滑囊炎,外展肌撕脱骨折或股骨假体松动
表观下肢长度	嘱患者仰卧,测量肚脐到每侧内踝的距离		肌肉萎缩,肥胖,腿放置不对称均可影响测量结果。下肢缩短提示外展肌或内收肌挛缩,或者是由脊柱侧弯引起的骨盆倾斜
真实下肢长度	嘱患者仰卧,两腿分开15cm,测量髂前上棘到同侧内踝距离。对于难以触及骨盆骨性标记的肥胖患者,检查者可比对两侧内踝的位置高低以估测下肢长度的近似差距。站立位时再进行一次评估也很重要,以观察是否存在骨盆倾斜和脊柱侧弯		长度差异在1cm可认为正常,但对于少数患者来说可引起相应症状。进行性加剧的双下肢不等长提示植入物下沉。内收肌挛缩可引起仰卧位时肢体明显短缩,而站立时同侧骨盆可能上抬而非下降。脊柱畸形引起的骨盆倾斜可引起下肢功能性不等长
滚动试验(Logroll)	检查者将一手置于大腿根部,另一手置于踝部,从一边将下肢滚动到另一边		诱发出现腹股沟部位疼痛则为阳性,该体格检查敏感性高。滚动股骨颈骨折患者下肢时可造成跨骨折部位的剪切力,引起剧烈疼痛
Ober征	嘱患者健侧卧位,检查者将患肢屈膝,髋部后伸外展。检查者放开大腿,同时继续给足部以支撑		髋部持续性外展提示髂胫束紧张。术前发现髂胫束紧张具有重要性,术中不会误以为下肢过度延长

(续表)

检查名称	检查方法	示意图	分级及重要性
Patrick 征	患者仰卧，患肢屈髋膝，并外展外旋，外踝置于对侧膝盖上，评估是否有髋部不适		无任何不适则为阴性。腹股沟出现与患者症状相同的疼痛则为阳性。该检查对于髋关节激惹性及髋关节内疾病是一项敏感的筛查性检查
后方撞击试验	嘱患者仰卧或俯卧，髋部后伸外旋内收		感受到臀部后方疼痛则为后方撞击试验阳性，无疼痛则为阴性。正常髋关节可内旋15°~20°，股骨髋臼撞击综合征患者，内旋受限 无疼痛为正常。腹股沟或臀部出现与症状相同的疼痛为阳性。少数情况下，患者会伴有结构性后方撞击。该体格检查可有助于评估发现伴随出现的髋关节后方疾病
直腿抬高试验	应当注意患者在被动直腿抬高时是否出现神经根性疼痛。同时检查者应当评估患者的主动直腿抬高动作		记录引起神经根性疼痛的抬高角度。放射状神经根性疼痛提示腰部病变，部分感染假体松动患者亦可发生
单腿独立试验（Trendelenburg test）	嘱患者单腿站立时，检查者从后方观察及触摸骨盆		单腿独立试验时骨盆保持水平为正常。阳性提示髋关节外展肌异常。如对侧骨盆下降则提示患髋外展肌肌力不足。早期关节内病变及髋关节撞击综合征患者常伴有外展肌肌力减弱。髋部疼痛及神经病变亦可引起(臀上神经及L5神经根病变)
髋旋转弧度	嘱患者俯卧位，屈膝90°，从中立位开始，内旋及外旋髋关节		从中线测量髋关节内外旋角度。旋转角度与年龄相关，通常外旋角度比内旋角度大，当内旋角度大于外旋角度时，则提示前倾过大

(续表)

检查名称	检查方法	示意图	分级及重要性
Barlow试验	检查者置于股骨近端，手指位于大转子处，使患儿大腿被动屈曲，髋关节内收并给予轻柔的向后的推力，观察髋关节是否会发生脱位		Barlow征阳性提示由于髋关节不稳定可引起复位后的髋关节再次脱位。髋关节发生固定性脱位时Barlow征变为阴性
Galeazzi征	嘱患者平卧，屈膝，患者被动屈髋90°观察膝盖的高度		大腿长度存在差异则为阳性，提示可能存在髋关节脱位，短股骨，或先天性髋部畸形。双侧髋关节脱位时，双侧股骨长度可能等长
髋关节外展试验	嘱患者平卧，髋关节被动屈曲90°并外展，触摸髂前上棘确保骨盆保持水平位置，髋关节后伸时重复上述操作		正常髋关节可外展60°以上，在婴儿时外展异常可能是唯一的阳性体征，双侧差异10°以上则被认为有显著性差异。外展受限是髋关节疾病患者中最常见的阳性体征。Perthes病可引起髋关节伸直时外展明显受限，提示外展性嵌顿（hinge abduction）
Ortolani试验	检查者手放置于被检查者大腿近侧，被动屈曲患者髋关节，轻柔外展髋关节，观察髋关节能否被复位。屈髋90°，大拇指置于股骨内侧髁，中指置于大转子，轻柔使髋外展，中指往前顶，能感觉到弹响		阳性或隐性。阳性Ortolani征提示脱位的髋关节被复位。常见于髋关节发育不良的新生儿，当髋关节发生固定性脱位时，该体征则变为阴性 脱位的髋关节被复位时，检查者能感觉到弹响，则该检查为阳性
骨盆倾斜	检查者坐着或站于患者身后，大拇指触及髂后上棘，其余手指放于髂嵴，观察双侧骨盆是否对称		提示可能存在双下肢不等长，看上去像是存在腰椎侧弯

(续表)

检查名称	检查方法	示意图	分级及重要性
髋关节活动度	仰卧位时检查髋关节外展-内收及屈曲活动范围,检查髋关节的固定屈曲畸形。俯卧位时,检查髋关节的内外旋活动度以及跟臀角度。肌肉长度检查包括腘窝角度(腘绳肌长度)及俯卧位膝关节屈曲角度(股直肌长度)		活动范围(ROM)和挛缩程度可测量并用角度表示。腘窝角度大于0°或者俯卧位时膝关节屈曲角度小于仰卧位时分别提示腘绳肌和股直肌紧张。如果计划要延长下肢,术前必须对屈曲挛缩进行处理。如果存在肌肉紧张的情况,建议进行股直肌和腘绳肌的延长 正常后伸角度为10°左右,腹部及躯干会限制髋关节的最大屈曲角度。正常的行走功能需要髋关节相对于骨盆中立位能有7°的后伸。因此即使轻度的挛缩也可以影响活动范围,减少跨步长度及诱发代偿动作 ROM范围减少提示关节异常,关节囊挛缩,内外旋肌痉挛。范围增加则提示韧带相对松弛。转移的ROM(过度内旋活动度),提示股骨过度前倾
活动范围	患者极度被动屈髋,检查者记录该角度。然后患者被动屈髋90°,内外旋髋关节		活动范围减少提示可能存在关节炎
外展外旋试验	患髋被动极度外展并外旋		可引起与髋关节后方受压或者股骨头前移相关的症状

(续表)

检查名称	检查方法	示意图	分级及重要性
C 征	嘱患者的手在大转子上方做握杯子动作，手指握住腹股沟区		患者描述髋关节内部疼痛时常使用这一手势
撞击试验	患者极度被动屈曲、内收、内旋髋关节		对于评价髋关节易激惹性是一项更敏感的检查，通常提示髋关节撞击，但是大多数髋关节病变均可出现阳性体征
髂腰肌腱前方压迫试验	检查者直接用手指用力压迫前关节囊，可能组织髂腰肌发生弹响		施加压力可阻止髂腰肌发生弹响，即可证实该诊断。然而，该操作易引起患者不适，患者不耐受
挤压（Squeeze）试验	嘱患者仰卧位，对抗检查者施加的阻力，主动内收髋关节		观察髋部是否出现疼痛。肌力减少程度分为轻度（肌力轻微减低）、中度（肌力明显减低）、重度（肌力完全丧失）。伴或不伴肌力减少的疼痛表明该疼痛与内收肌病变相关
腘绳肌力	嘱患者俯卧位，嘱患者抗阻主动屈膝		轻度：肌力轻微减弱；中度：肌力明显减弱；重度：肌力完全丧失。严重损伤提示近端撕脱

(续表)

检查名称	检查方法	示意图	分级及重要性
被动腘绳肌牵拉	嘱患者做跨栏运动员的牵拉动作		与健侧相比，患侧韧性明显变大提示近端撕脱
被动内收肌牵拉	嘱患者仰卧，检查者将患肢外展，或做"4"字征		注意是否出现疼痛。外展时出现位于内收肌的疼痛则提示与内收肌相关的腹股沟疼痛
积液检查	检查者触摸髌骨，行浮髌征检查。将髌上囊的积液挤压下来时，可检查到少量积液		积液可为痕量、少量、中等量或大量。存在积液是关节内损伤的间接证据。通常被主观地划分为少量、中等量或大量。受伤后新出现的关节积液提示损伤位于膝关节的关节囊内
叩击试验	检查者用拳头或掌根轻轻叩击足跟		腹股沟疼痛时提示髋部骨折
下肢旋转	疑似股骨颈骨折时，轻轻内外旋下肢即足以诱发疼痛		阳性提示股骨颈骨折，但也有可能是骨盆前环骨折所致
中足触诊	直接触诊中足的每一个小关节，尤其足的内侧柱		初诊时出现中足疼痛提示Lisfranc损伤
中足稳定性	轻轻背伸及跖屈跖骨头，前足被动轻度外展及内收		跖跗关节部位疼痛提示Lisfranc损伤

（续表)

检查名称	检查方法	示意图	分级及重要性
髌骨触诊	触诊髌骨、股四头肌肌腱、髌腱有无缺损,与对侧比较髌骨向上、向下移动的位置		低位髌骨提示股四头肌肌腱断裂,高位髌骨提示髌腱断裂。触诊髌骨位置以及髌骨、股四头肌肌腱、髌腱的缺损情况有助于鉴别髌骨骨折和伸膝装置损伤
骨盆挤压试验	检查者将手掌置于髂翼外侧,将两侧髂翼向中间挤压,来判断骨盆环的稳定性		影像学提示存在移位时应避免此操作
骨盆不稳定:外旋试验	患者髋关节放置于屈髋、外展、外旋位,检查者手置于髂嵴往后施压		可触及骨盆变宽,或者在C臂机透视下可见骶髂关节及耻骨联合间隙增宽
骨盆不稳定:内旋试验	患者髋关节放置于髋关节伸直内旋位,检查者手置于髂嵴外侧,从外往内施压		可触及骨盆不稳定,或者在C臂机透视下可见骶髂关节及耻骨联合间隙变窄
骨盆不稳定:垂直不稳定	患者髋关节放置于伸直位。顶住一侧下肢足跟,牵引另一侧下肢		在某些病例中可以直视下看到双下肢出现不等长。C臂机透视下可发现双侧髋臼、髂嵴不在同一水平上

索 引（按首字汉语拼音排序）
Index

B

半髋关节置换 / 321
并发症 / 164
病理性骨折 / 237

C

承载面 / 154

D

打拔器 / 447
打压植骨 / 300
带凹槽股骨柄 / 282
单极头 / 321
低位髌骨 / 461, 468

F

翻修术 / 247, 290, 300, 306, 313

G

干骺端袖套 / 424
高位髌骨 / 461
股骨骨缺损 / 282, 290, 429
股骨畸形 / 200
股骨近端假体 / 290
股四头肌成形 / 457
骨搬运技术 / 479
骨长入 / 190
骨长上 / 190
骨刀 / 445
骨盆不连续 / 313
骨缺损 / 421
骨溶解 / 154, 422
骨水泥固定 / 383
骨水泥间隔植入术 / 341
骨水泥全髋关节置换 / 177
骨髓栓塞 / 188
骨折 / 258

骨转移癌 / 236
固定牢固 / 444
固定良好 / 247
关节切除成形术 / 341

J

假体 / 258
假体周围感染 / 171
假体周围骨折 / 164, 401
间隔假体 / 341
接骨板 / 481
截骨不愈合 / 455
金属-金属承重面 / 217
金属垫块 / 421, 429
金属过敏 / 217
近端股骨置换 / 245
胫骨高位截骨术（HTO）/ 359
胫骨骨缺损 / 436
胫骨结节截骨 / 451
胫骨结节撕脱 / 451

K

髋关节表面置换 / 217
髋关节发育不良（DDH）/ 200
髋关节假体再植入手术 / 352
髋臼骨缺损 / 300, 306
髋臼畸形 / 200
髋臼加强杯 / 306

M

慢性假体周围感染 / 342
摩擦学 / 157
磨损 / 154

Q

全髋关节 / 247, 258, 290, 300, 306, 313
全髋关节翻修术 / 282

全膝关节置换术（TKA）/ 383, 401

S
伸膝迟滞 / 459
适应证 / 151
术前计划 / 152
术前筛查 / 151
双极头 / 321
髓内钉 / 477

T
脱位 / 164

X
膝关节单髁置换（UKA）/ 370
膝关节翻修手术 / 412
膝关节翻修术 / 421, 429, 436, 444, 467
膝关节骨性关节炎 / 359
膝关节炎 / 383
膝关节僵直 / 467
膝关节融合术 / 477
膝关节置换翻修术 / 451, 457

Y
压配 / 190
异体骨 / 429
异体肌腱 / 462

Z
植骨 / 436
周围神经损伤 / 164
组配式股骨垫块 / 412